U0389292

科学出版社"十四五"普通高等教育研究生规划教材

供中医外科学专业研究生使用

中医外科研究专论

主 编 秦国政 裴晓华

科学出版社

北京

内 容 简 介

本书为科学出版社"十四五"普通高等教育研究生规划教材之一，系中医外科学专业研究生规划教材，共分九篇。第一篇为总论，包括中医外科学的历史轨迹与现代发展、中医外科医生的综合素养与医德医风和中医外科疾病的致病因素与发病机制、辨病与辨证研究、治则与治法研究、中医外治法研究、常用药物与方剂以及科学研究的特点与方法等内容。第二至九篇为疾病各论，从课程思政提要、历史积淀、现代发展、特色治疗、名医学验等方面针对疮疡、乳房病、瘿瘤岩、皮肤病、肛肠病、泌尿男性生殖疾病、周围血管病、外科其他疾病共八类 55 种中医治疗特色突出、优势明显的外科疾病加以介绍。

本教材守正创新，传承与发展并重，客观反映古今中医外科发展的学术成果与临床经验，供中医外科学专业各类、各层次研究生教学使用，也可供中西医结合临床外科方向研究生教学使用和高年资中医外科、中西医结合外科住院医师以上人员阅读及其他中医外科爱好者学习。

图书在版编目（CIP）数据

中医外科研究专论 / 秦国政，裴晓华主编. —北京：科学出版社，2024.5
科学出版社"十四五"普通高等教育研究生规划教材
ISBN 978-7-03-078354-7

Ⅰ.①中… Ⅱ.①秦… ②裴… Ⅲ.①中医外科学-研究生－教材
Ⅳ.①R26

中国国家版本馆 CIP 数据核字（2024）第 070192 号

责任编辑：刘　亚 / 责任校对：郑金红
责任印制：徐晓晨 / 封面设计：陈　敬

版权所有，违者必究。未经本社许可，数字图书馆不得使用

科 学 出 版 社 出版
北京东黄城根北街 16 号
邮政编码：100717
http://www.sciencep.com

北京虎彩文化传播有限公司印刷
科学出版社发行　各地新华书店经销
*
2024 年 5 月第 一 版　开本：787×1092　1/16
2024 年 5 月第一次印刷　印张：27 1/4
字数：787 000
定价：158.00 元
（如有印装质量问题，我社负责调换）

编　委　会

主　编　秦国政　裴晓华

副主编　陈玉根　杨素清　王　军　王万春　常德贵

编　委　（按姓氏笔画排序）

于庆生	安徽中医药大学	李湘奇	山东第一医科大学
王　军	天津中医药大学	杨文涛	广西中医药大学
王　红	天津中医药大学	杨素清	黑龙江中医药大学
王万春	江西中医药大学	杨恩品	云南中医药大学
王云飞	上海中医药大学	张　玲	山西省中医药研究院
王思农	甘肃中医药大学	陈玉根	南京中医药大学
王淑惠	河北中医药大学	陈德轩	南京中医药大学
文昌晖	贵州中医药大学	林爱珍	湖北中医药大学
石　荣	福建中医药大学	周天羽	辽宁中医药大学
代引海	陕西中医药大学	周忠志	湖南中医药大学
向丽萍	湖南中医药大学	秦国政	云南中医药大学
刘　政	山东中医药大学	贾　颖	山西中医药大学
刘佃温	河南中医药大学	贾小强	中国中医科学院
刘晓菲	山东中医药大学	高　瞻	中国中医科学院
刘满君	河北中医药大学	郭　静	成都中医药大学
孙　锋	广州中医药大学	曹建春	北京中医药大学
孙平良	广西中医药大学	常德贵	成都中医药大学
严张仁	江西中医药大学	焦　强	中国中医科学院
李大勇	辽宁中医药大学	雷　霆	陕西中医药大学
李国峰	长春中医药大学	裴晓华	北京中医药大学

编委会秘书　杨恩品（兼）　曹建春（兼）

编 写 说 明

本教材是为在读中医外科专业研究生编写的课程教材,不是全面介绍中医外科学学科系统的教材,是在中医本科教材《中医外科学》基础上从深度、广度、宽度、厚度、高度上的拓展,使研究生通过学习能提高自身的中医外科临床与科研思维能力。本教材不仅可以作为中医外科学专业的硕士研究生、博士研究生的课程教材使用,也可供中西医结合临床外科方向研究生教学使用和高年资中医外科、中西医结合外科住院医师以上人员阅读及其他中医外科爱好者学习。

编写该教材的指导思想是,认真贯彻习近平总书记在中国共产党第二十次全国代表大会上的报告精神,将"培养什么人、怎样培养人、为谁培养人"这个教育的根本问题贯穿教材编写始终,将"促进中医药传承创新发展"这个发展中医的根本问题贯穿教材编写始终,以期为"办好人民满意的教育""推进健康中国建设"做出微薄贡献。

编写本教材的总体要求,一是严格按照科学出版社"十四五"普通高等教育中医药系列研究生规划教材编写须知相关要求编写,严把教材政治关和学术关,确保教材质量;二是推进课程思政建设,融入课程思政内容,在教材中体现思政内容和思政要素,为培养德才兼备的高级中医外科人才奠定基础;三是深化研究生培养模式改革,围绕增强研究生科研、临床及中医创新思维能力的培养,以方法学、思维学的角度和阐述方式编写教材,守正创新,传承发展,兼顾学科基础前沿,合理架构教材内容,力争打造精品课程教材。

编写本教材的总体思路,是在研读、了解、熟悉、把握中医外科古代文献和当代中医外科文献的基础上,介绍中医外科相关问题的古代医家学术主张与经验、现代发展概况、诊疗优势与特色治疗、外科名医学验,进一步强化和巩固学生的中医外科思维方式,进一步提升研究生的中医外科理论水平、临床实践和科学研究能力;在密切联系临床阐述中医外科古今医家学术主张、临床经验和特色优势的基础上,充分融入和反映古今医家的医学人文修养、典型人物代表等课程思政内容和思政要素。

本教材分总论和各论两部分共九篇。

总论部分即第一篇,不设固定体例,除发展史部分外,采用横的方式对相关问题进行阐述,即以结论的方式来加以展开,如古代医家对外科疾病病因的认识有几个方面,即从几个方面来展开编写,并适当引用原始文献加以佐证。总论部分对比于其他同类教材的主要亮点是增写了相关内容,一是"中医外科医生的综合素养与医德医风"一章,对中医外科医生的综合素养、中医外科医生的医德医风、德艺双馨的中医外科医家等进行介绍,以加强外科研究生的思政教育;二是在"治则与治法研究"章下设"三因制宜在外科疾病中的运用"一节,从总体上介绍"三因制宜"思想在外科领域的运用,将"三因制宜"治疗思想落实到教材中,真正体现"生物-社会-心理-环境"四元医学模式,教会学生在今后的工作中如何运用该理论指导临床、提高疗效;三是"常用药物与方剂"一章,对中医外科常用药物及其研究、常用方剂及其研究和丸、散、膏、丹的前世今生进行介绍,以供学生临床参考使用;四是"科学研究的特点与方法"一章,对中医外科科研特点、中医外科常用科研方法和中医外科科研典型案例进行探讨和介绍,为学生从事中医外科研究打下坚实基础。

各论部分即第二篇至第九篇,按统一体例编写,包括课程思政提要、无题概述、历史积淀、现代发展、特色治疗、名医学验、无题结语七个部分。"课程思政提要"是针对该病展开的与该病有关的医生应该具有的人文关怀等要求的课程思政内容,但因篇幅限制,仅作提要式介绍。"无题概述"是在各病分节论述之前,先以本科规划教材《中医外科学》为基础就该病所涉及的内容进行概述,便于教与学的承上启下,主要内容为疾病概念及其流行病学特点、临床特点、病因病机、论治要点、预防调摄等。"历史积淀"是对 1949 年前历代文献涉及该病的病名、病因、病机、临床表现、治疗、预后、调摄等的相关内容做概要式表述,以学术主张或观点为纲展开阐述。"现代发展"是对 1949 年后至今文献涉及该病病名、病因、病机、临床表现、治疗、预后、调摄等的学术观点或流派进行阐述,简要介绍该病在发病原因、发病机制、药物效应机制等实验研究方面取得的成就、进展、现状与启示。"特色治疗"是对古今针对该病不同于本科教材的特色治疗方法做介绍,便于临床使用,以期提高临床实用的可及性。"特色治疗"中针对该病介绍的"三因制宜"方法,内容以接近临床实际为导向进行编写。"名医学验"是对当代中医名医诊疗该病的学术主张、观点或经验进行概述,给研究生进一步学习提供线索参考,"名医"范畴限于两院院士、国医大师、全国名中医、全国老中医药专家学术经验继承工作指导老师及少数省级名医。"无题结语"是对该病在诊疗和研究等方面目前存在的问题进行高度概括,提出改进的思路或方法,便于启发学生学习思维的拓展或今后努力的方向。

中医外科范畴病种繁多,但因篇幅和课时限制,本教材不面面俱到一一加以阐述,仅选择中医治疗特色明显、优势突出的病种加以介绍,以点带面,举一反三。

本教材经由全国 25 家高等医学院校和科研院所按要求推荐的从事中医外科临床、教学一线工作并有丰富临床、教学经验和较高学术造诣的 40 位专家共同编写,编写人员全部为高年资硕士研究生导师,绝大多数为博士研究生导师,编委具有博士学位者 25 人。

本教材采取主编负责并指导副主编分组管理的方式进行编写。副主编协助主编负责教材的编写工作,负责所承担的分工稿件的审改、编统等有关事宜。编写人员按任务分工负责具体编写工作。其中,历史轨迹与现代发展中的中医外科学历史发展轨迹、中医外科医生的综合素养与医德医风、不育、阳痿由秦国政编写,历史轨迹与现代发展中的中医外科学发展问题思考、乳岩、岩由裴晓华编写,致病因素与发病机制、痛风由杨恩品编写,辨病与辨证研究、药毒、走黄与内陷由杨素清编写,治则与治法研究、肠痈由王红、李国峰编写,中医外治法研究中的外科疾病中医外治疗法发展史、痤疮由郭静编写,中医外治法研究中的当代中医外治疗法的传承与发展、瘤由刘晓菲编写,中医外治法研究中的外科疾病外治疗法的临床应用、乳疬由李湘奇编写，常用药物与方剂中的常用药物及其研究、股肿由刘政编写，常用药物与方剂中的常用方剂及其研究、筋瘤与臁疮由李大勇编写，常用药物与方剂中的丸、散、膏、丹的前世今生，附骨疽由向丽萍编写，科学研究的特点与方法中的中医外科科学研究特点、脱疽、窦道由王军编写，科学研究的特点与方法中的中医外科常用科研方法、乳癖由贾颖编写，科学研究的特点与方法中的中医外科科研典型案例、瘿由陈德轩编写，痈、瘰疬由焦强编写，丹毒、青蛇毒、象皮肿由曹建春编写，附骨疽、流痰由王云飞编写，褥疮、慢性皮肤溃疡由雷霆编写，乳痈由代引海编写，蛇串疮、黧黑斑由文昌晖编写，湿疮、油风由张玲编写，瘾疹、白疕由王淑惠编写，白驳风、霉疮由王思农编写，痔、肛痈由贾小强、孙锋编写，肛瘘、肛裂由石荣、周天羽编写，脱肛、便秘由刘佃温、林爱珍编写，锁肛痔由孙平良、陈玉根编写，肠澼由李国峰、陈玉根编写，息肉痔由刘满君、陈玉根编写，精浊、血精由常德贵编写，精癃、前列腺癌由杨文涛编写，子痈、毒蛇咬伤由王万春编写，尿石症、膀胱癌由高瞻编写，冻疮由严张仁编写，烧伤由周忠志编写，胆石症由于庆生编写。历史轨迹与现代发展、中医外科医生的综合素养与医德医风、辨病与辨证研究、疮疡类病一稿由秦国政编审，致病因素与发病机制、皮肤病一稿由杨素清编审，治则与治法研究、肛肠病一稿由陈玉根编审，中医外治法研究、外科其他疾病一稿由王万春编审，常用药物与方剂、周围血管病一稿由王军编审，科学研究的特点与方法、瘿瘤岩、乳房病一稿由裴晓华编审，泌尿男性生殖病一稿由常德贵编审。第一篇至第五篇二稿由杨恩品编审，第六篇至第九篇二稿曹建春编审。第一篇至第五篇三稿由裴晓华编审，第六篇至第九篇三稿由秦国政编审。全部书稿第一篇至第九篇四稿由秦国政编审。在一、二、三稿编审中出现的问题、难题，由秦国政统筹协调处理。全书最后统稿、审稿和定稿由秦国政完成。

本教材在编写过程中，编写人员参考了大量相关书籍和期刊文献，但限于篇幅，难以将所有参考文献一一列出，尤其是未能将期刊文献列出，恳请相关原作者给予理解和谅解。

由于本次在编写普通高等中医药系列研究生规划教材《中医外科研究专论》中增加了课程思政提要、三因制宜、科研方法等内容，属于首次尝试，加之编写经验不足，本教材难免存在一些不妥、不足和问题，恳请专家、师生、读者提出宝贵意见和建议并发到邮箱qin60@tom.com，以期再版时修改、补充、完善、提高。

本教材在编写过程中，一直得到科学出版社中医药分社领导、相关编辑和云南中医药大学的支持与指导，在此表示忠心感谢！在整个编写过程中，与编委的信息转达和沟通，全由我的硕士研究生杨艳芳同学完成，在此亦一并表示感谢！

秦国政
2023 年 9 月于昆明

目　录

第一篇　总　　论

第一章 历史轨迹与现代发展

第一节 中医外科学历史发展轨迹

中医外科的历史源远流长，是起源最早的中医药学科之一，理论特征明显，外治方法丰富，是中医临床学科的重要组成部分，也是最能体现和代表中医特色的学科。在西医外科学日新月异发展的时代，如何做到不忘初心继续前行，如何做到在中医药新常态下彰显中医研究与诊疗外科疾病的力量与精彩华章，应该成为每个中医人尤其是中医外科人认真思考的问题。在总结历代中医外科学发展成果的同时，进一步思考其学科体系重构，也是当前必须做好的工作之一。

一、发展轨迹

中医外科学起源于原始时期，发展于历代，兴盛于当下，为防治民众外科疾病做出了重大贡献。

1. 起源

中医外科学的起源可上溯到原始社会。当时人类在生产实践中，采用泥土或灰末外敷，用草木、树叶、树皮包扎伤口、压迫等简单措施治疗创伤出血等外科疾病，经过反复实践逐渐形成了经验性的外科治疗方法。

进入石器时代，石器不仅成为人类改造征服自然的有力工具，也成为治疗疾病的器械。如用"砭石"刺血、切开排脓等。

至商代，始载中医外科病名。如殷墟出土的甲骨文有"疾自（鼻）、疾耳、疾齿、疾舌、疾足、疾止（指）、疥、疕"等记载，并有按摩、针、灸、砭等外治方法。

进入周代，有了专职的外科医师——疡医。如《周礼·天官冢宰》载："疡医下士八人，掌肿疡、溃疡、金疡、折疡之祝药、劀杀之齐。"当时外科治疗方法既有外治，又有内治；既有药疗，也有食疗。如"凡疗疡以五毒攻之，以五气养之，以五药疗之，以五味节之，……凡有疡者，受其药焉"。

2. 形成

大约成书于春秋战国时期的《五十二病方》论述外科疾病达30多种，最早记载了世界上应用雄黄、汞剂治疗疥疮的方法，所载外治法有敷药、药浴、熏蒸、按摩、熨、砭、灸、腐蚀及多种手术方法，使用酒洗伤口开外科消毒之源。

《黄帝内经》奠定了中医外科学坚实的理论基础。所载外科疾病近30种，论述了相关外科疾病的病名、病因病机和鉴别诊断等。《素问·生气通天论》载："膏粱之变，足生大丁。……营气不从，逆于肉里，乃生痈肿。"《灵枢·痈疽》则专述痈疽的病因病机和证治，对外科化脓性疾病的形成机理也做了精辟论述："营卫稽留于经脉之中，则血泣而不行，不行则卫气从之而不通，壅遏而不得行，故热。大热不止，热盛则肉腐，肉腐则为脓，然不能陷，骨髓不为焦枯，五脏不为伤，故命曰痈。……热气淳盛，下陷肌肤，筋髓枯，内连五脏，血气竭，当其痈下，筋骨良肉皆无余，故命曰疽。"书中还记载了针、灸、砭、按摩、熨贴、敷药等多种外治方法，并最早提出用截趾手术治疗脱疽。

《神农本草经》奠定了中医外科治疗学的药学理论基础。

西汉前后我国第一部中医外科学专著《金创瘲疭方》（现已散佚）问世。

东汉末年《伤寒杂病论》丰富和发展了中医外科治疗学的内容。辨证论治外科疾病是其一大亮点，如肠痈未成脓而实者用大黄牡丹皮汤，已成脓而里虚者施薏苡附子败酱散。王不留行散治疗外伤金创、黄连粉主浸淫疮等沿用至今。

东汉末年的外科学家华佗是我国腹部外科手术的创始人，创用麻沸散给患者麻醉后施行腹部手术，比西方早 1600 多年。

至此，中医外科学的理论已基本形成。

3. 发展

东晋《肘后备急方》卷五至卷七为外科内容，首次记载用含碘药物海藻治疗"瘿"疾、用狂犬脑组织敷贴伤口治疗或预防狂犬病发作等，对中医外科急症治疗学的发展做出了极大贡献。

东晋末刘涓子著的《鬼遗方》，后经南齐医家龚庆宣重新编次定名为《刘涓子鬼遗方》，成为我国现存的第一部中医外科学专著，详细论述了痈疽的鉴别诊断和治疗。

隋朝《诸病源候论》论述了 40 余种外科疾病的病因病理，并载有治疗"断肠"的腹部手术方法。

唐朝《备急千金要方》《千金翼方》等综合性医学巨著中均有丰富的外科内容。

在宋代，中医外科学得到较快发展。《圣济总录》记录了"五善七恶"，《太平圣惠方》首载用砒剂治疗痔核的方法，《集验背疽方》专论痈疽证治，《外科精要》强调"治外必本诸内"及"大凡痈疽，当调脾胃"的整体观念等。

金元时期，刘河间倡疏通、托里、和营卫等治疮三大法则，治疗外科疾病广泛应用苦寒药；张子和提出"诸痛痒疮，皆属于心火，岂有寒乎"之说，并创"漏针"去水法治水疝；朱震亨启外科经络辨证之本源；《外科精义》全面总结了灸、针、烙、砭镰、溻浴等外治方法，《仙传外科集验方》首载痈疽有"阳中之阴证，阴中之阳证"，《永类钤方》记载挂线疗法治疗肛瘘。

4. 成熟

明清时期，中医外科学由发展走向了逐步成熟，形成了"正宗派""全生派""心得派"等中医外科学术流派，内治消、托、补三法更臻完善，汗、下、温、清、活血、化瘀、行气、导滞、化痰、散结等治法得到普遍应用。

陈实功《外科正宗》为"正宗派"代表作，体现了明以前外科学的主要成就，对中医外科学的影响很大。后世医家评价其为"列证最详，论治最精"。

王维德《外科证治全生集》为"全生派"代表作，将阴阳作为辨证论治的纲领，创立了以阴阳为主的辨证论治原则，治疗主张"以消为贵，以托为畏"，反对滥用刀针及丹药，以"温通"为治疗大法。

高秉钧《疡科心得集》为"心得派"代表作，强调外疡与温病在病因、病机、治法上相似，用三焦辨证揭示外科病因与发病部位的联系，确立了"审部求因"的诊治规律。

明清时期的《外科心法》《外科发挥》《外科枢要》《外科经验方》《疡疮机要》《正体类要》《证治准绳·疡医》《霉疮秘录》《理瀹骈文》《疮疡经验全书》《外科启玄》《景岳全书·外科钤》《疡科选粹》《外科大成》《洞天奥旨》《医宗金鉴·外科心法要诀》《外科证治全书》《外科医镜》《外科传薪集》《马培之外科医案》《外科医案汇编》《疡医大全》等一系列外科专著，进一步丰富发展了中医外科学。

民国时期中医外科发展缓慢，《医学衷中参西录》载有治疗"肠结"的中医方法，《疡科纲要》结合西医理论阐述了中医脓疡不痛的机理。

5. 兴盛

新中国成立以后，随着中医药事业的发展，中医外科学与其他学科一样进入了新的历史发展兴盛时期。在人才培养、队伍建设、科学研究、专科专病建设等方面都取得了可喜的成就。

1956 年起，各地相继建立了中医学院，开设了中医外科学课程，编写了《中医外科学》讲义和教材，向学生全面系统讲授中医外科理论知识和临床经验，着力培养新型实用型中医外科人才。2009 年首部全国高等中医药院校研究生规划教材《中医外科临床研究》面世。目前，全国的中医药院校几乎都可以培养中医外科学专业硕士，部分中医药院校可以培养中医外科学专业博士和博士后，不断向社会输送中医外科学高层次人才。

近年来，大部分中医医疗机构设立了中医外科，为中医外科的临床实践及科学研究提供了基地；中华中医药学会设有中医外科及疮疡、皮肤、周围血管、乳房病、蛇伤、小针刀等相关二级学科的分会，为广泛开展中医外科学术交流提供了基础平台。

随着临床实践的不断深化，一批特色鲜明、优势明显的专科专病得到强化建设，一些中医外治方法得以继承发展，以中医为主或中西医结合的方法，在治疗体表化脓性疾病、乳腺增生等乳房疾病、系统性红斑狼疮等结缔组织疾病、血栓闭塞性脉管炎等周围血管疾病、肛门直肠疾病、泌尿男性生殖系疾病、大面积重度烧伤、急腹症、慢性化脓性骨髓炎、急慢性皮肤溃疡等方面，取得了显著的临床疗效，一些成果已达到世界先进水平。

二、学科体系及重构

随着医学知识的不断积累和增加，医学分科越来越细，专科研究越来越深、越来越精。就中医而言，从最初的不分科，发展到目前科别较全的庞大的中医临床科室体系，如内、外、妇、儿、眼、耳鼻喉、骨伤、皮肤等，乃至心、肺、肝、脾、肾、脑等专病专科，为深化不同系统疾病的临床研究奠定了坚实基础。

2009 年，国家对中医药学的学科作了新的划分。其中，将中医外科学划分为中医疮疡病学、中医皮肤病学、中医肛肠病学三个二级学科。但这种分科还显然不能满足疾病谱的变化和临床实际需要。

前面谈到，随着临床研究和实践的不断深入，中医在治疗皮肤疾病、乳房疾病、甲状腺疾病、周围血管疾病、肛门直肠疾病、泌尿男性生殖系疾病、大面积重度烧伤、急腹症、慢性化脓性骨髓炎、急慢性皮肤溃疡等外科疾病方面已经取得了显著的疗效。所以仅仅将中医外科学划分为中医疮疡病学、中医皮肤病学、中医肛肠病学三个二级学科，远远不能涵盖中医外科学的研究范围。因此，有必要对中医外科学的学科体系重新构建，以适应外科疾病谱的变化和临床诊疗的需要。

根据当下外科疾病谱的变化和临床诊疗的客观实际，我们认为中医外科学的学科体系应重构划分为 9 个二级学科，即中医外科疮疡病学、中医外科皮肤病学、中医外科肛肠病学、中医外科乳腺病学、中医外科甲状腺疾病学、中医外科周围血管疾病学、中医外科泌尿生殖系疾病学、中医外科急腹症学、中医外科外伤性疾病学。肺痈、瘰疬、臀核等病可归属中医外科疮疡病学。眼、耳鼻喉、骨伤等疾病则不归入中医外科学范畴。

随着社会的发展及外科疾病诊疗实践的不断深入，以及人们对中医药治疗的广泛需求，中医外科体系涉及的 9 个二级学科势必得到新的发展，并将造福于人类。这不仅是医疗实践和临床专科建设的需要，也是中医外科学分科发展之必然。

（秦国政）

第二节　中医外科学现代研究概要

新中国成立以来的 70 多年，中医外科学同其他学科一样，坚持守正创新、传承发展，采用衷中参西、西为中用的发展模式开展临床研究，在中医药诊治疮疡、乳房病、瘿瘤岩、皮肤病、肛肠病、泌尿男性疾病、周围血管病以及冻伤、烧伤、蛇咬伤、肠痈、胆石症、痛风等外科其他疾病方面取得了显著进步和成绩，促进了中医外科学的学科发展，也为中医学乃至世界医学做出了积极贡献。本节仅对以上临床研究取得的重大进展和成果做简要介绍，具体内容在相关病种中有较详细阐述。中医外治方法是中医外科治疗的特色与优势，但因在本教材总论部分设有"中医外治法研究"专章，其中"当代中医外治疗法的传承与发展"一节将对70多年来的中医外治研究概况做详细介绍，故在此不作赘述。

一、中医药治疗疮疡病研究概要

疮疡包括肿疡和溃疡。临床主要围绕溃疡尤其是慢性溃疡开展研究。如认为溃疡的基本病机为"以虚为本，以瘀为变，以热为现"；治疗当标本兼顾，治标治本结合，使腐去肌生、肌平皮长；外治用药主要有行气活血、燥湿收脓、酸涩收口三类。慢性皮肤溃疡的基本病机为"腐、瘀、虚"，"瘀、虚"与"腐"互为因果，成为溃疡难以愈合的两大因素；治法重在祛瘀生肌，使瘀去肌生，治疗措施宜内外并行；内治当扶正祛邪、托里透毒、祛瘀生肌，祛腐与祛瘀、祛瘀与补虚有机结合；外治方法有中药汤剂外洗湿敷、复方膏剂外涂、复方散剂外敷、单味药（如大黄粉外用治疗难愈性外伤及皮肤溃疡、天仙子外敷治疗糖尿病皮肤溃疡）外敷等。下肢慢性溃疡的基本病理变化为"瘀、虚、腐"，虚是内因，瘀是久治不愈的病理基础；在采用清热利湿、活血祛瘀、祛腐生肌之法外治的同时，根据湿热、寒凝、虚损等证型辨证内服相应汤药。糖尿病难愈创面主要病机为因虚感邪（湿、热、毒）致瘀，瘀阻伤正，化腐致损，虚、瘀、毒并存是其特点，因虚致瘀与因瘀致虚交织于难愈创面中；治疗应在祛腐生肌基础上，清（热）、化（瘀）、补（虚）兼顾。研究提示，中药外用能有效促进创面愈合的可能机制包括加速溃疡局部毛细血管再生、改善创面血液循环、促进创面成纤维细胞和上皮细胞及生长因子生长、增强创面免疫功能和局部抗感染与修复能力等，通过多靶点、多环节、多层次综合调控，促进和加快创面愈合。

二、中医药治疗乳腺病研究概要

乳腺病是常见、多发病，应用中医药治疗具有显著优势和特色。对于乳房良性非炎性疾病，如乳腺增生病的中医药防治，认识不断深化，经验不断积累，病因病机方面从肝郁气滞为主发展到冲任失调、痰瘀凝滞，治法上从疏肝解郁、理气消滞为主发展到调摄冲任、活血化瘀、软坚化痰，并研制出疗效显著的红金消结胶囊、消癖丸等多种中成药。对于乳房炎性疾病，如粉刺性乳痈，现代医家挖掘和创新中医外治疗法，将箍围药、提脓祛腐药、切开排脓、火针烙口、药线引流、拖线法等创新性地应用于粉刺性乳痈的治疗，从而避免了西医非必要的手术治疗，具有疗效好、复发率低、乳房毁形小等优点。对于乳房恶性肿瘤，从早期肿瘤的围手术期、放化疗期、稳定期到晚期肿瘤的维持治疗阶段，中医药可全程参与，在促进癌症术后恢复、抑制局部肿瘤增殖、防止或延缓癌细胞扩散转移、延长患者的生存期、提高患者生存质量等方面发挥重要作用；在乳腺癌围手术期、放化疗、靶向治疗等阶段，中医从整体调护，以扶正祛邪为主，增效减毒，进一步提高治疗效果、减少不良反应发生；且随着现代科学技术的发展，对于中医药防治乳腺癌的机制研究不断深入，从基因、细胞、动物多层次、多角度揭示中医药防治乳腺癌的科学性。

三、中医药治疗瘿瘤岩研究概要

瘿、瘤、岩均以机体出现异常肿块为特点，应用中医药治疗具有疗效显著、副作用小的优势。如在瘿病的研究中，现代医家丰富和发展其病机，认为血瘀痰凝、痰火郁结、脾肾阳虚等亦为主要病机，并将瘿病的"情志致病"病机与西医的神经系统、精神心理学相联系，认为甲状腺激素会影响神经系统，甲状腺功能与精神活动密切相关，目前甲状腺疾病在精神心理方面的预防调护也得到越来越多的重视。随着西医学的发展，现代医家对于瘤、岩的认识更加充分，认为瘤、癌是由多种原因引起人体细胞的异常增生而形成的新生物，是全身性疾病的局部表现。在西医手术治疗为主的当下，中医药也不断寻找在瘤、岩治疗中的优势和特色。如在瘤病围手术期以祛邪扶正为主要治法，在缩小肿块、促进术后恢复、防止术后复发等方面取得显著疗效。在岩病治疗中，中医药涉及中药复方、中药提取物、中药单体及其他非药物治疗等多种手段，并以其多分子、多靶点、疗效显著、毒副作用小等优势，几乎参与恶性肿瘤治疗的全过程，在替代性的抗癌抑瘤、补充性的减毒增效、姑息性的培正固本等方面起到重要作用，且随着现代科学技术的发展以及多学科多领域的优势互补，不断揭示其疗效机制，发现与抑制肿瘤细胞增殖、侵袭、转移，诱导肿瘤细胞凋亡，抗肿瘤血管生成及肿瘤多药耐药，提高机体免疫功能等相关。

四、中医药治疗皮肤病研究概要

中医药防治皮肤病具有独特的优势和特色，积累了丰富经验，取得了一定的研究成果。如湿疹皮炎类皮肤病方面，多数医家认为风、湿、热是湿疹发病的主要因素，辨证分型集中于风热蕴结、湿热浸淫、脾虚湿盛和血虚风燥四型；然亦有医家认为某些特殊部位的湿疹，如耳部、乳房、外阴、手部湿疹等，可结合经络循行，以清肝利湿止痒法为宜。结缔组织病方面，众医家认为系统性红斑狼疮基本病理变化为脾肾两（阳）虚为本、热毒炽盛为标、"瘀"贯穿始终，且本病患者长期服用激素、免疫抑制剂等药物，所以本病既是因"虚"致病，又是由病致"虚"，构成本虚标实的本质，治当解毒、补虚、化瘀。脂溢性脱发方面，病机认识从既往以肝肾亏虚、精血不足为核心发展到肝肾阴虚、脾虚湿热、血虚风动、血热风燥、肝郁气滞、肝胆湿热、气滞血瘀、痰瘀阻络等，治法从既往以补益肝肾为主发展到健脾祛湿、养血润燥、疏肝解郁、清利湿热等。"辨血为主，从血论治"是近代中医药治疗银屑病的主流思路，血热证、血燥证、血瘀证是其基本证型，近代医家在此基础上对银屑病的辨证方法也产生了一些新认识，如强调"毒"在本病发生、发展过程中的重要地位；或从六淫辨证角度探讨风、湿、火邪在诱发疾病中的重要作用；或从脏腑辨证角度探讨疾病对肝、脾、肾三脏的影响；或从经络辨证的角度探讨冲任不调对疾病发生的影响。

五、中医药治疗肛肠病研究概要

1950 年代，肛肠病的诊治率先从中医外科学中分化为"痔瘘"专科；1990 年代，发展为"肛肠外科"，是中医外科特色最为显著的亚专科之一。在痔疮治疗方面，扬弃了枯痔丁、枯痔散疗法不足，创新了分段齿型切扎术、消痔注射、硬化注射等技术，形成了痔微创治疗特色，避免了西医环切手术后的肛门狭窄、黏膜外露等后遗症；同时运用辨证内服中药，外用坐浴、外涂制剂，形成了痔疮完整的中西医结合治疗体系。全面认识挂线疗法"四大功能"，运用虚挂线、拖线、定向挂线等多种挂线疗法治疗肛瘘、肛周脓肿，更好地保护了患者肛管功能，受到国际同行认可。构建了功能性便秘评估体系，运用益气养阴、温阳助运、行气导滞等治疗方法，成为便秘治疗的主要手段，获得了满意的疗效。运用乌梅复方预防肠癌、黄芩汤等治疗肠癌，在结直肠肿瘤防治中发挥重要作用。运用白头翁汤、乌梅丸等经典名方治疗炎症性肠病及其肛周病变，研发清肠栓、黄葵敛肠灌肠液等特色制剂，彰显了中医药特色。肛肠学科已经成为中医医院最有优势的特色专科之一，部分综合医院也设置肛肠专科，提高了中医药服务可及性。

六、中医药治疗泌尿男性疾病研究概要

中医药防治泌尿男性疾病特色鲜明，优势明显，研究进展喜人。如不育方面，病机认识从既往以脾肾亏虚为核心发展到肾虚血瘀、肾虚肝郁、精道瘀阻、热蕴精室、肾虚夹湿热瘀毒虫等，治法从既往以健脾补肾为主发展到健脾补肾、疏肝益肾、活血养精、解毒养精、补肾生精兼顾他脏等，强调病与证、宏观与微观、防与治三个结合。前列腺疾病方面，多数医者认为精浊（前列腺炎）的病机变化是肾虚为本、湿热为标、血瘀为变、肝郁贯穿始终，疏肝解郁应为必用之法；也有人认为精浊与疮疡的发病学相似，属于中医"内痈"范畴，可从疮疡论治。前列腺癌属于精室"癥积"，终极病机乃痰湿互结、毒瘀交织，治当扶正祛邪，法宜化痰利湿、解毒化瘀。性功能障碍方面，认为当下阳痿的中医发病学、证候学与古时已不完全相同，房劳伤已不是其主因，情志之变为其主要发病学基础，不良生活习惯不可忽视，实多虚少是普遍规律，发病脏腑以肝肾为中心而涉及他脏，

基本病理变化为肝郁肾虚血瘀,既可"因郁致痿",又可"因痿致郁",且"因郁致痿"和"因痿致郁"相互影响形成恶性循环,使病机变得更加复杂,治当疏肝、活血、益肾。男性更年期综合征的病机变化为肾虚为本,肝郁为变;治当疏肝解郁为主兼顾宁神。尿石症的病机从肾虚湿热传统认知发展到气机郁滞、石阻血瘀,治当清热利湿、行气活血,排石贯穿始终。

七、中医药治疗周围血管病研究概要

中医药在防治周围血管疾病方面取得了显著的成就,针对动脉病、静脉病、淋巴系统疾病、糖尿病足溃疡等形成了系统的诊疗方案,构建了较为完善的科研体系。其中,对糖尿病足溃疡的认识与实践不断深入,已成为重要的医学研究领域。中医认为糖尿病足溃疡病机为本虚标实,虚、瘀、毒相互搏结,互为因果,以腐肉难脱、新肌难生为特点。治疗时多以扶正活血解毒为法,结合清热、理气、祛湿等辨证论治,临床疗效可靠。西医介入治疗方法众多,明显改善了血运,但仍存在血栓形成、血管再狭窄等术后问题,而中西医治疗可有效避免这种情况。另外,促愈的生物敷料种类繁多,其效不一,而敷料与传统中药交叉联合应用有效提高了愈合率、抑菌率。中医外用药物的研制与外治方式也在逐渐规范化,临床应用具有独特优势。对糖尿病足溃疡进行了相关的临床和基础研究,提出"固本箍毒、祛腐生新"的外治要旨,制定分期、综合临床治疗策略,发现中医药在调控细胞免疫及炎症反应和细胞增殖、迁移、凋亡及促进血管新生等多个方面发挥关键作用。

八、中医药治疗外科其他疾病研究概要

中医药深度参与、中西医结合防治外科其他疾病方面发展迅速,在各方面取得显著成就。在烧伤方面,病机认识从既往火热毒邪为核心发展到火热伤津、阴伤阳脱、火毒内陷、气血两虚、脾虚阴伤等,内治法从既往清热解毒发展到养阴生津、益气理脾、活血逐瘀、托里排脓,在中西医结合救治大面积重度烧伤方面,"煨脓长肉""湿润疗法"的理论指导与成功实践,使我国烧伤创面的治疗发生了重大变革,极大地提高了临床疗效。在毒蛇咬伤方面,将温病卫气营血和三焦辨证用于辨证论治之中,中西医结合治疗毒蛇咬伤优势显著,既可有效改善局部症状,又能明显减轻全身中毒症状,降低危重症的发生率、肢体伤残率和死亡率。在急腹症方面,以"六腑以通为用"为指导,运用通里攻下、活血化瘀、清热解毒为主要治法和以中药内服、中药灌肠、中药腹部外敷及针灸等为手段,治疗急性阑尾炎、急性胆道感染、急性胰腺炎、肠梗阻、胆道梗阻等疾病取得肯定疗效。总结出"胆病从肝论治"的理论,以疏肝、清肝、养肝、软肝等为法,治疗胆石症取得显著疗效。

(秦国政 裴晓华 杨素清 陈玉根 常德贵 王 军 王万春)

第三节 中医外科学发展问题思考

中医外科学是中医学的重要组成部分,是独立的中医临床一级学科。新中国成立以来,与其他中医学科一样取得很大进步。但随着疾病谱的变化、西医外科的迅猛发展及学科的进一步分化和细化,使得极富中医特色和优势的中医外科学发展相对滞后,地位不断弱化,整体呈萎缩趋势,其生存和发展正面临着严峻挑战。面对如此形势,我们应认真剖析现状,思考发展之路,对继承和发展中医外科学术、促进中医外科学术创新、振兴中医外科事业均有着重要的现实意义。

一、问题与挑战

1. 中医外科学术思维淡化和理论创新不足

目前,中医外科无论在本科教育、临床诊疗还是科学研究过程中都存在重"西"轻"中"现象,

中医特色日益不足。尤其是临证过程中，医者大都以西医的思维模式诊疗疾病，或中医诊疗思维固化，将中医外科学辨病与辨证相结合思想简化为辨病论治，使中医外科的基本理论、理念、思维日渐淡化、弱化。且随着西医学及现代科学技术的快速发展，新药或新技术的出现都有可能削弱中医外科学优势，缩小其临床应用范围。过分强调继承，忽视创新，不能及时吸收所处时代的科技成果，或因继承挖掘不足，学术观点未能升华为学术思想，未形成学术流派，导致中医学术理论发展缓慢，学术发展滞缓必然阻碍中医外科学的发展。

2. 对疾病谱改变及国家医疗体制变化的适应力不足

随着人们生活方式的变化，影响人类健康的因素也发生明显改变，使得中医外科疾病谱发生结构性变化。如传统的疮疡发病率明显降低，而周围血管疾病、乳腺疾病、甲状腺疾病、糖尿病足、痛风、肿瘤、各种创伤以及各种手术后窦道、瘘管的发病率却显著增加。中医外科学却未能及时适应此种变化，对相关疾病的病因病机、诊治规律等系统认识相对不足，治疗疾病的新方法及新技术不够丰富，从而影响了疗效的进一步提高。

同时，因"小专科""大综合"医疗体制变化，中医外科学的许多三级学科逐渐分化独立。在许多医疗机构中，普遍存在以普通外科代替中医外科、以三级学科代替中医外科的现象，使得中医外科成了一个"大而空"的骨架，导致"中医外科"名存实亡。加之"中医院西医化"的冲击，导致中医外科执业范围局限，限制了中医外科特有的外治手段和药物的使用，致使中医外科在医院的影响力下降。

3. 外治药物及技术匮乏

外科之治，重在外治。中医外治需要很多外用药物，但目前存在外治药物及技术匮乏问题。一是许多外治药物自制不便或原料缺乏，而无专业的药厂进行大规模生产，或药厂因生产利润太低而被迫停产，造成中医外科基本用药得不到保障，严重限制了中医外治法的开展和临床疗效的提高。二是中医外治典籍记载的外治药物多为制作粗糙的原始剂型，已不太适应时代发展的要求，迫切需要进行剂型的改革。三是中药及院内制剂的管理必须按照西药的规范和标准，中医外科验方、秘方的生产受到很大限制，中药特色制剂及特色方药正趋向萎缩，部分已濒于失传状态，从而制约中医外科学的发展。

4. 科研与中医临床脱节

中医临床和科研水平作为中医药现代化建设的核心竞争力和原动力，在中医药传承创新中起着至关重要的作用。但现实情况是，中医科研与临床脱节严重，低水平重复多，突破性成果少，诸多中医药研究盲目套用西医研究模式，一味追求热点技术，科研方向与目标不明确，研究切入点缺乏创新，研究结果仅停留在"发现简单现象"，而未能"揭示效应机制"。

1）临床研究方面，临床医生在科研方面的训练有限，难以全面掌握现有的生命科学研究技术方法，欠缺严谨的科研设计思路，且相关结局指标一味照搬西医临床研究套路，未能体现中医药疗效特色，没有开创性探索意识，从而使临床疗效缺乏高级别的循证证据。

2）基础研究方面，以"象征性实验研究"为主，即以西医"病"的模型代替中医"证"的模型，存在基础研究设计与中医临床实际脱节问题，即基础研究未能从临床实际出发，同时研究结果也未能对临床诊疗提供指导，研究成果不能向临床进行转化应用，出现大量无实用性成果的产出。

5. 人才队伍不稳定和专科人才匮乏

中医外科人才匮乏是一个不容忽视的问题。一是在人才培养问题上，中医外科的专科特色强，需要专门的技术培训，但是中医药院校毕业的临床专业学生中，大多是按从事中医内科工作的要求培养，培养形式单一，导致中医外科从专业人才的基础培养方面就存在差距。二是因疾病谱系变化、分科细化及治疗药物和技术匮乏，二级医院中医外科所占份额极低，导致许多年轻中医师对中医外科的信心不足，从而影响了人才梯队的建设。

二、机遇与展望

1. 守正创新，以理论、方法论为基础实现突破

党和国家领导人非常支持发展中医药事业，我们要在这大好形势下，在继承、发掘传统中医外科理论精华的同时，立足临床，广开研究思路，不断总结中医药治疗外科常见病、多发病、疑难复杂病及急危重症的临证经验，提出新的概念和理论，凝练学术观点，再上升为学术思想，进而建立新的理论体系、形成学术流派，推进中医外科基础理论的进步，以进一步促进外科学术的繁荣和可持续发展。

2. 与时俱进，突出优势病种，建立重点学科，顺应发展趋势

面对疾病谱变化、分科细化和医院西化的冲击，中医外科应着眼于临床，充分考虑自身的优势及劣势所在，根据医院实际情况，在保持传统优势学科主攻方向基础上，顺应疾病谱的变化，主攻优势病种，在发挥中医特色的基础上与时俱进，培育和发展新的技术，扩大中医外科阵地。同时应建立重点学科，为中医外科的临床和科研奠定坚实基础，为进一步的理论研究、科研发展和人才培养提供广阔平台，从而促进中医外科发展。

3. 术器并用，发掘、创新传统中医外治优势技术与药物

外治法是中医外科的最大优势和特色所在，也是中医外科的核心成分。在中医领域里，只有中医外科的外治法和外用药相对具有重复性，接近传统科学的观念，易被人们接受为是一种“科学”的方法。因此，我们应着重研究中医外科的外治法，通过对这些外治法进行改进以提高可行性和易操作性。同时加强对中医外科外用药筛选和研究，从疗效入手，在有效的基础上改进药物的制法和操作，通过结合现代制药技术，包括纳米技术和分子生物学技术，对传统有效膏剂、散剂的制作工艺、药物筛选和药物配伍开展研究，建立新的中药外用剂型及给药方式，以充分利用、挖掘中医外治优势，提高临床疗效。

4. 推动中医外科学科研、循证评价及标准化建立

中医外科要生存和发展，就必须坚持医疗与科研紧密结合。如中医外治法一直缺乏系统规范的深入研究，在一定程度上影响了其临床推广应用及临床疗效的提高。因此，必须在中医药理论指导下，建立标准化、客观化、规范化的诊疗方法，遵循临床流行病学、循证医学的研究思路，建立能够反映中医药特色与优势的疗效评价体系，形成具有中医特色的临床诊疗指南或路径；同时对临床有效方药和特色技术的作用机制进行研究，探索“病证结合”模型，力求揭示疗效基础，阐明作用机制。实现以临床指导科研、科研反哺临床的互补增益作用。坚持临床导向，将基础实验研究、临床循证评价、药效物质与作用机制研究进行有机结合，进而丰富中医外科学的理论内涵，实现理论创新和技术创新。

5. 以人为本，建立健全人才培养模式，提高人才数量和质量

发展学科，人才培养是关键。中医外科学的发展要致力于培养一批有志于中医外科的青年医务人员，而中医外科人才首先必须要学习中医外科经典著作，深刻领悟其中精华；其次，中医外科病症具有实践性强、直观性强的特点，因此学生必须跟随临证经验丰富的中医外科老师多看、勤学、善思，体悟中医外科诊疗精髓及技巧，通过“师徒授受+院校教育+多学科融合”以及“挖掘临床经验-临床应用验证-机制研究-学术思想的升华与创新-理论指导临床-提高临床疗效”的模式，形成由“院士、国医大师-名医-中青年名医-学术骨干”组成的结构和分布合理的优秀中医外科团队；最后，中医外科人才也必须向西医外科学习，了解现代西医外科技术，在适当时机借助现代技术提高自己的诊疗水平。通过以上措施促进中医外科人才数量和质量的提高。

6. 交叉融合，博采众长，汲取现代科学技术最新成果

中医外科要想得到长远发展，必须依据自身的诊疗模式和理论体系，融合现代科学技术成果，丰富和发展自己。如难愈性窦瘘、窦道可采用腔内超声检查、X线窦瘘造影、螺旋CT窦瘘造影三维重建等现代技术，以明确病变范围、分布、主管道走向、支管数量及其与周围组织的关系；运用乳腺 X 线立体定位、乳腺穿刺活检、乳头溢液的内窥镜检查等诊断早期乳腺癌；结石症可结合现代仪器诊断，确定其位置、大小后采取相应的治疗方法。通过借助西医的检查、检验等诊断方法，提高中医外科诊疗的准确性、客观性、有效性，并在此诊疗过程中总结经验和规律，促进中医外科新理论、新观点和新方法的产生。除医疗与医技方面，还要在科研方面建立外科实验室，运用先进的实验技术、仪器与方法，探究中医外科疗法的疗效机制，进一步深层次阐明中医外科学的理论内涵。

综上所述，中医外科学应正视发展中存在的问题与挑战，在相关政策的支持下，顺应人民群众的健康需求，立足临床，提高疗效；传承创新，凸显优势；借鉴融合，发展科研；不断发掘、改进中医外科传统技术与药物，提高人才培养数量与质量，才能振兴中医外科事业，促进中医外科学术的繁荣创新和可持续发展。

（裴晓华）

第二章 中医外科医生的综合素养与医德医风

优秀的中医外科人才,不仅要具备过硬的专业技术才能,还要具备良好的综合素养和医德医风。为切实贯彻习近平总书记在中国共产党第二十次全国代表大会上的报告中"育人的根本在于立德"的指示精神,本教材设专章介绍如何提升中医外科医生的综合素养与医德医风的相关内容,以期更好地"落实立德树人根本任务"、培养出德艺双馨的中医外科高级人才。

第一节 中医外科医生的综合素养

在社会迅速发展的今天,一个高层次的优秀中医外科医生,不仅要具备良好的临床诊疗、临床药学、临床基础、临床管理等临床专业素养与能力,还应该具有较强的教学、科研、语言、逻辑、人文、领导、交流等方面的综合素养与能力。以下仅对除临床专业素养及能力外的其他综合素养与能力的培养和提高做简要讨论。

一、中医科研能力的培养与提高

目前还有不少中医不能解决或解决不好的临床问题,这就需要不断加强中医科学研究,用研究所得的理论、技术、成果等指导临床实践,提高临床诊疗水平与能力。要做好中医科研工作,必须加强科研方法、程序、操作、分析、综合、总结等知识的学习与实践,不断提升自身科研素养与能力。学习中医科研方法,最重要的有两方面,一是要明确中医研究的概念、特点和必须坚持以中医基本理论为指导,二是要熟悉研究的基本步骤和方法。加强对科研方法学的学习,除能提高自己的研究水平外,还能提高鉴别他人科研成果和文献的能力。

二、中医教学能力的培养与提高

中医教学,既要向学生传授基础理论、基本知识和基本技能,又要教会学生如何应用所学的知识,从而提高学生的思维能力和动手能力。作为一名高层次的优秀中医外科医生,应该把做一个合格、优秀的教师作为自己追求的目标,不断提升自身教学形式、方法、艺术等的能力与素养。一是要不断学习新知、新术、新法,更新知识,充实自我,以适应教学之需。二是要精益求精诊疗技术,不断提高教学能力,既讲理论,又能指导学生实践。三是要更新教学观念、转变教学思维、创新教学方法,实现从灌输式教学方式向启发式教学方式转变,着重培养学生的临床思维能力。四是要加强德行修养,做到德艺双馨,为教书育人、言传身教奠定坚实基础。

三、语言表达能力的培养与提高

对医生而言,语文修养和语言表达能力极为重要。同患者及其家属的良好交流与沟通,必须具备良好的口头语言表达能力;书写各种准确、合格、无懈可击的病历,必须具备良好的文字表达能力;总结临床经验、撰写学术论文、编著学术专著等,必须具备深厚的语文功底和语言组织及表达能力。语文素养和语言表达能力的提高,非一朝一夕之功可为。作为医生,必须将语文修养、语言表达、文字组织、用语修辞等作为基本功之一来进行修炼，以期不断提高自身语文修养和水平。

四、逻辑思维能力的培养与提高

逻辑思维能力于临床、科研、教学均举足轻重，其强弱往往影响医生的医、教、研等各方面的水平与能力。因此，作为外科临床医生，必须学习一定的逻辑知识，提高自己的逻辑思维能力。临床中遇到复杂疑难问题，要准确诊治患者，必须充分发挥临床思维能力，才能找出问题症结所在。中医研究从立题、方案设计到实施、结果分析与总结等，无不需要逻辑思维的能力。中医教学少不了逻辑思维，给学生讲授知识需要，与学生交流需要，教学生如何诊治疾病需要。思维清晰、逻辑清楚、层次分明的教学，是保证教学质量的关键。可见，加强形式逻辑、辩证逻辑、思维能力、思辨能力等的学习，是不断提升自身逻辑能力与素养的不二措施。

五、人文素养能力的培养与提高

当代医学模式已从生物-医学模式发展为生物-心理-社会医学模式，医学有自然科学和社会科学双重属性，医学服务与研究对象是人和社会等已成为共识。因此，医生除了必须掌握以医学为主的自然科学知识与技能外，还应该具备一定的心理学、社会学、伦理学、法学等社会科学知识与技能。

社会对医生职业的道德伦理等人文素养的要求超过其他任何一种职业。要学做一个好医生，首先必须学做一个有良知、有社会责任心的人，然后学习医学知识与技能。在医方与患方容易发生纠纷的今天，提高职业道德和伦理素养尤显重要。据统计，在医患纠纷中与诊断、治疗错误有关的是少数，而80%是由医生人文素养不良而诱发，如态度生硬或冷漠、责任心不强或根本不负责任、不按操作规范进行诊疗、作风不严谨等。因此，医生加强道德伦理修养已势在必行。

不良心理、社会、行为因素已成为导致或诱发众多疾病的多发病因，对疾病尤其是多因素疾病的诊断和治疗，从单纯的生物学角度出发往往容易导致误诊、误治。因此，作为医生，必须学会和掌握一定的心理学、社会学、行为学的知识和技能，以期提高诊断和治疗水平，确保患者的生命权得到应有的保障。

随着我国建设法治国家进程的加快，民众法律意识越来越强。作为医生，必须守法，必须依法执业，但要做到守法就必须先懂法。培养自身的法律意识，既可自觉地按法律的要求行使医生的权力，又能使患者的知情权、选择权等就医权得到充分保障。因此，应该熟悉或掌握有关的医事法律、法规、规定的相关内容和知识。

可见，要想成为一名高层次的优秀中医外科医生，应该加强学习心理、社会、道德、伦理、行为、哲理、法理等方面的知识，以期不断提升自身的综合素质与能力。

六、组织沟通能力的培养与提高

医疗机构的诊疗工作往往以医生为中心，医生是整个病患照护医疗团队的领导者与医疗行为的发动者，既要与其他医护人员沟通，还要与患者及其家属沟通。因此，作为医生，要想具备较强的组织领导能力和人际沟通能力，就必须不断学习组织、指导、协调、统筹、综合等领导能力与素养的知识和沟通的方式、方法、技巧、艺术等交流能力与素养的知识。

第二节　中医外科医生的医德医风

清代喻昌在《医门法律·自序》中曰："医之为道大矣，医之为任重矣。"清代江涵暾在《笔花医镜》中云："医家首在立品"。中医学延绵发展数千年，无数医生先辈除了具有良好的诊疗技术外，更是良好医德医风的楷模。他们不仅自己恪守为医初心，牢记为医使命，更是不遗余力教化后人做一个有良知的医者。晋代杨泉在《物理论》中云："夫医者，非仁爱之士不可托也；非聪明理达不可任也；非廉洁淳良不可信也。"

论述医德重要文献《大医精诚》，出自唐代孙思邈著作《备急千金要方》，值得认真学习和践行。《大医精诚》论述了有关医德的两个核心问题，一是精，亦即要求医者要有精湛的医术，认为医道是"至精至微之事"，习医之人必须"博极医源，精勤不倦"；二是诚，亦即要求医者要有高尚的品德修养，以"见彼苦恼，若己有之"感同身受之痛，策发"大慈恻隐之心"，进而发愿立誓"普救含灵之苦"，且不得"自逞俊快，邀射名誉""恃己所长，经略财物"。

以下仅据古今中医医家医德论述，讨论中医外科医生应该具备的医德医风。

1. 精学医道

医道乃"至精至微之事"，只有"博极医源，精勤不倦"，方可精通医术。《备急千金要方·大医精诚》（以下简称《大医精诚》）中写道："张湛曰：夫经方之难精，由来尚矣。今病有内同而外异，亦有内异而外同，故五脏六腑之盈虚，血脉荣（通'营'）卫之通塞，固非耳目之所察，必先诊候以审之。而寸口关尺有浮沉弦紧之乱，俞穴流注有高下浅深之差，肌肤筋骨有厚薄刚柔之异。唯用心精微者，始可与言于兹矣。今以至精至微之事，求之于至粗至浅之思，岂不殆哉！若盈而益之，虚而损之，通而彻之，塞而壅之，寒而冷之，热而温之，是重加其疾而望其生，吾见其死矣。故医方卜筮，艺能之难精者也，既非神授，何以得其幽微？世有愚者，读方三年，便谓天下无病可治；及治病三年，乃知天下无方可用。故学者必须博极医源，精勤不倦，不得道听途说，而言医道已了，深自误哉！"清代喻昌在《医门法律·问病论》中则云："医，仁术也。仁人君子，必笃于情。"医生医术不精，唯德于患无济，《资治通鉴》云"才为德之资，德为才之帅"。

2. 视患如亲

历代大医强调，不论患者贫富、官民、亲疏等，都应视如亲人，同等对待。《大医精诚》说："若有疾厄来求救者，不得问其贵贱贫富，长幼妍媸，怨亲善友，华夷愚智，普同一等，皆如至亲之想，亦不得瞻前顾后，自虑吉凶，护惜身命。见彼苦恼，若己有之，深心凄怆，勿避险巇、昼夜寒暑、饥渴疲劳，一心赴救，无作功夫形迹之心。如此可为苍生大医，反此则是含灵巨贼。"明代江瓘在《名医类案·医戒》中则曰："人身疾苦，与我无异。凡来请召，急去无迟。"明代万全在《新刊万氏家传幼科发挥·肺所生病》中也云：医当"以活人为心，不记宿怨。"

3. 不嫌脏污

外科医生职业特殊，诊治之患，表现病状难免疥癣疮疔、脓血污浊，不堪入目；病灶味道难免混沌臭秽、腥膻熏人，不堪入鼻。虽如此，作为外科医生，当从内心感到难过，给予患者同情、怜悯、关心之情，不能产生不快甚至厌烦之念，一心诊治。《大医精诚》云："凡大医治病，……其有患疮痍、下痢，臭秽不可瞻视，人所恶见者，但发惭愧凄怜忧恤之意，不得起一念蒂芥之心，是吾之志也。"

4. 仔细诊疗

外科医生临床诊治疾病，当怀慈隐仁心、定志无欲，认真仔细识病判证、断阳辨阴，临事不惑、细审生死、胆大心细、精处方药。《大医精诚》云："凡大医治病，必当安神定志，无欲无求，先发大慈恻隐之心，誓愿普救含灵之苦。""省病诊疾，至意深心，详察形候，纤毫勿失，处判针药，无得参差。""虽曰病宜速救，要须临事不惑，唯当审谛覃思，不得于性命之上，率而自逞俊快，邀射名誉，甚不仁矣！"明代李中梓在《医宗必读·行方智圆心小胆大论》中曰："望闻问切宜详，补泻寒温须辨。"后晋张昭远在《旧唐书·孙思邈传》中曰："胆欲大而心欲小，智欲圆而行欲方。"

5. 行为儒雅

高素质的外科医生，诊治疾病时，应该衣着整洁、言语温和、举止得体、谦恭有礼，以给患者踏实、信任、安全之感，可提高患者依从性。南宋《小儿卫生总微论方·医工论》说："凡为医者，性情温雅，志必谦恭，动必礼节，举止和柔。"《大医精诚》则云："又到病家，纵绮罗满目，勿左右顾眄，丝竹凑耳，无得似有所娱，珍羞迭荐，食如无味，醽醁兼陈，看有若无。所以尔者，夫一人向隅，满堂不乐，而况病患苦楚，不离斯须，而医者安然欢娱，傲然自得，兹乃人神之所共耻，至人之所不为，斯盖医之本意也。"

6. 处世自谦

医之道，法多术众，难以穷尽；病之生，疾多症杂，难以全治。故为医者，当自重谦和，不骄不傲，不耀声名，不矜己德，不议是非，不谤同行。《大医精诚》云："夫为医之法，不得多语调笑，谈谑喧哗，道说是非，议论人物，炫耀声名，訾毁诸医，自矜己德，偶然治瘥一病，则昂头戴面，而有自许之貌，谓天下无双，此医人之膏肓也。"不得"自逞俊快，邀射名誉。"明代刘纯在《杂病治例》中曰："同道中切宜谦和，不可傲慢于人。年尊者恭敬之，有学人师事之。倘有医头，但当义让，不可攘夺，致招怨谤。"明代王绍隆在《医灯续焰》中曰："医家存心当自重，不当自轻；当自谦，不当自傲；当计功，不当计利；当怜贫，不当谄富。自重必多道气，自轻必无恒心。自谦者，久必学进；自傲者，久必术疏。计功则用心于治病而伎巧生，计利则用心于肥家而诡诈出。怜贫则不择人而医，阴德无穷。谄富则不待请而至，卑污莫状。"清代怀抱奇在《古今医彻·品行》中曰："夫医必自爱自重，而后可临大病而足托。"

7. 不重名利

为医初心，一心为患，不能以医之长谋取不义之财、不实之名。《大医精诚》说："医人不得恃己所长，专心经略财物""不得以彼富贵，处以珍贵之药，令彼难求，自炫功能"。南宋《小儿卫生总微论方·医工论》曰："凡为医之道，必先正己，然后正物。正己者，谓能明理以尽术也；正物者，谓能用药以对病也。"宋代刘昉在《幼幼新书·自序》中曰："业医者，活人之心不可无，而自私之心不可有。"明代王肯堂在《灵兰要览》中曰："欲济世而习医则是，欲谋利而学医则非。我若有疾，望医之救我者何如？我之父母子孙有疾，望医之相救者何如？易地以观，则利心自淡矣。利心淡，则良心自现；仁心现，斯畏心生。"明代龚廷贤在《万病回春·云林暇笔》中云医"勿重利，当存仁义，贫富虽殊，药施无二"。明代冯梦龙在《警世通言》中曰："古人医在心，心正药自真。"清代夏春农在《疫喉浅论》中曰："夫医为仁术，重于救人。名利两途，弗暇计也。"

8. 力求三善

《左传·襄公二十四年》曰："太上有立德，其次有立功，其次有立言。虽久不废，此之谓不朽。"唐代孔颖达在《春秋左传正义》中疏道："立德，谓创制垂法，博施济众""立功，谓拯厄除难，功济于时""立言，谓言得其要，理足可传"。"立德"言道德操守，即如何为人；"立功"指事功业绩，即如何做事；"立言"谓问学撰著，即如何悟学。若此三者虽久不废、流芳百世，是谓"三不朽"。良医处世，也当如此，欲成大医，需三者同进。不炫己名，不计私利，德之彰矣；妙手回春，普济众生，功之立矣；阐发医理，著书立说，言之存矣。此谓医之"三善"。清代叶桂在《临证指南医案·华序》中云："良医处世，不矜名，不计利，此其立德也；挽回造化，立起沉疴，此其立功也；阐发蕴奥，聿著方书，此其立言也。一艺而三善咸备，医道之有关于世，岂不重且大耶！"

关于医德医风，明代龚信《古今医鉴》之"明医箴"论述较全，录此以供鉴赏与学习。"今之明医，心存仁义；博览群书，精通道艺。洞晓阴阳，明知运气；药辨温凉，脉分表里。治用补泻，病审虚实；因病制方，对症投剂。妙法在心，活变不滞；不炫虚名，惟期博济。不计其功，不谋其利；不论贫富，药施一例。起死回生，恩同天地；如此明医，芳垂万世。"

第三节　德艺双馨的中医外科医家

在中医外科发展的历史长河中，涌现出一大批德艺双馨的中医外科大家，以下仅摘要介绍几位，以供大家学习。

1. 精通诊疗技艺的全科大家扁鹊

扁鹊（约公元前407～公元前310年），姬姓，秦氏，名越人，又号卢医，渤海郡郑（今河北任丘）人。春秋战国时期著名医学家，中医学鼻祖。虚心好学，习医于长桑君，尽得其医术禁方。医术高超，医德高尚，谦虚谨慎，从不居功自傲。精于内、外、妇、儿、五官等科，擅用砭刺、针灸、按摩、汤液、热熨等法治疗疾病，创造了望、闻、问、切的诊断疾病方法即四诊法，奠定了中医临床诊断和治疗方法的基础。在这四诊法中，尤擅长望诊和切诊。周游列国，行医各地，在赵为"带下医"（妇科），至周为"耳目鼻医"（五官科），入秦则为"小儿医"（儿科），为民解除痛苦。医道高明、医术高超，为百姓治好了许多疾病，名闻天下，被认为是神医，所以时人借用上古黄帝时代神医"扁鹊"的名号来称呼他。据传，他无私地把医术传授给子阳、子豹、子越等门徒。据《汉书·艺文志》载，其著有《内经》和《外经》，但均已失佚。

2. 不官从医的外科鼻祖华佗

华佗（约145～208年），名旉，字元化，汉末沛国谯（今安徽亳州）人，东汉末年著名医学家，与董奉、张仲景并称为"建安三神医"。不求名利，不慕富贵，不愿做官，《三国志·方技传》记载他曾三次放弃功名利禄，不入仕途，更不愿当曹操的"侍医"。终生孜孜追求医学，集中精力钻研医术，终生服务于百姓，坚持在民间行医，足迹遍及河南、安徽、山东、江苏等地，用医学拯救穷苦大众于病魔之中，深受群众爱戴和欢迎。医术全面，精通内、妇、儿、针灸各科，尤其擅长外科，精于手术，被后世誉为"外科鼻祖""外科圣手"。发明了麻沸散，开创了世界麻醉药物及全身麻醉手术的先例，外科手术得到历代的推崇，明代陈嘉谟《本草蒙筌》引《历代名医图赞》曰："魏有华佗，设立疮科，剔骨疗疾，神效良多。"

3. 外科正宗派创始人陈实功

陈实功（1555～1636年），字毓仁，号若虚，江苏南通人，师从著名文学家、医学家李沧溟，明代著名外科学家，中医外科学三大学派之"正宗派"创始人，代表著作为《外科正宗》。医术高明，医德高尚，作风正派，仁爱不矜，对同道谨慎谦和，彼此尊重，取长补短；对后学提携爱戴、诚心帮助，对患者无论穷富贵贱一视同仁。提出的医家"五戒十要"为医学伦理学之启蒙，是外科医生端正学习和服务态度的守则。"五戒"主要包括医生不得计较诊病酬金多少，对贫富患者要一视同仁平等看待，医生不得远游或擅离职位以防危急患者得不到及时治疗而发生意外等。"十要"主要是要求医生要勤读古代名医确论之书，以使临证不致发生错误，对药物则要精选，不可粗制滥造。特别值得一提的是，指出接触女性患者要有他人在旁，明言："凡视妇女及孀尼僧人等，必候侍者在旁，然后入房诊视，倘傍无伴，不可自看。"

4. 外科全生派创始人王维德

王维德（1669～1749年），字洪绪，别号林屋山人，又号定定子。江苏吴县人，通晓内、外、妇、儿各科，尤擅外科，中医外科学三大学派之"全生派"创始人，代表著作为《外科证治全生集》。自幼继承家传医学，普济众生，无私奉献，医名远播，誉重医林，患者遍布江浙一带。长期在江南水乡行医，使他对当地常见病痈疽等病，有精深研究，医名享誉姑苏洞庭。经过40多年临证医疗，王维德荟集祖传效验方，结合自己多年亲治验方，著成《外科证治全生集》。在学术上形成以阴阳为纲，重视阴疽辨证施治，创立外科开腠理、散寒凝、温补气血的组方用药原则，主张凡痈肿皆"以消为贵，以托为畏"，反对滥用刀针和蚀药，创立以阳和汤、犀黄丸、小金丹为代表的治疗阴疽名方。

5. 外科心得派创始人高秉钧

高秉钧（1755～1827年），字锦庭，号心得，江苏无锡人，清代太学生，师从范圣学、杜云门，后工内外科，尤精疮疡证治。中医外科学三大学派之"心得派"创始人，代表著作为《疡科心得集》。谦虚好学，精细过人，深明外科必从内治之理，立"辨阴证阳证""辨外症毒气之归属""论外症治法"之规矩，倡"申明外疡实从内出论"。清乾、嘉间，以疡医闻名数百里，就诊者往来不绝于道。精诚医人，虚怀若谷，诊治时，容颜庄慎，惟恐有误，偶有失，辄终夜不寐，细书寻绎，深思挽救之法而后已。虽名重当时，而虚怀若谷，且曰："世之为医者，医人病乎？医己贫耳然岂可以人命为戏哉。"故颜其书室曰云"尽我心"。贫者不索谢，且济人之急，喜面折人过，亦喜人之面折。诲后进恐有不及，人有一技之长，常啧啧称道。厅轩匾额"橘井遗风"四字，系锡令齐公彦槐所赠。时归安姚文田督学江苏，亦精医，而心折先生，临行赠匾曰"功同良相"。

6. 皮肤病论治体系创建者赵炳南

赵炳南（1899~1984年），河北宛平人，中医皮外科专家，师于名医丁德恩。尊古不泥，开拓进取，创立中医皮肤病辨证论治体系，创造性地提出"湿滞""顽湿""血燥"等学说；研发拔膏、熏药、黑布药膏等独特疗法及经验方。乐善好施，济贫扶危，不分亲疏，"年方弱冠，誉满京城"。诊病时总是详询病情，细察脉色，辨证认真，处方周密，医嘱详尽，态度谦和。早年遇有病家就医，先治疾病，不言诊金。治好病，随病家酬谢，各尽各心。勤奋好学，常言"知识不停留"，坚持活到老，学到老，八十四岁高龄时说："还要活到老，学到老，干到老，还要钻研，还要攀登，还要挖掘，还要创新，绝不能在现有的经验上停留。"培养后学，诲人不倦，毫无保留，言"经验不带走"，即"把我的点滴经验和体会毫不保留地献给党和人民，传给下一代，绝不带进坟墓"。

7. 创新发明注重外治疗法的顾伯华

顾伯华（1916~1993年），上海人，出身于医学世家，我国著名中医外科学家和教育家。善于承袭古贤、吸收新学，一生廉洁行医、仁心仁术。临床实践早期以看疮疡为主，尤以治疗疮走黄出名。后期因看疮疡渐少，接触疑难病种为多，总结出调整阴阳、养阴清热为主治疗多种外科和皮肤科疾病的经验。在临床实践中大胆创新发明了垫棉疗法、气囊压迫止血法、热烘疗法，将挂线疗法应用到乳晕部瘘管的治疗收到满意的效果。创制的锦红新片、六应丸，为发展中医事业做出重大贡献。主编的全国中医院校《中医外科学》统一教材，是其学术成就的代表作，二版、四版教材初步构建起了现代中医外科学的基本架构，为中医外科学的迅速发展奠定了基础，被公认为现代中医外科学的主要奠基人。

8. 因邪致瘀论周围血管病的奚九一

奚九一（1923~2018年），江苏无锡人，中西医结合周围血管病专家，师从著名老中医张近三先生。首创周围血管病"因邪致瘀、分病辨邪、分期辨证、祛邪为先"的学术观点。创立了"奚式清法"服务不同病症的静脉曲张患者，一证一方，用腿"吃"药，无创治疗，从而填补了国内技术空白。研制、筛选内服及外用高效中药经验制剂77种，形成周围血管病诊治的独特理论体系和方法，对疑难脉管病坏疽Ⅱ级以上的重症，其截肢率平均降至2%~4%，临床总有效率达到95%以上，达国内领先水平。中医科研上强调首重创新，要从临床出发，回到临床，不要被实验数据所误导。在诊疗上，擅于吸取他人经验，甚至于民间经验；擅于触类旁通、发现新途径，用药不拘泥，药味该精则精，该多就多，药量能轻就轻，该重必重。其用药风格则是海纳百川，温清并重。

（秦国政）

第三章 致病因素与发病机制

中医学将人与自然、人体各脏腑组织的功能联系起来，用整体的、辨证的观点，来探讨致病因素在疾病发生、发展、变化中的作用。认为疾病的发生是正邪交争的过程，感邪后是否发病，还取决于正、邪双方力量的对比。患者的体质不同、正气的强弱不一；邪气的种类、侵入的途径、侵犯的部位、毒力的强弱等差异，导致了外科疾病发生、发展中的各种变化及不同个体的预后转归。

第一节 致病因素研究

《素问·调经论》说："夫邪之生也，或生于阴，或生于阳。其生于阳者，得之风雨寒暑；其生于阴者，得之饮食居处，阴阳喜怒。"把致病因素分外感之阳邪和饮食、情志之阴邪，开启了中医病因学分类之先河。《金匮要略》明确提出："千般疢难，不越三条：一者，经络受邪入脏腑，为内所因也；二者，四肢九窍，血脉相传，壅塞不通，为外皮肤所中也；三者，房室、金刃、虫兽所伤。"将中医病因学说又向前推进了一大步。宋代陈无择所著《三因极一病证方论》云："六淫天之常气，冒之则先自经络流入，内合于脏腑，为外所因；七情人之常性，动之则先自脏腑……，外形于肢体，为内所因；其如饮食饥饱……虎狼毒虫……为不内外因。"其提出的"三因学说"奠定了后世病因学基础。中医外科重视外邪致病，如《外科启玄》说："天地有六淫之气，乃风寒暑湿燥火，人感受之则营气不从，逆于肉理，变生痈肿疔疖。"

一、外部因素

中医外科学是研究发于体表、肉眼可见、有形可征或以外治为主的疾病的临床学科。外部因素，包括外感六淫、特殊邪毒等都是引起外科疾病的重要病因。

1. 六淫致病

六淫是最主要的致病因素之一，具有共同的致病特点：①发病与季节、地域关系密切；②多合而致病，如风热、风湿热等；③"邪之所凑，其气必虚"，只有在人体抗病能力低下或邪毒的毒力强盛，超过了人体正常的抗病能力时，才能成为发病的条件；④风、寒、暑、湿、燥、火各有其致病特征，中医常根据这些特征，从疾病的临床表现反过来推演出其病因。如外科疾病出现肿势宣浮，痛无定处，走注甚速，伴恶风、头痛等，具有风邪致病特点的，推演出由风邪引起。

有学者指出，中医病因不仅仅是邪气，更是概括了邪气作用于机体后的某种证候特征，蕴涵了疾病发生发展的客观规律或特定趋势。如外科阳证疮疡临床表现具有发病迅速，来势猛急，焮红灼热，肿势皮薄光泽，疼痛剧烈，容易化脓等特点，属火热之邪引起；另外，根据从化理论，六淫中的风、寒、暑、燥诸邪毒均能化热生火，所以外科疾病的发生，以"热毒""火毒"最为常见。正如《医宗金鉴·外科心法要诀》所说"痈疽原是火毒生"。近年来有通过建立火邪动物模型开展疮痈实验研究的报道。

2. 特殊之毒致病

在引起外科疾病的外来邪气中，除六淫外还有一些不好归类的特殊之毒，如虫毒、蛇毒、疯犬毒、疫毒等。其共性特征为：病因独特、多发病急、变化快、或有传染性等。有文献探讨"毒邪"发病学说，认为毒邪是危害人体较强烈的致病因素。不论是外感还是内生，毒邪致病都有起病急骤，病势急重，变化多端的特点；毒与邪结，瘀阻脉络，导致机体气机升降失调、开合失司，这既是毒邪致病为害深重的内在动因，也是毒邪致病最核心的临床特征。

二、内部因素

1. 情志致病

《素问·举痛论》云："百病生于气也。怒则气上，喜则气缓，悲则气消，恐则气下……思则气结。"《灵枢·顺气一日分为四时》说："夫百病之所始生者，必起于燥湿寒暑风雨，阴阳喜怒，饮食居处。"

情志是指人体的内在精神活动，包括喜、怒、忧、思、悲、恐、惊，故又称七情。在一般情况下，大多属于生理活动的范围，并不足以致病。相反，由于长期的精神刺激或突然受到剧烈的精神创伤，超过了人体生理活动所能调节的范围，可使体内的气血、经络、脏腑功能失调，而发生外科疾病。在外科疾病发病中，情志致病一般具有如下特点：①多于肝经循行部位发病：如瘿病、乳房疾病、男科疾病等；②具有夹郁夹痰的特点，临床多包块肿瘤类疾病，如乳癖、乳癌、气瘿、瘤、锁肛痔等。

有文献报道，慢性前列腺炎患者存在焦虑、抑郁、恐惧等精神性及性心理的改变。在临床治疗中，不仅要关注患者的躯体疾病和实验室检查，更应了解患者存在的社会心理因素和心理状态，不仅要给予相应的药物治疗，也需要针对存在的心理问题和相关的社会心理因素进行心理疏导。

分析认为，情志刺激可过度激活机体交感-肾上腺髓质（SAM）系统及下丘脑-垂体-肾上腺皮质轴（HPA）等，使机体稳态被破坏，引起机体强烈的应激反应，从而诱导各个器官和系统发生一系列由生理、生化到病理的改变，导致多系统的损伤。

2. 饮食劳倦

《素问·本病论》说："饮食劳倦即伤脾。"恣食高粱厚味，醇酒炙煿或辛辣刺激之品，可使脾胃功能失调，湿热火毒内生，同时感受外邪则易发生痈、有头疽、疔疮等外科疾病，故《素问·生气通天论》说："膏粱之变，足生大丁。"张介宾在《景岳全书·劳倦内伤》中云："凡饥饱劳倦，皆能伤人。盖人以饮食为生，饮食以脾胃为主，今饥饱不时，则胃气伤矣。又脾主四肢，而劳倦过度，则脾气伤矣。夫人以脾胃为养生之本，根本既伤，焉有不病。"

一般而言，生冷油腻太过，则生痰湿；辛热厚味太过，则生痰热。痰饮既生，随气而行，常导致脏腑功能失常。临床上，由于饮食不节，脾胃损伤所致的痈、有头疽、疔疮等病，较之单纯由外邪所引起的更为严重，如消渴病合并有头疽等。文献报道，长期高热量饮食和大量酒精摄入与痛风发病密切相关。重度饮酒者痛风发病风险可增加2.64倍。

3. 痰饮瘀血

痰饮瘀血都是脏腑功能失调的病理产物，有着共同的致病特点：①痰与瘀可单独致病，也可合而致病，且互为因果；②病变范围广，内而脏腑，外而皮肉、筋骨、关节；③引起外科疾病的常见表现为：疼痛、包块、囊肿、结节、瘀斑、瘀点等；④起病缓慢，病程较长，具有顽固难愈的特点。故有"久病多痰""久病多瘀"的说法。

有研究发现，痰浊证患者的血清总胆固醇（TC）、甘油三酯（TG）、低密度脂蛋白胆固醇（LDL-C）含量明显高于非痰浊组患者和正常人，故认为血脂水平与痰浊密切相关，血清 TC、TG、LDL-C 含量升高可以作为痰浊证微观辨证及判断治疗痰浊证药物疗效和病程进展的微观指标。

刘东武等认为，痰浊长期潜伏于人体，待时而发，待机而作，这样的痰浊称为"伏痰"。伏痰致病是痛风的主要病机，痛风的性质、常见受累部位、发病规律、发展过程均符合伏痰致病规律。

《素问·调经论》说"人之所有者，血与气耳""五脏之道，皆出于经隧，以行气血，血气不和，百病乃变化而生"。临床上凡外伤出血、血热妄行、脾虚失统或寒客经脉、热与血结、气虚不运、气滞不行等，均可造成血瘀。张大伟等认为，瘀毒在周围血管疾病发病中占主要地位，瘀毒是湿毒、热毒、痰毒化生的基础，瘀毒多夹湿、热、痰发病：①毒邪可以直接损伤经脉，脉络受损致出血或血行不畅，形成瘀血；②毒邪壅遏，气机阻滞，致血脉凝滞；③毒邪克伐正气，气血亏虚，血行不畅，血涩为瘀。而血瘀蕴久，变生瘀毒，周而复始，互因互果。也有研究认为，血瘀是肿瘤形成发展的主要病理机制之一，而且见之于肿瘤病程的各个阶段。肿瘤患者的血液流变学表现为高凝、高黏状态，并有外周微循环障碍。

总之，外科疾病的发生，既有外部因素，也有内部因素，各种致病因素可以单独致病，也可合而致病。中医外科名家夏少农先生，根据外科疾病的特点，把外科病因分为"邪气因"和"正气因"两大类。"邪气因"包括风、寒、暑、湿、燥、火、痰、虫、毒、瘀、气滞；"正气因"包括阴虚、阳虚、血虚、气虚。并认为发病在浅表部位如皮肤、肌肉、血脉等，一般以风、寒、湿、火等"邪气因"多见；发病在筋骨深部一般以寒、湿、痰等"邪气因"及阴虚、阳虚等"正气因"多见。

第二节　发病机制研究

一、邪正发病机制

《黄帝内经》说："正气存内，邪不可干""邪之所凑，其气必虚"。外科疾病发生和发展的过程虽错综复杂，但其基本原理不外乎邪气致病因素作用于人体后，人体的正气与邪气抗争的过程。正能胜邪，则人体仍能保持生理平衡状态；倘若正不胜邪，则人体机能的平衡协调状态遭到破坏，疾病发生发展。袁嘉丽等认为，从微生态学的角度来看，感染是病原微生物引起的人体异常反应。其是否发病不仅取决于病原微生物，更取决于人体的微生态平衡，以及进入人体的病原微生物激活人体免疫机能的状态。人体的免疫机能状态又直接与人体的"正气"相关。病原微生物则属于"邪气"的范畴。人体的免疫机能状态与病原微生物的关系，其实就是"正气"与"邪气"的关系。

外科疾病发生后，若正盛邪实则多表现为阳热实证。全身症状出现高热、烦躁，便结、溲赤，苔黄、舌红、脉实有力；局部表现为高肿根束，焮热灼痛，脓出稠厚，易溃易敛等。古代医家将这类表现归纳为阳证疮疡。如《外科正宗》云："痈者壅也，为阳。其发六腑，易肿、易脓、易溃、易敛。其暴发而所患浮浅，不伤筋骨易治之证也。"正气不足则表现为阴证、虚证。全身症状可见面黄神倦，或潮热盗汗，舌红或淡，脉虚无力；局部多见患处色白、平塌或坚硬结肿，不红不热，不痛或微痛，溃后脓水清稀淋漓，久不收口，迁延难愈等。古代医家又将这类表现归纳为阴证疮疡。如《外科正宗》说："疽者沮也，为阴。其发五脏，难肿、难脓、难溃、难敛。其发缓而所患深沉，伤筋蚀骨难治之证也。"当然，随着正邪的消长，在临床上也会出现半阴半阳、虚实错杂和互相转化的复杂情况。

另外，外科疾病在发展过程中，若正气不虚，邪毒仅局限在体表或身体某一局部范围，脏腑功能不受影响，则表现为善证顺证。正胜邪退，则疾病逐渐好转而痊愈；若邪盛正衰（正虚邪恋，或正虚邪陷），邪毒可进一步内攻脏腑，导致脏腑功能失调，就会出现恶证逆证，病情随之恶化甚或死亡。由此古代医家创立了外科疾病的"五善七恶"理论。

二、气血发病机制

气血是构成人体的基本物质，是人体生命活动的动力和源泉。《难经·二十二难》云："气主煦之，血主濡之。"《素问·调经论》说："人之所有者，血与气耳""血气不和，百病乃变化而生"。《景岳全书》云："气全则神旺……血盛则形强。"生理上，气与血具有相互资生、相互依存和相互为用的关系。气对血有推动、化生、温煦、统摄作用；血对气则有濡养、运载作用。气血正常运行，则脏腑阳气得以温煦，阴精得以滋养，阴阳既济，精神乃旺。气血紊乱或协调失常，会导致脏腑功能受损，引发外科疾病。文献研究报道，人体能量代谢及免疫功能与气虚和血虚密切相关，"补气"与西医学的提高免疫力有关；滋阴补血药物或多或少都有提高机体网状内皮系统吞噬功能的作用，能增强细胞免疫和体液免疫。

气血凝滞是外科疾病发生的基本病理变化。《素问·生气通天论》说："营气不从，逆于肉理，乃生痈肿。"各种内外因素引起局部气血凝滞，可出现疼痛、肿胀、结节、肿块、出血、皮肤增厚、紫斑等。《外科正宗》云："凡疮皆起于荣卫不调，气血凝滞，乃生痈肿。"闫秋莹等分析认为，阴疽与癥瘕，其病机最根本之处也在于气血乖乱，气滞血瘀，痰瘀交阻，发而为病。

气血阻滞于人体，因其部位不同，而各具临床特征。如阻于肺则咳喘咯血；阻于肝则胁痛；阻于脾胃则呕吐腹胀；阻于膀胱则淋浊、癃闭、血尿；阻于肌肤则刺痛、肿胀、瘀斑、血肿；阻于筋骨则酸胀疼痛；阻于经脉则肢体拘急、活动不利，甚则麻木冷痛。

气血凝滞日久，郁而化热，热胜肉腐，则酝酿液化为脓。故《外科证治全生集》说："脓之来，必由气血。"《灵枢·痈疽》则说："热胜则肉腐，肉腐则为脓。"

气血的盛衰与疮疡的起发、破溃、收口等也息息相关，对疮疡病程长短也有着一定影响。气血充足，外科疮疡不仅易于起发、破溃，而且也易于生肌长肉而愈合；气虚者则难以起发、破溃；血虚者则难以生肌收口。在疮疡辨证用药过程中，常用扶正托毒、调补气血之法，以促进气血的恢复，让外疡早日痊愈。

三、经络发病机制

《灵枢·经脉》说："经脉者，所以能决死生，处百病，调虚实，不可不通。"《灵枢·经别》说："夫十二经脉者，人之所以生，病之所以成，人之所以治，病之所以起。"经络理论是中医基础理论的重要组成部分，《灵枢·本藏》说："经脉者，所以行气血而营阴阳，濡筋骨，利关节者也。"说明经络的重要功能就是运行气血、濡养脏腑全身；同时起到联络脏腑肢节、作为沟通上下内外的通路作用。经络运行的"气血"包括精气、真气，其一方面来源于人体这个小宇宙的先后天之气；另一方面也来源于自然界这个大宇宙的天地阴阳之气。所以，经络具有抗御病邪、反映证候的作用；也具有传导感应，起补虚泻实的作用。故经络可"决死生，处百病，调虚实"。

经络阻塞是外科疾病重要发病机理，局部经络阻塞、气血凝滞，故出现肿痛；同时身体经络的局部虚弱，也能成为外科疾病发病的条件。如头皮络脉灌注不足常可导致"油风"的发生，临床上在其脱发区常可触到皮肤软陷，正所谓"最虚之处，便是客邪之地"。

手足十二经气血多少与外科疾病发生发展、辨证用药也有一定关系。一般而言，手阳明大肠经、足阳明胃经为多气多血之经；手太阳小肠经、足太阳膀胱经、手厥阴心包经、足厥阴肝经为多血少气之经；手少阳三焦经、足少阳胆经、手少阴心经、足少阴肾经、手太阴肺经、足太阴脾经为多气少血之经。如有头疽生于项的两侧者，为足太阳膀胱经所属，该经为寒水之经，也为多血少气之经，所以难以起发。臁疮本属难于愈合之病，而外臁与内臁相比，外臁较易于收口，因外臁为足三阳经所属，为多气多血之经；内臁为足三阴经所属，为多气少血之经。在辨证用药方面，外疡发于多血少气之经，血多则凝滞必甚，气少则外发较缓，故治疗时注重破血，注重补托；发于多气少血之经，气多则结必甚，血少则收敛较难，故治疗时要注重行气，注重滋养；发于多气多血之经，病多易溃易敛，实证居多，故治疗时要注重行气活血。

四、脏腑发病机制

脏腑学说是中医理论的重要组成部分。中医认为人体是一个完整统一的有机体，五体、五窍、五志、六腑、经络等病变均与五脏密切相关。外界四时运气变化、人体内外病变无不直接或间接与五脏关联，五脏精气的盛衰决定疾病的发生、发展、病情轻重缓急与预后转归。

外科疾病虽然绝大多数发于体表的皮、肉、脉、筋、骨的某一部位，但与脏腑有着密切的联系。脏腑功能失调，可导致疮疡的发生。《外科正宗》说："盖痈疽必出于脏腑乖变，关窍不得宣通而发也。"《外科启玄》说："凡疮疡，皆由五脏不和，六腑壅滞，则令经络不通而生焉。"所以，外科疾病的发生与脏腑功能有关。

1. 关于"诸痛痒疮，皆属于心"

"诸痛痒疮，皆属于心"出自《黄帝内经》病机十九条，是论述疮疡类疾病的主要条文。《类经·疾病类·一》注："热甚则疮痛，热微则疮痒。心属火，其化热，故疮疡皆属于心也。"《素问吴注·卷二十二》说："热甚则痛，热微则痒，疮则热灼之所致也。故火燔肌肉，近则痛，远则痒，灼于火则烂而疮也。心为火，故属焉。"有学者根据《黄帝内经》其他篇章对痛、痒、疮病机的论述，认为"诸痛痒疮，皆属于心"当理解为：多种疮疡及其与之相关的痛、痒，大都因血脉壅塞、气血凝滞所致，心主血脉，故属于心。

痒是引起搔抓欲望的不愉快感觉。凡风、湿、燥、热、虫、血虚等，均可引起瘙痒。"热甚则痛，热微则痒"，故痒与痛无本质的区别，只有程度的差别，两者病机基本相同。有观点认为，从中医学角度出发，"痒属于心"亦可以从心主血脉与心藏神两方面加以阐述：心主血脉，故无论血虚、血热之痒皆与心的虚实有关，如心火盛、火毒郁脉而作痒，心血虚、血虚生风亦易产生瘙痒。心藏神，痒的知觉体验同样与心神密切相关，为心所主。

2. 关于"诸湿肿满，皆属于脾"

脾主运化、升清，统摄血液。脾之运化，包括运化水谷与水液。饮食入胃，在脾的运化作用下，腐熟吸收，化生精微，转输周身，营养脏腑经络、四肢百骸、表里内外。《素问·奇病论》说："夫五味入口，藏于胃，脾为之行其精气。"人体水液的正常代谢，靠脾的运化。脾将人体所需之津液吸收转化，通过肺布散于全身而发挥滋养和濡润作用；同时也将机体利用后的水液，依靠肺的宣肃、通调水道，及肾之气化作用，将其转化为汗液、尿液而排出体外。脾的功能失常则运化失职，转输不利，水湿停留，产生痰饮、肿满等病理变化，水湿痰饮可滞留于肌肤、经络、肠胃等处。国医大师路志正教授认为，脾的运化功能失常是痛风发生的重要病机。脾失健运，升清降浊无权，脾虚湿聚，酿湿生热，蕴热成毒，气血壅滞，阻滞经络，流注关节、肌肉，故出现红肿热痛；污浊凝涩，血脉瘀阻，则形成结节或溃流脂浊，出现痛风石。路老从而提出痛风"源之中焦，流阻下焦，病于下肢"的观点。杨小又等也认为，脾胃是参与机体代谢的重要脏器，脾胃运化失司，则尿酸湿浊内阻，蕴而化热，导致关节肿痛急性发作；浊邪内阻，为痰为瘀，又可导致痛风迁延不愈、反复发作；病久伤及肾脏，还可出现水肿等症状。其病理特征与"诸湿肿满，皆属于脾"理论相契合，为从脾胃论治痛风提供了一定理论依据。

3. 关于"诸寒收引，皆属于肾"

寒主收引，指寒邪具有收缩、牵引、内敛之特性，具体症状可表现出腠理的闭塞，经络筋脉的收缩、拘挛，气血的凝滞，出现肢体关节疼痛、脘腹急痛等症状。《素问·举痛论》说："寒气入经而稽迟，泣而不行，客于脉外则血少，客于脉中则气不通，故卒然而痛。"内寒多由肾阳虚衰引起。肾为先天之本，内藏元阴元阳，能温煦激发全身的脏腑、经络、形体、官窍之阳，肾阳能促进机体之运动、兴奋和气化功能，所以肾阳旺则全身之阳气皆旺，肾阳虚则全身之阳皆衰。故肾阳不足，寒从内生，脏腑、经络、筋脉、形体、诸窍、诸骸均失温养而见功能低下，气血运行迟缓，筋脉挛急、收引、疼痛。门纯德教授认为"寒凝血滞"是血栓闭塞性脉管炎的基本病机，临床表现出趾（指）端怕冷、疼痛，局部皮肤青紫等。治疗应兴阳祛寒，温经通脉。总结出"温经通络为主，活血化瘀为辅，补养气血为副"的治疗方法。

在外科疾病的发展过程中，体表的毒邪通过经络的传导也可以影响脏腑而发生病变。如有头疽、颜面疔疮、疫疗、毒蛇咬伤等可因热毒、疫毒、蛇毒的毒邪炽盛，或因体虚正不胜邪，而使毒邪走散，内攻脏腑。如毒邪攻心，蒙蔽心包，扰乱神明，则出现神昏谵语；毒邪犯肺可见咳嗽、胸痛、血痰等，形成走黄、内陷危证。比如脓毒症（sepsis）是严重感染、严重创（烧）伤、休克、外科手术后常见的并发症，严重时可导致多器官功能障碍综合征（MODS）和（或）循环衰竭。中医认为，脓毒症的发生主要责之于正气虚弱，邪毒入侵，正邪相争，入里化热，热毒炽盛，耗气伤阴；正气不足，毒邪内蕴，内陷营血，络脉气血营卫运行不畅，导致毒热、瘀血、痰浊内阻，瘀滞脉络，进而脏腑器官受邪而损伤，引发本病。其基本病机是正虚毒损，毒热、瘀血、痰浊瘀滞脉络，气机逆乱，脏腑功能失调，邪实未去、正气已虚；病机特点为本虚标实。

总之，从外科疾病的发生、发展、变化的过程来看，它与气血、脏腑、经络、正气的关系是极其密切的。局部的气血凝滞，营气不从，经络阻塞，以致脏腑功能失和等，是总的发病机理。

（杨恩品）

第四章　辨病与辨证研究

第一节　辨病研究

辨病论治与辨证论治均是中医学的重要组成部分和基本特点,对临床实践有着重要且规范化的指导作用。辨证论治是中医学独特优势,认为只有辨证,才能抓住疾病的本质,抓住动态变化的相对静止,而后从根本上指导临床施治。但过分重视辨证而忽视辨病,则出现"病不能识,证无从辨"的问题。能辨证而不识病,可谓其见树木不见森林,在诊断上缺乏全局观点,在治疗原则上会毫无原则地随证变法。中医对疾病的认识与诊断皆从"病"开始,辨病为先,以病为纲,辨病施治。

一、病与辨病

病,指有其各自发生的原因、发展过程、不同转归及独特临床特征的疾病。所谓的辨病,就是辨识具体的疾病,任何疾病都具有一定的临床特点,其发生发展与转归、预后也有一定的规律,辨病目的在于掌握疾病发生发展的规律及与相关疾病的鉴别诊断。中医辨病是在四诊的基础上,对患者的主要证候,或以病因、或以病机、或以病位为依据进行命名而确立的;论治的依据是"病名"背后固有的病机,例如,均为疔疮,但疫疔、手足疔疮、颜面疔疮的症状表现、施治方法和预后转归等是不同的;肉瘿和石瘿均为瘿,但前者是良性肿瘤,后者为恶性肿瘤,其转归预后截然不同,须及早分明。

二、中医外科辨病历史溯源

中医外科自古以来强调辨病,以病为纲,早在商代就有外科病名的记载,殷墟甲骨文中有着疾自(鼻病)、疾耳(耳病)、疾齿(牙病)、疾舌(舌病)、疾止(趾病)、疾足(足病)、疥(泛指皮肤病)、疮等外科疾病的论述。周代《周礼•天官冢宰》称外科医生为"疡医",其职责为"掌肿疡、溃疡、金疡、折疡之祝药、劀杀之齐"。先秦时期《灵枢•痈疽》就全面而详细地论述了17种人体各部位的痈疽疾病,对其各自的临床特点进行扼要的阐述,并对痈疽进行了鉴别。东汉时期张仲景所著《伤寒杂病论》记载了多种外科疾病,并对痈疽、脱疽、肠痈等疾病的病因病机、临床表现、鉴别诊断、治疗和预后等方面进行了论述,开创了中医外科辨病论治的雏形。晋末《刘涓子鬼遗方》是我国现存最早的外科学专著,对痈、疽的鉴别诊断进行阐述。此后历代外科文献均对外科疾病的认识有所发展,有所提高。隋朝时期,医家们对外科疾病的认识进一步加深,疾病分类、命名更加合理,《诸病源候论》中记载了众多外科疾病名称,如瘿瘤、疔疮、丹毒等沿用至今。宋元时期,医家们对外科疾病辨病的认识日趋成熟,出现了专论某一类疾病的论著,如《卫济宝书》专论痈疽,《集验背疽方》专述背疽。明清时期,因我国南方瘟疫、霍乱等传染病流行,众多医家高度重视辨病论治,疾病的分类及命名更加合理、更趋成熟。明代《外科启玄》《证治准绳•疡医》《外科正宗》等著作均按科类病,以病为纲,细载病名,辨病为先,各附治法,进一步完善了中医辨病论治理论。清代高秉钧撰写的《疡科心得集》重视辨病,以鉴别诊断立论,对有关疾病的鉴别诊断和诊断的论述,对目前临床仍有指导意义。

历经千年文化积淀与历代医家经验总结，中医外科对各种疾病已有较深的认识，视病位、察病性、定病势，针对疾病本质及基本病理变化而辨病论治。

三、中医外科辨病论治优势

由于古代受经济条件、科技水平的限制，古代医家只能根据望闻问切，四诊合参的理法，由表知里，司外揣内，通过对疾病的外部征象，把握、判断疾病并指导治疗，体现了古人见微知著的辨病智慧。中医内、妇、儿等科发病部位多在脏腑、经络，古代医家仅能通过观察患者的外在表现从而推测机体内部的病理变化，根据患者叙述自身感受进行辨病诊断，严重影响了中医辨病的客观性和准确性。中医外科疾病多发于人体肌表，以人体外部或局部症状为主要表现，可直接观察病变局部的明显症状和体征，不同中医外科疾病形态、色泽、发病部位、范围等各不相同，具有肉眼可见、有形可征的特点，便于医家们进行辨病论治，有较强的定性、定量和可检测性，避免了抽象性和主观性。

随着历史向前迈进，物质技术手段的进步及科学的发展，搜集中医外科疾病征象的手段空前增加，运用现代科学知识和方法，仪器设备配合检查，加快辨病论治理论的发展，提高疾病诊断的准确性，并进一步加深对外科疾病发生发展规律的认知。经过历代医家几千年丰富理论知识和临床实践经验的积累沉淀，中医外科对各种疾病的本质及发生发展规律有了较深刻的认识，对每一种疾病的病因病机、临床表现、诊断与鉴别诊断、治疗和预后等各个方面都有了详尽了解，其中的宝贵经验至今在临床上发挥着重要作用，这是中医外科不同于其他学科之处，也是中医外科辨病的优势所在。

四、中医外科辨病要素

中医治疗外科疾病具有独有的优势及特色，既能根据患者自身的情况辨病施治而不千篇一律，又能内治与外治相结合，局部与全身治疗协同作用。不同的疾病其转归预后截然不同，须及早分明，故准确地进行辨病是早期诊疗过程中的关键，以病为纲，进一步认准病机、精准用药，以达到缩短病程、提高治愈率等目的，而外科临床过程中如何准确地进行辨病呢？

首先，必须具备扎实的理论知识。临床中辨病失误者，多数情况是由于没有掌握好每种疾病的理论知识，特别是没有抓住疾病的特殊表现，导致辨病过程中，茫然不知如何去辨，找不出相似病间的不同之处，而不能准确辨病。

其次，详细、全面、认真的诊病态度亦是辨病的重要一环。临床中一般典型表现的疾病，多可迅速简洁地进行辨病，而疑似之间的疾病则往往不易辨识。因此详细、全面、认真地诊察，是取得辨病的关键。不可否认，粗浅疏略的诊察既不会准确地辨病，也不能正确地辨证，疗效可想而知。

同时，还要虚心学习，不断积累临床经验。吸取前人或他人的经验和教训，对提高辨病水平亦非常重要，上级医师之所以能很快地准确辨病，其中一个原因就是具有诊治该病的临床经验。

具备西医学及相关检查知识也是准确辨病的重要条件，结合现代西医学及相关检查，是准确辨病的重要参考。不可否认西医重在辨病，从事临床的工作者，如果没有一点西医知识，无论如何是达不到准确辨病的。特别是在目前病名尚不统一、规范的情况下，容易出现误诊或漏诊。

五、临床辨病程序

1. 详询病史

主要是从本次发病的原因或诱因开始，细致而有重点地询问发病的过程，疾病的变化，从中抓住可以决定或提示诊断的关键线索，为辨病提供依据。对过去的病史（包括个人生活史）、做过的诊断、治疗的经过和效果，亦应加以询问，以资参考。例如，没有肌肤破损，则很少出现破伤风；有足癣的患者，突然出现下肢红肿，多数为丹毒。

2. 全面体检

在询问病史的同时，对每位患者进行全面体检，既可以了解患者的一般状况，又可以全面搜集临床特征，提供分析、判断的资料，避免漏诊或误诊，从而达到准确辨病的目的。如对有乳房肿块的患者，细致诊察全身和乳房局部情况以及区域浅表淋巴结的变化，有助于乳癖和乳岩的鉴别。

3. 注重局部

外科疾病的最大特点是局部症状与体征，不同的疾病局部表现各异，同一种疾病不同阶段也表现不一，因此重点诊察局部特征是辨病的关键。局部表现对确定是否属于外科病、是哪种疾病、处于哪一阶段都是至关重要的。同时详查局部又可积累外科临床经验，验证疗效。

4. 选用新技术和必要的辅助检查

新技术是四诊的发展和延伸，并可提供疾病微观状态不同侧面的真实情况，合理选用新技术和辅助检查对辨病和辨证是必要的。当然，有些新技术的特点是有创性、价格昂贵，而且需要具备一定的条件等，因此临床选用时必须了解新技术的原理、目的、适应证、注意事项、不良反应等。

5. 综合分析

辨病时，运用望、闻、问、切四诊的方法，取得临床第一手资料，这些资料的完整、全面、准确与否，直接影响辨病的准确性。临床中由于原始资料的不完善、不准确导致误诊、漏诊病例较多，有时即使四诊资料准确，临证时也会错辨疾病，分析、综合的方法不准确；片面强调、忽略细节、主观臆测是造成这一结果的常见原因。学识渊博、经验丰富、思维严谨的人，往往对四诊资料能做到全面分析，细致入微，丝丝入扣。全面分析、准确辨病是一种能力，是受医学知识、临床经验、思维方法影响和制约的，只有在这三方面刻意锻炼，才能最终提高辨病水平。

六、中医辨病与西医诊断

传统中医辨病主要是根据"四诊"搜集患者的主要症状、病位或病因病机等临床资料分析而得，在临床操作上存在着主观性大，缺乏统一、客观的量化指标等问题，严重影响了中医辨病论治的准确性。现代临床疾病病因复杂、病种繁多，受历史条件的限制，中医辨病客观指标不足，导致对于部分疾病早期难于辨别，此外由于对部分疾病的病因、本质、发生发展规律认识不够全面和深入，疾病概念的理解模糊不清，疾病命名较为笼统，对疾病症状往往张冠李戴，有碍于研究的层层深入，使得传统中医辨病已然不能满足现在临床发展的需要。西医诊断能够紧密地和现代科学技术相结合起来发展，借助现代先进检测手段，在中医理论的紧密指导下，从生物化学、分子生物学、遗传学及电子计算机科学等多学科，在器官水平、细胞水平、分子水平、基因水平等层次拓宽延伸四诊范围，多维度整体把握不同疾病的病因、病位、病理变化等特点，为中医辨病提供可靠而特异的客观指征，筛查传统四诊存在"无症可取、无病可辨"的疾病，避免误诊或漏诊，弥补传统中医辨病存在的不足，促进制定客观定量的疾病标准，揭示疾病本质和发生发展规律，明确诊断，确定治则，促进中医规范化发展。

现代中医辨病施治须运用传统中医学理论结合现代科学技术及研究成果，病证结合，机理互参，宏观与微观相结合，从中医学角度不断认识疾病的病因、病位、病理变化及预后转归等各个方面，确定基本的治则治法和专方专药，并寻求中医辨病的物质基础及量化指标，有助于提高中医认识现代疾病的规律和本质。现代中医辨病应形成"中为主体、西为中用、中西结合"的新模式，以现代中医辨病为轴心，辨病与辨证论治相结合，诸法合效，更好地指导临床诊疗合理化、有效化、安全化，为中医外科现代化发展做出贡献。

第二节　辨证研究

辨证是在中医理论指导下，运用正确的思维方法和"四诊"来收集与疾病有关的临床资料，包括主、客观症状和体征，在辨证纲领的指导下，去分析和寻找各个症状之间的内在联系，进而对其病变的病因病位、病变机制、功能状态及演变趋势等做出综合性的评定，从而得出一个证的概念，指导临床施治。目前中医外科临床中常用的有八纲辨证、卫气营血辨证、脏腑辨证、经络辨证、部位辨证及辨肿痛痒脓等。

一、八纲辨证

八纲是指阴阳、表里、寒热、虚实。八纲辨证即根据病位深浅、病邪性质及盛衰、人体正气强弱等，加以综合分析，归纳为八类证候。表实热属阳，里虚寒属阴，所以阴阳辨证又是八纲辨证的总纲。

1. 辨阴阳

由于阴和阳是一切事物和现象对立双方的抽象概括，如表、实、热、腑病、气病等属阳，里、虚、寒、脏病、血病等属阴；太阳、阳明、少阳经病为阳，少阴、太阴、厥阴经病为阴，所以说阴阳辨证也是一切外科辨证的总纲。《素问·阴阳应象大论》云："善诊者，察色、按脉，先别阴阳。"《疡医大全·论阴阳法》亦强调："凡诊视痈疽，施治，必须先审阴阳，乃为医道之纲领。阴阳无谬，治焉有差！医道虽繁，可以一言蔽之者，曰阴阳而已。"可见阴阳辨证在外科疾病诊断中的重要地位。阴证一般病势缓，皮色苍白或紫暗，疮形平塌，肿势弥漫，肿块或硬如石，或软如棉，皮温较低，病位较深，脓液稀薄，病程较长，难消、难溃、难敛，预后多逆。阳证一般来势凶速，皮色红活焮赤，疮形高肿，范围局限，按之灼热，病位浅表，脓液稠厚，疼痛剧烈，病程较短，易溃、易消、易敛，预后多顺。然而，在阴证、阳证的辨识过程中，也不应拘泥于一点。由于每一疾病的症状表现复杂，而且病情又在不断发展变化，许多症状综合在一起时，一时也不可能单纯地显示出阳证或阴证，而是阴中有阳，阳中有阴。另一方面疾病的阴阳属性也不是一成不变的，而是随着病情的变化而转化，有因误治而阳证转阴证的，有初起阳证日久正虚而变为阴证的，更多的是治之得法而阴证变为阳证的。疾病是千变万化的，阴阳辨证也要灵活运用。

2. 辨表里

辨表里是指辨别疾病的病位内外和病势深浅。表证者，病位浅，证候轻，邪气浅居，正气充足；里证者，病位深，证候重，邪气深居，正气多虚。外科之疾，皮肉之间其病为表，初起之表证，多邪实为主，若肿疡成形，表证多不明显；筋骨之中其病为里，里证初起，邪毒内聚，全身症状明显，外症成形，邪毒炽盛；破溃之后气血大伤，里证必虚多实少。故当攻泻结聚之邪于内，发越皮肉之邪于外，则邪去而正复。

3. 辨寒热

辨寒热是指辨别疾病的性质。寒证与热证反映机体阴阳的偏盛与偏衰。寒证表现为皮色淡白或青紫，皮温偏低，或伴疼痛，得暖则缓，如冻疮、肢端动脉痉挛症等；热证则见皮肤焮红灼热，或有脓疱、瘀斑等，如丹毒、紫癜等，此热证为邪毒所致，故属实热，而临床所见亦有痨疮脓成溃破之时，由于气阴耗伤，虚热内生，症见五心烦热、面红颧赤、自汗盗汗、口干不渴、舌红少苔、脉象细数。伴随疾病的变化及治疗后，可出现寒热相互转化，寒邪郁久则化热；热证寒凉太过，寒凝血脉出现寒证，临床中应注意辨别。

4. 辨虚实

辨虚实是指辨别邪正盛衰。虚指正气虚，实指邪气实。虚证有阴虚、阳虚、气虚、血虚等，故证候表现各异。常见证候有精神萎靡，面色㿠白，身倦无力，四肢不温，自汗盗汗，大便溏泄，小便频数，舌质淡，舌面光而无苔，脉细数或弱而无力等，如系统性红斑狼疮和系统性硬皮病等的后期常有虚证出现。实证有气滞、血瘀、痰饮、水湿等病理产物引起的不同证候表现。常见呼吸气粗，精神烦躁，胸胁脘腹胀满，疼痛拒按，大便秘结，小便不通，或淋沥涩痛，舌苔厚腻，脉实有力，如丹毒、痈疽、结节性红斑、带状疱疹等的初起阶段。临床表现常有虚中有实，虚实夹杂者，又当在多种证候中细辨。

二、卫气营血辨证

外科疾病中有许多是由于外感温热之毒所致，既具有局部外证，又有全身症状，其来势急骤，变化迅速，极似内科之温热疫病。卫气营血辨证在外科临床中主要应用于由热毒、火毒、温毒等引起的各种发病速、变化快的病症中，这些疾病的变化过程符合卫气营血辨证规律。

1. 卫分证

卫分证指温热病邪侵入肌表，卫气功能失常所表现的证候。常见于外感热病初期的表证阶段。症见发热，微恶风寒，无汗或少汗，头痛咽痛，肢体酸楚，舌尖红苔薄白，脉数，局部疼痛，肿势宣浮，皮肤红热不显，或突发丘疹、瘾疹、风团等。

2. 气分证

气分证为卫分表邪未解，入里化热，邪正相搏，邪正俱盛。症见发热不恶寒，口渴烦躁，呼吸气粗，小便黄少，大便燥结，舌红苔黄，脉洪而数。局部外证肿胀加重，焮红灼热，疼痛剧烈，化脓成腐之期多见。

3. 营分证

营分证为气分不解，气血两虚，邪毒炽盛。症见发热夜甚，心烦不寐，甚则昏谵，舌红，脉细数。外证出现内陷表现，疮色紫滞，根脚欠清，或脓虽外泄，肿胀尤盛，疼痛剧烈，斑疹隐隐而其色紫滞。此为气阴大伤，病情加重的标志。

4. 血分证

血分证是卫气营血传变的最后阶段，也是病情最危重阶段。或由营分不解传入血分，亦有邪热由气分直传血分者。以动血、耗血、伤阴、动风为特征。症见烦热躁扰，昏狂，谵妄，斑疹透露，色紫或黑，或见吐血、尿血、便血，舌质深绛或紫，脉细数等。外证见疮顶平塌，根脚散漫，疮色紫滞，干枯无脓，或流血水等，急腹症则出现弥漫性腹膜炎体征，如腹肌紧张，按之如板，疼痛剧烈等。

三、脏腑辨证

脏腑辨证是以脏腑学说为基础，通过分析四诊资料，结合脏腑的病理反应，来分析各种病症，以指导临床治疗的一种辨证方法。《诸病源候论·痈疽病诸候》中论述"痈者，由六腑不和所生也""疽者，五脏不调所生也"。指出痈疽之生源于脏腑。如急性泛发性、带有热象的皮损，多为肝与大肠有热，脾脏运化水湿失职，湿热蕴结而发，或为心肝火盛，或为肝胆湿热；慢性角化性、肥厚性、浸润性、顽固结节性皮损，多为脾虚湿滞、肝肾阴虚或心脾两虚；色素性皮损，多为肝肾阴虚，或肾水上泛，或肝郁气滞，气血不调；神经性瘙痒性皮损，多为心火过剩，心肾不交，或心脾两虚；颜面红斑丘疹类皮损，多为肺胃湿热上蒸，或大肠有热；发生在下肢的皮损，多为肝胆湿热下注，脾虚运湿不化；出血性皮损，多为心肝火热，破血妄行或脾虚不能统血；营养障碍性及维生素缺乏性皮损，多为先天肝肾不足，后天脾胃虚弱，失其调养；先天性皮损，多见于先天肾精亏损，后天肝血不足。脏腑之间不是孤立的，而是相互联系、相互影响的，在许多疾病中，其脏腑病理变化，往往是数脏、数腑同病。

四、经络辨证

经络辨证依据疾病部位和经络在人体的循行分布，从局部症状所循经络了解脏腑病变，以指导用药。《外科大成·经络大略》言："人生之有经络，犹地理之有界分，治病不知经络，犹捕盗不知界分。……惟经络一明，然后知症见何经，用何经之药以治之，了然无谬……"指明经络在外科辨证治疗中的重要作用。

1. 人体各部所属经络

头项：正中属督脉；两旁属足太阳膀胱经。

面部：属足阳明胃经。

耳部前后：属足少阳胆经和手少阳三焦经。

乳部：乳房属胃经；乳外属足少阳胆经；乳头属足厥阴肝经。

手足心部：手心属手厥阴心包经；足心属足少阴肾经。

背部：总属阳经（因背为阳）；中行为督脉之所主；两旁为足太阳膀胱经。

臂部：外侧属手三阳经；内侧属手三阴经。

腿部：外侧属足三阳经；内侧属足三阴经。

腹部：总属阴经（因腹为阴），中行为任脉之所主。

两胁：为足厥阴肝经及足少阳胆经之所过。

其他：如生于目部为肝经所主；生于耳内为肾经所主；生于鼻内为肺经所主；生于舌部为心经所主；生于口唇为脾经所主。

2. 手足十二经脉有气血多少之分

手阳明大肠经、足阳明胃经为多气多血之经，病多易溃易敛，实证居多，治疗时要注重行气活血。手太阳小肠经、足太阳膀胱经、手厥阴心包经、足厥阴肝经为多血少气之经，血多则凝滞必甚，气少则外发较缓，治疗时要注重破血、补托。手少阳三焦经、足少阳胆经、手少阴心经、足少阴肾经、手太阴肺经、足太阴脾经为多气少血之经，气多则结必甚，血少则难收敛，治疗时要注重行气、滋养。由于疮疡发生部位和经络的不同，治疗时须结合经络所主的一定部位而选用引经药物，使药力直达病所。常用引经药，如太阳经用羌活，阳明经用白芷、石膏，少阳经用柴胡、青皮，太阴经用升麻，厥阴经用柴胡，少阴经用细辛。

五、部位辨证

部位辨证是指按外科疾病发生的上中下部位进行辨证的方法，又称"外科三焦辨证"，既与内科三焦辨证相联系，又具有鲜明的外科特点。清代高锦庭在《疡科心得集》例言中云："盖以疡科之证，在上部者，俱属风温风热，风性上行故也；在下部者，俱属湿火湿热，水性下趋故也；在中部者，多属气郁火郁，以气火之俱发于中也。其中间即有互变，十证中不过一二。"进一步完善了外科辨证方法。

疡科之证，发于人体上部，如头面、颈项、上肢，多由风温、风热引起，见于头面部疖、痈、疔诸疮；皮肤病如油风、黄水疮等；颈项多见瘿、瘤等；上肢多见外伤染毒，如疖、疔等。发于人体中部，如胸、腹、腰、背，多由气郁、火郁引起，见于乳房肿物、腋痈、胁痈、背疽、急腹症、缠腰火丹及癥瘕积聚等。发于人体下部，如臀、前后阴、腿、胫、足等，多由湿热、寒湿引起，见于臁疮、脱疽、股肿、子痈、子痰、水疝等。

六、辨肿痛痒脓

（一）辨肿

肿是由各种致病因素导致经络阻隔，气血凝滞而成的。如《黄帝内经》所说："营气不从，逆于肉理，乃生痈肿。"《医宗金鉴》又说："人之气血周流不息，稍有壅滞，即作肿矣。"扼要地指出了肿形成的病理过程。

1. 以成因辨肿

火肿：肿而色红，皮薄光泽，焮热疼痛。

寒肿：肿而木硬，皮色不泽，不红不热，常伴酸痛。

风肿：漫肿宣浮，或游走不定，不红微热，轻微疼痛，如瘾疹。

湿肿：肿而皮肉重垂胀急，深则按之如烂棉不起，浅则光亮如水疱，破流黄水，如下肢急性湿疮。

痰肿：肿势或软如棉馒，或硬如结核，不红不热，如瘰疬、脂瘤等。

气肿：肿势皮紧内软，不红不热，可随喜怒消长，如气瘿、气瘤、乳癖等。

郁结肿：肿势坚硬如石，或边缘有棱角，形如岩突，不红不热，如岩类。

瘀血肿：肿而胀急，色初暗褐，后转青紫，逐渐变黄消退。

脓肿：肿势高突，焮红灼热，皮薄光泽，按之应指。

虚肿：肿势平坦，根盘散漫。

实肿：肿势高起，根盘收束。

2. 以部位、色泽辨肿

病变组织疏松，如手背、足背等处，肿势易蔓延，肿形大而明显；病变组织致密，如手指处肿势不甚，但疼痛剧烈；大腿部肌肉丰厚处，肿势虽甚，外观不显。

若病发于皮肤、肌肉之间，则肿势高突而焮红，发病较快，有易脓、易溃、易敛之特点；若病发于筋骨、关节之间，肿势平坦而皮色不变，发病较缓，有难脓、难溃、难敛之特点。

（二）辨痛

痛是由多种因素导致气血凝滞、阻塞不通而成的。《内经知要》有言："通则不痛，痛则不通。"痛的成因，主要由于阻塞不通所致。痛是外科疾病最常见的自觉症状，疼痛的增减不仅是疾病的信号，也是病势进退的标志。

1. 以成因辨痛

热痛：皮色焮红、灼热疼痛，遇冷痛减，如急性化脓疮疡。

寒痛：皮色不红、不热，酸痛，得暖痛减，如脱疽初期、冻疮等。

风痛：痛无定处，走注甚速，如痹证。

气痛：攻痛无常，喜缓怒甚，如乳癖之胸胁腋痛等。

瘀血痛：固定不移，痛而拒按。

化脓痛：形势急胀，痛无止时，如有鸡啄，按之中软应指。

虚痛：喜按，按则痛减，如脱疽。

实痛：拒按，按则痛剧，如阳证疮疡等。

2. 以性质辨痛

刺痛：痛如针刺，如蛇串疮、热疮等。

灼痛：痛而有灼热感，如疖、有头疽、颜面疔、丹毒、烧伤等。

裂痛：痛如撕裂，如肛裂、手足皲裂者。

钝痛：疼痛滞钝，如流痰、附骨疽转入慢性阶段等。

酸痛：又酸又痛，如流痰、系统性红斑狼疮等。

抽掣痛：痛时有抽掣，伴放射痛，如石瘿、乳岩、失荣之晚期。

绞痛：痛如绳绞，如胆总管结石、泌尿系结石伴梗阻、胆道蛔虫发作等。

啄痛：痛如鸡啄，伴节律性疼痛，多在阳证化脓阶段，如手部疔疮、乳痈等。

（三）辨痒

痒因风、湿、热、虫之邪客于皮肤肌表，引起皮肉间气血不和而成，或由于血虚风燥，肤失濡养而成。《诸病源候论》曰："风瘙痒者，是体虚受风，风入腠理，与血气相搏，而俱往来在于皮肤之间。邪气微，不能冲击为痛，故但瘙痒也。"描述了痒之成因。痒是皮肤病的一个重要自觉症状。发生痒的原因不一，情况反应也各异。

风胜：走窜无定，遍体作痒，如牛皮癣、白疕、风疹块等。

湿胜：浸淫四窜，黄水淋漓，易沿表皮蚀烂，越腐越痒，如急性湿疮、脓疱疮等。

热胜：皮肤瘾疹，焮红灼热作痒，甚则糜烂，滋水淋漓，结痂成片。

虫淫：浸淫蔓延，黄水频流，状如虫行皮中，其痒尤烈，最易传染，如手足癣、白秃疮、肥疮、疥疮等。

血虚：皮损多肥厚、干燥、脱屑，如湿疮、白疕、牛皮癣等。

（四）辨脓

脓是由于皮肉、脏腑、筋骨之间，邪毒化热，腐败组织，蒸酿而成，是邪毒与气血相搏，两相俱败而化生。如《灵枢·痈疽》云："寒气化为热，热盛则腐肉，肉腐则为脓，脓不泻则烂筋，筋烂则伤骨……筋骨肌肉不相荣，经脉败漏，熏于五脏，脏伤故死矣。"描述了成脓的机制。成脓外出，是正气载邪毒外出的方式，虽伤正气，但邪出正气则复。

1. 辨脓之有无

有脓：按之灼热痛甚，以指端重按一处其痛最甚，肿块已软，指起即复（即应指），脉来数者，为脓已成。

无脓：按之微热，痛势不甚，肿块仍硬，指起不复（不应指），脉不数者，为脓未成。

2. 辨脓操作方法

操作方法包括按触法（应指明显者为有脓）、透光法（见深黑色阴影为有脓）、点压法（有局限性剧痛点为有脓）、穿刺法（脓液吸出为有脓）、B超。

3. 辨脓的部位深浅

辨脓的部位深浅可以为切开引流进刀深浅提供依据。

浅部脓疡：如阳证脓疡，临床表现为高突坚硬，中有软陷，皮薄焮红灼热，轻按则痛且应指。

深部脓疡：肿块散漫坚硬，按之隐隐软陷，皮肤不热或微热，不红或微红，重按方痛。

4. 辨脓的形质、色泽和气味

形质：宜稠厚不宜稀薄。稠厚者，元气较充；淡薄者，元气多弱。

色泽：宜明净不宜污浊。黄白质稠，色泽鲜明，为气血充足之佳象；脓色绿黑稀薄，为蓄毒日久；脓中夹瘀血色紫成块，为血络受伤。

气味：略带腥味，其质稠，多顺证；腥秽恶臭，其质薄，多逆证。

（杨素清）

第五章　治则与治法研究

第一节　"外病内治"历史与现代临床运用

人是一个有机整体，外科诸病虽多发于体表皮、肉、筋、脉、骨等某一局部，但与人体内部息息相关。《灵枢·玉版》云："病之生时，有喜怒不测，饮食不节，阴气不足，阳气有余，营气不行，乃发为痈疽。"人身气血循环全身，周流不息，若气血运行失常，局部气血凝滞，则经络阻塞，反应到人体的体表或脏腑，发生外科疾病。故外科疾病的治疗应从整体观念出发，深入细致分析各个症状之间的联系，外在表现与脏腑内在病变结合，外治与内治相结合。

一、"外病内治"的历史

1. 先秦两汉时期

《五十二病方》曰："睢（疽）病：冶白蔹……日五、六饮之。须已。"方中以温性药物为主，治疗寒性疽病；其后针对骨疽、肉疽、肾疽的用药加减，有辨病论治思想，可视为中医外科内治法则的起源。

《黄帝内经》曰"从内之外者，调其内……中外不相及，则治主病""寒者热之……强者泻之"，为中医外科治则的形成提供了理论基础。

《伤寒杂病论》针对肺痈的治疗提出肺痈脓未成之时，用葶苈大枣泻肺汤破坚除邪，使肿疡消散；脓已成用桔梗汤宣肺助脓排出。这正是消法与托法的体现。

2. 魏晋隋唐时期

《刘涓子鬼遗方》中论述痈疽早期，体气壮实内热者多治以清热解毒，活血消肿，泻火攻下；脓成多治以益气活血，透疮排脓；溃脓后，气血不足，或病程中体气虚弱者，治以补益气血，温阳行气，或滋阴清热。方论中体现了消、透、补三法的应用，对后世中医外科学的发展影响深远。

3. 两宋金元时期

《太平圣惠方》以疾病、治法与诸方为纲目，对外科学进行了系统的整理与编次，将痈分为初起、成脓及溃后，辨虚实治疗组方。《太平惠民和剂局方》记载了排脓托里散和神效托里散的适应证，即托法适用赤肿而未破、成脓而未溃或已破而脓血不散，具有未成脓者内消、已成脓者即溃的作用。《圣济总录》明确提出消、托、补法的治法名称、适应证与作用。

《卫济宝书》对痈疽分两期治之，溃前"乘其未脓而攻之得宜"，溃后"去疼脓，逐恶血，化肿毒，退寒热"。陈自明在《外科精要》中有消、托、补三大治疗原则的翔实记载，并举例论证。

刘完素在《素问病机气宜保命集》中提出托里、疏通、行荣卫三法及适应证。

朱丹溪的《丹溪心法》根据病邪所在部位，治以三法，强调辨证及补虚、内托、散邪、调和胃气的综合应用，反对滥用温散。

4. 明清时期

薛己的《外科枢要》与《外科发挥》提出，肿疡治以托里、疏通、和荣卫三法，反对概用寒凉，认为肿疡与溃疡均可用托法。其校注的《外科精要》完善了外科阴阳证型及内治法则。汪机的《外科理例》提倡按脉辨证，审时制方，别表里，随证用药，尤分经络用药。申拱辰的《外科启玄》论治大旨为"虚则补之，实则泄之"；对消托补法做出更简明的概括："消者灭也，灭其形证也。"

高锦庭的《疡科心得集》将温病学说引入外科病证治，用三焦辨证揭示了外科病因与发病部位的规律。陈士铎的《洞天奥旨》主张疮疡外发皆由脏腑本虚，从疮疡形、色、疼、痒、脓血及全身症状辨别阴阳标本、虚实顺逆，治疗亦遵循消托补三法，多兼用补。王维德的《外科证治全生集》主张痈与疽的发病机理不同，治痈"无脓宜消散，有脓当攻托"；阴疽治宜"阳和通腠，温补气血"，独创阳和汤、醒消丸等。

二、"外病内治"的现代发展

1. 顾伯华学派

顾氏是我国现代著名中医外科世家，以"外之症实根于内"立论，从整体观念出发，治病求本，重视脾胃；临证首辨阴阳，治疗主张以消为贵，用药贵在求精，内治多用清热解毒及清热滋阴法。第四代传承人唐汉钧教授认为治疗重症有头疽、疔疮等疾病应"益气养荣、清化托毒"；治疗慢性溃疡除祛腐之外还应祛瘀补虚。

2. 赵炳南学派

著名皮外科专家赵炳南学术上取法《医宗金鉴》，重视整体观念，临证首辨阴阳，治疗中倡导标本兼顾，用药攻守兼施。对于感染性皮肤病及炎性皮肤病，多从热论治；对于过敏性皮肤病，多从湿论治；对于顽固性、疑难性皮肤病，多从调和阴阳入手。

3. 朱仁康学派

朱仁康以《疡科心得集》为宗，临证主张审证求因，尤重内因。将叶桂卫气营血的温病学理论融于皮肤病辨治体系中，用药以轻清见长，善从脾胃论治。其认为营卫失和是疡证形成的关键病机，和营为枢机大法，既可控制病势深入，又可使病势移深就浅，治疗时除清热解毒外，需配合调和气血之法。

内治法从整体观念、辨证施治着手，以消、托、补三大治疗原则为基础，根据发病原因不同，病情变化不一，选取不同治法。随着中医学理论体系不断完善与发展，"外病内治"思想也日趋成熟。从外治盛行到内外并重，内治法已成为外科疾病治疗过程中不可或缺的一部分。

第二节　"消、托、补"三法临床拓展运用

在古代，中医外科的诊治范围主要是疮疡。在疮疡疾病发展过程中，一般可分为初期、成脓期、溃后期三个阶段。因此，确立了消、托、补总的治疗原则。广义的疮疡并不局限于外科疾病，更不限于体表，如肺痈、肠痈、肝痈等，皆内生于脏腑。

1. 消法

《外科启玄·明内消法论》言："消者灭也……使绝其源而清其内。不令外发，故云内消。"消法，是运用各种治法方药，使肿疡在初起阶段得以消散的治疗方法，是一切肿疡初起的治法总则。包括解表法、清热法、通里法、温通法、祛痰法、理湿法、理气法、和营法等，由于疾病病机不一，临床上常多法联合使用。

房芝萱教授在治疗毒热之邪导致的乳痈时，常在清热的基础上辅以疏通之法，效果显著。吕培文教授在治疗粉刺性乳痈时，常根据乳房肿块的颜色、硬度、发病的缓急等将其分为阳性和阴性肿块，阳性肿块以疏肝清热、活血消肿之法为主，阴性肿块以温经散寒、理气化痰之法为要。

2. 托法

《外科启玄·明内托法论》曰："托者起也，上也。"即托法是用补益气血透脓的药物扶助正气，托毒外出，以免毒邪内陷的一种治疗大法。《外科理例·内托》论述托法用药原则："须是补药为君，

活血驱邪之药为臣。"指出本法以补气血、和营卫为主，祛毒邪为辅。托法适用于气血虚、邪毒盛之中期病变，分为透托与补托两法。

透托法适用于疾病正气不虚而邪毒炽盛阶段，代表方为透脓散。房芝萱教授认为哺乳期乳腺炎、浆细胞性乳腺炎脓液已成、正气未衰及局部尚未溃破阶段，或已溃破，排脓不畅，腐肉不脱者，可在此方基础上加薏苡仁、败酱草。补托法用于疾病正虚毒盛，不能托毒外出阶段，邪盛正虚两者兼备者最宜。房芝萱教授采用托里透脓汤治疗哺乳期乳腺炎、浆细胞性乳腺炎脓液既成、正气已衰者，以扶正祛邪、托毒生肌。冯轩认为肛周脓肿患者术后脾胃虚弱，加之手术消耗元气，不利于脓液充分外透，或患者体质虚弱，化脓过程缓慢，有扩散可能，故术后应注意补气养血、透脓外出。

3. 补法

《外科启玄·明补法论》曰："言补者，治虚之法也。"补法就是用补养的药物尽快恢复其正气，助养其新生，使疮口早日愈合的治法。常用于溃疡后期，毒势已去，精神衰疲，元气虚弱，脓水清稀，疮口难敛者，是外症后期的主要治法，有益气、养血、滋阴、助阳之别。

刘复兴教授认为皮肤病在出现虚证时，应用"补中有清"法则，扶正与祛邪兼施，实为上策。曹吉勋认为疾病前期消法用药寒凉，难免损伤脾胃，后期补法在清理余邪时应加大补益药物用量，防止凉遏冰伏，恢复脾胃之阳气。

临床中补法的应用在于扶正，但邪毒未尽之时，不可用纯补，以免留邪为患；疮疡溃后无虚象，则不宜应用补法，以免助邪；也不可见虚证即补，应排除"大实有羸状"的虚证假象。

第三节 辨病论治和辨证论治运用研究

一、辨病论治

1. 中医外科辨病论治的历史

中医外科对疾病的认识源远流长，周代外科已成为独立的专科，《周礼·天官篇》中说："疡医下士八人，掌肿疡、溃疡之祝药、劀杀之齐。"《灵枢》《金匮要略》中记载了多种外科疾病，并对痈疽、肠痈、寒疝等疾病进行了系统阐述，形成了中医外科辨病论治的雏形。我国现存第一部外科学专著《刘涓子鬼遗方》中有关于痈疽鉴别诊断的论述。隋唐以来，中医外科学有了进一步发展，如《诸病源候论》《证治准绳·疡医》《外科正宗》《医宗金鉴·外科心法要诀》等基本上都是按科类病，以病为纲，辨证论治，并出现了专论某一类疾病的专著。如《卫济宝书》专论痈疽，《集验背疽方》专论背疽，《霉疮秘录》专论梅毒，而且有专病专方专药记载，如肉瘿用海藻玉壶汤，乳痈用瓜蒌牛蒡汤，黄药子专治瘿病等，其意义在于消除疾病的主要病理变化，达到治病求本的目的。中医外科历代医家都强调辨病论治，力求先"辨病"，然后针对各个病的不同阶段进行辨证论治。

2. 中医外科辨病论治的现代研究

随着基础和临床研究的不断发展，越来越多公认的专方专药涌现出来，无论是古代经典方还是现代医家自拟方，均有显著的临床疗效，同时具有较强的可重复性和可操作性，充分体现了辨病论治的科学性。

曾灏等运用加减海藻玉壶汤治疗肉瘿，治疗后肿块三径缩小值总和、治愈病例数和总有效率均优于逍遥散组，证实加减海藻玉壶汤对肉瘿确有疗效。

曹玉明等治疗急性乳腺炎，结果显示头孢类抗生素联合瓜蒌牛蒡汤加味治疗有效率明显高于单纯头孢类抗生素，临床症状及炎症指标恢复时间、住院时间均较对照组明显缩短。

二、辨证论治

辨证论治是中医学核心理论与方法，准确辨证是临床立法论治的依据和基础。中医外科无论内治还是外治，在具体应用时均应辨证论治。

1. 内治法

《外科精义》云："治外而不治其内，治其末而不治其本。"外科病证的辨治，求其本源应重在内里。唐汉钧认为大部分外科疾病，尤其是慢性疾病，疑难复杂疾病，整体辨证多属虚，局部辨证多属实。如糖尿病足坏疽，整体辨证可能是气阴两虚或脾肾两亏，局部辨证则是湿热壅盛或湿浊瘀阻。必须立足整体，兼顾全身与局部辨证施治，内治调节整体治本，外治直达病所治标。如此，标本结合，整体与局部兼顾，才能取得较好疗效。

清代，程钟龄在《医学心悟》中提出"汗、吐、下、和、温、清、消、补"医门八法，后被广泛采纳，用于包括外科在内的各临床学科。以通里攻下法治疗急腹症为例，吴咸中院士认为，下法在急腹症中应用最广。凡下实、下血、下热、攻水逐散、消积导滞等皆属此类。急性腹腔炎性疾患如阑尾炎、胆囊炎、腹腔脓肿等，目的在下热，因此常与清法配合使用，泻下药的分量不宜过大，得利即可；急性机械性梗阻如各种单纯性机械性肠梗阻，目的在清积通结，根据寒热不同分别采用温下或寒下，药物剂量宜足，得快利后方止；功能性梗阻如麻痹性或痉挛性肠梗阻，目的在调理肠道之运动功能，应以调气为主，不在于猛攻。

2. 外治法

外科之法，最重外治。清代吴师机在《理瀹骈文》中言："外治之理，即内治之理，外治之药亦即内治之药，所异者法耳。"同内治法一样，外治法应用亦当辨证治疗，并根据疾病不同的发展过程，选择不同的治疗方法。

阙华发等运用中医药内外结合治疗合并铜绿假单孢菌、甲氧西林耐药金黄色葡萄球菌感染之慢性难愈性创面。在早期祛腐阶段，以提脓祛腐拔毒蚀管之升丹制剂外用及清热利湿解毒中药煎剂湿敷或灌注，外敷清热解毒消肿的膏药为主，配合扩创、拖线、蚕食等疗法；后期祛瘀生肌阶段，予生肌长皮的生肌散等外用及益气养荣、祛瘀生肌中药煎剂湿敷或灌注，外敷活血生肌之膏药为主，配合热烘疗法、垫棉、缠缚等疗法，效果良好。

来丽霞等应用中医外治法治疗肛周湿疹，认为急性肛周湿疹治以清热利湿、祛风止痒为主，应用湿敷法效果较好；亚急性肛周湿疹治以健脾益气、燥湿祛风为主，多选用中药膏剂外敷，可配合针灸治疗；慢性肛周湿疹治以养血润燥、清热祛风为主，先以膏剂或乳剂保护皮肤，再以粉剂治疗；此外，肛周湿疹顽固难愈，可用熏洗坐浴法清洁肛周皮肤，在药物治疗同时注重病因治疗和心理引导。

三、中医外科疾病辨治应病证结合

清代徐灵胎在《兰台轨范》中指出："欲治病者，必先识病之名，能识病名，而后求其病之所由生，知其所由生，又当辨其所生之因各不同，而病状所由异，然后考虑其治之之法，一病必有主方，一方必有主药。"中医外科诊治疾病，强调首先辨病，从疾病的主要症状入手，在辨病基础上进一步辨证，辨病与辨证相结合，这一思维过程是中医外科诊病的重要特色。

第四节　三因制宜在外科疾病中的运用

三因制宜即因时、因地、因人制宜，是中医治则中的重要组成部分之一，亦是中医整体观念的体现。外科许多疾病的发生发展与季节、气候、地域、体质密切相关，在诊疗时，常需综合三因用药以取得更好的疗效。本节将结合三因思想在中医外科的具体实例，以及外科的内治法与外治法进行介绍。

一、因时制宜

因时制宜是指根据时令昼夜节律特点，来制订适宜的治疗原则。如《灵枢·岁露论》说："人与天地相参也，与日月相应也。"因时制宜不单指四时节律，也可指疾病所处不同时期所致遣方用药不同等。

1. 中医外科疾病与四时节律

（1）四时对于中医外科疾病的影响 《素问·四气调神大论》曰："阴阳四时者，万物之终始也，死生之本也。"四时变化导致的好发疾病不同，外科治法也不同。春季风邪所致的皮疹常内用消风散或外用苦参、黄柏制成的洗剂熏洗；而冬季寒湿凝滞所致疮疡，内可用阳和汤、小金丹，外用金黄膏，若出现窦道可采取手术清除。

（2）中医外科疾病的四时用药 春生，夏长，秋收，冬藏。四时各有不同，外科中常取其所长来治疗疾病。如春季发陈，五行属木，木主升发，春季气机郁滞所致的胆石症可自然得到调畅，临床常配木香、柴胡等行气开郁。

《素问·六元正纪大论》云："用寒远寒，用凉远凉，用温远温，用热远热。"即运用寒凉药品时要尽量避开寒凉时节，运用温热药物时同理。如在治疗夏季湿热肠痈时应用大黄牡丹汤清利湿热，同时避开辛热温燥之品，以免加重热迫血络，里急后重的症状。

2. 中医外科用药与昼夜节律

研究表明，昼夜节律与疾病的发生发展有着密切联系。《外科图说》也强调："病在四肢者，阳中之阳，须服药于旦。病在骨髓，阴中之阴，须服药于夜。"一日之旦，阳气生发，适宜治疗四肢疾病，以阳气易通达至四肢；而夜间服药易达至骨髓。

3. 中医外科疾病不同阶段用药

关注疾病在不同阶段的不同证型，并将其作为因时制宜中"时"之一环。《疡科心得集》中曰："烂喉丹痧初起时内用牛蒡解肌汤，外用珠黄散；已至三四日热盛痧透后考虑再加犀角、花粉。"同时高秉钧在疡科上将疾病病程分为"未溃""已溃"，或"初、既、成、溃"作为因时制宜的标准之一。

二、因地制宜

因地制宜，即按不同的地域环境，制订与之相适应的治疗方法。除此之外，将人本身作为整体，其"地"则为"病位"，故因地制宜可理解为地域环境与病位两个方面。

1. 因地域环境制宜

《素问·异法方宜论》曰："医之治病也，一病而治各不同，皆愈何也？岐伯对曰：地势使然也。"因地制宜也应用于指导外科疾病。如岭南地区多湿多热所致皮炎，治疗上常选用花、叶类等轻清之品。西北地区皮炎有燥湿相间的特点，治疗时应辛开达卫，兼清燥、湿二邪。

2. 因病位而制宜

《外科图说》曰："病在胸膈、心下、肚腹、膀胱者，先药而后食。"即将人本身作为"地"，将"病位"作为"地"的表现之一。病位在胸膈心之下的当先用药而后饮食，其可让药物停留在下来达到更好的治疗效果。

三、因人制宜

因人制宜即根据患者年龄、性别、体质的不同特点，来制定适宜的治疗原则。五运六气理论中也说："天地合气，命之曰人。"人受生于先天五运六气影响不同，造成了个体间的差异。以便秘为实例，可围绕因人制宜的年龄、性别、体质三个方面用药。

年龄制宜：考虑不同年龄段人的体质特点用以治疗疾病。如儿童娇嫩，用药宜精而少；老年多脾肾不足，虚证为主，常用补气润肠，健脾升阳之法，如黄芪汤、济川煎等。

性别制宜：女性多肝血虚或肝气郁滞，考虑到女性气滞肝郁化火后阴液不足，多用疏肝理气、滋阴清火的生地黄、玄参、麦冬等；而男子偏向脾、肾气的调补，治疗多用补气固脾润肠之品，如黄芪、白术等。

体质制宜："瘦人多火，胖人多虚。"肥胖者的便秘多因阳气虚衰，痰湿偏盛所致，同时长期嗜食肥甘厚味进一步加重病情，痰湿重浊趋下，阻滞气机，造成便秘。多采用祛湿健脾之品进行治疗，如黄芪、茯苓、苍术等。

四、因时因地因人制宜的结合

无论内治法还是外治法，在外科常将三因制宜统一纳入考虑范畴来调整治疗方案。时间节律和所处的地理环境都可影响人的体质，因时因地最终都会落到因人制宜。国医大师禤国维在三因制宜思想理论指导下，治疗广东地区缠绵难治的痤疮。依据当地人喜凉饮冷，加之现代人熬夜易耗伤肾阴，外热内寒，肾阴损伤，湿邪困阻，以内服知柏地黄丸、二至丸与外用四黄膏治疗痤疮。将人与三因制宜思想结合，充分考虑影响患者疾病发生发展的各类因素，对疾病进行精准的辨证分析，并将其综合于中医外科的内外治法中。

内外结合是中医外科治疗疾病的基本法则，中医外科学同样注重"整体观念"与"辨证论治"。重视三因制宜，结合"因时""因地""因人"三方面对患者的影响，更加全面分析疾病的病因病机，了解疾病的发展过程和转归，及时阻断传变，确定最适宜、最准确的治疗方案。同时也指导中医外科的内外治法以最适宜的方式相结合，提高临床疗效。

（王　红　李国峰）

第六章　中医外治法研究

第一节　外科疾病中医外治疗法发展史

一、中医外治疗法发展史

1. 萌芽期

早在远古时代，人类在生产劳动及与自然和疾病的斗争中创造了原始医学，在此过程中也逐渐发现了一些药物外用方法，例如，涂、敷、擦、按摩等，可使伤口止痛、止血、消肿愈合。由此，中医外治疗法开始萌芽。此后，因为火的发现及使用进一步出现了熨、熏、洗、灸、嗅等治法。进入石器时代，人们发现用石块击打身体某一部位可以减轻疼痛，由此逐步掌握了用砭石治病的方法。这一时期虽无完整的体系和专著，但治疗思想已经形成，《山海经》中记载："佩之，可以已疠（疬）。"其载有熏草等药物，是药物外治疗法用以防疫的最早叙述。外用丹药最早见于《周礼》，书中述疗疡"五毒"时提到："今医人有五毒之药……烧之三日三夜，其烟上着，以鸡羽扫取之以注创，恶肉破骨则尽出。"《黄帝内经》中记有"用桂心渍酒以熨寒痹""白酒和桂以涂风中血脉"，这些都可视为内病外治法的肇始。本阶段外治疗法用药单一，多以辛香发散或矿石类药品为主；剂型常以酒渍、烧灰为主。

2. 形成期

这一时期，人们从最初的经验性的治疗方法逐步形成系统的治疗思想，并将外治疗法更广泛地应用。1973 年湖南长沙马王堆三号墓出土我国现存最早的医学方书《五十二病方》，全书现存 283方，其中外治法 147 方，占二分之一。书中详细记载了外治法的多种剂型，如外敷法、洗涤法、熏法、熨法、手术疗法等。且对外伤所致的痈疽进行阐述，"胻久伤者痈，痈溃，汁如靡（糜）"，并存有史上最早应用水银治疗皮肤病的记录，"以水银、谷汁而敷之"治疗疥癣皮肤病。其记载涉及内外妇儿多个领域，它的出土弥补了我国在秦汉时期中医外科形成初始阶段相关文献的缺失。春秋战国时期，《黄帝内经》中对中医外治法和外治理论已有详细的论述，为中医外治的发展奠定理论基础，如《黄帝内经》的"有诸内必形诸外"。《灵枢·痈疽》载有最早运用手术治疗脱疽的方法："发于足趾，名曰脱痈。其状赤黑，死不治；不赤黑，不死。不衰，急斩之，不则死矣。"经过长期的医疗实践，逐步积累了丰富的医疗经验，中医外科学理论初步形成，为后世的蓬勃发展奠定了坚实的基础。

3. 发展期

魏晋时期，战乱频仍，社会动荡，人们受外伤的概率大大增加，中医外治法也随之得到发展。《敦煌卷子医书》《肘后备急方》和《千金方》为这一时期外治法的代表论述。

《敦煌卷子医书》中保存有大量涉及膏摩、药浴、灌肠、坐药、磁疗、盐熨等的方药，多应用于养生保健领域。《肘后备急方》是目前发现最早的急救专著，书中记载外治法包括针灸在内共 500余条，记载的剂型种类繁多，包括丸、膏、散、酒、栓、洗、搽、含漱、滴耳、眼膏、灌肠、熨、熏、香囊及药枕等 10 余种，纳、塞、导、吹、灌、刺、涂、摩、敷、熏洗、佩带、烟熏、蜡疗、泥疗、烧灼止血等都颇具特色。书中创立的外治法多简便易行，充分体现了中医外治"简、便、验、廉"的优势。唐代孙思邈《千金方》中所论述的外治法内容丰富、剂型多样、治法灵活，涵盖内、外、妇、儿诸大领域，涉及药物百余种，所用剂型有汤、散、丸、膏、油、糊、汁、酒、煎、熨、坐导、浴、沐、乳、熏、熨、溻渍等20余种，且论述较为详尽，许多方法至今仍在临床使用。至晋代，我国现存第一部外科著作《刘涓子鬼遗方》记载疾病包括痈疽、金疮、瘀血、疥癣、热疮等，强调辨脓法对痈疽进行诊断、辨别的重要意义，切开引流的操作要点，以及针烙排脓、火针切开等方法和原则。书中共收方151首，外用方89首，其中外治膏方79首，包括用于治疗疥癣恶疮等皮肤病的水银膏、麝香膏、五黄膏等膏药，使外用药物得到了极大的丰富。

到了宋金元时期，官府重视，这一时期创伤医学和法医学得到发展，中医外治剂型不断丰富、外治方法不断创新、外治机理开始探讨，为中医外治体系形成奠定了坚实的基础。宋代颁布的我国第一部成药规范《太平惠民和剂局方》详细论述了外用剂型制法，规范了剂型制备方法及临床应用方法。《太平圣惠方》是我国现存的公元10世纪以前最大的官修方书，书中对中医外治方法，尤其是剂型制法有较详细的论述。书中也强调美容保健，记载有"云母膏""红膏""桃花散""玉屑膏""黄精冰雪方""檀香膏""鹿脂膏""永和公主洗面药"等外用方。世界上现存第一部系统的法医学专著《洗冤集录》中也记载有葱白炒热敷伤处的止痛法；以及药物吹鼻、灸肚脐等急救技术及开放性创口的治疗方法。

4. 成熟期

明清时期涌现出诸多外治著作及知名医家，进入了中医外治发展的鼎盛时期。陈实功所著《外科正宗》乃中医外科学发展史上一部名著，它详尽阐述了外科疾病的病因、诊断及治疗，重视"内外并重，内外合治"，倡导"治疮全赖脾土，调理必须端详"，将重视脾胃的理念贯穿于各外科疾病的诊治中；他创立多种手术治疗方式，如截肢、鼻息肉摘除、结扎法、枯痔钉法等；大胆开创新的治疗方药，以消风散、土大黄膏为治癣的通用方，经其改良的"枯痔散"和"三品一条枪"为治疗痔疮之要药。明代《普济方》仅对风瘙痒的外治疗法记载就有犀角竹沥膏、乌蛇膏等10余首。

清代中医外科外治法日臻成熟。一方面，以《本草纲目拾遗》为首的大量药学典籍大幅度提高外用药物介绍比例，不拘一格纳入西方外用药；另一方面，多位医家深耕中医外科领域，以内治之法指导外治之用，使中医外科外治法的理论得到了飞跃式发展。1757年徐灵胎所著的《医家源流论》中详细阐述了不同种类膏药使用的理论依据及其适应证，是首位以辨证理论指导外用药使用的医家。1805年，第一部中医外治法专著《急救广生集》面世，荟萃各路名家专著、散佚孤本，门类清晰、论述精当，所载治法方药至今仍为临床常用。1864年，第二部中医外治法专著，被誉为"外科之宗"的《理瀹骈文》问世，搭建起了完善的外治辨证框架。书中首次提出"外治必如内治者，先求其本。本者何？明阴阳，识脏腑也"的观点，系统阐述了外治疗法的理法方药，提出了六纲辨证、三焦分治理论。同时，吴师机师古而不泥古，认为"膏方取法，不外于汤丸。凡汤丸之有效者，皆可熬膏"，将内治方借为外用，大大拓宽了外治疗法的方药范围。

5. 兴盛期

中华人民共和国成立后，中医外科学的发展进入新阶段，在临床、教学和科研各个方面取得可观成绩，发生了质的飞跃。

中医外科特色治疗技术在临床中得到进一步应用和推广，如1987年获国家级重大科技成果奖的"烧伤湿润暴露疗法"，演绎了一个学科从单一学术到系统的烧伤创疡再生医疗学术体系形成的创造性改变。30多年来，烧伤湿润暴露疗法逐渐发展为成功治愈各种皮肤损伤的成熟烧伤创疡再生医疗技术，对外伤、化学灼伤、断指、糖尿病溃疡、下肢溃疡、大面积褥疮、骨外露等五十余类皮肤疾患均有理想效果，甚至攻克了小儿先天性皮肤组织缺损等治疗难题。此外，注射治疗各期内痔均有效的"消痔灵"注射液，治疗多种皮肤病的"五妙水仙膏"等，都先后获得国家科技进步奖或卫生部科技成果奖。随着技术的不断发展及推广，专病专科设立并取得显著成绩，如近年来中医男科、中医皮肤科等专病专科规模不断扩大，广受患者的青睐。

学术传承是学科发展的基础，人才是学术传承的根本，教材是学术传承的载体。在人才培养方面，随着全国各省市中医院校的建立，一大批中医人才接受了系统的外科理论知识与临床经验，从根本上改变了传统的师承家授的培养方法。专著和教材方面，《中医外科简编》《中医外科学》及出版和重印的大量的中医外科学专著，使中医外科学的理论和经验得到快速普及与提高。

二、中医外科手术史

手术疗法是中医外科疗法的重要组成部分，其发展与中医外科学总体发展同步。

早在原始社会，人们就已经使用砭石、骨针、草木、树叶等对外伤或疮疡进行简单的排脓、放血、包扎等，掌握了简单的手术方法。

《黄帝内经》中记载了大量的手术适应证及手术操作方法，如《灵枢·九针十二原》说："锋针者，刃三隅，以发痼疾。铍针者，末如剑锋，以取大脓。"《灵枢·痈疽》还讨论了脱疽病的截指截肢法，"发于足指，名脱痈，其状赤黑，死不治；不赤黑，不死。不衰，急斩之，不则死矣。"东汉末年，外科鼻祖华佗发明了麻沸散，用于死骨剔出术和剖腹术的全身麻醉，《后汉书》记载："若疾发结于内，针药所不能及者，乃令先以酒服麻沸散，既醉无所觉，因刳破腹背，抽割积聚。"可见当时已能在麻醉状态下，进行精巧的腹腔手术。《五十二病方》则记载了"夏铤""刀具"等手术器械，且记载："牝痔之有数窍，蛲白徒道出者方：先道以滑夏铤，令血出。"夏铤即为我国最早使用的手术器械之一"探针"，具有方便、安全等优点，沿用至今。《刘涓子鬼遗方》中记载"痈大坚者……，所破之法，应在下逆上破之，令脓得易出，用排针脓深难见"，表明低位切开排脓法早已被我国医家应用。自汉至南北朝时期，从外科手术的适应证及操作，到专业的手术器械、手术麻醉、手术手法，说明中医外科手术初步形成。

隋唐至宋代，外科手术进一步发展、丰富。在手术操作方面，《诸病源候论》就提到"肠两头见者，可速续之。先以针缕如法，连续断肠，便取鸡血涂其际，勿令气泄，即推内之"，其所提到的"针缕如法"说明在隋代，医者不仅能够开展肠吻合术，还形成了操作规范。在手术消毒清洁方面，《仙授理伤续断秘方》提到皮破必用清洁的"绢片包之""不可见风着水"；《太平圣惠方》记载用烧灼法消毒手术器械；《卫济宝书》提出对刀、钩等手术器械，需"桑白皮、紫藤香煮一周时，以紫藤香末藏之"。此外，这一时期，大量的手术器械被发明，以满足手术需要，《圣济总录》记载有刀、针、钩、镊；《卫济宝书》记载有雷锋针、竹刀等，还有专门治疗痈疽的炙板、小钩等；《儒门事亲》记载了治疗阴囊积水的"漏针"。可见，这一时期手术器械、消毒方式和手术方法的进一步完善，有力推动了中医外科手术的发展。

元明清时期，中医外科手术日趋成熟，形成体系。手术器械方面，元代《世医得效方》记载了夹板、铁钳、缝合线等外科用具的具体使用；清代《外科图说》《外科心法经验真验指掌》不仅记载了 30 多种外科用具，还绘有图形。手术技艺方面，许多技术不断优化，如《永类钤方》就提到以"曲针"引丝线或桑白皮线，由内及外逐层缝合伤口。麻醉得到进一步的应用和推广，《世医得效方》不仅详细说明了麻醉方的组成适应证，还提出"已倒便住药，切不可过多"，麻醉的药量应该按照患者的年龄、体质等具体情况而定。在理论体系方面，明代陈实功在《外科正宗》中就记载了截肢、气管缝合、鼻息肉摘除等许多精巧的手术，并详细说明了手术器械设计、麻醉、术前准备、止血、手术步骤及术后处理等内容。《疡科心得集》《外科全生集》等大量记载外科手术的书籍涌现，标志着中医外科手术走向成熟。

（郭　静）

第二节　当代中医外治疗法的传承与发展

中医外科外治法来源于长期的医疗实践，在外科治疗中占有十分重要的位置，是中医外科学的一大特色。新中国成立后，随着中医外科学的发展，中医外治法也得到很好的继承与发展，外治法相关学术交流机构蓬勃发展，有关外治法方面的著作也日益增多，大量外治法的基础研究与临床研究不断丰富，中医外治法种类得以扩充，中医外治法规范化建设取得进步。

1. 外治法相关学术交流机构建立

1989 年第四季度，首届全国中医外治学术交流会在江苏南通召开。中国中医药学会外科分会外治专业委员会（1992 年南京）、全国中药外治专业委员会（北京）、中国中医药学会基础理论分会外治专业委员会等全国性中医外治专业学术组织相继成立。2002 年 4 月中华中医药学会外治分会在深圳成立。

中医外治法的研究在高等医药院校中蓬勃发展，山东中医药大学在中医高校中率先成立外治研究所；2014 年，由上海中医药大学附属龙华医院作为保护单位申报的中医诊疗法——顾氏外科疗法入选国家级非物质文化遗产代表性项目名录。

2. 外治法相关著作的丰富与发展

新中国成立后，外治法的专著如雨后春笋。如张年顺等人重新校注《理瀹骈文》，为方便读者检索，特补编目录；中医研究院内外科研究所外科研究小组编写《中医外科证治经验》，整理段馥亭老先生宝贵治疗经验；《中医外科外治法》一书收录著名中医外科学家赵尚华教授不同时期撰写的三部中医外科专著，是新中国成立以来专题讨论中医外科外治的第一部专著。

3. 外治法基础研究与临床研究的丰富发展

李曰庆教授牵头的国家"十一五"科技支撑计划中医药外治法，主要内容包括：①中医外治优势病（症）的临床治疗研究；②中医外治技术临床规范化；③适宜中药特色外用制剂共性技术研究；④常用传统制剂（有毒中药）外用安全性研究和常用中药外用功能规范化研究。大大推动了中医外治法的发展。

（1）在治疗周围血管疾病方面　国医大师尚德俊教授做出突出贡献，创立了外科血瘀证学，发展了中国传统外科学、传统"瘀血"理论和实践，总结了"活血化瘀十法"，成为治疗外科血瘀症的主要法则，对外科外治法的剂型、种类及其应用方法，尤其对"围药""薄贴法""贴熁药"做了重点整理和研究，适用于各类痈疽疮疡病。侯玉芬教授利用中医外治法对下肢深静脉血栓辨证施治，在血栓急性期常用冰硝散外敷，该法简便易行，痛苦小，疗效好，是下肢深静脉血栓形成急性期一种较好的辅助治疗方法。在炎症消退期、后遗症期常用活血止痛散、活血消肿洗药熏洗患肢，具有扩张血管、促进侧支循环形成的作用。另还能用中药煎汤内服的药渣热敷患肢，适用于慢性恢复之后遗症期。刘政将中药传统溻渍治疗联合负压封闭引流用于糖尿病足溃疡的治疗，临床研究结果发现治疗组在降低创面证候积分、提高愈合速度和愈合率方面均显著优于对照组，说明解毒洗药灌注联合负压封闭治疗在促进糖尿病足溃疡愈合方面更具优势。

（2）在治疗乳腺疾病方面　裴晓华教授提出乳腺癌癌前病变"毒瘀互结"证的认识，也有学者认为本病是在肾阳亏虚、冲任失调的基础上，气机凝滞，导致痰浊凝结内阻于乳房；宋爱莉教授以温经活血、理气止痛、散结消肿为治疗原则，制成乳宁霜，通过改善乳房局部微循环，改善血液高黏状态，降低雌激素和泌乳素水平，抑制乳腺组织血管生成相关因子的表达，促进细胞凋亡、抑制细胞增殖来达到前期干预抑制乳腺组织癌变的目的。上海顾氏将切开扩创、乳头矫形、拖线疗法等配合使用治疗粉刺性乳痈，同时根据术后不同阶段选用相适应的外治法（如冲洗、敷贴、垫棉、祛腐和生肌外用药等），疗效显著。刘胜教授的"十一五"国家科技攻关项目利用大样本、多中心的优势，采用随机双盲对照临床试验，考察中药贴敷膏剂——散结止痛膏在缓解乳腺增生病（冲任失调证）中的效果，结果表明在改善乳房疼痛方面治疗组优于对照组，散结止痛膏对于冲任失调型乳腺增生病是一种安全有效的治疗方式。国医大师林毅教授治疗乳腺炎性疾病总以外治为主，内治为辅，提出火针洞式烙口术、提脓药捻引流术、搔刮、捻腐、拖线疗法、垫棉绷缚、中药敷贴等多种外治法同时并行的综合治疗方法，同时研制了土黄连液、如意金黄散、四子散药包等多种外用药剂，促进疾病向愈。

（3）在治疗肛肠疾病方面 肛肠疾病应用的中医外治法主要包括中药熏洗坐浴疗法、中药栓剂、灌肠疗法、贴敷疗法、穴位贴敷疗法、耳穴贴压疗法、中药热罨包法、体针、耳针、电针、火针烙法、挑治疗法、艾灸疗法、穴位埋线、穴位注射、按摩法、生物反馈疗法、激光疗法、红外线及微波疗法。管仲安教授针对高位复杂性肛瘘一次性手术后治愈率低、肛门功能受损和肛门形态破坏严重、疗程长、复发率高等问题，发挥中医外治法特长，术后予复方黄柏液外用。临床观察得出，治疗组无论疗程、复发率、术后疼痛情况、术后创面分泌物、肛门功能情况等方面较对照组均有明显改善。

（4）在治疗泌尿男性生殖系疾病方面 中医泌尿男科临床治疗不仅全面地继承中医药学治疗手段多样的优势，还加以发展。在临床实践中，常用热熨法、熏蒸法、敷贴法、脐疗法等多种治疗方法。此外，局部处理为常用治法之一，尤适用于男性病的急性感染或慢性顽固难治之证，常作为内治的辅助疗法，针对局部处理药物，可概述如下：围药、掺药、膏药、脐药、湿敷药、坐浴药、灌肠药等。在对男性不育症的治疗方面，认为该病总属本虚标实、虚实互见之症，从补到攻补兼施拓展，以健脾益肾、活血养精之法治疗无症状性少精不育症已达成专家共识。在治疗性功能障碍和其他男性生殖系疾病方面，中医外治法的运用也使更多的男性患者受益。

（5）在治疗皮肤病方面 近年来，经过现代中医学者的继承和发展，一些如腹针、平衡针、蜂针、手足针等特色疗法临床运用广泛，逐渐形成了具有时代特色的中医传统特色疗法，从治疗效果来看，互有长短，应互相补充。应用体针、耳针、头针、梅花针、电针、滚针、割治、挑治、穴位注射、中药离子导入、药物吹烘疗法、中药蒸气法、中医膏摩法、洗渍疗法等可以提高中医治疗疗效。许多疾病，单用外治法就可取效，如有些痛证，若诊断明确，适于针灸治疗，止痛的效果往往立竿见影。疥疮、圆癣、鸡眼等一般施以外治法就能治愈。对一些难治性病，如果在内治的同时配合外治法，则疗效更加满意。一些新的中医外治方法也不断出现，如超声波促渗、离子促渗等。在挑治疗法的基础上发展出截根疗法，在梅花针的基础上我们发展出划痕疗法，这些方法提高了多种皮肤病的治疗效果。

4. 中医外治法种类的丰富与发展

中医外治法经过历代医家在临床实践中不断创新与发展，其内容丰富，种类繁多，除针灸、推拿、按摩、挑割、刮痧、捏脊、指压、拔罐、竹筒、牵引、结扎、埋藏、放血、咂吸、冰敷、水疗等非药物外治法外，其药物外治法据有关资料统计尚有 90 余种，目前中医外治法已与现代科技相结合，丰富了外治内容；现代中医外治法包括直流电中药离子透入法、超声药物透入法、中药电熨法、中药注射法和肛肠灌滴法等，借助声、光、电、磁、热的能量，可促进药物由外而内的渗透吸收。

5. 中医外治法规范化建设取得进步

中药外治技术规范已有相关国家标准、团体标准、专业书籍等，也有中药外用技术相关的理论、操作技术、禁忌等相关规范。如郑锦等主编的《常用中医诊疗技术操作指南》详细记载了贴敷疗法、熏洗疗法、蒸汽浴等技术概况、适应证、禁忌证及具体操作方法等相关内容；又如刘明军主编的《中医外治技术》中讲述了药物熏洗疗法、药物外敷疗法、药浴疗法等的理论基础、作用机制、基本作用、常用器具及具体的操作规程、注意事项、临床应用等内容；另外由中国工程院院士张伯礼领衔主编的中医适宜技术操作入门丛书之一《图解穴位贴敷疗法》，详细介绍了该技术的历史源流、理论基础、操作基础知识、操作事项提示；葛湄菲等主编的《中医特色熏洗疗法和处方》临床篇介绍了熏洗疗法在临床各科和美容保健等的应用。

近年来，由于疾病谱的改变，医源性和药源性疾病日益增多，临床治疗的过程中已经注意到口服药物存在的弊端以及药物带来的不良事件。随着医学的进步和发展，疾病治疗观念悄然发生转变，传统的中药外治和非药物疗法正在重新受到临床和基础研究的重视。中医外治法长期在我国民间广为流传，手法、器械、药物并用为广大患者喜闻乐见，有着深厚的群众基础。其自身的特点和优势，正在从辅助疗法向主导疗法发展，并向临床各科渗透，向全世界传播渗透。中医外治法要继续发展，就要"取其精华，去其糟粕"，发扬它的特点和优点，继往开来，为今后的中医外治法理论和实践发展提供可资借鉴的经验。

（刘晓菲）

第三节　外科疾病外治疗法的临床应用

中医外治法是指运用药物、手术、物理方法或使用一定的器械等，直接作用于患者体表某部或病变部位而达到治疗目的的一种方法。"凡病多从外入，故医有外治法。"外治法是中医外科最大的优势及特色所在，缘其病症多见于体表，就近给药，直中病所，利于邪之早去。

近年来，中医外科领域对疮疡的外治理论在不断深化，尤其在治疗疔疮走黄和疽毒内陷等危重症方面，中医外治法的及时应用，除有直接杀菌抗病毒效果，可以箍毒消肿，避免毒邪走散外，也可以保持病灶引流通畅，结合内治法扶助正气，疮敛则愈。在中医外治法"祛腐生肌"的传统观念上，20世纪80年代创造性提出"祛瘀生肌""补虚生肌"的治疗理论，确立了"祛瘀补虚生肌"的治疗大法，从而很好地解决了下肢慢性溃疡"腐"去"肌"不生或难生的难题，寻找到了下肢静脉溃疡临床治疗的新途径，丰富和发展了中医愈创理论。

中医理论认为，脏腑失和、气血凝滞、经络阻塞，皆可郁结于乳房而发生乳病。目前，中医外治乳腺疾病的方法呈多样化发展，既包括传统意义上的中医外治手段如中药外用、针灸推拿等，也包括一些现代流行的中医外治手段如拖线疗法、切口引流疗法等，这些方法各具特点、各有所长，都取得了较满意的治疗效果。顾氏外科在乳腺疾病方面成果显著，20世纪50年代，海派中医流派的顾氏外科杰出代表顾伯华教授借鉴体表其他部位瘘管的治疗经验，率先在浆细胞性乳腺炎治疗中使用挂线疗法挂开乳腺瘘管，外用八二丹等提脓祛腐药换药，这项治疗方法获得了上海市卫生局科技成果一等奖，创制的锦红新片、六应丸获得上海重大科技成果奖。陆德铭教授在顾老经验基础上，提出乳瘘成因多由于乳腺管先天性异常，乳头内缩畸形所致，逐步改进手术方法，归纳出充分搜刮坏死组织、务必使创面从基底部生长等手术要点。在顾老主编的《实用中医外科学》中，首次将浆细胞性乳腺炎命名为"粉刺性乳痈"，并在其病因病机、临床表现、鉴别诊断、治疗方法等方面做了较详细的阐述。海派顾氏外科第五代传人刘胜教授在总结以往经验基础上，自制内服方剂"浆乳方"，配合金黄膏外敷，脓成后小切口引流，将该方法命名为"清消法"。陈红风临证时施以中药内服，结合"扩切-拖线-熏洗-垫棉"四联外治法治疗复杂性粉刺性乳痈疗效甚佳。

中医药防治肛肠疾病取得了显著成果，主要有注射法、挂线法、熏洗法、坐浴法、敷药法、塞肛法、结扎法，如切开挂线法治疗高位肛瘘，中医硬化注射法、套扎法治疗内痔等。生肌玉红膏在肛肠疾病患者术后缓解疼痛、促进创面修复及加速伤口愈合等方面具有显著疗效，已被广泛应用于肛裂、痔疮、肛瘘等术后治疗。山东中医药大学附属医院肛肠科对混合痔术后肛缘水肿常采用苦硝熏洗坐浴联合特定电磁波照射治疗，可以有效减轻水肿及疼痛持续时间，疗效显著且经济实惠。近年开展了对高位复杂性肛瘘外科治疗最佳术式的临床研究及隧道式引流的研究，结合中药坐浴熏洗法，临床效果更佳，可减少肛门瘢痕变形，保护肛门功能，降低复发率。

中医诊治泌尿男性生殖系疾病进展迅速。20世纪70年代初采用中西医结合总攻疗法治疗尿石症，提高了排石率，缩短了疗程。对慢性前列腺炎的临床研究表明，中医外治疗法治疗慢性前列腺炎，能够有效增强治疗的持久性，改善患者的自觉症状。通过中医辨证论治，从患者的体质与外界环境等多方面因素进行考虑，有针对性地用药。对男性不育症的治疗，认为男性不育症总属本虚标实、虚实互见之症，从补到攻补兼施拓展，以健脾益肾、活血养精之法治疗无症状性少精不育症已达成专家共识。在治疗性功能障碍和其他男性生殖系疾病方面，中医外治法的运用也使更多的男性患者受益。

　　根据中医学异病同治的理论和血瘀证学说，以证带病，从治疗血栓闭塞性脉管炎一个疾病，至20世纪70年代发展到中西医结合治疗周围血管疾病的研究，取得了显著成绩。其中国医大师尚德俊教授做出突出贡献，创立了"外科血瘀证学"，发展了中国传统外科学、传统"瘀血"理论和实践，总结了"活血化瘀十法"，成为治疗外科血瘀证的主要法则，他总结外科外治疗法13种剂型和膏药疗法、围敷疗法、贴敷疗法、掺药疗法、药捻疗法、熏洗疗法、热熨疗法等12个种类，善用太乙膏、生肌玉红膏、大青膏等多种外用方剂，可根据病情选择应用。其中尚教授在熏洗疗法领域见解深刻，其在《熏洗疗法》专著中对其种类、适应证、禁忌证等有详细论述，临床常用的熏洗疗法有溻渍法、淋洗法、熏洗法和热罨法，记载了著者创用的熏洗方剂如解毒洗药、疔毒洗药、活血消肿洗药等。侯玉芬教授利用中医外治法对下肢深静脉血栓辨证施治，在急性期常用冰硝散外敷，该法简便易行，痛苦小，疗效好，是下肢深静脉血栓形成急性期一种较好的辅助治疗方法。在炎症消退期、后遗症期常用活血止痛散、活血消肿洗药熏洗患肢，具有扩张血管、促进侧支循环形成的作用。另还可用中药煎汤内服的药渣热敷患肢，适用于慢性恢复之后遗症期。刘明教授最早提出通过病灶四畔的特征，纠正四畔的病理变化进行治疗及施治的"四畔理论"，总结了历代医家治疗疮疡疾病的四畔疗法，并认为其主要体现于"膏药疗法""围敷疗法""熏洗疗法"热熨疗法""针灸疗法"等治法中，丰富了中医外科诊疗中的辨证论治思路。

　　在皮肤病的治疗方面，临床上运用的药物剂型不胜枚举，包括溶液、散剂、混悬剂、浸剂、油剂、乳剂、搽剂等在内的11种剂型，以及薄贴疗法、围敷疗法、熏洗疗法、掺药疗法、药捻疗法、吹烘疗法等多种药物外治法，特色疗法还有药浴、填脐疗法、足浴疗法、填足疗法、药醋疗法、音乐电按摩加药物导入法等。近年来，通过继承和发展，一些如腹针、平衡针、蜂针、手足针等特色疗法也在临床广泛运用，体现了时代特色。从治疗效果来看，这些疗法互有长短，应互相补充。对一些难治性疾病，内治的同时配合外治法，疗效更加满意。另外还有一些新的外治法也不断出现，如超声波促渗、离子促渗等。在挑治疗法的基础上发展出截根疗法，在梅花针的基础上发展出划痕疗法等，也提高了临床疗效。

　　中医外治法见效快，无明显副作用，患者乐于接受，可提高患者依从性，增强患者治疗信心，有利于疾病的治愈与康复。中医外治法源远流长、历史悠久，是中医学宝库中的重要组成部分，是提高临床疗效的重要手段，也需不断发扬光大。

（李湘奇）

第七章　常用药物与方剂

第一节　常用药物及其研究

中医外科学是中医学的重要组成部分,历代医家积累了丰富的经验,在用药上有独到之处。近现代以来,对常用药物的研究与拓展应用也不断深入,逐渐丰富其内涵。《医学源流》记载:"外科之法,最重外治。"外治法药物按照特定功效主要分类如下:①箍围消散药,适用于肿疡初起而肿势局限、尚未成脓者。如马钱子、半夏、夏枯草、乳香、没药、蜈蚣、紫花地丁等。②提脓祛腐药,适用于溃疡初期,脓栓未落,腐肉未脱,或脓水不净,新肉未生之际。如升丹等。③排脓解毒药,适用于皮肤糜烂渗液不多的疮面。如金银花、蒲公英、连翘、黄连、黄柏、白芷等。④生肌收口药,适用于腐肉已脱,脓水将尽时。如黄芪、血竭、乳香、炉甘石、五倍子、珍珠粉等。⑤杀虫止痒药,适用于皮肤斑疹发痒者。如皂角刺、蛇床子、艾叶、苦参等。⑥止血药,适用于溃疡或创伤出血者。如艾叶、三七等。⑦活血祛瘀药,适用于局部皮肤有瘀血者。如当归、丹参、桃仁、川芎、紫草等。本章选取了20味常用中药,并对其性味归经、功效主治、用法用量、注意事项、文献摘要、研究进展等方面加以阐述。

1. 黄芪

【性味归经】甘,温。归肺、脾经。

【功效主治】利水消肿,托毒生肌。主治一切气虚血亏之证,如脱肛、水肿、血痹、痈疽难溃或久溃不敛。

【用法用量】每日用量10~15g,大剂量可用至30~60g,水煎服。也可入丸、散或膏剂。

【注意事项】表实邪盛,食积停滞,肝郁气滞,痈疽初起或溃后热毒尚盛等实证,以及阴虚阳亢者均慎服。

【文献摘要】《本经疏证》:"主痈疽,久败疮,排脓止痛,大风癫疾,五痔,鼠瘘,补虚,小儿百病"。《本草备要》:"生血、生肌,排脓内托,疮痈圣药。痘症不起,阳虚无热者宜之。"

【研究进展】研究发现,黄芪的主要化学成分是多糖、黄酮类、三萜类化合物等,其主要作用:一是增强免疫力与抗肿瘤作用;二是提高胰岛素的敏感性,对糖代谢呈双向调节,通过减轻炎症反应等对糖尿病肾病、视网膜病变的并发症有治疗作用;三是保护心脑血管,具有正负双向调节血压、保护心肌、促血管生成的作用;四是通过抗氧化应激和炎性因子、抑制内脏的纤维化和抗细胞凋亡,发挥对肝、肺、肾等内脏的保护作用;五是对神经系统的保护作用。

2. 连翘

【性味归经】苦,微寒。归肺、心、小肠经。

【功效主治】清热解毒,消肿散结。主治痈疽、肿毒、瘰疬、瘿瘤、喉痹。

【用法用量】每日用量6~15g,水煎服。也可入丸、散。

【注意事项】脾胃虚弱者,慎服。

【文献摘要】《本经疏证》:"主寒热,鼠瘘,瘰疬,痈肿恶疮,瘿瘤,结热,蛊毒。"《本草经疏》:"痈疽已溃勿服,火热由于虚者勿服,脾胃薄弱易于作泄者勿服。"

【研究进展】研究发现，连翘的化学成分主要包括苯乙醇苷类、木脂素类、酚酸类、黄酮类、萜类及挥发油、C6-C2 天然醇及其苷类，其主要作用：一是抑菌作用；二是抗炎作用；三是抗病毒作用；四是保肝作用；五是抗肿瘤作用；六是免疫调节作用；七是抗氧化作用；八是神经系统保护作用。

3. 皂角刺

【性味归经】辛，温。归肝、胃经。

【功效主治】消肿透脓，搜风，杀虫。主治痈疽肿毒，瘰疬，疮疹顽癣。

【用法用量】每日用量 3～9g，水煎服。也可入丸、散。外用：醋煎涂；或研末撒；或调敷。

【注意事项】疮痈已溃者及孕妇禁服。

【文献摘要】《本草图经》："米醋熬嫩刺针作浓煎，以敷疮癣。"《本草衍义补遗》："治痈疽已溃……能引至溃处。"《本草纲目》："治痈肿，妒乳，风疬恶疮，胎衣不下，杀虫。"《本草崇原》："去风化痰，败毒攻毒。定小儿惊风发搐，攻痘疮起发，化毒成浆。"

【研究进展】研究发现，皂角刺主要含有黄酮、酚酸、三萜等结构类型的成分，其主要药理作用：一是抗菌作用，对大肠埃希菌、枯草芽孢杆菌、金黄色葡萄球菌均有较明显的抑制作用；二是抑制肥大细胞释放组胺，具有抗过敏作用；三是免疫调节作用；四是抗肿瘤作用；五是抑制血小板聚集，抗凝血酶活性，发挥抗凝血作用；六是抗肝纤维化作用。

4. 紫花地丁

【性味归经】苦、辛，寒。归心，肝经。

【功效主治】清热解毒，燥湿凉血。主治疔疮痈疽、丹毒、痄腮、乳痈、肠痈、瘰疬、目赤肿痛、毒蛇咬伤等。

【用法用量】每日用量 10～30g，鲜品 30～60g。水煎服；外用：捣敷。

【注意事项】阴疽漫肿无头及脾胃虚寒者慎服。

【文献摘要】《本草纲目》："主治一切痈疽发背，疔肿，瘰，无名肿毒，恶疮。"《药性切用》："泻热解毒，为外科敷治专药。"

【研究进展】研究发现，紫花地丁主要含有黄酮类、香豆素类、苷类等成分，其主要药理作用：一是抑菌作用，能抑制金黄色葡萄球菌、大肠埃希菌、沙门氏菌、表皮葡萄球菌等；二是水煎剂、乙醇提取物具有抗炎作用；三是增强机体非特异性免疫功能的作用；四是抗氧化作用；五是抗 HIV 作用；六是抗乙型肝炎病毒的作用；七是抗衣原体作用；八是抗肿瘤细胞活性的作用；九是抗动脉粥样硬化作用。

5. 蒲公英

【性味归经】苦、甘，寒。归肝、胃经。

【功效主治】清热解毒，消痈散结。主治乳痈、肺痈、肠痈、痄腮、瘰疬、疔毒疮肿、目赤肿痛、咽喉肿痛、尿路感染、蛇虫咬伤、烧烫伤。

【用法用量】每日用量 10～30g，大剂量 60g，水煎服，也可捣汁，也可入散剂。外用：捣敷。

【注意事项】非实热之证及阴疽者慎服。

【文献摘要】《新修本草》："主妇人乳痈肿。"《本草图经》："敷疮皆佳，又治恶刺及狐尿刺。"《纲目拾遗》："疗一切毒虫蛇伤。"《滇南本草》："敷诸疮肿毒，疥癞癣疮；利小便，祛风，消诸疮毒，散瘰结核；止小便血，治五淋癃闭，利膀胱。"

【研究进展】研究发现，蒲公英含有酚酸类、黄酮类、多糖类、萜类及甾醇类化合物等多种成分，其主要药理作用：一是具有良好的体外和体内抗氧化活性；二是具有降糖、抗糖尿病活性的作用；三是蒲公英提取物可以调控细胞周期、破坏肿瘤细胞形态、诱导细胞凋亡、减轻抗肿瘤药物的副作用和作用于肿瘤微环境，具有抗肿瘤、抗癌活性的作用；四是蒲公英水提取物具有抗炎的作用；五是蒲公英具有广谱抑菌作用，全草、根、茎、叶和花均有抑菌效果，并且不同部位抑菌能力有所不同。

6. 金银花

【性味归经】甘，寒。归肺、心、胃经。

【功效主治】清热解毒。主治痈肿疔疮、喉痹、多种感染性疾病。

【用法用量】每日用量 10～20g，水煎服。也可入丸、散。外用：捣敷。

【注意事项】脾胃虚寒及疮疡属阴证者忌服。

【文献摘要】《滇南本草》："清热，解诸疮，痈疽发背、无名肿毒、丹瘤、瘰。"《生草药性备要》："能消痈疽疔毒，止痢疾，洗疳疮，去皮肤血热。"

【研究进展】研究发现，金银花的化学成分主要为有机酸类、黄酮类、环烯醚萜苷类、三萜皂苷类、挥发油类等，其主要药理作用：一是通过抑制炎症介质、三羧酸循环代谢，具有抗炎与解热作用；二是具有抑制流感病毒等抗病毒作用；三是抗菌作用；四是金银花提取液具有良好的体外抗氧化作用；五是抗肿瘤作用；六是具有保肝，保护肺脏的作用；七是具有降糖、降脂作用；八是具有神经保护作用；九是增强机体免疫功能；十是具有抗血小板聚集作用。

7. 紫草

【性味归经】苦、咸，寒。归心、肝经。

【功效主治】凉血活血，解毒透疹。主治吐血、衄血、尿血、紫癜、斑疹、麻疹、黄疸、痈疽、烫伤。

【用法用量】每日用量 3～9g，水煎服。也可入散剂。外用：熬膏或制油涂。

【注意事项】胃肠虚弱，大便溏泻者禁服。

【文献摘要】《千金翼方》："疗腹肿胀满痛。以合膏，疗小儿疮及面齇。"《本草纲目》："治斑疹、痘毒，活血凉血，利大肠。"《现代实用中药》："为皮肤病，湿疹，恶疮，汤火伤及切伤等之外用药，内服对疝气等有效。"

【研究进展】研究发现，紫草主要含有萘醌类、多糖类、单萜苯酚及苯醌类和酯类等多种化学成分，其主要药理作用：一是抗炎作用；二是对多种肿瘤细胞的增殖有非常明显的抑制作用，紫草素可作为新型抗肿瘤药物的来源化合物；三是对部分真菌、革兰氏阳性菌、革兰氏阴性菌、口腔细菌等有抑制作用；四是显著的保护肝脏作用；五是调节免疫功能的作用。

8. 黄连

【性味归经】苦，寒。归心、肝、胆、脾、胃、大肠经。

【功效主治】清热泻火，燥湿解毒。主治肝火目赤肿痛，以及热毒疮疡、疔毒走黄、牙龈肿痛、口舌生疮、聤耳、痔血、湿疹、烫伤。

【用法用量】煎汤：1.5～3g；研末，每次 0.3～0.6g。也可入丸、散。外用研末调敷；或煎水洗；或熬膏涂或浸汁用。

【注意事项】胃虚呕恶，脾虚泄泻，五更泻，均应慎服。

【文献摘要】《本经疏证》："主热气目痛，眦伤泣出，明目，肠澼，腹痛，下痢，妇人阴中肿痛。"《神农本草经疏》："主五脏冷热，久下泄澼、脓血，止消渴，大惊，除水利骨，调胃厚肠，益胆，疗口疮。"

【研究进展】研究发现，黄连主要含有生物碱类、木脂素类、黄酮类、酸性成分等化学成分，其主要药理作用：一是保护心脑血管作用、抗心律失常、抗心力衰竭、降血压、抗血小板聚集、抗脑缺血/出血损伤；二是通过调节自噬，抑制血管生成，调控细胞周期，清除自由基，诱导细胞凋亡，抑制肿瘤细胞增殖、侵袭及转移等多个方面发挥抗肿瘤作用；三是良好的降糖作用；四是抑制多种类型病毒和广谱的抗菌活性；五是对急慢性炎症反应明显的抑制作用；六是改善消化系统的作用。

9. 黄柏

【性味归经】苦，寒。归肾、膀胱经。

【功效主治】清热燥湿，泻火解毒。主治梦遗、淋浊、骨蒸劳热、痿躄，以及口舌生疮、目赤肿痛、痈疽疮毒、皮肤湿疹。

【用法用量】每日用量3～9g，水煎服。也可入丸、散。外用：研末调敷或煎水浸渍。

【注意事项】脾胃虚弱，无火者禁服。

【文献摘要】《珍珠囊》："治肾水。膀胱不足，诸痿厥，腰膝无力。"《用药心法》："治疮痛不可忍。"《本经疏证》："主五脏肠胃中结热，黄疸，肠痔；止泄痢，女子漏下赤白，阴伤蚀疮。"《现代实用中药》："打扑挫筋等，磨粉调如泥状涂贴。"

【研究进展】研究发现，黄柏主要含有黄酮类和生物碱成分，其主要药理作用：一是抗炎作用，如抑制炎症反应、治疗痛风、改善溃疡愈合、抗特异性皮炎等；二是具有广谱的抗菌活性，对胃肠道细菌感染有较好的抑制效果；三是抗氧化作用；四是抗肿瘤作用；五是降糖作用；六是保护神经作用；七是止泻作用；八是治疗哮喘，促进成骨细胞分化等作用。

10. 乳香

【性味归经】辛、苦，温。归心、肝、脾经。

【功效主治】活血，行气，止痛。主治跌打瘀痛、痈疽肿毒、疮溃不敛。

【用法用量】每日用量3～10g，水煎服。也可入丸、散。外用：研末调敷。

【注意事项】孕妇及无瘀滞者禁服。

【文献摘要】《证类本草》："疗风水毒肿，去恶气。疗风瘾疹痒毒。"《本草纲目》："消痈疽诸毒，托里护心，活血定痛伸筋。"《本草拾遗》："疗诸疮令内消。"

【研究进展】研究发现，乳香主要含有三萜、二萜、单萜等成分，其主要药理作用：一是显著的抗炎作用；二是抑制肿瘤细胞增殖和转移、诱导肿瘤细胞分化和凋亡；三是保肝作用；四是调节糖脂代谢；五是改善记忆力；六是抗氧化作用；七是修复溃疡作用；八是免疫调节作用；九是镇痛作用；十是抗菌作用；十一是抗纤维化作用；十二是抗哮喘作用；十三是促进伤口愈合、抗焦虑、抗抑郁、抗凝血以及促神经再生等作用。

11. 没药

【性味归经】辛、苦，平。归心、肝、脾经。

【功效主治】祛瘀，消肿，定痛。主治胸腹痛、跌打肿痛、痈肿疮疡、目赤肿痛。

【用法用量】每日用量3～10g，水煎服。也可入丸、散。外用：研末调敷。

【注意事项】孕妇及虚证无瘀者禁服。

【文献摘要】《药性论》："主打磕损，心腹血瘀，伤折踒跌，筋骨瘀痛，金刃所损。"《日华子本草》："破症结宿血，消肿毒。"《开宝本草》："主破血止痛，疗金疮、杖疮，诸恶疮。"《冯氏锦囊秘录》："治痘余毒成痈，破血理气。"

【研究进展】研究发现，没药含有树脂、树胶、挥发油等成分，其主要药理作用：一是抗细菌、抗真菌作用；二是抗肿瘤作用；三是降脂作用；四是镇痛作用；五是保护黏膜作用；六是降糖、降压作用。

12. 血竭

【性味归经】甘、咸，平，有小毒。归心、肝经。

【功效主治】散瘀定痛，止血，生肌敛疮。主治跌打损伤、外伤出血不止、瘰疬、臁疮溃久不合及痔疮。

【用法用量】每日用量1～1.5g，水煎服。也可入丸剂。外用：研末调敷或入膏药内敷贴。

【注意事项】凡无瘀血者慎服。

【文献摘要】《新修本草》："止痛，破积血，金疮生肉。"《海药本草》："治湿痒疮疥，宜入膏用。""主打伤折损，一切疼痛。"《日华子本草》："治一切恶疮疥癣久不合者……引脓。"《开宝本草》："止金疮血，生肌肉，除邪气。"

【研究进展】研究结果表明，本品的主要成分为血竭素，具有多种药理作用：一是活血与止血双向调节作用；二是降血糖作用；三是抗菌作用，可能与抑制细菌生物膜形成，减少胞外聚合物形成有关；四是保护心血管作用；五是促进创面愈合；六是抗肿瘤作用。

13. 三七

【性味归经】甘、微苦，温。归肝、胃经。

【功效主治】止血散瘀，消肿定痛。主治外伤出血、跌仆损伤、疮痈肿痛。

【用法用量】每日用量3～9g。研末，1～3g，水煎服。也可入丸、散。外用：磨汁涂、研末撒或调敷。

【注意事项】孕妇慎服。

【文献摘要】《本草纲目》："金刃箭伤，跌扑杖疮，血出不止者，嚼烂涂，或为末掺之，其血即止。"《玉楸药解》："凡产后、经期、跌打、痈肿，一切瘀血皆破；凡吐衄、崩漏、刀伤、箭射，一切新血皆止。"

【研究进展】研究结果表明，本品含有三萜皂苷、黄酮、氨基酸、多糖、挥发油等类成分，具有多种药理作用：一是具有活血与止血双向调节作用；二是抗炎作用；三是免疫调节作用；四是抗氧化作用；五是抑制癌细胞的转移，具有抗肿瘤作用；六是神经保护作用；七是降糖作用。

14. 苦参

【性味归经】苦，寒。归心、肝、胃、膀胱、大肠经。

【功效主治】清热燥湿，祛风杀虫。主治黄疸、水肿、疥癣、麻风、皮肤瘙痒、湿毒疮疡。

【用法用量】每日用量3～10g，水煎服。也可入丸、散。外用：适量，煎水熏洗；或研末敷；或浸酒搽。

【注意事项】脾胃虚寒者禁服。

【文献摘要】《神农本草经》："主心腹结气，症瘕积聚，黄疸，溺有余沥，逐水，除痈肿，补中，明目止泪。"《药性论》："治热毒风，皮肌烦燥生疮，赤癞眉脱，主除大热嗜睡，治腹中冷痛，中恶腹痛，除烦闷，治心腹积聚。"《滇南本草》："凉血，解热毒，疥癞，脓窠疮毒最良。疗皮肤瘙痒，血风癣疮，顽皮白屑，肠风下血，便血。消风，消肿毒，消痰毒。"

【研究进展】研究结果表明，本品主要有氧化苦参碱、苦参碱以及黄酮类化合物等成分，其主要药理作用：一是抑菌作用，与影响生物膜的形成、破坏细胞壁、干预蛋白质合成、抑制细菌分裂等有关；二是降血糖作用，可改善胰岛素抵抗，加速组织细胞对血糖的代谢和利用；三是降血脂作用；四是对各种急慢性炎症均有抗炎作用；五是抗氧化；六是抑制中枢神经，镇静催眠；七是直接灭活和抑制病毒在宿主细胞内的复制和增殖，发挥抗病毒作用；八是通过抑制肿瘤细胞生长和转移，干扰细胞周期，诱导细胞凋亡，诱导细胞自噬，抑制肿瘤血管生成等方式发挥抗肿瘤作用；九是对物理性、化学性及神经性损伤性刺激均有镇痛作用；十是免疫功能双向调节作用；十一是保护心脏功能。

15. 炉甘石

【性味归经】甘，平。归肝、脾经。

【功效主治】明目去翳，收湿止痒，敛疮生肌。主治目赤肿痛、烂弦风眼、翳膜胬肉、溃疡不敛、皮肤湿疮、阴部湿痒。

【用法用量】外用：水飞点眼，或研末撒敷。

【文献摘要】《本草品汇精要》："主风热赤眼，或痒或痛，渐生翳膜，及治下部生疮，津唾调敷。"《本草纲目》："止血，消肿毒，生肌，明目去翳退赤，收湿除烂。同龙脑点治目中一切诸病。"《本经逢原》："点眼皮湿烂及阴囊肿湿。"《现代实用中药》："用于慢性溃疡、下腿溃疡之不易收口者，有防腐生肌之功。"

【研究进展】研究结果表明，本品主要成分为碳酸锌，其主要作用：一是本品能加速大鼠皮肤创口的愈合；二是本品常用于治疗眼部疾病、湿疹、溃疡、肛周湿疹、痔疮、疯狗或毒蛇咬伤、耳内疼痛流脓等。本品中铅、镉含量过高，应严格把控。

16. 珍珠粉

【性味归经】甘、咸，寒。归心、肝经。

【功效主治】安神定惊，清肝明目，解毒生肌。主治目赤翳障、口舌生疮、咽喉溃腐、疮疡久不收口。

【用法用量】内服：研末，每日用量，每次 0.3～1g，多入丸、散，不入汤剂。外用：适量，研末干撒、点眼或吹喉。

【注意事项】孕妇慎服。

【文献摘要】《本草经集注》："治目肤翳。"《药性论》："退眼中翳障白膜。亦能坠痰。"《外科全生集》："安魂魄，疗惊逐痰，止遗精白浊，解痘疔毒。"《本草汇言》："镇心，定志，安魂，解结毒，化恶疮，收内溃破烂。"《本经逢原》："煅灰入长肉药，及汤火伤，敷之。"

【研究进展】研究结果表明，本品具有多种药理作用：一是抑制中枢神经系统的作用；二是增强免疫功能，具有抗癌作用；三是良好的抗炎作用；四是抗氧化作用；五是水溶性珍珠粉能提高心肌收缩力，对心肌的基础张力呈现双相型影响；六是珍珠水解液抑制实验模型眼球的形态学的扩张及负性屈光度的增长。

17. 五倍子

【性味归经】酸、涩，寒。归肺、大肠、肾经。

【功效主治】敛肺，止汗，涩肠，固精，止血，解毒。主治久痢久泻、脱肛、遗精、白浊、各种出血、痈肿疮疖。

【用法用量】每日用量 3～10g；研末，1.5～6g，水煎服。也可入丸、散。外用：煎汤熏洗；研末撒或调敷。

【注意事项】外感风寒或肺有实热之咳嗽及积滞未尽之泻痢禁服。

【文献摘要】《开宝本草》："疗齿宣疳䘌，肺脏风毒流溢皮肤作风，湿癣疮，瘙痒脓水，五痔下血不止，小儿面鼻疳疮。"《本草衍义》："口疮，以末掺之。"《本草蒙筌》："煎汤洗眼目，消赤肿止疼……专为收敛之剂。"《本草纲目》："治眼赤湿烂，消肿毒、喉痹……敛溃疮、口吐金疮，收脱肛、子肠坠下。"《中药形性经验鉴别法》："用于火伤及烫伤。"

【研究进展】研究结果表明，本品含有鞣质、酚酸、氨基酸、脂肪酸、鞣花酸等成分，其主要药理作用：一是具有抗龋齿和抗菌活性；二是止泻作用；三是抗炎，促进伤口愈合；四是五倍子中的没食子酸、鞣花酸和黄酮类化合物等在体外或体内具有抗癌活性；五是抗氧化、抑制凋亡；六是改善高血压引起的心血管损害；七是抑制破骨细胞分化等。

18. 白芷

【性味归经】辛，温。归肺、大肠、胃经。

【功效主治】祛风除湿，通窍止痛，消肿排脓。主治痈疽疮疡。

【用法用量】每日用量 3～10g，水煎服。也可入丸、散。外用适量，研末撒或调敷。

【注意事项】血虚有热及阴虚阳亢头痛者禁服。

【文献摘要】《名医别录》："主治风邪久渴，呕吐，两胁满，风痛头眩，目痒。"《药性论》："治心腹血刺痛，除风邪，主女人血崩及呕逆，明目、止泪出，疗妇人沥血腰痛；能蚀脓。"《日华子本草》："治目赤胬肉，及补胎漏滑落，破宿血，补新血，乳痈、发背、瘰疬、肠风、痔瘘，排脓，疮痍、疥癣，止痛生肌，去面䵟疵瘢。"

【研究进展】研究结果表明，本品含有挥发油和香豆素类、生物碱类、多糖类、黄酮类等成分，其主要作用：一是解热、镇痛、抗炎作用；二是抗菌作用强，对大肠埃希菌、痢疾杆菌、伤寒杆菌、铜绿假单胞菌、革兰氏阳性菌以及人型结核杆菌等细菌均有抑制作用；三是抗肿瘤作用；四是对酶具有一定的抑制作用；五是抑制酪氨酸活性，具有一定美白作用；六是抗氧化活性和体外清除自由基能力；七是对中枢神经具有一定的调节作用；八是有降血糖的作用；九是有明显改善血液流变学的作用，还有镇静和抗惊厥、抗痉挛等药理作用。

19. 蛇床子

【性味归经】辛、苦，温。归肾经。

【功效主治】温肾壮阳，燥湿杀虫，祛风止痒。主治男子阳痿、阴囊湿痒、风湿痹痛、湿疮、疥癣。

【用法用量】每日用量3～9g，水煎服。或入丸、散剂。外用：煎水熏洗；或做坐药（栓剂）；或研细末调敷。

【注意事项】下焦有湿热或相火易动，精关不固者忌服。

【文献摘要】《神农本草经》："主妇人阴中肿痛，男子阴痿湿痒，除痹气，利关节，癫痫，恶疮。"《药性论》："治男子、女人虚，湿痹，毒风，顽痛，去男子腰疼。浴男女阴，去风冷，大益阳事。主大风身痒，煎汤浴之瘥。疗齿痛及小儿惊痫。"《生草药性备要》："敷疮止痒，洗螆癞。"

【研究进展】研究结果表明，本品含有香豆素类、挥发油类、黄酮类和甾体类等成分，其主要作用：一是抗心律失常、抗高血压及抗心肌纤维化作用；二是具有保护脑缺血-再灌注损伤、镇静催眠及改善学习记忆的作用；三是促进多种癌细胞凋亡，抗肿瘤作用；四是抗骨质疏松症作用。

20. 艾叶

【性味归经】辛，苦，温。有小毒。归肝、脾、肾经。

【功效主治】温经止血，安胎，逐寒湿，理气血。主治泄泻久痢、霍乱转筋、疮疡，疥癣。

【用法用量】每日用量3～10g；入丸、散或捣汁。外用：捣绒作炷或制成艾条熏灸，或捣敷，或煎水熏洗，或炒热温熨。

【注意事项】阴虚血热者慎服。

【文献摘要】《本经疏证》："主灸百病。可作煎，止下痢，吐血，下部匿疮，妇人漏血。利阴气，生肌肉，辟风寒，使人有子。"《食疗本草》："（疗）金疮，崩中，霍乱，止胎漏。"《本草正》："辟风寒、寒湿、瘴疟。"《本草再新》："调经开郁，理气行血。治产后惊风，小儿脐疮。"

【研究进展】研究结果表明，本品含有挥发油、黄酮类、苯丙素类、萜类等成分，其主要作用：一是对多种细菌、真菌和乙肝病毒有杀灭或抑制作用；二是抗炎作用；三是诱导多种癌细胞凋亡，具有抗肿瘤作用；四是保肝作用；五是止血和抗凝血作用；六是清除自由基，抗氧化作用；七是止咳平喘，降血糖作用。

（刘　政）

第二节　常用方剂及其研究

方剂是临床辨证论治的重要组成部分。"方从法出，法随证立"，古籍中记载了很多理、法、方、药特色鲜明的方剂，凝练了历代医家遣方用药的宝贵经验。今天，随着中医外科学理论的不断完善，临床实践的不断提高，方剂的研究与应用也不断深入。这些浩如烟海的方剂，有的是中医外科专用，也有的是经方在中医外科领域应用的拓展，犹如宝库中的明珠一样，值得认真传承和更深入的研究。本章选取了包括内服、外用的20首经典方剂，并对其处方来源、药物组成，在中医外科疾病应用的功能主治、注意事项、研究进展等方面的内容加以阐述。

1. 托里消毒散

【处方来源】原方出自明代陈实功所著《外科正宗》。

【药物组成】人参、川芎、白芍、黄芪、当归、白术、茯苓、金银花各3g，白芷、甘草、皂角针、桔梗各1.5g。

【功能主治】补气养血，托里排脓。主治痈疽已成，不得内消者，用于疮疡、体虚邪盛脓毒不易外达者。

【注意事项】毒盛正实者勿用本方。

【研究进展】

临床应用：一是用于治疗肛肠疾病，能够促进肛周脓肿术后的局部肉芽生长，减轻伤口疼痛，促进创面愈合；提高克罗恩病肛瘘愈合率，减轻肛瘘活动及控制肠道炎症等。二是可提高肉芽肿性乳腺炎疗效，缓解疼痛，减少乳头皲裂。三是对于压疮、窦道、糖尿病坏疽等各种难愈性溃疡，能够提高创面愈合率，缩短愈合时间。四是可联合中药外用浴洗方治疗前庭大腺囊肿/脓肿术后。五是还可广泛用于慢性鼻窦炎、慢性中耳炎、慢性骨髓炎、癌性创面等。

基础研究：一是具有促进创面愈合的作用，通过上调促血管生成因子，促进内皮细胞的迁移和成管，改善创面的血管生成与成熟。二是调控炎症反应，可通过减少炎症小体的过度活化抑制炎症反应，增加基质沉积，改善局部微环境。

2. 透脓散

【处方来源】原方出自明代陈实功所著《外科正宗》。

【药物组成】黄芪 12g，穿山甲炒末 3g，川芎 9g，当归 6g，皂角刺 4.5g。

【功能主治】补气养血，托毒溃痈。主治气血两虚疮痈脓成难溃，以及疮痈内已成脓无力外溃、漫肿无头、或酸胀热痛。

【注意事项】阳热者慎用本方。

【研究进展】

临床应用：一是促进创面愈合，可明显缩小糖尿病足、糖尿病周围血管病变溃疡面积；对于高位复杂性及低位肛周脓肿，能有效减少热毒炽盛型肛周脓肿创面渗出物，缓解疼痛症状，促进肉芽生长，有效提高创面恢复率。二是用于急性浆细胞性乳腺炎、肉芽肿性乳腺炎等乳腺疾病，能明显缩小肿块范围。三是可用于治疗痰瘀凝结型粉刺（重度痤疮）。四是还可用于五官科、内科、妇科、男科等各种疾病，如肝脓肿、肺脓肿、肺部感染、化脓性扁桃体炎、耳前瘘管感染、乳腺炎、慢性骨髓炎、溃疡性结肠炎等病症。

基础研究：一是具有抗炎、杀菌作用，能够局限脓肿范围，减少扩散，促进中性粒细胞黏附与吞噬，促进炎症消退，并且能够明显抑制革兰氏阳性球菌。二是能够促进创面愈合，调控表皮生长因子的合成和分泌，促进成纤维细胞的增殖，刺激创面新生血管形成。三是促进血液循环及物质代谢，增强机体免疫功能，提高抗病能力。四是在疾病的治疗中协助发挥降低血糖、镇静止痛等功效。

3. 阳和汤

【处方来源】原方出自清代王洪绪所著《外科证治全生集》。

【药物组成】熟地黄 30g，肉桂去皮、研粉 3g，麻黄 1.5g，鹿角胶 9g，白芥子炒研 6g，姜炭 1.5g，生甘草 3g。

【功能主治】温阳补血，宣通血脉，散寒祛痰。主治贴骨疽、脱疽、流注、痰核、鹤膝风、一切阴疽，患处漫肿无头，酸痛无热，色白或暗，口中不渴，舌苔淡白，脉沉细等。

【注意事项】阳证疮疡红肿热痛，或阴虚有热，或疽已溃破者，不宜用此方。

【研究进展】

临床应用：一是用于糖尿病足、肛瘘术后、外科窦道等多种难愈性创面，配合外治法，能加速创面组织修复。二是可用于治疗寒冷性荨麻疹、皮肤血管炎等皮肤疾病。三是可用于治疗结节囊肿性痤疮、皮脂腺囊肿等囊肿性外科疾病。

基础研究：一是改善溃疡区微炎症状态，调控炎症反应及免疫应答。二是调控血管内皮生长因子、缺氧诱导因子水平，调控细胞增殖分化等相关信号通路，促进血管新生，缩短创面愈合时间。三是有利于调节脂质代谢、降血糖、改善血液循环，促进疾病的康复。

4. 回阳玉龙膏

【处方来源】原方出自明代杨清叟《仙传外科集验方》。

【药物组成】草乌（炒）90g，军姜（煨）90g，赤芍（炒）30g，白芷 30g，天南星（煨）30g，肉桂 15g。

【功能主治】温经活血，散寒化痰，除积散瘀，消肿定痛。适用于疮疡阴证，局部不红不热，漫肿无头，久不作脓腐者。如发背阴证、流痰（骨与关节结核）、鹤膝风（类风湿关节炎）及风寒湿痹、脚气手足顽麻、筋骨疼痛等。

【注意事项】阳热者慎用本方。

【研究进展】

临床应用：一是可用于瘰疬、鹤膝风、附骨疽、环跳疽等阴疽疮疡未溃破阶段。二是可外敷治疗乳腺增生症。三是可用于治疗硬皮病、瘢痕疙瘩等组织硬化性皮肤病。四是可用于脂肪瘤、关节腔积液、寒湿流注、慢性炎症性软组织僵块、腰肌劳损等疾病。

基础研究：一是具有抗纤维化作用，减轻皮肤真皮层增厚及组织纤维化，降低乳腺增生大鼠的增生程度，还可以缓解硬皮病组织纤维化的过程。二是可以舒张血管，改善血液循环，促进肿块的消退。三是外用于局部可产生镇静、镇痛、解痉及抗惊厥等作用。

5. 顾步汤

【处方来源】原方出自清代邹岳（五峰）所著《外科真诠》。

【药物组成】黄芪 30g，金钗石斛 30g，当归 30g，金银花 30g，牛膝 30g，紫花地丁 30g，蒲公英 15g，菊花 15g，人参 9g，甘草 9g。

【功能主治】益气活血，清热解毒。主治脱疽，局部皮色黯红、肿胀、趾如煮熟红枣、渐变紫黑、浸润蔓延，五趾相传，呈干性坏死、剧痛难忍、日夜不能安睡，或伴有发热、口渴，舌红苔黄或鲜红无苔，脉弦数或细数。

【注意事项】妇女月经过多、妊娠、梦遗滑精者忌用。

【研究进展】

临床应用：一是用于糖尿病足溃疡及糖尿病足介入术后溃疡，可缓解全身症状，改善凝血功能及炎症状态，促进溃疡愈合，缩短住院时间。二是治疗糖尿病周围血管病变，使下肢血管灌注得到明显改善，缓解静息痛及间歇性跛行，若联合血管腔内介入治疗则创伤小，恢复快，住院时间缩短。三是用于改善血栓闭塞性脉管炎患肢发凉怕冷，麻木无力，重者冷痛难忍，甚则肢端坏疽的情况。四是本方可治疗下肢动脉硬化闭塞症，改善患者肢体发凉、酸胀、麻木、间歇性跛行等不适症状。五是本方还可治疗热毒伤阴、瘀阻脉络证的糖尿病合并下肢动脉粥样硬化病变。

基础研究：一是具有抗炎、抗氧化应激、免疫调节等功能，本方中含有黄酮类等化合物，可减轻炎症反应。二是可作用于血流动力学，调整血清血管性假性血友病因子（vWF）、内皮素（ET）水平，改善血管内皮功能及红细胞沉降率（ESR）、红细胞比容（HCT）、纤维蛋白原（Fb）、全血黏度等。

6. 薏苡附子败酱散

【处方来源】原方出自东汉张仲景所著《金匮要略》。

【药物组成】薏苡仁 30g，附子 6g，败酱草 15g。

【功能主治】温阳除湿，消痈排脓。主治肠痈已成脓，腹部皮肤紧张隆起如肿状，但按之濡软不硬，肌肤甲错，脉数无力。急性阑尾炎脓肿已成，慢性阑尾炎急性发作而腹部压痛不明显，面色苍白，脉象无力者。

【注意事项】高热、脉紧、痛甚便秘者忌用。

【研究进展】

临床应用：一是用于急性阑尾炎脓肿已成，或慢性阑尾炎急性发作，腹部柔软压痛不明显等症。二是用于溃疡性结肠炎，有效增强患者肠黏膜屏障功能，改善机体免疫功能，缓解炎症反应。三是用于肛周脓肿、腹腔内脏脓肿及腹膜后脓肿等化脓性疾病，具有消肿排脓解毒，促进脓液吸收的作用。四是用于阳气不振、湿热内蕴所致痤疮、湿疹、结节性红斑等皮肤病的治疗。五是可用于治疗湿热瘀阻型慢性前列腺炎。还可用于消化科、妇科、泌尿外科、肿瘤科、内分泌科疾病的治疗。

基础研究：一是具有缓解炎症反应的作用，可改善肠黏膜屏障功能，降低盆腔炎性疾病后遗症模型大鼠炎症水平。二是具有调节肠道菌群的作用，改善和恢复有益菌和有害菌的丰度比例，增加糖尿病小鼠肠道菌群中乳酸杆菌和双歧杆菌的数量。三是具有调控细胞凋亡、抗肿瘤的作用，可调控线粒体凋亡途径影响结肠癌细胞 HCT116 凋亡，还可有效抑制体外人卵巢癌 SK-OV-3 细胞增殖，诱导其凋亡，且能在体内抑制肿瘤生长；还可诱导肝癌细胞凋亡。

7. 普济消毒饮

【处方来源】原方出自金代李杲所著《东垣试效方》。

【药物组成】黄芩15g，黄连15g，橘红（去白）6g，甘草6g，玄参6g，柴胡6g，桔梗6g，连翘3g，板蓝根3g，马勃3g，牛蒡子3g，薄荷3g，僵蚕2g，升麻2g。

【功能主治】清热解毒，疏风散邪。主治风热疫毒上攻，致患大头瘟，恶寒发热，头面红肿燃痛，目不能开，咽喉不利，舌干口燥，舌红苔白或兼黄，脉浮数有力。现用于急性腮腺炎、急性扁桃体炎、颌下腺炎、头面部蜂窝织炎等。

【注意事项】证属虚火上炎者忌用。

【研究进展】

临床应用：一是用于治疗丹毒、流行性腮腺炎、流行性腮腺炎合并脑炎，能有效缓解皮肤红热、肿胀状态，减轻病灶区炎症反应及循环压力引起的疼痛。二是用于治疗急性扁桃体炎、淋巴结炎伴淋巴管回流障碍等疾病，对减轻肿胀、疼痛的临床症状有显著疗效。三是用于头面部带状疱疹，可明显改善患者的临床症状，加速疱疹消退及皮损结痂脱落时间，减轻疼痛。四是用于治疗亚急性甲状腺炎，可改善甲状腺功能，降低复发率。五是用于治疗腮腺炎性睾丸炎、水痘、急性病毒性上呼吸道感染、中耳炎、扁平疣、皮炎、粉刺（痤疮）等疾病。

基础研究：一是具有较强的抗菌作用，能有效杀灭链球菌、金黄色葡萄球菌、白色葡萄球菌、肺炎球菌。二是具有调节免疫功能，能促进脾淋巴细胞增殖，提高机体免疫功能。

8. 仙方活命饮

【处方来源】原方出自宋代陈自明所著《校注妇人良方》。

【药物组成】白芷3g，贝母3g，防风3g，赤芍3g，当归尾3g，甘草节3g，皂角刺（炒）3g，穿山甲（炙）3g，天花粉3g，乳香3g，没药3g，金银花9g，陈皮9g。

【功能主治】清热解毒，消肿散结，活血止痛。主治疮疡肿毒初起，局部红肿热痛，或身热微恶寒，脉数有力者。

【注意事项】已溃者忌服。

【研究进展】

临床应用：一是用于肛周脓肿、肛周坏死性筋膜炎、肛痈术后、高位肛瘘、痔疮等肛肠科疾病。二是用于缓解糖尿病足红肿热痛的症状，改善足背动脉血流，减轻炎性反应，促进创面的愈合。三是用于改善痰瘀互结证痤疮、重度痤疮。四是用于乳腺疾病，如联合局部针刺治疗哺乳期乳腺炎；还可治疗肉芽肿性小叶性乳腺炎术后，能缩短切口愈合周期，降低复发率。五是用于慢性前列腺炎、良性前列腺增生、附睾炎、睾丸炎等男科疾病。六是用于耳鼻喉科疾病、痛经、急性盆腔炎、慢性骨髓炎、结膜炎、麦粒肿、化脓性膝关节炎、手足综合征等。

基础研究：一是具有抗炎、解热作用，抑制小鼠耳炎性水肿及大鼠琼脂性足肿胀及棉球肉芽肿形成，降低蛋白胨诱发的家兔体温升高。二是可抑制氧化应激的发生，提升弱精子症小鼠精子质量。三是能明显抑制金黄色葡萄球菌、大肠埃希菌、枯草芽孢杆菌、白色念珠菌等，能提高小鼠脾脏指数，降低血清中炎症因子含量，具有抑菌、抗感染的作用。

9. 四妙勇安汤

【处方来源】出自《验方新编》。

【药物组成】金银花90g，玄参90g，当归60g，甘草30g。

【功能主治】清热解毒，活血止痛。主治脱骨疽（血栓闭塞性脉管炎、闭塞性动脉硬化症、糖尿病性坏疽等）；静脉炎；下肢溃疡。上述诸病属于热毒内蕴，血瘀经络者。

【注意事项】本方性寒而润，脾胃虚弱者慎用。脱疽属寒湿及气血亏损者，亦非本方所宜。

【研究进展】

临床应用：一是用于治疗糖尿病足，可有效改善下肢血液循环及神经传导速度，促进创面血管新生，减轻炎症反应，加速创面愈合。二是用于下肢动脉硬化闭塞症，可改善血流动力学，延缓斑块形成。三是用于血栓闭塞性脉管炎，可改善患者血清炎性因子及血脂水平，缓解临床症状。四是用于血栓性浅静脉炎、下肢深静脉血栓形成、下肢静脉曲张等静脉血管疾病。五是用于淋巴系统疾病。六是用于治疗冠心病、类风湿关节炎、湿热蕴结型痛风性关节炎、急性放射性食管炎、系统性红斑狼疮、丹毒、坐骨神经痛等疾病。

基础研究：一是具有抗炎、抗氧化应激作用，可调节炎症因子、炎症介质、炎症信号通路等。二是具有抗凝、降脂作用，可显著降低血液黏度，改善微循环，抗血栓形成。三是能够保护血管内皮，促进创面血管新生。四是延缓斑块形成，可抑制血管平滑肌增殖作用，降低细胞间黏附分子表达等。

10. 生肌玉红膏

【处方来源】原方出自明代陈实功所著《外科正宗》。

【药物组成】当归 60g，白芷 15g，白蜡 60g，轻粉 12g，甘草 36g，紫草 6g，血竭 12g，麻油 500g。

【功能主治】活血祛腐，解毒镇痛，润肤生肌。主治痈疽、发背、诸般溃烂、棒毒等疮，已溃流脓时；《伤科汇纂》：金疮棒毒溃烂，肌肉不生；《外科传薪集》：疮疖；《中药成方配本》：痈疽溃疡，腐肉已脱；《中医外科学》：疮疡溃后，脓水将尽，烫伤，肉芽生长缓慢者。

【注意事项】①肿块未破者禁用。②肿块破溃，脓液未排干净者，不可早用。③忌食辛辣、油腻、海鲜类等食品。④本品含有轻粉，不可长期使用。

【研究进展】

临床应用：一是本方广泛用于下肢慢性溃疡、糖尿病足、烧烫伤、褥疮等慢性创面，可改善局部微循环，促进新陈代谢，使肉芽组织更快地向心性生长，加快伤口愈合。二是用于肛周脓肿、肛裂、低位肛瘘，痔疮等肛肠科疾病，可有效缓解疼痛，提高疗效。三是用于乳腺癌、跟骨骨折、直肠癌等术后难愈性创面，加速创面愈合。四是可用于带状疱疹、皮炎、增生性瘢痕等疾病。

基础研究：一是可提高机体免疫力，激活免疫活性细胞，改善局部毛细血管通透性，调控炎症反应及氧化应激，改善微循环。二是具有促血管生成作用，可提高创面血管内皮生长因子、碱性成纤维细胞生长因子等水平，促进伤口愈合。三是具有促进脂肪干细胞增殖，抑制其凋亡，并促进成纤维细胞增殖，抑制其向肌成纤维细胞分化，抑制增生性瘢痕。

11. 拔毒生肌散

【处方来源】原方出自清代马培之所著《青囊秘传》。

【药物组成】蓖麻子（去油）9g，红升 9g，轻粉 9g，乳香 3g，琥珀 3g，熟石膏 30g，铅丹 6g。

【功能主治】拔毒祛腐，排脓敛疮。主要用于疮口不愈（溃疡）。

【注意事项】①疮面未溃无脓者禁用，疮面过大过深者不可久用。②因含红粉、轻粉有小毒，孕妇慎用，不可久用；皮肤过敏者慎用或忌用，哺乳期妇女应权衡利弊或慎用。③忌食辛辣、油腻、海鲜等食品。④不可内服。

【研究进展】

临床应用：一是用于治疗骨折、肛瘘、混合痔等术后难愈性创面及四肢开放性感染伤口，能拔毒祛腐，加速组织液化。二是对于癌性创面、非哺乳期乳腺炎溃疡、小腿静脉溃疡等各种难愈性慢性创面，可增加血管通透性，促进坏死组织的脱落，有利于肉芽组织的生长，加速创面的愈合。

基础研究：一是具有组织修复作用，增加肉芽组织结构和表皮细胞再生，改善局部组织的血液循环，消除炎症，减少瘢痕挛缩，加速创面愈合。二是具有抑菌作用，熟石膏、冰片、铅丹等可减少黏膜的分泌，抑制金黄色葡萄球菌、寄生虫等。三是本方虽具有重金属成分，但掌握好给药剂量和使用周期，不会出现毒副作用。因方中配伍药味对汞、铅成分有部分减毒作用，其机制可能与减少肾组织金属硫蛋白（MT）的产生及减少肾组织铜锌超氧化物歧化酶（CuZn-SOD）的消耗有关，而且炉甘石可通过竞争机制降低汞与血浆白蛋白的结合，从而降低血汞浓度，加速尿汞排泄。

12. 黄连解毒汤

【处方来源】原方出自晋代葛洪所著《肘后备急方》。

【药物组成】黄连 42g，黄柏 6g，黄芩 6g，栀子 14 枚。

【功能主治】苦寒泄热，清火解毒。主治疔疮及一切火毒热毒；《疡科遗编》：疳疮初起，阳物痛痒，坚硬色紫，腐烂，血水淋漓。

【注意事项】本方均为大苦大寒之品，因苦寒损胃，脾胃虚弱者慎用。

【研究进展】

临床应用：一是广泛用于各种外伤感染、术后伤口不愈、复杂难治的伴随炎症反应的感染性疾病。二是改善患者血脂代谢及血管内皮功能，控制炎症反应，用于治疗动脉粥样硬化及其相关合并症。

基础研究：一是具有抗炎抑菌作用，抑制免疫细胞浸润，调控血清炎症因子水平。二是具有调节血脂代谢作用。三是能够改善血管内皮功能。

13. 枸橘汤

【处方来源】原方出自清代王洪绪所著《外科证治全生集》。

【药物组成】枸橘全个，川楝子、秦艽、陈皮、防风、泽泻、赤芍、甘草各 4.5g。

【功能主治】疏风利湿，行气止痛。主治子痈（急慢性附睾睾丸炎），湿热下注厥阴之络，致气血凝滞，不通则肿胀而痛，又湿热内蕴日久，耗伤肝肾之阴，阴虚火旺，更助湿热熏蒸之势，形成本病阴虚夹湿热之证。

【注意事项】本方为治疗阴囊蜂窝织炎初起用方，若已进入化脓期、脓肿已成者不宜单独使用，须加皂角刺、天花粉等托毒排脓之品。

【研究进展】

临床应用：一是用于男科疾病，如睾丸炎、附睾结节、鞘膜积液、精索静脉曲张、慢性非细菌性前列腺炎等，可调节前列腺液 pH、前列腺内锌（Zn）的水平，减轻前列腺组织炎性水肿、充血、渗出程度。二是改善湿热瘀阻证患者的精液质量，调整精液液化异常，缩短液化时间。

基础研究：本方具有调控炎症反应的作用，能降低肿瘤坏死因子-α（TNF-α）、白细胞介素-10（IL-10）、白细胞介素-1β（IL-1β）等炎症因子水平，改善尿动力学指标。

14. 消风散

【处方来源】原方出自明代陈实功所著《外科正宗》。

【药物组成】当归、生地黄、防风、蝉蜕、知母、苦参、胡麻、荆芥、苍术、牛蒡子、石膏各 3g，甘草、木通各 1.5g。

【功能主治】散风清热，燥湿杀虫，润燥止痒。主治疥疮；瘾疹（荨麻疹）；《医宗金鉴》：钮扣风（脂溢性湿疹）；日光性皮炎。

【注意事项】若风疹属虚寒者，则不宜用。服药期间，应忌食辛辣、鱼腥、烟酒、浓茶等，以免影响疗效。

【研究进展】

临床应用：一是本方是皮肤科的经典方，具有良好的止痒效果，治疗接触性皮炎（包括大漆皮炎、化妆品皮炎等）、急性湿疹、急性荨麻疹、慢性荨麻疹、银屑病、风疹、过敏性皮炎、稻田性皮炎、药物性皮炎、神经性皮炎、玫瑰糠疹、斑秃等，均有较好的临床疗效。二是可用于风热夹湿型肛门瘙痒症、泌尿系感染的辅助治疗。

基础研究：一是具有抗过敏，抑制过度炎症反应作用，以及促进 IL-10 分泌，缓解或消除Ⅰ型、Ⅳ型变态反应性炎症反应，抗过敏，抑制炎性细胞因子，抗组胺作用。二是具有免疫调节作用，可调节 T、B 淋巴细胞功能。

15. 五味消毒饮

【处方来源】原方出自清代吴谦所著《医宗金鉴》。

【药物组成】金银花 9g，野菊花 3.6g，蒲公英 3.6g，紫花地丁 3.6g，紫背天葵子 3.6g。

【功能主治】清热解毒，凉血消肿。各种疔疮热毒，壮热恶寒，红肿热痛。

【注意事项】脾胃虚弱、大便溏薄者慎用；阴疽肿痛者忌用。

【研究进展】

临床应用：本方在具有"热毒"性质的疾病中广泛应用，一是用于皮炎、湿疹、带状疱疹、皮肤过敏、尖锐湿疣、轻中度痤疮等皮肤疾病。二是用于静脉炎、丹毒等周围血管疾病。三是用于肛周脓肿、混合痔等肛肠科疾病。四是用于肉芽肿性小叶性乳腺炎等乳腺疾病。五是用于亚急性甲状腺炎、桥本甲状腺炎等甲状腺疾病。

基础研究：一是具有广谱抗菌作用，可抑制金黄色葡萄球菌、溶血性链球菌、四联球菌、大肠杆菌、绿脓杆菌等，有调整菌群使之平衡的作用。二是具有免疫调节功能，提高巨噬细胞吞噬率和吞噬指数，促进脾、胸腺等免疫器官的发育。三是具有较强的抗病毒作用。四是抑制细胞增殖。

16. 瓜蒌牛蒡汤

【处方来源】原方出自清代吴谦所著《医宗金鉴》。

【药物组成】瓜蒌仁、牛蒡子（炒研）、天花粉、黄芩、生栀子（研）、连翘（去心）、皂刺、金银花、生甘草、陈皮各 3g，青皮、柴胡各 1.5g。

【功能主治】清热疏肝，通乳散结。主治乳痈初起，红肿热痛，或身发寒热。乳房结块肿痛，伴有恶寒发热，舌苔薄白，脉浮数等。

【注意事项】脾胃虚寒，有寒痰湿痰者不宜。

【研究进展】

临床应用：一是治疗气滞热壅证的急性哺乳期乳腺炎、非哺乳期乳腺炎，效果显著。二是治疗良性乳腺结节，促进微波消融术后结节吸收，减轻全身症状。

基础研究：一是具有较好的抗菌作用，对金黄色葡萄球菌、链球菌的抑制作用较强。二是缓解机体炎症反应，能明显降低 IL-6、CRP、TNF-α 等炎症因子的水平，减轻机体变态反应。

17. 犀角地黄汤

【处方来源】原方出自唐代孙思邈所著《备急千金要方》。

【药物组成】犀角 3g，生地黄 30g，芍药 12g，牡丹皮 9g。

【功能主治】清热解毒，凉血散瘀。主治疮疡，药毒，红斑性狼疮，烧伤，疔毒走黄；上证见有热入营血，热邪炽盛者；过敏性紫癜。

【注意事项】方中犀牛角现已禁用，临床可用水牛角代替，但药量宜重，每剂需 30g 以上。

【研究进展】

临床应用：一是本方为温病热入营血证凉血散血之剂，主要用于外科感染性疾病、急危重症，包括肝昏迷、弥散性血管内凝血、肛周坏死性筋膜炎等属血分热盛者。二是用于糖尿病并发症，针对糖尿病足、周围神经病变、视网膜病变、皮肤瘙痒症等。三是对于热毒炽盛型系统性红斑狼疮、血热、血瘀、血燥所致的寻常型银屑病等皮肤病效果颇佳。

基础研究：一是本方具有抗癌、护肝、调节免疫、改善炎症微环境、调节代谢、抗凋亡、促进增殖等功能。二是具有抗氧化作用，可防止过氧化导致的细胞损伤，调控线粒体代谢。三是通过蛋白多糖途径、RAS 途径、MARK 途径、rap1 途径等多个治疗靶点发挥抗肿瘤作用。

18. 萆薢渗湿汤

【处方来源】原方出自清代高秉钧所著《疡科心得集》。

【药物组成】萆薢、薏苡仁、滑石、赤茯苓、黄柏、牡丹皮、泽泻、通草。

【功能主治】清利湿热。主治湿热下注所致的臁疮，下肢丹毒，湿疹，药疹及足癣引起的化脓性感染，深部静脉炎。

【注意事项】脾虚便溏者不宜使用，肾虚阴亏者忌服。

【研究进展】

临床应用：一是治疗因湿热下注引起的肛瘘、混合痔等肛肠疾病，能减轻疼痛、消除局部水肿，有效促进康复。二是治疗湿热下注型丹毒、血栓性静脉炎等外周血管疾病，能够减轻肢体肿胀，控制炎症。三是还可用于湿热蕴肤型急性湿疮、痛风性关节炎急性发作期、掌跖脓疱病、慢性前列腺炎等皮肤疾病、泌尿系统疾病。

基础研究：一是能够调控炎症反应，降低血清超敏 C 反应蛋白（hs-CRP）、淀粉样蛋白 A（SAA）、降钙素原（PCT）水平，充分发挥抗炎作用。二是能够调节机体的免疫功能。

19. 大黄牡丹汤

【处方来源】原方出自东汉张仲景所著《金匮要略》。

【药物组成】大黄 12g，牡丹皮 3g，桃仁 8.5g，冬瓜仁 12g，芒硝 8g。

【功能主治】泄热破结，散结消肿。主治肠痈初起，湿热瘀滞证。症见右下腹肿痞，疼痛拒按，按之痛如淋，小便自调，时时发热，自汗恶寒，或右足屈而不伸，苔黄腻，脉滑数。

【注意事项】凡肠痈溃后以及老人、孕妇、产妇或者体质过于虚弱者均应慎用或忌用。

【研究进展】

临床应用：本方不局限于单纯性阑尾炎或阑尾周围脓肿，还应用于溃疡性结肠炎、手术后腹胀、盆腔炎、急性胰腺炎、过敏性紫癜、粘连性肠梗阻、急性重症胆系感染、嵌顿性内痔、结肠曲综合征、慢性化脓性鼻窦炎等湿热瘀滞型疾病的治疗，均取得了良好的临床效果。

基础研究：一是具有降低内毒素，促进肠道蠕动，改善肠道血液循环，清洁肠道的作用。二是具有调控炎症反应的作用，干预活化前后的巨噬细胞炎症因子的分泌，抑制炎症介质的产生。三是对双向免疫异常具有矫正作用，有助于免疫异常状态的恢复，达到缓解病情的效果。

20. 补中益气汤

【处方来源】原方出自明代汪机所著《外科理例》。

【药物组成】炙黄芪 4.5g，炙甘草、人参、当归、白术（炒）各 3g，升麻、柴胡、陈皮各 1g。

【功能主治】补中益气，举陷复元。主治：疮疡患者元气不足，四肢倦怠，口干发热，饮食无味，或饮食失节或劳倦身热，脉洪大而无力，或头痛或恶寒自汗或气高而喘，身热而烦；脱肛气虚下陷；小儿或年老体弱者患疝气痛；乳悬。

【注意事项】一切实证、热证不宜用。

【研究进展】

临床应用：一是用于脑疽、瘰疬、瘰疬、下肢溃疡等疮疡疾病。二是用于治疗手术后自汗、盗汗。三是用于中气不足证的痤疮、多发性肌炎等皮肤疾病。四是用于肛门失禁、内痔、外痔、直肠脱垂等肛肠疾病，在腹痛、腹泻、便血、坠胀、脱出以及生活质量等方面均有明显改善。五是用于多种瘤、岩疾病。

基础研究：一是具有抗炎作用，可降低肥大细胞浸润程度，减轻组织炎性反应。二是具有免疫调节作用，通过体液免疫、细胞免疫等多个免疫环节调节机体免疫功能。三是具有抗肿瘤作用，促进胃肠道肿瘤术后肠道功能的恢复。

（李大勇）

第三节　丸、散、膏、丹的前世今生

丸、散、膏、丹是传统中药制剂，拥有数千年的历史，应用广泛，一直为中医世家所重用。丸剂指原料药物与适宜的辅料制成的球形或类球形的固体制剂;散剂是将原料药物与适宜辅料经粉碎后均匀混合制成的干燥粉末状制剂;膏剂有内服和外敷两种,外敷膏剂通常称为膏药,是中医外治法常用的药物剂型;丹剂是含有汞、硫黄等矿物类药物在密闭、高温条件下经烧炼而成的不同结晶状的无机化合物,此剂多外用,如红升丹、白降丹等。

丸、散、膏、丹具有便于贮存、携带、运输等特点,在今天仍有其独特的优势,值得进一步研究推广。本节将主要叙述丸、散、膏、丹的历史沿革及当代研究进展。

1. 丸剂

丸剂最早记载于《五十二病方》,当时以"垸"为重量单位,通过逐渐增丸的方法来控制药量。东汉《神农本草经》载:"药性有宜丸者,宜散者,宜水煮者,宜酒渍者,宜膏煎者,亦有一物兼互者,亦有不可入汤酒者,并随药性,不得违越。"这是对丸剂理论的首次论述。东汉张仲景在《伤寒杂病论》中提出可加入不影响药物疗效的黏性物质来制备丸剂,首次记载了动物胶汁、炼蜜和淀粉糊作为丸剂的赋形剂。《金匮玉函经》则首次从疾病角度提出丸剂与疾病的关系。南北朝时期出现了蜡丸、糊丸、浓缩。唐代开启了丸剂包衣的先河,药物包衣技术逐渐成为中药丸剂的独有特色技术。元代王好古总结了辅料对于丸剂缓释的重要意义。宋代丸剂发展成熟,丸剂合和工艺上出现了滴水为丸。明代蜡壳丸的出现是在丸剂包衣基础上的一项突破,目前仍是丸剂常用的包装材料之一。清代丸剂辅料则呈现出由博返约的特点。古籍中对丸剂理论及赋形剂、工艺、应用等的论述,影响了后世对丸剂的研究。

现代制剂技术的研发使得蜜丸、水丸、水蜜丸、浓缩丸等制作进一步标准化,也出现了亚类丸剂,如控释微丸、肠溶微丸、异型滴丸、微丸等,并且生产效率、质量稳定性也获得了提高,且现代中药学认为,名贵药、药效成分不溶于水等药物宜入丸剂。临床应用方面,认为慢性疾病或虚弱性疾病宜久服缓治,宜用蜜丸、浓缩丸、糊丸、蜡丸,以延缓释放达到平稳持久疗效;对于痰饮、癥瘕、瘀血或积水等病,不可不攻,而又不可峻攻,当峻药缓用,可改用丸剂;属大毒药物,如芫花等,入丸剂可缓释减毒,增强药效。丸剂还可制备急药丸,紧急时及时服用,控制病情,如安宫牛黄丸、速效救心丸、复方丹参滴丸等。

2. 散剂

《五十二病方》是最早记载中药散剂的古籍,文中以末为散,载有内服和外用散剂。汉代《伤寒杂病论》最先提出"散"剂的名称,并对散剂制法、类型、用法用量及功用特点进行了描述。晋代时,对散剂的容量单位和制法有了具体规定。《肘后备急方》记载了大量内服、外用急重症散剂方。唐代出现了多种新型散剂及制备、服用方法,如孙思邈《备急千金要方》首次出现"煮散""澡豆",记载有舌上、舌下散剂含剂等。宋代,中药散剂的应用达到顶峰时期,《太平惠民和剂局方》对散剂划分为"粗末""细末""研极细""粉末"。金元时期的《外科精义》载有多种散剂外用法,如帛裹熨疮、鼻中取嚏、以膏封贴等。明代的《本草纲目》记载以外用散剂为主,并对散剂制备工具提出质量要求,认为"丸散需用青石碾、石磨、石臼,其砂石者不良"。《古今医统大全》记载了"润湿之药""石药"等特殊药材的制散方式。

随着时代发展,制备现代散剂的干燥、粉碎、粒子设计等技术不断进步,改善了散剂口感,实现了散剂均匀分散、稳定可控。临床应用方面不断拓展,散剂不仅应用于慢性疾病,也用于急性病的抢救治疗,既可内服,亦可外用。外用可作掺药掺于膏药、油膏,或作为箍围药,与各种不同的液体调制成糊状,用于肿疡之阳证、半阴半阳证和阴证,如金黄散、冲和散、桂麝散等。治疗溃疡时,可掺布于膏药、油膏,或直接掺布于疮面上,或黏附在纸捻上插入疮口内,以达提脓祛腐、腐蚀平胬、生肌收口、定痛止血之效,如红升丹、白降丹、拔毒生肌散等。治疗无渗液的急性或亚急性皮肤病,可将药粉扑或撒于病变部位,如六一散、青黛散等。外用散剂除上述用法外,还有溻渍、熏洗、纳阴、眼用、吹鼻、吸入、舌下含服等多种应用形式。

3. 膏剂

《山海经》记载了用羊脂外搽皮肤防治皲裂,这是软膏剂的雏形。《五十二病方》是最早记载膏剂治病的医书，所载膏方多由动物脂肪加工而成。《黄帝内经》记载豕膏、马膏，被后世誉为膏药之始。"膏药"名称最早见于《武威汉代医简》，以猪脂赋型、以铜为盛器的制备工艺是秦汉早期膏药制备的典型代表。魏晋南北朝期间，膏药的种类及数量迅速发展，葛洪在《肘后备急方》中记载用油、丹熬炼"成膏"。西晋《崔化方》中首次记载有黑膏药的制法。北齐龚庆宣在《刘涓子鬼遗方》中记载了大量软膏，用以治疗痈、疽、疮、疖等病，书中有"薄贴"的记载，"薄"指软膏，"贴"指硬膏。唐代孙思邈在《备急千金要方》中首次收载了乌麻膏，制作方法基本接近于现今的黑膏药制法。王焘在《外台秘要》中记载的软膏剂用于美容方面者较多。宋代《太平圣惠方》是历代外用膏药记载最多的一部著作。明代的《本草纲目》指出：外贴药膏尚可内治"痈疽风湿诸症"，丰富了中药外治法的内容。清代，中医外治法发展鼎盛，膏药也已发展成为普遍的民间用药，《医宗金鉴》中记载肿疡敷贴类、膏药类、祛腐类、生肌类膏药方。清代吴师机在《理瀹骈文》中首次对膏剂进行了全面的整理和阐述，提出了"外治之理即内治之理，外治之药亦即内治之药，所异者法耳"，丰富了膏药外治理论，拓展了膏药薄贴的外治范围。而《张氏医通》中"白芥子涂法"则是现在临床广为运用的三伏/三九贴的雏形。

随着社会发展，膏药的制备、组方等不断充实更新，新基质、新辅料，药物经皮吸收等机制研究逐步深入，临床应用更加广泛。软膏具有润滑、杀菌、去痂的作用，外涂可适用于一切慢性皮肤病或具有结痂、皲裂、苔藓样变等皮损。如阳证肿疡期可选用金黄膏清热解毒、消肿止痛；半阴半阳证用冲和膏活血止痛、疏风祛寒、消肿软坚；阴证肿疡用回阳玉龙膏温经散寒、活血化瘀。溃疡期脓液不多时，可根据疮面腐肉、肉芽等情况选择相应的软膏涂布，或掺散剂涂布于疮面，提脓祛腐，生肌长肉。

传统的中药硬膏剂可分为以铅皂为基质的铅硬膏（黑膏药、白膏药），以树脂或植物油加热溶合制成的树脂硬膏（如松香膏），动物胶与药料制成的胶膏药等，如橡胶膏剂、巴布剂、贴剂等。传统黑膏药用于一切外科疾病初起、成脓、溃后各个阶段，使用前加温软化可起到热疗作用。临床根据病症选择合适的膏剂：如阳证肿疡或溃疡，选用太乙膏，直接外贴或掺药后外贴以消肿清火、解毒生肌；阴证肿疡，可用阳和解凝膏温经和阳、祛风散寒、调气活血、化痰通络。此外，因受风寒引起慢性腰痛、跌打损伤等，可应用发散风寒类、活血类、止痛类等外用膏药，如狗皮膏、追风膏药；对风湿痛、腰痛、扭挫伤等疾病，可采用消炎止痛类外用膏药，如橡皮膏药。

4. 丹剂

《周礼·天官冢宰》记载"凡疗疡以五毒攻之"。后世推断此"五毒"即为当时粗制的丹药。东汉魏伯阳所著的《周易参同契》，是我国现存最早的炼丹专书。东晋葛洪所著《抱朴子内篇》则被认为是集汉魏以来的炼丹术之大成者，对后世炼丹术的改革有启迪作用。唐代服用丹药日渐成风，炼丹术得到空前的发展，但随之而来服食丹药后产生的中毒现象导致炼丹技术停滞下来，丹药逐渐向治病转变。《外台秘要》记载的"广济疗面皯方"外用可美容肌肤。唐代本草著作《本草拾遗》首次记载轻粉可用以治疗小儿头疮及疥癣之病。宋代《太平圣惠方》首先提倡用砒剂治疗痔核。宋代魏岘所撰《魏氏家藏方》记载了用雄黄、朱砂、砒石、明矾、乳香煅炼后制成枯痔钉治疗痔瘘。明清时，丹药已成为中医外科的重要外用药。陈实功所著《外科正宗》创立三品一条枪，用于治疗痔瘘、瘰疬、疔疮、发背等外科疮疡杂症。清代蒋示吉的《医宗说约》第一次把外科丹药分为红升与白降两大类，清代赵濂的《医门补要》对红升、白降的烧炼原则与方法做了理论上的论述与归纳，《医宗金鉴》则详细记载了两者的临床用途。

丹剂在中医外科的临床应用极为广泛，俗有"红升、白降，外科家当"之说。白降丹腐蚀祛腐力强，红升丹化阴回阳力专，均可脱腐生新，由红升丹与赋形剂按 1:9 的比例调配而成的九一丹同样擅于提脓、祛腐、生肌。丹剂常用于体表急慢性化脓性感染、慢性窦道、难愈性创面、瘘管、骨结核、慢性骨髓炎、术后切口感染、淋巴结核、皮肤恶性肿瘤、牛皮癣、痔疮、疣等多种外科疾病的治疗。研究表明，红升丹可促进炎细胞浸润，增强抑炎杀菌作用，有利于肉芽生长，加速创面愈合，含升丹的药物其祛腐速度明显快于不含升丹药物，且祛腐速度随升丹的比例增多而增快。

　　现代对丹剂毒性有较大争议，但随着对丹剂药理、作用机制的研究，其认识逐步清晰。国家"十一五"科技支撑计划项目"九一丹外用的安全性和规范性研究"，经过多中心临床研究和动物急性毒性、慢性毒性和长期毒性蓄积实验表明，九一丹是一种低毒的外用制剂，其安全性分级为 2 级，在一定时间适量范围之内，外用比较安全。

（向丽萍）

第八章 科学研究的特点与方法

第一节 中医外科科研特点

科学研究是指通过各种手段，进行调查研究、实验、试验等一系列的活动，从而认识客观事物的内在本质和运动规律。中国外科作为中医学的主干之一，已独立发展为一门具有现代性、实用性、科学性、实践性的二级学科，其科学研究既具有科学研究的一般特点，又结合了中医外科学独特的专业特质。

中医外科的兴起有着几千年的历史积累，展现了以哲学为引领的自然科学与社会科学的交融，体现了医学、哲学、天文、历法、农学、冶金等各领域交融的历史包容性。自"十一五"国家科技支撑计划及横向课题为中医外科立项支持以来，中医外科领域的科学研究逐步实现了多学科交融、多维度展开，并在坚持发扬传统中医特色的基础上，与现代高新技术相结合，更深远地促进中医外科学的发展。

一、中医外科疾病辨证研究特点

中医外科的研究对象是以人体外部或局部症状为主要临床表现的疾病，大多"肉眼可见"，病变有具体的症状和体征，其形态、色泽、范围等，各有特点，有很强的定性、定量和可检测性，有别于其他科别对症状描述的主观性。在临床研究中，观察的指标多具有外科疾病的特点。中医外科诊疗时，注重整体辨证与局部辨证相结合，因此在科研过程中，既要注重整体内在的共性，更要把控局部变化的特性。

1. 整体辨证

整体观念总结凝练了机体自身整体性和内外环境统一性的特性。整体观念认为人体本身是一个整体，病理生理上相互影响，且人体与自然界也是密不可分的，自然界的变化随时影响着人体，人类在能动地适应自然和改造自然的过程中维持着正常的生命活动。中医外科疾病产生的根本在于人体阴阳失调，"痈疽不论上中下，惟在阴阳二字推"，因此在中医外科的辨证过程中注重"首辨阴阳"。外科方药的作用宏观上表现为调节机体阴阳平衡，使"阴平阳秘"，而具体微观机制却各有不同。因此一定要紧紧抓住整体辨证的特点，多角度分析挖掘内在机制网络，不能简单地看待疾病和药物作用的关系。

2. 局部辨证

局部辨证是中医外科临床辨证的常用方法，也是临床科研资料收集及规范化的重要方法，临床上局部辨证主要包括辨脓、辨痒、辨肿、辨痛等方式。

（1）脓 中医外科尤为重视"辨脓"之法，通过观察脓的"形、色、质、气味"，以此作为判断预后及制定治疗措施的依据，例如，创面的促愈研究常以"脓"为切入点，一方面脓液是创面愈合过程中产生的病理产物，若不及时清除会阻遏创面愈合，所以有大量实验探讨如何更快更强地排出脓液；另一方面，外科还有"无脓不生肌"的观点，认为适当的湿润环境更有利于创面的生长，据此形成了中医外科的独特经验——"煨脓长肉"，随着现代研究逐步深入，"煨脓长肉"机制的阐释也得到了一定程度的发展。

（2）痒　是一种复杂多变的病症，我们试图研究并逐步阐释痒的发生、表现、变化的机制，以及疾病的证候特点，从病因病机的角度探究它的发病缘由，八纲辨证构建系统的认识架构等。

（3）肿　是由各种致病因素引起的经络阻隔、气血凝滞而形成的体表症状，常有热肿、寒肿、风肿、湿肿等。相比其他别类疾病，外科肿势由于发病部位的局部组织有疏松和致密的不同，肿的情况各有差异。尤其是下肢出现的肿胀，常与内科水肿混淆，例如，股肿相当于西医学中的下肢深静脉血栓形成，是临床常见的静脉回流障碍性疾病，具有潜在血栓脱落风险，严重者可因肺栓塞致命。目前经过众多医疗研究，中药活血化瘀、清热利湿功效可较快地修复血管内皮细胞，从而有一定的消融血栓和防治再栓的可能，但在血栓治疗中，尤其是新鲜血栓形成时，介入手术更具优势，而中药在防治血栓形成和预防再发中更能发挥优势。

（4）疼痛　在中医外科疾病中，常作为伴随症状出现，疼痛类别、疼痛性质各有特点。应用中药止痛治疗历史悠久，从古时华佗的麻沸散到如今的中药止痛贴，尤其是当今中医外科的疾病谱中，仍有大量外用止痛中药的应用，虽然临床常用的止痛药物多是中枢性止痛药和麻醉性西药止痛药，但这些药物具有耐药性和成瘾性的弊端，如何发挥中药止痛的优势，探索机制互补、增效减毒的方式方法仍然具有很大的研究空间。

迄今为止，中医外科领域众多疾病及局部症状的机制尚未被完全阐明，研究关注点仍以临床疗效观察为主，如何发挥中医优势，加强治疗效果，阐明作用机制仍是研究的方向。

二、中医外科疾病治疗的研究特点

中医外科治疗疾病方法多样，具有独特性，相关的科学研究也从内治法、外治法、内外合治、中西医结合等方面逐步深入。

1. 内治法

陈实功在《外科正宗》中提出，外科疾病"形势虽出于外，而受病之源实在内也"。"消、托、补"三法是根据外科疾病发展阶段确立的治疗原则，所谓"外病内治"，既是沟通中医外科与内科的共通之处，也是中医整体观念的另一种体现。在研究过程中，内治三法可作为理论基石，拓展临床诊疗理念，挖掘中医外科微观机制网络。

2. 外治法

外科疾病有别于其他病种，便是它有独特的外治体系，在外治法中的中药外用药、箍围法、"提脓祛腐"法、"煨脓长肉"法以及引流、垫棉法等更是中医外科所独有，也是治疗外科疾病不可或缺的手段，有关外治法的应用及技术改良研究一直在不断拓展。

（1）外用药　中药外用药为中医外科的一大特色，我国目前收录的外用方剂有六千余首，广泛用于治疗皮肤病、乳房病、肛肠病、疮疡疾病等，对于外用药的用药规律探讨、基础实验研究、外用药的剂型改良等研究也是科研领域的关注热点。

在现代研究中常借助现代信息技术如网络药理学、分子对接、数据库挖掘等生物信息技术探究中医外科方药意义，根据分析结果常可观察到某一病种的用药特点，有利于总结疾病的用药规律，从用药频次中发现有潜在价值的中药有效成分。

中药外用药在外科疾病中发挥了重要作用。虽然传统中药活性成分复杂、结构类型多样，但我们采用合理的临床观察，严谨的基础研究设计，也能够逐步对药物的质量控制、吸收效果、作用机制进行阐释。比如对于如意金黄散，既可以通过临床试验证实它具有抑菌、抗炎、镇痛等作用，还可通过构建实验模型，从而明确其作用机制包括激活巨噬细胞、提高溶菌酶的含量、调控炎性介质的释放、降低炎性肉芽囊质量等方面，达到限制炎性细胞扩散及减轻组织坏死等功能。

很多外科独具特色的药物，如提脓祛腐药、腐蚀平胬药，这类药物多含有汞、铅、砒等成分，具有一定的毒性，所以有关此类药物的研究常以毒性反应、使用剂量、减低毒力的赋型剂为主。此外中药功效具有多重性，而在外科治疗中常会突出它们的特殊疗效，如擅健脾益气的黄芪在外科中常大量使用，发挥它托毒生肌的作用。

（2）外用药的剂型改良 药物剂型是药物用于临床的一定物质形式，中医外用药常用剂型有丸剂、散剂、膏剂、酊剂、洗剂等。传统剂型的缺点和剂型研发的滞后制约了中医外科外用药的临床应用。随着中药制剂学的发展，中药外用给药剂型也随之进步，从制备工艺、质量标准、药理作用、临床疗效等多个角度对各剂型进行了探讨，研制出了凝胶剂、巴布膏剂、气雾剂、离子导入剂等新剂型。并且对传统制剂进行改良，通过现代工艺提升辅料质量，转换药物载体等研制具有更高生物利用度，更强药效，更简便适用的剂型。

（3）箍围法 中药箍围法是中医外治法重要的组成部分，具有箍集围聚，收束疮毒的作用。有关箍围法的研究从理论探讨逐渐向临床研究倾斜，近些年还出现一定数量的机制探讨。在疾病种类中以血管外科、疮疡外科、皮肤科、肛肠科、急诊外科、骨伤科等临床科室应用较多，以治疗各类肿疡和疮疡为主。箍围法选用的方剂多根据医者经验辨证施用，常见有红肿消酊、油调膏、金黄散、冲和散等。中药箍围的优势病种较为明确，但是机制研究较少，今后可有较大研究空间。

（4）"提脓祛腐"法 中医外科据"腐不去则新肉不生"的原则，对溃疡初期，或腐肉尚在，或脓水不净，新肉未生的情况，提出"提脓祛腐"的治法，以腐立论，重在排脓。如作为沿用至今的"外科圣药"升丹主要成分便是氧化汞，超出一定用量时，会对机体产生毒副作用，因此现代临床应用受到了一定的限制，但由于其十分显效的提脓祛腐作用，现代研究认为可在一定的安全剂量范围内使用该类药物，既能够达到明显的提脓祛腐效果，又不产生毒副作用。

（5）"煨脓长肉"法 "煨脓长肉"也作"偎脓长肉"，是中医疮疡外科的特色治疗理念之一，围绕此疗法的研究多为历史源流、理论含义、应用时机、临床应用、作用机理等。不同医家对于"偎脓"的理解各有所长，在"偎脓长肉"理论指导下的外治常用方有太乙膏、生肌玉红膏、回阳生肌膏、煨脓长肉膏、阳和解凝膏、正阳膏等。目前，偎脓长肉的理论体系还在逐步完善，如何指导临床应用，明确作用机理仍需进一步探讨。

（6）中医外治法的技术改良 外科有术科之称，足见手术在外科的地位。中医外科的手术疗法有切开法、烙法、砭镰法、挑治法、挂线法、结扎法等，随着历史的发展，中医外科具有较为系统的手术治疗体系，中医古代外科多年积累的方法仍有大量可挖掘之处。此外中医药在围手术期的应用对减少手术并发症、提高患者生存质量及促进术后康复有重要意义。探讨围手术期的中西医结合治疗可作为中医外科手术的研究点。

1）火针疗法是艾灸与针灸的有效组合产物，是传统的针灸疗法之一，多用以治疗皮肤疾病，如带状疱疹、湿疹、痤疮、白癜风等，单纯应用火针治疗疾病较少，治疗时采用联合疗法者较多，如采用火针联合电针、拔罐、汤药、梅花针等。但目前没有火针疗法标准化的诊断和治疗计划，操作流程及方法繁多，治疗方案也不尽相同，患者耐受程度也不同。如何更灵活地将火针与其他疗法相结合，防止过度治疗，找到一套更有效、操作更简便、安全性与规范性更高的治疗方案，值得我们继续探究。

2）结扎法作为中医外科一种经典治疗方法，可通过结扎使病变组织失去营养而逐渐坏死脱落，用以治疗赘疣、痔、息肉、出血等。在痔的手术研究中逐渐得到重视，其短期疗效确切、住院费用花费较小、经济学效益更高，在减少住院时间，减轻术后疼痛等方面也具有明显优势。痔的结扎疗法沿用至今，基于结扎法所发展完善的各种式式也在国内外被广泛应用于临床。包括外剥内扎术、分段结扎术、高悬低切术、自动痔疮套扎术、多普勒引导下痔动脉结扎术及直肠上动脉栓塞术等。目前有关中医外科结扎法的技术操作规范已形成，有利于后续临床规范应用。

3. 内外合治

在中医外科疾病领域，内外兼治是重要的临床策略，立足于消、托、补等治法指导下，结合外治法的临床效果更加显著，因此对于综合诊疗方案的开发与制定在临床研究中逐步成为热门，例如，马同长教授在治疗脱疽疾病时，以八纲为总则，结合病因辨证、脏腑辨证、气血辨证，将疾病分为寒证、热证、虚证、瘀证，并创制溶栓丸 1~6 号药，同时配以外治药物作用于患处，常用的外治法有熏洗法、贴敷法、掺药法等。

4. 中西医结合

现今医疗，中西医结合具有一定的必要性。中西医结合治疗中医外科常见病是临床综合治疗的重要手段，促进了中医外科科研工作的发展，如中药洗脱球囊的应用，中药灌注（介入）加药捻的疗法，拓展了临床应用，使治疗手段的应用研究更丰富、更完善、更合理，中西结合还可使外科诊断更全面、更完整、更准确，提高了研究资料的准确性、客观性、科学性。

三、中医外科理论科研特点

理论和实践的科学研究对学科的发展具有重要意义，中医外科学的发展同样需要有大量的理论探讨。

中医古籍是保存中医学理念最直接的载体，中医外科体系是经过几千年传承发展而来，中医理论发展带有明显的师承授受关系，因而形成不同流派，有必要对古人的观点及宝贵经验进行总结，传承精华。据不完全统计，历代外科学专著约有 447 部，很多古籍对我们学习外科影响深远，使用人工智能、大数据等现代信息等技术有助于更直观可视化地展示中医外科的理念内涵。

另外，将中医外科学术思想与科学研究创新性巧妙结合起来，丰富了中医宏观基础理论的科学依据，开展了诸如中药多位点、多环节、多途径的整体调节作用机制，中西医药物优势互补，增效减毒等探讨。例如，"毒"是中医外科的重要致病因素，而从西医角度讨论，机体损伤后的氧化应激损伤、炎症反应后免疫炎症细胞病理产物、肿瘤疾病中细胞的无序增殖、迁移及血管新生、机体创面微生物感染等，均属于中医外科"毒"的范畴。在中医外科"托毒、祛腐"理论指导下遣方用药，皆是清除不利于机体修复的病理产物，促进机体正常代谢，最大程度维护机体健康。

护场是中医外科特色理论，以局部护场形成与否判断正气盈亏护场的有无，关系疾病的预后转归。例如，如何根据疮疡不同阶段特点，辨证施治，选择合适剂型，促使局部护场形成，也是中医外科研究的内容之一。此外随着对护场理论认识的不断加深，其概念范畴也有一些拓展，例如，有研究提出在疾病防治过程中，通过内外合治之法，可促进局部护场与整体护场双重保护系统的形成。

中医外科领域的科研内容，既要建立在继承经典中医理念的基础上，发挥其优势特色，针对外用药、外治法等特色之处加以挖掘与发挥，采用科学的研究方法，探索合理有效的临床策略方案，更要借助现今微观研究技术平台对外科疾病及中医药特色干预的机制加以研究探讨，守正创新，阐述具有中国特色的中医外科研究成果，是中医外科科学研究的重要目标。

（王　军）

第二节　中医外科常用科研方法

一、科研方法

科研方法是指在研究中发现新现象、新事物，或提出新理论、新观点，揭示事物内在规律的工具和手段。这是运用智慧进行科学思维的技巧，一般包括文献调查法、观察法、思辨法、行为研究法、历史研究法、概念分析法、比较研究法等。

医学科研方法学则进一步为我们获得和评价研究依据，用科学的方法，探索和分析未知事物提供了具体的思路和方法。

二、常用科研设计方法

（一）基础研究

纯基础研究：也称为基础理论研究，是指没有预定性的纯理论研究。医学领域纯基础研究的主要内容是：认识人体生命与疾病现象，揭示生命和疾病的本质，探索健康与疾病相互转化的规律，发现医学科学领域的新事实、新原理、新规律，增加新的医学科学知识。

应用基础研究：也称为定向基础研究，是指预先赋予一定目的的基础研究。应用基础研究是针对应用技术中带有普遍性的问题进行探索，是介于基础研究与应用研究之间的重要联系环节。

（二）临床观察

临床观察主要指临床试验，通常用来评价药物，疗法，诊断技术与预防性干预措施的效果。

（三）实验设计

1. 完全随机设计

（1）定义与特点　完全随机设计又称单因素设计，或成组设计，是医学科研中最常用的一种研究设计方法，它是将同质的受试对象随机地分配到各处理组中进行实验观察，或从不同总体中随机抽样进行对比研究。特点：该设计优点是设计和统计分析方法简单易行，不受数的限制，适用面广，且各组的样本含量可以相等，也可以不相等，但在总样本量不变的情况下，各组样本量相同时设计效率最高；如果在实验过程中，某实验对象发生意外，信息损失将小于其他设计。缺点是只分析一个因素，没有考虑个体间的差异，因而要求各观察单位要有较好的同质性，否则，需扩大样本含量。

（2）应用范围　凡两组实验无法配对或多组实验无法配伍时，均可选用完全随机设计。在临床科研中，这种设计主要适于非专科疾病的对比研究；在动物实验研究中，这种设计主要用于大动物及珍贵动物的比较实验。

2. 配对设计

（1）定义与特点　配对设计指先将条件相同（或相似）受试对象配成对子，而后按随机原则给予每对中的个体施以不同处理。特点：由于实验对象间条件基本均衡或完全相同，处理组间有较好的齐同可比性，能最大限度地排除非处理因素的干扰，因而抽样误差小，试验效率高，所需样本含量相对较少。

（2）应用范围　自身前后对照设计主要应用于急性与短期的实验；自身左右对照设计只适用于局部作用因素的研究，如扩瞳药、局部反应药等。由于异体配对试验是进行同期平行观察，因此它不仅适用于急性实验，而且可用于慢性实验或较长期观察。临床试验配对的基本要求是病种、病期、病情、病程、年龄与性别相同。动物配对的基本条件是同种、同品系、同性别、同体重，若是小动物，尽量要求同窝。配对设计中，除要求基本条件齐同外，关键在于将对实验结果有较大影响的非被试因素包括在配对条件之内。

3. 配伍组设计

（1）定义与特点　配伍组设计又称随机区组设计，是配对设计的扩展。它是按照配伍因素的条件，将条件相同的受试对象划成一个配伍组（区组），而后在每个配伍组内按照随机原则将每个受试对象分配到各不相同的处理组。特点：

1）配伍组设计属于两因素设计，它不仅能回答处理（第一因素）间的差异有无统计学意义，而且能回答区组（第二因素）间差异对实验结果有无明显影响。

2）随机区组设计是单向的区组化技术，由于同一区组内的受试对象条件基本相同，使得各处理组所用受试对象不仅数量相同，且保证了组间的均衡性，控制了一个已知来源的变异，降低了抽样误差，因而实验效率较高。

3）在样本分配上，不仅各处理组的样本含量相等，而且每个区组所含的受试对象例数与处理组数相等或是处理组数的倍数。

（2）应用范围 凡实验目的是回答两种因素（被试因素、配伍组因素）各自的差异有无统计学意义的情况，不管是两个或多个处理组，均可采用配伍组设计。

4. 交叉设计

（1）定义与特点 交叉设计又称交叉配对设计，是指样本分配按异体配对方式，但两种处理先后交叉进行观察，即在前一处理作用完全消失之后接受另一处理，最后对两种处理的效应进行比较分析。特点：

1）这种设计不仅兼有异体与自身配对的优点，而且每个样品先后接受两种不同处理，一个受试对象当作两个样品使用，因此较大程度地节省样本含量。

2）两种处理处于先后两个实验阶段的机会均等，因而平衡了实验顺序的影响，而且能把处理方法之间的差别与时间先后之间的差别分开来分析，因此效率较高。

3）采用方差分析，可以得到处理间、阶段间与个体间三个信息，有利于较准确地判断被试因素的有效性。但是，该设计要求受试者在两种处理前后的其他条件应保持一致，这使该设计的应用受到一定限制。

（2）应用范围 成组设计与自身配对设计的综合运用，其适用范围与自身配对设计相同，主要用于样品来源较少且受试对象状态比较恒定的情况。临床上适用于目前尚无特殊治疗而病情缓慢的慢性病患者的对症治疗研究（如稳定型高血压的降压效果，血糖的控制，类风湿关节炎的镇痛效果）。不适于有自愈倾向，或病程较短的疾病的治疗研究。在实验室研究中，这种设计适用于离体器官的研究。在新药临床试验中，尤其是在生物等效性试验中，交叉设计是经常采用的一种设计方法。

5. 析因设计

（1）定义与特点 是指对两个或多个处理因素的各个水平进行排列组合，交叉分组进行实验，故又称交叉组设计。在研究中既要了解各因素的作用（又称主效应，maineffect），又要了解因素间的交互作用（interaction effect），可采用析因设计。特点：

1）对各因素不同水平的全部组合进行实验，故具有全面性和均衡性。通过该设计与数据处理，可获得三方面信息。

2）分析各因素不同水平的效应大小，各因素间的交互作用。交互作用是指两因素或多因素间效应互不独立的情况，即当某一因素在各水平间变化时，另一（多）个因素各水平的效应也相应发生变化。一般认为，两因素间的交互作用为一级交互作用，三因素间的交互作用称二级交互作用，余类推。

3）通过比较，找出各因素各水平间的最佳组合。这是一种高效率设计。

（2）应用范围 应用研究中既要了解各因素的作用（又称主效应，main effect），又要了解因素间的交互作用（interaction effect），可采用析因设计。析因设计各处理组在均衡性方面的要求与完全随机设计一致，各处理组样本量应尽可能相同。析因设计是各个因素水平完备的设计，因此其结果的推论是比较完善的。析因设计的资料可以分析有无交互作用。在没有交互作用的情况下，用分析主效应取代某个因素的两个水平之间的比较检验，则检验效能可以提高，并且析因设计的结果做推论时，推论的逻辑是完备的。但当考虑的因素较多时，处理组数会很大（比如，4 个因素各 3 个水平的处理数为 $3^4=81$ 种）。因此，试验因素与水平数应尽量少而精，以避免工作量过大。若确实需要同时考虑很多因素，此时，采用析因设计不是最佳选择，可根据实际情况选用正交设计或其他方法。析因设计可以考虑交互作用，但有时高级交互作用是很难解释的，而且分析的工作量会很大，所以实际工作中常只考虑一、二级交互作用。

6. 正交设计

（1）定义与特点 是一种高效、快速的多因素分析方法，它通过一套规格化的正交表和交互作用表，使各因素得以合理安排，并对试验结果进行分析，获得有关信息。这种设计不仅能明确各因素的主次地位，而且能知道哪些因素存在什么性质的交互影响，还可以找出诸因素各水平的最佳配比，因此已广泛地应用于各科研领域。特点：正交设计法保留了析因设计整体考虑、综合比较的优点，避免了析因设计的全面试验、工作量大的弊病。所以正交设计是全面试验的部分实施。正交表是合理安排试验和数据分析的主要工具，每一正交表的表示形式为：L-｛试验数｝～（水平数～｛因素数｝）。

（2）应用范围 多因素各水平间所有组合或部分组合进行实验，当取全部组合进行实验时，与析因设计等价，但正交实验设计更为灵活。因此。一切多因素多水平的实验，诸如临床上多因素综合治疗、细胞培养最佳条件组合、PCR最适条件、有效成分提取与纯化的最佳条件、多步骤的化验过程与多环节的药品生产等，都可使用正交设计来确定最佳搭配。特别是中医药治病大多使用复方，并且各药物剂量不一，即中药方剂大多是多因素多水平的，因此用正交设计研究中药或西药复方，是一种多快好省的设计方法。

7. 调查设计

（1）现况调查定义与特点 现况调查也称为横断面研究，是指按事先设计的要求，在某一特定的时间（或较短的时间内），对某一特定人群进行随机抽样调查或普查，以了解当前该人群的有关健康、疾病情况及与研究因素之间的联系，为进一步研究提供基础资料。主要特点：

1）其是一种观察性研究，研究者不给研究对象任何干预，只是客观地收集研究资料。

2）设计时无需专门设置对照组，事先对病例数量未知，但可同时获得个体的暴露与疾病结局资料，且研究的暴露因素不容易发生变化，如吸烟、饮酒等。

3）不能验证因果关系，因为调查时暴露与结局同时获得，但可以为分析性研究提供初步的病因假设。

应用范围：常用于：①描述疾病患病率及其分布的特征。②描述和研究影响人群健康与疾病患病有关的因素。③作为队列研究的预试验，由此提出某些病因学假设。④评价一个国家或地区的健康水平。通过现况调查，可为卫生标准的制订和卫生决策等提供依据。

（2）病例-对照研究定义与特点 是指以现有确诊患某病的一组患者为病例组，以不患有该疾病但具有可比性的另一组个体为对照组，通过回顾性调查过去的某段时间内各种可能危险因素（研究因素）的暴露史，比较两组间各因素的暴露率差异，判断研究因素与疾病间是否存在统计学关联及程度，进一步推断各研究因素与疾病的联系，又称为回顾性研究，主要用于探索疾病的危险因素与病因。主要特点有：

1）观察方向是由"果"到"因"，即先已知研究对象患某病或未患某病，再追溯可能的病因（暴露因素）。

2）属于回顾性调查研究，暴露因素是通过回顾观察所得，在研究时暴露与否及程度已成事实，研究者不能干预。

3）设有对照组，主要用于和病例组进行比较分析。

4）不能验证因果关系，只能推测暴露与疾病是否有关联。病例-对照研究可分为病例与对照不匹配、病例与对照匹配两种类型。

应用范围：病例-对照研究主要用于罕见疾病及"潜伏期"较长的慢性病的病因学研究，还可应用于疫苗效果及疗效评价、筛检项目评估及暴发调查研究中。

（3）队列研究定义与特点 又称为前瞻性研究（prospective study）或随访研究（follow-up study），是指将特定人群分为暴露于某因素和非暴露于某因素的两组或不同暴露水平的几个亚群，追踪随访一定时期观察其各自的结局，比较两组或多组某结局的发生率，从而判定暴露因素与结局有无因果关联及程度大小的一种调查方法。特点是：

1）设有对照，非暴露组即为对照组，用于比较分析。

2）属于观察法，因为暴露与否是人群中自然存在的，不受研究者干预。

3）研究方向是由"因"到"果"，先根据暴露与否分组（因），再随访观察结局（果）。

4）验证因果关系的证据强。可分为前瞻性队列研究、回顾性队列研究和双向性队列研究。

应用范围：在病例-对照研究基础之上或其结果出现矛盾时，可进行队列研究。对病因的特定假说进行直接检验。

以上三类调查研究方法的目的和作用并不相同。现况调查是为病因提供初步的线索，病例-对照研究是提出病因假设并检验假设是否真实以提供进一步的证据；队列研究则对病因假设进一步做出检验和验证。实际工作中，三者常结合使用。

三、选题

1. 选题的来源

（1）国家级项目　国家科技攻关项目；国家自然科学委员会基金项目；国家科技部基金项目。

（2）部委级项目　卫生部科研基金项目；国家中医药管理局科研基金项目；国家计划生育委员会基金项目；国家药品监督管理局基金项目。

（3）地方级项目　各省市科研基金项目。

（4）民间项目　大公司，大企业，大药厂等设立的用于科研和开发的基金项目；单位横向联系由公司，企业等赞助的科研项目。

（5）国外基金项目　来自国际组织，国外各种基金组织及国外大学团体等设立的科研基金，慈善机构的基金。例如，世界卫生组织、联合国教科文组织、联合国儿童基金组织、美国中华医学基金会。

（6）自选课题　根据自己的专业特长和工作特点，结合医疗卫生工作的实际需要，从医学基础理论与临床实践中，选择一些力所能及的研究课题。

2. 中医药学科研选题的范围

一般来说，中医药学科研选题的范围大致如下：

（1）中医基础理论的研究　包括脏腑本质的研究；证的实质与客观化研究。

（2）中医药临床研究　包括四诊客观化研究；病证结合的研究；治法治则的临床与实验研究；运用中医理法方药治疗常见多发病，疑难病的临床与实验研究。

（3）药物学研究　包括中药复方与单味药的药理，毒理，药代动力学及毒副作用的研究；有效成分的提取，合成及相关药理学研究；中药品种，质量，栽培，加工与炮制工艺，剂型改革的研究；中药资源学研究。

（4）针灸学临床与实验研究　包括腧穴结构，特异性研究；针刺作用机理研究；针刺阵痛及其机理研究；针刺麻醉及其机理研究；针灸治疗常见病，疑难病的临床与实验研究；针刺手法研究；艾灸有关的研究。

（5）中医药文献研究　发掘研究，整理研究。

（6）中医药信息研究　数据库整合（临床，基础，中药，方剂，针灸，古籍，突发公共卫生事件）；数据标准研制；中医药数据评价方法。

（7）开发性研究　中成药新药开发研究；中医药保健品开发研究；中医诊治仪器开发研制。

3. 选题的基本要求

要有一个科学的假说并具有一定的创新性：是人们从实际观察的事实出发，在分析、综合、归纳等科学抽象概括过程中，通过概念、判断、推理，对所探索的问题提出初步的、推测性的、带有假定意义的理论解释。具有科学性、假定性、严密性、特色性、必要性、集中性、实用性、基础性等特征。

医学科学就是在医疗实践与科学实验的基础上，遵循假说—理论—新的假说—新的理论，这样一条途径逐渐发展的。21 世纪的医学科学更具有综合发展的特点，医学科研课题往往涉及自然科学、社会科学等多学科的知识交叉，医学科研工作者要多了解其他相关学科的理论与专业知识，将医学科研课题建立在多学科知识原理和实践的基础上。

（贾　颖）

第三节　中医外科科研典型案例

案例 1：《生肌玉红膏对深Ⅱ度烧伤大鼠真皮多能干细胞的调控作用及基因芯片解析》

生肌玉红膏长期用于烧烫伤等各种创面治疗，但机制不明。烧伤是常见的机体损伤。研究表明真皮多能干细胞（dermal multipotent stem cells，dMSCs）参与组织损伤修复和结构重建，多种生长因子可促进 dMSCs 增殖分化。甘肃中医学院于博教授开展《生肌玉红膏对深Ⅱ度烧伤大鼠真皮多能干细胞的调控作用及基因芯片解析》的研究，他们在前期工作基础上，首先建立深Ⅱ度烧伤动物模型，观察生肌玉红膏对烧伤创面的治疗作用及对相关细胞因子和生长因子表达的影响；其次，通过体内外实验观察生肌玉红膏直接促进或通过影响细胞因子和生长因子表达间接促进 dMSCs 增殖及分化为创面修复细胞的作用；最后，运用全基因表达谱分析生肌玉红膏对 dMSCs 的调控作用并对筛选出的差异表达基因通过深Ⅱ度烧伤动物模型进行验证，论证生肌玉红膏可通过影响 dMSCs 而促进创面愈合的假说。该项目为该药膏的临床疗效和推广应用及今后生肌玉红膏联合 dMSCs 用于烧伤创面治疗奠定了一定理论基础，进一步丰富中医药治疗烧伤创面的内涵。

案例 2：《生肌象皮膏促进糖尿病溃疡愈合的免疫-炎症机制研究》

糖尿病溃疡是糖尿病致残和死亡的主要原因，其修复障碍或延迟的病理基础是局部持续的慢性炎症反应及细胞生长因子的缺乏或含量低下。目前国内外尚缺乏有效的治疗措施。天津中医药大学李巧芬教授课题组多年应用生肌象皮膏治疗糖尿病溃疡，发现其可以明显缩短愈合时间，取得了良好的临床效果。在国家自然科学基金的资助下，通过课题《生肌象皮膏促进糖尿病溃疡愈合的免疫-炎症机制研究》证实：生肌象皮膏可以加速糖尿病大鼠溃疡创面的愈合；增加一些细胞生长因子的表达。在实验中还发现其可以促进糖尿病溃疡的早期炎症反应，抑制中、后期的持续炎症反应，同时发现淋巴细胞在各期功能活跃，因此提出生肌象皮膏是通过调控 T 淋巴细胞的功能实现调节糖尿病溃疡的免疫-炎症反应而促进糖尿病溃疡愈合的假说。该课题以 2 型糖尿病大鼠溃疡创面模型为研究对象，在高血糖环境下，从炎性细胞黏附、趋化-T 淋巴细胞功能-创面免疫炎症反应之间相互作用的角度进一步探讨生肌象皮膏促进糖尿病溃疡愈合的作用机制。

案例 3：《疮灵液基于黄蜀葵花组分调控 VEGF 信号网络以促进缺血性创面愈合的机制研究》

慢性难愈性创面是中医外科临床常见疾病，而血管新生是创面修复的重要环节。中医药治疗疮疡历史悠久，疗效独到，其"生血""生肌"理论符合现代医学之血管新生的概念和内涵。疮灵液是一种不含汞的纯中药外用药液制剂，由黄蜀葵花、大黄、诃子、红花四味中药组成，具有"消炎解毒、活血生肌、收敛止渗"之功效。南京中医药大学蒋萌教授团队通过课题《疮灵液基于黄蜀葵花组分调控 VEGF 信号网络以促进缺血性创面愈合的机制研究》观察疮灵液对慢性难愈性创面修复作用，并从血管新生角度探讨其内在机制，为临床应用疮灵液提供实验依据。建立由压力性、激素诱导性和糖尿病性的慢性难愈性溃疡大鼠模型，通过观察疮灵液对慢性难愈性溃疡大鼠的创面面积和创面愈合率的影响，并通过分子生物学实验方法，观察疮灵液对模型大鼠创面组织中与血管生成相关的细胞因子表达的影响，探讨其促创面修复的作用机制。并利用鸡胚绒毛尿囊膜模型，观察疮灵液对于尿囊膜血管生长形状、血管数量及密度的影响，进一步证实疮灵液对慢性创面的促血管新生作用。最后以高糖诱导的人脐静脉内皮细胞（HUVECs）细胞损伤模型，从细胞活力、形态学、凋亡的角度探索疮灵液对于高糖诱导 HUVECs 细胞损伤模型的影响，并从 PI3K/Akt 信号通路探讨疮灵液促进内皮细胞血管新生的作用机制。结果显示：①疮灵液减少慢性难愈性溃疡模型大鼠的创面面积，提高创面愈合率，促进创面修复；②疮灵液增加慢性难愈性大鼠创面与血管生成相关的细胞因子的表达，提示疮灵液促进慢性难愈性创面的愈合很可能是通过促血管生成和调控血管生成的相关信号通路；③疮灵液增加鸡胚绒毛尿囊膜模型血管数量，促进鸡胚绒毛尿囊膜血管生成；④疮灵液可提高受损的 HUVECs 模型细胞迁移及管腔形成的能力，增加血管生成相关的细胞因子的表达；⑤疮灵液促进高糖诱导的 HUVEC 细胞损伤模型 PI3K/Akt 通路的磷酸化，其促进血管新生的作用可能与 PI3K/Akt 通路相关。结论：疮灵液能促进创面中的血管新生，缩短愈合时间，促进创面愈合，其机制可能是通过 VEGF/VEGFR 2 及 PI3K/Akt 信号通路介导。

案例 4：《基于护场理论探讨箍围法促进疮疡炎症消退的介质及作用机制》

护场理论是中医外科体系中重要的理论。采用箍围法能促进疮疡护场形成，护场形成能约束感染的深陷和扩散，促进炎症消退，从而减少抗生素的使用，甚至不用抗生素。护场形成决定疮疡的预后，天津中医药大学张朝晖教授《基于护场理论探讨箍围法促进疮疡炎症消退的介质及作用机制》通过皮下注射金黄色葡萄球菌 1ml，即（3～5）×10⁹cfu/ml 造成皮下脓肿模型。监测大鼠精神状态、体重、皮肤温度、脓肿波及范围及形成时间，创面破溃及愈合时间，监测大鼠疮周经皮氧分压。通过 ELISA 法测定护场形成前后血浆内 HMGB1、LXA4、BPIP、RvD1、IL-10、IL-1β的含量，PCR 检测大鼠创周组织 IL-10、IL-1β、TNF-α的含量，分泌物中 MMP-2 和 NO 的表达，HE 染色，免疫组化测定疮周组织内相关因子的含量。研究显示：箍围药红肿消酊与百多邦相比都能起到控制感染、抑制炎症的作用。在肿疡期（第 3 天）应用箍围法指导下的红肿消酊和百多邦处理大鼠皮肤脓肿未起到"消散毒邪"的作用，考虑与注射细菌量较大有关。阳证疮疡模型制造成功后，红肿消酊箍围消肿减轻局部炎症反应，改善大鼠体重及其精神状态，增加创周血供以抗感染、抗炎，进而促进护场形成（7.33±1.97 天），百多邦脓肿局限时间（9.28±1.38 天）。红肿消酊感染早期应用可降低大鼠血浆降钙素原、CRP 的含量，但并不能减轻局部感染，不能杀灭金黄色葡萄球菌，通过抑制炎症反应发挥作用。红肿消酊能够使皮肤脓肿尽早局限，并能缩短创面愈合。在肿疡期（3 天）、溃疡期（14 天、18 天）应用箍围药红肿消酊不能促进大鼠血浆内 IL-10 的表达、抑制 IL-1β的表达。肿疡期（3 天）应用箍围药红肿消酊均可提高血浆内 BPI、LXA4 含量，参与早期炎症抑制作用。在脓疡期（7 天）可促进大鼠血浆内 RvDl、IL-10 的表达，抑制 IL-1β的表达，起到止痛、抗炎、抑制水肿等作用，促肿胀消退、局限，促进护场形成。在溃疡期（14 天、18 天）创面愈合阶段通过提高血浆 BPI、RvDl 水平，抑制 IL-1β的表达促进创面愈合。通过研究疮疡病灶感染炎症周围的相关介质及细胞因子的变化，初步明确箍围法中药促进护场形成、控制感染和促进炎症消退的治疗机制，为进一步提高临床疗效和临床推广应用提供了科学依据。但是，感染与炎症的机制是复杂的，存在多种信号通路，如 Toll 样受体信号通路、NF-κB 信号通路、炎症小体等，下一步需要结合该实验研究结果深入研究箍围药对信号通路、炎症小体等的影响。

案例 5：《基于代谢组学的透脓散方与补益托毒治法相关的机制研究》

中医外科学的"托法"主要是以"补益与透毒"相结合的治法治疗疾病的有效特色方法，该法应用领域逐渐拓宽，但是缺乏深入研究来阐明其作用效果的物质基础与作用机制。南京中医药大学朱永康教授《基于代谢组学的透脓散方与补益托毒治法相关的机制研究》的主要研究内容为中医病证相符的大鼠疮疡模型的建立及其血浆及尿液代谢组学研究、基于血浆代谢组学研究透脓散组方对大鼠疮疡模型的干预作用、基于尿液代谢组学方法研究透脓散组方对疮疡大鼠模型的干预作用。研究结果显示，采用胶带表皮剥脱滴注菌液加皮下多点注射菌液法成功建立的大鼠体表感染模型较以往的方法更加明显地达到体表疮疡模型的成脓（中期）阶段；一般情况观察符合阳证疮疡的中期特点，病理切片证实模型的复制成功；代谢组学检测显示血浆、尿液中的内源性物质均得到良好的分离，且实验模型大鼠血浆的图谱与正常组大鼠血浆的图谱存在一定的差异，代谢谱明显区分。运用血浆代谢组学方法评价透脓散及其组分对疮疡大鼠的保护作用与机制研究分析发现，与正常对照相比，大鼠疮疡模型血浆中 11 个内源性差异代谢物的代谢被干扰（$P<0.05$ 或 $P<0.01$ 或 $P<0.001$），主要涉及花生四烯酸代谢通路及磷脂代谢通路，与疮疡模型组相比，透脓散、穿山甲配伍皂角刺、当归配伍川芎、生黄芪能不同程度回调代谢物水平，改善代谢物组的紊乱状态；与正常对照相比，大鼠疮疡模型尿液中 13 个内源性差异代谢物的代谢被干扰（$P<0.05$ 或 $P<0.01$ 或 $P<0.001$），主要涉及花生四烯酸代谢、色氨酸代谢、磷脂代谢、嘧啶代谢、亚油酸代谢等代谢通路，与疮疡模型组相比，透脓散、穿山甲配伍皂角刺、当归配伍川芎、生黄芪能不同程度回调代谢物水平。课题成

功创新制作的大鼠体表感染的疮疡模型，符合中医阳证疮疡的特征，病症相符，为研究打下了基础。血浆和尿液的代谢组学研究结果均说明托法治疗的基本原则"补益托毒"综合作用的科学意义，并且以补益为基础，活血、透毒起到辅助作用。

案例 6：《三氧化二砷联合粉防己碱对乳腺癌微环境及肺转移的影响》

中医理论认为痰毒流注是乳腺癌复发转移的关键性病因病机。北京中医药大学裴晓华教授《三氧化二砷联合粉防己碱对乳腺癌微环境及肺转移的影响》课题组前期研究成果发现祛痰解毒的中药组分三氧化二砷（As_2O_3）与粉防己碱（Tet）联合用药治疗乳腺癌具有明显的协同作用，并确立了固定的联用比例。该研究将 As_2O_3 与 Tet 作用于不同特性的乳腺癌细胞株，探索其促凋亡作用及机制；从中筛选出 VEGF 高表达的人乳腺癌细胞株，在 BALB/c 裸鼠上建立可靠的群体移植瘤模型，以 As_2O_3、Tet、As_2O_3 联合 Tet 进行干预，观察对乳腺癌新生血管和肺转移的干预作用。又通过 RT-PCR、Western Blot 等方法分析药物对肿瘤微环境中各相关因子表达的影响及通过 VEGF-Akt/NF-κB 信号通路对肿瘤新血管生成的调控机制，为祛痰解毒法治疗乳腺癌提供理论创新及对 As_2O_3 联合 Tet 用于乳腺癌临床治疗提供基础研究。

案例 7：《男性不育症中医发病学与证候学规律研究及数据库建立》

男性不育症是危害人类生殖健康的重要因素之一，其防治是一复杂且漫长的过程。虽然中医治疗男性不育症有其独到的优势，但目前尚没有统一的中医证型、体质分布规律及疗效评价体系。基于此，云南省中医医院秦国政教授《男性不育症中医发病学与证候学规律研究及数据库建立》从男性不育症的发病、证候、体质三大要素入手，通过文献研究及流行病学调查研究，初步探索男性不育症的中医发病学、证候学规律及中医体质类型分布规律，为建立统一的证候分类标准、疗效评价体系及相关数据库的建立提供基础，对于进一步完善中医男科学理论体系和指导男科临床实践产生了积极的作用。

案例 8：《基于 Th1/Th2、Th17/Treg 细胞失衡理论的银屑病中医辨证分型免疫学机制研究》

银屑病是常见的炎症性皮肤病，辅助性 T 细胞（Th）为主的淋巴细胞在银屑病发生发展中起着重要作用。Th1/Th2 漂移理论是银屑病免疫学发病机制的传统观点，但近年来发现的 Th17/Treg 失衡现象成为该领域研究的热点和难点。中医药对治疗银屑病有着独到的见解和良好的临床疗效，辨证分型是指导中医诊疗的关键因素，但其现代医学机制尚未阐明。北京中医药大学张润田教授《基于 Th1/Th2、Th17/Treg 细胞失衡理论的银屑病中医辨证分型免疫学机制研究》团队前期研究了银屑病血热证 Th1/Th2 失衡机制，并初步探讨了凉血解毒法治疗银屑病血热证的免疫学机制。本研究拟通过检测不同证型的银屑病患者外周血 Th1、Th2、Th17、Treg 细胞值，及其转录因子和下游因子的表达，与银屑病中医证型进行相关性分析，以期进一步地阐明银屑病中医辨证分型的免疫学机制，为银屑病的中医辨证论治提供理论依据和实验支持，同时也为中医药治疗其他免疫相关性皮肤病的研究提供新的思路。

案例 9：《益气小复方对三阴性乳腺癌 MDR 的逆转及机制探讨》

上海中医药大学陈红风教授《益气小复方对三阴性乳腺癌 MDR 的逆转及机制探讨》课题基于中医益气扶正法治疗乳腺癌的理论，结合全国名中医陆德铭教授长期临床经验和课题组前期实验研究结果，以益气扶正法代表药物黄芪和党参组成益气小复方，选择临床预后不良的三阴性乳腺癌为研究对象，从该亚型常见的化疗多药耐药（MDR）的临床难题着手，通过建立体内、体外三阴性乳腺癌细胞株 MDA-MB-231 MDR 模型，观察益气小复方逆转 MDR 的作用。在细胞和分子水平采用基因芯片检测、模式识别分类方法、慢病毒转染、高效液相检测、生物发光学检测等技术，从 ABC 转运蛋白的胞吐和信号转导通路异常介导的 MDR 两个途径探讨益气小复方逆转 MDR 的作用机制，并通过 siRNA 干扰和基因敲除法沉默靶基因，进一步验证益气小复方逆转三阴性乳腺癌 MDR 的关键靶点，从而明确益气小复方逆转 MDR 的作用机制，为益气扶正法逆转三阴性乳腺癌 MDR 的临床实践提供实验依据。

（陈德轩）

第二篇　疮　疡

第一章　痈

　　课程思政提要：痈为外科常见病多发病，各年龄段都有发病，且跟季节因素关系紧密，大多在1～2周痊愈，但有遗留瘢痕的可能，影响美观。在体表暴露部位发生，要疏导患者情绪，鼓励其接受现实，配合治疗。

　　痈者，壅也，多指因气血为毒邪所阻，壅遏不通而发生的急性化脓性疾患。痈既可外发于体表，亦可内生于脏腑，有内痈与外痈的区分，本章所讨论者仅限于外痈，可发生于体表的任何部位，属于阳性疮疡。具有发病迅速，初起局部肿胀，色红疼痛，溃后脓液稠厚，范围多在9～12cm，易肿、易脓、易溃、易敛等特点；或有恶寒、发热、口渴等全身症状。一般不会损伤筋骨，也不造成陷证。本病是外科临床中常见的疾病，相当于西医的由各种化脓性致病菌引起的急性体表软组织感染，如急性化脓性淋巴结周围炎、皮下软组织脓肿等。

第一节　历史积淀

一、病名源流

　　痈之病名首见于《灵枢·痈疽》，该书对痈的特点、病因病机、预后均有较详细的论述，如："夫血脉营卫，周流不休，上应星宿，下应经数。寒邪客于经脉之中则血泣，血泣不通则不通，不通则卫气归之，不得复反，故痈肿。……营卫稽留于经脉之中，则血泣而不行，不行则卫气从之而不通，壅遏而不得行，故热。大热不止，热胜则肉腐，肉腐则为脓。然不能陷，骨髓不为焦枯，五脏不为伤，故命曰痈。……痈者，其皮上薄以泽，此其候也。"元代齐德之在《外科精义·辨疮疽疖肿证候法》篇中云："六腑积热，腾出于外，肌肉之间，其发暴甚，皮肿光软，侵表广大者，痈也。"以后历代文献多有记载，其含义较广，名称甚多。1994年国家中医药管理局制定标准"痈"为中医病名。

　　本病发无定处，随处可生，因发病部位的不同而有许多名称，如生于头部者称顶门痈，生于胸部者为幽痈，生于胁部者为胁痈，生于背部者称背痈，生于腰部者为腰痈，生于上腹部者为吓痈，生于下腹部者为腹皮痈、少腹痈，生于上肢者有肩痈、臂痈，生于下肢者有臀痈、大腿痈、膝痈、胫阴痈、小腿痈，生于手部者称为手发背，生于足部者称为足发背等；根据发病特点的不同，许多病尚有不同的称谓，例如，大腿痈又名箕门痈、阴包毒等，小腿痈又名鱼肚痈等，其病名虽多，但性质、症状、治疗却大同小异。痈均属浅表脓肿，故合并论述；而其中生于颈部的颈痈、生于腋下的腋痈、生于脐部的脐痈、生于胯腹部的胯腹痈、生于腘窝部的委中毒等，除具有一般痈的共性之外，还各具特征，故分别论述。

二、病因病机

　　中医认为本病多因外感六淫及过食膏粱厚味，内郁湿热火毒或外来伤害感染毒气，致使营卫不和，邪热壅聚，经络壅遏不通，气血凝滞而成。

　　（1）素体阴虚　阳盛之人，其气有余，无论内因、外因，一遇瘀滞，即生火热，阻于肉理，气血被壅滞而发痈肿。阴虚之体，内火偏旺，逆于肉理，易生痈肿。

（2）外感六淫　阳邪外袭，壅滞于肉理之间，气血不通，经络阻滞，痈肿乃生。阴邪外袭，阻滞经络，郁闭阳气，日久化热生火，逆于肉理，乃生痈肿。

（3）外来伤害　跌仆损伤、虫兽咬伤，或皮肉破裂，复染邪毒，阻滞经络，壅塞气血；或内留瘀血，脉络不通，日久化生火热，即成痈肿。

（4）饮食不节　素嗜辛辣之品，易致火热内生，流滞于体表肌肤之间，阻滞经络，凝滞气血；饥饱失常，喜食肥甘厚腻，损伤脾胃，运化失常，致使痰湿内生，流注于体表肉理之间，阻滞经络，凝滞气血，日久化生火热，即成痈肿。

（5）七情内伤　情志内郁，气机不畅，气血瘀滞，经络不通，逆于肉理，化生火热，而生痈肿；肝气不舒，横亘脾土，脾伤则运化失常，湿邪内生，流于肌肤，阻滞经络，壅滞气血，即成痈肿。

由于外感六淫之邪侵袭人体，郁于肌表之后，可影响气血经络之循行，以致气血凝滞成痈；而五气均能化热生火，故痈证所生，热毒是其主要原因。由于饮食不节，过食膏粱厚味致使脾胃功能失调，传化失职，积滞生湿生浊，郁而化热化火，当邪气停留肌肤，则结聚而成痈肿。由于外来伤害，体表直接受到损伤后，局部经脉被阻、气血失运，感染毒邪，乃成痈肿。以上三方面的病因，彼此之间亦相互关联，如内有湿热蕴积，不论感染六淫之邪或外来伤害均易发病。但因发病部位不同，除热毒为主要原因外，一般还有一定的差别。如身体上部生痈，因风性上行，以风温、风热为多；患于身体中部者，因气火郁发于中，以内蕴火毒，或气火为多；发于下肢者，因湿性下趋，则以湿热、湿火多见。

颈痈多由外感风温、风热，夹痰浊蕴结于少阳、阳明经络所致；或因肝胃火毒上攻，夹痰凝结而成痈；亦有由乳蛾、口疳、龋齿或头面部疔疮等所致者；或附近皮肤、黏膜破损后，毒邪流窜而诱发。

腋痈多由外感风热之邪，或上肢皮肤破损染毒，或因疮疡等毒邪感染循经流窜所致；亦可因肝脾血热兼忿怒气郁化火，或房事过度，肝肾阴亏，虚火灼经，气机郁滞，郁于腋部皮肉经络而成痈。

脐痈多由外感六淫之邪；或五志过极化火；或饮食不节，房劳过度，而致气滞血凝，火毒之邪结于脐部而发病；亦有患者先出现脐中流出粪、尿水，复因瘙痒染毒而致病者。

胯腹痈多由湿热内蕴，气滞夹痰凝结而成；或由下肢、阴部感染毒邪循经继发。

臀痈多因外感寒邪，体内正气虚弱，致使气血阻滞聚结于臀部肌膂分肉之间，化热而成痈肿；或因饮食不节，饥饱失度，恣食肥甘酒腻之品，损伤脾胃，湿热内生；或为情志内伤，气机瘀滞，生湿化火，搏结于臀部而成痈。

委中毒则由外感寒湿之邪，循足少阳胆经，凝滞于腘窝部委中穴，蕴积化生湿热；或因湿热内生，循足少阳胆经移热、膀胱湿热下注结聚于委中穴，热盛肉腐，化脓成痈。

三、论治原则

纵观古代医家论治外科病首分阴阳，首次明确提出痈、疽阴阳病性的是明代的陈实功，《外科正宗》云："故成痈者壅也，为阳，属六腑毒腾于外，其发暴而所患浮浅，因病原禀于阳分中。盖阳气轻清浮而高起，故易肿、易脓、易腐、易敛，诚为不伤筋骨易治之症也。疽者沮也，为阴，属五脏毒攻于内，其发缓而所患深沉，因病原禀于阴分中。"即痈为阳，因病源于阳分；疽为阴，因病源于阴分。痈源六腑，疽源五脏的理论源于《黄帝内经》，《灵枢·玉版》认为痈"骨髓不为焦枯，五脏不为伤"；疽"下陷肌肤，筋髓枯，内连五脏，血气竭"。后清代的王维德在《外科证治全生集》中明确提出"阴疽"的概念，其划分依据也从"病源于六腑为阳，源于五脏为阴"。据此认为，痈因病位浅为阳证，疽病位深为阴证。主要治则以清火解毒为主，辨证论治、外治法并用。

1. 辨证论治

清火解毒法，是治疗阳证疮疡的常用治法之一。本法是用清热、泻火、凉血、解毒的药物，直折火热的毒势，使疮疡的病势减轻。《医宗金鉴·外科心法要诀》指出："痈疽原是火毒生……"徐灵胎说："六淫之邪，不但暑燥火固属乎热，即风寒湿亦变为热。"故痈发生的常见病因是火毒之邪，清火解毒法运用很广泛，临床上根据不同病情分为实证和虚证，其治法也各不相同。而病属实证者，又当分邪毒在气分或在血分的不同，其治法亦分为清热解毒或凉血解毒两法。

实证火毒之邪在气分者，症见身热心烦，发热汗出，口渴喜饮，小便短赤，舌质红苔黄，脉实大；局部疮疡色红、灼热、肿痛，病变范围较大。虽为初起疮疡，是火毒之邪在气分的实证，治以清热解毒泻火为法，常用黄连解毒汤治之。

实证火毒之邪在血分者，症见口渴、高热、烦躁、头昏或神志恍惚不清，舌红绛，脉数；局部肿疡高起，灼热疼痛，或坚肿散漫不聚。此为火毒之邪已入营血所致，治宜清热凉血解毒之法，常用犀角地黄汤治之（犀角用水牛角代替，用量加大）。

虚证火毒之邪在血分者，是指阴虚之人因火毒之邪乘虚侵入血分为患所致。症见口干咽燥，骨蒸潮热，虚烦眠差，舌光红少苔，脉细数；局部疮疡色暗红，疼痛，肿势不高突。此属阴虚火毒之邪。在血分为患，治以清热养阴解毒为法，常用清骨散治之。

清火解毒法多选用苦寒的药物，目的在于直折火毒之势，多用于实证火毒之邪炽盛者。然而实证虽以火毒之邪为主，亦有兼风邪或兼湿邪为患者，故治疗时必须兼除风邪或湿邪，使风邪、湿邪不与热邪相合，则病易愈。在应用本法时，必须辨清是气分热，或血分热，或阴虚血热，或气有余，或血不足，或真寒假热，或真热假寒等情况，才能准确施治。如果是真寒假热之证投以苦寒之药，必会导致阳绝而死，故苦寒之药不可乱用。这方面古代医家李东垣、张景岳、顾世澄等皆有明训。此外，用苦寒药物治疗阳证实证，虽然证与药合，也只能衰其病大半而止。如果过多或过久地使用苦寒药物，不但克伐胃气，使脾胃受损，气血来源不充足，致病情难以好转；而且由于苦寒药物过量使用会导致气血凝滞（气血得温则散，得寒则凝），使肿疡硬肿难消。

2. 外治法

中医外科外治三大法则：外科内治法消、托、补是根据疮疡病程中邪正相争表现的外证特点而设立的内治原则。而同样道理，根据外疡初期起肿疡、中期成脓破溃、后期生肌收口的变化特点，结合邪正消长的变化，外治的原则以消、溃、敛三法作为治疗指导原则，使外治法的应用有一个可循的规律，便于更好地灵活应用具体治法。

（1）消法　是运用具有行气、活血、祛风、消肿、解毒、定痛等作用的药物，收束疮毒，使轻者得以消散于无形，使重者其毒邪结聚，早日成脓的一类外治方法。"以消为贵"作为早期外证治疗的原则，主要用于肿疡未成脓者，一般肿势散漫不聚而无集中之硬块者，或溃后肿势尚存、余毒未消者均可应用。消法的作用在于消散邪毒。临床中应用消法，首先要辨证施治，针对不同的病因，进行组方施药，同时要选择恰当的剂型。既可以单法施治，又可以数法合施。凡中心无硬块者，施药时可满敷肿势，范围超过病变范围，如果虑其有成脓之势，则中心应留孔，使邪毒聚而外出。对于急重之外证，应及时确定其脓成与否，不可一味用消法，以免迫毒内攻。根据古人的经验，有"疔无消法"之说，是指疔疮多需经成脓、破溃阶段方能治愈，故临床应用时应慎重。

（2）溃法　是指通过手术或使用具有提脓、祛腐作用的药物，促使疮疡内蓄之脓毒尽早排出，腐肉迅速脱落的外治方法。主要适用于肿疡脓成未溃，或溃疡脓栓未落，死肌腐肉未脱，脓水淋漓，形成瘘管，经久不愈者。溃法是疮疡中期的基本外治法。对本法的理解，不能局限在狭义的"使脓肿溃破"上，而应理解为肿疡后期、溃疡早期一切能促使溃破、排脓、祛腐、蚀赘等外治方法之总结，是以祛邪为目的的一种治法。大致上溃法包括提脓祛腐、腐蚀平胬、丝线结扎、手术切开、药物引流、竹筒拔法等。

溃法的使用，在消之不去之时，主要用于脓者内蕴，不能外泄，对于各种增生、瘤、赘、疣等体表肿疡，使用溃法时，不是使其破溃，而是尽可能地一次将其治愈，因此所谓溃法的应用，不能片面理解、简单应用，必须抓住"祛邪外出"这一根本，以不致出现错误施治。

（3）敛法　敛即敛疮，促进溃疡愈合之意。敛法的含义，指使用具有益气养血、收敛固摄、促进肌肉生长、使皮肤尽快覆盖创面作用的药物或方法，从而迅速痊愈的外治方法。主要应用于溃疡腐肉已脱，脓水将尽，肉芽生长迟缓者。应用敛法，必须疮面脓毒已尽、腐肉已脱，否则不仅达不到敛的目的，反而增加溃烂，延缓愈合，甚至迫毒内攻。对于形成瘘管、窦道者，不宜早用，因即使勉强收口，仍可复溃。

消、溃、敛作为外治法的指导原则，是总结外证变化规律，从初、中、末三期特点而提出的，临床应用时必须灵活变通，才能执法而不僵，灵活而不乱，心中有数。

第二节　现代发展

一、病名规范

中医称的痈大多数同于西医学所称的急性化脓性淋巴结炎和浅表脓肿，多为金黄色葡萄球菌等引起的多个相邻的毛囊和皮脂腺等较多部位发生的急性化脓性感染。炎症扩展到皮下组织，引起化脓性汗腺炎、急性淋巴结炎形成脓肿；或为溶血性链球菌等原发感染灶经血行、淋巴转移引起急性淋巴结炎，常见的有颈、腋窝、腹股沟部淋巴结肿大，多个淋巴结粘连成硬块，失治后而形成脓肿。

二、病因病机

本病由金黄色葡萄球菌引起，好发于皮下组织致密部位，如颈、背、肩及臀部等。常见于中、老年人，糖尿病患者或长期使用糖皮质激素的患者，抗感染能力低，较易患痈。

其形成机制：细菌产生的毒素使局部炎症组织坏死，继而中性粒细胞浸润、白细胞崩释出酶将坏死组织液化，形成脓液。脓液中渗出较多的纤维蛋白转变为纤维素，形成网状支架，使病变比较局限。其脓腔周围有明显的充血、水肿和白细胞浸润与肉芽组织增生，形成脓腔壁。浅表脓肿多数能向体表穿破，或经切开排脓后，逐渐形成肉芽组织修复，形成瘢痕愈合。

三、临床表现

1. 按其疾病发展过程，可分为初起、成脓、溃后三个阶段

（1）初起　患处皮肉之间突然肿胀，光软无头，迅速结块，表皮潮红，少数病例皮色不红，到酿脓时才转为红色，灼热疼痛。日后逐渐扩大，变成高肿发硬。轻者无全身症状，经治疗后，肿退痛减变软而消散；重者可有恶寒发热，头痛，泛恶，口渴，舌苔黄腻，脉象弦滑、洪数等症状。痈为阳证，故发病迅速，局部红赤灼热，乃火热之象；初起皮色不变者，因病位较深，风邪痰热尚未外达肌表之故；高肿疼痛主要由于气血凝滞，邪热壅聚所致。气血充实，能约束毒邪，根脚高肿而不散漫；儿童和年老体弱者，常因正不胜邪，可致肿势散漫，疼痛不显；邪气在表，营卫不和，故恶寒发热，头痛；热毒为主，发热多而恶寒轻；脾胃湿热蕴结则口渴泛恶，苔黄而腻；脉象弦、滑、洪数，均属有余之脉，实热之征。

（2）成脓　成脓期在7～10天，即使体质较差，气血虚弱不易托毒，外出成脓亦不超过两周。化脓时局部肿势高突，疼痛加剧，痛如鸡啄；若按之中软有波动感者，为内脓已成熟，伴有发热持续不退等全身症状。此为热毒蕴盛，热盛肉腐，肉腐为脓之象。本病性质属阳证，故一般化脓迅速。但脓本气血所化生，正气充足则能引血外腐，气血虚弱者，化脓亦较为迟缓。

（3）溃后　流出脓液，多数呈稠厚黄白色，为气血充足之征；亦有夹杂赤紫色血块的，为外伤血瘀之象。溃后排脓通畅，则局部肿消痛止，全身症状随之消失，再经10天左右收口而愈。若溃后，脓出不尽，延迟收口者，多为疮口过小或袋脓，导致流脓不畅所致，若脓水稀薄，疮面新肉不生，乃因脓血大泄，气血耗伤，体质虚弱影响新肉生长之故。

2. 按其发病部位，其临床表现又各不同

（1）颈痈　临床表现为初起结块生于颈项一侧或两侧，或颔下、耳后、须下，起病急促，肿核大小不定，小者呈杏核大，大者如鸡卵，皮色不变，肿胀，灼热，疼痛。逐渐漫肿坚实，焮热疼痛。伴恶寒、发热、头痛，舌苔黄腻，脉滑数等症状。若4～5天后发热不退，肿势高突，皮色渐红，疼痛加剧如鸡啄，伴口干、便秘、溲赤，或兼见口舌齿龈肿痛，舌苔黄腻，脉滑数等症状，是欲成脓。至7～10天，按之中软而有波动应指者，为内已成脓。溃后脓出黄白稠厚，排脓畅通，肿退痛减，一般10～14天可愈合。亦有患者因体质虚弱，溃后脓出稀薄，痛肿残存，迁延反复1～2个月，收口愈合较慢，多伴有精神不振，神疲肢软，面色萎黄，舌苔薄，脉细。若治疗得当，正气来复，祛邪外出，脓液变稠，疮面转现红活，将迅速收口愈合。

（2）腋痈　临床表现为初起腋窝局部暴肿，皮色不变，灼热疼痛，上肢活动不利，伴有恶寒发热、纳呆、苔薄、脉滑数等症状，若疼痛日增，寒热不退，势在酿脓，消散者较少。若10～14天后肿块中间变软，皮色转红，按之波动明显时，此为内已成脓。一般溃后脓出稠厚，肿消痛止，容易收敛；若溃后脓液不尽，肿势不退，多因切口太小，或因任其自溃，疮口太小，或因疮口位置偏高，引起袋脓，以致引流不畅，影响愈合。此时需及时扩创，否则迁延日久，难以收口；甚至出现痈毒内陷，走入营血，危及生命。

（3）脐痈　临床表现为初起脐部微肿微痛，渐渐肿大如瓜，或高突若铃，皮色或红或白，触之疼痛。当脐痈根盘日大疼痛相应加剧，伴发热恶寒，周身疼痛，四肢酸楚，小便短赤，为酿脓的表现。若痈溃脓水稠厚而无臭味者，易敛；若溃脓臭秽，或夹有粪汁，或流出尿液，或脐翻胬肉、触脐孔正中可及条状硬结者，可致久不收口。

（4）胯腹痈　初起在腹股沟部有一结块，形如鸡卵，肿胀发热，皮色不变，疼痛明显，患侧步行困难，伴有怕冷发热等症状。若肿块增大，皮色转红，持续跳痛，伴有寒热，大便干结，苔黄腻，脉滑数等，此为化脓之象。

（5）臀痈　临床表现多为一侧臀部红肿热痛，步履维艰，初期中心部位微红，四周色淡，边缘不清，随之红肿逐渐扩大变硬，伴恶寒发热、头痛、骨节酸痛、食欲缺乏、苔黄口渴、脉数等全身症状；数天后肿痛日增，肿势渐聚，皮肤湿烂，随后变为黑色腐肉，或中软不溃；溃后一般脓出黄稠，排脓通畅，全身症状随之减轻，日渐收口。也有局部大块坏死腐肉脱落，造成疮口深坠而形成空腔，逾月难以愈合者。亦有臀部肿块坚硬伴疼痛压痛，局部红热与全身症状较轻，经及时治疗后肿块消退，不造成腐肉溃烂者。

（6）委中痈　又称委中毒。临床表现为病初起委中穴木硬疼痛，皮色微红，逐渐坚硬如石，患肢小腿屈伸困难，行动不便，肢体成被动屈曲位。若肿痛日剧，发热恶寒不退，2～3周渐化脓，脓成外溃，疮口流出清稠如鸡蛋清状黏液时，为即将收口之兆，疮口愈合约需15天。疮口愈合后患肢仍屈曲不伸者，应适当进行功能锻炼，才可逐渐恢复。

四、治疗原则

1）根据痈的不同表现和证候类型辨病辨证治疗。

2）注意皮肤清洁卫生。

3）积极治疗基础疾病，加强全身支持疗法，增强机体抵抗力。长期使用皮质类固醇或免疫抑制药者，根据原发病情况，逐渐减量或停用。

4）尚未破溃的早期损害，可用理疗，如红外线或超短波照射；或外搽莫匹罗星软膏、10%～20%鱼石脂软膏、2%碘酊等。脓肿成熟时，若排脓不畅，须切开引流。

5）伴有发热等全身症状，或发生于上唇部、鼻翼两旁等部位者，除严禁挤压外，应酌情选用抗生素，也可根据细菌培养及药敏结果，选用敏感抗生素，必要时应静脉给药。

6）晚期已化脓破溃应及时切开引流，切忌挤捏和早期切开，尤其是发生在鼻孔和上唇者。

7）全身症状较重，范围大，坏死组织多时，应考虑手术治疗，尽量切除坏死组织，但唇痈因易引起颅内海绵窦血栓性静脉炎，不宜采用手术治疗。

第三节 特色治疗

痈是气血为毒邪壅滞而成，故治疗原则应以祛除毒邪，流通气血为主，并宜根据病程的发展及患病部位分别处理。若初起尚未化脓的，应究其病因，清除其病源，服药以消散。至成脓阶段，如成脓迟缓，则应佐以透托之法使其成脓；溃后若正气充沛，则单用外治即可，如气血虚弱，则宜加用补托之品。

1. 药物治疗

（1）内治法

1）分期治疗：初起者散风清热、行瘀活血，方以仙方活命饮加减；成脓者和营清热托毒，方以仙方活命饮加减；溃后体虚者宜调补气血，方以八珍汤加减。

2）分证论治：风温化火者，疏风清热、泻火解毒，仙方活命饮加减；肝胆火郁者，清肝解郁、散坚消肿，柴胡清肝汤加味；脾胃湿热者，清热除湿、行气和营，四苓散合黄连解毒汤加减；湿热下注者，清热利湿、解毒消肿，龙胆泻肝汤加减；气虚邪恋者，补气祛邪、托毒生肌，托里排脓汤加减。

3）辨病论治：颈痈，散风清热、化痰消肿，牛蒡解肌汤加减；胁痈，清肝解郁、散坚消肿，柴胡清肝汤加减；脐痈，清热利湿、散坚消肿，黄连解毒汤合五苓散加减；臀痈，清热利湿、行气活血，内消沃雪汤加减；委中毒，清热利湿、和营消肿，仙方活命饮加减。

（2）外治法

1）药物消肿：用于肿疡期，尚未化脓时，痈肿较硬，疼痛不著，皮色不变或微红，边界不清。病灶浅者，肿势高突；病灶深者，微微隆起，隐隐胀痛，或有沉重感。此时力求消散，外敷药物应覆盖痈肿之全部，并超出其范围，这样不但有消散之功，也可防止邪毒扩散。总的治法是清热消肿，可选择以下药物。

A.鲜草药：具有清热解毒、消肿作用的新鲜草药如：仙人掌、蒲公英、紫花地丁、野菊花叶、马齿苋、芙蓉花叶、苍耳草、七叶一枝花、柳叶等，使用方法为洗净，加食盐少许，捣为泥状，敷于患处，1~2 次/天。

B.箍围药：阳证用金黄散、玉露散；阴证用回阳玉龙散；半阴半阳证用冲和散。一般采用凉开水、凉茶水、菊花汁、丝瓜叶汁、金银花露调制成糊状，直接涂敷患处。

C.油膏：偏阳证用金黄膏、玉露膏；偏阴证用回阳玉龙膏；半阴半阳证用冲和膏。将油膏摊于纱布上，涂药宜厚，一般 2 天换药 1 次。

D.膏药：偏阳证用太乙膏、千捶膏，使用时随证可加用掺药；偏阴证用阳和解凝膏。一般 5~7 天换 1 次。

E.掺药：主要配伍膏药治疗。偏阳证掺阳毒内消散、红灵丹，每日 1 换；偏阴证用黑退消、桂麝散、丁桂散。将掺药粉掺在膏药或油膏上敷贴患部，一般数天 1 换。

2）切开排脓：痈肿不能消散，酿成脓液，应当即时切开。切开前首先要准确判断脓液是否形成。

3）祛腐生肌收口：痈肿切开或自行溃破后，宜采用提脓祛腐、生肌收口等治法。

A.洗涤：疮口脓水较多时，采用洗涤的方法，洁净疮口。可用鲜草药洗净后煎汁，冷却后洗涤。如野菊花、蒲公英、金银花等。

B.提脓祛腐：脓腐多而不能自脱者，可采用提脓祛腐之法。偏阳证可用含升丹浓度较低的九一丹、八二丹；偏阴证可用含升丹浓度较高者，如七三丹、五五丹。浅者溃疡直接掺布于疮面；疮口深在可用药捻插入，然后外用红油膏、太乙膏等盖贴，脓水多者每日可换药 2~3 次，脓少时每日换药 1 次。使用含升丹等腐蚀类药时应量少，均匀，避开大血管、神经、肌腱等。头面、会阴、四肢末梢等近骨处不宜使用。腐肉难脱，胬肉外突者可用白降丹、千金散、平胬丹。对汞过敏时，改用黑虎丹。

C.生肌收口：脓腐已脱，肉芽生长缓慢时可选用生肌收口药。如生肌散（或膏）、八宝丹、太乙膏、白玉膏、玉红膏。应均匀而薄地敷于疮面。

D.垫棉法：如果脓腔偏下，疮口偏上而有袋脓现象，或新肉与皮肤不粘时，可用垫棉法，有利于排脓和疮腔愈合。

2. 针刺及其他疗法

1）少腹痈、臀痈、股痈初起不红不热、肿硬隐痛者，可用隔蒜、姜等艾灸，1次/天，痛者灸至不痛，不痛者灸至已痛。

2）凡痈肿破溃，腔大而深，腐肉脱而肌肉不长者，可于疮周灸之，1次/天或1次/2天，可促进肌生皮长。

3）骑竹马：位于背部正中线，左右旁开各一寸，与T_9与T_{10}棘突之间点平高。左右计二穴。灸3～7壮。治痈等恶疮。

4）治疮穴：位于肩部背侧，直对上臂伸侧正中线，肩峰下二寸。左右计二穴。针五分至一寸，针感酸麻至肘。治疗全身痈肿等。

3. 专方加减

1）穿山甲（代）6g，天花粉9g，乳香3g，没药6g，白芷6g，赤芍9g，贝母6g，防风6g，皂角刺6g，当归尾6g，陈皮6g，金银花15g，甘草3g。水煎服，2次/天。本方适用治患处有粟粒黄头，痛痒相兼，破溃后脓头相继增多等症状。本方具有清热解毒，散结消肿的功效。

2）生黄芪12g，穿山甲（代）6g，白芷6g，当归9g，皂角刺4g。水煎服，每日1剂，2次/天。本方主治疮顶腐烂，形成蜂窝，脓流不畅等症状。

3）黄芪、当归、竹叶、黄芩各9g，生石膏24g，生地黄、麦冬各15g，白芍6g。水煎服，每日1剂，2次/天。本方适用于疮顶平塌，根部散漫，疮色紫滞，不易化脓腐脱；或脓水清稀，壮热烦躁，便秘尿赤，为阴液不足，火毒炽盛的症状。

4）黄芪15g，当归9g，金银花30g，甘草6g。水煎服，每日1剂，2次/天。本方适用于疮面平塌，红肿弥漫，疮色灰暗，化脓迟缓，脓水灰绿，发热神倦，为气血两亏，毒滞难化等症状。

5）熟地黄9g，当归9g，川芎6g，白芍6g。水煎服，每日1剂，2次/天。本方具有养血补血，扶正补气，托里排脓之功。适用于体虚患痈疽，溃疡不收口及皮色不红润、半阴半阳等症状。

6）黄芪15g，人参15g，五味子5g，生姜15g，茯苓15g，牡蛎15g。水煎大半杯，温服。每日1剂，2次/天。适用于痈疽脓泄后、溃烂不能。

4. 单方、验方

1）金银花是外科首选的清热解毒药，重用本品治疗诸痈，具有较好效果。可单味应用，也可配合蒲公英、野菊花、紫花地丁等加强解毒消肿之功，或以鲜品捣烂，外敷亦佳，其用量亦大，单味应用时可用至150～200g，配合其他药物时可用至60～90g，水煎服，分4次，每6小时1次。

2）蜂房治疗痈。蜂房擅长消痈散肿，其方法是：蜂房30g，加水1000ml，煮沸15min，等凉后过滤去渣，用此汤冲洗或涂疮面，再用消毒纱布覆盖，2次/天，有较好疗效。

3）垂盆草内服外用治疗暑疖、痈。取新鲜垂盆草60～120g，将上药洗净捣烂，加干面粉少许调成糊状（或晒干研末加凡士林适量调成软膏），外敷患处，每日换药1次（如脓已出头，中间留一小孔以便排脓）；内服：将鲜药30～60g，捣汁冲服。治愈时间最短2天，最长5天。

用蜂针疗法治痈肿，要配合冰雪冷敷。蜂针疗法对关节炎等症有很好的止痛作用，但治疗痈肿则无止痛作用，只有消炎作用，若配合冰雪冷敷局部，不但有止痛作用，还可使炎症吸收和消散，同时冰雪冷敷还可以止蜂针引起的疼痛和红肿，两者配合有相得益彰、相辅相成作用。

5. 三因制宜

痈之为病，多实热火毒为患，治以清泄火热、解毒消痈为要。但临证尚需三因制宜，居处湿热之地者，体多湿热蕴结，治当稍加燥湿之品；居处燥热之地者，体多阴津不足，治当稍加养阴之味；嗜酒之人患痈者多酒毒内蕴，治当加入清解酒毒药物。

第四节 名 医 学 验

1. 许履和

许履和认为，颈痈风热证可用牛蒡解肌汤，阴虚痰热证用消瘰丸、半丁汤、柑橘汤治疗，对高热易于动风者，加钩藤以凉肝息风。若过用寒凉之品而肿块经久不消，呈僵持状态者，用舒肝溃坚汤或夏枯草 10g、紫花地丁 18g、半边莲 18g、牛蒡子 10g、连翘 10g、玄参 6g、赤芍 6g、当归 10g、牡丹皮 6g、炒甲片 5g，配合金黄膏以箍围消肿，多能渐渐消退。脐痈宜早消散，否则可内溃而成脐漏。湿热并重者可用黄连解毒汤合五苓散以清热利湿；火热偏盛者可用导赤散加当归尾、赤芍、金银花以清心火、和营血。脐漏用胎元七味丸（《验方新编》方），其药物组成及制法、服法：男脐带 3 条，瓦上焙干存性，陈棕 21g 烧灰存性，西牛黄 1g，槐角子 15g 焙干存性，刺猬皮 10g（酥炙），真象皮 12g（酥炙），地榆 10g。共研细末，酥油和为丸，如麻子大；若不成丸，加糯米粥少许。每服 2g，2 次/天，开水送服，以消漏管；另服补养气血及疏肝理气之剂，用八珍汤加青陈皮、川楝子、延胡索、制香附、木香等煎服；外用九一丹药捻盖贴，一日换药 2 次。

2. 顾伯华

顾伯华认为，腋痈乃肝经血凝，脾经气滞所发。临证喜用泽兰伍当归、赤芍以行血破瘀，伍金银花、甘草以清热解毒，每有奇功。并用西黄醒消丸入药吞服以消散痈肿。委中毒，常见者有急性和慢性两种。急性者，因湿热瘀滞，或足跟碰破后，因不洁之物侵入而引起。易自溃，收口亦易。内服萆薢化毒汤（萆薢、当归尾、牡丹皮、牛膝、防己、木瓜、薏苡仁、秦艽）加忍冬藤、茯苓，外敷玉露膏。慢性者，因伤筋瘀滞，或寒湿阻络而成。溃脓后收口较慢。伤筋瘀滞者，内服活血散瘀汤（当归尾、赤芍、桃仁、大黄、川芎、苏木、牡丹皮、枳壳、瓜蒌仁、槟榔），寒湿阻络者去大黄、瓜蒌，加独活、苍术、牛膝，外敷冲和膏，掺以红灵丹，大半有消退之希望。如 14 天后不消者，即欲成脓，宜内服和营托毒之剂，当归、赤芍、丹参、防己、牛膝、穿山甲（代）、皂角刺、乳香、忍冬藤、茯苓（约服 21 天至 1 个月）。按之中软者，乃脓已成熟，可以切开排脓，刀宜直开，切口宜大些，使流脓爽快。溃后，用纸线蘸九黄丹嵌入疮口内，外盖冲和膏。脓净停用纸线，掺九一丹收口。如见有袋脓情况，必须在切口下面袋脓之处，垫棉花两层，用三寸阔纱布绷扎，再加小枕头垫平，不使脓水下流，则脓水易净，收口亦快。

3. 赵炳南

赵炳南认为，痈的发病，应强调内因。并说"没有急气怒恼不生痈""急气怒恼、肝火暴动以致荣卫失和，营气不从，逆于肉理，乃生痈肿"，再加上外感六淫毒火或过食膏粱厚味，邪热壅聚，气血凝结，经络壅遏不通而成。"营卫稽留于经脉之中，则血泣而不行，不行则卫气从之而不通；壅遏而不得行，故热。大热不止，热胜则肉腐，肉腐则为脓……"（《灵枢·痈疽》）。不但说明了痈的发生而且也说明了"热盛肉腐"成脓的病理过程。老年性重症的痈症患者，则多由于肾阴虚亏，阴虚火旺，水火不济；再加上外因引动，内外合邪而发病。其表现的毒热病象，是一种"阴极似阳"、虚中夹实的外在表现，与一般单纯的"阳毒"有所不同。治疗时应注意养阴扶正，否则可以形成陷证。其治痈基本经验如下。

1) 毒热壅盛期：痈症初起，畏寒壮热，口渴，烦躁，便秘溲赤，局部红肿坚硬。治宜清热解毒，活血内托。药用消痈汤以清热解毒为主，兼有活血内托之功。对于痈肿而未溃脓者，能促使其消散；有脓者，能促使其溃破。伴有高热毒热炽盛者，可加局方至宝丹、紫雪散或加生玳瑁 9g。合并消渴症者，加生白芍、生甘草。外用药以围箍为主，用黑布化毒膏，促其消散，如消之不应则促其化脓。敷药的范围一定要超过局部红肿的范围，而且药膏要摊得厚一些，要紧贴患部使之与病灶紧密贴合。

2）脓肿期：局部溃脓，有波动，全身热象未减。治宜托里透脓，清热解毒。处方：当归尾 9g，生黄芪 15g，生穿山甲（代）9g，生皂角刺 9g，川芎 9g，金银花 15g，乳香 3g，没药 3g，赤、白芍各 9g，蒲公英 30g，白芷 9g，桔梗 9g。毒热盛者加黄连、连翘；大便干燥者加大黄；气血虚者重用生芪，以托里固表，可以用到 60g 至四两，或加党参、白术；阴虚者加南北沙参、耳环石斛、玄参、二冬。病情较重者，服药次数可以相应增加，每日服药 3～4 次。若出现高热神昏，热入营血等全身性感染的病象时，就应按照温病卫、气、营、血的辨证法则进行治疗。若因患者体质素弱，而毒邪内陷，出现面色晦暗，大汗出，循衣摸床，手脚发凉，鼻出冷气，脉细微等症时，应当回阳救逆，益气回阳，用阳和汤加减（方中的肉桂要用紫油肉桂 3～9g；黑附子 2～9g，或用红人参 3g），扶正固脱。外用药：疮口处可用甲字提毒药捻或红肉药捻纳入疮口，外敷黑布化毒膏。如疮口小，脓肿深引流不畅，可用甲字提毒药捻以扩大创口；如腐肉不脱，可用京红粉撒在坏死组织处以化腐生新，或用剪刀剪除腐败组织。蜂窝状的脓眼也可纳入药捻，使之引流通畅。

3）溃破期：脓毒已排出，疮面较大，久不收口，肉芽组织生长迟缓，阴血耗伤，精神疲乏，自汗盗汗，食纳不佳，脉见沉细或细数无力，舌质淡。治宜健脾和胃，补托生肌。处方：炙黄芪 15g，党参 9g，当归 9g，炒白术 9g，陈皮 9g，天花粉 15g，山药 15g，石斛 30g，炙甘草 9g。若毒热未尽者可加金银花、蒲公英以解余毒。外用甘乳膏、化毒散软膏混合外敷。若疮面清洁，毒热已尽，则可单用甘乳膏加生肌散以生肌长肉，促进愈合。

赵老认为，治疗痈症时，要保护肾阴，忌房事。注意保护脾胃，以增强体质。即使合并糖尿病，除极重的患者外也不太过分地强调控制饮食。

本病诊断难度不大，难点在于因病变部位、病程阶段、全身状态的不同，治疗措施、方剂的选用。因此，临证之时，务必准确辨病，并根据具体病的证候类型不同，病证兼顾，病证结合用药。

（焦　强）

第二章 丹　毒

课程思政提要：丹毒是危害人民群众健康的常见病，肢体丹毒反复发作会导致淋巴水肿，少数症状严重的患者甚至还会因丹毒而引发脑膜炎、急性肾炎、心内膜炎等，对人体造成严重的伤害。及时发现丹毒发作苗头，针对不同的阶段采用祛风清热、清泄热毒、通络泄浊等疗法，将有助于及时控制疾病发展，减少并发症的发生，保护劳动力，提高患者生活质量。

丹毒是一种患部皮肤突然发红成片、色如涂丹脂染、痛不可触的急性感染性疾病。西医也称丹毒，又称急性网状淋巴管炎。全身各处均可发病，尤以下肢、颜面部居多。发于头面部称抱头火丹，发于躯干部称内发丹毒，发于小腿足部称流火，新生儿多发于臀部称赤游丹毒。据有关资料统计，下肢丹毒发病率较高，可达 57.1%，超过 60% 的患者丹毒发病年龄超过 50 岁。丹毒病因总以火毒为患，常有挖鼻、挖耳、头部创伤、脚湿气、外伤等病史。发病机理主要是血热火毒，头面部多夹有风热，胸腹腰胯部多夹有肝脾湿火，下肢发病者多夹有湿热，新生儿发病多为胎热火毒所致。临床常分为风热蕴毒证、肝脾湿火证、湿热蕴毒证、胎火蕴毒证等论治，并根据不同部位辨证用药。

第一节　历　史　积　淀

一、病名源流

丹毒之名最早见于晋代葛洪《肘后备急方》："丹毒，须针镵去血。"早在《黄帝内经》时期，就有关于丹毒的描述"少阳司天，客胜则丹胗外发，乃为丹熛疮疡"，称本病为"丹熛疮疡"。晋代陈延之所著《小品方》将其称为"天火""丹疹"。自隋唐时期以来，古代医家对丹毒的认识逐渐深入。隋代巢元方在《诸病源候论》中明确提出"丹毒"这一病名，对其临床表现、病因病机、疾病预后做了详细的阐述。唐代孙思邈在《备急千金要方》中提出丹毒又名天火："丹毒一名天火，肉中忽有赤如丹涂之色……"明清时期医家，多从不同的发病部位对丹毒命名。明代陈实功所著《外科正宗》将发于腰胁部的丹毒称缠腰丹，小儿所发丹毒称赤游丹。清代高秉钧所著《疡科心得集》将发于头面者称"抱头火丹"，云："抱头火丹者，亦中于天行热毒而发，较大头瘟证为稍轻。初起身发寒热，口渴舌干，脉洪数，头面赤有晕。"发于腰胁部者，《外科大成》称"内发丹毒"；发于小腿足部者称腿游风。清代顾世澄在《疡医大全》中提出流火的命名："凡腿上或头面红赤肿热，流散无定，以碱水扫上旋起白霜者，此流火也。流火两脚红肿光亮，其热如火者是。"此外还有"赤游风"（《华佗神方》）、"茱萸"（《太平圣惠方》）、"赤流"（《太平圣惠方》）、"游风"（《太平圣惠方》）、"赤瘤"（《普济方》）等称谓。

二、病因病机

从病因病机看，总体上古代医家认为丹毒多因外感风热恶毒、热毒、湿热之毒。常见原因包括挖鼻、挖耳、头部创伤、蚊虫咬伤或素有脚湿气等肌肤破损病史。对于新生儿丹毒多与胎热火毒、孕母受惊或小儿频繁洗浴有关。病机不外乎火热之毒为患，病位在皮肤，病性属实属热，病变涉及心、脾、肝、肺、三焦，多数医家认为本病离不开风、湿、热、毒。

古代医家多从热毒立论。《素问·至真要大论》记载"少阳司天，客胜则丹胗外发，乃为丹熛疮疡"，首次提出丹毒的病因病机与上焦火热有关。《诸病源候论·丹毒病诸候》记载："丹者，人身忽然焮赤，如丹涂之状，故谓之丹。或发手足，或发腹上，如手掌大，皆风热恶毒所为。"提出风热恶毒为丹毒的主要病因病机。《诸病源候论·小儿杂病诸候五》云："风热毒气，客于腠理，热毒搏于血气，蒸发于外，其皮上热而赤，如丹之涂，故谓之丹也。"《圣济总录》记载："热毒之气，暴发于皮肤间，不得外泄，则蓄热为丹毒。"提出血热火毒为丹毒的内在病因。《医宗金鉴·外科心法要诀》云"诸丹总属心火、三焦风邪而成""诸丹本于火邪"，说明丹毒与心火、三焦风邪关系密切，并根据临床表现以及发病部位的不同提出了不同的病因病机，如赤游丹属血分有火而受风，若发于膝部，属脾肺有热而夹湿，总体病机特点不离火热。明代陈实功在《外科正宗·火丹》中全面系统地阐述了丹毒的病因证治："火丹者，心火妄动，三焦风热乘之。故发于肌肤之表，有干湿不同，红白之异。干者色红，形如云片，上起风粟，作痒发热，此属心、肝二经之火，治以凉心泻肝，化斑解毒汤是也。湿者色多黄白，大小不等，流水作烂，又且多疼，此属脾、肺二经湿热，宜清肺、泻脾、除湿，胃苓汤是也。腰胁生之，肝火妄动，名曰缠腰丹，柴胡清肝汤。外以柏叶散、如意金黄散敷之。"孙一奎在《赤水玄珠》中记载："湿热滞于皮肤，搏击气血，发为丹毒。"清代陈世铎在《洞天奥旨》中记载："胡次丹，先从脐上起黄肿，是任经湿热也，去其湿热而丹毒自散。"说明湿热也是丹毒发病的重要病机。

三、论治原则

综观古代医家论治丹毒，总体以凉血清热、解毒化瘀为主，发病部位不同，遵循不同的论治原则。

（1）发于头面部者　宜散风清火。《活幼新书》记载："牛蒡汤，主伤风发热，烦躁，鼻塞气喘，痰嗽惊啼，及诸疮、赤紫丹毒，咽喉肿痛。"提出清热解毒、散风清火的牛蒡汤可以治疗赤紫丹毒。《简明医彀》记载："人身忽然变赤如丹，乃血热肌虚、风邪所搏而成，宜防风通圣散之类治之。"《幼幼集成》记载"凡治丹毒，俱宜先服防风升麻汤，以"解毒发表""治丹之法，先用辛凉解表，使毒渐消"。

（2）发于胸腹腰胯者　宜清肝泻脾。《外科正宗》记载："腰胁生之，肝火妄动，名曰缠腰丹，柴胡清肝汤。"提出肝火内蕴循经发为缠腰火丹，治疗宜清肝泻脾。《医宗金鉴》记载："丹毒肝脾热极生，胁上腰胯赤霞形，急宜砭出紫黑血，呕哕昏胀毒内攻。"提出内发丹毒与肝脾湿热有关。

（3）发于下肢者　宜利湿清热。《医宗金鉴》记载："腿游风在绕腿生，赤肿如云焮热疼，荣卫风热相搏滞，宜砭出血双解清。"提出双解通圣散、当归拈痛汤等利湿解毒清热的方剂。

（4）发于新生儿者　宜清热凉血解毒。《医宗金鉴·外科心法要诀》记载："胎毒初患赤游丹，腹肢先后内外参，内服外贴兼砭血，红轻紫重黑难痊。"小儿赤游丹之证，皆由胎毒所致，治宜大连翘饮、消毒犀角饮、五福化毒丹、紫雪丹等清热凉血解毒的药物。

四、用药经验

经文献检索查阅，统计古方共83个，治疗丹毒的单味中药共130味，累计出现频次为725次。古人治疗丹毒多以清热、疏风、理血药物为主，体现了古代医家从热、风、血治疗丹毒的思想。其中排名前20味的中药依次为甘草、黄芩、升麻、大黄、防风、赤芍、当归、犀角、川芎、荆芥、芒硝、连翘、玄参、栀子、葛根、生地黄、茯苓、竹叶、麻黄、牛蒡子。

五、治疗经验

（一）中医内治法

丹毒的口服汤剂总体以清热解毒为主，根据发病部位的不同，有不同的侧重点。常见的中医内治方法包括清热解毒、疏风清热、清肝泻脾、清热利湿、凉血解毒等。《赤水玄珠》记载："大连翘饮治风热热毒或赤白游风，表里皆受患者""大连翘饮治胎毒，丹毒，赤游"。该方在清热解毒基础上配伍疏风散热之品，此外该书还提出清上散加升麻、防己散、升麻汤、败毒散治疗丹毒。《幼幼集成》记载："治丹之法，先用辛凉解表，使毒渐消。"提出用防风升麻汤解毒发表。《太平圣惠方》记载有金花散、漏芦散、蓝青散、蓝叶散，均以清热解毒或清热凉血解毒为主。《仁斋直指方》记载蓝叶散、防己散、疏风解毒散，从风热恶毒、热毒论治丹毒。《圣济总录》记载有升麻汤、黄芩汤、蓝青汤、犀角饮等清热解毒凉血的内服方药。《外科正宗》记载有升麻葛根汤、大连翘饮、消毒犀角饮、五福化毒丹、化斑解毒汤、胃苓汤、柴胡清肝汤治疗丹毒，提出对于腰胁部丹毒，采用清肝泻脾的治疗方法。《疡科心得集》提出犀角地黄汤、黄连解毒汤治疗头面部丹毒。《外科大成》《疡医大全》均提到清热泻火解毒的化斑解毒汤治疗丹毒。《医宗金鉴》记载有蓝叶散、导赤汤、防己散等清热解毒、利湿活血的方剂。

（二）中医外治法

古籍记载的中医外治法常见的有砭石、膏药、泡洗、掺药、外敷等。大部分古籍都提到采用砭石排除恶血，以祛邪毒的治疗方法。《医宗金鉴·痈疽砭法》提出："凡痈疽红肿色赤，游走不定，及赤游丹毒，红丝疔走散，时毒瘀血壅盛等证，皆宜行砭石之法。"《儒门事亲》提出𬶈针砭刺出血的方法。《备急千金要方》记载治小儿丹毒在砭石治疗后外用如意金黄散，此外还有升麻膏、揭汤方治疗丹毒的记载。《外科正宗》记载有柏叶散、如意金黄散外用，《赤水玄珠》提出冰黄散、白玉散调涂患处，或青黛、马齿苋捣汁外涂。《冯氏锦囊秘录》提出浮萍草捣汁外涂。《外台秘要》记载有赤小豆以鸡子白和泥外涂，《验方新编》记载有清凉膏外敷。

第二节 现 代 发 展

一、病名规范

古代文献将丹毒称为丹熛疮疡、天火、赤游风等，根据部位不同又称抱头火丹、内发丹毒、流火、赤游丹等，新中国成立至今，多以丹毒命名，根据病程长短及局部表现，分为急性丹毒与慢性丹毒。

二、病因病机

1. 病因方面

主要包括皮肤、黏膜破损，例如，鼻腔黏膜、耳道皮肤、头皮破伤，毒虫叮咬，臁疮，脚湿气反复搔抓等，使邪毒乘隙而入。西医学认为，本病是由溶血性链球菌从皮肤黏膜破损处入侵皮内网状淋巴管所引起的急性感染。静脉曲张、慢性下肢静脉功能不全、下肢静脉溃疡、肥胖等，由于下肢静脉持续高压，组织张力增加，容易引起淋巴液回流不畅，导致丹毒反复发作。此外，糖尿病、肾病及恶性肿瘤化疗的患者，伴发丹毒及丹毒反复发作的概率也有所增加。

2. 病机方面

当代不少医家认为本病为本虚标实之证，本虚多指正气不足，不能抵御外邪，标实多指风、湿、热、毒、瘀为患，其中湿邪是导致丹毒发病的核心病机，贯穿疾病发展始终。病变后期以虚实夹杂为主，发病日久瘀血内生，阻塞经络可导致象皮肿的发生。顾筱岩认为，下肢丹毒病因病机主要为湿热下注和火毒阻络，两者互为因果。周永坤认为，本病病机与瘀血、湿邪、热毒关系密切。赵永昌认为，丹毒不仅与热毒邪气瘀滞经络有关，还与湿热阻滞，气血不畅，营气郁滞有关。阙华发认为，血瘀为下肢丹毒的关键病机，急性期兼有湿热；慢性期多热毒、水湿、瘀血相互影响。崔公让认为，湿邪毒蕴是下肢丹毒的根本病机。张庚扬强调湿邪黏滞贯穿疾病始终。

三、证候表现

1. 急性期证候

急性期证候表现为初起可见高热恶寒、头痛、恶心呕吐等全身症状，之后皮肤出现界限清楚的片状红斑，色鲜红，皮肤紧绷光亮，张力增高，发病部位迅速肿胀，局部皮温高，触痛明显，迅速向四周蔓延，有的伴有皮肤破溃流出渗液，舌红，苔黄腻，脉滑数。病机以热毒炽盛、湿热下注、湿热蕴肤为主。

2. 亚急性期证候

亚急性期证候表现常无高热恶寒等全身症状，局部皮温较急性期低或正常，局部皮色发红，发病部位肿胀，伴有乏力、纳差等表现，舌红或淡红，苔黄或白腻，脉滑数。此期常由急性期过用寒凉药物而伤及脾胃阳气所致。

3. 慢性期证候

慢性期证候表现为皮温恢复正常，皮色稍红或暗红，疼痛减轻，肿胀不明显，局部可见色素沉着，反复发作者淋巴回流障碍常常继发肢体淋巴水肿。病机以湿瘀阻络、脾肾亏虚、余邪未清为主。

四、治则治法

1. 治则思路

（1）分期论治　丹毒处于不同阶段，治疗要点不同。急性期以清热解毒、利湿活血为主要治则；亚急性期以清热解毒、利湿活血、健脾益气为主要治则；慢性期以温补脾肾、利湿活血为主要治则，少佐清热解毒之品。

（2）重视中医外治　丹毒病发于外，无论处于何种时期，均应联合中医外治法，如膏剂、散剂、掺药、针灸等以清热解毒、利湿活血、消肿散结，使作用直达病所。

（3）巧用虫类、藤类、络类药物　丹毒反复发作肿胀难消，或继发肢体淋巴水肿，可灵活加入虫类、藤类、络类药物。虫类药具有搜剔之性，有软坚散结、活血行气之效，藤类、络类药物与人体经络相类，可通络脉之瘀，消难消之肿。

（4）积极治疗原发疾病　积极处理脚湿气，下肢静脉功能不全，全身性疾病如糖尿病、肾功能不全、肝硬化、肿瘤等引起机体免疫力低下的疾病。

2. 治法探讨

根据近年文献报道，丹毒的治法有清热解毒、清热凉血、清热泻火、清热利湿、解毒消肿、解毒化瘀、理气活血、活血化瘀、清热活血、利湿活血、和营活血、散瘀止痛、疏散风邪、清肝泻脾、透达郁热、活血通络、益气健脾、温补脾肾、清营凉血、除湿通络、温阳活血利水、利水消肿等。其中清热解毒、利湿活血是丹毒最主要的内治方法，外治方法多以清热解毒、活血消肿为主，临床还需根据丹毒所处的不同阶段辨证施治。

五、临床论治

1. 辨证论治

根据查阅的文献，现代医家多从发病部位以及病程阶段辨证论治。发于头面者辨证为风热上扰证，发于腰胁者辨证为火郁气滞证，发于下肢者辨证为火毒夹湿、湿热下注证。万春发治疗丹毒，发于头面者，从风论治；发于下肢者，从湿论治；发于腰胁者，从火论治。陈柏楠主张分期辨证论治，急性期以火毒为甚，缓解期以湿邪为主，慢性迁延期以血虚、血瘀为主。

2. 专方加减

以专方为基础随证加减治疗丹毒，严沫琦等采用自拟丹毒湿敷方（盐黄柏 50g，白头翁 30g，白鲜皮、金银花、马齿苋、土荆皮、红花各 10g）外敷，总有效率为 92.68%。王玉自拟三虫汤（蜈蚣 2 条，土鳖虫 10g，地龙 10g，赤芍 15g，鸡血藤 30g，当归 20g，黄柏 20g，蒲公英 30g，紫花地丁 15g，薏苡仁 30g，生地黄 20g，生甘草 10g）加减治疗慢性复发性丹毒，总有效率为 100%。

3. 用药经验

经文献检索查阅，统计现代方共 61 个，治疗丹毒的单味中药共 103 味，累计出现频次为 677 次。多以凉血、清热、祛湿药物为主，体现了现代医家从热、毒、湿论治丹毒的思路。其中排名前 20 味的中药依次为牡丹皮、金银花、牛膝、黄柏、紫花地丁、赤芍、薏苡仁、甘草、蒲公英、连翘、萆薢、泽泻、生地黄、苍术、茯苓、野菊花、车前子、丹参、玄参、当归。

4. 古方今用

经文献检索查阅，常用的中药古代方剂，内服方有升降散（《伤寒瘟疫条辨》）、桃红四物汤（《医宗金鉴》）、四妙丸（《金匮翼》）、大黄牡丹汤（《金匮要略》）、四妙勇安汤（《石室秘录》）、五味消毒饮（《医宗金鉴》）、五神汤（《辨证录》）、萆薢渗湿汤（《疡科心得集》）、三仁汤（《温病条辨》）、黄连解毒汤（《外科正宗》）、普济消毒饮（《外科正宗》）等。外用方剂有金黄膏（《疡医大全》）、如意金黄散（《外科正宗》）、玉露散（《医方集解》）、芙蓉膏（《疡医大全》）、黄连膏（《医宗金鉴》）等。

第三节 特色治疗

1. 针刺治疗

针刺治疗形式多样，包括普通针刺、刺络放血、火针、梅花针等，主要起到泄热排毒、活血化瘀的作用，有晕针、晕血者不适用。黄茹茜采用刺络放血拔罐法治疗丹毒，有效率为 100%。具体操作如下：在患者下肢病灶周围皮肤或病灶处常规消毒，用三棱针对准病灶周围皮肤或病灶处及周围怒张的小血管病灶处刺血后拔罐，留罐 3～5min，隔日 1 次，3～5 次为 1 个疗程。火针治疗操作如下：皮损部位常规消毒，烧针，烧至通红后迅速刺入皮损处，散刺密度为间隔 1cm/针，2 次/周。病情好转后可改为 1 次/周。注意事项：针后可见深色血液流出，此时不必压迫止血，待其自止。

2. 中药湿渍疗法

石世华等使用五味消毒饮加减湿渍治疗下肢丹毒患者，总有效率为 100%。具体操作如下：用水煎制、过滤、去渣成汤药，取 6～8 层脱脂纱布，浸湿药液，轻轻拧干，然后湿敷患处，每日 2 次，每次 60min，7～10 天为 1 个疗程。

3. 中药熏洗或药浴治疗

徐磊等采用中药熏洗治疗丹毒，具体操作如下：独活、白术、当归、甘草、乳香、没药各 10g，葱白 7 个。用清水 3000ml 将上药浸泡 30min，再文火煎煮 30min，倒入浴盆，先熏后洗患部（皮肤无破损处），每次 30min，每日 1～2 次。

4. 膏药治疗

魏纹瑶等使用金黄膏治疗下肢丹毒，总有效率为 96.67%。具体操作如下：将金黄膏外用敷于患处，控制厚度在 0.5～0.8cm，确保药物的面积大于病灶，用无菌纱布覆盖，绷带包扎，包扎时注意松紧度，每日换药 1 次。

5. 三因制宜

根据患者的年龄、发病部位、病程的长短缓急、病情严重程度、合并疾病、体质、生活习惯等个体差异，制定相应的个体化治疗方案。对于高龄的患者，丹毒早期不宜过度使用寒凉药物，以免损伤脾胃阳气。对于有脚湿气病史的患者，应积极处理脚湿气，防止丹毒反复发作。对于其他疾病继发丹毒的患者，应处理好原发疾病。对于肿瘤放化疗病史等引起的丹毒患者应注重预防。对于长期抽烟、喝酒、熬夜、嗜食辛辣刺激等不良生活习惯者，应及时纠正。

第四节　名医学验

1. 赵炳南

赵炳南教授常采用清热解毒法治疗丹毒，创立清热解毒汤（地丁、野菊花、蒲公英、大青叶、蚤休、丹皮、赤芍、板蓝根），发于颜面者加牛蒡子、薄荷、菊花辛凉清上，发于下肢者加黄柏、猪苓、萆薢、牛膝清利湿热，反复发作者加路路通、鸡血藤、防己、黄柏利湿解毒、活血通络。

2. 崔公让

崔公让教授认为，下肢丹毒的根本病机为湿热蕴毒，治疗重点在清热祛湿解毒。分三期治疗丹毒：初期常用四妙勇安汤加减祛湿解毒；中期减少清热解毒药味，加用清热凉血滋阴的药物如生地黄、玄参等防止伤阴；恢复期适当给予益气温阳之品以扶助正气，促进患者病情恢复。

3. 顾筱岩

顾筱岩认为，下肢丹毒反复发作病机特点为血行瘀滞、毒邪停滞，强调活血化瘀、和营通络贯穿疾病治疗始终。为防止疾病复发，初期即以生地黄、牡丹皮、赤芍凉血活血，热退瘀肿胀痛以当归、泽兰、丹参、桃仁活血化瘀，水肿明显以防己、茯苓、车前子、薏苡仁、冬瓜皮利湿消肿。

4. 陈宝贵

陈宝贵教授认为，下肢慢性丹毒的总体病因病机为内有余毒血热，外感湿邪、火毒、风邪，内外合邪、瘀滞肌肤。湿热与血瘀是本病反复发作的重要病理因素。此外，陈宝贵教授认为阳气不足也是下肢慢性丹毒发生发展的重要原因，一方面，阳气不足不能固护肌表；另一方面，阳气不足温煦、推动力弱，使血液运行不畅，瘀滞经络。丹毒急性期也常在清热解毒药中加入补肾阳之品，尤其是老年人，常选用辛甘温和的药物如黄芪、当归、鹿角片、淫羊藿、杜仲补肾助阳，使气血、阳气渐旺。

中医药治疗丹毒疗效确切，中医、西医认可度高，目前还存在以下问题。第一，学科归属问题。中医外科相关书籍均将其放在疮疡章节中，但丹毒患者临床就诊时多分散在皮肤科、疮疡科、周围血管科等，病例分布不集中，影响医学研究的开展。丹毒属于网状淋巴管发生病变，是否应归属于周围血管病学，今后需统一。第二，基础研究相对薄弱。目前缺少丹毒的基础研究，对于中医药如何发挥作用是一大盲点。第三，虽然中医根据不同发病部位对丹毒命名，但查阅文献几乎均将其统称为丹毒，今后还需进一步规范。第四，中医外治法见效快，简便廉验，副作用少，但缺少规范的操作方法，适应证和禁忌证不明确。第五，缺乏盲法、多中心、高质量的随机对照试验，现有文献证据等级低。2022 年 4 月，中华中医药学会外科分会已启动了丹毒中医优势病种论证，期待未来开展更多高质量研究。

（曹建春）

第三章　附　骨　疽

课程思政提要：附骨疽是一种毒气深居，附着于骨的化脓性疾病，其治疗不当，会导致骨质破坏，形成死骨、死腔及窦道，对患者身体损伤大、治疗难度大、恢复时间长、费用较多，增加家庭与社会负担。发病人群多见于儿童，势必对儿童身心健康造成危害，影响全面建设社会主义现代化国家和全面推进中华民族伟大复兴的进程。因此，作为医学工作者，要加强对附骨疽的认识，进一步提高附骨疽诊疗水平和能力，积极鼓励患者树立信心，为解除患者的痛苦、减轻家庭与社会负担做出相应的贡献。

附骨疽是一种毒气深沉，附骨而生，局部胖肿，附筋着骨，推之不移，疼痛彻骨，溃后脓水淋漓，不易收口，易形成窦道，损伤筋骨的化脓性疾病。古称"骨蚀""骨疽""骨痹""附骨疽""咬骨疽""无头疽"等。多发于儿童，因长骨干骺端循环丰富且血流较慢，易于细菌繁殖，因而肱骨、股骨、胫骨是常见的发病部位。本病发病因素包括先天因素和后天因素，先天因素多为肾气亏虚，导致精不生髓，骨失所养；后天因素主要与外感六淫、正虚邪侵、热毒注骨、创口毒聚、七情内伤、饮食失调等有关。病机多为经络阻塞，血凝毒聚于骨。例如，六淫邪气侵及人体肌肤腠理，逐渐深入注骨；正气虚弱导致毒邪侵袭人体，正不胜邪，毒邪深窜入骨；火毒之邪侵犯肌肉筋骨，郁久化热更盛，导致气血不和，血凝毒聚；创伤引起局部瘀血，日久化热，导致经络闭阻，气血凝滞筋骨；情志抑郁引起人体正气亏虚，祛邪外出功能减弱，导致邪毒蕴结不能外散，渐侵入骨；肾精亏虚，精不生髓，骨失髓血濡养，骨枯髓消。临床上常分为湿热瘀阻、风寒湿邪、热毒炽盛、脓毒蚀骨等证论治。

第一节　历　史　积　淀

一、病名源流

中医学对附骨疽的认识已有两千多年的历史，很早就认识到附骨疽的发病原因、发病过程，并积累了丰富的临床经验。

早在《灵枢·刺节真邪论》中就提出："……虚邪之入于身也深，寒与热相搏，久留而内着，寒胜其热，则骨疼肉枯；热胜其寒，则烂肉腐肌为脓，内伤骨，内伤骨为骨蚀。""骨疽"病名最早出现在战国时期的《五十二病方》中，至东晋时期陈延之《小品方》中明确提出"附骨疽"一名。《千金方》提出了附骨疽名字的缘由："以其无破，附骨成脓，故名附骨疽。"唐代王焘在《外台秘要》中曰："久疮不瘥，瘥而复发，骨从孔中出，名为骨疽。"《医宗金鉴·外科心法要诀》说："附骨大腿外侧生，在腿里侧咬骨名。"清代医家高秉钧在《疡科心得集》中提出："附骨疽者，俗呼为贴骨痈，生于大腿外侧骨上，此阴寒之证也。凡人环跳穴处无故酸痛，久而不愈者，便是此证之兆……夫附骨疽者，以其毒气深沉，附着于骨也。"发于关节间者，曰肩中疽、肘疽、兑疽、环跳疽、内踝疽等，各以其部属、穴位而名。

二、病因病机

古代医家认为，病因多以外感六淫为主，其次为正虚邪侵、热毒注骨、创口毒聚、七情内伤、肾虚致病、饮食失调。病机为经络阻塞，血凝毒聚于骨，病位在骨。病变涉及脏腑以肾为主。多数医家倾向于从多角度论附骨疽的病因病机。

（1）单因因素　《诸病源候论》提出："附骨疽者，由当风入骨解，风与热相搏，复遇冷湿；或秋夏露卧，为冷所折，风热伏结壅遏，附骨成疽。""附骨痈亦由体痈热而当风取凉，风冷入于肌肉，与热气相搏，伏结近骨成痈。其状无头，但肿痛而阔，其皮薄泽，谓之附骨痈也。"认为由外邪侵及人体肌肤腠理，逐渐深入注骨而成。

（2）多因因素　《医宗金鉴》提出："体虚寒湿乘虚入，寒热往来不焮红，痛甚彻骨难屈转，寒湿化热肿胖形。……由体虚之人，露卧风冷，浴后乘凉，寒湿侵袭，或房欲之后，盖覆单薄，寒邪乘虚入里，遂成斯疾。"《外科正宗》提出："夫附骨疽者，乃阴寒入骨之病也。但人之气血生平壮实，虽遇寒冷则邪不入骨。凡入者，皆由体虚之人，夏秋露卧，寒湿内袭。"认识到疾病是由正气虚弱后导致毒邪侵袭人体，正不胜邪，毒邪深窜入骨。张景岳继承《黄帝内经》及其前人的认识，总结了疾病病因："盖此证之因，有劳伤筋骨而残损其脉者，有恃酒力房而困烁其阴者，有忧思郁怒而留结其气者，有风邪寒湿而凑滞其经者""凡恶血停滞，为患匪轻，治之稍缓，则为流注；为骨疽""若真气壮实，邪气焉能为患也"。认为正气虚弱、外邪侵袭、劳伤筋骨、七情所伤等是该病的发病原因，而正气虚弱是其发病的主要原因。

三、论治原则

古代医家治疗附骨疽，主要治疗原则为分因论治、辨证论治、分期及分部位论治、分经论治、从肾论治。

（1）分因论治　《景岳全书》指出由劳逸、酒色、忧思、风寒导致疾病宜循因论治，"凡以劳伤筋骨而致者，宜大营煎，兼大防风汤治之。若酒色伤阴者，宜八味丸、六味丸，或右归饮，兼大防风汤主之。若忧思郁怒结气者，宜疮科流气饮，或五香连翘汤兼大防风汤主之。若风寒外袭者，宜五积散兼大防风汤主之。"

（2）辨证论治　《外科正宗》提出针对发病情况辨证论治："初起发热恶寒，身体拘急，腿脚肿疼，脉浮紧者散之。已成腿脚肿痛，皮色不变，上下通肿者，散寒、温经络。寒热作肿，色白光亮，按之如泥不起者，宜健脾渗湿。身体无热恶寒，脉迟而涩，腿肿不热者，养血、温经络。暑中三阴，脉洪而数，腿脚焮肿，口干便燥者，宜下之。"对于溃后针对疮面情况辨证论治："已溃脓水清稀，饮食减少，形体消瘦，补中健脾胃。溃后肿痛不减，脓水不止，虚热不退者，温中养气血。愈后筋骨牵强，曲伸不便者，宜滋养气血、通利关节。"

（3）分期、分部位论治　《景岳全书》提出分期论治："大抵此证初起，即宜用大营煎，温补气血，或兼仙方活命饮，通行毒气。有火者，宜速用连翘归尾煎，以解散其毒。"《外科正宗》还提出分部位辨证论治："有生于尻臀部位漫肿作疼者，内托羌活汤；腿内近膝股，漫肿木痛者，内托芪柴汤；腿外侧者，内托酒煎汤。"并根据初期、破溃期分期论治："初起通用人参败毒散加木瓜、牛膝、苏木、红花，虚者十全大补汤加羌活、防己、牛膝；已成欲作脓者，附子八珍汤，脓成胀痛者，即针之；脓稠而黄体实者，十全大补汤；脓清色白体虚者，保元大成汤。"

（4）分经论治　《医宗金鉴》指出根据发病部位所在经脉论治："有发于腿之里侧近膝者，属足太阴脾、足厥阴肝二经部位，宜服内托黄芪汤。又有发于腿外侧者，属足少阳胆经部位，宜内托酒煎汤。又有发于腿之正面者，属阳明胃经部位，头痛昏眩，呕吐不食，胸膈不利，心烦热闷者，宜服茯苓佐经汤。又有发于腿之里侧，属太阴脾经部位，骨节焮痛，四肢拘急，自汗短气，小水不利，手足浮肿者，宜服附子六物汤。"

（5）从肾论治　《景岳全书》指出肾虚者易患附骨疽，提出从肾论治："虽云肿有浅深，感有轻重，其所受皆因真气虚弱，邪气得以深袭。……故附骨痛疽、鹤膝风等症，肾虚者多患之。前人用附子者，为温补肾气，而又能行药势以散寒邪也。"

四、用药经验

经文献检索查阅，中国古代有 78 部医著有治疗附骨疽的记载。包括植物药（茯苓 65 次、牛膝 57 次、苍术 53 次、肉桂 52 次、黄芪 32 次、黄柏 31 次）；动物药（麝香 61 次、海螵蛸 30 次、鹿角胶霜 1 次）；矿物药（石膏 59 次、龙骨 57 次、牡蛎 53 次）。可见古人治疗附骨疽常用植物药，动物药次之，偶用矿物药。清热解毒 67 次、清热利湿 65 次、活血化瘀 52 次、温阳补肾 30 次，可见古人治疗附骨疽以清热解毒、活血化瘀为主，扶正托毒为辅。

五、用方规律

经文献检索查阅，中国古代有 78 部医著有治疗附骨疽的记载。其中黄连解毒汤出现 22 次、仙方活命饮出现 14 次、八味丸出现 41 次、八珍汤出现 18 次、补中益气汤出现 27 次。丸剂 21 首、丹剂 7 首、散剂 11 首、汤剂 40 首。用酒服者 20 首、盐汤或酒服 12 首、外贴 19 首，未注明用法 34 首，其他用法 14 首，服药时间多为食后服用。可见古人治疗附骨疽所用剂型，以汤剂为主，丸剂次之，喜用酒及补肾药物。

第二节 现 代 发 展

一、病名规范

古文献将附骨疽称为"骨蚀""骨疽""骨痹""附骨疽""咬骨疽""无头疽"等，现统称为"附骨疽"。本病相当于西医学急、慢性化脓性骨髓炎。

二、病因病机

1. 病因方面

引起附骨疽的病因主要有四个方面。①疾病因素，如疔疖等疮疡，或麻疹、伤寒等传染疾病，或因外来伤害或开放性骨折。②生活因素，饮食不节、情志过极、劳逸失度等。③免疫因素，机体抵抗力下降，如消耗性疾病、恶性肿瘤等。④环境因素，长期处于寒湿之地等。除此之外，先天因素也影响疾病发生。

2. 病机方面

根据文献分析发现，正虚邪犯、热毒炽盛是该病发作的主要病机。病位在骨，涉及脏腑以肾为主，累及心肝脾；实证、虚实夹杂证与血瘀、湿邪有关。当代医家认为：外邪、血瘀、肾虚为主要病机。唐汉钧教授认为，附骨疽具有"湿邪"特点，后期具有"气滞血瘀"特点。曹贻训教授认为，病因主要包括风寒湿邪侵袭、热毒注骨、正气虚弱、肾虚致病，病机特点为虚中夹实。刘柏龄教授认为，骨髓炎急性期主要为热毒注骨，慢性期主要为误用寒凉药或者肾虚。王勇教授指出，"脾肾气虚"是慢性化脓性骨髓炎发病根本，同时在发病过程中衍生的毒邪，既是病理产物又是致病因素。

三、证候表现

1. 症状学方面

对上海中医药大学附属龙华医院 10 年间附骨疽患者症状进行分析，提示局部红肿、疼痛、流脓、窦道，全身高热、反复溃破等是附骨疽最为常见的症状。

2. 证候学方面

附骨疽中医证型分布流调表明，基本证型分布频率为：脓毒蚀骨证占 15.7%、湿热瘀阻证占 38.5%、热毒炽盛证占 30.1%、气血两虚证占 15.7%。对附骨疽相关文献中医证治规律进行的分析发现，共计出现辨证结果 8 个，排在前五位的是湿热瘀阻证、热毒炽盛证、气血两虚证、余毒未清证、脓毒蚀骨证。

四、治则治法

1. 治则思路

（1）分期及分部位论治　急性期以清热解毒、活血化瘀为原则；慢性期以扶正托毒，益气养血为原则。运用适宜的内外治法。附骨疽根据发病部位不同，选择相应药物，强调早期治疗。

（2）辨证论治兼及脏腑　综合四诊信息及局部表现，辨证可分为湿热瘀阻证、风寒湿邪证、热毒炽盛证、脓毒蚀骨证，根据证型采用不同治法。附骨疽多从肾论治，累及心肝脾，故而同时兼顾脏腑。

（3）病因论治兼顾原疾　本病常因疔、疖等疮疡；或麻疹、猩红热、伤寒等传染性疾病；或外来伤害、开放性骨折；或劳逸、酒色、忧思、风寒等导致疾病发生。所以当循因论治原发疾病。

2. 治法探讨

根据近年文献报道，附骨疽的内治法有清热化湿，行瘀通络；活血散结、消肿止痛；温经散寒，祛风化湿；清热化湿，和营托毒；透脓外泄，补养气血；调补气血，清化余毒。临证往往两法或两法以上同时使用。外治包括贴敷疗法、提脓祛腐、药线引流、切开扩创、清创、生肌敛疮、垫棉法等。

五、临床论治

当代中医对附骨疽的治疗在继承古人经验的基础上，又有了较大的发展，治疗思路主要表现在三个方面。

1. 辨病论治

根据腰椎化脓性骨髓炎、胫骨化脓性骨髓炎、慢性创伤性髌骨骨髓炎、慢性化脓性胫骨骨髓炎、骨膜炎等论治。如：用托里消毒散合四妙散加减治疗腰椎化脓性骨髓炎、胫骨化脓性骨髓炎；用仙方活命饮治疗慢性创伤性髌骨骨髓炎；用五味消毒饮加味治疗慢性化脓性胫骨骨髓炎；用阳和汤治疗骨膜炎。

2. 辨证论治

根据患者证候表现及疮面可分为湿热瘀阻证、热毒炽盛证、气血两虚证、余毒未清证、脓毒蚀骨证等证型论治。不同专家分型也有所不同，如阙华发教授等分为湿热瘀阻证、风寒湿邪证、热毒炽盛证、脓毒蚀骨证；曹贻训教授分为热毒壅盛证、气虚血瘀证、余毒未尽证；王勇教授分为邪气壅盛证、脾肾亏虚证、正虚邪恋证。

3. 用药加减

有研究从近年来医案、用药经验等文献筛选出 100 条方药，涉及中药 162 味，使用频次高于 40% 的中药为当归、黄芪、甘草、金银花，其次是蒲公英、紫花地丁、党参、白术、茯苓等，属五味消毒饮合四君子汤配伍。从用药特点看，党参配黄芪使用频率最高，蒲公英配金银花次之。

六、基础研究

1. 细菌学特征研究

慢性化脓性骨髓炎其感染致病菌的混合性、多重性、交叉性等特点导致其较难治疗。有研究显示，革兰氏阴性菌为主要的致病菌，其次为革兰氏阳性菌、真菌。革兰氏阴性菌排名前 5 位的病原菌由高到低依次为铜绿假单胞菌、大肠埃希菌、肺炎克雷伯菌、普通变形菌、鲍氏不动杆菌；革兰氏阳性菌由高到低依次为金黄色葡萄球菌、凝固酶阴性葡萄球菌、溶血性链球菌。主要革兰氏阴性菌对亚胺培南、头孢他啶耐药率低,主要革兰氏阳性菌对万古霉素、替考拉宁的耐药率低,可作为抗菌的首选药物。

2. 附骨疽动物模型的建立

附骨疽动物模型有 4 类,主要有置入物相关骨髓炎动物模型、开放性骨折相关骨髓炎动物模型、骨髓炎骨缺损动物模型、生物膜模型。模型动物主要以兔为实验动物,可以更好地模拟人类骨髓炎的发展过程。金黄色葡萄球菌是目前骨髓炎模型中最主要使用的病原菌。

3. 中药制剂治疗附骨疽疗效

中医药治疗附骨疽,目前缺乏高质量的随机对照临床研究。有研究报道,以白降丹为主的药物"骨炎拔毒膏"外敷治疗,配合活血通络,壮筋强骨中药,其总有效率为 96.33%。必要时行手术取出死骨,保持引流,配合抗生素支持疗法可大多数治愈。五味消毒饮具有散瘀消肿、清热解毒、燥湿敛疮的功效,五味消毒饮治疗慢性化脓性骨髓炎总有效率为 90.38%。持续负压封闭引流技术与五味消毒饮加味联合疗法有效率为 95.0%。三黄汤具有清热活血、解毒消肿功效,常规治疗方案联合三黄汤灌洗治疗慢性化脓性骨髓炎疗效确切。

第三节 特 色 治 疗

1. 抗菌药物局部载药缓释给药

对于慢性化脓性骨髓炎,应用局部载药材料 PMMA 抗生素链株、明胶海绵、乳酸聚合物、载药基质明胶、多孔玻璃陶瓷、羟基磷灰石、磷酸钙人工骨等,可显著提高治疗效果。

2. 抗生素骨水泥结合封闭负压引流技术

骨水泥抗生素链珠是用骨水泥与敏感抗生素按照适宜比例进行配比制成,从软组织深层逐渐向浅层放置抗生素链珠,并用负压封闭引流(vacuum sealing dramage,VSD)材料将创口覆盖,行持续负压引流。可进一步提高局部抗生素的浓度,起到更好的治疗效果。

3. 负压引流技术

用 VSD 材料覆盖患者的创口并用无菌膜填充空缺,使得患者皮下脂肪产生负压能够顺着 VSD 流出,达到负压引流的效果。能迅速地清除创面及腔隙内的渗液,减少液化坏死物质停留在创面的时间,保持创面清洁,减少了机体对毒物的吸收,更加有效地防止污染及交叉感染。

4. 耳穴埋豆配合针灸

耳穴埋豆联合针灸辅助能达到行气活血、益气安神的作用,可有效改善患者的炎症状态以及焦虑抑郁状态,缓解患者疼痛。

5. 三因制宜

本病的治疗常需根据患者的年龄、体质、病程分期、病情严重程度、发病部位、原发疾病等具体情况综合辨证论治。按三因制宜原则,特色疗法有针对病因抗菌药物局部载药缓释给药治疗,针对不同体质的五行音乐疗法、耳穴埋豆配合针灸疗法等,针对时辰变化的择时穴位按摩法等,因人、因时论治体现了中医辨证观。

第四节 名 医 学 验

1. 唐汉钧

唐汉钧教授认为,附骨疽具有病势缠绵、病位深、窦瘘形成等湿邪特点,多为湿热余毒未清,乃病久伤正,气血不足,无力托毒外出所致。治疗注重益气健脾,化湿托毒;同时,局部创面除应用祛腐生新药物外，更注重活血化瘀之品。慢性疾病后期久病及肾，治疗时以补肾为法，正气亏虚，旧疾易复发，主张预防疲劳，加强营养，长期服用滋补肝肾中药。

2. 曹贻训

曹贻训教授认为，慢性化脓性骨髓炎病因多样，主要包括风寒湿邪侵袭、热毒注骨、正气虚弱、肾虚致病。病机特点为虚中夹实，治疗既要清热解毒，又要扶养正气。急性期使用清热解毒、活血化瘀、消肿排脓方药，慢性期强调扶正托毒、益气养血、清除余毒，兼固先天之本。同时配合外洗方湿敷。

3. 王勇

王勇教授指出，脾肾气虚是慢性化脓性骨髓炎发病根本，同时在发病过程中衍生毒邪，既是病理产物又是致病因素。疾病初期为邪气壅盛，正气不足证，治疗祛邪重于补虚；疾病中期为脾肾亏虚，虚实夹杂证，治疗补虚和祛邪并重；疾病后期为正虚邪恋证，以补虚为主；疾病恢复期为气血不足证。四期均可采用胡颓子汤加减治疗。

4. 刘柏龄

刘柏龄教授认为，化脓性骨髓炎急性期病机主要为热毒注骨，慢性期病机主要为误用寒凉药或者肾虚。治疗原则为急则治其标，缓则治其本。急性期清热解毒，活血通络。局部肿痛有高热者，及早行骨钻洞减压排脓，以防病变扩大；亚急性化脓性骨髓炎，治当调其正气，再祛邪除病；慢性期以补气补血为主。

附骨疽是一种慢性顽固性疾病，治疗周期长、费用高、疗效差，容易造成肢体残疾甚至癌变。病情反复发作、迁延不愈，给患者身心带来巨大的伤害。如何在急性时期就予以及时彻底的治疗，是预防慢性化脓性骨髓炎形成的关键。为此需提高早期诊断能力，减少误诊漏诊，按照诊疗规范，提高疗效。

附骨疽为附骨痈未能及时控制后的发展结果，最终形成脓肿、死骨，死骨去除后残留于死腔，邪毒藏匿于死腔中，反复为害，每于患者正气虚弱遭受外伤时，脓液穿破皮肤，形成窦道，如此反复，时发时愈，且死腔药力难以到达，故本病以疗程长，症状反复，缠绵难愈，致残率高，为治疗难点。

（王云飞）

第四章 流　痰

课程思政提要：流痰是发生在骨与关节部位的结核性感染性疾病，治疗不当，晚期产生严重并发症，会导致骨质破坏，形成死骨、死腔及窦道，对患者身心损伤大、治疗难度大、恢复时间长、费用较多，增加家庭与社会负担，影响全面建设社会主义现代化国家和全面推进中华民族伟大复兴的进程。因此作为医学工作者，要加强对流痰的认识，进一步提高流痰诊疗水平和能力，积极鼓励患者树立信心，为解除患者的痛苦、减轻家庭与社会负担做出相应的贡献。

流痰是发生在骨与关节部位的结核性感染性疾病。因其酿脓后可流窜于病变附近或较远的空隙处形成脓肿，破溃后脓液稀薄如痰，故名"流痰"；又因其后期可出现虚痨症状，故又有"骨痨"之称。据文献报道，80%～90%的患者，年龄小于14岁，其中50%发生在5岁以内。据流行病学调查结果显示，骨与关节结核病是最常见的肺外结核病，占所有结核病的5%～10%。95.0%的骨与关节结核是由原发灶（肺、淋巴、消化道）中的结核分枝杆菌经血液循环或淋巴循环途径，以及骨关节旁淋巴结结核、胸膜结核或结核性脓肿腐蚀而侵入骨或关节引起的。骨与关节结核好发部位是脊柱，其次是髋关节、膝关节等。有研究显示，脊柱结核可占到骨关节结核的60.6%，而其中腰椎结核（42.4%）最为常见。其临床特点为病程进展缓慢，初起不红不热，化脓亦迟，脓水清稀并夹有败絮样物质，溃后不易收口，易成窦道。常可损伤筋骨而致残，甚则危及生命。病因主要为正气不足，虚邪侵入；其次为跌仆损伤，强坐太早；病后失调；外邪侵袭；房劳过度；先天不足等。发病机理与肾、脾、肺等脏有关，而与肾脏关系最为密切。如肾精亏虚，风寒湿邪乘虚而入，结于骨骼；或日久化热酿脓导致本病。肺脾气虚，水湿运化失调，痰饮蕴结，从调补脾肺论治。临床上常分为阳虚寒凝证、阴虚内热证、肝肾亏虚证、气血两虚证等论治。

第一节　历史积淀

一、病名源流

中医学对流痰的认识已有两千多年的历史，并积累了丰富的临床经验。

流痰一症在古代文献中大多混在阴疽（无头疽）、流注、骨疽瘘等疾病中论述。有关本病的记载最早见于《黄帝内经》，如《灵枢·刺节真邪论》说："有所结，深中骨，气因于骨，骨与气并，日以益大，则为骨疽。"隋代巢元方所著《诸病源候论》在论骨疽候中说："初肿后乃破，破而还合，边傍更生，如是或六七度，中有脓血，至日西痛发，如有针刺……"。上述文献已叙述了本病的特征。明清时期，本症已列专名为"附骨痰"与"附骨疽"，将骨结核与其他骨疾患区别开来。《疡科心得集》中说："附骨痰者，亦生于大腿之侧骨上，为纯阴无阳之证……，初起或三日一寒热，或五日一寒热，形容瘦损，腿足难以屈伸，有时疼痛，有时不痛，骨酸漫肿，朝轻暮重，久则渐渐微软，似乎有脓，及刺破后，脓水清稀，或有豆腐花块随之而出，肿仍不消，元气日衰，身体缩小，而显鸡胸鳖背之象……，渐成童痨而毙。"又曰："股阴疽久则成脓，或腰间肾俞穴肿硬，色白即名肾俞虚痰，二证溃脓后，皆不能收功。"高氏将附骨疽、附骨痰、肾俞虚痰，专立篇章，辨证分析详尽,将骨痨与其他骨部疾患区别开来是中医外科的一大发展。《医门补要》说:"腰痛日久成龟背痨,脾肾两亏,加之劳力过度,损伤筋骨,使腰胯隐痛,恶寒发热,食少形瘦,背脊骨中凸肿如梅,初不在意,渐至背伛颈缩,盖肾衰则骨痿,脾损则肉削,其龟背痨已成,愈者甚寡,纵保得命,遂为废人。"它对脊柱结核的体征讲得更为具体,并阐明了本症生死预后。

二、病因病机

从病因病机看,总体上古代医家认为流痰之病因主要为先天不足,后天失调,三阴亏损;其次为跌仆损伤,强坐太早;病后失调;外邪侵袭。病机为正气亏虚,邪气乘虚侵入于骨,病位在骨,病性属虚、属寒、属里,病变涉及脏腑以肾为主,其次为脾胃肺。多数医家倾向于多因立论,尤重视邪气侵袭。

(1)单因立论方面 《证治准绳》云:"鹤膝风,乃调摄失宜,亏损足三阴经,风邪乘虚而入,以致肌肉日瘦,内热减食,肢体挛痛,久则膝大而腿细。"认为调摄失宜,正气受损,虚邪而入为其病机,"其所受皆因真气虚弱,而邪得以深袭,故附骨痈疽,及鹤膝风证,肾虚者多有之。"认为肾气虚弱,虚邪而入为其病机。

(2)多因立论方面 《马培之医案》记载:"龟背……婴儿脊骨柔脆,强坐太早,皆能致之。"《医门补要》说:"龟背症起于小儿,筋骨脆弱,加以先天不足……每成此疾。"指出儿童因先天不足或脊骨柔脆,强坐太早为病因。《医门补要》指出病后失调、跌仆损伤为发病原因,《马培之医案》云:"龟背……冷风入脊……"《疡科心得集》云:"穿拐毒,属足三阳经脉络也,由湿热下注、血凝气滞而成。"皆认为邪气为其病因。《疡医大全》云:"凡得此者,多生于体虚之人,勤劳之辈,不慎调燮,夏秋露卧,纵意取凉,热体当风;或中风邪,发散未尽,或欲后阴虚,外寒所侵,又或恼怒伤肝,郁结伤脾,荣气不从,逆于肉里;又或跌打损伤,瘀血凝滞或产后恶露未尽,流缩经络,皆成斯疾也……,或病后失调或跌伤碰损,大人肾虚腰痛,每成此症。"《世医得效方》中说:"胸高胀满,其状如龟,此肺经受热所致也""肾主骨,肺主气,先天属肾,肾虚必盗肺气,肺损不能下荫,子母交戕,故病后失调。或咳久伤气,使胸前忽生高骨,渐凸成患者"。指出肺与此病的关系密切。

三、论治原则

综观古代医家论治流痰,主要的治疗原则有分脏论治、循因论治、分期论治、辨证论治和慎用攻药。

(1)分脏论治 《保婴撮要》云:"……或痰饮蕴结,风热交攻而致,法当调补脾肺为主,而以清热消痰佐之。"认为流痰病机为痰饮蕴结,风热交攻,从调补脾肺论治。

(2)循因论治 《外科医案汇编》根据病因病机灵活变通,云:"寒者温之,热者清之,虚者补之,坚者软之,结者散之,损者益之,气滞理之,血瘀行之,痰凝消之,临时施治,随证变通……灵活之法门,化拘滞偏执之津梁也。质之高明,勿以平淡忽焉。"

(3)分期论治 《疡科心得集》治以"初起宜温通,溃后宜补托,第此证属虚,每难速效"。早期,宜温通散寒;中期,宜温通解毒,通经壮骨;后期,宜健脾固肾,益气养阴。

(4)辨证论治 《中医外科证治经验》云:"由于骨疽为毒陷阴分之症,非用阳和通腠之法,不能解其寒凝,阳和一转,则阴分凝结之毒便能化解。血虚不能化毒者,宜温补排脓,已溃阴血干枯者,宜滋阴。"指出根据辨证分阳虚寒凝证、阴虚内热证等,选择温阳补肾,散寒化痰;养阴清热,托毒透脓。

(5)慎用攻药 《外科证治全书》提出"不可妄投攻伐",指出流痰为虚寒重病,不可用攻伐之药,以免病情加重。

四、用药经验

经文献检索查阅，中国古代有 26 部医著记载了治疗流痰的单味中药 285 味，其中植物药 245 味（使用频次前五的是当归、茯苓、白芍、陈皮、甘草）、动物药 30 味（使用频次前五的是鹿角胶、穿山甲、斑蝥、全蝎、蜈蚣）、矿物药 10 味（使用频次前五的是煅龙骨、煅牡蛎、雄黄、石膏、轻粉）。可见古人治疗流痰以植物药为主，动物药次之，偶用矿物药；补益气血药 85 味、温化寒痰药 50 味、填精益髓药 40 味、滋阴清热药 60 味，以及活血化瘀药 30 味，补益脾肾、托毒透脓药等共 68 味，可见古人治疗流痰以补益祛邪并重。

五、用方规律

经文献检索查阅，中国古代医著记载治疗流痰出现频次较高的是阳和汤、黑追龙丸、金匮肾气丸、托里排脓汤、六味地黄丸、人参养荣汤。外治用药以矿物药、丹药、活血药为主，出现频次较高的药物为九一丹、血竭、麝香、龙骨、乳香、没药、冰片等。

第二节 现代发展

一、病名规范

古文献将流痰称为"龟背痰""肾俞虚痰""环跳痰""缩脚隐痰""鹤膝痰""穿拐痰""蜣螂蛀"等。现代中医统称之为"流痰""骨痨"。

二、病因病机

1. 病因方面

引起流痰的病因主要有五个方面。一是疾病因素，如肺结核等结核病史。二是生活因素，如房劳过度，夏秋露卧，纵意取凉。三是儿童强坐过早，气血失和。四是跌仆损伤等外伤。五是免疫因素，如结核分枝杆菌经长期潜伏，身体免疫力降低时发病。或由于情志因素，恼怒或思虑过度等。

2. 病机方面

对 148 例流痰的分析发现，虚证占 19.6%，实证占 13.5%，虚实夹杂证占 66.9%。实证、虚实夹杂证主要与寒凝、痰浊、血瘀相关。顾伯华先生认为，流痰病机多由先天不足，肾脏虚损，骨骼空虚，虚邪乘隙而入，肾阳虚衰，脾土失于温煦，津液留滞化湿生痰，寒痰互结，注于骨空，阻塞经络，耗损气血而成本症。史济柱先生认为，流痰病因为气血不和，寒痰凝聚。当代医者认为流痰病机主要有：小儿先天禀赋不足，骨骼柔嫩，而成本病；情志不舒或欲后阴虚，不能滋养荣卫，造成龟背；病后失调，或素体阳虚、卫气不固、腠理不密，寒邪乘虚而入，沿经脉深窜入里，留滞于筋骨，而成流痰；脾肾两亏，或劳伤过度，消骨灼髓，而发流痰；气血不调，气血不得畅行，经络阻滞而成。脾胃虚弱，转枢之机失调，痰湿旁流别处，均为流痰；或因肺热邪热，移热于肾而病在骨，每生流痰。三阴亏损，营血虚弱，络道空虚，使内热灼津，若气血受损，风寒冷气凝聚则发流痰。

三、证候表现

1. 症状学方面

对 64 例流痰患者症状分析提示，局部肿胀疼痛、神经压迫、稀薄败絮样脓液，死骨，窦道，食欲减退，消瘦，精神萎靡，形体畏寒，心悸，失眠，自汗，午后潮热，夜间盗汗，口燥咽干，或咳嗽痰血，舌红少苔，脉细数等是最为常见的症状。

2. 证候学方面

对 148 例文献资料分析发现，虚证占 19.6%，实证占 13.5%，虚实夹杂证占 66.9%。其中证属痰血凝滞型 64 例，痰浊凝结型 35 例，蕴热酿脓型 20 例，气血方虚型 29 例。对另外 122 例流痰中医证型分布资料分析，阳虚寒凝证占 41.3%、阴虚瘀热证占 30.6%、气血亏虚证占 28.1%。对流痰中医有效治疗相关文献证治规律分析发现，共计出现辨证结果 12 个，排在前五位的是阳虚寒凝证、阴虚内热证、阴虚瘀热证、肝肾亏虚证及气血亏虚证。

四、治则治法

1. 治则思路

（1）分期论治　根据流痰症状与体征变化分为三期，初期宜益肾温经，散寒化痰；中期宜补益正气，托毒外出；后期宜行气活血，温脾益胃。

（2）辨证论治　流痰属虚、寒、里，但对疮面及兼证可辨证分为阳虚寒凝证，阴虚内热证，肝肾亏虚证，气血亏虚证等，针对不同证型论治。

（3）内外合治　外治为流痰重要治法之一，可改善局部症状。初起宜温化消退，若脓已成，可予切开，但必待脓之大成才可切开，不宜过早切开，切口宜大，使脓出畅达。

2. 治法探讨

根据近年文献报道，流痰的治法有补益肝肾、温通经络、散寒化痰；益气和营、内托透脓；培补肝肾、补益气血；行气活血、温脾益胃；温补排脓；滋阴和营、散瘀解毒；养阴清热、托毒透脓等法。其中散寒化痰法是流痰阳虚证最主要的治法，具体应用时又佐以补益肝肾、温通经络；辨证为阴虚，则以养阴清热、托毒透脓为主要治法。根据分期论治，补益肝肾、温通经络、散寒化痰为初期的主要治法；温补托毒为中期主要治法；补益气血、养阴清热为晚期主要治法。

五、临床论治

当代中医对流痰的治疗在继承古人经验的基础上，又有了较大的发展，治疗思路主要表现在三个方面。

1. 辨病论治

据现代传染病学研究，本病相当于西医学的骨与关节结核，是由于人体呼吸道或消化道被结核分枝杆菌侵蚀形成基础病灶，基础病灶逐步扩散至骨或关节从而形成骨与关节结核病症。因此，在治疗流痰的过程中，要兼顾抗结核分枝杆菌治疗。例如，史济柱先生治疗流痰始终有葎草和泽漆两味药，现代医学药理报道葎草、泽漆对结核分枝杆菌有较强的抗菌作用。

2. 辨证论治

根据证候表现不同进行论治，归纳起来主要有阳虚寒凝证、阴虚内热证、肝肾亏虚证、气血亏虚证等 4 种证型。但各地又有不同分证，如顾伯华老师等分为阳虚寒凝证、阴虚内热证、肝肾亏虚证、气血亏虚证、阴虚火旺证等证型论治；史济柱先生等分为肾虚髓空证、寒痰内阻证、气血亏虚证等证型论治。

3. 专方加减

顾伯华先生针对盗汗不止，加黄芪、浮小麦、煅牡蛎（先煎）、煅龙骨（先煎）；若有咳嗽痰血，加南沙参、麦冬、百合、川贝母、牡丹皮等；腰脊痛者，加川断、杜仲、狗脊、巴戟肉。王遂生等用野丹兰冲剂（狼山小叶野艾、石吊兰、紫丹参、夏枯草等）口服治疗骨与关节结核经抗痨治疗效果欠佳的患者。徐福宁等用抗痨丹（黄芪、党参、紫河车、三七、当归、炮穿山甲、血竭、金毛狗脊、蜈蚣、全蝎、桃仁、红花研末制成胶囊）内服为主，治疗合并冷脓肿或见有死骨，全身症状明显者，辅以中医辨证及外治法共治骨与关节结核。

六、基础研究

1. 缓释药物人工骨植入对骨结核的效果

骨关节结核易导致骨质损伤，常规抗痨用药疗程长，易产生肝、肾功能损害等不良反应，而且术后周围瘢痕形成，病灶区域很难达到有效杀菌浓度，人工骨材料通过单独使用或几种材料复合使用来促进骨愈合，具有引导骨形成的作用；还能诱导局部细胞或移植的细胞分化形成成熟的成骨细胞，添加抗炎药物，可以减少手术植入人工骨的感染率和骨感染性疾病的复发率。

2. 流痰病理模型的建立

流痰模型主要有两类，脊柱结核模型有传统的椎旁种植或椎体种植方式、脓菌液滴鼻法感染方式、脊柱局部注射杆菌凝胶方式；关节滑膜结核组织模型有膝关节局部注射感染方式、骨内隧道注射感染方式。

3. 中药治疗流痰效应机制探讨

有文献研究发现，中药对于诱生干扰素、促进体液免疫反应、增强巨噬细胞功能、增强机体免疫力、有效改善 T 淋巴细胞亚群功能紊乱有重要作用。有研究显示，狼毒类中药能增强抑菌作用，增强实验动物的免疫能力；青蒿素提取物与抗结核药物合用能逆转结核分枝杆菌耐药性；巴豆油不易使结核分枝杆菌产生耐药性；夏枯草、猫爪草、狼毒、苦参能调节机体免疫能力，杀灭结核分枝杆菌。

第三节　特色治疗

1. 中药贴敷治疗

李剑鹏等通过抗生素配合中药穴位贴敷治疗，分析认为配合中药贴敷治疗，能有效改善肺功能，明显缓解患者临床症状，提高其生活质量，且显著改善免疫功能。

2. 艾灸

叶志坚等利用艾灸配合抗生素治疗结核总有效率为 95.0%。王陈晋等在常规抗结核治疗的基础上采用电灸仪灸相关穴位，使病灶范围缩小率为 70.0%。黄志余等用中医古方配合艾灸治疗结核病，痰培养病菌中阴转率为 54.5%，病灶吸收率为 90.9%。

3. 耳穴压豆

周玲霞和黄金鹏等研究中药汤剂联合耳穴贴压对肺结核患者盗汗的疗效，总有效率为 92.3%。

4. 火针疗法

邵经明先生以阿是穴及近部取穴为主，采取火针焠刺法，临证常运用该法治疗药物久治不愈的流痰、痈疡等。对于未化脓者，治疗前需将火针烧至白亮对准阿是穴（流痰局部），迅速刺入一定深度（依肿块大小而定），持续 2~3s，针柄稍加捻动后立即出针，在流痰不同位置反复点刺 6~7针，不压迫针孔，促使脓液自然流出。对于脓成未溃者，火针焠刺病变处后可加拔火罐以利于排脓。对于溃后脓水淋漓、久不收口者，邵老临床应用火针刺瘘管及管壁，临床效果良好。

5. 三因制宜

本病的治疗常需根据患者的年龄、体质、病程分期、病情严重程度、发病部位等具体情况综合辨证论治。按三因制宜原则，特色包括有针对不同病程阶段治疗的火针疗法、超声透入疗法，针对病因治疗的局部载药缓释系统疗法、艾灸疗法，针对不同体质的患者施治的穴位贴敷、耳穴压豆法，体现中医辨证论治的诊疗原则。

第四节 名 医 学 验

1. 顾伯华

顾伯华先生认为，流痰病机多由先天不足，肾脏虚损，骨骼空虚，虚邪乘隙而入；肾阳虚衰，脾土失于温煦，津液留滞化湿生痰，寒痰互结，注于骨空，阻塞经络，耗损气血而成本症。治疗以"虚""寒""痰""络"四字为纲，成脓期病机为虚寒化火，其余皆当从纯阴证辨治。治法以"补益肝肾，温通经络，散寒化痰，培补气血"为主，配合切开引流、药线引流等外治方法。

2. 史济柱

史济柱先生认为，流痰病因为气血不和，寒痰凝聚，而骨的生长、发育、修复均有赖于肾脏精气的滋养和肾阳的温煦、推动，治疗注重化湿祛痰、补益肝肾，以促进骨骼的充盛和骨质的修复，流痰溃后注重气血的调养。同时注重外治疗法，注重使用祛腐拔毒、生肌敛疮的丹药及油膏。

中医药治疗流痰的疗效得到中医、西医的共同认可，但流痰治疗时间长，晚期会遗留严重的并发症，如骨质破坏，死骨形成，关节功能障碍，重者可致残，严重影响正常生活，加重了家庭及社会的沉重负担。中医药及中医适宜技术治疗流痰效果良好，但未形成规范的诊疗方案，仍需医者共同努力。

流痰是发生在骨与关节部位的结核性感染性疾病。流痰诊断指标繁多，诊断困难，耐药率高，致残率高，且易出现失治误治，可能导致病情进展，关节毁损。其病机中医多认为是正气亏虚，邪气乘虚侵入于骨而致，病位在骨，病性属虚、属寒、属里，病变涉及脏腑以肾为主，其次为脾胃肺。多数医家倾向于从多角度论治流痰，重视以邪气立论。据 WHO 报告，2018 年全球约有 50 万例新发利福平耐药结核病，其中78%患者为耐多药结核病。耐药结核病治疗困难，耐多药结核治疗成功率仅为48%。该病诊断困难、耐药率高、致残率高，为本病的治疗难点，需从多角度论治，需中西医协同诊治，共同发挥作用。

（王云飞）

第五章 瘰疬

课程思政提要：瘰疬青壮年发病多，病程迁延，是一种结核分枝杆菌感染的疾病，由于发病的长期性、隐匿性，因此易导致患者的焦虑抑郁。医者在进一步提高诊治水平的基础上，也应该根据青年人情绪不稳定的特点，制定个性化心理疏导方案，在治疗期间做好医患间的密切沟通，给予患者战胜疾病的充足信心，多鼓励、多沟通。

瘰疬是一种发生于颈部的慢性感染性疾病。因其结核累累如串珠状，故名瘰疬。又名"病子颈""老鼠疮"。其临床特点是多见于体弱儿童或青年女性，好发于颈部及耳后，起病缓慢，初起时结核如豆，不红不痛，逐渐增大，融合成串，溃后脓水清稀，夹有败絮样物，此愈彼溃经久难愈，形成窦道，愈后形成凹陷性瘢痕。《薛氏医案·瘰疬》云："其候多生于耳前后颈腋间，结聚成核，初觉憎寒发热，咽项强痛。"《河间六书·瘰疬》云："夫瘰病者，经所谓结核是也?或在耳前后，连及颈颔，下连缺盆，皆为瘰疬。"本病相当于西医学的颈部淋巴结结核。

第一节 历 史 积 淀

一、病名源流

瘰疬之名始见于《灵枢·寒热》，其曰："寒热瘰疬，在于颈腋者。"此后有不同的病名见于后世文献中，晋末《刘涓子鬼遗方·卷五》谓之瘰疬疮，曰："治痱、瘰疬疮，白蔹膏方。"隋代巢元方在《诸病源候论·卷三》中曰："瘰疬疮，白蔹膏方。"隋代巢元方在《诸病源候论·卷三十四》中曰："瘰疬瘘者，因强力入水，坐湿地或新淋浴，汗出头中，流在颈上之所生也。"瘰疬瘘当指瘰疬肿核溃破后流脓者，宋代陈言在《三因极一病证方论》中称之为"瘰疬漏"。明代陈实功的《外科正宗·瘰疬论》记载："散肿溃坚汤治瘰疬马刀疮""瘰疬酒药方治年久瘰疬结核"。所谓"瘰疬马刀疮""瘰疬结核"均指瘰疬。清代祁坤在《外科大成·卷二》中认为："瘰疬结核于颈前项侧之间，小者为瘰，大者为疬，连续如贯珠者为瘰疬。"此书根据瘰疬形状、性质及成因，又将其命名为蜂窠疬、惠袋疬、气疬、血疬、筋疬、风疬、蛇盘疬、燕窝疬、瓜藤疬、痰疬、蟹疬疬、流注疬、单窠疬、莲子疬、重台疬、门闩疬、石疬、木疬、锁项疬、鼠疬。清代郑梅涧在《重楼玉钥·喉风三十六症名目》中称之为瘰疬风，云："瘰疬风生似核形，又如疖毒一样一般称，莫疑此症由冤债，妙药能除凤孽平。"

瘰疬在《黄帝内经》中只出现一次："寒热瘰疬在于颈腋者，皆何气使生。"并没有提及疾病的具体形态，只说其生于颈部以及腋部。《类证治裁·卷之八》在瘰疬结核瘿瘤马刀论治中提及"瘰疬生于耳前后项腋间，与结核相似，初起小块，渐大如桃核，皮色不变，连缀不一，有单窠，难治。"

瘰疬马刀是瘰疬的一种。《明医指掌·卷八》在外科病症瘰疬马刀证九中云："夫瘰疬之病者，即古谓九漏也。形状不一，生颈项者曰瘰疬，生乳腋者曰马刀，累累然结核，大小无定，发作寒热，脓水溃漏，其根在脏腑。"瘰疬马刀中注释云："结核连续者，为瘰疬。形长如蛤者，为马刀。"

《黄帝内经》系统地论述了鼠瘘的发病部位即颈腋之间，并且论述其发病时的脉象为微涩。鼠瘘之所以称为瘘，与中医取类比象的思维有关。主要是因为鼠瘘在溃破时往往从内部开始向外周扩散，表面多孔，脓汁从内流出，类似鼠齿咬伤所致，故称为"鼠瘘"。

李经纬、邓铁涛等主编的《中医大辞典》载："老鼠疮，即瘰疬。……鼠瘘，病名。又名瘰疬，即颈腋部淋巴结结核。"可知，鼠瘘是瘰疬类疾病溃破之后的表现，可归于瘰疬之属。

唐代孙思邈在《千金方》中有九漏之说："凡项边腋下先作瘰疬者欲作漏也……凡漏有似石痛，累累然作疬子，有核在两颈皮腋下，不痛不热……诸漏结核未破者……"孙氏在这里首先提到"结核"一词并指出了它的特点是不痛不热。唐代窦汉卿在《疮疡经验全书》中曰："独形者为结核，续欲连结者为瘰疬。"对瘰疬的描述不可不谓详尽。周文采在《外科启玄》中云："病生于头顶上交接，名蛇蟠疬，宜早治之。"明代张锡三在《医学六要》中云："马刀、小蚬也，圆者为瘰疬，长者为马刀。……瘰疬溃烂久而不愈者，叫鼠瘘。"

后世历代医家各有论著，其名繁多，举不胜举。《外科证治全生集》谓："小者为瘰，大者为疬，生于项间，初起一小核，在皮里膜外，不觉疼痛，皮色不异，渐大如桃李，旁增不一。诸书辨其名类，曰：形软遇怒则肿甚者，名马刀瘰疬；一包而生数十枚者，名莲子疬；绕项而生者，名蛇盘疬；其形大小不一，连接数枚者，名子母疬；如黄豆结荚一般者，名锁项疬；形小多痒者，名风疬；生项间延至胸腋者，名瓜藤疬；一枚上迭三五枚者，名重台瘰疬；生如鼠形，名鼠疬，又名鼠疮，累累如串，俗名老鼠串。要皆虚损、气结痰凝而成。"

二、病因病机

瘰疬的病因病机在《黄帝内经》中论述并不全面，后世医家对其有补充，《金匮要略·血痹虚劳病脉证并治》载："人年五六十，……，马刀侠瘿者，皆为劳得之。"金代张元素在《景岳全书》中云："瘰疬不系膏粱丹毒之变。"总因认为该病发生于劳累过后，气虚不足。清代陈士铎提出痰的形成是瘰疬疾病发生的主要病理基础，而痰多因情志不遂郁而起。《外科正宗》提出瘰疬的病因，云："夫瘰疬者，有风毒、热毒、气毒之异，又有瘰疬、筋疬、痰痈之殊""人生瘰疬之证……乃五脏瘀血、浊气、痰滞而成"。说明风、热、气，脏腑气血虚弱，痰浊内生也是致病原因之一。

《济生方》提出忧思过度也是发病的主要原因之一。情志是致病的主要原因。致病因素包括地域、饮食、情志、脏腑气虚等。

瘰疬是中医外科重要的一类疾病，其涉及内容众多，《黄帝内经》中只提及马刀侠瘿、鼠瘘，鼠瘘是瘰疬溃破之后，马刀侠瘿虽然病名中带有"瘿"字，但是发病部位与瘿病有异，马刀侠瘿发病在腋下。

清代吴谦等编纂的《医宗金鉴》云："小瘰大疬三阳经，项前颈后侧旁生，痰湿气筋名虽异，总由恚忿郁热成，更审缠绵诸证治，成劳日久不收功。"

据古代文献记载，瘰疬病因错综复杂，《灵枢·寒热》认为为"外感毒气"而到，《金匮要略》认为为"因虚劳而得之"，《外台秘要》强调为肝肾虚热而致，朱丹溪认为为伤于饮食及气郁所致。《外科正宗·瘰疬论》则将外感毒邪、忧思郁怒、伤于饮食一并提出。清代以后又有医家提出瘰疬由痰所致，而痰则起于气郁等。归纳起来主要有以下方面：

（1）肝气郁结　忧思恚怒，肝气郁结，气机失于疏泄，郁而化火，煎熬津液，灼为痰火，结于颈项脉络，遂成瘰疬。如元代齐德之在《外科精义·论瘰治法》中云："其本皆由恚怒气逆，忧思过甚。"清代程国彭在《医学心悟·卷四》中曰："瘰疬者，肝病也。肝主筋，肝经血燥有火，则筋急而生瘰。"

（2）脾失健运　脾失健运，不能运化水湿，则湿聚成痰，浊痰注入肌肉，凝聚于颈项而成。如明代陈实功在《外科正宗·瘰疬论》中说："痰疬者，饮食冷热不调，饥饱喜怒不常，多致脾气不能传运，遂成痰结。"肝气郁结，横逆犯脾，也会致使脾失健运，如清代陈士铎在《辨证录·卷之十三》中曰："盖瘰疬之症，多起于痰，而痰块之生，多起于郁，未有不郁而能生痰，未有无痰而能成瘰者也。"

（3）肺失治节　若肺气不足，治节无权，水湿津液失于宣化，则聚而成饮化痰，窜注皮里膜外，倘夙疾痨瘵，肺阴久耗，可内生虚火灼津炼液，凡此皆可结聚为瘰疬。明代李梴在《医学入门·外集·卷五》中云："瘰疬，痨症之标也。"清代梁希曾在《疬科全书》中云："疬之成症，原与痨瘵相表里也，同一阴火也，痰也。其痰其火，行之肺脏，初期咳嗽吐血，随成痨瘵，行之经络，则为瘰疬。"

（4）肝肾不足　先天不足，禀赋薄弱，生后未及时补养，精血素亏，肝肾不足，每致颈项结核累累。肝肾虚弱往往会导致阴虚火旺，容易炼液为痰成病。如《疬科全书》云："自襁褓而至成童，旋起旋消，或凝结久而不化，或时大时小，此多由先天虚损所致，或在其母腹内，因饮食不谨而来。"唐代王焘在《外台秘要》中云："肝肾虚热则生病。"

（5）外感六淫　外感风、寒、暑热，四时杀厉之气，乘虚从皮毛或口鼻侵入机体，沿经络扩散与宿邪相搏，窜注颈上、腋下，可结成顽核；倘郁滞不散，久则内溃成病。清代吴谦在《医宗金鉴·外科心法要诀》中云："瘰疬形名各异，受病虽不外痰、湿、风、热、气毒结聚而成，然未有不兼恚怒、忿郁、幽滞、谋虑不遂而成者也。"

三、论治原则

明代龚廷贤在《寿世保元》中载："瘰疬属血气痰热，必起于少阳一经，不守禁忌，延及阳明，大抵食味之厚，郁气之积，曰风曰热，皆此二端，拓引变换。须分虚实，实者易治，虚者可虑。此属胆经，主决断，有相火，且气多血少。"

（1）疏肝解郁　用疏肝解郁药来使肝木条达，从而气机舒畅，取得消肿散核的作用。《外科正宗·瘰疬论》云："筋疬者，清其肝、解其郁，柴胡清肝汤之类是也。"代表方有逍遥散，常用药物有柴胡、香附、青皮、木香、延胡索、川楝子、枳壳等。

（2）健脾化痰　脾虚失运，水湿内停，聚而成痰之瘰疬，治宜健脾化痰。《外科正宗·瘰疬论》曰："（瘰疬）初起如梅如李，生及遍身，久则微红，后必溃破，易于收敛。""痰疬者，豁其痰、行其气，芩连二陈汤之类是也。"脾虚痰阻之瘰疬，方用逍遥散合二陈汤。常用药物有茯苓、白术、山药、昆布、海藻、煅牡蛎、白芥子、陈皮、半夏等。

（3）益气补肺　瘰疬日久，气血亏虚，多见于痨虫侵袭而致者，治宜益气补肺。《外科正宗·瘰疬论》曰："志不得发，思不得遂，积想在心，过伤精力，此劳中所得者，往往有之，最为难治。有此先养心血，次开郁结，益肾安神，疏肝快膈，如归脾汤、益气养荣汤，俱加香附、青皮、山栀、贝母、木香之类是也。"

（4）滋补肝肾　肝肾不足以阴虚火旺的症状多见，治宜补益肝肾，滋阴降火。《疬科全书》曰："凡颈际夹起，大如卵形，坚硬异常。或一边，或两边，或带小核数粒，此乃寒痰凝结而成，名曰阴火疬。必其人体质羸弱，或后天亏损所致。当以温补肝肾固脾为主，如加减六味地黄丸之类。再审其或唇舌常白，面色痿黄，并其脉沉迟无力，必兼用附、桂，乃克奏功。"

（5）祛散外邪　瘰疬初期起病较急，兼有表证，治疗针对不同病因与证候选用不同的祛邪方法。《外科正宗·瘰疬论》曰："风毒者散其风、除其湿，如防风解毒汤之类是也。""热毒者，清其脾、泻其热，连翘消毒饮之类是也。气毒者，调其血、和其气，藿香正气散之类是也。"药用金银花、连翘、黄芩、蒲公英等。

四、用药经验

王芷乔等所著《瘰疬外用方药的用药规律分析》一文中，检索出包含本病论述的医学古籍如《外科正宗》《外科启玄》《备急千金要方》《外科大成》《医宗金鉴》《丹溪心法》等，共 88 本。检索出方剂 334 首，根据查阅文题、摘要、方剂组成及功用进行初筛，再对初筛文献进行全文精读，按照纳入、排除标准进行甄别，最终收录了著名医家对瘰疬论述及医案的记载共 308 条（方剂），其中外用 107 首。在外用方剂中，膏剂 58 首，散剂 23 首，丹剂 6 首，锭剂 5 首，洗剂 4

首，其他 11 首。

治疗瘰疬相关外用中医病症，历代医案的方剂共有 107 首，方剂中包含的中药有 252 味。对 252 味中药频数进行统计，排序前 20 位中药频数，其中乳香、麝香、没药、朱砂、黄丹、麻油、雄黄、轻粉、血竭、木鳖子等是治疗瘰疬频数出现较高的外用药物。常用药物组合如乳香-没药、没药-麝香-乳香、血竭-乳香、轻粉-麝香等。

通过应用数据挖掘技术对瘰疬外用古方的研究，发现治疗瘰疬的外用方剂中，高频药物为：乳香、麝香、没药、朱砂、黄丹、麻油等。其中乳香、麝香、没药均为芳香类药物，元代许国祯所撰《御药院方》记载芳香类方药可用于疮肿折伤等多种外科疾病。此类药物性走窜，能行能散，为行气活血化瘀之佳品。乳香性味辛、苦，温，归心、肝、脾经，活血定痛、消肿生肌；没药性味辛、苦，平，归心、肝、脾经，具有活血定痛、消肿生肌的功效。明代《本草蒙筌》记载没药“破血立效，止痛如神”；《本草纲目》补录其“散血消肿，定痛生肌”，并提出“乳香活血，没药散血，皆能止痛消肿生肌。故二药每每相兼而用”。此外，乳香中所含乳香酸可以有效抑制 5-脂氧合酶的活性，降低炎性因子的形成，从而发挥抗炎症作用。朱砂、黄丹均有一定祛腐的作用，在缺乏抗生素的历朝历代，此二者合用对于祛除疮面脓腐物质效果明显，但存在重金属中毒之虞，考虑用药安全，故临床并不常用。麻油性滋润，可作为众药的基质及载体，这提示古代可能也具有湿性愈合的理念，保持疮面湿润可为疮面生长创造良好环境，此外涂抹油类物质可形成局部屏障，减少感染的发生。总体来说，治疗瘰疬的外用药物偏ավ腐蚀药，可以使毒外泄而不内攻，恶肉易去，好肉易生。

外用药物寒温并用，类别相对较为集中，主要为活血、拔毒、清热等。其中活血、拔毒类多为温性药物，如乳香、雄黄等。元代朱丹溪曰：“（结核）或在项上、或在颈……多在皮里膜外，多是痰注作核不散。”瘀是血运不畅或离经之血着而不去停于局部的表现。清代王清任在《医林改错》中谓：“元气既虚，血不能达于血管，血管无气，必停留而瘀。”临床上瘰疬常常伴有痰瘀互结症状，临床见肿块如馒或坚硬难消，质地中等或偏硬，活动度差，触痛或已溃破，见疮面肉芽不鲜，脓水清稀，舌质紫暗等，可见痰瘀贯穿于瘰疬病情发展的始终，应用活血药物属于针对病因治疗，“通则不痛”，也可达到较好的止痛效果。另治疗瘰疬的外用药需根据不同阶段选择适用药物，如脓腐较多，则应以拔毒为主，如后期邪毒已去，正虚疮面生长乏力，则应适当加入生肌药物，此外配合口服益气养血药等。

清热类多为苦寒药物，如大黄、黄柏、黄芩、黄连等。《灵枢·官能》曰：“寒与热争，能合而调之，虚与实邻，知决而通之，左右不调，把而行之，明于逆顺，乃知可治，阴阳不奇，故知起时。审于本末，察其寒热……”提示寒温并用可调其阴阳。

其中所用药物五味以辛、苦、甘为主，药物归经以归肝经、脾经、心经、胃经、肺经为主。瘰疬初起侵犯少阳，延及阳明，清代吴谦在《医宗金鉴》中云：“小瘰大瘰三阳经。”此时需配合寒凉药物疏风清解，以苦味为主。现代研究也证实，苦寒类药物有较好的抗菌、抗炎、抗毒作用，能加快伤口愈合。但临床又可见到气滞痰凝型瘰疬，临床表现为淋巴结结核结节期，此期属于中医“阴疽”范畴，欲脓不脓、欲溃不溃、欲敛不敛，需辅助温性药物疏通经脉，行气散结，这类药物多以辛、甘味为主。

《素问·至真要大论》云：“夫五味入胃，各归所喜，故苦先入心，甘先入脾，辛先入肺。”而心主血，肺主气，脾胃为气血生化之源，肝主疏泄，主藏血。从归经上看，肝经、心经主治心、胸、神志病和经脉循行部位的其他病症。瘰疬一病与神志关系相当密切。忧思恚怒，肝气郁结，气机失于疏泄，郁而化火，煎熬津液，灼为痰火，结于颈项脉络，遂成瘰疬。如宋代陈无择在《三因极一病证方论·瘰疬叙论》中云：“痈疽瘰疬，不问虚实寒热，皆由气郁而成。”清代程让光在《外科秘授著要》中提到：“瘰疬，生于颈项，或在耳后连及颐颔，悉属三焦、胆腑二经之脉络，惟此二经血少气多。”因此，使用入肝经的药物对于瘰疬一病尤其是颈项部瘰疬尤有良效，此外此类药物多具有行气活血的作用，亦可促进疮面血运。

五、外治法

1. 治则

《外科精义·论瘰治法》曰："结核瘰疬，初觉有之，即用内消之法。""经久不除，外治不明者，并宜托里。"认为腐蚀药治肿核及瘘管形成等症，可以使毒外泄而不内攻，恶肉易去，好肉易生。因此后世在治疗瘰疬时常遵循"内而消托、外而腐蚀"的原则。而《医宗金鉴》认为："推之移动为无根属阳，外治宜因证用针灸敷贴、蚀腐等法；推之不移者有根且深，属阴，皆不治之证也，切忌针砭及追蚀等药，如妄用之则难收敛。"

2. 治法

（1）敷贴法 《医宗金鉴》根据瘰疬未溃、溃后详细罗列了外用敷贴方。未溃方：金倍散、神功散、李杲龙泉散、朱震亨贴瘰疬饼、神效瘰疬方、龙珠膏。溃后可用蟾酥拈子、五云膏、绿云膏、蛇蜕膏。

（2）灸法 适用于瘰疬日久，坚核不消，如《外科正宗》记载先用艾炷灸瘰疬核上七壮，灸疮起泡，以小针挑破，取冰蛳散药末，津唾调成饼状，贴灸顶上，绵纸封贴瘰疬核，勿使移动泄气。7 天后，四边裂缝；再 7 天，其核自落；再搽玉红膏，内服补药，助其收口。同时还记载了瘰疬外治法，紫霞膏、琥珀膏、大红膏的具体用药和用法。

（3）火针、火烧法 《外科正宗》中提及火针法破核消痰功效显著，协以灯草桐油刺破疬核，能使疬核自落。而对于用灯草桐油的火烧法的运用，清代李子毅在《痰疬法门》中的外治法门中详细列出治疗痰疬的火烧方法和穴位。

（4）点疬法 在《疬科全书》中载有点疬药方及用法，用石灰、纯碱、朱砂以酒泡之，点于疬核周围三分处，数次之后可制服核外之根株，使疬核潜消，不能再复发。此外，民间还有挑刺法、落核法。

第二节 现代发展

一、病因病机

瘰疬的发病，有身体内部及外来邪气两方面的因素。从中医学整体观出发，认为内因是根本，外因通过内因而起作用，其发病因素与气郁、体虚、邪毒、痰结密切相关。

（1）气郁 指情志上的变化，瘰疬由七情致病，主要是忧思郁怒，情志不畅，欲望不遂，致使肝的功能受损。肝气不舒，木失条达，导致气郁气滞，郁结作肿。肝郁气滞，肝气运行受阻，木郁克土，脾伤运化失司，水湿津液内停，痰热从内而生，循经上升，结聚于颈项而发病。

（2）体虚 指机体虚弱，抗体能力低下，瘰疬发病与肺肾之虚关系最为密切。如瘰疬患者往往有肺痨同患，肺痨患者则多由肺肾虚而发。手淫、房劳过度，少幼先天禀赋不足，老年肾衰败等，都可导致肾虚。肾虚阴精亏乏，肺肾阴虚，阴愈亏，火愈旺，肺津不能输布，阴火灼津为痰，痰火互结，则发为本病。

（3）邪毒 指外来邪气，《外科正宗》说："夫瘰疬者，有风毒、热毒、气毒之异……气毒者，四时杀厉之气感冒而成……。"明确指出由外邪感受所致。杀厉之气，中医学认为有传染性，与西医学认为由结核杆菌感染是一致的。

（4）痰结 瘰疬主要表现为局部结核作肿，古人有"凡结块皆夹有痰"之说。此处之痰，指皮里膜外之痰。故陈士铎论瘰疬之发生时指出："此证多起于痰，痰块之生多起于郁，未有不郁而生痰，无痰而成瘰疬者也。"痰既可以作为病因，又可为病理之产物。

综上所述，瘰疬是由肝气郁结，脾失健运，痰热内生；或肺肾阴虚，阴虚火旺，痰火互结，循经上升，留于颈侧，结聚成核而成。

二、临床表现

1）瘰疬可发于任何年龄，但以青少年为多见。

2）瘰疬可以单个出现，但更多的是多个肿块之堆聚，所谓"结核累累，有如串珠之状"。

3）肿块最多发生的部位在颈部两侧。

4）肿块（肿大的淋巴结）初起稍硬，呈圆形或椭圆形，边界清楚，推之移动。皮色不变，不红不热。病情发展缓慢，肿块逐渐长大，融合成团块，肤色转红，肤温增高，中央液化变软，出现疼痛。溃破后流有稀薄脓液，夹有败絮状物质，疮口边缘紫暗，皮缘能掀起，呈潜行性，或有瘘道，肉芽苍白不鲜，无生机。

5）全身可伴有低热、潮热盗汗，精神抑郁，胸胁胀满不适，腰酸腿软，梦遗滑精，或有咳嗽痰红带血，颧赤面少华等症状。

6）血沉可以加快，胸部 X 线透视可见肺结核征象。

7）必要时可做病理检查确诊。

三、类证鉴别

（1）髑核　先由头面、口腔等部位感染，后出现颈部肿块，一般多单个发生，有不同程度的疼痛或压痛，很少化脓。发病部位多在颌下、颏下或耳之前后，颈两侧发生者少见。

（2）失荣　是由其他部位的肿瘤转移至颈部的疾患，多见于中、老年人。肿块坚硬，高低不平，推之活动性差，病情发展较快，常数个肿块堆砌成团。常伴有其他脏器癌的相应全身症状。身体消瘦，有失荣华。

（3）恶性淋巴瘤（石疽）　多发于男性青年，颈部结有肿块，质中等硬，常见弹性感，病程发展快，很快肿块增大，融合成团块。同时在腋下、腹股沟等处的淋巴结亦可肿大。常伴有肝脾肿大及不明原因的周期性发热和不规则发热，咽部增厚突起，喉核肿大。

四、临床论治

（一）辨证论治

鉴于瘰疬与疮疡的致病因素和病情的发展变化毕竟有所差异，所以临证时治法亦同中有异。现以消、托、补三法为基础，归纳为"内治十法"分别介绍于下。

（1）疏肝理气法　用疏肝理气的药物，使肝木条达，气机舒畅，促使凝结之痰滞随之散解的方法称之疏肝理气法。从而取得肿消核散的治疗效果，此正"肝郁宜疏"之旨。此法适宜于因内伤七情，肝郁气滞所致者。其肿核每不红不热，疼痛不甚。惟每随情志变化而消长。代表方有逍遥散，常用药物有柴胡、香附、青皮、木香、川楝子、延胡索、郁金、枳壳、绿萼梅等。如肝郁化火者，应配合疏肝清火法，酌选牡丹皮、山栀、夏枯草等药佐之。疏肝理气药，性味多香燥辛温，久用易于耗伤气阴。若气虚阴伤或火盛者，尤须慎用。

（2）化痰软坚法　前人有"无郁不生痰、无痰不生核"之论，认为瘰病与痰气凝结有关，所以对瘰病核质坚硬难消者，常取化痰软坚法与疏肝理气解郁法配合运用，借此达到化其痰浊、消散肿结的目的。此法适宜于该病各期，症见痰浊滞留络脉，凝聚成核、肿大坚硬、久不消散者。代表方有内消瘰疬丸，小金丹。常用药物有昆布、海藻、贝母、牡蛎、白芥子、陈皮、法半夏、穿山甲等；若经久不消、不溃，应选加活血化瘀药助其消肿散核。

（3）清热解毒法　指用寒凉的药物清解内蕴热毒的方法。适宜于该病合并周围软组织炎，局部红肿热痛明显、舌红苔黄脉数者。代表方有黄连解毒汤、仙方活命饮加减。常用药物为金银花、连翘、黄芩、重楼、垂盆草、蒲公英等。清热解毒方药多性味苦寒，易伤脾胃，用时应稍佐调理脾胃药物，或与散结软坚等方药配合应用。

（4）活血化瘀法　用活血化瘀的药物，促使经络疏通、气行舒畅，达到消肿止痛、散结的目的。此法适宜于该病各期因气血瘀滞所致的肿核坚硬，难消难溃者。代表方剂有桃红四物汤，常用药物有三七粉、当归、紫丹参、赤芍、红花，或加三棱、莪术、乳香、没药等行气破瘀之品。活血化瘀药易于破泄伤正，宜与理气、清热、化痰、补益等法配合。

（5）滋阴降火法　指用滋阴凉血、清热降火的药物，治疗阴虚内热的方法。此法适宜于该病中后期核体增大或粘连形成的肿疡，出现骨蒸潮热、盗汗、舌质红、脉细数，辨证属阴虚火旺者。代表方有秦艽鳖甲散，常用药物有玄参、生地黄、知母、青蒿、鳖甲、地骨皮、银柴胡、白薇等。

（6）养阴清肺法　指用滋养肺阴、清解肺热的药物，治疗肺阴虚弱、虚热内蕴的方法。此法适宜于瘰疬兼有肺痨（以肺门淋巴结核为主），症见干咳，咯血或痰中带血、盗汗、气促、舌质红、少苔或无苔，脉细数者。代表方有养阴清肺汤，常用药物有百部、白及、百合、天冬、麦冬、夏枯草、天花粉、芦根等。

（7）托里排脓法　指用补托的药物，促使脓出毒泄，肿消痛止的方法。此法适宜于该病中、后期肿疡已成而未溃，或溃破后脓水不畅、疼痛不解者。代表方为托里消毒饮，常用药物有党参、黄芪、徐长卿、皂角刺、漏芦、赤芍、白芷、金银花、紫花地丁、桔梗等。托里排脓法不宜用之过长，肿核初期或未成脓时勿用；当正实毒盛时，应用透托之法为妥。

（8）调理脾胃法　瘰疬溃破，毒邪虽泄，气血亦损。若脾胃虚弱，则生化无源，气血因而不充，疮口势难收敛。故宜用健脾和胃等药物调理脾胃。此法对年老体弱和小儿脾胃虚弱患者尤为适宜。此法适用于该病后期纳谷不香、大便稀溏；舌淡、脉濡弱者。代表方剂有参苓白术散，常用药物有党参、茯苓、白术、山药、甘草、陈皮、炒扁豆等。

（9）调补气血法　指用调补气血的药物以恢复正气，促使疮口早日愈合。此法适宜于该病后期，疮口不见愈合倾向，脓水清稀，面色苍白，头昏乏力，证属气血两虚者。代表方有八珍汤、十全大补汤、当归补血汤，常用药物有黄芪、当归、党参、白术、熟地黄、白芍等，兼有肝肾阴虚者，酌加生地黄、麦冬、女贞子、墨旱莲等滋阴之品。

（10）辨病抗痨法　西医学认为瘰疬系结核杆菌感染，故治疗如选用经药理化验证实具有抑菌或杀菌作用的中药，可以提高疗效。如痰气凝结证，可选加柴胡、夏枯草、木香、远志、陈皮；热毒炽盛者，加猫爪草、金银花、连翘、黄芩；阴虚火旺者，加知母、地骨皮；气血两虚者，加黄精、羊乳、白芍等。常规加用抗结核菌的西药抗生素。

（二）外治法

1. 外治原则

靳汝辉等指出按照瘰疬肿核、寒性脓肿和溃破难愈的发展过程，瘰疬外治法相应分为消核散结法、提脓祛腐法及生肌收口法等三大基本原则。

（1）消核散结法　是指运用消核、软坚、散结等药物敷涂患处，针刺、灸疗、熏蒸局部的方法。主要包括敷贴法、薄贴法、针灸法、熏蒸法等外治法。适用于瘰疬的各期，如初期肿核如豆；中后期肿核坚硬不消者。其作用：①可使初起轻症之肿核消散、缩小；②中后期高突之肿核收束，避免邪毒走窜；③促进肿核及早成脓或破溃，达到缩短疗程的目的。体现了"结者散之""坚者削之""大者缩之"的理论思想。如瘰疬初期之肿核外敷化痰解凝膏、消核膏，如周围有肿痛者可合用二黄膏、加味金黄散或加味玉露膏，针灸合用泄脓毒、散结节；中后期坚硬难消者，滋阴降火糊、七味内消散外敷，化痰解凝方、滋阴降火方局部熏蒸。

注意要点：①外敷药膏用量宜多不宜少，覆盖整个病变范围；②药膏使用时应保持其湿润度，必要时可反复调配；③如肿核已溃破，应在溃破口周围用药（配合箍围法，收束根脚，促脓外出）；④针刺注意避免损伤周围血管及神经。

（2）提脓祛腐法　是指将具有提脓祛腐的药物制成合适剂型作用于瘰疬肿核、窦瘘，使脓毒排出、腐肉脱落的方法。该法包含追蚀法、止血平胬法、吸脓法等外治法。该原则在瘰疬的运用中，又细分为拔核法、拔管法。其中拔核法是指运用腐蚀药物外敷于肿核上，拔除瘰疬肿核的方法。拔管法是指运用腐蚀药物插入瘰疬窦瘘内，拔除瘘管的方法。两种方法可联合使用，合称拔核拔管法。适用于瘰疬日久不消、坚硬难散之肿核，破溃后脓水不尽、死肌腐肉未脱、新肌未生之瘰疬窦瘘。运用该法可达到肿核及早溃破、脓毒外出；久不收敛之腐烂疮口、窦瘘早日脱化，缩短疗程之目的。其中，将拔瘰丹做成扁饼状外敷坚硬难消之瘰疬肿核以拔核，或将三品一条枪，插入瘰疬破溃之窦瘘管道以拔管。

注意要点：①"腐不去则肌难生"，祛腐务必彻底；②提脓祛腐药物多含有汞制剂，且具有刺激性，凡对此类药物过敏者禁用；③药量使用宜少不宜多，以免重金属中毒；④坚守"中病即止"的原则，该类药物腐蚀作用力强，换药时，密切关注腐肉、脓液及窦瘘情况，如发现腐肉脱落、脓水已尽、窦瘘已化，即刻停用。瘰疬窦瘘管腔过深时，可运用药捻法，或外粘药物，或内裹药内插窦瘘，应避开血管和神经。

（3）生肌收口法　是指运用生肌长肉的药物掺于疮面，促使创面快速愈合的方法。常与追蚀法、止血平胬法配合使用。适用于腐肉已脱、脓水将尽、肉芽组织生长缓慢之瘰疬创面。常用药物有生肌散、生肌玉红膏、生肌象皮膏。

注意要点：①若创面脓毒未清，腐肉未尽，不宜过早使用，否则有闭门留寇之嫌；②如创面仍有少量分泌物及腐肉时，可配合使用九一丹等祛腐生肌药物，达到提脓祛腐生肌长肉之目的；③如腐肉已脱、脓水已尽，但创面肉芽组织暗红时，可配合脉血康胶囊掺撒于创面，达到活血化瘀、改善局部血运及生肌长肉之目的；④如运用生肌收口法药物后仍久不收敛，须检查创周是否肿胀，挤压疮口周围是否有分泌物溢出，当考虑是否有潜在的窦瘘未处理干净；⑤如病程日久，疮口难敛，可用补益中药内服。

2. 瘰疬外治法

古今医家认为，单用外治法治疗瘰疬轻症即可获得满意疗效，配合内治法更能提高疗效。外治方法众多，节选部分简介如下。

（1）敷涂法　是指将药物直接敷于患处的疗法。具有行气活血消肿、托毒提脓、生肌收口之作用，适用于瘰疬各期。申斗垣在《外科启玄》中认为："敷者，化也，散也，乃化散其毒，不令壅滞。"常用药物有《刘涓子鬼遗方》白蔹膏，治疗瘰疬结肿寒热；《外台秘要》大黄膏治瘰疬溃破窦瘘；《圣济总录》大蒜膏外敷，治疗瘰疬结聚不散。敷涂法因其宜于瘰疬各个阶段，敷涂范围大小、厚薄程度当随症而异。其敷涂药物及瘰疬发展时期决定了该法的消肿、促溃、拔核、祛腐、生肌之效。如活血化瘀、行气消肿药敷涂肿高核硬的瘰疬，以达消肿散结之目的；清热解毒、提脓祛腐药外用于瘰疬已溃者，具有提脓祛腐之功效；而对于腐肉已尽，疮口久久不敛之瘰疬，当须探查是否有潜匿窦道，宜祛腐和生肌药物同时运用。

敷涂药虽有效亦当注意其不良反应，如出现皮肤过敏，或脓水潴留、毒邪难以泄出者，可见局部皮肤焮红，或斑丘疹、水疱、瘙痒、湿烂、疼痛的现象或感觉，可改用凡士林之类油膏合药敷涂，减少板硬黏着疼痛感觉，必要时可配合抗过敏外用药膏。如出现脓水浸淫之腐肉已尽，新肌红活之疮口，亦改用油膏制剂，且须薄敷勤换。

（2）薄贴法　又称膏贴法，现代称膏药。是指将药物在油中炸枯滤渣，加入合适药物，搅拌冷凝成药肉，摊于布上或纸上而制成。临床常用于瘰疬肿核或破溃之薄贴，具有消肿止痛、吸脓排脓、祛腐生肌的作用。常用药物有《外科正宗》所载的琥珀膏，治瘰疬初起肿核，或穿穴溃脓，经久不愈，渐成瘘疾，消核溃瘘；《外科证治全生集》的阳和解凝膏，贴治瘰疬以行气血，散寒湿；《医宗金鉴》的绀珠膏加魏香散治瘀血肿毒瘰疬未破。

薄贴法贴敷位置固定、药力持久，是因诸药入油锅煎熬中，精华尽出。因此，熬膏、制膏必须如法，膏质须色泽乌黑，摊膏须厚薄均匀，才能保证药效及黏附力。临床一般用于未溃或已溃之瘰疬，均有一定效果。

第三节 特色治疗

1. 中西医结合论治

叶江英等观察中西医结合治疗颈部淋巴结核的疗效。80 例患者随机分为观察组和对照组各 40 例。两组均用 2HRZE/10HRE 方案抗结核治疗，观察组加用内消瘰疬丸。结果：总有效率观察组高于对照组（$P<0.05$），淋巴细胞免疫指标恢复率观察组高于对照组（$P<0.05$），并发症总发生率观察组低于对照组（$P<0.05$）。结论：中西医结合治疗颈部淋巴结核效果较好，可减少并发症。

徐秀颖等将 76 例患者随机分为对照组和治疗组，每组 38 例。对照组采用病灶清除+区域淋巴结清扫术或脓肿切开引流（热脓肿型），同时予以全身化疗。治疗组在对照组基础上口服消瘰汤+瘰疬宁片治疗。结果：对照组有效率为 77.8%，治疗组有效率为 97.5%，两组比较，差异有统计学意义（$P<0.05$）。随访 1 年，对照组中 4 例复发，治疗组中无复发，两组比较，差异有统计学意义（$P<0.05$）。结论：中西医结合治疗颈部淋巴结结核疗效显著，复发率低。

2. 针灸治疗

针灸治疗瘰疬，历史悠久，首见于《灵枢》。如粗针用以刺脓泄毒，细针用以行气消散。灸能开结破坚，拔引郁毒。临床以针灸合用多见，有泄脓毒、散结节作用。如《河间六书》云："初起或二三核时，以艾炷灸之。"《外科精义》云："瘰疬结核患处如肿高而稍软，是脓已成，可以针核中，令其溃散。"

针灸法治瘰疬使用中当注意：如肿核过深，针时宜慎，以免损伤周围血管与神经，而灸法则对泄毒散结效果尤著，清代名医马培之曰："未成脓者，灸则可消。"《本草求真》云以大蒜"切片艾灸，则痈毒恶毒疮肿核能起"。

赵祎然等总结了古代针灸治疗瘰疬的选穴规律，瘰疬主要分布于颈项部和胸腋部，颈项部处方腧穴多分布于上肢、肩颈及头面部，主要为大肠经、三焦经、胃经腧穴；胸腋部处方腧穴多位于上肢部与胸部，集中于胆经、肝经、三焦经，涉及心经、心包经。皆体现了"腧穴所在，主治所在"与"经脉所过，主治所及"的远近配穴规律。关联规则分析所得颈项部处方"曲池、肩髃、天井、肩井"和胸腋部处方"大陵、阳陵泉、膻中、肩井、外关、支沟、渊腋、章门"。肩颈部瘰疬复方中，研究表明使用金针行"曲池透臂臑"法可达"一针四穴"的效应，王乐亭用该法治疗 200 例瘰疬患者，有效率达 96.50%；而肩髃与曲池共用可清热解毒、化痰散结，亦为颈项部处方中使用最多的关联穴对；天井为三焦经合穴，具有降逆泄热、开闭散滞的作用；肩井隶属胆经，可疏肝利胆、散结止痛，为治瘰疬要穴，四穴共奏清热化痰、通滞散结之效。胸腋部瘰疬处方中，膻中为气会、心包募穴，大陵为心包经之输穴、原穴，二穴原募配穴，可理气宽胸，与治瘰要穴肩井协同发挥疏肝理气、化瘀散结之功；研究表明，支沟在治疗瘰疬上具有独特优势，与外关配伍可清泻三焦之火，治疗瘰疬及其所致胸胁腋痛；阳陵泉为胆经合穴、下合穴，可清肝胆之火，柔筋缓急；章门为脾募穴、脏会，属肝经，与胆经腧穴渊腋皆为局部选穴，可疏肝健脾、化痰散结。

从关联规则分析看，这些关联性强的腧穴组合多为针刺治疗瘰疬处方之首选，未与处方有实线相联的"后溪—翳风""太冲—阳辅"可为两类处方随证配穴。"后溪—翳风"分属小肠经、三焦经，分别与心、心包两经相表里，可宽胸理气，清心通络，于肝火扰心之颈项部瘰疬可随症配用；"太冲—阳辅"分属肝胆两经，为胸腋部治瘰疬强关联腧穴，二穴输经配穴，可疏肝利胆，解郁散结，于气郁盛者，加之可增开郁散结之功。

马惠清等研究了古籍中灸法治疗瘰疬特点，古人治疗瘰疬的常用灸法主要包括明灸、隔物灸、桑木灸和骑竹马灸。明灸：即直接灸，可将艾炷放于患处或局部穴位等处，能直达病灶，对患处产生较大较强刺激，效果奇特。如《扁鹊心书》云："治法俱当于疮头上灸十五壮……"又如《勉学堂针灸集成》曰："又瘰疬联珠疮，灸百劳三七壮至百壮，肘尖百壮。"隔物灸：不仅火力温和，而且能发挥艾绒和间隔药物的双重药理作用，能够提高治疗效果。古人用隔物灸治疗瘰疬时，常用大蒜、豆豉、商陆、葶苈、桃树皮、莨菪根等，《普济方》记载隔蒜灸："治一切瘰疬，在顶上及触处，但有肉结，凝以作瘘及痈疬者，以独头蒜截两头留心，大作艾炷，如蒜大小，贴沥上灸之。勿令上破肉，但取热而已。七壮一易蒜，日日灸之，取消止。"大蒜辛、温，具有解毒、消肿止痛、抗菌、杀菌的作用，用于瘰疬能软坚散结，《类证治裁》云："用蒜饼安病核上，艾灸六七壮，可消软。"古人在用此法治疗瘰疬时多次提到"先从后发核上灸起，至初发母核而止，多灸自效"，可见古人对先灸后发核的重视，可供现代临床参考。

3. 熏蒸法

熏蒸法，是指借药力和热力的作用，使患部疏通腠理，流畅气血，消肿散坚的方法。《理瀹骈文》用桑枝燃熏瘰疬"补阳气衰弱，散肿溃坚妙"；《外科理例》猪蹄汤洗疮，消肿毒，去恶肉，润疮口，止痛；《医学入门》认为，烟熏阴疮，瘰疬尤宜。

4. 吸脓法

吸脓法，可宣通气血，促其肿消或将脓毒吸出，达到毒泄疮愈之目的。如《肘后方》焫法，《外台秘要》角疗药针法，《瑞竹堂》经验方的竹筒拔法，《外科正宗》所载竹筒吸脓法，《外科大成》的竹筒吸引法，均属此类外治法。

药筒吸脓法与火针拔罐吸脓法，同属引流、排脓的外治方法，既可泄毒排脓，更可清除腐肉、病灶。二者比起今日的切口引流排脓的手术法均有不足之处，因为切口引流为无菌操作，不仅可以泄毒排脓，更可一举清除腐肉、病灶。对宜于切排手术的肿核、溃核，均取切开引流疗法，疗效甚佳。

但切开疗法，亦有宜忌，如：

（1）切排的有利时机　指按不陷，虽红肿焮痛，是脓未成不宜过早切排，否则，不独有血无脓，而且毒邪撑激，肿痛更甚，或滋生他变。只有见局部肿高而软，皮肤黯红，为脓熟，当迅予切排。

（2）切口的浅深　脓毒深蕴而切口浅，则脓不得出，血反走泄；脓毒浅在而切口深，脓水虽可出，但损及好肉。要掌握切口的浅深，主要辨脓的浅深，又要看皮肉薄厚。凡在颈项、四肢等皮肉较薄的部位，必须浅开；凡在腋下等皮肉较厚的部位，切口可稍深，总之，以得脓为度。

（3）切口的大小　切口不宜过大，防损好肉血管；但也不能过小，脓毒排泄不畅，贻有后患。

5. 止血平胬法

止血平胬法分为止血法和平胬法。其中止血法是指运用收涩凝血的药物，掺撒于出血疮面，使血液凝固，达到止血目的的方法；平胬法是指运用平复胬肉的药物作用于瘰疬脓肿形成而未见溃破之肿核、瘰疬溃破后胬肉高突、腐肉不脱者，使胬肉收缩，促进新肉生长的方法。两种方法常配合使用，合称止血平胬法。其中止血法常用桃花散、三七粉；平胬法多运用白降丹、平胬散等药物，现代多配合血管钳、刮匙、组织剪等物理器械修剪。

该法使用时当注意：①止血法用于瘰疬溃疡扩创渗血，如遇血管出血，须结扎止血；②平胬法适用于瘰疬疮口胬肉突出，或腐肉不脱，妨碍收口的患处，宜中病即止，避免损伤正常组织。

6. 腐蚀法

腐蚀法，又称追蚀法，指用具有腐蚀的药物撒掺于患处，促其腐肉尽去，新肌速生之法。《外科大成》的瘰疬拔根方、《外科真诠》的吊法、《医学入门》的蚕茧散拔核法、《外科正宗》的三品一条枪及《医宗金鉴》的白降丹，均属此类外治法的运用。

腐蚀法具有攻溃、祛腐、拔核的作用，可谓取效便捷，而以之腐蚀窦道、瘘管。在诸腐蚀方中，多由植物药、动物药、矿物药组成的，以矿物药合成的腐蚀药效果最好，如三品一条枪、白降丹等。此因在上述诸腐蚀药中，均含有汞或砒的成分，腐蚀作用较其他药物为强。所以临床使用时，必须慎重。用拔瘰丹代刀攻溃，拔核时，只能以少许药和水浸开，点放肿核顶端；腐蚀窦道、瘘管时，只能以药线蘸少许药粉插入。用药时，必须避开周围健康组织及血管、神经。在腐蚀死肌恶肉目的达到后，应立即改用其他提脓生肌之药。凡对汞制剂有过敏性反应的患者，均应忌用。

第四节 名 医 学 验

唐汉钧治疗颈淋巴结结核临床经验

患者，女，23岁，职员。2015年8月10日初诊。颈左侧Ⅱa区肿块。Ⅳ、Ⅴ区疮口破溃不敛半年余。纱条引流3处，疮面分别约1.5cm×2cm、2cm×2.5cm、5cm×6cm，深处达1.5cm，窦道迂曲，可触及多发肿块，大者面积约5cm×6cm，基底融合，质硬，活动度差。月经量少，腹泻，苔薄白，边有齿痕，舌中花剥，脉象沉细。上海市某医院予异烟肼、利福平、乙胺丁醇、吡嗪酰胺联合抗痨5月余，近日化验尿酸（uric acid，UA）590μmol/L，口服院内制剂结核丸每次20粒，2次/日；甘草酸二胺肠溶胶囊150mg，3次/日。外用异烟肼、利福平注射剂交替换药多次，疗效不佳。辨证：气血两虚、脾肾虚弱证。治法：益气养血，健脾补肾。

方药：黄芪30g，太子参15g，生地黄15g，白术15g，天冬15g，黄芩9g，玄参9g，象贝母15g，百合15g，百部15g，沙参15g，丹参15g，砂仁9g，黄精15g，山茱萸15g，薏苡仁15g，皂角刺9g，红枣15g，甘草10g。56剂，水煎服，每日1剂。全蝎3g，蜈蚣3g，水蛭5g，天龙5g，三七5g，56剂，颗粒剂调糊状外用。

二诊（2015年10月15日）：证如前，纳可，二便调，舌苔白，脉濡。前方加寒水石15g，苦丁茶9g，夏枯草9g，继服25剂。

三诊（2015年11月9日）：诸证可，舌苔白腻，脉濡。外周硬结似有缩小变软趋势，前方去寒水石、苦丁茶，加苦参15g，牡丹皮9g，外敷颗粒剂如前。11月25日上海某医院门诊日志示：左侧颈部肿块较前继续缩小，未见明显创面及渗液，表面仍有滤泡样改变。肾功能：UA 458.5μmol/L，继续服用院内制剂结核丸。

四诊（2015年12月10日）：颈左部创面脓水减少，月经量少，舌质红，舌苔薄腻，脉象濡。方药：苍术15g，黄芩9g，玄参9g，象贝母15g，鸡内金9g，谷芽、麦芽各9g，百部15g，丹参30g，当归15g，川芎9g，熟地黄15g，山药15g，灵芝15g，淫羊藿15g，黄精15g，山茱萸15g，炙黄芪30g，红枣15g，炙甘草15g。14剂，水煎服，每日1剂。全蝎3g，蜈蚣3g，水蛭5g，天龙5g，三七5g，2剂，颗粒剂调糊状外用。

五诊（2015年12月22日）：诸证如前，有所好转，局部皮损高低不平，边界较苔薄，边有齿痕，脉濡。前方加猫爪草15g，海浮石15g，苦参15g，30剂，水煎服，每日1剂。外敷颗粒剂如前。冲和膏外敷，康复新液外洗。

六诊（2016年1月28日）：左颈部肿块结节质软，局部无渗液。方药：苍术15g，陈皮9g，姜半夏9g，黄芩9g，玄参9g，猫爪草15g，桔梗6g，夏枯草9g，海浮石15g，百部15g，丹参15g，白术15g，象贝母15g，黄芪30g，党参15g，淫羊藿15g，灵芝15g，茯苓15g，肉苁蓉9g，红枣15g，甘草10g。20剂，水煎服，日1剂。

七诊（2016年2月19日）：颈左部Ⅱa区可触及淋巴结肿大，约直径40mm基底融合，质硬，活动度差，未及波动感，Ⅳ、Ⅴ区淋巴结可及，直径为15～20mm，质中，皮色暗红，原两处溃口已收口。创缘欠规则，肿块结节较前明显缩小，病灶皮肤已见平复。舌质红，舌苔薄腻，边有齿痕，脉象濡。前方去猫爪草，加七叶一枝花15g，郁金9g，继服30剂，水煎服，每日1剂。外用药同前。

八诊（2016年3月10日）：左颈部结核肿块，稍见平复。苔白腻，边有齿痕，脉滑。血UA高达511μmol/L。疏肝健脾，化痰消肿。方药：柴胡9g，黄芩9g，玄参9g，象贝母9g，桔梗6g，海浮石15g，陈皮9g，姜半夏9g，莪术15g，海藻9g，昆布9g，夏枯草9g，生黄芪30g，白术15g，茯苓15g，丹参30g，百部9g，寒水石15g，红枣15g，生甘草9g。30剂，水煎服，每日1剂。颗粒剂外敷同前。

九诊（2016年4月7日）：左颈部结核，月经量少，苔白腻，边有齿痕，脉濡。予当归15g，赤芍、白芍各 9g，川芎 9g，生地黄、熟地黄各 9g，丹参 30g，五味子 15g，夜交藤 20g，猫爪草 9g，陈皮 9g，姜半夏 9g，夏枯草 9g，海浮石 15g，百部 15g，黄芪 30g，党参 15g，白术 15g，淫羊藿 15g，灵芝 15g，茯苓 15g，肉苁蓉 9g，红枣 15g，甘草 10g，40 剂，水煎服，每日 1 剂。

十诊（2016 年 5 月 14 日）：颈左侧淋巴结结核，创面愈合，但周围尚有瘰疬结块，舌苔白腻，舌尖红，脉濡。方药：炙黄芪 30g，丹参 30g，玄参 9g，象贝母 15g，桔梗 6g，陈皮 9g，姜半夏 9g，百部 15g，当归 15g，赤芍、白芍各 9g，生地黄、熟地黄各 9g，龙葵 15g，夏枯草 9g，海浮石 15g，海藻 9g，淫羊藿 15g，灵芝 15g，肉苁蓉 9g，红枣 15g，甘草 10g，28 剂，水煎服，每日 1 剂。全蝎 3g，蜈蚣 3g，水蛭 5g，天龙 5g，三七 5g，28 剂，颗粒剂外用。

十一诊（2016 年 6 月 16 日）：上海市某医院淋巴结 B 超示：颈部左侧 32.4mm×13.2mm、右侧 24.3mm×14.7mm，锁骨上左侧 19.4mm×12.2mm，右侧 35.7mm×28.8mm，口服结核丸，吡嗪酰胺 0.25g，利福平 0.15g，疮面愈合较前平复，颈左侧Ⅵ区可触及淋巴结肿大，直径约 20mm，质地中等，活动度差，触痛不明显。予藿香、紫苏梗各 15g，玄参 9g，象贝母 15g，桔梗 6g，陈皮 9g，姜半夏 9g，海浮石 15g，猫爪草 15g，百部 15g，丹参 30g，生黄芪 30g，党参 15g，白术 15g，茯苓 15g，灵芝 15g，淫羊藿 15g，肉苁蓉 9g，红枣 9g，生甘草 9g，继续服用 28 剂，水煎服，每日 1 剂。全蝎 3g，蜈蚣 3g，水蛭 5g，天龙 5g，三七 5g，28 剂，颗粒剂外用。

十二诊（2016 年 8 月 16 日）：疮面愈合平复，颈左侧Ⅵ区可触及淋巴结，直径为 10～15mm，质地中等或偏软，活动度可，触痛不明显。苔白腻，舌边有齿痕，脉细。化验生化 UA：175μmol/L，余正常，血沉：13mm/h。前方紫苏梗易佩兰 10g，继续服 28 剂巩固。1 个月后随访未复发。

按：本患者经治 1 年，颈部创面痊愈，肿块消散，部分可及，大小如常。UA、血沉化验正常。本病治疗从溃疡、收口到肿块消散，体现了唐教授治疗颈淋巴结结核的辨证思想。唐教授认为，颈淋巴结结核以虚、痰为主。表现其一：耗损肝血，肝阴不足；其二：肝郁伤脾，脾虚不运，痰浊停滞；其三：肝火耗阴，阴虚火旺，肺肾阴伤，炼液成痰，均可导致痰浊凝阻，故分清痰邪致病，对症消痰，结核则除。治疗时始终顾护脾胃、扶正祛邪。十诊加海藻消痰散结、龙葵活血消肿，至十二诊时始终应用消瘰丸合二陈汤为基础方加玄参、黄芪、淫羊藿、肉苁蓉、红枣、生甘草等气血双补、益肾填精之品。

（焦　强）

第六章 褥 疮

课程思政提要：褥疮不仅给患者本人带来痛苦，导致生活质量明显下降，而且会因为原发疾病的康复困难，增加住院医疗费用，给社会及家庭带来沉重的经济负担。"上工治未病"，临床大多数褥疮是可以早期预防的。作为医护人员，我们应保持高度的责任心，秉持大医精诚理念，以人民健康为中心，以患者需求为导向，做好患者住院期间的人文关爱及诊疗工作，对疾病的发生具有预见性，向陪护家属入院时宣教科普知识，共同预防褥疮的发生，从而减轻患者的痛苦。对于已经发生褥疮的患者，制定个体化的防治及中医护理方案，鼓励其以乐观、积极的心态面对疾病，利用中医外治特色诊疗技术有效提升褥疮的诊治效果，改善患者整体的生活质量。

褥疮是一种多因久病卧床，使躯体局部重压或长期摩擦，从而导致皮肤破损而形成的溃疡，中医也称"席疮"，类似西医的"压疮"。其特点是多见于昏迷、半身不遂、下肢瘫痪、久病或重病需要长期卧床的患者，好发于骶尾部、髋部、背部、足跟部、枕部等易受压和摩擦的部位。轻者经治疗护理即可痊愈；重者溃烂，渗流滋水，经久难愈。其病因病机多为久病、重病之后，气血耗伤，加之长期卧床不起，久卧气虚，血行不畅，复因局部持续受压，气血失于流通，不能营养肌肤，肌肤失于温煦濡养，皮肉坏死，加以挨擦磨破，皮肤破损染毒而形成。临床常分为气滞血瘀证、蕴毒腐溃证、气血两虚证等。治疗上针对慢性原发病进行全身辨证施治，积极改善局部病变。本病重在预防，在"治未病理论"指导下，及时有效的干预可避免褥疮的发生。

第一节 历 史 积 淀

一、病名源流

"褥疮"之名最早可追溯至唐代，唐代许仁则在《子母秘录》中言："治小儿蓐疮，嚼泽兰心封之。"该书论述了治疗小儿褥疮可用泽兰心嚼烂而敷于患处，这是较早谈及褥疮的古籍。清代卢荫长在《信验方》小儿篇中也提到褥疮一词，其曰："褥疮，生蒲黄和扑粉掺之效。"

清代又称其为"席疮"，顾名思义，多与患者久卧于床而后生病相关。如顾世澄所著的《疡医大全》，该书引申斗垣之说论褥疮："席疮乃久病着床之人，挨擦磨破而成。上而背脊，下而尾闾，当用马屁勃软衬，庶不致损而又损，昼夜呻吟也。病患但见席疮，死之征也。"赵濂在《医门补要》中又曰："一人患流注三处，卧床一月未见脓，独尾闾穴已深烂，是名席疮。乃肌肉先死，辞不可治，寻亡。"

二、病因病机

从病因病机看，总体上认为古人穿着比较粗糙的布料，一旦肢体受伤而运动不利，或瘫痪肢体废用不遂，或久病气血虚弱而导致长期卧床，臀部、尾椎、髋部、肩胛、足跟等部位将会持续受压摩擦，影响局部气血运行，而气不运血、气滞血瘀，继而皮肤、肌肉、筋脉失于温煦濡养，皮肉坏死，加之挨擦磨破，皮肉磨破，外邪入侵而形成。疾病初起可见皮肤出现红斑，继而紫暗红肿或有轻度破溃。褥疮后期，气血两虚加重，疮面腐肉难脱，或腐肉虽脱，但疮色淡，创面难以愈合。

（1）内因　由于过度劳力、劳神等因素，导致脏腑不和，气血受损，阴阳失和，使正气亏虚，肝肾不足，寒湿侵袭，凝聚经络，闭塞不通，气血运行不畅；或因久卧伤气，例如，明代李梴在《医学入门》中曰："终日屹屹端坐，最是生死，人徒知久行久立伤人，而不知久卧久坐尤伤人也。"久卧会引起机体气血停滞，筋肉劳损，无力祛邪、托毒外出。

（2）外因　躯体局部长时间受压以及摩擦，经络不通，气滞血瘀，血行不畅，不能濡养肌肤，局部皮肤变脆，稍加摩擦皮肤即破损，故而极易感染成疮。明代陈实功在《外科正宗》中曰："盖阳气轻清，浮而高起，故易肿、易脓、易腐、易敛，诚为不伤筋骨易治之症也。疽者，沮也，为阴……盖阴血重浊，性质多沉，故为伤筋蚀骨难治之症也。"文中指出褥疮多为阴疽，病史缠绵，迁延难愈。

三、论治原则

综观古代医家论治褥疮，不论内治还是外治，亦不论哪个临床阶段，均以扶正祛邪、活血通络的论治原则贯穿始终。

1. 内治法

（1）初期　褥疮初期，病情轻微，多为气滞血瘀证，以理气活血、疏经通络为法，褥疮患者本虚，故用药不可攻伐，以免伤正，方可参考桃红四物汤加减。桃红四物汤即四物汤加桃仁、红花而成。四物汤由地黄、芍药、川芎、当归组成，清代吴谦《医宗金鉴》引柯琴言："当归甘温和血，川芎辛温活血，芍药酸寒敛血，地黄甘平补血，四物具生长收藏之用，故能使营气安行经隧也。"故四药合用，共奏补血调血行气之功。四物汤加上桃仁、红花则成桃红四物汤，此方以强劲的破血之品桃仁、红花为主，辅以四物汤，功主活血祛瘀、行气通经，此六药配伍精当，使瘀血可祛、新血得生、气机调畅，有祛邪不伤正之效，故可应用于褥疮初期治疗。

（2）溃腐期　此期可见皮肉溃烂，腐肉已成，脓水较多，且多伴气阴两伤证，故以理气托毒、益气养阴为法，运用透脓散合生脉散加减治疗。《外科正宗》载有"透脓散"的功效主治："治痈疽、诸毒……服之即破。"透脓散由黄芪、穿山甲、川芎、当归、皂角刺等五味药组成。方中黄芪益气升阳，托毒外泄；当归、川芎养血活血；穿山甲、皂角刺软坚透脓；整方攻补兼施，养正祛邪，诸药共奏"补虚托毒，透脓祛腐"之功，有助于褥疮的创面愈合。至于"生脉散"，其组成为人参、麦冬、五味子。《外科正宗》一书中有运用生脉散治疗痈疽等外科疾病的先例。清代汪昂在《医方集解》中云："人参甘温，大补肺气为君；麦冬止汗，润肺滋水清心泻热为臣；五味酸温，敛肺生津，收耗散之气……故曰生脉也。"故对褥疮溃腐期正气亏虚，无力托邪，且伴气阴不足者，可以运用透脓散配合生脉散进行加减治疗。

（3）收口期　此期可见疮口腐肉已脱或难脱，疮面色淡，难以愈合，故以补气养血、托毒生肌为法，运用八珍汤与托里消毒散加减治疗。明代申斗垣在《外科启玄》中说："夫溃疡者，乃痈疽已出脓后之称也。当视其虚实而治之，如脓大出，而反痛，疮日久而不敛，发热口干，脓水清稀，肿下软慢，脉大虚微，此疮之虚也，宜补之八珍汤。"八珍汤为四物汤与四君子汤合方而成，由人参、白术、茯苓、当归、川芎、芍药、地黄、甘草组成。明代吴昆在《医方考》中对八珍汤的描述为："血气俱虚者，此方主之。人之身，气血而已。气者百骸之父，血者百骸之母，不可使其失养者也。是方也，人参、白术、茯苓、甘草，甘温之品也，所以补气。当归、川芎、芍药、地黄，质润之品也，所以补血。气旺则百骸资之以生，血旺则百骸资之以养，形体既充，则百邪不入，故人乐有药饵焉。"故八珍汤能够气血双补，补气养血，可加快创面愈合。

托里消毒散载于《外科正宗》，其曰："托里消毒散，治痈疽已成不得内消者……腐肉易去，新肉易生。"说明托里消毒散有祛腐生新之效。本方由12味药组成：人参、川芎、白芍、黄芪、当归、白术、茯苓、金银花、白芷、甘草、皂角针、桔梗。方中黄芪、人参、甘草、白术、茯苓健脾益气；当归、川芎、白芍、金银花活血解毒；皂角针、白芷、桔梗活血透毒。本方补虚、活血、解毒并行，可使其腐肉易脱，而新肉自生，有祛腐生肌之效。故适用于褥疮腐肉不脱，新肉不生者。

2. 外治法

（1）艾灸法 艾叶，味辛、苦，性温，归肝、脾、肾经。艾灸具有温经通络、调和气血、活血消瘀、祛湿生肌之功。同时，艾灸可发挥药物与热力的协同作用，具有调整脏腑之功，有助于引邪外出和自身恢复，故可用于褥疮的早期治疗。例如，陶弘景在《名医别录》中载："主灸百病……利阴气，生肌肉，辟风寒。"清代吴仪洛在《本草从新》中载："艾叶，苦，辛。生温熟热，纯阳之性……以之灸火，能透诸经而除百病。"

（2）草药 古籍记载泽兰外用具有活血祛瘀之效，单捣可治跌打损伤，瘀肿疼痛。例如，《子母秘录》云："治小儿蓐疮，嚼泽兰心封之。"

（3）膏药 《外科真诠》说："席疮乃久病着床之人……外用参归鹿茸膏贴之。"本方由鹿茸、黄芪、甘草、人参、当归组成。黄芪、人参、当归可补益气血；鹿茸壮阳暖气、生精补血；甘草补益且调和诸药。五药共奏益气补血，温阳暖血之功，故该药膏可促进久病气血大虚之褥疮好转。

（4）垫法 《疡医大全》曰："验方，马屁勃垫之。又方，小麦麸绢装成垫褥，垫之。又方，盖屋陈烂草，研细垫睡。"论述了褥疮可用马屁勃、小麦麸、研细的盖屋陈烂草进行垫睡，防止患处皮肤继续受损而起到治疗作用。其中马屁勃即马勃，药用功效始见于《名医别录》，曰："味辛，平，无毒。主治恶疮，马疥。一名马疕。生园中久腐处。"

（5）掺药 《信验方》言："褥疮，生蒲黄和扑粉掺之效。"褥疮可运用生蒲黄与扑粉掺之治疗。书中虽然并未阐明扑粉之组成，但是现代医学已经证实蒲黄独药治疗褥疮的功效。

四、用药经验

褥疮初期病机以实证为主，治疗以清热解毒燥湿，凉血散瘀为主，常用的药物以大黄、黄连、黄芩、连翘、金银花、黄柏、野菊花、苦参、大青叶、紫花地丁等清热解毒药为主；溃腐期及收口期病变已侵蚀到肌肉和骨骼，疮口若表现一派湿热毒邪之象，治则仍以上述药物为主；若疮口色淡白，或泛清脓质稀久不收口者，应以益气养血散寒、收湿敛疮生肌为主，以黄芪、当归、儿茶、珍珠母、煅牡蛎、龙骨、白芷、白及为主药；若有瘀血或是疮口疼痛较重者可加乳香、没药、冰片、麝香等辛温通窜之药；若疮口肿硬加鸡内金、鳖甲、皂角刺、贝母等；若疮口久不收敛者加炉甘石、明矾、滑石、赤石脂、海螵蛸等。

中医治疗褥疮以外用药物为主，通过文献可知，褥疮的外治中药方剂有 75 首，涉及药物 118 种，其中最常见的前 15 味药物为：冰片、血竭、乳香、胡黄连、当归、没药、黄柏、大黄、白芷、紫草、红花、炉甘石、儿茶、甘草、珍珠。药物多以活血、敛疮、生肌为主。常用的药对和药物组合中乳香、血竭、冰片、没药；乳香、当归、没药；乳香、血竭、没药；乳香、血竭、冰片；乳香、冰片、没药最为常见，均起到活血生肌作用。

五、用方规律

（1）内治法 以补益气血为主，佐以活血解毒，寓有"扶正达邪"之意，常用四君子汤、四物汤、内补黄芪汤、托里消毒散、神功内托散等。

（2）外治法 遵循"外治之理即内治之理，外治之药即内治之药"，根据病因病机，多从褥疮溃破后初期、中期和后期进行辨证用药。初期则气虚血瘀，热入营血，中医外治宜"提脓祛腐"，外用药以五五丹或黑虎丹等治疗；中期则气血虚弱，无力托毒，中医外治宜"托毒生肌"，外用药可选七三丹、八二丹、回阳玉龙散等；后期则阳气渐衰，寒凝经脉，中医外治宜"生肌收口"，药用生肌散、玉红散等。

第二节 现 代 发 展

一、病名规范

褥疮是一种多因长期卧床，躯体重压或长期摩擦，导致皮肤破损而形成的溃疡，类似西医的"压疮""压力性损伤"。

二、病因病机

1.病因

患者长期卧床，不能随意翻身，背、臀等部位皮肤经常受到身体的挤压，皮肤的血液循环变得很差；患有神经损伤，自主神经功能发生障碍，影响神经对皮肤的营养功能，使患者容易发生皮肤损伤、坏死和溃疡；局部皮肤透气不佳，且卫生条件比较差。

2.病机

在于因长期卧床伤气，气虚则运血无力，血液阻滞，不能营养肌肤；加之躯体局部骨突长期受压及摩擦，导致皮肤破损染毒而成。

褥疮基本病理特点是"虚"和"瘀"，病性为本虚标实，气虚为本，血瘀为标。血瘀、热毒、正虚等是导致褥疮的主要因素。例如，鲁贤昌提出本病属于阴证，由于受压后经络不通，气滞血瘀，肌肤、皮肉经脉失养，气血失调，不能营养全身，导致局部坏死、溃烂、成疮，应当活血通络，化瘀解毒，托腐排脓，活血解毒，后期予以补益气血，生肌。张家维认为褥疮发病不外乎内因、外因二者。"内因久病体虚，久卧伤气，正气虚耗，气虚则不生血、行血，肌肤失于濡养，此为本；外因久卧，气血运行不畅，瘀滞经络，则为瘀血，血瘀则不行气，气亦无所载，则皮肉变薄，不耐摩擦，此为标。内外二因，气虚血瘀，久而肌肤破溃，溃而成疡，发为席疮"。

三、证候表现

1.症状

褥疮初起，身体经常受压，如尾骶部、脊背、足跟等摩擦部位皮肤出现黯红色斑块、疼痛，局部出现硬结块，继而出现水疱、皮损，伴有红、肿、热、痛、炎症，严重者有渗出脓液，不及时治疗可以引起皮下组织、皮肉腐烂，呈黑色。范围扩大，蔓延成脓毒、溃烂、恶臭，四周表面形成空壳。长期不愈，会引起全身不适，精神不振，胃纳下降，夜寐不安，影响睡眠，甚至继发感染危及生命。

2.证候

根据褥疮分期，中医辨证分为三型。

（1）气滞血瘀证　见于褥疮早期，局部皮肤出现褐色红斑，继而紫暗红肿或有破损，苔脉随原发疾病而不同。

（2）蕴毒腐溃证　见于褥疮溃脓期，褥疮溃烂，腐肉及脓水较多，或有恶臭，重者溃烂可深及筋骨，四周漫肿；伴有发热或低热，口苦且干，形神萎靡，食欲下降等，舌质红，舌苔少，脉细数。

（3）气血两虚证　见于褥疮收口期，疮口腐肉难脱，或腐肉虽脱，但新肉不生，或新肌色淡不红，愈合迟缓；伴面色㿠白，精神萎靡，神疲乏力，纳差食少，舌质淡，舌苔少，脉沉细无力。

此外，根据不同的临床表现，部分医家还将其辨为血凝蕴毒证、热毒浸淫证等特殊证型。

四、治则治法

1.治则思路

中医强调"内外同用，标本兼治"。本病以外治为主，内治以补益气血，和营托毒为原则。

2. 治法探讨

早期以活血消肿利水之法疏通局部之郁滞,并配合清热解毒法消散未成之疮,如此可解除褥疮发展的始动因素,逆转疾病的进展。一旦溃腐疮疡形成,可采用托里生肌、活血化瘀、祛腐生肌等治法。

压迫是导致局部气血运行不畅的外在因素,而气滞血瘀是褥疮发生的内在因素。故解除压迫性损伤,促进局部血液循环成为各种褥疮治疗措施的根本法则。临床上可以辅以推拿按摩、艾灸或红外线理疗灯照射等温热治疗。

五、临床论治

1. 辨病论治

褥疮根据病理改变临床上可分为四期:

Ⅰ期(瘀血红润期):褥疮初起,局部受压部位因血液循环障碍而出现红、肿、热、痛等表现。

Ⅱ期(炎性浸润期):局部炎性反应不断向外浸润,扩大、变硬,表面皮肤可由红色转为紫色,此时表皮有小水疱形成,伴有痛感,破溃后形成糜烂创面。

Ⅲ期(浅度溃疡期):表皮小水疱逐渐扩大、破溃,局部有黄色渗出液,感染后表面有脓液覆盖,致使浅层组织坏死,疼痛较前加重。

Ⅳ期(坏死溃疡期):坏死组织侵入到皮下脂肪肌肉层,脓液增多,坏死组织边缘呈黑色,向内凹陷,伴有臭味;若感染继续向外周及深部组织扩展,深达骨骼,病情恶化可导致脓毒症,危及生命。

褥疮初起时(Ⅰ期和Ⅱ期)应做局部按摩,外搽红灵酒或4%红花酊,或外扑三石散或滑石粉,局部按摩,或红外线照射,每日2次。中后期(Ⅲ期和Ⅳ期)应用九一丹外敷,外裹红油膏纱布,溃腐组织消尽后,再用生肌玉红膏外敷;局部坏死组织宜蚕食清除或手术清创;渗液较多的创面可用10%黄柏溶液湿敷或采用创面封闭负压引流技术。

2. 辨证论治及专方加减

褥疮常为全身慢性疾病的并发症,治疗上应根据原发病的具体情况,整体辨证论治,予以口服中药调理。

(1)气滞血瘀证 以理气活血,疏通经络为法。方选血府逐瘀汤加减。常用药物有柴胡、当归、赤芍药、丹参、桃仁、红花、香附等。加减法:气虚者,加党参、黄芪;气滞者,加延胡索、枳壳。

(2)蕴毒腐溃证 以益气养阴,利湿托毒为法。方选生脉饮、透脓散合萆薢渗湿汤加减。常用药物有生地黄、赤芍药、丹参、皂角刺、黄柏、薏苡仁、土茯苓、金银花等。加减法:脓腐较多,需加败酱草、浙贝母。

(3)气血两虚证 以大补气血,托毒生肌为法。方选托里消毒散加减。常用药物有生黄芪、党参、白术、茯苓、当归、赤白芍、丹参、金银花、蒲公英、生甘草等。加减法:腐肉未清或低热,口干等余毒未清,加夏枯草、金银花、连翘等;阴虚内热,加麦冬、玄参、地骨皮、鳖甲等。

六、基础研究

1. 动物模型的建立

褥疮模型实验动物的选择是从动物的解剖结构、生理功能、疾病特征与人体相似度方面入手的,雌性大鼠常常作为制模对象。近年来,缺血-再灌注损伤模型的研究已逐渐成为褥疮模型研究的主流,其中技术手段相对成熟的模型如在大鼠背部埋置铁片,通过施加、解除磁铁的磁力以及磁铁自身重力的方法,第2~5天可造模成功。

2. 诊疗机制探讨

(1)针刺疗法机制 针刺治疗具有明显的止痛作用和活血化瘀、疏经通络、除湿散寒、调补气血的功效,因针刺能够较快促进褥疮皮肤愈合而逐渐被临床应用,但机制尚不明确。郭玉红等采用

PeriCam PSI 系统监测到电针傍刺 SD 大鼠褥疮组织不同时间血流灌注量的增加，可以加快褥疮创面的修复，缩短褥疮的愈合时间，为电针傍刺治疗褥疮提供了理论依据。孙忠人等提出电针疗法可通过加速肥大细胞脱颗粒进程来缩短炎症反应启动时间，并能加快巨噬细胞和中性粒细胞的聚集吞噬作用来促进成纤维细胞的聚集修复，迅速促进大鼠褥疮愈合，这也可能是电针治疗大鼠褥疮的作用机制之一。于楠楠研究表明电针傍刺可以促进压疮创面的愈合，有效减短创面愈合所需时间。其机制可能是 PI3K/Akt 信号通路参与大鼠压疮模型的修复，从压疮形成早期即启动持续至压疮创面的愈合。电针傍刺可能通过促进 PI3K/AKT 信号通路转导激活，促进 eNOS 活性增强，参与血管再生，进而促进创伤的愈合。

（2）生肌类中药治疗机制　生肌类中药在治疗褥疮当中发挥着不可替代的重要作用，关于其作用机制的探讨在不断推进。罗云婷研究表明：康复新液对模型小鼠早期压疮创面促愈和修复的作用机制可能与其促进 bFGF 蛋白的表达相关，对 TGF-β 及 EGF 蛋白表达的上调可能也发挥了协同作用。唐乾利在动物实验中发现湿润烧伤膏能够改善细胞超微病理结构，调控 MAPK、c-myc mRNA、BMP-7、EGFR 等表达水平，激活 PI3K-Akt-mTOR、IGF-1 / PI3K-Akt 信号通路，可以促进大量与愈合相关的蛋白质合成及创面的血管生成。此外，研究表明：湿润烧伤膏还能够调控 MMP-2 和 MMP-9、CK15 的表达水平来控制 ECM 的降解与重塑及表皮干细胞的增殖。

第三节　特色治疗

传统中医疗法具有完整的理论体系及独特的疗效优势，历代医家通过经验总结、完善理论、辨证施治，达到防治褥疮的目的。目前临床上多以托腐生肌、清热解毒、理气活血通络等治则为主，并且针对不同分期、证型选用不同特色治法，包括针灸、膏药、外用散剂、中药液冲洗、按摩推拿等。

1. 艾灸疗法

《外台秘要》载："可疮上以艾灸之，三日三夜，无不愈也。"无论是传统艾灸疗法还是热敏灸疗法，均适用于气滞血瘀型褥疮。灸法可贯穿于褥疮全程各阶段治疗，尤其在褥疮早期使用艾灸治疗，可增强疗效。艾灸疗法是以无损伤创面为中心，常规消毒、清创后，局部艾灸 20～30min，以出现红晕为度，艾灸完毕后将燃尽且冷却的艾灰敷于创面，将纱布覆盖包扎，每日 2 次。

2. 针刺疗法

针刺时结合火针可取双侧（天枢、足三里、关元俞、三阴交等）穴位，火针快速点刺病灶部位，速进速出不留针，以疮为腧，平补平泻后取针。针刺也可采用电针围刺法，穴位为阿是穴，即创面周围皮肤。操作：常规消毒，选用 0.25mm×30mm 一次性针灸针，在所选取压疮创面的上、下、左、右处 0.5cm 各针刺 1 针，针刺深度 0.5 寸，用电子脉冲治疗仪导线端连接针柄端，用以输送脉冲电流，电流为 0.5mA，频率为 5Hz。每次 15min，每日 1 次。尤其适用于蕴毒腐溃型褥疮。

3. 穴位按摩

循经络按摩受压部位并配合穴位按摩，具有清热解毒、散瘀止痛消肿的疗效。对受压部位特别是发红皮肤进行按摩，可促进局部受压部位血液循环，但也可能会增加该部位压力等，加重病变，这一点需要进一步临床验证。

4. 三因制宜

本病往往是全身疾病的并发症，治疗常需根据患者的年龄、体质、病程分期、病情严重程度、发病部位、原发疾病等具体情况综合辨证论治。对于高龄患者，多为气血亏虚，治宜大补气血为主。褥疮早期，可外搽药物轻柔按摩，亦可配合针灸，改善血液循环，加强护理，防止继续受压；中后期以局部清创为主，配合敛疮生肌药物外敷治疗。本病重在预防，饮食需营养丰富，补充足量维生素，积极治疗原发病，增强自身抵抗力。若发现受压部位皮肤变暗，须及时处理，从而预防本病的发生。

第四节 名 医 学 验

1. 鲁贤昌

鲁贤昌教授认为治疗褥疮应重视病因、辨病与辨证并重，整体中药内服，配合局部熏洗治疗，并且认为褥疮感染与其他皮肤病不同，根据病因和临床实践，认为褥疮属于阴证，可分四期：瘀滞期、浸润期、溃烂期、坏死期。内治法初期以活血通络，化瘀解毒，托腐排脓，活血解毒为主；后期予以补益气血，疗疮生肌治疗。

2. 张家维

张家维教授崇尚"脾胃为本，疗五脏之疾"，主张调补五脏，补益正气，濡养皮肉，取中脘、章门、脾俞、胃俞等穴，俞募穴相配，脏腑同调；且"肺主皮毛""肺朝百脉"，取中府、肺俞、风门等穴以养肺气、促气血通调。根据褥疮的分期特点，善用"火灸疗法"的破立之功，综合治疗该病。Ⅰ期褥疮，即早期及愈合期褥疮应用轻巧快速的铺棉灸法；Ⅱ、Ⅲ期褥疮，即炎性期及溃疡早期，应用温热及刺络之力更强的火针疗法及隔附子饼灸法；Ⅳ期褥疮及深部组织损伤，即溃疡晚期经久未愈合者，应用太乙神针及隔附子饼灸。

3. 杨吉相

杨吉相教授在治疗褥疮时多以清热解毒，祛腐生肌为主。外用疮口内撒提毒散合生肌散，患处置气圈。在疮口腐肉不脱，脓汁不多，肉芽不鲜时剪掉大块腐肉，用纱条蘸提毒散及生肌散放入疮口，外敷"一效膏"。待腐肉大块外脱及新肉生长，四周收口时，继用一效膏外敷患处，直至痊愈。

4. 凌云鹏

凌云鹏教授认为外治是褥疮的重要措施，可改善症状，及时促使创面愈合，有助于患者的正气复生。凡属溃疡面腐肉不能去除的，宜以剪刀逐层垂直剪开，深达基底部为度，切口最小在 2cm 以上，有些内底与腐肉已经形成空洞，则随即剪除大部分腐肉，使滞留的脓水外流，改善局部血液循环，并避免坏死组织的扩展，这是首要措施。经处理后，患者自觉症状好转，然后外敷祛腐拔毒药物三味散撒布溃疡面，使腐肉与四周皮肉迅速分离脱落。当腐肉去而肉芽生长无力时（大多见于正气虚衰的患者），常用红珍生肌散或以牡蛎粉先撒布于溃疡面，而起到促进肉芽迅速生长之效，采用此种敷药方式，一般 1～2 天内，局部症状将会明显改善。

5. 蔡炳勤

蔡炳勤教授认为褥疮是症并非病，因此是可治能愈的。症随病治，故褥疮内治无定法，因人因病而异，但总因久病致虚，气血两耗，阴阳俱损，人参养荣汤是常用方剂。以大剂量黄芪补气托毒。褥疮最重外治，外治法强调综合措施，以防为要。凡局部按摩、艾灸、烘照、热疗，能改善局部血液循环；黄连、紫草油纱，能清热解毒；红升丹油纱能活血祛瘀；蛋黄油、珍珠末有生肌长皮之功者，均可辨证使用。因局部气血不充，切忌麝香等过于刺激之剂，以免耗伤气血，增加痛苦。以炉甘石、珍珠层粉为主组成生肌膏，及甲壳粉为主组成甲黄膜液，用于治疗褥疮，刺激性小，能促进伤口愈合。

随着科学技术的发展，目前针对褥疮创面护理有多种新的敷料和外用制剂可供选择使用，但西医多数药物或敷料价格昂贵，且各有不足之处，而中医药制剂更以绿色、自然的传统优势贴近当代社会的需求。针对不同分期的褥疮患者，相对于单纯运用中医或西医治疗方式，采用中西医结合治疗能够发挥协同优势，避免单一治疗方法的不足和局限性，最有效地改善褥疮临床症状、缩短创面愈合时间，提高创面愈合质量，为褥疮的临床治疗提供了更有效的治疗方案。

如何在坚守中医药核心内涵的基础上，将其与现代制剂学相结合，以现代科技手段实现原始创新，这是当前中医外科专业学者急需解决的关键问题。解决该问题的可行途径有：①利用现代信息技术全面完整挖掘古人留下的创面修复方面的经验和理论，做到真正意义上的继承；②广泛收集民间确有疗效的单验方，为进一步的研究做好文献整理工作；③建立符合中医特点的证型模型，制定疾病诊断和疗效标准，以中医理论为指导，开发符合国际标准的外用药物和中医伤口敷料；④加强外病内治研究，要充分研究中医药激发人体潜能促进创面愈合的机理，发挥中医整体施治的优势。

（雷　霆）

第七章　慢性皮肤溃疡

课程思政提要：伴随我国人口老龄化和心血管病、糖尿病等慢性疾病发病率的不断增加，慢性皮肤溃疡的发生率也在随之逐年攀升。由于慢性皮肤溃疡难愈的因素复杂多样，诊疗难度大，患者一直以来承受着身体痛苦和精神痛苦双重压力，因此，作为中医专业医务者，需要积极探索中医药防治慢性皮肤溃疡的有效疗法，进一步提高该病临证诊治的能力，"以患者为中心"，灵活应用"病证结合"诊疗思路，转变医疗服务的模式，制定合理的个体化治疗方案。不仅给予患者身体方面的精准治疗，而且在其心理上同样给予足够的人文关怀，用有"温度"的诊治手段减轻患者的病痛，提高生活质量，稳定家庭的和谐和社会文明的发展。

慢性皮肤溃疡是由多种病因引起局部皮肤组织破损、溃烂的疾病，对于发生2周以上而未愈合的疮面称之为慢性皮肤溃疡，传统中医又称"顽疮""席疮""臁疮""脉痹"等。本病常发于中老年人群，临床特点是多发于下肢，皮损部位常出现溃烂、炎性渗出、皮质增厚、血液循环障碍、疮面坏死等。预后较差，伤口缠绵难愈，甚者面临着截肢、继发感染或脓毒症休克等风险。

本病的病因病机多为毒邪侵犯，疮疡久治不愈，或痈疽失治误治，或术后疮内残留余毒异物，引起阴阳脏腑功能失和，营卫气血阻滞，壅滞于经脉。治疗上以祛腐生肌，温阳活血为法。外治为主，包括针灸、膏散剂外敷、中药熏洗等疗法；另辅以内治，以调摄脏腑，补益脾胃为法，内服五味消毒饮加减、三妙丸等。预防调摄方面，首先应积极控制原发病，如控制血糖代谢、改善气血循环等；其次是远离有害因素，如戒烟限酒、忌食辛辣炙煿之品、注意冬季防寒、避免外伤等；最后要做好皮肤护理，如局部制动、抬高患肢等。

第一节　历 史 积 淀

一、病名源流

溃疡之名，最早见于《周礼·天官》，其曰："疡医下士八人，掌肿疡、溃疡、金疡、折疡之祝药、刮、杀之剂。""凡疗疡以五毒攻之"。说明当时已经出现专门治疗皮肤溃疡等的疡医，用祝药（外敷药），刮、杀之剂（拔除脓血的销蚀腐肉的药剂）和五毒之药（石胆、丹砂、雄黄、磁石、矾石炼制的外用药）治溃疡。慢性皮肤溃疡别名"顽疮"，曾有古籍记载，清代《辨证录》曰："人有久生恶疮，或在手足，或在胸背，或在头面，终年经岁而不愈，臭腐不堪，百药罔效，外药敷之不应，内药服之无功，世人故谓之顽疮。"

二、病因病机

《黄帝内经》对皮肤溃疡的病因病机做了初步的阐述，疮疡的病机为火热腐败血肉，症状理应多伴有局部红肿化脓乃至破溃。如《素问·至真要大论》曰："诸痛痒疮皆属于心。"表明脏腑失调是皮肤溃疡发生的病理基础。《灵枢·痈疽》云："寒气化为热，热胜则腐肉，肉腐则为脓。"提出"腐""脓"是慢性难愈性溃疡不愈的主要因素。

两晋南北朝时期，葛洪所著《肘后备急方》提出创面感染由外来"毒气"引起，及早开放创伤具有重要意义。隋唐时期，巢元方在《诸病源候论·痈疽病诸候》中曰："其疮瘀黑作痂，如被霜瓠皮，疮内肉似断，故名露败疮也……不瘥者，多生恶肉，四边突起，而好肉不生。"明代汪机在《外科理例》中曰："脓出之后，用搜脓化毒药，若脓血未尽，便用生肌，务其早愈，则毒气未尽，必再发。"说明余毒未尽，气血壅滞经络是慢性皮肤溃疡难愈复发的重要病因。

明清时期，外科专著众多，理论日益成熟，对疾病病因病机论述更为详尽。明代王肯堂在《证治准绳》中曰："此由湿热下注，瘀血凝滞于经络，以致肌肉紫黑，痒痛不时。"清代申拱宸在《辨证录》中曰："或因湿浸，或因热盛，或因湿热寒邪之交至，遂至气结而不宣，血滞而不散，结于皮而皮生疮，结于肉而肉生疮。"故"湿热寒邪"也是慢性皮肤溃疡的主要病因。

三、论治原则

1. 外治以祛腐生肌、温阳活血为法

唐代孙思邈在《备急千金要方》中提出："凡痈坏后，有恶肉者，宜猪蹄汤洗去秽，次敷蚀肉膏散，恶肉尽后，敷生肉膏散，及摩四边令好肉速生。"书中详细介绍了药物清创（祛腐）和生肌的方法。《医宗金鉴》说："腐不去则新肉不生，盖以腐能浸淫好肉也……若遇气虚之人，则惟恃药物以化之，盖去腐之药，乃疡科之要药也。"文中强调溃疡治疗应该及早祛腐。元代齐德之在《外科精义》中曰："若至脓溃之后，即贴温肌生肉膏药，要在逐臭腐，排恶汁，取死肌，生良肉，全藉温热膏剂之力也，切勿用寒凉之药水调贴之。"文中记载了以温阳活血为法外敷膏药治疗疮疡。

2. 内治以调摄脏腑、补益脾胃为法

宋代陈自明在《外科精要·生白痂切护勿触论》中曰："败肉去而新肉生者，须先微赤，四沿渐生白膜者，此胃中生气也……若赤甚者，血虚而有火也……若赤而不生膜者，气虚也……败肉渐去，新肉渐生，此乃脾胃之气充实也。"认为脾主肌肉，腐肉去新肉生当健脾胃，标志是肉芽红，创周渐生白膜，是脾胃之气充实缘故，建议内治调理脾胃功能。《外科正宗》也非常重视脾胃功能调理，认为"盖脾胃盛则多食而易饥，其人多肥，气血亦壮；脾胃弱则少食而难化，其人多瘦，气血亦衰"，强调内治"治疮全赖脾土"。清代顾世澄在《疡医大全》中曰："脾胃之气无所伤，而后能滋养元气。"祁坤在《外科大成》中曰："肌肉者脾胃之所主，收敛迟速，由气血之盛衰，惟补脾胃。"两部著作均提出调摄脏腑，补气养血，应注重补益脾胃功能。

3. 内治外治，法异理同

吴师机在《理瀹骈文》中曰："外治之理，即内治之理，外治之药即内治之药，所异者法耳。"明确指出医生在临证使用外治法时，对于局部创面需要类似内治法一样辨证施治，辨病用药。又曰："膏药能治病，无殊汤药，用之得法，其响立应。"通过膏药渗透入皮肤，内传经络、脏腑，起到调气血、通经络、散寒湿、消肿痛等治疗作用，膏药组方遵循中医辨证论治及中药的功效、主治与归经的原则，充分调动药物互相协调为用的效能。

四、用药经验

《普济方》中关于皮肤溃疡的42首外用方剂中，常用的药物以铅丹、龙骨、轻粉、白蔹、白矾、槟榔、黄连、黄柏、白及、乳香、木香、白芷、海螵蛸、麝香等为主，药物药性多为辛、苦、寒、热并用，归肝经、胃经、大肠经，与书中所描述的病机相合，多具有清热解毒、祛腐生肌、行气活血的功效。《疡医大全》中关于皮肤溃疡的62首外用方剂中，常用的药物以轻粉、蜂蜡、乳香、没药、麻油、虫白蜡、猪脂、松香、黄柏、冰片、血竭、花椒等为主，多具有祛腐生肌、清热解毒、行气活血的功效，而与之对应的，药物药性亦多为辛、苦、寒，归肝经、心经、脾经。药物频次最高的十八味药物中，属于油脂类的药物共有六味，分别是蜂蜡、麻油、虫白蜡、猪脂、松香、桐油，它们既是成药赋型剂及油膏基质，也发挥着一定的解毒生肌的作用。

五、用方规律

本病治疗以外治法为主，多以止血、止痛、祛腐、生肌等外用药物治疗皮肤溃疡，包括丹、散、膏剂等，根据溃疡分期，予以相应的外敷药物治疗。初期多用清热解毒、消肿止痛之方，如明代陈实功在《外科正宗》中，详述升丹制剂的炼制，将红丹、三仙丹用于溃疡创面。中期多以提脓祛腐为主，如《刘涓子鬼遗方·针烙宜不宜》曰："痈疽发背……用诸般药贴取无滴，当用水银角出脓毒，然后别用药饵。"并载有"抽脓散"等方药。后期宜生肌收口，如唐代孙思邈在《备急千金要方》中曰："夫痈坏后，有恶肉者，宜猪蹄汤洗去秽，次敷蚀肉膏散，恶肉尽后，敷生肉膏散，及摩四边令好肉速生。"《外科启玄》曰："疮毒已平，脓水未少，开烂已定，或少有疼痒，肌肉未生，若不贴其膏药，赤肉无其遮护，风冷难以抵挡，故将太乙膏等贴之则煨脓长肉。"可见也十分重视溃疡后期"煨脓"等治疗。

第二节　现代发展

一、病名规范

慢性皮肤溃疡是由多种原因引起的深达真皮和皮下组织的皮肤缺损性病变，是临床常见的皮肤损害。病程超过1个月且没有显著愈合趋势或经常复发的创面称为慢性皮肤溃疡（chronic skin ulcer，CSU），属中医"顽疮""席疮""臁疮""脉痹"等范畴。本病可分为血管性溃疡（动脉闭塞硬化性、静脉曲张性）、化学性溃疡、放射性溃疡、压迫性溃疡、神经营养不良性溃疡、糖尿病性溃疡、毒蛇咬伤性溃疡等。

二、病因病机

1.病因

导致慢性皮肤溃疡的因素是多方面的，如静脉淤血、静脉曲张、动脉硬化或血管闭塞因素；长期卧床或者神经病变等压力因素；外伤、放射线损伤及烧伤等创伤性因素；周围神经病变引起感觉丧失、周围动脉疾病引起的缺血，共同作用下发生糖尿病等内分泌疾病，局部感染形成窦道等生物因素；多种皮肤恶性肿瘤破溃的肿瘤因素；长期接触墨水、染料、颜料、油漆等化学因素都可逐渐演变为慢性皮肤溃疡。

2.病机

目前中医对慢性皮肤溃疡的病机尚无统一认识。多数现代医者认为其病机为因虚感邪，邪毒致瘀，瘀阻伤正，化腐致损的过程，形成了"虚、邪、瘀、腐"相互作用，互为因果的变化。其特点总属虚实夹杂，本虚标实，多数以正虚血瘀为本，以湿热毒蕴为标，正虚毒恋则为疮面经久不愈的关键。其中"虚"是受邪条件及血瘀伤正的结果，"邪"既可以是在"虚"的基础上的外因，又可以是血瘀后的病理产物，"瘀"为虚、邪的病理产物及生腐之源，"腐"为疾病发展的必然结果及转归。正虚则无力推动血行，瘀血内生，或停留于局部；或瘀久可化热化火，或从寒而凝。"虚""瘀"二者互为因果，形成恶性循环，使得精气津液难以濡养疮面，重建与修复难以进行。如此，便脓腐不尽，新肌不生，疮面久不愈合。

三、证候表现

1.症状

慢性皮肤溃疡表现为体表皮肤缺损、反复感染溃烂、死腔形成，甚至神经或骨质外露等现象，并迁延不愈，疮口表面有脓性分泌物，炎症明显，创面周围有瘢痕形成且有继发的感染、坏死，以及血管、神经损伤等情况。

2. 证候

根据溃疡分期,中医辨证一般分为以下几型:

(1)湿热毒蕴证　多见于溃疡的炎症急性发作期。局部痒痛兼作,疮面腐肉较多,脓水浸淫,或秽臭难闻,疮周皮肤漫肿灼热;可伴恶寒发热,口干苦,小便黄赤,大便秘结,舌质红,舌苔黄腻,脉数。

(2)湿热瘀阻证　多见于溃疡的炎症缓解期。局部破溃,疮面腐肉未脱,脓水淋漓;伴有口干,口苦,小便黄赤,大便秘结,舌质偏红,舌苔薄黄腻,脉数。

(3)气虚血瘀证　多见于皮肤溃疡的肉芽组织增生期及组织重建阶段。局部疮面腐肉已尽,肉芽色暗淡不鲜,脓水清稀,新肌难生或不生;伴有神疲乏力,舌质淡,或有瘀斑,舌苔薄,脉细。

(4)正虚毒恋证　多见于疮面的肉芽组织增生期及组织重建阶段,持续时间较长。疮面肉芽色暗淡不鲜,脓水清稀,腐肉难脱,皮肤难生或不生,疮缘隆起呈"缸口",疮周四畔色素沉着。伴有畏寒肢冷、脘腹胀满、神疲乏力、身热不扬、瘫痪、恶性肿瘤等。舌质淡胖或淡紫或舌边尖红,或有瘀点及舌下络脉迂曲,苔少或燥起芒刺或如豆渣或腻,脉沉细弱或濡或结或代。

此外,根据临床表现的不同,还可辨为脾肾阳虚证、脾虚湿蕴证、瘀血内停证、热毒内蕴证等特殊证型。

四、治则治法

1. 治则思路

中医学治疗慢性皮肤溃疡历史悠久,在继承与发展中积累了丰富的临床经验,形成了具有特色的疮疡学理论体系。津沽疮疡学术流派李竞提出"祛腐生肌、肌平皮长"的皮肤溃疡愈合规律,认为"腐祛即可肌生",强调"疮疡愈合中肉芽组织与表皮生长之间的辩证关系","给邪出路"原则必须贯穿疮疡疾病治疗的始终;张朝晖提出"箍围护场""化腐再生""筋之血化"等一系列疮科诊疗思想及内治法。海派顾氏外科疮疡学术辨治体系,首重阴阳,以消为贵;外病内治,顾护脾胃;病证症合参,分期论治,内外并举,善用外治;审证求机,善用活血化瘀、顾护阴津;治疗疮疡,截断扭转,重视温病及护场理论,并倡导"祛瘀化腐、活血生肌、煨脓湿润、煨脓祛腐、煨脓长肉"等疮愈思想;唐汉钧认为慢性皮肤溃疡存在着"久病必虚、久病必瘀"的状态,提脓祛腐后新肌不生或难生,倡导"补虚祛瘀生肌"治疗溃疡;阙华发则擅用外治,通过对疮面局部的分型辨证,针对疮面微环境所处的不同阶段采取"个性化"的治疗措施,以上均是对于顾氏外科体系的继承与发展。川派文氏外科文琢之、艾儒棣提出治疗老年人慢性皮肤溃疡的关键在于"虚",治疗也当从"虚"入手,并提出"解毒化腐、祛瘀生肌"的治疗法则。岭南疮科学术流派黄耀燊提倡"内外并举,尤重外治;内治之理,尤重托法";蔡炳勤提出"内外并举,祛邪不伤正为外治之要,邪去更扶正为内治之宗"的治学思想。

2. 治法探讨

临床上采用辨病与辨证相结合,整体与局部相结合,内治与外治相结合分期辨证的治疗原则。

(1)中医内治是为促进溃疡愈合创造一个良好全身条件　秉承"整体辨证、局部分期"的理念,提出"扶正祛腐化瘀,生肌长皮促愈"的思想贯穿治疗始终。例如,《血证论》云:"去瘀血,即是化腐之法……活血,即是生肌之法。"故临证时以扶正祛瘀、解毒祛邪为治法。

(2)中医外治是为促进溃疡愈合创造一个合适的创面微环境　细菌生物膜是慢性疮面难愈合的重要因素之一,细菌生物膜是一种微生物结构化菌落,附着在疮面表面,在疮面污染的最初阶段(急性疮面),正常皮肤菌群占主导,此时生物膜不具有致病性;当疮面由急性转为慢性时,微生物和宿主免疫细胞间的平衡被打破,疮面达到"严重定植"状态,使慢性疮面长期处于炎症阶段,抑制机体免疫作用,延缓创面细胞修复,增强细菌耐药性,导致创面持续感染。

目前应对此生物膜多采用机械清创、抗生素和抗生物膜/生物膜破坏制剂,遵循"TIME"原则,局部清创或者足够的物理清洗是降低疮面生物膜负荷的最佳方法；并且内服清热解毒利湿、扶正托毒的中药，外用提脓祛腐、化瘀生肌的中药外敷、熏洗、溻渍、或蒸发罨包，或外用天然伤口敷料蜂蜜，也可应用现代技术如封闭式负压引流、新型敷料（如银离子抗菌敷料）。通过以上多个途径制造了一个不利于细菌生长繁殖的微环境，防止细菌生物膜再生，能够加速慢性疮面的愈合。

五、临床论治

1. 辨病论治

慢性皮肤溃疡初期多表浅，多为单个，少数为多个，有时相互融合成很大。局部痒痛兼作，疮面腐肉较多，肉芽肿胀不泽，脓水浸淫，或秽臭难闻，疮周皮肤漫肿灼热疼痛；可伴恶寒发热，口干苦，小便黄赤，大便秘结，舌质红，舌苔黄腻，脉数。中后期溃疡日久不愈，疮口凹陷，疮面腐肉已尽，肉芽色暗淡不鲜，脓水清稀，新肌难生或不生；可伴神疲乏力，舌质淡，或有瘀斑，舌苔薄，脉细。偶有极少数的溃疡，缠绵不愈，疮面较深者，常可出现骨膜反应，甚至骨质破坏；或疮面呈菜花状，则可能癌变。根据局部组织破损、溃烂，长期不能愈合，一般可明确诊断，局部分泌物细菌培养、真菌检查有助于感染性溃疡的诊断。组织病理学检查有助于明确溃疡的性质。

2. 辨证论治及专方加减

（1）外治疗法 结合中医整体观念，运用疮疡理论，辨识局部皮肤溃疡的发展阶段，权衡患者自身的耐受情况，选择恰当的外治方法。通常分阶段治疗，如祛腐阶段常用提脓祛腐、箍围疗法、溻渍疗法、灌洗疗法、鲸吞清创法、蚕食疗法、蒸发罨包等；生肌阶段常用生肌收口、煨脓长肉、开窗搔刮、垫棉法、缠缚法等。除此之外，还可以采用微波理疗、半导体激光治疗、高压氧舱氧疗、封闭式负压引流治疗等物理疗法辅助。当皮肤溃疡面积较大、长期换药未愈或伴有骨、关节、肌腱或钢板等外露者，可考虑创面植皮、皮瓣修复等手术治疗。

（2）内治疗法

1）湿热毒蕴证：属阳证疮疡，治宜清热燥湿解毒，以"清"为主，方用三黄泻心汤、五味消毒饮、黄连解毒汤加减。常用药物如：苍术、黄柏、薏苡仁、萆薢、蛇舌草、鹿衔草、蒲公英、地丁草、当归、赤芍药、丹参、生黄芪、皂角刺、生甘草。加减法：局部焮红灼热较甚，加生地黄、牡丹皮、金银花；局部肿胀较甚，加车前子、泽泻；脓性分泌物多、气味秽臭，加茵陈、虎杖、土茯苓；疮周滋水淋漓、或伴水疱、湿疹，加苦参、白鲜皮；大便秘结者加生大黄；发于头面颈项，加菊花、白芷；发于上肢，加桑枝；发于胸腹腰背，加柴胡、夏枯草；发于下肢，加牛膝、虎杖；发于骨骼，加补骨脂、骨碎补。

2）湿热瘀阻证：属阳证疮疡，治宜清热燥湿，化瘀通络，以"清、通"为主，方用四妙勇安汤、四味健步汤、顾步汤、温胆汤加减。常用药物如：苍术、黄柏、薏苡仁、当归、赤芍药、丹参、桃仁、葛根、忍冬藤、生黄芪、皂角刺、生甘草。

3）气虚血瘀证：属阴证疮疡，治宜扶正化瘀，托毒生肌，以"补、通"为主，方用补阳还五汤、补中益气汤、阳和汤等加减。常用药物如：生黄芪、党参、当归、赤芍药、丹参、桃仁、红花、地龙、葛根、红枣。加减法：疮面苍白无华或淡红，加白术、茯苓；疮面紫暗或青筋怒张，加水蛭；疮周皮肤发凉，加熟附子、桂枝；皮肤硬结者，加三棱、莪术、白芥子；肿胀明显者，加益母草、泽兰、路路通；气虚明显者，可重用黄芪 $60 \sim 120g$；血虚明显者，加鸡血藤、熟地黄、白芍；阴虚明显者，加生地黄、玄参、麦冬。

4）正虚毒恋证：属疮疡的半阴半阳阶段，治宜扶正化瘀，托毒生肌，以"补、通、清"三法并用，权衡主次，方用托里消毒饮、内托生肌散等加减。若患者病情危重，应先治疗凤疾，后处理局部疮面，结合正虚毒恋特点，治宜回阳固脱，方用真武汤、四逆汤等加减。常用药物如：人参、川芎、白芍、黄芪、当归、白术、茯苓、金银花、白芷、甘草、皂角刺、桔梗、乳香、没药、生姜、附子。

六、基础研究

随着现代医学的发展和对疾病的认识不断加深，慢性皮肤溃疡诊疗理念及方法一直在拓展。20世纪 80 年代诊疗重点在于提高局部免疫力，局部或全身杀菌、抗炎，改善局部循环及促进溃疡创面组织再生修复能力；20 世纪 90 年代中期，开始着力于研究毛细血管通透性，免疫活性和纤维蛋白、巨噬细胞功能在溃疡愈合中的作用，探讨了外用药物治疗慢性皮肤溃疡的作用机制；20 世纪 90 年代后期，国内学者开始从分子及细胞生理角度认知疮面修复的过程；在 20 世纪末，国外研究已经发展到基因水平，溃疡创面修复的研究也进展迅速，涉及干细胞技术、皮肤组织工程、基因治疗以及神经-内分泌-免疫调节微环境调节等诸多领域。

中药对皮肤溃疡创面愈合作用的基础研究已经不再简单等同于传统的经验医学，它能够从提取中药主要成分、精确控制用量，逐渐深入到细胞、分子水平层面探究其机制。例如，对 TGF-β1/Smad 等分子通路的调控；促进成纤维细胞、纤维连接蛋白和创面收缩物质的增长；调节疮面免疫功能、氨基酸、微量元素、pH；促进或抑制细胞外基质（胶原蛋白、MMPs 等）的合成；促进微循环（血管生成）；促进表皮细胞有丝分裂；促进细胞因子（IL-2、IL-6、TNF、EGF）分泌；调控生长因子；抑制创面瘢痕形成等。

第三节　特色治疗

1. 膏剂

（1）生肌玉红膏　出自明代陈实功所著《外科正宗》，具有活血化瘀、消肿止痛、敛疮生肌之功，广泛用于肛肠病术后、糖尿病溃疡、烧烫伤、褥疮、带状疱疹等慢性溃疡创面。后世医家结合临床实际加减形成诸多新方，如解毒生肌膏、消炎生肌膏、生肌红粉膏等用于治疗慢性皮肤溃疡均取得良好疗效。

（2）象皮生肌膏　出自张山雷所著《疡科纲要》，谢卫增使用象皮生肌膏治疗不同原因导致的难愈合创面，结果表明该方能给疮面提供湿性微环境，促进肉芽组织生长，增加血管内皮生长因子的表达，促进胶原合成，提高慢性皮肤溃疡治愈率。

（3）拔毒生肌膏　最早记载于清代赵廷海的《救伤秘旨》中，后载于《全国中药成药处方集》。柏志玉等在应用拔毒生肌膏治疗慢性皮肤溃疡的临床观察中表明，拔毒生肌膏外敷能够促进溃疡创面愈合，新生肉芽及上皮组织生长。

（4）回阳生肌膏　是国家名老中医赵炳南创建的名方，具温阳益气、活血通络、托疮生肌之效。谢志钧等在观察回阳生肌膏治疗慢性皮肤溃疡的临床疗效中证明，采用回阳生肌膏治疗慢性皮肤溃疡有利于加快患者疮面的愈合速度。

（5）湿润烧伤膏　是由徐荣祥教授研制发明的药膏，具有清热解毒、止痛生肌的功效。该药将湿润暴露疗法与湿润烧伤膏结合，能够有效减轻患者疼痛，缩短创口恢复时间，减少炎性因子的释放，促进细胞转化生长因子的表达，更有利于促进患者疮面愈合，且可缓解患者焦虑、抑郁状态，提高生活质量。

（6）温阳生肌膏　是由周志忠教授发明的膏剂，具有温阳行气、祛腐生肌的作用。王婷婷等用温阳生肌膏治疗慢性皮肤溃疡疗效显著，可以促进疮面肉芽组织的良好生长而使疮面愈合，能明显提高疮面愈合率、降低复发率，且无明显不良反应。

此外，还有京万红软膏、生肌化瘀膏、复方紫归膏、化疽生新膏等，在治疗慢性皮肤溃疡方面均有一定疗效。

2. 中药丹剂/散剂

丹剂/散剂是中医外科传统经典剂型，临床中采用活血化瘀类胶囊粉治疗可以方便患者使用。

戴立拾用乳香散剂治疗皮肤溃疡,杨小强等发现复春散较重组人表皮生长因子更能促进肉芽组织快速生长、促进创面愈合、缩短愈合时间。

3. 熏洗疗法

《医宗金鉴·外科心法要诀》曰:"涤洗之法,乃疡科之要药也。"现代熏蒸仪的出现让这一方法得到更加广泛的临床应用。章兆兵等研究表明:三黄汤熏洗治疗外伤性溃疡有较好疗效,能明显缩短溃疡愈合时间。

4. 艾灸疗法

艾灸疗法治疗皮肤溃疡,主要是其温通血脉、促进下肢血液循环的作用。陈英秋等应用雷火灸条于患处施以回旋灸加雀啄灸法,结合灸神阙、大椎、足三里穴治疗肢体慢性溃疡有明显疗效。

5. 湿敷疗法

湿敷疗法即溻渍法,《外科精义·溻渍疮肿法》云:"溻渍疮肿之法,宜通行表,发散邪气,使疮内消也。"它是将药液浸湿在灭菌级干纱布敷在伤口上,再包扎,达到减少渗液、消炎等作用。临床研究表明:中药煎剂的外洗或湿敷能促进溃疡面脓性分泌物减少及促进局部的血液循环,疮面肉芽组织颜色转红,疮面趋于好转。屈坤敏等研究发现,川芎嗪、山莨菪碱联合 0.9%氯化钠溶液湿敷治疗慢性难愈性溃疡的临床疗效确切,可快速促进患者溃疡创面愈合,缩短愈合时间,且可缓解患者疼痛。

6. 三因制宜

本病常需根据患者的病程分期、病情严重程度、体质、发病部位、原发疾病等加以全面考虑,制定出具有针对性的个体化治疗方案。溃疡初期以清热燥湿为主,饮食宜清淡,慎用辛辣、燥热、肥腻之品;中后期注重扶正化瘀、托毒生肌,应鼓励患者多进营养丰富易消化的饮食,以增强机体的抵抗力,利于组织修复。病情加重时,可通过患肢制动、抬高,利于改善局部血运,促进溃疡愈合;病情平稳时,应根据不同的危险因素采取相应的措施,如注意保暖,避免外伤、经久站立、过度负重及远途跋涉等。

第四节　名医学验

1. 李竞/张朝晖

李竞教授提出以"给邪出路"学术思想为中心的特色外治法,主要包括洞式引流、封闭抽吸引流、鲸吞蚕食清创引流等,以达到最快速度将脓腐最大限度引出体外,并减少对正常组织的伤害。张朝晖教授在传承"给邪出路"学术精神的指导下创新出"箍围护场""化腐再生""筋之血化"等新的学术主张,将慢性溃疡疮面愈合每一阶段的"邪"赋予新的定义,贯穿治疗始终,并联合外治时新工具,以内外中西结合最佳手段、最快速度使"邪"排出体外,促进创面愈合。形成了以"给邪出路"为中心思想指导下道、法、术完备,以中医中药为主的中西结合原创疮疡诊疗体系。

2. 唐汉钧

唐汉钧教授认为皮肤溃疡早期多表现为"创周红肿,肉腐成脓"的"热"象,而慢性难愈性皮肤溃疡则多处于病程中、后期,大多表现为"创周皮肤暗黑,创口下陷,脓液稀少,肉芽灰白或暗淡"等"虚"和"瘀"的征象,其"难愈"之关键病机在于病久正虚,气血瘀滞,营卫不畅,肌肤失养,即所谓"久病必瘀,久病必虚"。局部溃疡的"腐"乃是全身机体五脏虚损和气血瘀滞的外在表现。唐教授结合自身多年的临床经验,提出了"祛瘀生肌""补虚生肌"的治疗理论,根据"腐""瘀""虚"的主次不同,相应选择"清""通""补"的内治方药,分三阶段清热解毒、化瘀和营、养血生肌;外治则综合运用敷药、熏洗、热烘、缠缚等治疗,分为拔毒蚀管、提脓祛腐、化瘀生肌三个阶段进行。通过内外兼顾,分期论治治疗各种慢性难愈性溃疡,疗效显著。

3. 吕培文

吕培文教授认为，慢性难愈性皮肤溃疡大多属阴证溃疡，根据局部辨证属脾肾阳虚且长期不愈合的皮肤溃疡当责之于肾，认为脓腐壅盛、气虚血瘀、脾肾阳虚等均是由普通疮疡向"难愈性"慢性溃疡发展的不同阶段，最终可导致肾精虚衰。回阳生肌法是治疗脾肾阳虚型阴证溃疡的主要方法，内治口服回阳生肌汤方加减，外治用回阳生肌膏纱条。并且他根据多年经验，对"治翻车"疗法进行了总结，认为"治翻车"作为治疗慢性皮肤溃疡外周伴有异常纤维化的一种方法，其核心是利用黑布药膏活血化瘀、软坚散结的作用，缓慢地软化痂皮，尽可能减小对正常组织的损伤，在清除纤维化组织的同时，促进肉芽生长，以打破创面愈合停滞的状态，重新启动创面愈合。

4. 徐旭英

徐旭英教授辨治慢性难愈性皮肤溃疡，认为湿、瘀、虚是慢性难愈性皮肤溃疡的三大病理因素，其中湿为标，瘀、虚为本。治疗原则主张祛瘀补虚为主，利湿为辅。早期湿邪为患，清热利湿为主；后期脾肾亏虚，瘀血阻滞，创面迁延不愈，补虚祛瘀为主。治以温补脾肾，活血通脉。因脾胃为后天之本，气血生化之源，在治疗慢性溃疡的过程中始终贯穿固护脾胃的学术思想。遣方用药注重攻补兼施，治疗过程中应辨明湿、瘀、虚之主次，气血同调，温阳通脉。

5. 奚九一

奚九一教授认为因郁血生湿，湿郁化热，热甚生风，湿热损络致局部皮肤溃疡。风湿热胶结不解，加之病久正虚，导致本病缠绵难愈。治疗上主张分期治疗，急性期治疗以祛邪为先，法当清热利湿祛风，清热解毒，不忌苦寒，以遏制病势；缓解期治疗当辨正、虚的偏重，而制定相应的治疗方法，重点在化瘀与扶正相结合，邪已渐去，故祛邪药必须中病即止，不可长期使用，否则可能伐正。

真实世界研究已经表明中医药能够促进慢性皮肤溃疡的愈合。从基础研究方面来讲，当前中医界的学者们多以临床疗效为基础，从外治药物的药效验证着手，由宏观深入到微观，在细胞、分子、基因水平做出了一系列卓有成效的实验研究，这为中医治疗慢性皮肤溃疡奠定了厚实的基础。

下一步为了更好地发挥中医药治疗的优势，我们需要积极开展临床试验研究，从实际需求出发，制定出慢性皮肤溃疡的诊断和疗效标准。组织大范围的集体攻关协作，以难治病为重点进行循证研究并探索，最后结合现代科技成果运用先进设备和方法，以传统中医理论为指导，开发出符合国际化标准的中医外用新型药品和伤口敷料，不断地转化到临床，使广大患者步入快速康复的大道。

（雷　霆）

第八章 窦 道

课程思政提要：人民健康是民族昌盛和国家富强的重要标志，党和国家推行健康中国行动，旨在保障人民健康。目前，窦道患者的治疗周期长，疮面愈合缓慢，容易复发，给患者带来了极大的身体不适、心理负担以及经济负担。因此，窦道的诊断、治疗及预防是临床工作及科学研究中的重点。作为中医人，发挥中医治疗窦道的特色优势，外治配合内治，提高该病的治愈率，为健康中国行动贡献一份力量。

窦道是深部组织通向体表，只有外口而无内口的病理性盲道，古代医家称之为"瘘""漏""鼠瘘""漏疮""瘘管""鹳口疽"等，西医学也将该病称之为窦道。随着西医外科手术技术的难度、复杂度增加，术后形成窦道的病例数越来越多，且窦道深度增加，走形更加复杂。该病的临床特点是深层组织通向体表的病理性管道，只有外口而无内口，管道长短不一，走形简单或复杂。发病因素包括先天因素和后天因素两部分，先天因素主要为先天禀赋不足，后天因素主要与气血不足、感受外邪、手术外伤等有关。如手术外伤造成疮面，加之耗伤气血，气血不足，筋肉失养，则疮面经久不愈，肉色不鲜。现代中医临床常将窦道辨证分为余毒未清证、气血两虚证，论治以外治为主，并配合内治。部分窦道发于手术之后，因此，如何降低术后窦道的形成是预防该病的一个关键环节。

第一节 历 史 积 淀

一、病名源流

中医对窦道的认识已有两千多年，古代医家称之为"瘘""漏""鼠瘘""漏疮""瘘管""鹳口疽"等。有关该病的记载最早出现在《山海经》。《山海经·中山经》中记载："食者不痈，可以为瘘。"隋代巢元方在《诸病源候论·诸瘘候》中提到"脓血不止，谓之漏也""诸瘘者，谓瘘病初发之由不同，至于瘘成，形状亦异，有以一方而治者，故名诸瘘，非是诸病共成一瘘也"。详细记录了该病的病理特点。唐代孙思邈在《备急千金要方》中记载道："痈之后脓汁不止，得冷即是鼠瘘。"宋代陈自明所著《外科精要》曰："疮疡为漏，皆因元气不足，营气不从，逆于肉里，或寒气相搏，稽留血脉，腐溃既久，阳气虚寒，外邪乘虚下陷，即成是患。"元代朱丹溪在《丹溪心法》中写道："漏疮，须先用补药。"明代陈实功在《外科正宗》中曰："鹳口疽，乃三阴亏损督脉之经浊气、湿痰流结而成。其患发在尾闾之穴，高骨头尖，初起形似鱼胞，久则突如鹳嘴，朝寒暮热，日轻夜重，溃后稀脓出而无禁，又或鲜血出而不停。"鹳口疽对应现代医学中的骶尾部藏毛窦。清代顾世澄在《疡医大全》中称之为"瘘管"："凡破漏之证，多因气血亏损，溃后先脓，后则清稀流水，久而不敛，遂成漏管。"此后历代医家论著中仍多以"瘘""漏""鼠瘘""漏疮""瘘管""鹳口疽"等为病名。

二、病因病机

从病因病机来看，总体上古代医家认为窦道的病因病机分为内因与外因，内因包括气血不足、阴虚火旺，外因包括感受外邪。另外，有医家认为，医者失治误治亦会造成该病。

宋代陈自明在《外科精要》中曰："疮疡为漏，皆因元气不足，营气不从，逆于肉里，或寒气相搏，稽留血脉，腐溃既久，阳气虚寒，外邪乘虚下陷，即成是患。"认为疮疡病最终成漏，先天禀赋不足，气血亏虚，加之感受寒邪，乘虚下陷，久溃不愈而致此病。清代顾世澄认为"漏"的形成与气血不足有密切关系，在《疡医大全》中写道："凡破漏之证，多因气血亏损，溃后先脓，后则清稀流水，久而不敛，遂成漏管。"此外，顾世澄将阴虚火旺及房劳作为窦道的病因，其曰："亦有脓血去多，阴分受亏，阳火亢盛，梦泻遗精。或不慎房欲，多成久漏之候，最为难治。"隋代巢元方曰："此谓因发痈疮而脓汁未尽，其疮暴瘥，则恶汁内食后更发，则成瘘者。"认为痈疮脓液不尽，却形成愈合之假象，脓液内腐造成该病。唐代孙思邈在《备急千金要方》中云："痈之后脓汁不止，得冷即是鼠瘘。"认为痈疡破溃后，感受外邪亦可导致该病。顾世澄认为，医家失治误治也是窦道形成的一种病因，正如其著作《疡医大全》中所言："亦有因庸医日以药线插入，将疮内嫩肉磨成厚肉，疮口不能骤合，初则嫩管，久则长成硬管渐生岔管者甚多……"

三、论治原则

综观古代医家治疗该病，主张以外治为主，给邪以出路，佐以内治，补益气血。正如《医学源流》所述"外科之法，最重外治"，古人对于该病的治疗以外治为主。部分医家外用辛散药物以助阳气，《疡医大全》曰："外用桑枝、葱、熨接阳气，使自消散。"古人早已熟练运用挂线法治疗窦道，并将治疗分为拔毒、生肌两个阶段，《外科十三方考》曰："外以三丫草插入孔内，以探测其深浅或曲折，然后将药线插入三次，外贴解毒膏，约六、七日后茧落，以加味天然散生肌、平口。"

诸多医家认为，气血不足是形成窦道的内因，重视补益气血正气。陈自明所著《外科精要》曰："不作脓，不腐溃，阳气虚也，四君加归芪；不生肌，不收敛，脾气虚也。"朱丹溪在《丹溪心法》中提出："漏疮，须先服补药，以生气血，即参、芪、术、归、芎为主，大剂服之。"可见诸多古代医家将先用补药，补益气血作为窦道内治的关键。

四、用药经验

经文献检索查阅，中国古代有 88 部医著记载有治疗该病的药物，共有 114 味，其中共有 66味药物属于外用药。按照药性分类，寒性药物有 50 味，温性药物有 34 味，平性药物有 22 味，热性药物和凉性药物各有 4 味。按照功效分类，排在前五位的是清热药 19 味，活血化瘀药 13 味，杀虫止痒药 11 味，补虚药 7 味，拔毒生肌药 7 味。高频药物为白矾、麝香、枳壳、乳香、五倍子、黄连、没药、轻粉、密陀僧、朱砂、雄黄、砒霜、牛黄、龙骨。可见古代医家用药以外用药物为主，多用清热解毒、活血化瘀药物，加以补虚药物，体现了该病以外治为主的治疗原则，祛邪同时不忘扶正。

五、用方规律

经文献检索查阅，古代医著中记载有治疗该病的外用单方、方剂 103 首，其中外敷方 49 首，熏洗方 34 首，脱管方 20 首。

六、针灸治疗

古代医家善用温针灸治疗窦道。陈自明使用温针灸引脓液外出，反对使用冷针灸。《外科精要·论痈疽成漏脉例第五十四》曰："若脓既成而不溃，用艾于当头灸数炷以出之，却服十全大补汤。患者又当慎起居，节饮食，庶几收敛。若用冷针开刺，久而内出青脓，外色黑黯，或误用生肌散速其收敛，反助其邪，必成败症。"

第二节 现 代 发 展

一、病名规范

现代中医临床将"瘘""漏""鼠瘘""漏疮""瘘管"等古籍中记载的病名，统一称为"窦道"，与西医学一致。

二、病因病机

窦道的病因病机包括三个方面，一是先天因素，如先天性骶尾部藏毛窦；二是痈肿未破溃，久则耗伤正气，气血不足，阴阳失调，邪毒入里，浸淫皮肉而成；三是局部余毒邪恋，加之手术后外感毒邪或残留异物，有线结、纱布等异物残留，本身气血两虚，不能托毒外出，久而形成窦道。

三、证候表现

窦道的临床表现为局部可见疮口，分泌物流出，有时外口暂时闭合，脓液引流不畅，可见疮周红肿热痛，或伴有发热。部分患者久不愈合或反复破溃，疮面肉芽不鲜，疮周皮色暗淡。

现代中医将窦道辨证分为余毒未清证和气血两虚证。余毒未清证表现为疮口胬肉高突，久不收敛，脓水淋漓，时稠时稀，时多时少，可伴有局部的轻微红肿疼痛或瘙痒不适，舌苔薄黄或黄腻，脉弦数；气血两虚证可见疮口脓水量少、淋漓不尽，质清稀，肉芽色暗淡无光泽，疮口经久不愈，新肌不生，可伴有面色萎黄，神疲乏力，纳少寐差，舌淡苔白，脉沉细无力。

四、治则治法

内外合治，以外治为主：针对窦道治疗的中医外治法包括腐蚀法、搔刮法、扩创引流法、药捻引流法、滴灌法、火罐疗法、温针灸疗法等，临床治疗以外治为主，根据全身或局部辨证情况，加以内服中药。

急则治其标：窦道口尚未破溃或暂时闭合，脓液内敛，不能外出时，局部表现为局部红肿热痛，脓水淋漓，治疗应控制局部症状，及时引流，给邪以出路，防止邪毒深入。探查窦道若发现有异物、死骨等残留，应首先取出残留异物。同时在整体辨证的基础上，加以清热解毒利湿中药口服，以快速达到祛邪外出的作用。

缓则治其本：该病本虚标实，缓则治其本，气血不足，脾胃生化无力，则肢体失养，新肉不生，托毒无力，久溃不愈，肉芽不鲜，治疗当以补益气血，托毒外出，生肌长肉为主。

五、临床论治

现代中医继承古人的经验，在此基础上发展创新，对于窦道的治疗主张外治为主，并配合内治。

1. 探明病情为要

由于窦道长度或长或短，走形不一，进行治疗前首先需要探查，明确病情。探查窦道时，注意窦道方向、走形、深浅、有无死骨或异物、是否有内口。针对外科探查不能探明的窦道，注射造影剂，并在影像学的支持下，进行窦道造影及三维立体重建，清晰、客观地明确窦道病情。

2. 外治法

临床治疗中以充分引流为要，针对该病的外治疗法分为祛腐、化瘀、生肌三个阶段，不同阶段采用不同的外用药物及外治方法。疾病初期，使用七三丹蚀管、拔毒、引流，待脓液减少，使用药线蘸八二丹引流，待腐肉将尽，肉芽新生，使用生肌膏以达祛腐生肌作用。中医外治疗法丰富，如腐蚀法、搔刮法、扩创引流法、药捻引流法、滴灌法、火罐疗法、温针灸疗法等。

3. 内治法

针对余毒未清证，方选用仙方活命饮加减，以达清热和营托毒的目的；针对窦道后期，气血两虚证，方选用托里消毒散加减，以达益气活血，和营托毒的目的。

六、基础研究

有研究发现，骶尾部窦道的病理表现包括了原发管道、窦道腔及毛发病变。镜下病理表现为真皮内被覆鳞状上皮窦道形成，周围可见炎性、增生的肉芽组织，伴有异物巨细胞反应，部分腔内见毛干碎段。

第三节 特色治疗

1. 祛腐生肌法

唐汉钧运用祛腐生肌疗法治疗 1 例复杂颅部窦道，愈合随访 3 年期间，未见复发。向寰宇等人使用蚀管祛腐化瘀生肌法治疗 103 例复杂性窦道患者，其中 77 例窦道完全愈合，临床症状消失，18 例窦道深度变浅 75% 以上，临床症状缓解；5 例窦道深度变浅 25% 以上，临床症状缓解；3 例窦道深度变浅不足 25%，临床症状未改善。

2. 脱管法

王孝文等使用局部脱管疗法治疗 38 例慢性窦道患者，临床治愈率达 89.5%。肖廷刚使用白降丹腐蚀管壁、祛除坏死组织、扩大引流、排除异物，治疗 28 例窦道患者，治愈率 100%。

3. 滴灌法

王永灵等使用滴灌法治疗 184 例体表复杂性窦瘘，最终临床有效率达 90.22%，痊愈患者中，复发率为 9.18%。其操作方法为使用一次性注射器或者吊瓶将祛腐药或生肌药滴入或灌注入窦瘘腔内。祛腐期将八二丹、九一丹等脱腐药物加入 0.9% 生理盐水或 0.5% 甲硝唑中，混合物呈悬浊液后注入管腔。生肌期将生肌散加入 0.9% 生理盐水或康复新溶液中，混合物呈悬浊液后注入管腔。

4. 刮杀法

刮是以刀刮除腐肉，杀是以腐蚀药物除去坏死组织。具体方法是将刮匙进入窦道内，沿着管壁自浅而深的变化方向进行搔爬，刮掉水肿肉芽及腐肉，并将具有祛腐能力的药物如红升丹、五虎丹等制成的棉捻插入窦道内，以祛腐肉。马永田等采用刮杀法治疗 34 例窦道患者，治愈 33 例，有效率为 97.35%。

5. 负压拔罐技术

负压技术已广泛应用在慢性创面修复中。郑文立在换药清创的基础上，联合负压拔罐技术，治疗 25 例窦道，最终愈合率为 88%。清创消毒后，选用口径大小合适的拔罐器覆盖于创面上，给予压力适当的负压抽吸（压力值为 -40～-20kPa），以罐内皮肤轻度隆起、罐体紧密附着于皮肤为度，持续 10min，间隔 15min 后重复 1 次负压拔罐，最后无菌敷料包扎。

6. 三因制宜

根据患者的造影情况、手术方式不同、体质等差异，制订相应的个性化治疗方案。对于年轻、气血旺盛、病程短的患者，可以采取更加积极的治疗方案。对于年老、气血虚弱、病程长的患者，在积极祛邪同时要固护正气。不同手术方式造成的窦道采取不同的治疗方案，由异物造成的窦道应首先去除异物。

第四节　名 医 学 验

1. 唐汉钧

唐汉钧教授强调窦道的诊断要全面诊查，是成功治疗本病的基础，并将窦道的治疗分为引流、蚀管、祛腐、生肌4步，并且治疗过程中采取丰富的外治方法，如切开法、挂线法、拖线法、药捻法、灌注法等，提出外治过程中的要点为保持疮口引流通畅、去除异物、防止闭门留寇、慎防医源性损伤。唐汉钧教授认为窦道的病因为气血亏虚、邪毒留滞。内治以扶正为本，常用黄芪、党参、白术、茯苓等扶助正气。祛邪为标，用药以清热、除湿、化瘀、解毒为主，标本兼顾。

2. 刘再朋

刘再朋教授认为根据窦道的性质，其病因病机不外以下两个方面：①感染性疾病治疗后，深层坏死组织未彻底清除；②手术以后切口感染或脂肪液化或产生线结排异反应，由于部位较深，术后气血亏虚，异物难排出体外，因此残留窦道。刘再朋教授认为虽然中医辨证论治强调内、外治都很重要，但对于窦道的治疗而言，当以外治为主，内治为辅。外治的得当是本病能否愈合和愈合快慢的根本。内治主要适用于一些病程日久迁延不愈的患者尤其是久病后气血亏虚，无力托毒外出者。

3. 许履和

许履和教授治外症经验五十余载，采用柏椿膏治疗疮口窦道，侧柏叶性寒味苦涩，凉血止血、祛风湿、散肿毒。椿树叶性味苦平，消炎、解毒、杀虫，二药组合，共奏解毒消肿、祛腐生肌功效。此法见效快、疗程短、痛苦少，不易复发。此外，窦道外治，必须要保持疮口内引流通畅，使脓有出路、毒随脓泄，其次，宜辨明寒热虚实，配合中药内服，则疗效更佳。

4. 张雁庭

张雁庭教授对于慢性窦道的治疗有独到之处，自制银质探针，一头尖，一头呈铲形，用其探查窦道时，在探针尖头及针体包裹一层药棉，轻轻捻入窦道，探及有无死骨、异物及窦道深浅，如窦道太深亦可用升降丹药捻造影，发现有死骨异物应扩创取出，再用生肌药物收口。药捻是以药棉薄薄摊开，用探针之铲形头铲取药粉裹成药捻，根据窦道腔粗细深浅及用药多少而插入窦道内，对较深的窦道可同时用一至三种外用药粉，愈合较快，疗效显著。张雁庭教授十分重视外科丹药的使用，在窦道治疗中多用丹药来达到拔毒、祛腐、生肌的目的。

目前窦道疾病在临床十分常见，由于其病程长，病情复杂，易反复，疮口经久不愈的特点，给患者带来极大的痛苦。其中部分窦道是继发于外科手术之后，而目前手术术式繁多，窦道复杂，如何避免术后窦道的发生是每一个外科医生需要避免的问题。传统中医主张外治为主，并使用有毒丹药进行蚀管、祛腐，但目前由于药物毒性问题，多数外用丹药未能在临床上广泛使用，寻找发现合适的、合理的替代外用药物则是重点。此外，对于窦道疾病的临床研究报道尚有不足，进一步完善窦道的临床研究，为治疗提供新思路、新方法是广大临床工作者仍需努力研究的方向。

（王　军）

第九章　走黄与内陷

课程思政提要：走黄与内陷为疮疡阳证疾病过程中的危重情况，发病迅速且病情凶险，极易危及生命。这就要求医者在诊治疮疡（感染性疾病）的过程中，要有高度责任心，不但要诊断准确、及时处理病情；还需防微杜渐，尽量避免严重感染的发生。对广大群众则需进行正确的宣教，搞好自身清洁卫生，做好劳动保护，防止皮肤感染等。对发生走黄与内陷的重症患者，既要积极抢救，挽回生命；也要做好家属及患者心理疏导，帮助他们建立战胜疾病的信心。

走黄与内陷是疮疡阳证疾患在病变发展过程中，因火毒炽盛，或正气不足，导致毒邪走散，内传脏腑而引起的一种危险性证候。因疔疮毒邪走散者称为走黄；因疽毒或除疔疮外其他疮疡引起毒邪内传者称为内陷。本病相当于西医的全身化脓性感染，可影响人体各组织和器官，如控制不当或治疗不及时，往往会危及生命。走黄与内陷在病机上有所不同，临床症状有所差异。走黄多因疔疮早期失治误治、或挤压碰伤、或食用辛热刺激之物、或艾灸疮头而成，尤以颜面部疔疮、烂疔、疫疔最易发生。其发病机制为火毒炽盛，疔毒走散，毒入血分，内攻脏腑，属于正盛邪实之证，表现为疮顶忽然凹陷，色黑无脓，肿势散漫且迅速蔓延，伴见寒战高热，烦渴引饮，神昏谵语等七恶证。内陷的根本原因在于正气内虚，火毒炽盛，加之治疗失时或不当，以致正不胜邪，反陷入里，客于营血，内犯脏腑而成，多见于老年人或有消渴证的患者，且常并发于有头疽。其发病机制为正气虚衰，邪毒内陷，多属正虚邪实之证，以疮顶忽然下陷，根盘散漫不收，脓腐不透或脓少而薄，伴邪盛热极，或正虚邪盛，或阴阳两竭的全身证候为主要表现，又可根据病因和具体临床表现的不同划分为火陷、干陷、虚陷三种类型。治疗上，走黄、内陷均以中西医结合治疗为宜，前者应祛邪解毒为主，后者应扶正祛邪为重。

第一节　历史沉淀

一、病名源流

"走黄"之说，始见于《疡科经验全书·疔毒》，其曰："凡初生时红软温和，忽然顶陷黑，谓之'癀走'，此证危矣。""癀走"即"走黄"，为疔毒走散横行之意。"内陷"一词，早在宋代陈自明的《外科精要·痈疽分表里证论第二十三》中便有提及："腑气浮行于表，故痈肿浮高为易治；脏血沉寒主里，故疽肿内陷为难治。"历代文献对本病的描述还有"疮毒内陷""毒气攻心""火毒攻心"等词语，用以形象说明此类变证坏证。近代以"走黄"和"内陷"作为描述西医外科"脓毒症"的中医病名。

二、病因病机

走黄多属正盛邪实之证，内陷多为正虚邪陷之证。

火毒炽盛是走黄产生的主要原因。《外科正宗·疔疮论第十七》记载："凡见是疮，便加艾灸，殊不知头乃诸阳之首，亢阳热极所致，其形虽小，其恶甚大，再加艾灸，火益其势，逼毒内攻，反为倒陷走黄之症作矣。"肌肤生疗早期失治误治，则毒势得不到及时控制；挤压伤碰或过早切开，则毒邪易扩散入血；内食辛辣刺激之品（如温药热药、酒、肉、鱼虾等）或外以艾灸疮头，则更增火毒鸱张之性，以上因素单独或相互作用，均可导致走黄。归纳其病机为：火毒炽盛，疗毒走散，毒入血分，内攻脏腑，而成本病。

正虚邪陷是内陷产生的主要原因。内陷之证多发于体虚之人，若素体阴虚，水亏火炽，热毒蕴结更甚，则疽毒易陷；气血虚弱而病发痈疽者，毒滞难化，不能透毒外出，同时痈疽局部腐溃较甚易耗气血，损伤人体正气，使虚者愈虚，而发内陷变证。关于内陷，《疡科心得集》称："其中犹有三陷变局，谓火陷、干陷、虚陷也。"其中，若阴虚毒炽，内陷入里则为火陷证；若正虚毒陷，内闭外脱则为干陷证；若阴阳两竭则为虚陷证。归纳其病机为：正气内虚，火毒炽盛，正不胜邪，反陷入里，客于营血，内犯脏腑，而成本病。

三、临床表现

走黄多有疗疮病史，尤以颜面部疗疮、烂疗、疫疗多见，且发病速、变化快、来势汹。局部症状可见疮疗陷黑无脓，肿势软漫，迅速向周围扩散，皮色暗红。全身症状可见寒战、高热、烦渴、神昏等，严重者则有内攻脏腑的表现，如《疡科心得集》所述："毒入于心则昏迷，入于肝则痉厥，入于脾则腹疼胀，入于肺则喘嗽，入于肾，则目暗手足冷，入于六腑，亦皆各有变象，兼证多端，七恶叠见。"

内陷多见于年老体弱之人，或以往有消渴证的患者，常并发于有头疽，又称为"疽毒内陷"，发病相对较缓。局部症状见疮顶忽然下陷，根盘散漫不收，脓腐不透或脓少而薄。全身症状表现为邪盛热极，或正虚邪盛，或阴阳两竭的全身证候。临床可分为火陷、干陷、虚陷三种类型，称"三陷变局"：

（1）火陷　见于疽证1～2候，毒盛期。局部疮顶不高，根盘散漫，疮色紫滞，疮口干枯无脓，灼热剧痛。全身伴壮热口渴，便秘溲赤，烦躁不安，神昏谵语，或胸胁隐痛。预后较好。

（2）干陷　见于疽证2～3候，溃脓期。局部脓腐不透，疮口中央糜烂，脓少而薄，疮色晦暗，肿势平塌，散漫不聚，闷胀疼痛或微痛。全身伴发热或恶寒，神疲少食，自汗胁痛，神昏谵语，或体温不高，四肢厥冷，大便溏薄，小便频数。预后较差。

（3）虚陷　见于疽证4候，收口期。局部肿势已退，疮口腐肉已尽，而脓水灰薄，或偶带绿色，新肉不生，状如镜面，不知疼痛。全身出现虚热不退，形神萎顿，饮食日减，或腹痛腹泻，自汗肢冷，气息低促，重者陷入昏迷厥脱等，或舌光如镜、口舌生糜。预后最差。

四、用药经验

走黄和内陷作为阳证疮疡病变过程中的危险并发症，其辨证和治疗的方法多包括在"七恶"的记述中。明代薛己所著《外科枢要》载有："邪火内淫"者，治以"竹叶黄芪汤"；"胃气虚而火盛"者，治以"人参黄芪汤"；"肝肾阴虚而目系急"者，治以"六味丸加炒山栀、麦门、五味"；"脾肺虚火"者，治以"六君加大枣、生姜"；"脾肾亏损"者，治以"补中益气汤加山茱萸肉、山药、五味"；"胃气虚弱"者，治以"六君子汤加木香、砂仁"；"脾肺俱虚"者，治以"补中益气汤加大枣、生姜"。证方相对论治。如不应者，还有八珍汤、八味丸、十全大补汤、人参平肺散、六味丸、托里温中汤等方剂的加减变化应用的记载，可供后世医家参考借鉴。

第二节　现代发展

一、病名规范

走黄与内陷在古文献中有"癀走""疮毒内陷""毒气攻心""火毒攻心"等表述，其症状表现则多被"七恶"所涵盖。随着中医外科学的发展，本病的中医名称目前统一表述为"走黄"与"内陷"，相当于西医的全身化脓性感染。

二、病因病机

中医学认为，本病为疮疡疾患过程中，因火毒炽盛或正虚不胜邪，而致毒入营血，内陷脏腑所致。其中，火毒炽盛是发生走黄的关键，而内陷的根本原因在于正气内虚。

西医学认为，本病源于病原菌的继发感染。致病菌经局部感染病灶侵入人体血液循环，并在其内生长繁殖或产生大量毒素，而引起的全身感染和中毒，表现为严重的全身反应。

三、证候表现

疔疮出现走黄时，症见疮顶下陷、无脓，肿势迅速蔓延，疮色变为紫暗。气阴两燔证，在局部病变基础上可见全身寒战高热，汗出口渴，头痛烦躁，小便短赤；舌质红绛，苔黄干，脉洪数。更甚者属热入营血证，全身症状可伴壮热持续不退，夜晚加重，躁扰不安，神识昏蒙，严重时可见神昏谵语，痉厥抽搐，皮肤瘀斑；舌红绛，苔少而干，脉细数。

内陷的局部症状为疮顶不高或陷下，肿势平塌，散漫不聚，疮色紫滞或晦暗，疮面脓少或干枯，腐肉虽脱而新肉难生，局部灼热剧痛或不痛。火陷证则可见全身有壮热口渴、舌红绛、苔黄糙、脉洪数等阴伤火炽之象。干陷证全身有畏寒发热、头痛神疲、纳呆、自汗、苔黄腻、脉虚数等气血两亏之象。甚者神昏谵语，四肢厥冷，脉沉细或脉微欲绝。虚陷证的局部红肿虽退，但脓腐难尽，全身有消瘦、疲倦、低热不退、自汗肢冷、胃纳不佳、腹泻便溏、舌质淡、苔白、薄或无苔等气血两亏、脾肾阳虚之象。甚者昏迷厥脱，脉沉细无力。

四、治则治法与论治

（1）中西结合　西医对全身化脓性感染的治疗方案比较明确，包括足量、及时的抗生素应用和适宜的对症与支持治疗，以上对本病的恢复均十分必要。中医认为消除火毒之邪是本病施治过程中的重要着力点，不同的是走黄的治疗以清热、解毒、凉血为宜，以祛邪解毒为主；内陷的治疗则需要以扶正达邪、祛邪安正为重。临床上采用中西医结合疗法治疗本病，可改善症状、提高预后。

（2）病后调养　走黄和内陷均对机体的正气造成严重损伤，因此在恢复期需密切观察生命体征变化，并积极调养，以防止再继发他病。

（3）辨证用药　由于患者体质的强弱、毒邪走散的程度以及其他因素的影响不同，会表现出不同的症状，故需要根据走黄和内陷的不同表现进行辨证施治。走黄辨证属气阴两燔证者，可以黄连解毒汤或清营汤加减；辨证属热入营血证者，可以犀角地黄汤合五味消毒饮加减；对于有神昏、谵语等症状，应加服安宫牛黄丸、紫雪丹等开窍醒神之品。内陷辨证属火陷证者，同样可以清营汤合黄连解毒汤加减，以凉血解毒，养阴清心；辨证属干陷证者，应以托里消毒散加减，益气补血，托毒透邪；辨证属虚陷证，若脾肾阳衰者，则可用附子理中汤温补脾肾，若阴津耗伤，胃气衰败，则用益胃汤加减，以养胃生津。

五、基础研究

中药单体的抑菌、抗菌作用叙述如下。

（1）黄芩素　Chen 等研究发现，32、64μg/ml 的黄芩素能下调金黄色葡萄球菌群体感应系统调节因子的 mRNA 表达，明显抑制生物被膜的形成，而发挥抑菌作用。沈焕圻等研究结果显示，黄芩素和汉黄芩苷具有良好的抑菌效果，其最低抑菌浓度（MIC）分别为 0.0625、0.125mg/ml。

（2）丁香酚　Joshi 等通过分子对接技术将丁香酚与高丝氨酸内酯合成酶（ExpR）和调节蛋白（ExpI）进行对接，观察到丁香酚与受体蛋白的对接效果优于其他抑制剂，推断丁香酚抗菌的作用机制可能是通过与 ExpI/ExpR 蛋白的结合，抑制信号分子的产生。

（3）芳樟醇 具有显著的抗菌活性，研究发现其对紫色杆菌有较好抑制作用，并且芳樟醇还可以减少鲍曼不动杆菌生物被膜的形成和降低其黏附性。

（4）小檗碱 是中药黄连抗菌作用的主要有效成分。研究发现 1/2MIC 和 1/4MIC 小檗碱可显著下调大肠杆菌 luxS、pfS、hflX、ftsQ 和 ftsE 等基因的表达，抑制生物被膜的形成，而发挥抗菌作用。

（5）苦参碱 Sun 等报道苦参碱能显著降低大肠杆菌的群体感应相关基因和生物被膜相关的 mRNA 水平表达，且对细菌的聚集和黏附能够起到较好的抑制作用，认为是其发挥抑菌效果的内在因素之一。

第三节 特 色 治 疗

1. 未病先防

疔疮尤其颜面部位切忌挤压、碰伤、过早切开、艾灸，以防走黄。古书载有疔疮未病先防之法："气疗、水火疗、蛇眼、石疗、雄雌疗、烂疗、血疗、刀斧疗、红丝、鱼睛、紫砚、麻子诸般疗，急用圈黄药，用腊月间雄猪胆一个，入雄黄、京墨、姜汁末，入为于胆内，用此药涂在疮上圈之。"箍围疮边以防走黄和内陷。

2. 对症施治

走黄与内陷发病迅速，病情凶险，若不及时处理可危及生命，故应结合患者病程阶段及临床表现进行辨治。疮顶陷黑处用八二丹，盖以金黄膏，四周用金黄散或玉露散冷开水调制以箍围，并保持皮肤湿润，或用药制苍耳虫 10～15 条捣烂后外敷患部，盖贴金黄膏；畏寒怕冷、寒战及四肢不温者应进行加被保暖处理，畏寒缓解时予温水擦洗等物理降温后，嘱患者更换潮湿衣物，多饮温开水以助汗出；壮热无汗、烦躁、脉数者针大椎、曲池、合谷等穴以泻热逐邪；头晕耳鸣、胀痛欲裂者针太阳、印堂、上星、曲池等穴以清利头目、开窍醒神；口渴者方中可加菊花、薄荷、芦根、金银花、麦冬、天花粉等以生津止渴；便秘者方药中可加火麻仁、肉苁蓉、枳实、大黄等，泻法针刺大肠俞、天枢、上巨虚等穴以补虚泻实、标本兼治、邪去便通；神昏谵语、手足搐搦、抽搐痉厥者可针人中、合谷、涌泉穴以醒神止痉；同时应积极应用敏感抗生素，加强营养支持治疗。

3. 经方验方

清代王维德在《外科证治全生集》中载："如在将昏之际，急取回疔散二钱，开水送服。少刻大痛，痛则许救，毒化黄水，痛止命活。"回疔散处方有子土蜂窝 1 两，蛇蜕 1 条，不经地上者为佳；《验方新编》曰："急用芭蕉根捶汁服之，立可回生，或照前菊花饮、地丁饮服之均妙。"可见古人善用经方验方巧治走黄与内陷危急之症，成效明显。

4. 三因制宜

个人年龄、体质、地域及病情阶段存在差异，其发病有早晚、轻重之分，预后亦有良好、不佳之分。中医药善于结合地域气候、个人体质、生活习惯等使治疗更为优化，三因制宜，制订合适的个体化治疗方案。走黄须中西医结合综合救治，内治可参照温病辨证论治，急投重剂清热、凉血、解毒之品，直折其势，随证灵活加减；外治积极快速处理原发病灶，需中西医结合综合救治。内陷内治当扶正达邪，并审邪正之消长，随证治之。火陷证，邪盛热极，当凉血清热解毒为主，并顾护津液；干陷证，正虚邪胜，当补养气血，托毒透邪；虚陷证，当温补脾肾或生津养胃。对于中老年人，体质虚弱合并其他基础疾病者，应嘱患者规律、足量用药，应用敏感抗生素，加强营养支持治疗，积极治疗其基础疾病，注意营养摄入均衡，保持适量运动，保持心情愉悦，减少不良情绪产生。体质由先天禀赋与后天获得共同决定，针对不同体质除了用药方面要有所侧重外，针对引起不同体质的饮食、生活起居及情志等方面也应加以相应的指导。

第四节　名 医 学 验

1. 赵炳南

赵炳南教授认为本病病机为"火毒炽盛，燔动营血"，火毒鸱张以致机体防御功能破坏，正不胜邪，毒入血分，内攻脏腑，而成危证。创制了效专力强的解毒凉血汤和解毒养阴汤加以治之。

（1）解毒凉血汤　组成为犀角（镑）、生地炭、双花炭、莲子心、白茅根、天花粉、紫花地丁、生栀仁、蚤休、生甘草、川黄连、生石膏，具有清营、凉血、解毒之功，主治皮外科感染性疾病，毒热入于营血，相当于败血症阶段。方中犀角清热凉血、解毒定惊；双花炭、生地炭入血分清血中热毒之邪，同时具有养阴护心之功，两药同伍效同犀角；紫花地丁、蚤休清热解毒；天花粉、白茅根、莲子心三药同用，养阴血、护心阴、安心神；栀子、黄连清三焦热毒而重在清心热；生甘草调和诸药，标本兼顾，共奏扶正祛邪之效。

（2）解毒养阴汤　组成为西洋参、南北沙参、耳环石斛、黑元参、佛手参、生黄芪、干生地、紫丹参、金银花、蒲公英、天冬、麦冬、玉竹，主治皮外科感染性疾病，毒热伤气伤阴，正气已伤而毒热未尽的阶段，相当于败血症的后期。方中以西洋参、沙参、石斛、玄参、佛手参、天冬、麦冬、玉竹大剂养阴清热药为主；生芪、丹参补气血活血；金银花、蒲公英解余毒。热病后期气阴大伤，正气不能鼓邪外出，虽见毒邪未尽，若再过用苦寒清解之剂中伤脾胃，则正气更衰，致使毒邪滞留膏肓，不能逆转，故以益气养阴为主，重点在于扶正佐以清热，使之正复邪去，扶正以祛邪。正邪剧烈斗争，正气衰败，人命将不保，此时仍继续清热解毒，会更伤正气，加速死亡，留人、治病成为主要矛盾，赵炳南治疗热病后期注重养阴，这是其学术思想中非常重要的一环。

2. 顾伯华

顾伯华以善治疗疮走黄与内陷而闻名，痈疽疮疡本为火毒生，火为阳邪，阳盛则发热，热盛则肉腐，肉腐则成脓。顾伯华善用金银花、连翘、紫花地丁、白花蛇舌草、野菊花、板蓝根、蒲公英、黄柏、黄芩、栀子、紫河车、半枝莲等清热解毒之品，祛邪外出；若疗疮走黄，则加用犀角地黄汤，鲜生地黄用至 50g 以上。危重患者日服两剂中药，四次分服。热毒炽盛，迫血妄行，血不循经而外溢于肌肤，则生丹毒伴发紫癜，治以清热解毒、凉血利湿，重用生地黄、牡丹皮、紫草等凉血清热之品。顾伯华以《外科正宗》"外症实根于内也"立论，主张治болезни求本。因脾胃为后天之本，气血生化之源，故注意顾护胃气，重视脾胃。临证强调首辨阴阳，掌握阴阳变化并灵活辨证。不论阴症、阳症力求其消，主张"以消为贵，贵乎早治"，应用清热解毒法，始终注意兼顾胃气，扶正祛邪，走黄内陷速愈。

3. 朱仁康

朱仁康受《疡科心得集》"外疡与内证异流而同源"的影响，临床尤重内因，重视内治。辨治走黄内陷等皮肤疾病时亦借鉴温病学派的理论。"温邪上受，首先犯肺，逆传心包。肺主气属卫，心主血属营。辨营卫气血虽与伤寒同；若论治法则与伤寒大异……大凡看法，卫之后方言气，营之后方言血。在卫汗之可也，到气才宜清气，乍入营分，犹可透热仍转气分而解。如犀角、元参、羚羊角等物是也；至入于血，则恐耗血动血，直须凉血散血，如生地、丹皮、阿胶、赤芍等物"。将走黄与内陷的病程分卫、气、营、血 4 个阶段进行辨证治疗，并指出了清气凉血的治疗原则。朱仁康在临床辨治过程中，认为疮疡走黄、内陷的发生有内外之因，内因外因不能截然分开，而内因是根本，是皮肤病内治的主要依据，朱仁康尤重视营血变化对于走黄与内陷的影响。

中医药在走黄与内陷防治中的作用受到中、西医的共同认可，中西医结合治疗走黄与内陷均取得了良好的疗效，但目前以下几个方面亟待解决：

一是走黄与内陷等外科危急病证知识的普及力度不足。在日常生活中对于患者和大众应当做好外科感染防治的宣传教育以及科普工作，走黄与内陷为疮疡阳证疾病过程中的危重病证，发病迅速且病情凶险，极易危及生命，应提高公众对于本病的认知，尽可能避免本病的发生。

二是避免抗生素等药物的不合理使用和滥用。药物不良反应的产生能够诱发或加重患者的病情，延长恢复期，严重者可导致患者死亡。这需要临床医生除掌握药物的治疗作用外，其毒性、副作用等属性也应当谨记，以避免在治疗过程中，单独或联合用药时药物反应的发生，从而贻误病情，失去治疗的最佳时机。

三是早期诊断与治疗的欠缺。对走黄与内陷人群进行早期、准确的诊断和援助，给予有效且及时的治疗及心理辅导。研究表明，心理干预可改善患者不良的心理刺激，提高疗效。临床诊治中应及时准确把握患者的心理状况，"因势利导"，并贯穿始终良好的心理状态是战胜疾病的第一步信念，帮助患者建立正确的疾病认知和战胜疾病的信心。

（杨素清）

第三篇　乳　房　病

第一章 乳 痈

课程思政提要：女性健康直接关乎家庭幸福和下一代的健康成长。关爱女性健康是全社会的责任。如果女性健康问题得不到重视，这将严重影响到我国女性的生活质量和对美好生活的向往，也会严重威胁新生儿的生长发育，这将与我国大力发展培养新时代的"四有新人"政策背道而驰。乳痈一直是影响女性健康最常见的因素之一，该病不仅会让女性丧失自信，甚者还会进一步恶化影响生命健康，可见乳痈所带来的问题亟待解决。所以作为医学工作者，为了提高人民生活质量、保护女性身心健康、促进家庭和谐以及社会的安定和发展，应该始终秉持谦虚之心，履行社会责任；始终秉承"关爱女性健康"的初心，继续为女性健康撑起"保护伞"，为健康中国建设添砖加瓦。

乳痈是指发生在乳房部的最常见的急性化脓性疾病。好发于产后1个月以内，尤其在哺乳初始的3~4周最为常见，其发病率可达3%~33%。发生于哺乳期的称"外吹乳痈"，占到全部乳痈患者的90%以上；发生于怀孕期（妊娠期）的称"内吹乳痈"；不论男女老少，在非哺乳期和非怀孕期发生的称为"不乳儿乳痈"，临床少见。其临床特点是乳房结块，红肿热痛，溃后脓出稠厚，伴恶寒发热等全身症状。中医学认为外吹乳痈的发病原因主要是情志内伤，肝气郁结；饮食不节，脾胃运化失司；产后正气虚弱，风毒乘虚入络；引起乳汁淤积，乳络闭阻，气血瘀滞，热盛肉腐而成脓。内吹乳痈多由妊娠期胎气上冲，结于阳明胃络而成。色红者多热，色白者气郁而兼胎旺。乳痈的治疗以疏肝清热、通乳散结为原则。强调及早处理，以消为贵。注重通络下乳，切不可滥投苦寒药物。"内吹乳痈"和"外吹乳痈"在治疗上需兼顾患者孕期和产后的不同体质。成脓后应彻底排脓，以达脓尽肌生的目的。确诊该病时应及早纠正乳头内陷。培养良好的哺乳习惯，定时哺乳，注意乳头和乳儿口腔的清洁，每次哺乳后排空乳汁，防止淤积。忌食辛辣炙煿之品，不过食膏粱厚味。保持心情舒畅。高热时要卧床休息，必要时物理降温。同时护理人员要对患者进行健康教育和心理疏导。

第一节 历 史 积 淀

一、病名源流

乳痈，其病名有"妒乳""乳毒""吹乳""发乳""席风呵乳""乳疯"等。乳痈之名最早见于晋代皇甫谧的《针灸甲乙经》，其中有"乳痈有热，三里主之"的记载。在此之后葛洪《肘后备急方》中曰："乳汁不得泄，内结名妒乳，乃急于痈。"隋朝巢元方所著的《诸病源候论》中同时出现"吹乳"和"乳痈"的描述，曰"热食汗出，露乳伤风，喜发乳肿，名吹乳，因喜作痈""乳汁蓄结，与血气相搏，蕴积生热，结聚而成乳痈"。唐代孙思邈所著的《备急千金要方》有："发乳……宜令极熟，熟之候，手按之，随手即起者，疮熟也，须针之。针法要得着脓，以意消息。"宋代王怀隐等编撰的《太平圣惠方》中指出："妇人乳汁不下，内结成肿，名乳毒，乃急于痈也。"以及南宋陈自明著的《妇人大全良方》中曰："吹奶、妒乳、乳痈，其实则一，只分轻重而已。轻则为吹奶、妒乳，重则为痈。"说明了"吹奶"、"妒乳"及"乳痈"的关系，三者实际是一种疾病的不同发展阶段,其中"吹乳""妒乳"是轻症,"乳痈"则是疾病症状比较严重。金代张从正所著的《儒门事亲》有"乳痈发痛""俗呼曰吹乳"的记载。申斗垣在《外科启玄》中描述了"乳发""乳痈""乳疽"的区别,其中乳房肿块最大者称"乳发",次之称"乳痈",肿块初发即有头者称"乳疽"。同时还提到了"内吹"和"外吹"的概念,"有孕为内吹,有儿为外吹"。顾世澄在《疡医大全》中曰"又曰:不乳儿妇人,患乳曰害干",或"席风呵乳"。

二、病因病机

中医学认为乳痈的发病原因主要是产后正气虚弱,风毒乘虚入络;情志内伤,肝气郁结;饮食不节,脾胃运化失司;乳头皲裂,毒邪入络。病性为阳证、热证疮疡;病位在乳房。病机主要为肝郁胃热、乳汁淤积、外邪侵袭。本病治疗,关键在早治,在临床具体运用时因病期不同而施以相应的治疗法则。

其中,医家对肝气郁滞、胃热壅盛所导致的乳痈记载较多。如《外科正宗·乳痈论第二十六篇》记载:"乳房阳明胃经所司,乳头厥阴肝经所属,乳子之母,不能调养,以致胃汁浊而壅滞为脓。又有忧郁伤肝,肝气滞而结肿……。"元代医家朱丹溪在《丹溪心法》中说:"乳房阳明所经,乳头厥阴所属,乳子之母,不知调养,怒忿所逆,郁闷所遏,浓味所酿,以致厥阴之气不行,故窍不得通,而汁不得出,阳明之沸腾,故热甚而化脓。"宋代陈自明在《妇人良方大全·产后乳汁或行或不行方论第十一》中曰:"盖妇人之乳,资于冲脉,与胃经通故也。"《古今图书集成医部全录·妇科》曰:"乳头属足厥阴肝经,乳房属足阳明胃经。若乳房忽壅肿痛,结核色赤,数日之外,焮痛胀溃,稠脓涌出,脓尽而愈。此属胆胃热毒,气血壅滞。"《外科精义》有记载:"乳子之母,调养失当,怒愤所逆,厚味所卫,导致厥阴气不行,穷不通而汁不出,阳明气血沸腾热甚而化脓;所乳子膈素有滞疲,口中气热,含乳睡,热气吹而生结核,不治必成布痈。"根据经脉循经分布,乳头属足厥阴肝经,主疏泄,能调节乳汁分泌;乳房属足阳明胃经;乳汁为气血所化,源出于胃,实为水谷之精华。若肝气不舒,厥阴之气不行,而失于疏泄,胃热壅滞,与阳明之热蕴结,以致经络阻塞,气血瘀滞而成乳病。

乳汁淤积也是乳痈发病的常见的原因。如《诸病源候论·妒乳候》云:"此由新产后,儿未能饮之,及饮不泄,或断儿乳,捻其乳汁不尽,皆令乳汁蓄积,与气血相搏,即壮热大渴引饮,牢强掣痛,手不得近是也……。"《济阴纲目》曰:"夫妒乳者,由新产后儿未能饮,至乳不泄,或乳胀,捏其汁不尽,皆令乳汁蓄结,与血气相搏,即壮热大渴引饮,牢强掣痛,手不得近是也。"《太平圣惠方》曰:"妇人乳汁不出,内结肿,名乳毒。"《圣济总录·乳痈》曰:"新产之人,乳脉正行,若不自乳儿,乳汁蓄结,血气蕴积,即为乳痈。"《外科冯氏锦囊秘录精义》中论述较详,其说:"乳子之母,不知调养,怒忿所逆,郁闷所遏,厚味炙焯所酿,以致厥阴之气不行,故窍不得通,而汁不得出,阳明之血热沸腾,故热甚而化脓;亦有所乳之子,膈有滞痰,口气焮热,含乳而睡,热气所吹,遂生结核。于初起时,便须忍痛,揉令稍软,吮令汁透,自可消散矣,失此不治,必成痈疖。"《妇人良方大全·产后乳方论第十四》曰:"夫妒乳者,由新产后儿。未能饮之,及乳不泄,或乳胀,捏其汁不尽,皆令乳汁蓄结,与血气相搏,即壮热大渴引饮,牢强掣痛,手不得近是也。"以上均阐明了产后乳汁郁积是乳痈产生的最常见原因。初产妇未能及时哺乳,或哺乳方法不当,或乳汁多而少饮,均可导致乳汁不能及时外泄,再加上排乳不充分,引起乳汁郁积,乳络阻塞结块,与气血相搏,蕴积生热,热盛肉腐,成脓成痈。

此外,外邪侵袭也可导致乳痈的发病。《病科心得集》中说:"夫乳痈之生也,有因乳儿之时,偶尔贪睡,儿以口气吹之,使乳内之气闭塞不通,以致作痈(此即外吹证),因循失治而成者;有因所乳之子,膈有滞痰,口气热,贪乳而睡,热气吹入乳房,凝滞不散,乳汁不通,以致结核化脓而成者。"《诸病源候论·乳痈候》亦有云:"气血劳伤,而致脉虚,腠理虚,寒客经络,血淫不通……故结而成痈。"产妇体虚汗出受风,或露胸哺乳外感风邪;或乳儿含乳而睡,口中热毒之气侵入乳孔,均可使乳络郁滞不通,化热成痈。

三、论治原则

综观古代医家论治乳痈，主要从肝、脾、肾、胃入手，即疏肝解郁，健脾化痰，清解胃热，益气养血，托里排脓，既疏肝、清热、排脓以祛邪，又健脾、益气、养血以扶正。

（1）分期论治　清代祁坤的《外科大成》指出："未成形者消之，已成形者托之，内有肿者针之，以免遍溃，诸囊为害，防损囊隔，致难收敛。"提出了分期治疗原则。乳痈初期以肝气郁结、胃中积热、乳汁郁积为主，治疗应以通为用，以消为贵，重在疏肝健脾，和胃通络；酿脓期以热毒炽盛、酿腐成脓为主，治疗应以清热解毒、托毒排脓为主；溃后期以气血亏虚、余毒不清为主，治疗应以补养气血、清解余毒为主。因此，治疗应先辨清乳痈分期后按期论治。

（2）从肝论治　乳病的产生多与肝相关，乳病的治疗多以疏肝理气、养血柔肝为法。《疡医大全•卷二十胸膺脐腹部•胁痈门主论》引胡公弼言："人之两胁，乃足厥阴肝经气分出入之道路……是以胁之上下发毒，皆属肝经。"强调了乳与肝病理联系的紧密性。《外科理例•卷四•乳痈一百零七》即言："乳内肿一块如鸡子大，劳则作痛，久而不消，服托里药不应，此乳痨症也，肝经血少所致。"

（3）辨证论治　《女科撮要》曰："妇人乳痈，属胆胃二腑热毒，气血壅滞。故初起肿痛，发于肌表，肉色赤，其人表热发热，或发寒热，或憎寒头痛，烦渴引冷，用人参败毒散、神效栝蒌散、加味逍遥散治之，其自消散。"《济阴纲目》曰："未溃者，仍服栝蒌散、内托升麻汤，或复元通气散加漏芦。虚者，托里消毒散。将溃，两乳间出黑头，疮顶陷下作黑眼者，内托升麻汤。""已溃，寒热者，内托十宣散。少食口干者，补中益气汤。晡热内热者，八物汤加五味子。"《疡科心得集•辨乳痈乳疽论》曰："凡初起当发表散邪，疏肝清胃，速下乳汁，导其壅塞，则自当消散。"《外科正宗》曰："寒热交作，肿痛疼甚，宜牛蒡子汤主之；厚味饮食，暴怒肝火妄动，结肿者，宜橘叶散散之。"

（4）变证治疗　明代薛己《外科发挥》言："夫乳之为物，各有囊橐，若有一脓，即针之，否则遍溃诸囊矣。"初产妇体虚气血未复，解毒未尽，脓腔复杂，加之刀针不慎临床可常见三变证一者，切口在上，脓腔在下形成袋脓或脓腔太大，溃后脓出不畅，肿势不消，身热不退可能形成袋脓二者，若脓肿过早切开或手术操作切开时刀锋直插囊壁伤及他囊，均可使脓液侵及其他乳络、孔囊而致使肿势不消，疼痛不减，身热不退，而成传囊乳痈三者，乳痈脓肿位于乳络，脓成切开，损伤乳络，未回尽之乳汁可从创口溢出，久治不愈形成乳漏。

四、用药经验

经文献检索查阅，中国古代有 88 部医著记载了治疗乳痈的单味中药 467 味，其中使用频次≥8 次的药物有 49 味，使用频次≥20 次的中药有 23 味。这 467 味药中，用药频次≥20 次的药物分别为甘草、当归、白芍、大黄、白芷、黄芪、金银花、瓜蒌、青皮、连翘、人参、乳香、黄芩、川芎、没药、贝母、防风、生地黄、柴胡、陈皮、天花粉、肉桂、茯苓等，是古代治疗乳痈的核心药物，其中补益药有 6 味（甘草、当归、白芍、黄芪、人参、生地黄），清热药 5 味（大黄、金银花、连翘、黄芩、天花粉），理气药 3 味（青皮、柴胡、陈皮），活血化瘀药 3 味（乳香、没药、川芎），解表药 2 味（白芷、防风），化痰药 2 味（瓜蒌、贝母），温里药 1 味（肉桂），利水渗湿药 1 味（茯苓）。可见古人治疗乳痈以补气养血滋阴、清热解毒为主，理气化痰、活血化瘀、祛风解表等为辅。

五、用方规律

经文献检索查阅，中国古代有 73 部医著记载有治疗乳痈的实际方剂 299 首。对这 299 首方剂进行药物频数分析，其中高频药物为甘草 103 次，当归 87 次，白芍 62 次，大黄 54 次，白芷 51 次，黄芪 47 次，金银花 42 次，瓜蒌、青皮分别为 38 次，连翘、香附分别为 37 次，人参、乳香分别为 35 次，黄芩 34 次，党参、川芎分别为 33 次，藿香 31 次，没药 27 次，贝母 26 次，防风、生地黄、柴胡分别为 25 次,陈皮 23 次,天花粉 22 次,丹参 21 次,肉桂、茯苓分别为 20 次。其中甘草、当归、白芍、黄芪、人参、党参、生地黄归属补益药;大黄、金银花、连翘、黄芩、天花粉属于清热药;青皮、柴胡、陈皮、香附属于理气药;乳香、没药、川芎、丹参属于活血化瘀药;瓜蒌、贝母、藿香属于化痰药;白芷、防风属于解表药;肉桂属于温里药;茯苓为利水渗湿药。发现补益药使用频率最高,其次为清热药;这两类药物在古人治疗乳痈时使用频率较高,占主导部分。再次为理气药、活血化瘀药、化痰药、利水渗湿药、解表药等。说明古人治疗乳痈的常用治法为补益气血、清热理气兼以化痰散结、活血化瘀、利水渗湿。

第二节 现 代 发 展

一、病名规范

乳痈是由热毒入侵乳房而引起的急性化脓性疾病,较常见的是发生在哺乳期的急性化脓性乳腺炎,中医又称外吹乳痈;发生在妊娠期的又称内吹乳痈;发生于非哺乳期、非妊娠期的妇女,又称不乳儿乳痈,相当于西医的浆细胞性乳腺炎、肉芽肿性小叶乳腺炎、乳头瘘等。

二、病因病机

西医认为引起乳痈的病因主要有以下方面。一是病原菌侵入:急性乳腺炎的致病菌多为金黄色葡萄球菌,其次为白色葡萄球菌和大肠杆菌。由于产后产妇机体免疫力下降,病原菌可因:①婴儿吮吸致使娇嫩的乳头皲裂或破碎;②婴儿含乳头而睡或婴儿患有口腔炎时侵入输乳管,并沿淋巴管蔓延至乳腺深部引起急性炎症;③若产妇其他部位感染细菌,也可随血液循环至乳房引起疾病的发生。二是乳汁淤积:乳汁淤积是本病最常见的原因。①产妇乳头过小或内陷;②先天性乳管畸形或外伤引起的输乳管堵塞;③乳汁浓稠;④产妇乳汁过多不能及时排出等因素,均能造成乳汁淤积于乳腺叶中,而乳汁是细菌生长的良好培养基,有利于其生长繁殖,为疾病的发生创造了条件。

本病病机为肝郁胃热,乳汁淤积,乳络阻塞,气血瘀滞,郁久化热,热盛肉腐,肉腐成脓;病性为阳证、热证疮疡;病位在乳房。唐汉钧教授认为,乳痈治疗必当"辨证求因,审因论治"。乳痈之病责之于肝郁、胃痈、乳络不通、风热邪染等。外吹乳痈总因肝郁胃热,或夹风热毒邪侵袭,引起乳汁郁积,乳络闭阻,气血瘀滞,热盛肉腐而成脓。内吹乳痈多由妊娠期胎气上冲,结于阳明胃络而成。陈红风教授认为本病与产妇体质(肝胃郁热)、乳头畸形、乳汁多而少饮、哺乳方法不当、断乳不当、不恰当按揉、感受外邪等多种因素有关,基本病机为乳汁淤积、乳络失宣,郁久化热酿毒,进而肉腐成脓。顾氏外科乳痈多与肝、胃、肾经以及冲任二脉密切相关。其病机不外乎肝郁气滞,气血凝结于乳房及冲任不调,气血瘀滞,经络阻塞;在治疗上提倡肝郁气滞者应侧重疏肝理气,冲任不调者则以调摄冲任为主。林毅教授主张各种致病因素引起气机失常,皆可导致乳房之经络阻塞,经脉不畅,气滞血瘀,痰湿内生,郁结于乳房而形成结块,或气郁化火、热火内结乳房而发生乳病。气郁、痰浊、瘀血、热毒蕴结乳络,而成乳痈。宋爱莉教授认为正气虚弱、脏腑失调是肉芽肿性乳腺炎的发病基础,痰瘀互结为本病发生的重要病因病机。楼丽华根据《圣济总录·痈疽门》中描述的"气塞不散,结聚乳间,或硬或肿,疼痛有核,皮肤焮肿,寒热往来,谓之乳痈"以及《疡科心得集·辨乳痈乳疽论》云"况乳本血化,不能漏泄,遂结实肿,乳性清寒,又加凉药,则肿硬者难溃脓,溃脓者难收口矣",并根据临床经验提出阴凝寒痰为乳痈发病的关键。燕京外科流派名家赵炳南、房芝萱、王玉章教授学术思想认为粉刺性乳痈与肝、脾、肾三脏关系密切,肝郁气滞,肝郁化火,形成乳腺肿物,乳腺脓肿。潘立群教授认为,粉刺性乳痈的病机概括为肝郁不畅,痰湿凝结于胃,应予疏肝和胃、化痰散结之法。吕培文教授认为本病多有小孩不慎撞伤乳房之诱因,气滞血瘀,聚而成块。现代人生活节奏快,工作压力大,易情志内伤、肝气郁滞,营气不从;加之熬夜，暗耗阴血，思虑伤脾，嗜食厚味，脾胃积热，胃气壅滞。诸因素导致气滞、血瘀、湿阻，壅塞乳络，凝聚成块，日久化热，腐肉酿脓。

三、证候表现

通过分析中医药治疗乳痈的文献资料发现，外吹乳痈的证型主要以气滞热壅型、热毒炽盛型、正虚邪恋型、气血凝滞型等为主。前期以实证为主，如气滞、血瘀、胃热、毒炽等；后期以虚实夹杂为主，久病伤津耗气，气血亏虚，同时实邪未清，呈虚实夹杂证候。粉刺性乳痈的证型主要以肝郁气滞型、肝经蕴热型、气血瘀滞型、余毒未清型等为主。

四、治则治法

1. 治则思路

现代医家治疗乳痈时强调及早处理，以消为贵、以通为主。以清热解毒为主，补气养血、健脾固肾为辅，兼以活血行气止痛为法。

2. 治法探讨

根据近年文献报道，乳痈的治法包括疏肝清胃、通乳消肿、疏通表邪、清热解毒、托里透脓、益气和营、疏肝活血、清热通腑、温阳散结、活血消肿、活血化瘀、祛腐排脓、扶正托毒等法。其中以疏肝清热为最关键的治法，其后辅以活血化瘀、补益脾肾、排脓生肌等。

五、临床论治

现代中医对乳痈的治疗在继承古人经验的基础上，又结合大量临证经验，治疗思路主要表现在三个方面。

1. 辨证论治

根据乳痈证候表现的不同进行论治，国家中医药管理局 1994 年颁布的《中医病证诊断疗效标准》将乳痈分为气滞热壅证、热毒炽盛证、正虚毒恋证三个证型论治。后来唐汉钧教授在 2004 年主编的《中医乳房病临床手册》将乳痈分为气滞热壅证、热毒炽盛证、正虚毒恋证、胎旺郁热证、气血壅滞证 5 种证候论治；由陈德宁主编的《中医外科诊疗思维》中将乳痈分为肝郁气滞证、胃热壅盛证、正虚邪恋证 3 种证型。由中华中医药学会主编的《中医外科临床诊疗指南》中将粉刺性乳痈分为肝经郁热证、余毒未清证、痰热瘀结证 3 种证型。

2. 分期治疗

陆德铭教授在 1993 年主编的《实用中医外科手册》中将乳痈分为初期、成脓期、溃脓期三期治疗，初期以疏泄肝气、解表清热为法；成脓期以清热解毒、通乳透脓为法；溃脓期以调补气血、兼清余邪为法。由刘雪梅主编的《乳腺疾病现代中西医诊治》把乳痈分为早期（硬结期）、中期（成脓期）、后期（溃脓期）三期来论治，早期以疏肝清热、通乳散结为法；中期以清热解毒透脓为法；后期以托毒生肌为法治疗。李春利等人将乳痈分为两型：①郁结型。临床上分为 4 期。初期：治法为和解散结，通乳消肿。中期：治法为清热解毒散结。成脓期：治法为清热解毒，活血化瘀。溃破期：治法为益气拔毒。②胃热熏蒸型。治法：清热解毒、疏散通络。

3. 专方加减

瓜蒌牛蒡汤加减：瓜蒌牛蒡汤出自《医宗金鉴》，本方有疏肝清热，通乳消肿的功效。组成有瓜蒌、柴胡、黄芩、陈皮、青皮、生栀子、金银花、连翘、通草、皂角刺、甘草，随症加减：乳汁不通加穿山甲，王不留行；气郁者加橘叶，川楝子；恶露未尽者加当归尾，益母草；热重者加石膏；肿痛甚者加乳香，没药；回乳者加焦山楂，炒麦芽。石妙利将此方用于治疗 150 例乳痈初起的患者，治疗后总有效率为 92%。张先奎用橘叶瓜蒌散（瓜蒌、金银花、浙贝母、香附、丝瓜络、蒲公英、夏枯草、乳香、穿山甲、鲜橘叶）治疗 40 例乳痈患者，痊愈率为 95%。

李政自拟瓜蒌消痈汤（瓜蒌、青皮、当归、柴胡、黄芩、王不留行、蒲公英、炒山甲、皂角刺）

治疗 58 例患者，总有效率为 93%。周晓萍自拟柴苏汤（柴胡、苏梗、丝瓜络、炮山甲、全瓜蒌、青皮、王不留行、鹿角霜、皂角刺、连翘、橘核、生甘草）治疗 10 例乳痈患者，总有效率为 90%。丁桂梅自拟化瘀解毒汤（当归、金银花、蒲公英、玄参、白芷、甘草）治疗 86 例乳痈患者，总有效率为 91.86%，临床疗效显著。黄健用自拟乳痈方 [金银花、紫花地丁、蒲公英、牛蒡子、瓜蒌、夏枯草、皂角刺、青皮、乳香、没药、穿山甲（先煎）、柴胡] 加减治疗 82 例患者，总有效率为 95.6%。闹丽君等人自拟消痈饮（蒲公英、赤芍、柴胡、牛蒡子、全瓜蒌、夏枯草）为主治疗乳痈 52 例，其临床治愈率为 90%。唐玉根用自拟知母消乳汤 [知母、丹参、乳香、没药、穿山甲（碎）、蒲公英、紫花地丁、全瓜蒌] 治疗的哺乳期早期乳腺炎 50 例，与抗生素治疗的 50 例患者对照观察，试验组治愈率为 100%，对照组为 50%。

六、基础研究

1. 乳痈动物模型的建立

通过检索文献发现，常见的急性乳腺炎的造模方法主要有 3 种。第一种是将脂多糖（LSP）通过乳导管缓慢匀速地注入小鼠乳腺构建的乳腺炎模型；第二种主要通过导管注射、乳头结扎使乳汁郁积的方法进行造模。第三种是用金黄色葡萄球菌、大肠杆菌或内毒素来诱导实验性乳腺炎模型。

2. 中药治疗乳痈效应机制探讨

通过检索文献发现，中药治疗乳痈的机制可能与性激素水平变化、抑制或杀灭病原微生物、抑制炎性反应、改善血液循环障碍、调节免疫功能、细胞凋亡调控、抗氧化活性、抑制细胞凋亡和调节肠道菌群等有关。如活血化瘀药可通过改善血流动力学、血液微循环障碍，改善乳腺红肿疼痛。疏肝泄热药可调节机体情绪，扩张血管而滋养肝体，维持肝功能，使乳汁排泄顺畅，又可增强机体细胞免疫功能，调节免疫从而避免炎症的发生。清热解毒药可调控炎症细胞因子，减轻炎症因子释放及氧化应激反应，达到抑菌抗炎的效果。

第三节　特色治疗

1. 针灸疗法

李杰、程静应用针灸治疗乳痈初期患者 40 例。所有病例均为乳痈初期，无切开排脓指标。针刺取穴以循经远端取穴为主，取患侧的手太阴肺经的络穴列缺，足阳明胃经的下合穴足三里。方法：列缺向上斜刺进针 1.2～1.8 寸，得气后，小幅度提插捻转，使针感向上端传导，为获得满意针感，可配合循法，使其直达病所；足三里直刺 1.8～2.2 寸，手法同列缺。留针 40～60min，每隔 10～15min 行针 1 次，每日 1 次。病程超过 3 天，或疼痛明显者可配用梁丘、天宗、膻中。通过针灸治疗，在留针 20min 左右，乳汁则可慢慢溢出，随着留针时间的延长，乳汁会逐渐增多。此时可嘱患者轻揪乳头数次，以疏通乳头的乳络，有利于乳汁的排泄，随后局部肿胀疼痛减轻，积块缩小或消失。结果 40 例患者中痊愈 36 例（90.00%），好转 4 例（10.00%），无无效病例。一般治疗 1 次即可见效，最长 5 次，平均治疗 3 天。周友龙以活血化瘀、通利乳络、清热解毒为原则，治疗急性乳腺炎 88 例，治疗后总有效率为 100%。取穴：足三里、乳根（患侧）、少泽（患侧）、膈俞。操作：患者仰卧，常规消毒后，先取足三里，用泻法，再取乳根沿皮横刺 1.5～2 寸，用泻法，使针感扩散到整个乳房，少泽用三棱针点刺出血，循着小指方向由近端向远端挤出血 5～6 滴，足三里、乳根留针 10～15min，行针 2～3 次；起针后，俯卧位，用 1～1.5 寸针直刺膈俞穴，得气后行泻法，再以针为中心拔两罐，留针 10～15min，每日 1 次。白淑静应用针灸疗法治疗急性乳腺炎 30 例，取穴膻中、腕踝针上 2 穴，刺膻中时以针尖斜向上方得气为要。刺腕踝针时进针要浅不求针感，留针 5min，起针后弹拨胸大肌 3 下，使患者有疼痛的感觉。经治疗 30 例患者全部痊愈。

2. 艾灸疗法

侯桂英用艾灸治乳痈 30 例，以肩井、乳根为主穴，曲池、合谷和手足三里为配穴。用艾条温和灸患侧经穴，每穴灸 5～10min，每天灸治 1 次，乳痈初起灸一、二次即可以消散；已成脓者加少泽穴，可促其提前排脓，加速愈合。1 次治愈者 15 例，占 50%；2 次治愈者 9 例，占 30%；3～5 次治愈者 5 例，占 16.67%。袁菲选择 50 例患者（均为初产妇），取穴：膻中，乳根，阿是穴，少泽。点燃艾灸条，距穴位 1 寸左右灸烤，以患者感觉温热为宜，灸后皮肤发红，并同时按摩局部。上述穴位各灸 5～10min，日灸 2 次。发热者可取少商，用三棱针放血。治疗同时将淤乳吸出。

3. 推拿疗法

刘广兰、陈英丽用推拿治疗急性乳腺炎 140 例，治疗方法：患者取坐位，患侧乳房暴露。医者面对患者背侧而坐，用左手推住乳房，右手从乳房肿块的基底部和红肿边缘处轻轻向肿块方向按揉，轻按摩同时向乳头方向推进数次，然后左手、右手以拇指、食指，先轻后重的手法，按揉肿块使乳汁排出，多数患者乳腺管口溢出黄脓色的分泌物，患者症状立即减轻。有部分乳头皲裂小口为上行感染所致，乳头开口处被炎性结痂阻塞而致乳汁不通，可用无菌针头抽出乳腺开口处阻塞物，乳汁即外溢。乳汁排出则稍加用力直至肿块变小为止。对已化脓者禁忌推拿。按此法每日 1 次，3 次乳房肿块自然消失，不用任何药物。140 例中治疗 1 次痊愈者 75 例，治疗 2 次痊愈者 54 例，治疗 3 次及以上痊愈者 11 例，总有效率为 100%。崔瑞芳按摩治疗 47 例急性乳腺炎，总有效率为 95.6%。治疗方法：嘱患者仰卧，医者掌或多指摩揉患乳周围的乳根、天溪、屋翳、膺窗等穴数分钟，多指末节指腹向乳头方向梳理乳腺数十次；由乳根部向乳头方向挤捏乳头数遍。然后一足抵紧患侧腋部，同时用双手分别握拿手五指用力牵拉数次（体虚者慎用）。坐位，患侧大杼到肝俞一段重推，点肝俞、天宗，拿肩井结束，以上操作每次约 15min，3 次为 1 个疗程。

4. 穴位注射疗法

刘汉涛采用肩井穴注射丹参注射液治疗乳腺炎 46 例，取患侧肩井穴，用 5ml 一次性注射器抽取丹参注射液 2ml。穴位常规消毒后将注射针头刺入穴内 0.5～1 寸深，每日 1 次，连续 3 次。如双侧乳腺患病，即双侧注射治疗。同时配合用吸奶器使积乳排出。本组 46 例经 3 次治疗后，显效（局部潮红、灼热消退，硬结消失，随访 2 年无复发）43 例，占 93.5%；好转（局部潮红、灼热基本消退，硬结变软，触痛减轻）3 例，占 6.5%（后 3 例用抗生素治疗）；有效率为 100.0%，平均治疗天数为 4.5 天。

王全权、陈林用穴位注射配合理疗治疗急性乳腺炎 42 例，穴位注射：取患侧下廉、足临泣、下巨虚 3 穴，常规消毒，选 5ml 一次性注射器（7 号针头）抽取鱼腥草注射液 5ml，快速刺入上述穴位，提插得气后，如回抽无血便可推入药液，每日 1 次，每次每穴注射药液 2ml。理疗：患者平卧位，敞开胸部，用周林频谱仪强档照射患侧乳房，以患者自觉热力适中为宜。每次 30min，每日 2 次。结果：42 例患者全部治愈。

5. 电针联合推拿疗法

吕雅用低频脉冲穴位电刺激联合手法推拿治疗早期急性乳腺炎 49 例，操作方法：患者取坐位，先按摩乳房阿是穴以及天池、灵墟、屋翳、乳根等穴，然后托起患者的乳房，顺着乳房底部到乳头方向，轻拿提拉乳头及乳晕部，沿乳房基底部向乳晕方向按摩，按摩总时间不超过 30min。然后使用低频脉冲穴位电刺激法，即在上述穴位进行针刺，随后与多功能治疗仪连接，治疗仪输出频率为 156～2500Hz，输出强度由低到高逐步调大，以患者能承受的最大强度为度，治疗时间设置为 20min。2 组患者均每日治疗 1 次，疗程均为 1 周。治疗后总有效率为 89.8%。

6. 按摩联合热熨疗法

庞海清使用艾盐包热熨膻中穴治疗产后郁滞期乳痈患者 148 例，先用手法按摩 10min，随后给予艾盐包热熨膻中穴，具体操作如下：取粗盐 300g 与艾绒 100g 搅拌混匀，装于厚棉布袋中并包扎成直径约 10cm、高约 5cm 的圆盘状艾盐包备用；取艾盐包，在其表面喷少量水至棉布微潮，置于微波炉内，调至中火加热 3min 取出，艾盐包温度为 45～50℃；嘱患者取仰卧位，将加热后的艾盐包敷于膻中穴，温度以患者感觉不烫伤皮肤为宜，热熨 30min 左右。10 天为 1 个疗程。总有效率为 94.59%。

7. 艾灸结合推拿疗法

温乐萍艾灸结合推拿治疗气滞热壅期乳痈 30 例，患者取仰卧位，在施术部位涂上润肤油，医者左手固定于乳房外侧，右手轻揉乳晕处，然后右手拇食指轻捻乳头，再用右手拇指食指固定于乳晕处，向下向内轻轻挤压乳房，使乳汁流出，反复进行数次，再在乳房肿块处用揉、摩法施于乳房，点揉乳根、期门、屋翳、膺窗、天溪、食窦、膻中穴，再自乳根部向乳头方向推进数次，用右手拇指食指固定于乳晕处向下向内轻柔挤压乳房，使淤积的乳汁充分排出。然后两手交替进行，每侧乳房每次按 30min。治疗组加用艾灸治疗。对乳汁淤积肿块处施以艾条回旋灸，持 4 根直径为 1.5cm的纯艾条共同对肿块进行回旋灸，艾条距离皮肤约 3cm，温度以患者能耐受为度。一手在肿块处轻揉，治疗 20min。艾灸结束后再进行乳房推拿，3 次为 1 个疗程。总有效率为 97%。

8. 三因制宜

乳痈的治疗还要根据患者的年龄、病程、病情发展程度、体质、生活习惯以及生活环境等个体差异，制定相应的个体化治疗方案，尤其是心理指导、情绪的宣泄以及健康营养的饮食方案，以保证正确的形体观和美容观，告知患者自行检查或者定期体检来排查该病。一般年龄在 30 岁以上的女性应每 6 个月进行 1 次常规乳腺体检，若发现有红肿、疼痛等症状必须及时入院确认或排除。患者可在哺乳前，每天用毛巾蘸水擦洗乳头；哺乳后用水洗净乳头，用细软的布衬在乳头衣服之间，避免擦伤。如果患者处于乳痈成脓期，应当及时切开引流，排出积脓，以防感染，需注意的是患侧乳房应暂停哺乳，以免影响婴儿健康，同时采取措施使乳汁通畅排出。对于精神压力较大伴随心理问题者，应联合心理疏导或治疗，对于长期抽烟、喝酒者还应及时纠正不良生活习惯。

第四节　名 医 学 验

1. 顾伯华

顾伯华教授指出乳痈论治，贵在早治，以通为顺。外吹乳痈病者，抓紧早治，重用通法疏表邪以通卫气，是立法用药的关键。通者，疏表邪以通卫气，通乳络以去积乳是通，和营血以散瘀滞、行气滞以消气结、通腑实以泄胃热，也均属通。顾伯华教授自拟"乳痈消散方"，组成为柴胡、苏梗、荆防风、牛蒡子、全当归、炒赤芍、全瓜蒌、蒲公英、留行子、鹿角霜、青陈皮、丝瓜络、路路通，且在临床应用中疗效显著。归纳顾伯华教授治疗乳痈"以通为顺"的经验是：①疏散通络，重点突出。②清热解毒，忌用寒凉。③托药应用，不宜过早。④行气活血，意在和营。

2. 陆德铭

陆德铭教授将乳痈的治疗分为四方面。

（1）未病先防，治病求因　①先天性乳头凹陷者，孕中后期开始每日清洁牵拉乳头，纠正乳头凹陷；②乳头破损者，暂停哺乳，保持乳头清洁并适量外涂麻油、蛋黄油、青黛膏等生肌润肤药物以尽快修复创面，并及时排出积乳；③乳窍不通者，通过尽早吸吮、热敷、手法按摩、药物内服等多种方法疏通乳络；④乳汁淤积者，于每次哺乳后排空乳汁，以防外邪从乳孔侵入与积乳搏结成痈。

（2）内外结合，力求消散　乳痈初起者，内治采用瓜蒌牛蒡汤加减以疏肝清胃、通乳消肿；外治以手法按摩与药物外敷相结合，外用药物如用金银花露调金黄散、玉露散等外敷，或直接使用金黄膏、玉露膏等局部敷贴。

（3）产后亏虚，温通为要　妇人生产多耗气伤血，或过投寒凉凝滞气血，均会导致乳房部结块难消难溃或溃后疮口日久难愈，故治疗不宜一味清热，当加温通之品。

（4）慢性僵块，活血散结　如乳痈初起过用寒凉中药，或大量使用抗生素，虽身热减退、局部肿痛减轻，但仍有部分患者遗留局部结块，日久难消，中医称之为"乳房僵块"。治疗时虽需辨证施治，但应以活血散结为要。

3. 唐汉钧

唐汉钧教授认为，乳痈的治疗必当"辨证求因，审因论治"。乳痈之病责之于肝郁、胃痈、乳络不通、风热邪染等。外吹乳痈总因肝郁胃热，或夹风热毒邪侵袭，引起乳汁淤积，乳络闭阻，气血瘀滞，热盛肉腐而成脓。内吹乳痈多由妊娠期胎气上冲，结于阳明胃络而成。乳痈的治疗重点在于疏肝理气、清热通络、健脾和胃，同时要"辨病分期，分型论治"。初期多肝气郁结、胃中积热、乳汁淤积，酿脓期多热毒炽盛、酿腐成脓，溃后期多正气不足、余邪未尽。初期至酿脓期虽为实热之证，但亦不能妄用寒凉之品，过用寒凉之药会使乳房结块"欲消不消，欲脓不脓"，继而形成僵块，转化成慢性或亚急性迁延性乳腺炎，难以消散；同时大苦大寒之品易苦寒败胃，水谷精微依赖脾胃输化，脾健胃运则乳汁生化有源；此外，妇人产后整体属虚，过用寒凉药物会使恶露淋沥不尽。

4. 赵炳南

针对乳腺炎症性疾患，赵炳南教授注重阴阳辨证，充分考虑患者体质，根据患者邪正盛衰的关系合理配方药物。以清热解毒、益气养阴为法治疗毒热炽盛、气阴两伤证；而气阴两伤、余热未清证，则补气养阴为主，辅以清解余毒。赵老曰："不识病候，过用苦寒，不但不解热，反伤其阴。"清热解毒法是治疗痈肿疮疡疾患包括乳痈的基本方法，但赵老应用清热解毒法时注重与凉血活血法配伍。其所创许多方剂如解毒清热汤等均体现了清热解毒药与凉血活血药相配伍的原则，大大地提高了临床疗效。

5. 裴晓华

裴晓华教授认为，针对该病初期治疗当以消为贵，以通为主，疏肝清胃，通乳消肿。正如《外科正宗》云："内热甚者，量加消毒清剂；便秘燥者，必须通利相宜；使脏腑得宣通，俾气血自流利。"因此，裴老师常运用瓜蒌牛蒡汤加减治疗。早期乳汁淤积引起的乳房组织炎症反应，此时并不一定意味着细菌感染，局部肿胀疼痛的炎症反应很可能是由乳管堵塞引起的，因此，尽早排除积存的乳汁才是解决问题的关键。裴老师提倡使用艾灸、中药外敷以及揉散手法排乳（需彩超检查排除形成脓肿）对该病进行治疗。裴老师认为急性乳腺炎的预防远大于治疗，保持乳管的通畅和良好的哺乳习惯是关键，因此，如果能对患者进行如何能排空乳房、正确摆放婴儿哺乳体位以及保持乳头和乳房卫生等适当的教育，则可能预防急性乳腺炎的发生。

哺乳期急性乳腺炎对于产后女性的生活和心理方面造成了显著的消极影响。为此，积极寻找形成急性乳腺炎的相关因素、如何避免急性乳腺炎的发生就显得尤为重要。中医药治疗乳痈的疗效虽得到医学界的认可，但目前仍存在以下问题。

一是乳痈的分类较多，有内吹乳痈、外吹乳痈以及粉刺性乳痈，古代典籍没有对具体的乳痈类型做详细的定义。

二是古代对"乳痈"该病的称谓较多，如"妒乳""乳毒""吹乳""发乳""席风呵乳""乳疯"等，没有明确说明某种乳痈类型与之相对应的称谓。

三是治疗方式多种多样，难以形成统一的治疗规范。因哺乳期急性乳腺炎涉及中医外科、乳腺科、针灸科、妇产科等多学科，各科有其专业的特点，其治疗方式难以统一，尚未形成完整体系。

四是缺乏用药安全性的研究。目前，对于哺乳期急性乳腺炎还主要停留在不同治疗方式的临床疗效的观察阶段，注重母体疗效，缺乏对治疗期间及治疗之后继续母乳喂养的婴儿是否有不良反应的研究，其安全性有待进一步考证。

（代引海）

第二章 乳　癖

　　课程思政提要：随着社会的飞速发展，生活节奏及压力的增大，乳癖的发病率逐年上升，约占全部乳腺疾病的 75%。乳腺增生的发病可能与内分泌失衡、精神因素、年龄、生殖因素、文化程度、职业及膳食等诸多因素有关，其危害并不在于疾病本身，而是在于本疾病带来的心理压力，严重者可影响生活质量。"未病先防、既病防变"这一思想在现代乳腺增生病的治疗中提供了优秀指导，为预防其癌前病变提供正确的思路。中医药治疗乳癖是一种值得临床推广应用的综合疗法，具有疗效好、安全性高、患者容易接受等特点。

　　乳癖是乳腺组织的既非炎症也非肿瘤的良性增生性疾病。本病相当于西医学的乳腺增生病。其临床特点是单侧或双侧乳房疼痛并出现肿块，乳痛和肿块与月经周期及情志变化密切相关。乳房肿块大小不等，形态不一，边界不清，质地不硬，活动度好。古称该病为"乳癖""乳中结核""乳痞"等。本病好发于25～45岁的中青年妇女，其发病率约占乳房疾病的75%，是临床上最常见的乳房疾病。本病发病原因为情志不遂，久郁伤肝，或受到精神刺激，急躁易怒，导致肝气郁结，气机阻滞于乳房，经脉阻塞不通，不通则痛，引起乳房疼痛；或为肝气郁久化热，热灼津液为痰，气滞、痰凝、血瘀，形成乳房肿块。发病机理为肝肾不足，冲任失调，使气血瘀滞；或脾肾阳虚，痰湿内结，经脉阻塞而致乳房结块、疼痛、月经不调。临床常分为肝郁痰凝证、冲任失调证辨证论治。

第一节　历　史　积　淀

一、病名源流

　　乳癖，其病名有"乳中结核""乳核""隐核""乳痞""奶癖""奶栗"等。乳癖这一名称，最早见于东汉华佗的《中藏经》，该书记载"治小儿乳癖，胸腹高，喘急吐乳方"，但这里的"乳癖"并不是指妇女的乳房疾病，而是指小儿不知饥饱，食奶过多导致的胸腹高，喘急，吐乳汁。直到隋代《诸病源候论》开始出现有关"乳中结核"的记载，其曰："足阳明之经脉，有从缺盆下于乳者，其经虚，风冷乘之，冷折于血，则结肿。夫肿热则变败血为脓，冷则核不消。"元代朱丹溪在《丹溪心法·乳痈》中描述："若不得于夫，不得于舅姑，忧怒郁闷，昕夕积累，脾气消阻，肝气横逆，遂成隐核，如大棋子，不痛不痒。"明代龚居中在《外科活人定本》中首次将乳癖界定为乳房肿块，其曰："乳痞，生于正乳之上，乃厥阴、阳明经之所属也……何谓之癖，若硬而不痛，如顽核之类。"以及引陈实功在《外科正宗》中的描述："乳癖乃乳中结核，形如丸卵，或坠重作痛，或不痛，皮色不变，其核随喜怒消长。"清代高秉钧在《疡科心得集》中曰："有乳中结核，形如丸卵，不疼痛，不发寒热，皮色不变，其核随喜怒为消长，此名乳癖。"邹岳的《外科真诠》中曰："乳癖乳房结核坚硬，始如钱大，渐大如桃、如卵，皮色如常，遇寒作痛……"顾世澄在《疡医大全》中曰："奶栗即乳栗，又名乳癖。"祁坤在《外科大成》中认为："乳中结核，如梅如李，虽患目浅。亦乳岩之渐也。"

二、病因病机

从病因病机看，总体上古代医家认为乳癖的病因有情志异常，饮食失节，以及劳倦内伤。发病与肝、脾、肾等脏腑以及冲任二脉都有密切的关系。病机主要为肝气郁结，肝郁脾虚，肝肾不足、冲任失调。

其中，医家论述比较多的病因是情志异常。如《潘氏外科秘本九种·疡症歌诀》曰："乳癖厥阴郁积成，喜消怒长卵之形。"《罗氏会约医镜·乳病门》曰："大凡乳证，因恚怒者……"清代余听鸿在《外科医案汇编》中谓："治乳者，不出一气字定之矣……若治乳从一气字着笔，无论虚实新久，温凉功补，各方之中，夹理气疏络之品，使乳络疏通，气为血之帅，气行则血行……自然壅者易通，郁者易达，结者易散，坚者易软。"《疡科心得集》载："乳癖由肝气不舒郁结而成。"陈实功言："奶癖乃乳中结核……多由思虑伤脾，怒恼伤肝，郁结而成。"《竹林女科证治》言："盖妇人凡事多忧思恚怒，忧思太过则气结而血亦结，恚怒太过则气逆而血亦逆，甚则乳硬胁痛。"冯兆张在《女科精要》中言："妇人有忧怒抑郁，朝夕累积，脾气消阻，肝气横逆，气血亏损，筋失荣养，郁滞与痰结成隐核，不赤不痛……此乃七情所伤。"可见情志不畅，郁久伤肝，致气机郁滞，蕴结于乳房胃络，经脉阻塞不通，轻则不通则痛，重则肝郁气血运行失畅，气滞、痰凝、血瘀结聚成块而发本病。

另外，肝肾不足、冲任失调也是乳癖发病的主要原因。《圣济总录》曰："冲任两脉，上为乳汁，下为月水……妇人以冲任为本，若失之将理，冲任不和，阳明经热，或为风邪所客，则气壅不散，结聚乳间，或硬或肿，疼痛有核。"余景和在《外证医案汇编》中言："乳中结核，虽云肝病，其本在肾。"马培之在《马培之医案》中言："乳头为肝肾二经之冲。"冲任二脉起于胞宫，其气血上行为乳，下行为经，冲任与肾相并而行。若肾虚，冲任失调，气血瘀滞，结聚于乳房而发为乳癖。

三、论治原则

纵观古代医家论治乳癖，主要从肝、脾、肾入手，即疏肝理气，健脾化痰，活血化瘀，补益肝肾，调理冲任，不仅重视内外兼治，还提出了精神调节和预防癌变。

（1）分经论治　乳房的生理病理与脏腑功能盛衰关系密切，足阳明胃经行贯乳中；足太阴脾经络胃上膈，布于胸中；足厥阴肝经上膈，布胸胁绕乳头而行；足少阴肾经上贯肝膈而与乳联，冲任两脉起于胞中，任脉循腹里，上关元至胸中；冲脉夹脐上行，至胸中而散，故乳房与肝经、胃经、肾经及冲任二脉息息相关。因此，治疗常从肝、脾、胃、肾等经入手。

（2）从肝论治　陈远公曰："胃土最畏肝木，肝气亦不舒矣……气不舒而肿满之形成，气不敢舒而畏惧之色现，不疼不赤，正见畏惧也。治法不必治胃，但治肝而肿自消矣。用加味逍遥散。"高秉钧对此也有论述，言："阳明胃土最畏肝木，肝气有所不舒，胃见木之郁，惟恐来克，伏而不扬，气不敢舒，肝气不舒，而肿硬之形成，胃气不敢舒，而畏惧之色现，不疼不赤，正见其畏惧也。治法不必治胃，但治肝而肿自消矣。逍遥散去姜、薄，加栝蒌、半夏、人参主之。"

（3）辨证论治　张介宾在《景岳全书·妇人规》中书："若肝经血虚，结核不消，佐以四物、柴胡、升麻、白术、茯苓；若肝脾气血虚弱，佐以四君、川芎、当归、柴胡、升麻；若忧郁伤脾，气血亏损，佐以归脾汤。"《医宗金鉴》说："乳中结核……初起气实者，宜服清肝解郁汤；气虚者宜服香贝养荣汤。若郁结伤脾，食少不寐者，服归脾汤。外俱用木香饼熨法，消之甚效。"

（4）精神调节　明代张景岳谓"七情损伤……不能全恃药饵""尤其当以持心为先"。他认为"以情病者，非情不解"。又说"药饵之功，必不能与情志争胜"。他认为情志异常是乳癖重要的致病因素，精神调节疗法应该贯穿于此病的治疗中。凌德在《女科折衷纂要》中提到："病原既由肝脾抑郁而起，则怡情悦情又为至要……至于性情如何怡悦，则莫如披阅内典，以了解人生观为上策。"

（5）预防癌变　《医宗金鉴》说道："乳中结核此证乳房结核坚硬，小者如梅，大者如李，按之不移推之不动，时时隐痛，皮色如常。由肝、脾二经气郁结滞而成，形势虽小，不可轻忽。若耽延日久不消，轻成乳劳，重成乳岩，慎之慎之！"邹岳在《外科真诠》中云："乳癖，年少气盛，患一二载者，可消散；若老年气衰，患经数载者不治，宜节饮食，息恼怒，庶免乳癌之变。"《医方辩难大成》说："乳病结核，久之变坏，莫厉于乳岩……年深日久，潮热恶寒，始觉大痛，牵引胸腋，肿大坚硬。"

四、用药经验

经文献检索查阅，中国古代有 29 部医著记载了治疗乳癖的单味中药 43 味，出现频次为 131 次。这 43 味药中，用药频次较高的前 11 味药物分别为甘草、当归、人参、川芎、瓜蒌、白术、茯苓、白芍、青皮、柴胡、浙贝母等，是古代治疗乳癖的核心药物，这些核心药物中包含着四君子汤、四物汤、八珍汤、逍遥散的组成。分属于补益药、化痰药、理气药、活血化瘀药、利水渗湿药 5 类，其中补益药有 5 味（甘草、当归、人参、白术、白芍），化痰药 2 味（瓜蒌、浙贝母），理气药 2 味（青皮、柴胡），活血化瘀药 1 味（川芎），利水渗湿药 1 味（茯苓）。可见古人治疗乳癖以补益气血为主，化痰理气、活血化瘀、利水渗湿等为辅。

五、用方规律

经文献检索查阅，中国古代有 23 部医著记载有治疗乳癖的实际方剂 50 首。对这 50 首方剂进行药物频数分析，其中高频药物为甘草 27 次，当归 25 次，白芍 21 次，川芎、瓜蒌、青皮、香附分别为 14 次，陈皮 12 次，金银花、蒲公英各 11 次，柴胡、人参各 10 次，栀子 9 次，半夏、茯苓、连翘、夏枯草分别为 8 次。其中甘草、当归、白芍、人参属于补益药；金银花、蒲公英、栀子、连翘、夏枯草属于清热药；青皮、香附、陈皮、柴胡属于理气药；瓜蒌、半夏属于化痰药；川芎为活血化瘀药；茯苓为利水渗湿药。发现补益药使用频率最高，其次为清热药；这两类药物在古人治疗乳癖时使用频率较高，占主导部分。再次为理气药、化痰药、活血化瘀药、利水渗湿药等。说明古人治疗乳癖的常用治法为补益气血、清热理气兼以化痰散结、活血化瘀、利水渗湿。

第二节　现 代 发 展

一、病名规范

本病与西医学的乳腺增生病、乳腺纤维瘤等非化脓性的良性肿块性疾病均可建立一定的对应关系。1982 年顾伯华主编的《实用中医外科学》将"乳腺增生病"和"乳腺纤维瘤"同归属于"乳癖"范畴。

二、病因病机

引起乳癖的病因主要有两个方面。一是内分泌紊乱，如孕激素和雌激素分泌的比例失衡引起；或下丘脑-垂体-卵巢轴的综合调控功能失常。二是精神因素，长期精神紧张、劳累过度、晚婚晚育、情志不畅、所欲不遂等因素作用于下丘脑-垂体-卵巢轴，使垂体前叶与卵巢的功能调节失常，引起内分泌紊乱，雌激素和孕激素比例失常，黄体素分泌减少，雌激素、泌乳素分泌增多，导致乳腺组织增生和复旧不全而发病。

病机主要为肝郁气滞、肾虚、肝脾不和、脾胃气虚、阴毒内结、冲任不调等。龚允彬根据此病乳房胀痛、结块、胸闷等症状在情绪不佳和月经来潮时加重而认为此病的发生与肝郁气滞有关，因为气为血之帅，气滞则血瘀，气阻痰凝，痰瘀交阻，结聚成核。杨吉相等人认为乳癖发病的关键在于肾虚和冲任失调。宋爱莉认为乳癖是由于肝失疏泄、脾失健运所导致的水湿、瘀血积聚而成的病证。唐汉钧认为乳癖之因当责之肝、脾、肾三脏，而尤偏重于脾，脾虚则气血不充，反生痰浊，湿阻气机，土壅木郁，肝失畅达，气滞郁阻，肾藏精少，冲任不盈，乳络因虚变生结肿疼痛。姜兆俊根据《疮疡经验全书》所言"此疾症不成脓，结毒，莫用凉剂敷贴"以及《外科真诠》所言"乳癖，……遇寒作痛。总由形寒饮冷，加以气郁痰饮流入胃络，积聚不散所致"，并根据临床观察提出阴毒内结为乳癖发病的关键。

三、证候表现

对 301 篇中医药治疗乳腺增生的文献资料分析发现，乳腺增生的证型有 17 个，其中以肝郁气滞型、冲任失调型、气滞痰凝型、痰瘀互结型、气滞血瘀型为主要证型，总占 80.21%。证候要素有 10 个，其中以实证为主，占 89.09%；虚证占 10.91%。实证中又以气滞、痰浊、血瘀为主，占 86.36%；虚证中又以气虚、阳虚、血虚为主，占 10%。

四、治则治法

1. 治则思路

现代医家治疗乳癖时攻补兼施，标本兼治。以补益气血、活血化瘀、理气化痰为主，辅以清热、解表、温里、攻下、消食等法。

2. 治法探讨

根据近年文献报道，乳癖的治法有疏肝理气、调摄冲任、活血化瘀、化痰散结、清热解毒、温补脾肾、养血柔肝、补益气血、行气活血、散瘀止痛、疏肝补肾、通络散结、温里散寒等法。其中疏肝理气是乳癖最基本、最主要的治法，然后辅以化痰散结、养血柔肝等。

五、临床论治

当代中医对乳癖的治疗在继承古人经验的基础上，又有了较大的发展，治疗思路主要表现在三个方面。

1. 辨证论治

根据乳癖证候表现的不同进行论治，国家中医药管理局 1994 年颁布的《中医病证诊断疗效标准》将乳癖分为肝郁痰凝、冲任失调两个证型论治。后来许多学者又进行了新的补充，唐汉钧主编的《中医乳房病临床手册》将乳癖分为肝郁气滞证、冲任失调证、痰瘀互结证 3 型论治；由莫新民、贺泽龙主编的《常见病中医诊治》将乳癖分为肝郁气滞证、冲任失调证、痰瘀凝结证、气滞血瘀证 4 型论治；由刘雪梅主编的《乳腺疾病现代中西医诊治》把本病分为肝郁气滞痰凝型、冲任失调型、肝郁血虚型、阴寒凝滞型 4 型论治。

2. 分期治疗

方芳等对乳腺增生病患者采用经前和经后不同两期治疗：经前化痰散结、活血祛瘀或疏肝理气、散结止痛；经后温肾助阳或滋阴补肾，调摄冲任。林长国以月经间期的排卵期为界线将乳腺增生病治疗分为两个时期：排卵期后至经期予六味地黄汤加减，经期后至排卵期前治疗以健脾温肾助阳为主。

3. 专方加减

以专方为基础随证加减治疗乳癖，如刘向萍对乳癖患者给予口服中药逍遥蒌贝散（柴胡、当归、茯苓、白术、山慈姑、白芍、牡蛎、瓜蒌、浙贝母）加减治疗，临床愈显率为 73.33%；莫静自拟妇结消汤（柴胡、香附、白芍、苏梗、枳实、陈皮、昆布、海藻、茯苓、瓜蒌、郁金、山慈菇、延胡索、丹参、炙甘草）辨证加减治疗乳癖，临床愈显率为 75.29%；罗玉梅自拟治疗乳腺增生方（昆布、香附、蜂房、当归、浙贝母、夏枯草、王不留行、川楝子、三棱、连翘、海藻、醋山甲、桔叶、土茯苓）加减治疗乳癖，临床愈显率为 79.25%；丁桂梅自拟乳癖汤（柴胡、郁金、当归、浙贝母、赤芍、丹参、白芍、牡蛎、瓜蒌、夏枯草、炙甘草）辨证加减治疗，临床愈显率为 87.5%。

六、基础研究

1. 乳癖病理模型的建立

通过检索文献发现,乳腺增生的造模方法有 6 种。分别为雌二醇与黄体酮制备大(小)鼠、家兔乳腺增生模型;雌激素与孕激素联用+激怒刺激制备大鼠肝郁型乳腺增生模型;二甲基苯蒽(DMBA)+颈部佩带枷具制备大鼠肝郁血瘀型乳腺非典型增生模型;苯甲酸雌二醇诱导制备大(小)鼠和家兔的乳腺增生模型;雌激素诱导+摘除卵巢制备大鼠(家兔)乳腺增生模型;己烯雌酚制备豚鼠乳腺增生模型。

2. 中药治疗乳癖效应机制探讨

通过检索文献发现,中药治疗乳腺增生症的机制可能与性激素水平、性激素受体及其表达、免疫功能、血液流变学、抗新生血管生成、细胞凋亡调控和抗氧化能力等有关。如活血化瘀药物可改善机体血液循环,降低血液黏稠度,抑制胶原纤维合成,从而促使增生肿块消失。软坚散结药物可调节机体内分泌功能,有助于刺激促黄体生成素的分泌,改善黄体功能,使因痰浊凝聚而形成的肿块得以消散。清热解毒药具有兴奋大脑网状内皮系统、增强机体抵抗能力、抑制炎症反应因子、增强抗炎抑菌作用的功能。

第三节 特 色 治 疗

1. 针灸疗法

鲍艳华通过针灸辨证治疗乳癖,临床总有效率为 96%。其中肝郁气滞型选穴为乳根、膻中、天井,其中乳根穴向乳房平刺进针 0.5 寸,用平补平泻法使针感传至整个乳房;膻中穴向下平刺 0.8 寸,用捻转泻法;天井穴直刺 1 寸,用提插泻法,使针感传至腋下;每穴施手法 1min。肝肾阴虚型选穴为乳根、三阴交、照海,其中三阴交沿胫骨后缘刺入,斜刺进针 1.0~1.5 寸,采用提插补法,使针感上传至腹部,其余平补平泻。冲任失调型选穴为乳根、血海、关元、照海,其中血海、关元用补法,余穴用平补平泻法。上述各证型每日针灸 1 次,每次留针 30min,隔 10min 捻转 1 次,7 天为 1 个疗程。

2. 针灸配合中药疗法

王玉明取四关穴、膻中穴针刺配合中药(柴胡 12g、丹参 15g、夏枯草 15g、当归 12g、桃仁 12g、红花 12g、三棱 10g、莪术 6g、郁金 10g、黄芪 15g、淫羊藿 12g、川楝子 12g、皂角刺 15g)治疗乳癖,总有效率为 97.1%。

3. 推拿配合中药疗法

郭宇飞、郭琪采用口服乳癖消片(每次 3 片,每日 3 次)配合手法推拿治疗乳癖,总有效率为 90.64%。具体推拿手法如下:患者取仰卧位,同时行双侧胫部足三阴经和足阳明胃经按摩 3min,点按足三里、涌泉、水泉、太冲、三阴交共 3min。再取俯卧位,循督脉按摩 3min,点按厥阴俞、肝俞、脾俞、肾俞共 3min。最后取仰卧位,按摩任脉 3min。乳房部位以乳头为中心,用一指禅推法,放射状按摩 5min。每日按摩 1 次,10 天为 1 个疗程,间隔 5 天行第 2 个疗程。

4. 针灸配合推拿疗法

胡东辉、王焱通过针刺乳根、合谷及肿块周围穴位配合乳房推拿按摩方法治疗乳癖,总有效率为 95.24%。

5. 局部贴敷

宋海云将金黄膏(大黄、黄柏、姜黄、天花粉、天南星、白芷、陈皮、苍术、厚朴、生甘草)在一次性医用棉垫上均匀涂抹,将其敷于乳癖患者病变部位,敷药面积大于肿块边缘 2cm,每日更换 1 次,仅在排卵期至经前期进行,同时配合微波治疗。治疗 3 个月后观察治疗效果,临床愈显率为 73.81%。

6. 三因制宜

根据患者的年龄、病程、病情严重程度、体质、生活习惯等个体差异，制订相应的个体化治疗方案，主要包括自我心理放松、健康合理的饮食指导、保证正确的美容观、自行检查及定期体检等方式。一般年龄在 30 岁以上的女性应每 6 个月进行 1 次常规乳腺体检，若发现有肿块、疼痛等症状必须及时入院确认或排除。如果患者乳腺增生持续时间较长且增生结节明显，患者年龄又处在 40～60 岁的癌症高发期或存在乳腺癌家族史，则应尽早进行活体组织切片检查，以确定增生的程度，从而达到早发现、早治疗的效果。对于精神压力较大伴随心理问题者，应联合心理疏导或治疗。对于长期抽烟、喝酒、熬夜、喜嗜辛辣油腻之品者，还应及时纠正不良生活习惯。

第四节　名 医 学 验

1. 顾伯华

顾伯华教授认为治癖先治肝，气调癖自平；冲任为之本，治癖重冲任；癖由痰瘀凝，散癖重化瘀。因此，在论治中首重疏肝理气，此乃论治各型乳癖的核心。临床辨证把该病分为肝郁气滞、冲任不和及囊性痰瘀等三型，并制定乳癖灵Ⅰ号、Ⅱ号、Ⅲ号方，为乳癖的治疗提供了有效的方药，临床应用效果显著。

2. 陆德铭

陆德铭教授在总结前人经验的基础上，认为肾中阴阳平衡，机体才能发挥正常的生理及代谢功能。辨证乳癖为本虚标实之证，以肾虚、冲任失调为本，肝郁气滞、血瘀、湿阻、痰凝为标，治法上予肝肾并治，标本兼顾，温肾疏肝为主，理气化痰、活血化瘀为辅，拟定的"乳腺增生方"在临床治疗中疗效确切。

3. 赵尚华

赵尚华教授认为乳腺疾病的发生、发展均可从肝论治，"女子以肝为先天"乳房胀痛多责之于乳络气血不通，乳腺疾病的结节在中医理论中多责之于痰凝血瘀，而肝郁是导致痰凝血瘀的根本。女子的经孕胎产常导致肝血亏虚，肝血虚则肝气郁滞。故治疗上可以"疏肝理气"为本，同时注重养血柔肝。肝气调达，气血充和则诸症易消。创制有逍遥蒌贝散用于临床。

4. 林毅

林毅教授创立了"六郁治乳"理论，她认为中医治疗乳病可从气、血、火、痰、湿、食"六郁辨之"，临床诊疗可采用祛除诸郁之疏肝、祛瘀、清热、化痰、利湿、消食、健脾、补肾等"八法"，以平衡调治为宗。治疗乳癖时根据乳房经前充盈经后疏泄的特点，以中医周期疗法的思路，分期论治。月经前期疏肝活血、消滞散结以治标；月经后期温肾助阳、调摄冲任以治本。

5. 裴晓华

裴晓华教授提出要从"肝脾、火热、气血"三方面论治乳癖，治疗以疏肝解郁、健脾化痰、疏泄肝胆、清泻胃火、补气养血、祛瘀通络为法则。他将乳腺增生分为两型：Ⅰ型以乳腺肿块为主，乳腺疼痛较轻；治疗多以疏通散结，通阳化瘀消癖为主。Ⅱ型以乳腺疼痛为主，乳腺肿块较轻；治疗多以化瘀通络、养心调营、行气除癖为主。

中医药治疗乳癖的疗效得到中医、西医的共同认可，但目前对以下几个问题急需统一认识。一是有文献指出"乳癖"一词在古籍中直至 20 世纪末期与乳腺增生症并不对应，而多用于描述乳腺炎症或乳腺良恶性肿瘤。也有文献指出乳腺增生症和乳腺纤维瘤都归属于"乳癖"范畴。所以乳癖能否直接等同于乳腺增生症还有待考究。二是如何把握用药时机，根据月经周期用药是否真的有效，还需要大量的临床研究。三是中医药治疗乳癖的方法多样化，多种疗法配合使用临床效果明显，但是中药外用制剂却相对缺乏，有待进一步开发研究。

（贾　颖）

第三章 乳 疬

课程思政提要：乳疬为中医病名，西医称为乳房异常发育症，男性及女童均有。男性乳房一般不会发育，但由于内分泌的紊乱，有些男性可能会出现乳腺发育，这种疾病除影响美观外不会对人体造成影响。最为重要的是患者心理的问题，特别是青少年会产生自卑心理，对事情敏感，性格改变或抑郁，严重时出现性功能的障碍。因此临床通过必要的实验室检查包括肝、肾功能，性腺激素测定，以及影像学等辅助检查，能够明确病因。可以考虑药物治疗或者手术切除发育的腺体。重点是进行心理辅导和沟通，让其养成良好的生活习惯，戒除烟、酒不良嗜好，从心理学和社会学的角度进行调适，才有助于康复。

乳疬是指男女儿童或中老年男性在乳晕部出现疼痛性结块。相当于西医的乳房异常发育症。临床特点通常表现为乳房无痛性进行性增大或乳晕深部团状肿块，有时可伴疼痛或触痛，偶有乳汁样分泌物。古有"乳疬""乳节"等病名之称，是临床上最常见的男性乳腺疾病，占男性乳腺疾病的60%～80%，约有90%以上的患病集中在青春期及老年期阶段。男子由于肾气不充，肝失所养；女子因冲任失调，气滞痰凝所致。肝气郁结，气机阻滞，乳络阻塞不通，不通则痛，则乳房胀痛。中老年男性发病多因年高肾亏，或房劳伤肾，虚火自炎，或情志不畅，气郁化火所致。气滞则血瘀，火热灼炼津液为痰，气滞、痰凝、血瘀结于乳络，形成肿块。该病病位在肝、肾，发病以肝肾亏虚为本，气滞、痰凝、血瘀为标。临床一般分为肝肾阴虚型、肾阳亏虚型、肝气郁结型和气滞血瘀型进行辨证论治。

第一节 历 史 积 淀

一、病名源流

乳疬，古有"奶疬""妳疬""乳内结核""乳节"等名称，婴幼儿所患乳疬，又有"童子疬"之称。宋代窦汉卿所著的《疮疡经验全书》是本病最早记载，其曰："奶疬，是十五六岁女子经脉将行，或一月两次，或过月不行，多生寡薄，形体虚弱，乳上只有一核可治，若串成三四个，难治。"《中医外科学》称之为"乳疬"。对于乳疬的认识，在《疮疡经验全书》有"其证于一侧或两侧乳晕部有核子，圆形或椭圆形，质地中等或稍硬，疼痛或压痛，乳房变大增厚，状如妇乳"的记载。明代以后，有关此症的记载渐增，如明代陈实功在《外科正宗·乳痈论》中所言："男子乳节盖怒火房欲过度，以此肝虚血烁，肝经无以所养，遂结肿痛。"这一论述为后世大多医家所承袭，而清代林佩琴在《类证治裁·乳证》中认为本证"类由凝聚"而成。陈士铎在《外科秘录》中言："男子乳房忽然壅肿如妇人之状。"至清代沈金鳌在《妇科玉尺·卷六·妇女杂病》中说："其有乳疬者，女子十三四岁，经脉将行，或一月二次，或过月不行，致生此疾。"

二、病因病机

纵观古代医家对乳疬的认识，其病因病机为男子由于肾气不充，肝失所养；女子因冲任失调，气滞痰凝所致。中老年男性发病多因年老肾亏，或房劳伤肾，虚火自炎，或情志不畅，气郁化火，皆能灼津炼液成痰，导致痰火互结而成。

顾世澄在《疡医大全》中所述"男子乳房忽然壅肿如妇人之状，扪之疼痛，经年累月不消"，是对其症状的描述。历代医家根据乳房部位的脏腑络属指出"女子乳头属肝，乳房属胃""男子乳头属肝，乳房属肾"。明代陈实功在《外科正宗·乳痈论》中亦指出："男子乳节与妇人微异，女损肝胃，男损肝肾。"余听鸿在《外证医案汇编》中也说："乳中结块，虽云肝病，其病在肾。"朱丹溪在《格致余论》中说："忧怒抑郁，朝夕积累，脾气消阻，肝气逆横，遂成隐核，如大棋子，不痛不痒，数十年后方为疮陷，名曰奶岩。"朱丹溪认为本病是肝脾功能失调导致气血失和而致。《薛氏医案》中记载"一男子因怒，左乳肿块，肝脉弦数"，认为暴怒伤肝而致发病。由于本病先于乳头处肿起，随之乳如妇人状，其发生主要与肝肾有关。得之于天癸欲至者，因肾精不足，冲任失调，精血不足，无以涵养肝木，其气不舒，则气滞痰凝，以致乳晕部结核；得之于天癸始弱者，因劳倦伤损，肾虚精怯，不得上行，布养于乳，则如妇人状。因而，《医学入门》说："盖怒火房欲过度，以致肝虚血燥，肾虚精怯，不得上行，痰瘀凝滞，亦能结核。"小儿乳疬病机为肾气不充，肝失所养，冲任失调，精血不足，水不涵木，易致肝火上升、灼津为痰、痰瘀互结聚而成核。

另外，男子乳头属肝，肝郁则气滞，气滞则血瘀而致乳络不通而成此症。情怀不畅，肝气不舒，郁久化火，炼液成痰，痰气互结，乳之经络失和，遂成乳疬，病机又侧重于肝。正如《外证医案汇编·乳胁腋肋部》附论所说："乳中结核，呈云肝病，其本在肾。"而"男子乳肿"与肝肾尤多关联。本病又因中老年男性气血渐虚，肾中精气渐衰，往往处于生理性肾虚状态，加之现代人生活和工作节奏加快，竞争激烈，劳神过度，肝虚血燥；饮食不节，饮酒过度，脾失健运；生活无规律，晚睡晚起，房事不节，纵欲过度，肾失封藏，导致人体肝脾肾功能受损，肝脾功能受损日久及肾，暗耗肾中精气，使得肾虚更为明显。一方面肝虚血燥，肾虚精怯，血脉不得通行，肝经无以荣养遂结肿痛。另一方面肾虚肝燥，肝失疏泄，脾失健运，痰湿内生，湿阻气滞，气滞血瘀，痰瘀阻滞乳络而发为本病。《外科启玄》曰："人年五十以外，气血衰败，常时郁闷，乳中结核，天阴作痛，名曰乳核。"林珮琴在《类证治裁·乳症》中也认为本病病因是痰凝互结而成，"类由凝痰，男妇皆有"。故本病的病位在于肝肾，肾气虚衰、肝郁气滞是本病发生的病理基础，在此基础上，或肝经无以荣养，或日久痰瘀阻于乳络而发。

三、论治原则

古人论治乳疬，主要从肝肾入手，以疏肝理气、化痰软坚为基本原则，肾气亏虚者，应给予补益肝肾治疗；偏肾阳虚者，宜温阳化痰；偏肾阴虚者，宜滋阴化痰。沈金鳌在《杂病源流犀烛·乳病源流》中曰："怒火房欲过度，以致肝燥血虚，亦如结核肿痛者，此男女所以异而同，同而异也，当分别治之。"

（1）循经论治　乳房位居胸前，外连肌筋，内通脏腑，乃各经络交汇之处。经络是一个运行气血、联系脏腑、沟通全身的网络，以通为顺。胸为气血交汇之海，经络通则气血皆通，不通则气血瘀阻。乳头属肝，男子乳房属肾，故以肝、肾辨证为主。

（2）从肝论治　明代陈实功在《外科正宗·乳痈论》中云："男子乳节与妇女微异也，女损之肝胃，男损之肝肾。"李梴在《医学入门》中曰："盖怒火房欲过度，以致肝虚血燥，肾虚精怯，不得上行，痰瘀凝滞，亦能结核。"历代医家对乳疬有深刻的理解与体会，为后世医家对乳疬的临床治疗奠定了良好的基础。由于情志不遂，导致肝失疏泄，肝气郁结，气滞血瘀，蕴结于乳房，肝郁日久则化火，灼津为痰，或肝郁犯脾，脾失健运，聚湿生痰，痰瘀互结于乳络则发为本病。因此治以疏肝解郁、化痰散瘀。

（3）从肾论治　清代余听鸿在《外证医案汇编·乳胁腋肋部》中曰："若水不涵木，木气不舒，真阳不能上达，致乳中结核，气郁虽云肝病，其本在肾也。"足少阴肾经挟脐上行至胸中而散，瘀滞之气血循冲、任、肾、胃经脉上扰，结于乳络，瘀结日久则发为乳疬；再有先天禀赋不足，或房劳过度,致肾虚精亏,不能涵养肝木,肝肾俱亏,虚火上炎,炼液成痰,痰火互结于乳络,而发为本病;或年老体衰,久病及肾,正气渐虚,阴损及阳,致肾阳不足,脾阳失于温煦,无力运化水湿而生痰,聚于乳络则成本病。因此治疗常从肾入手。

四、用药经验

乳癖绝大部分为男性乳房发育症,我国古代文献记载乳癖治疗的方药缺乏详尽的统计,大多集中在疏肝理气之柴胡、青皮、郁金、香附等,化痰散瘀之牡蛎、浙贝母、瓜蒌、茯苓等,以及补益肝肾的淫羊藿、菟丝子、熟地黄、枸杞子等药物方面。基于数据挖掘及网络药理学总结中医药治疗男性乳房发育症的用药规律,共纳 57 篇期刊文献,将文献中 68 首处方进行录入处理,涉及 135 种药物,累计频数达 793 次。使用频数最高的前 5 种药物是柴胡、当归、茯苓、白芍、甘草。其中柴胡,味辛、苦,性寒,归肝、胆、肺经,主疏肝解郁。茯苓健脾化痰、消散乳房肿块。当归、白芍入肝经,养血活血配合甘草缓和药性,祛邪而不伤正。累计频次大于 15 次的有牡蛎、淫羊藿、浙贝母、丹参、熟地黄、郁金、菟丝子、青皮、香附。对使用的药物进行分类,其中使用频次最高的为补虚药,其次为化痰止咳平喘药、活血化瘀药和理气药。在补虚药中,以补阳药和补血药为主,兼有部分补气药和少量补阴药;止咳化痰平喘药中以清热化痰药为主;活血化瘀药中,以活血调经药为主。

五、用方规律

经文献检索,中国古典文献记载治疗乳癖的方剂较少,多散在于相关疾病的辨证用方中,对现代检索到的 57 篇期刊文献中的 68 首处方进行分析,使用频数最高的前 5 种药物是柴胡 41 次、当归 34 次、茯苓 27 次、白芍 26 次、甘草 25 次。累计频次大于 15 次的有牡蛎 24 次,淫羊藿 23 次,浙贝母 21 次,丹参 19 次,熟地黄 19 次,郁金 19 次,菟丝子 17 次,青皮 16 次,香附 16 次。对使用的药物进行分类,有理气药、化痰药、活血化瘀药和补虚药。最多的是理气药(柴胡、青皮、香附),化痰药(浙贝母、牡蛎),活血化瘀药(丹参、郁金);在补虚药中,以补阳药和补血药为主(当归、淫羊藿、菟丝子),兼有部分补气药和少量补阴药(熟地黄、白芍、甘草)。体现了本病乳头属肝,男子乳房属肾,故以肝肾辨证为主,以疏肝理气、化痰软坚为基本治疗原则。

第二节 现代发展

一、病名规范

乳癖主要与男女儿童和(或)中老年男性乳房发育症相关联,统称为乳房异常发育症。1993 年顾乃强主编的《实用中医乳房病学》将其分别命名为"男子乳房异常发育症"和"儿童乳房异常发育症",2005 年陈红风主编的《中医外科学》统称"乳癖"。

二、病因病机

男性乳房发育症的发病主要为各种原因引起的雌/雄激素比例失衡,临床上将男性乳房发育症分为生理性和病理性两种。生理性男性乳房发育常发生于婴儿期、青春期和老年期。男性婴儿是由于来自母体胎盘的雌激素对婴儿乳房实质作用的结果。青春期男性乳房发育是因为睾丸在分泌大量睾丸激素之前合成的大量雌激素所引起。老年期血浆睾丸激素下降而黄体生成素(LH)升高,随着睾丸激素下降,血浆中雄激素/雌激素的比率也下降。这种激素成分的改变导致老年男性乳房的发育,并且随着年龄的增长而增加。病理性男性乳房发育症主要是由于体内的内分泌紊乱,尤其是性激素代谢紊乱和雌雄激素的比例失调与本病的发生有密切关系。

病机主要为肾气不充、肝失所养，冲任失调、气滞血瘀痰凝所致。中老年男性多肾气亏虚、虚火自炎，情志不畅，气郁化火，灼津炼液成痰，导致痰火互结而成。万晓春认为本病由肝郁肾虚、气滞痰凝、痰瘀互结所致，而又与肝气郁结关系最为密切，病位在肝肾，病机重在气郁、营血失和、痰瘀凝结停滞。秦国政认为青少年男性乳房发育症多由肝肾亏虚、冲任失调、肝失疏泄、脾失健运、胃失和降、痰瘀之邪内蕴日久结于乳络所致。青少年天癸渐至，若禀赋不足，肾之气化失司，冲任不调，水不涵木而横逆脾胃，致痰瘀相搏，结于乳络，发为本病。宋爱莉综合分析乳病特点，认为肾气不足，冲任失调，肝气郁结为发病之本，脾失健运，气滞夹痰瘀凝滞为发病之标。王琦认为情志不调，肝气郁结，或房事失节，损伤肝肾，或因手术外伤，均可引发乳病。

三、证候表现

目前，中医界对乳房异常发育症的辨证分型尚无统一标准，各医家学者结合自身临床经验，提出不同分型，肝气郁结、痰浊凝滞型，气滞血瘀型，肝肾阴虚、肾阳亏虚型为主要证型。另外还有冲任失调型，寒凝经脉型，肾虚痰凝型，肝脾痰湿型，肝郁化火型，肝郁脾虚型。证候要素有10余个，其中以实证为主，虚证相对较少，实证中又以气滞、痰凝、血瘀为主，虚证中又以肝肾阴虚、肾阳不足多见。

四、治则治法

1. 治则思路

现代医家治疗乳病时主要以疏肝、理气、化痰、散结、活血、化瘀为主，辅以补益肝肾、温阳、滋阴、调补冲任等法。

2. 治法探讨

根据近年文献报道，乳病的治法有疏肝理气、化痰散结、活血化瘀、调摄冲任、滋补肝肾、温补脾肾、行气活血、散瘀止痛、疏肝补肾、通络散结、温里散寒等法。其中疏肝理气、化痰散结是乳病最基本、最主要的治法，然后辅以滋补肝肾、温补脾肾等。

五、临床论治

当代中医对乳病的治疗在继承古人经验的基础上，又进行了临床和实验研究，已有了较大的进展，治疗思路如下。

1. 辨证论治

根据乳病证候表现的不同进行论治，《中医外科临床诊疗指南》将乳病分为肝气郁结证、痰瘀互结证、冲任失调证和肾气亏虚证论治。后来许多学者又进行了新的补充，陈红风主编的《中医外科学》将乳病分为肝气郁结证和肾气亏虚证2型论治。顾乃强主编的《实用中医乳房病学》进行了细化，包括：生发不及证和肾阳虚衰、痰湿凝结证，肝肾两亏、阴虚火旺证，久病脾肾阴虚证，肝经湿热证，肝经瘀阻证和气滞痰凝证。徐福松根据临床经验将本病分为气滞痰凝、肝肾不足、冲任失调3个证型；王琦将本病分为肝气郁结、痰浊凝滞证和肝肾阴虚、脉络失养证；贾金铭将本病分为肝肾阴虚型、肾阳亏虚型、肝气郁结型和气滞血瘀型4个证型进行论治。

2. 分类治疗

乳病的治疗，临床又分为成年男子乳病、女童乳病及小儿乳病，按照不同的性别和年龄进行治疗。男子乳病以疏肝理气、消痰化瘀为主；女童乳病以益气养血、理气化痰散结为主；小儿乳病以补肾益精、理气化痰散结为主。

3. 专方加减

以专方为基础随证加减治疗乳病，付亚杰给予逍遥散加减（柴胡、黄芩、当归、赤芍、白芍、云苓、白术、薄荷、甘草）治疗乳病，临床有效率达95%；万晓春以自拟方槟榔消病汤（槟榔、郁金、赤芍、川芎、柴胡、枳壳、川楝子、浙贝母、乌药、青皮、皂角刺、甘草）水煎服，治疗乳病，总有效率为 94.74%；王健采用自拟补肾消癖汤（熟附子、仙茅、菟丝子、干地黄、山茱萸、枸杞子、香附、柴胡、荔枝核、茯苓、浙贝母、瓦楞子、丹参、赤芍、莪术）治疗中老年男性乳房发育症，总有效率为 88.33%。张锐等以阳和汤（熟地黄、鹿角胶、白芥子、甘草、姜炭、麻黄、肉桂）加减治疗男性乳房发育症，总有效率为 92.86%；刘胜运用养阴清肝、调摄冲任法治疗乳疬，药用百合、知母、柴胡、广郁金、制香附、延胡索、徐长卿、川楝子、当归、赤芍、川石斛、麦冬、枸杞子、巴戟肉、淫羊藿、鹿角片等，同时告诉患者保持乐观开朗，心情愉快，避免恼怒忧思，获得很好的疗效。

六、基础研究

1. 乳疬病理模型的建立

通过检索文献，乳腺异常发育的病理模型尚无报道，仅有正常男性乳腺及男性乳房发育的乳腺上皮细胞和成纤维细胞体外培养的研究。但根据男性乳腺过度增生发育是内分泌腺分泌性激素的失衡、机体对性激素反应性发生改变及其他因素综合作用的结果，主要是大量雌激素或血浆中雄激素/雌激素的比率也下降引起，类似乳腺增生。因此可借助乳腺增生的造模方法进行基础研究，如雌二醇与黄体酮制备大（小）鼠、家兔乳腺增生模型。

2. 中药治疗乳疬效应机制探讨

通过检索文献发现，中药治疗乳房异常发育的机制可能与性激素水平、性激素受体及其表达、细胞增殖、血管生成、细胞凋亡、信号传导通路传导、抗氧自由基、抑制脂质过氧化及调节体内免疫等有关。如活血化瘀药物可改善机体血液循环，降低血液黏稠度，抑制胶原纤维合成及血管生成，拮抗氧自由基，抑制脂质过氧化从而促使增生肿块消失。软坚散结药物可调节机体内分泌功能，有助于刺激促黄体生成素的分泌，改善黄体功能，使因痰浊凝聚而形成的肿块得以消散。补益肝肾药物能够调节性激素水平、调控性激素受体及其表达，抑制细胞增殖、促进细胞凋亡，干预信号传导通路传导，从而促进肿块的吸收和消散。

第三节 特色治疗

1. 针灸配合中药疗法

张晓琳等自拟温肾消疬汤结合针灸治疗肾虚痰凝型乳疬 40 例，治疗组针刺乳根、肾俞、关元、气海、丰隆、三阴交等穴，乳根穴平刺、丰隆穴直刺，行泻法，肾俞、关元、气海、三阴交直刺，行补法，对照组口服自拟温肾消疬汤，治疗 2 个月后观察疗效，认为应用针刺与温肾消疬汤配合，内外合治，效果优于单纯中药治疗。黄晶莹认为肝郁气滞、脾胃虚弱、经气不畅是本病的主要病因，取穴合谷、内关、耳神门、肩井、天宗、膈俞、肝俞、乳旁四穴、气海、足三里、丰隆、膻中、三阴交、阳陵泉、百会、四神聪、极泉，联合中药内服，针药并用，总有效率为 91.67%。

2. 针灸及埋线治疗

吕晓皑采用穴位埋线治疗 68 例中青年原发性乳房异常发育。68 例患者分为埋线组、中药组及西药组，观察 3 组的总有效率，肿块大小、肿块硬度、乳房疼痛及全身伴随症状的治疗前后积分，以及起效时间、消失时间等，治疗 1 个疗程（12 周）后，3 组的总有效率比较其差异无统计学意义；埋线组对于临床症状体征的改善、起效时间、消失时间较其他两组更有优势（$P < 0.05$）；穴位埋线治疗中青年原发性男性乳房发育症，创伤小，方便易行，无明显不良反应，可通过下调体内雌雄激素比达到治疗效果。

3. 刮痧配合拔罐治疗

赵丹丹根据经络学说及内病外治理论，采用刮痧配合拔罐治疗男性乳腺增生症 103 例，每周治疗 1 次，4 次为 1 个疗程，共治疗 2 个疗程。结果显示可明显改善乳房肿块及疼痛症状，有效提高临床疗效。

4. 三因制宜

乳疬的治疗还要根据患者的病程、病情严重程度、体质、生活习惯、工作学习环境以及性别和年龄等个体差异，制订相应的个体化治疗方案，特别是心理放松和情绪疏导、健康合理的饮食指导，以保证正确的形体观和美容观，告知自行检查及定期体检等方式。男性乳房发育如果是生理性的，则至少每6个月进行1次常规乳腺体检，并给予心理干预。如果患者乳房持续增大或增生结节明显，或患者主观愿望比较强烈，则应尽早进行手术。对于精神压力较大伴随心理问题者，应联合心理疏导或治疗，对于长期抽烟、喝酒者还应及时纠正不良生活习惯。如果是病理性的则首先治疗原发病；如果是药物引起的要咨询相关专业的医生后停药或者换用别的药物。对于儿童、少年乳房发育异常者，则定期随访复查，适当减肥，必要时给予药物治疗。

第四节　名医学验

1. 楼丽华

楼丽华教授治疗小儿乳疬，认为小儿时期脏腑娇嫩，形气未充，属稚阴稚阳之体。"肝常有余，脾常不足；心常有余，肾常不足"，肾精不充，肝木失养，疏泄失常，气机郁滞，冲任失调，水湿不化成痰，痰气互结于乳络而发为乳疬；或因小儿年幼，饮食不节，药食不当，而脾胃尚且虚弱，无力运化，痰湿内生，停阻于乳络发为乳疬。病机归结于先天不足，肾亏肝郁，冲任不调，或脾弱失运，气滞痰凝而成乳下结块。采用补益肝肾、调摄冲任、疏肝健脾、化痰散结之法，方用柴胡疏肝散合二仙汤加减。

2. 鲁立宪

鲁立宪教授主张小儿乳房异常发育的外治疗法，认为主要病机为肝主疏泄、主藏血、司血海、协调冲任，肝之经脉循乳而行。肾为先天之本，阴阳之根，精气所系，化生天癸，胞脉系于肾，肝肾同位于下焦，为乳疬演变之本。由于胸乳不畅，乳络失和，经气闭而不通，气血瘀而内结，日久结为癖块，故有乳疬之症。"外治之理即内治之理。"外治法有简、便、捷治疗特色，运用传统制剂水调散治疗少儿乳房异常发育症疗效满意。

3. 陆德铭

陆德铭教授精研医籍，结合临床，认为男子乳头属肝，乳房属肾，而冲任隶属于肝肾，冲任之本在肾。乳疬发病当首责肝肾不足，冲任失调。肾在乳疬发病学上占主导地位。肾气不足，冲任失调，肝失所养为发病之本；肝气郁结，脾失健运，气滞夹痰瘀凝滞为发病之标。治疗应该审证求因，充分强调肝肾不足，冲任失调；治病求本，注重补益肝肾，调摄冲任；心药并施，重视移情易性，调节情绪。

4. 刘胜

刘胜教授认为乳疬病机以气滞、血瘀、痰凝为发病之标，肝肾不足为发病之本。而乳为肝窍，治宜滋补肝肾，化痰散结。肝与乳房紧密相连，乳房疾病从肝论治的思维，符合现代"生物-心理-社会"模式所提倡的身心同治，灵活运用疏肝、清肝、柔肝、平肝等调肝治法，拓宽乳房疾病治疗思路，以取得更好的临床疗效。

5. 秦国政

秦国政教授认为青少年男性乳房发育症多因肝肾亏虚、冲任失调、肝失疏泄、脾失健运、胃失和降、痰瘀之邪内蕴日久结于乳络所致。青少年天癸渐至，若禀赋不足，肾之气化失司，冲任不调，水不涵木而横逆脾胃，致痰瘀相搏，结于乳络，发为乳疬。治疗应顺其发病特点，从病理产物导致的标证入手，兼顾本证。主张采用滋肝肾、健脾胃、散瘀结法治疗，方选三甲二陈汤加减。

中医药治疗乳疬的疗效并不十分满意，想得到中医、西医的共同认可，还有许多的问题需要探讨。一是乳疬有成年男子乳疬、女童乳疬及小儿乳疬，按照不同的性别和年龄进行治疗，如何把握用药时机，单纯中药治疗是否真的有效，还需要大量的临床研究。二是中医药治疗乳疬的方法应该较多，多种疗法配合使用临床效果明显，但是中药外用制剂却相对缺乏，有待进一步开发研究。三是男性乳疬绝大部分不需要治疗，只有心理障碍或自主愿望的患者，选取手术治疗效果最佳，中医中药有一定的效果，但不是首选。

（李湘奇）

第四章 乳 岩

课程思政提要：随着乳腺癌患发病率的升高，目前其已经超过肺癌，高居全球第一，严重影响人类的生活质量及生存期。早期筛查可大大降低死亡率。目前已知的乳腺癌风险因素有环境因素、生育史、家族史、乳腺疾病史等。我国的乳腺癌群体呈现年轻化、家庭聚集的特点。不仅仅会影响患者的身体健康，更会带来心理负担，从而影响整个家庭的稳定、幸福、和睦。由此可见，乳岩带来的不仅仅是医学问题，同时也直接影响了整个家庭和社会的和谐。因此，为了保持健康的生活、提高生活质量、维持稳定的家庭和促进社会文明发展，都非常有必要对乳岩进行深入的学习研究。不断提高早诊、早治的能力，更好地运用中医药对患者进行治疗，发挥中医药的优势，中西结合提高患者的生存质量和生存率。

乳岩是指乳房部的恶性肿瘤。据有关资料统计，乳腺癌约占所有女性癌症病例的 24.5%，占癌症死亡的 15.5%，在全球大多数国家乳腺癌的发病率和死亡率均居首位。乳腺癌的主要风险因素为高龄、超重或肥胖、烟草暴露、缺乏运动、高脂肪饮食、月经初潮早、首次足月妊娠晚、母乳喂养时间短、更年期使用激素治疗或口服避孕药、乳房密度高和乳腺癌家族史。"乳岩"病名首载于南宋陈自明的《校注妇人良方》。其临床特点是乳房肿块，质地坚硬，凹凸不平，边界不清，推之不移，按之不痛或乳窍溢血，晚期溃烂则凸如泛莲或菜花。男性乳岩较少发生。本章讨论的相当于西医学的乳腺癌。发病机理与情志失调、饮食失节、冲任不调、外感六淫或先天禀赋不足，引起脏腑功能失调，以致气滞、血瘀、痰凝、邪毒结于乳络而成。临床上早期诊断是乳岩治疗的关键。原则上以手术治疗为主。中医药治疗对手术后患者有良好的调治作用，可分为肝郁痰凝、冲任失调、正虚毒炽、气血两亏、脾胃虚弱等证论治，对化疗、放疗有增效减毒的作用，可提高患者的生存质量，或延长生存期。

第一节 历 史 积 淀

一、病名源流

乳岩在秦汉时期被归于痈疽类疾病，仅有相关症状的描述。在晋隋唐时期，《肘后备急方》详细描述了乳岩的石样硬度，"石痈结肿坚如石，或如大核，色不变，或做石痈不消"，将其归于石痈类疾病。《诸病源候论》提出"乳石痈候"，把乳岩称为"乳石痈"，将乳岩肿块与皮肤粘连的临床特征描述为"核皮相亲"。宋金元时期，陈自明在《妇人大全良方》中首次提出"乳岩"，提出"乳岩初起结核隐痛……坚硬岩形引腋胸"。清明时期，有关乳岩的病因病机、诊断、治疗及预后转归等方面记载趋于完善，陈实功在《外科正宗》中详细描述了早期、晚期的临床表现。《普济方》中提到了乳岩的别名为"石奶""番花奶""辅奶"。龚居中在《外科百效全书》中称乳岩为"乳癌"。后人根据乳岩翻花及淋巴结转移的情况，命名为"翻花石榴发""乳栗""脱营"，还提出了发生在乳头、乳晕部特殊类型的乳腺癌为"乳疳"。

二、病因病机

1. 病因

古代医家认为，乳岩的病因主要有以下四种：

（1）内伤七情　宋代陈自明在《妇人大全良方》中提出郁怒伤肝，气血不和，脏腑功能失常，发为乳岩。情志不畅，所愿不遂，肝失条达，气机不畅，气郁则瘀；肝郁克犯脾土，运化失职则痰浊内生，肝脾两伤，经络阻塞，痰瘀互结于乳房而发病。元代朱震亨在《格致余论》中也提出情志内伤，忧怒郁闷，朝夕积累，脾气消阻，肝气横逆，遂成隐核。张介宾认为，乳岩的发生多由情志失畅，气郁化火，痰浊结聚或气滞血瘀，积久化火成毒，结成坚核。

（2）冲任失调　《外证医案汇编》明确提出："正气虚则为岩。"因脾肾两虚，气血虚弱，冲任空虚，气血运行失常，以致冲任失调，气滞血瘀，久则聚痰酿毒，凝结于乳中而成乳岩。冲为血海，任主胞胎，冲任之脉隶属于肝肾。冲任失调则气血失和，月经不行，气郁血瘀，阻塞经络，结于乳中而成乳岩。

（3）饮食劳倦　久嗜厚味炙煿，损伤脾胃，脾胃运化失司，则清阳不升，浊阴不降，留于中焦，滞于膈间，生湿聚痰，酿痰生热，以致经络不通，气血不行，气滞、痰浊、血瘀，结于乳中，日久成岩。

（4）六淫外侵　《黄帝内经》提出"八风流注经络引起瘤""恶核者此风邪挟毒而成"。六淫邪毒乘虚入侵，可影响气血津液的正常输布，久之可形成瘀凝痰结。痰瘀互结，蕴阻于乳络而成。如炎性乳癌为火毒之邪所致，表现为红、肿、热、痛；乳头湿疹样癌多由湿邪所致，表现为浸淫、糜烂、渗出、溃疡等。

2. 病机

综合古代医家所论分析，乳岩的主要发病机制是素体正气不足，脏腑功能低下，加之饮食不当、外感邪毒或忧思郁怒，导致气血运行失常，冲任失调，久则聚痰，凝结于乳中形成乳岩。其发生与肝、脾、冲任紧密相关，如虚实夹杂，则易成阴阳俱虚之证，预后较差。

三、论治原则

从秦汉时期，乳岩归属于痈疽类疾病，并没有对应的治疗方案。随后到了隋唐时期，记载了运用膏剂、散剂以及洗剂等外治法治疗乳岩的方案。到了宋金元时期，各个医家开始辨证论治，使用对应的内治方药，如加味逍遥（陈自明《妇人良方》）、青皮甘草汤（朱丹溪）。到了明清时期，对本病的治疗有了更大的发展，包含疏肝清热、清肝解郁、益气养阴、清气化痰等。而占据主导地位的是从肝论治。

四、内服药用药经验

经文献检索查阅，古医书上记载治疗乳岩的方药有 213 首，按频次分，排前 5 名的药物如下：舒肝理气药（柴胡 46 次，香附 32 次，熟地黄 32 次，青皮 32 次，乌药 12 次），活血化瘀药（川芎 40 次，牡丹皮 24 次，泽兰 18 次，乳香、没药 18 次，穿山甲 10 次），祛痰软坚药（贝母 44 次，海藻 38 次，瓜蒌 38 次，夏枯草 26 次），清热解毒药（蒲公英 34 次，连翘 30 次，金银花 20 次，天花粉 14 次，漏芦 12 次），益气养血药（甘草 100 次，白芍 72 次，白术 44 次，人参 40 次，当归 20 次）。可见古人治疗乳岩以疏肝解郁为主，并辅以活血化瘀、软坚散结类药物，病久则给予益气养血类药物。

五、外治方法

查阅古代医家对乳岩的外治方法，早在西晋，皇甫谧在《针灸甲乙经》中记载了应用针灸来治疗妒乳。之后南宋的陈自明创造了外科辨证施治，强调了外治法的重要性，《外科正宗》中提到"初起及已成无内症者，用麻子大艾炷灸三壮，贴蟾酥饼膏盖，日久渐消"。陈氏在乳腺疾病的治疗中提出的外治方法，包括灸熨疗法、膏药法、绑缚疗法、切开排脓法四大类。另外膏药法中采用改良的阿魏化痞膏治疗癌性疼痛，都是中医外科治疗乳岩的经典。

第二节　现代发展

一、病名规范

乳岩在中医的历代文献中早有记载，分别被称为"乳石痈""石奶""乳栗""石榴翻花发"等，新中国成立以后，比较统一的中医名称是"乳岩"。

二、病因病机

乳岩多由情志失调、饮食失节、冲任不调、外感六淫或先天禀赋不足，引起脏腑功能失调，以致气滞、血瘀、痰凝、邪毒结于乳络而成。情志不畅，所愿不遂，肝失条达，气滞不畅，气郁则瘀；肝郁克犯脾土，运化失职则痰浊内生，肝脾两伤，经络阻塞，痰瘀互结于乳房而发病。久嗜厚味炙煿，则湿热蕴结脾胃，化生痰浊，随气流窜，结于乳中，阻塞经络，日久成岩。冲任失调则气血失和，月经不行，气郁血瘀，阻塞经络，结于乳中而成乳岩。六淫邪毒乘虚入侵，与痰、瘀互结，蕴阻于乳络。

三、证候表现

乳岩是全身性疾病，需要整体辨证论治，目前关于乳岩术后的治疗更加体现了中医药治疗的优势，归纳起来，现代医家总结的常见乳岩证候类型有肝郁痰凝证，气阴两虚证，脾肾亏虚证，冲任失调证和气血两虚证。

四、治则治法

1. 治则思路

（1）先辨病期再辨证，注重分期治疗　乳岩早期治疗重调气血和脏腑，后期治疗理脾胃、益气血，治则以益气养荣为主，配合解毒消积法，以延长生存期为目的。

（2）注重补益，攻补结合　历代医家都认为在该病过程中正气亏虚为主要矛盾，总结两大基本治则为扶正与祛邪，具体应用时需要把握的是时机和偏重问题。

2. 治法探讨

乳岩的治疗方式为综合治疗，即以手术为主，配合放化疗及内分泌治疗等，总结起来有冲任失调、肝郁气滞、热毒蕴结、气血两虚、肝郁化火、脾肾双亏、脾虚痰湿、气阴两虚、肝肾阴虚等。其中扶正祛邪为最主要的治法，根据不同的病程阶段，明辨正邪衰盛、病变部位，权衡扶正祛邪的轻重，确定不同治法。

五、临床论治

根据病因病机及症状体征来论治，分为虚实两类。乳岩的治疗以综合治疗为主，所以乳岩的辨证也需要区分手术前后和放化疗前后。术前多根据患者病因及体征进行辨证，术后多根据患者具体情况给予辨证施治，改善患者生活质量、减轻放化疗不良反应、增加放化疗敏感性。心理疏导有利于提高患者治疗信心，提高患者治疗效果。

六、基础研究

乳腺癌的精准治疗时代来临，在肿瘤代谢、肿瘤微环境方面进展迅速，研究者发现乳腺癌细胞中铁死亡脂质过氧化代谢信号转导放大通路；证实了乳腺脂肪细胞通过油酸保护乳腺癌细胞免于铁死亡；有学者通过设计纳米颗粒药物扰乱脂质代谢，诱导铁死亡，从而起到治疗乳腺癌的作用。而乳腺癌的转移及耐药是进一步影响患者生存期的关键因素，与上皮间质化、细胞外基质溶解、循环肿瘤细胞、播散肿瘤细胞、肿瘤血管生成和肿瘤微环境密切相关。

第三节 特色治疗

1. 乳房肿块

仅适用于有手术禁忌证，或已有远处转移而不适宜手术者。肿块初期，使用太乙膏掺阿魏粉或黑退消贴敷；湿疹样ым，用青黛膏擦后扑三石散；将溃者用红灵丹油膏外敷。肿块溃后，予红油膏或生肌玉红膏掺海浮散或九黄丹；若出血，用桃花散塞紧创口并加压包扎。患处忌艾灸、针刺和外涂腐蚀药。

2. 手术后创面不愈合或皮瓣坏死

外敷九一丹、红油膏，创面腐肉脱尽后改用生肌散、白玉膏，必要时可修剪局部坏死、腐脱组织。

3. 术后患肢水肿

选取患肢皮下结节处、最肿胀部位或者选取曲池、内关、外关、手三里、肩髃、肩井等手部经络，一次选取2~3个放血点，梅花针扣刺后拔罐，其余穴位仅拔罐不刺血，留罐10min，放血15ml为宜。温针灸，选取肩髃、外关、阴陵泉、曲池、水分及足三里穴位为进针点，以"平补平泻"手法进针后，点燃艾条悬灸。

4. 化疗后骨髓抑制

化疗基础上加用中药热奄包（小茴香、吴茱萸、白术、陈皮、麦芽、干姜等）于神阙、下脘、气海、天枢等穴位热敷。耳穴埋豆（神门、交感、耳中、脾、胃、大肠、腹、三焦、肾、肾上腺）。

5. 放疗后胃肠道反应

神阙隔盐灸联合温和灸（足三里、中脘、关元、气海）。耳穴埋豆（肝、脾、胃、大肠、三焦）。

6. 癌性疲乏

针刺神门、关元、百会、绝骨、三阴交、血海、足三里；足三里隔姜灸。

7. 三因制宜

乳腺癌是女性最常见的恶性肿瘤之一，应根据患者年龄、体质、生活习惯、职业、性格等不同特点，来考虑治疗用药的原则。随个体差异而有所不同，如病情轻重、正气盛衰、邪气深浅而症候不同，即使同一患者在不同治疗阶段也有不同症候表现，应给予扶正、益气、健脾等治疗。尤其注意的是乳腺癌的综合性治疗给患者带来的癌性疲乏状态，直接影响患者癌症治疗及预后，它受个体节律的影响，可在不同时间、不同强度上不断发生变化，是癌症和癌症治疗中最常见的导致患者不适症状的原因，所以应根据患者具体情况给予疏肝理气、补益肝肾或益气健脾类药物，其中对于精神压力较大患者，应给予心理疏导或治疗。注重辨证与辨病相结合，全程管理，根据患者具体情况给予相应的中医治疗，达到优化治疗和改善患者生存质量的目的。

第四节 名医学验

1. 周仲瑛

国医大师周仲瑛辨治乳腺癌的病性多为本虚标实、虚实夹杂，用药常以益气养阴、祛痰散结类为主。手术、放化疗后患者治以益气养阴为主，辅以化痰散结、清热解毒等法；未手术、放化疗者治以化痰散结、清热解毒为主，辅以益气养阴、补益肝肾等法。周仲瑛教授治疗乳腺癌核心药物为麦冬和鳖甲，并由此形成包括南沙参、北沙参、天冬、太子参等的益气养阴药物组和僵蚕、山慈菇、漏芦等的化痰散结药物组，体现了常用于治疗乳腺癌的益气养阴法、祛痰散结法。同时手术放化疗药物组与纯中药组在使用药物上存在区别。周仲瑛教授认为"放疗伤正，多伤气阴；化疗伤正，多伤气血"，手术放化疗治疗后多数患者以正气虚弱为主要特征，尤其是气虚和阴虚，因此，治疗时多选择性质凉润、益气养阴药物为主，如太子参、鳖甲、麦冬、天冬等；同时癌毒仍存，辅以化痰散结、清热解毒，如僵蚕、泽漆、肿节风、山慈菇等，体现了正虚时扶正为主，兼以祛邪的治疗思路。

2. 刘嘉湘

国医大师刘嘉湘教授创建并系统发展了"扶正治癌法"理论体系，刘老在治疗乳腺癌术后方面独有心得，临床收效甚佳，在乳腺癌术后控制进展、减轻病痛、提高患者生活质量、延长生存期等方面屡获良效。刘老通过多年的临床实践和基础研究，系统研究验证了"扶正培本"治疗肿瘤，可以实现提高抗瘤免疫力、抑制或消伐肿瘤的双向作用。刘老治疗肿瘤时强调"正气存内，邪不可干""养正积自消"，认为扶正与祛邪不是对立的，而是相辅相成的，扶正是为机体祛邪创造有利条件，祛邪是为了进一步保卫正气。扶正是根本，祛邪是目的，二者不可偏废。

3. 陆德铭

陆德铭教授认为乳腺癌术后常由冲任失调、脾肾亏虚、肝气郁结等导致，以致气滞血瘀、痰瘀凝结，甚至热毒炽盛。临床常以益气养阴、扶正培本为主要治则。乳腺癌术后放、化疗期患者以气阴两虚为主，治宜益气养阴，扶正减毒，以达到扶正固本，减毒增效的作用。内分泌治疗早期阶段以气阴两虚、冲任失调为主证，治宜益气养阴、调摄冲任，佐以扶正解毒。临证时如果患者出现更年期症状，加仙茅、当归、知母、黄柏等；子宫内膜增厚、月经不来，加当归、益母草、水蛭、红花等。

4. 唐汉钧

唐汉钧教授认为乳腺癌术后主要由于患者整体属虚，局部属实，为虚实夹杂之证。乳腺癌患者因正虚而引邪留滞，其邪滞有三：乳腺癌手术虽然将原发病灶和容易转移侵犯的淋巴结一并切除，但是癌细胞及毒素早已滞留在血液、脏腑，其为邪滞之一；术后放化疗，其药毒续扰为邪滞之二；患者体内代谢所产生的湿热浊痰、瘀热交结为毒，其为邪滞之三。故唐汉钧教授认为，乳腺癌术后辨证"正虚、邪滞"是根本，辨证论治将其归为4个证型：①肝郁痰凝证，治宜疏肝解郁、化痰散结，拟逍遥散加减；②冲任失调证，治宜调摄冲任、行气活血，拟二仙汤合逍遥散加减；③气血两虚证，治宜滋补气血、解毒散瘀，拟香贝养营汤加减；④毒邪蕴结证，治宜解毒扶正、化痰散结，拟化岩汤合香贝养营汤加减。

乳岩的综合治疗非常成熟，早诊早治是直接影响预后的关键因素。手术为本病的主要治疗手段之一，可根据肿瘤的生物学行为和患者的身体状况，综合制定放疗、化疗、内分泌治疗、靶向治疗、生物免疫治疗等。中医药参与乳腺癌的治疗可贯穿围手术期、围化疗期、围放疗期以及术后长达5年的巩固期的治疗过程，具有扶正祛邪，增效减毒的作用。乳岩综合治疗中，患者往往会出现乏力、抑郁、焦虑、便秘、腹泻、纳差、失眠等一系列症状，临床要根据具体情况进行辨证。目前乳腺癌术后辨证所使用的证候名称及其概念尚未统一。切忌滥用温补之法，将所有综合治疗后的患者都归为正气亏虚，应以达到脏腑、阴阳平衡为最终目的，缓解综合治疗给患者带来的不适症状。当辨明阴阳之分、虚实之异、病邪之类，并因人、因地、因时而治疗，从而提高疗效及生活质量，延长生存期。

（裴晓华）

第四篇　瘿　瘤　岩

第一章　瘿

　　课程思政提要：当前受生活方式、饮食习惯、社会环境等多种因素的影响，全球范围内，甲状腺疾病发病率呈逐渐上升趋势，随着碘缺乏相关疾病的减少，与其他国家一样，近年来，中国甲状腺疾病谱也在改变，与世界范围的观测结果类似，甲状腺癌的发病率增长迅速。据全国肿瘤登记中心的数据显示，我国城市地区女性甲状腺癌发病率位居女性所有恶性肿瘤的第 4 位。我国甲状腺癌将以每年 20% 的速度持续增长。严重影响了患者的生活质量和生命安全。对于甲状腺炎症类疾病的治疗，中医药具有优势；甲状腺结节目前西医以观察为主，必要时手术治疗，而中医药以化痰散结为主，部分患者经治疗后症状可以消除。甲状腺癌术后辅助中医药治疗，可消除并发症，改善患者生活质量，提高临床疗效。

　　瘿是发生在颈前喉结两侧肿块性疾病的总称，相当于西医学的甲状腺疾病。其临床特点是颈前喉结两侧或为漫肿，或为结块，或有灼痛，多皮色不变。甲状腺疾病相关病种比较复杂，常见的包括气瘿、肉瘿、石瘿、瘿气等。目前，我国各类甲状腺疾病患病率为 50.96%，甲状腺功能异常患病率为 15.22%。临床上甲状腺功能亢进症、亚临床甲亢、临床甲减以及甲状腺肿的患病率下降；亚临床甲减、甲状腺结节、甲状腺癌的患病率上升；而甲状腺抗体异常的患病率没有变化。瘿病的病因与情志失调、水土因素、禀赋遗传、外感六淫等有关。在致病因素的作用下，导致脏腑经络功能失调，气滞、血瘀、痰浊凝结于颈部，是其主要病机，发病与肝脾肾等脏及冲任失调有关。瘿的治疗分为药物治疗和手术治疗两大类。瘿痈、桥本甲状腺炎适宜药物治疗。气瘿、肉瘿及石瘿晚期不适合手术者，可运用药物疗法。石瘿及其他瘿病肿物较大出现压迫症状或伴有甲亢等，以手术治疗为主。富碘中药的使用，古今认识有所不同。由于缺碘曾是瘿病的主要病因，历代医家多采用含碘丰富的植物类药，如海藻、昆布、海带等。唐代孙思邈首次提出了运用含碘药物和动物甲状腺治疗本病的方法，对后世产生了重大影响。但随着碘缺乏甲状腺疾病的减少，并结合西医学认识，现代主张对伴有甲亢的瘿病宜慎用富碘中药，对不伴甲亢的瘿病仍可选其以消瘿散结。临床上应分类指导。

第一节　历史积淀

一、病名源流

　　中医学对瘿的认识已有二千多年的历史，很早就认识到瘿与饮食中缺碘密切相关，治疗上也积累了丰富的临床经验。

　　瘿病首见于《尔雅》，也有说瘿的病名最早见于《内经知要》者，其曰："侠瘿、侠颈之瘤属也。"汉代许慎所著的《说文解字》及刘熙所著的《释名》曰："瘿，婴也，在颈婴喉也。"而《吕氏春秋》所说的"轻水所、多秃与瘿人"不仅记载了瘿病的存在，而且观察到瘿的发病与地理环境密切相关。南北朝陈延之的《小品方·治瘿病诸方》中将瘿描述为"瘿病者，始作与瘿核相似。其瘿病喜当颈下，当中央不偏两边也，乃不急然，则是瘿也"，相当于西医的单纯性甲状腺肿、甲状腺瘤、甲亢、甲状腺炎及甲状腺癌等甲状腺良性和恶性疾病。隋代巢元方对瘿的症状和病因做了较详细的论述，《诸病源候论·瘿候》云："瘿者，由忧恚气结所生。亦曰饮沙水。沙随气入于脉，搏颈下而成之。"并提出了血瘿可破之、肉瘿可割之、气瘿可具针之的外治方法。宋代陈元择又将其分为石瘿、肉瘿、筋瘿、血瘿、气瘿5类，《三因极一病证方论·瘿瘤证治》中记载："坚硬不可移者曰石瘿，皮色不变者曰肉瘿，筋脉露结者曰筋瘿，赤脉交结者曰血瘿，随喜怒消长者曰气瘿。"临床上气瘿、肉瘿、石瘿仍较常见，而血瘿与筋瘿多属颈部血管瘤、颈部动脉体瘤，或因肿大的甲状腺压迫深部静脉引起颈部浅表静脉扩张的并发症。古代文献无瘿痈病名，因其具有局部肿胀疼痛等痈的特点，与西医学的亚急性甲状腺炎相对应而定名。也有学者认为亚急性甲状腺炎当定名为"瘿痈"。慢性淋巴细胞性甲状腺炎为西医学病名，尚未归纳在上述瘿病分类之中。

二、病因病机

从病因病机看，总体上古代医家认为瘿病的发生与后天饮食、情志关系密切，其次与六淫、先天因素、脏腑瘀血、痰滞、浊毒等有关。如果从内外因看，外因主要是后天的饮食水土和外感六淫，内因主要为七情内伤、痰饮瘀血、体质及先天禀赋。

（1）病因方面　饮食缺碘是导致气瘿等发病的主要因素，所谓饮沙水者，即古代高原山区常因饮用缺碘的泉水而发病。现代由于全国碘盐的服用以及物流业的发达已经不存在这个问题。外感六淫引发瘿疾主要与火、热、湿有关，火热而发为瘿痈、瘿痛；另外外感湿热之邪郁结于颈项部位与痰浊凝聚相合可致劳瘿发作。可以说所有瘿病的发生都与七情内伤有关，其中郁怒伤肝与思虑伤脾关系最密切。凡人上中下结块者多是痰，故瘿肿结块也离不开痰饮的作用，瘿肿结块又加重气机阻滞，久则为瘀，痰饮瘀血与气机郁滞互为因果，逐步加重，终使气瘿、肉瘿甚至是石瘿的发生。女性经带胎产均与肝经气血运行密切相关，女性容易发生情绪变化，由情志刺激而致气郁痰凝甚至气滞血瘀或肝郁化火等，故女性容易发生瘿病，此为体质因素。先天禀赋不足，肝肾亏虚，也易导致瘿病甲状腺功能异常。

（2）病机方面　根据瘿病的主要临床表现，可将瘿病分为以瘿痈和瘿痛为主的炎症，以气瘿、肉瘿、石瘿为主的肿块和瘿气虚劳为主的功能失调。正邪交争是中医阐述疾病发生的永恒主题，甲状腺疾病也不例外，正气虚，阴阳失调可致瘿气、虚劳的发生，正邪交争，风热痰毒结于颈部可发生瘿痈或结块类疾病。脏腑功能失调方面，最主要涉及肝脾，肝郁则气滞，脾虚则生痰，痰气交阻则发瘿疾。瘿病日久，也会伤肝阴、心阴，而发生心悸、烦躁、脉数等亢进症候。从阴阳角度看，甲亢多为阴虚，甲减多为阳虚，阴虚则火旺，出现心悸、失眠、烦躁甚至肝风内动的震颤等。阳虚火不生土则脾阳不健，水湿不运，从而发生畏寒怕冷、神疲乏力、大便稀溏等症状，或心肾阳虚而出现心动过缓，尺脉沉弱等。结块、炎症类瘿病以实证居多，以痰浊、瘀血和热毒为主要病理产物；而功能改变类瘿病以虚证居多，以水湿为主要病理产物。瘿病日久，病机也会发生转化，如郁久生瘀血，瘀久化火，火热内盛又可伤阴而阴虚火旺等。

三、论治原则

《千金方》有治瘿十三法，现代医家临证发挥更多，普遍认为治瘿祛邪当从气血、痰浊、瘀滞、毒等方面着手，而补虚当考虑脾肾，调理阴阳。对于炎症疾患当解毒散结，对于结块类疾患当理气化痰、消瘿散结，对于功能性疾患当调补阴阳。

（1）解毒消瘿　瘿肿与热毒常同时存在，如甲状腺炎或甲状腺癌的热毒症，因甲状腺位于人体上部，故常用疏风散热药物，如金银花、连翘、牛蒡子、夏枯草等。

（2）理气消瘿　气滞是瘿肿的主要致病因素，其他的邪气也都与气滞密切相关，女性发病也多与气机不畅有关，而现代社会情志因素对瘿病的影响更大。所以几乎所有的瘿病治疗均需加入疏肝理气药，如青皮、陈皮、桔梗、柴胡、枳壳等。

（3）化痰消瘿　颈部结块多与痰凝有关，甲状腺结块为局部有形之痰。对于伴有甲减症状者，多以温化寒痰为主，常与温散寒邪、燥湿健脾的药物配伍。常用半夏、白芥子、胆南星、肉桂、附子、炮姜等。清热化痰则应用于甲状腺炎症性肿块，常用药物有贝母、瓜蒌、夏枯草、黄药子、僵蚕等。

（4）化瘀消瘿　瘿肿质地较硬者或发病日久者或瘿肿突发肿大者，常用川芎、当归、三棱、莪术，甚至全蝎、蜈蚣、地龙等药物。

（5）调理阴阳　甲亢患者常出现阴虚阳亢的虚热证，当用滋阴制阳法，即滋补阴精清虚热，药物如生地黄、龟版、鳖甲、玄参、麦冬等；甲减患者常出现阳虚阴盛的虚寒证，当用补阳消阴法，补脾肾之阳以治虚寒，常用药物如附子、干姜、桂枝、淫羊藿、肉苁蓉等。

四、用药经验

瘿病主要有炎症感染、结块以及功能失调等分类。

炎症感染类的瘿病，因其有热毒火毒的表现，所以清热解毒药为必用药物，又因其位于人体上部，故多选用疏风散热药物，常用的大青叶、板蓝根、金银花、连翘、牛蒡子等药物。

结块，多辨为气滞痰凝，用药多用理气化痰药物，病久、刺痛、硬度高、有棱角等表现的多辨为有瘀血存在，用药多用理气活血化瘀类。二者均需理气，常用理气药物有柴胡、川楝子、延胡索、香附、青皮、陈皮、木香、八月札、砂仁、枳壳、郁金等，化痰常用药物有海藻、昆布、夏枯草、海蛤壳、海浮石、生牡蛎、半夏、浙贝母、黄药子、山慈菇、白芥子等；活血祛瘀常用药物有桃仁、红花、赤芍、丹参、三棱、莪术、泽兰、乳香、没药、土鳖虫、血竭等。

对功能失调的瘿病治疗，主要是调摄冲任，对于冲任不调、肾阳虚衰者，用右归饮加减。常用药物有熟地黄、仙茅、淫羊藿、杜仲、枸杞子、山茱萸、菟丝子、肉桂、附子等。对甲亢心肝阴虚者，当以降火养阴，宁心柔肝为主。方用天王补心丹加减。若虚风内动，舌体颤抖不能自止者，可适量配以鳖甲、钩藤以平息肝风；若心悸不寐明显者，可适量配以龙骨、牡蛎以潜阳安神。

五、用方规律

通过挖掘国医大师治疗瘿病验案中的用药规律，发现国医大师治疗瘿病验案中的处方共51首，涉及中药161味，总频次755次；用药频次＞20次的中药依次为柴胡、牡蛎、甘草、浙贝母、郁金、夏枯草、白芍、连翘、玄参、茯苓；药物性味以苦寒为主；归经主要归属于肝经；药物功效主要为清热解毒、清热凉血、疏肝解郁、燥湿化痰等；药物关联分析排名前三的为柴胡－郁金，浙贝母－连翘，柴胡－姜黄等；查阅相关文献发现，古代医家治瘿以海藻、昆布等含碘高的药物为主，现代医家治瘿以肝论治；由此可推测古代瘿病发生主因饮食及地理环境导致的碘缺乏致病，现代瘿病的发生情志因素占首位。上述药物药效大致可分为清肝类和化痰类，清肝类药物包括柴胡、甘草、郁金、夏枯草、白芍、连翘、玄参，化痰类药物包括牡蛎、夏枯草、贝母等。

六、针灸治疗

通过查阅临床和动物研究文献发现，针灸疗法是祖国医学治疗瘿病的优势疗法，针灸治疗瘿病颇为广泛。针灸能够调和阴阳、温阳散寒、行气活血通络、抗炎消肿、扶正祛邪，有利于瘿病的治疗。治疗瘿病以近部选穴为主，使用频次居前5位的腧穴为天突、肩髃、气舍、天府、臑会，使用频次靠前的经脉为手阳明大肠经、任脉、手太阴肺经、足阳明胃经、足少阳胆经，腧穴间配伍形式包括局部配穴、本经配穴及同名经配穴，以局部配穴为主，选用频次最高的特定穴为交会穴，选用腧穴多位于颈项部和上肢部。

第二节 现代发展

一、病名规范

古代有"五瘿"之分，现代诊断更加明确，有些不属于瘿病范畴的已经剔除。现代医学中以甲状腺肿大为主要临床表现的疾病如单纯性甲状腺肿、甲状腺瘤、甲状腺癌等可归属于"瘿病"范畴。而甲状腺炎症类疾病可归于"瘿痈"或"瘿痛"范畴。

二、病因病机

1. 病因方面

引起瘿病的病因主要有外因和内因2个方面。外因一是水土失宜，饮食缺碘。二是外感六淫，以火、热、湿较多见，主要是引起瘿痈肿痛。内因一是情志内伤，引起气机郁滞，津液不能输布，凝聚成壅结之结块。二是痰浊凝聚，痰饮之邪流于经络，结于颈前。三是瘀血阻滞，调摄失宜，气血凝滞。四是体质因素，如女性以肝为先天，常因情志刺激引起气郁痰结。五是先天禀赋、孕育不足，胎中失养，肝肾亏虚，发为瘿病。

2. 病机方面

三种类型的瘿病其病机离不开正邪交争，脏腑失和，阴阳失调，气滞痰凝血瘀壅结颈前。

气瘿、肉瘿、石瘿、瘿痈、瘿痛的病理性质以实证居多，病理产物以痰浊、津聚、瘀血、热毒等为主；虚劳、瘿气以虚证居多，病理产物主要为水湿。在瘿病的病变过程中，常发生病机的消长转化，如气滞痰凝日久，则邪入血分，形成痰瘀互结之候；也可日久化火伤阴，耗伤气血津液，形成阴虚火旺之候。如果肿块质地坚硬，可能癌变。

三、证候表现

症状学方面，瘿病的症候群主要包括局部症状和全身症状两个方面，局部以颈部肿大、肿胀感为主，部分患者还有咽部不适、咽部异物感；全身表现包括：情志不畅、疲劳乏力、心悸心慌、睡眠障碍、月经失调等。

有研究发现，结节类瘿病有54个中医证型，按出现频次由高到低，最常见的是痰瘀互结证，其次是气郁痰阻证、气滞痰凝血瘀证、肝郁脾虚证、肝郁气滞证。甲状腺结节多以实证为主。

有研究通过聚类分析发现桥本甲状腺炎有5种常见的中医证型：气阴两虚证（72例，占36.0%）、肝郁脾虚证（67例，占33.5%）、痰火郁结证（36例，占18.0%）、阴虚火旺证（15例，占7.5%）、脾肾阳虚证（10例，占5.0%）。

四、治则治法

1. 治则思路

瘿病三个阶段治疗策略。

（1）未病治肝防变化　临床上很多患者出现颈部、咽部不适等甲状腺疾病症候群的亚健康表现，此时功能检查未发现器质性病变，现代医学对现阶段无任何有效的治疗干预方法。此时患者肝郁气滞，甚至出现肝郁脾虚证候。此阶段治疗原则是采取"未病先防"，发挥中医药治未病的优势，纠正各种不适和紊乱，避免引起器质性甲状腺疾病的发生。

（2）病情尚轻当适度干预　对于已有器质性病变的甲状腺疾病，但是不需要现代医学手术等方式治疗的患者，现代医学主要是"随访观察"。在此阶段，瘿的局部病变与全身紊乱处于相互影响的动态演变过程中，已经紊乱的内环境有可能加重局部病变的发展。此阶段应当根据个体情况，进行中医药辨证论治，通过调理，改变人体内环境紊乱，阻断其对局部的进一步影响，能够延缓或阻断瘿病的继续发展，甚至有逐步恢复的可能。

（3）病情既重中西医结合治疗　瘿病局部症状和全身症状明显，需要进行手术等治疗时，当采用现代医学手段进行局部病变的治疗，同时整合中医药治疗的优势，纠正全身的紊乱，与现代医学手段融合、协同，实现治愈疾病、减少复发、提升生活质量的目的。

2. 治法探讨

根据近年文献报道，瘿病的治法有疏风清热、疏肝清热、健脾化痰、疏肝理气、疏肝健脾、疏肝补肾、理气解郁、解郁化痰、化痰软坚、化痰散结、软坚散结、活血化瘀、化瘀散结、散寒化瘀、活血消坚、益气养阴、和营养阴、温补脾肾、益气温阳、调摄冲任、扶正固本等法。其中理气化痰消瘿是瘿病最基本、最主要的治法，临证往往两法或两法以上同时相辅为用。

五、临床论治

当代中医对瘿病的治疗在继承古人经验的基础上，又有了较大的发展，治疗思路主要表现在四个方面。

1. 辨病论治

如瘿病腺瘤、囊肿、炎症后期以疏肝理气、化痰活血为主治疗，而炎症早期可以予养阴清热、疏肝化痰法治疗；久病则以益气养阴、软坚活血等治法；桥本甲状腺炎等出现甲亢或甲减，则分别予以滋阴制阳或补阳消阴等治法。

2. 辨证论治

根据瘿病证候表现不同进行论治，归纳起来主要有风温外感、气滞、痰凝、血瘀、冲任失调证型。每每相互兼夹，合并成各种证型。辨治如前述。

3. 中西结合治疗

抗甲状腺药物或甲状腺激素可以将甲状腺功能指标较快控制在正常范围内，使得病情尽快稳定。但是停药后容易复发，副作用大。中医药治疗可以改善临床症状，也可以消除西药带来的副作用。二者结合，可以获得更好的临床疗效。

4. 含碘中药使用

由于缺碘曾经是瘿病的主要原因，历代医家多采用含碘丰富的植物类药物，如海藻、昆布等，但是随着碘缺乏疾病的减少，并结合西医学认识，现代主张对伴有甲亢的瘿病慎用含碘较多的中药，对不伴有甲亢甚至甲减的瘿病仍可以选用以消瘿散结法。

六、基础研究

1. 情志致病与神经-内分泌-免疫调节网络系统

在瘿病的发生发展过程中，情志因素发挥着不容忽视的作用。近几年新发展的神经-内分泌-免疫调节网络（NIM 网络）理论认为：焦虑等应激可兴奋下丘脑-垂体-肾上腺轴（HPA 轴），导致促肾上腺皮质激素（ACTH）分泌增多，一方面导致多种免疫相关因子等表达水平失衡；另一方面，反馈作用于海马、杏仁核等，进一步造成情绪异常。五志过极，均可以影响脏腑气机，气机郁滞于内，从阳化火，引起瘿病不适。相关研究发现，肝的疏泄功能，在整体上与 HPA 轴的调节功能有关。

2. 硒元素与甲状腺疾病

硒蛋白在甲状腺中具有广泛的功能，包括抗氧化作用、抗炎作用，并直接参与甲状腺素的合成。低硒状态与甲状腺的免疫功能减退有关。研究表明，硒缺乏可能是引起甲状腺功能减退、甲状腺肿、甲状腺癌等多种甲状腺疾病的相关因素之一。

3. 肠道菌群的失调与病毒的感染

肠道内菌群的失调能够影响人体内多种免疫细胞的分化，产生炎性因子和炎症反应，并会产生大量的抗体，造成甲状腺局部损伤，影响碘的吸收和利用，从而影响甲状腺功能。李文仲等指出肠道菌群结构的显著改变比如厚壁菌门/拟杆菌门比率升高、有益肠道菌群的相对丰度降低等与桥本甲状腺炎的发病关系密切。近年来肠道菌群成为了桥本甲状腺炎发病机制的研究热点，但相关研究有限，其微生态的组成和失调对桥本甲状腺炎中发病机制的影响尚待进一步研究。

第三节 特色治疗

1. 隔药饼灸法
崔云华等辨证脾肾阳虚型桥本甲状腺炎患者，选取天突、膻中、中脘、关元和大椎、命门、肾俞两组穴位以及具有温补活血功用的中药，采用隔药饼灸的治疗方法，能够改善患者情绪，降低炎症指标。

2. 中药贴敷
以五倍子、黄药子、生大黄、全蝎、僵蚕、土鳖虫、白芥子共研细末，以醋、酒各半调敷于颈部，保持湿润，每两日换药一次，7次为1个疗程。有活血化瘀、清热散结功能。用于瘿病痰结血瘀、热毒较盛者。另外，将肉桂、吴茱萸打粉，以适量药末同生姜汁调膏，敷神阙穴，隔日一次，可治疗瘿病甲状腺功能减退者。再者，青黛散调敷颈前甲状腺区域，可以有效治疗桥本甲状腺炎，降低TPOAb、TgAb水平。

3. 三因制宜
如亚急性甲状腺炎有季节发病趋势，夏秋季节发病较多，与肠道病毒发病高峰一致，不同地理区域有发病聚集倾向。故诊断治疗需要因时因地制宜。初期以疏风清热、解毒消肿为宜。而居住在高原地区者，水土失宜，损伤脾胃功能，致脾虚失运，痰湿内生，发作瘿病，故对缺碘地区，治疗上当考虑应用含碘较多的药物。山慈菇，有化痰解毒、散结消肿的作用，现代药理研究其能抗组织增生，常用剂量为3～6g，但临床上需根据患者的体质情况，因人制宜，剂量要先从常规量用起，逐渐加量，并久煎，一般用10～20g，少数患者用至30g，对促使腺瘤缩小作用显著。

第四节 名医学验

1. 林兰
林兰教授强调桥本甲状腺炎的早期诊断，提出任、督脉及肝、肾、心、脾、胃之经均上入喉而过甲状腺，提出甲状腺为"奇恒之府，助肝疏泄，助肾生阳"学说。认为其特点为肝郁脾虚和脾肾阳虚，针对其特点做相应治疗。认为亚甲炎发病机制为气郁发热的基础上外感风热邪毒，根据疾病自然病程将其分为三型，风热外袭、热郁毒结证，毒热炽盛、阴伤风动证，邪去正虚、肾阳亏虚证，分别治以银翘散、清瘟败毒饮或柴胡清肝汤、金匮肾气丸等。并强调亚甲炎当内服外敷相结合治疗。

2. 唐汉钧
唐汉钧教授重视李东垣"百病由脾胃衰而生也"的观点，认为瘿病治疗过程中，应注意扶正与祛邪的关系，不可过用攻伐之品，以免损伤脾胃。对结节性甲状腺肿的治疗，用四君子汤加减，以温运脾阳，助化痰湿；理气则以柴胡、郁金、八月札疏肝解郁，抑木扶土；以健脾益气、扶正消瘿，治疗桥本甲状腺炎；以健脾养血、扶正解毒，治疗甲状腺癌手术后患者等。

3. 许芝银
许芝银教授认为颈部肿块，不红不痛，不脓不溃，起病缓慢或迁移日久，属于外科阴证范畴，温阳法是正治之法，旨在振奋人体阳气以化寒邪，从而达到散结消瘿。温阳法是标本兼治之法，既可调理全身偏胜偏衰，纠正甲状腺功能，又可温散，配合行气、化痰、活血而散结。许多瘿病发展过程中都有温阳法的适应阶段，临床常用于瘿病结节久治不愈、亚急性甲状腺炎中后期、桥本甲状腺炎中后期，特别是合并甲减时十分常用。常用方阳和汤。

中医药治疗瘿病的疗效得到中医、西医的共同认可，但目前对以下几个问题仍需达成共识。一是不可以片面夸大中医药或西医的作用，中西医融合治疗效果更好。有些疾病单纯用中医或者西医有时效果仍不尽人意，而将两者优势互补往往能取得更加好的疗效。例如，甲状腺较大结节甚至甲状腺癌目前仍以手术治疗为主要方法，针对术后的相关并发症，可以以中医药进行调理；对于甲亢患者，抗甲状腺药物治疗同时联合中医辨证施治可较快缓解患者症状，降低复发率。大部分甲状腺功能减退者，西医治疗配合中药扶正益气、调和阴阳、调理肝脾肾等，对临床症状改善具有显著效果。二是目前较多医患常认为碘摄入过多引起甲状腺结节发病增大，临床上一味地忌碘，不敢应用含碘中药。近 30 年来，随着碘盐的推广使用，缺碘导致的甲状腺疾病确实已经基本得到控制，但是不代表甲状腺疾病永远忌碘。各种甲状腺疾病在不同阶段表现出甲亢抑或甲减的证候，对含碘中药的使用也就不尽相同，值得进一步思考探索。三是局部与整体问题，瘿病常表现出甲状腺肿大或结节的局部症状，有时候局部症状较轻，而全身症状比较明显，临床上如何局部结合整体辨证，是以局部痰瘀为主的实证抑或伴发全身脾肾亏虚的虚证，辨证准确，权衡孰轻孰重，用药精当才能获得较好的临床效果。

（陈德轩）

第二章　瘤

课程思政提要：随着社会文明的进步，经济的发展以及人们对卫生保健提出了更高的要求，社会人群的生活不但需要优质的生活质量，还要有良好的心理状态和社会活动适应能力。瘤相当于西医的部分体表良性肿瘤，其多发生于人体体表，在带来生理痛苦的同时，常影响体表美观，从而给患者心理造成巨大痛苦，进而降低患者生活质量。我国在进入全面建设小康社会的新形势下，加强提升国民心理健康水平已经成为实现国家长治久安的一项源头性、基础性工作。

瘤是瘀血、痰滞、浊气停留于机体组织间而产生的结块，其临床特点是局限性肿块，多生于体表，发展缓慢，一般没有自觉症状。《医宗金鉴·外科心法要诀》将其分为六种，即：气瘤、血瘤、筋瘤、肉瘤、骨瘤、脂瘤。六瘤的发病人群各有不同。气瘤好发于有家族遗传史者；血瘤多见于婴儿和儿童，多为先天性；肉瘤多见于成年女性；筋瘤好发于长久站立工作者或怀孕的妇女；骨瘤恶性多发于10~25岁青少年女性；脂瘤多见于青壮年。瘤一般不具有传染性。病因包括内因和外因两大类，内因多为正气不足和七情所伤，外因主要与六淫之邪或环境污染等有关。发病机理多是机体阴阳失衡，脏腑功能失调，经络阻塞，气滞血瘀，痰凝毒聚等胶合为患。瘤的治疗原则上以手术切除为主，辅以中药治疗。

第一节　历史积淀

一、病名源流

中医学对瘤的认识已有三千五百多年的历史，很早就认识到瘤的特征和治疗调护，并积累了丰富的临床经验。

殷墟出土的甲骨文中，就有了"瘤"的记载，距今已有三千五百多年的历史，这是中医对瘤最早的文献记载。早在2000多年前的《周礼》中就记载周代有专治肿疡的医生，称之为"疡医"，肿疡即包括了瘤。《黄帝内经》曰："久者，数岁乃成，以手按之柔，已有所结，气归之，津液留之，邪气中之，凝结日以易甚，连以聚居，为昔瘤。"《难经》继承和发展了《黄帝内经》的理论，提出："积者，阴气也；聚者，阳气也。故阴沉而伏，阳浮而动。气之所积，名曰积；气之所聚，名曰聚。故积者，五脏所生；聚者，六腑所成也。积者，阴气也，其始发有常处，其痛不离其部，上下有所终始，左右有所穷处；聚者，阳气也，其始发无根本，上下无所留止，其痛无常处谓之聚。故以是别知积聚也。"这里的"聚"即良性肿瘤。隋唐时期对肿瘤的分类有了进一步的认识，孙思邈提出五瘿、七瘤，所谓七瘤，即瘿瘤、骨瘤、脂瘤、石瘤、脓瘤、血瘤、肉瘤等七种。这一论述虽然良恶相混，但其各不同的预后，已有很清楚的认识。宋代陈无择将瘤分为骨瘤、脂瘤、气瘤、肉瘤、脓瘤、血瘤，同时期医家杨士瀛在其著作《仁斋直指方论·瘿瘤方论》中将该病分为："一曰骨瘤，二曰脂瘤，三曰肉瘤，四曰脓瘤，五曰血瘤，六曰石瘤，瘤之种有六者此也。"明代朱橚、龚延贤、薛己皆在各自的著作中有相同的分类论述。之后不同医家的文献中又有脂瘤、黑砂瘤、蛔虫瘤、疽瘤等关于瘤的记载。清代吴谦对先前医家的思想做出总结，将瘤归纳为气瘤、血瘤、肉瘤、骨瘤、筋瘤及脂瘤六大类。

二、病因病机

历代医家依自己的临床实践从不同角度对肿瘤的病因病机进行了观察和分析,将瘤之病因大致归纳为外感六淫,内伤七情,脏腑阴阳失调,饮食水土失宜等,内因外因相互作用,导致机体阴阳失衡,脏腑功能失调,经络阻塞,气滞血瘀,痰凝毒聚,胶合为患,发为本病。

(1)外感六淫　六淫之邪,客于机体,影响脏腑功能,阻碍气血运行,气滞血瘀,痰湿凝聚,积之成瘤。正如《灵枢·刺节真邪恶》记载:"虚邪之入于身也深,寒与热相搏,久留而内着,……邪气居其间而不反,发为筋溜,……为肠溜,……为昔瘤……为骨疽,……为肉疽。"此皆叙述了六淫在瘤发生过程中的致病作用。

(2)内伤七情　中医学很早就认识到精神因素与瘤的发生发展的关系。例如,《灵枢》在分析肿瘤之病因时强调:"若内伤于忧怒,则气上逆,气上逆则六俞不通,温气不行,凝血蕴里而不散,津液涩渗,着而不去,而积皆成矣。"明代陈实功强调:"忧郁伤肝,思虑伤脾,致脾气不行,逆于肉里,乃生气瘿、肉瘤,皮色不变,日久渐大。"这些都说明了瘤与精神情绪因素关系密切。

(3)脏腑阴阳失调　"邪之所凑,其气必虚"。正气衰弱,邪气亢盛,正不胜邪,脏腑功能失调,则瘤自生。明代陈实功在其著作《外科正宗》中说:"夫人生瘿瘤之症,非阴阳正气结肿,乃五脏瘀血、浊气、痰滞而成……肝统筋,怒动肝火,血燥筋挛曰筋瘤……肾主骨,恣欲伤肾,肾火郁遏,骨无荣养而为肿曰骨瘤。"又如吴谦在其《外科心法要诀》中云:"诸证形状各异,皆五脏湿热邪火浊瘀,各有所感而成,总非正气之所化也。"可见脏腑阴阳失调,也是瘤产生的重要原因。

(4)饮食水土失宜　恣食辛辣厚味,脾胃受损,水湿不化,津液不布,湿蕴日久而成湿毒,或兼受邪火熬灼,凝结成痰,痰浊凝聚而为瘤。《黄帝内经》有云:"饮食自倍,肠胃乃伤。"酒食不节,过饥过饱,损伤脾胃,痰湿内生,阻滞气机,血行不畅,痰湿与气血相搏结,乃生瘤类疾病。

三、论治原则

纵观古代医家论治瘤,主要的治疗原则包括软坚化痰散结、活血化瘀、扶正祛邪、分期论治。

(1)软坚化痰散结　津液运化失常,化而为痰,痰在体内时间过久会形成硬块,即瘤。所以对于痰凝所致的瘤,主要治疗方法为行气健脾、消痰化积,方用参苓白术散加减、二陈汤加味等。

(2)活血化瘀　瘀血多因脉络受损、火邪损伤血络以及外伤导致的出血所致,血溢脉外,停于机体、内脏中,日久硬结,即肿瘤前身。治疗主要以活血化瘀为主,常用的代表方药为血府逐瘀汤,能够活血化瘀、消除积滞。

(3)扶正祛邪　机体的"腑藏虚弱",外邪则"乘虚投隙",日久成瘤。正所谓"正气存内,邪不可干"。如《景岳全书·积聚》云:"凡脾肾不足及虚弱失调之人多有积聚之病。"又如《圣济总录·瘿瘤门》谓:"瘤之为义,留滞而不去也,气血流行,不失其常,则形体和平,无或余赘,及郁结壅塞,则乘虚投隙,瘤所以生。"因此扶正不仅能治疗肿瘤,也是减轻肿瘤症状的重要治疗方法。

(4)分期论治　明代陈实功根据瘤的不同发展时期提出不同治疗原则,其著作《外科正宗》曰:"初起自无表里之症相兼,但结成形者,宜行散气血……已破流脓不止,瘤仍不消,宜健脾胃为主,佐以化坚。已溃出血不常,瘤口开泛者,宜养血凉血,佐以清肝。溃后瘤肿渐消,脾弱不能收敛者,补肾气、兼助脾胃。"明代医学家李仲梓所著的《医宗必读》在分期论治基础上,提出"初、中、末"三法:"初者,病邪初起,正气尚强,邪气尚浅,则任受攻;中者,受病渐久,邪气较深,正气较弱,任受且攻且补;末者,病魔经久,邪气侵凌,正气消残,则任受补。"

四、治疗经验

气瘤为肺失宣降,腠理不密,外邪所搏,气聚痰凝,留于肌肤而致,方用通气散坚丸,内含陈皮、半夏、茯苓、甘草、石菖蒲、枳实(炒)、人参、胆南星、天花粉、桔梗、川芎、当归、贝母、香附、海藻、黄芩（酒炒）等药，具有通气宣肺，化痰散结之功效。血瘤总因火热迫血妄行，治以清热凉血散瘀。心肾火毒者多用黄芩、黄连、知母、贝母、川芎、当归、白芍、生地黄、熟地黄、蒲黄、羚羊角、地骨皮、甘草、地榆、槐花、天花粉；肝经火热者用牡丹皮、栀子、柴胡、当归、白芍、茯苓、白术、生姜、薄荷、甘草、川芎、生地黄、青皮、芦荟、昆布、黄连；脾失统血者常用陈皮、贝母、香附、乌药、当归、白术、茯神、黄芪、酸枣仁、远志、党参、木香、甘草。筋瘤多因怒动肝火，血燥筋挛所致，或因久立负重而发，治宜清肝养血、舒筋活络，常用当归、生地黄、芍药、川芎、丹参、芦荟、黄连、枳壳、牛膝、忍冬藤等。脂瘤以外治为主，常用七三丹或稀释后的白降丹。肉瘤常由痰气郁结而起，故多用陈皮、半夏、茯苓、僵蚕、黄连、甘草、乌药、川芎、当归、白芍、香附、青皮、木香、生姜、大枣等理气健脾，化痰散结。骨瘤以解毒、活血、补托、补养为大法，《太平圣惠方》治以犀角屑、连翘、射干、栀子仁、升麻、当归、川大黄、木香、枳壳、赤芍、甘草、玄参。

第二节 现 代 发 展

一、病名规范

瘤的病名，是在漫长的发展过程中逐渐形成的，散见于各个时期的医籍文献中。古代文献中对于瘤的病名有气瘤、血瘤、筋瘤、肉瘤、骨瘤、脂瘤等，新中国成立以来，迫切需要对中医外科病证名进行现代化的规范以促进学科发展的现代化和国际化，将瘤的病名加以规范："气瘤"相当于"多发性神经纤维瘤"，"血瘤"相当于"海绵状血管瘤"，"筋瘤"相当于"下肢静脉曲张"，"肉瘤"相当于"脂肪瘤"，"骨瘤"相当于"骨良恶性肿瘤"，"脂瘤"相当于"皮脂腺囊肿"。

二、病因病机

1.病因

引起瘤的病因主要有以下几个方面。①遗传因素，如多发性神经纤维瘤，为常染色体显性遗传疾病，系外胚层和中胚层组织发生障碍所致。②生活习惯，如长时间站立、重体力劳动和各种原因引起的腹腔压力增高等均可使瓣膜承受过度的静脉压力，在瓣膜结构不良的情况下可导致瓣膜关闭不全，产生血液反流而导致下肢静脉曲张。③生物因素，如皮脂腺囊肿常伴随感染。此外，长期抑郁、紧张等精神因素，长期接触放射线和超声波等物理因素，长期接触墨水、染料、颜料、油漆等化学因素也是瘤的一些致病因素。

2.病机

当代不少医者在结合古代文献和现代医学研究的基础上对瘤的发病机理提出新的见解，吴以岭院士构建了"三维立体网络系统"为核心的络病研究框架，认为肿瘤的形成是络息成积，将络病理念引入肿瘤治疗策略。曹康迪认为"寒气生浊，热气生清"可诠释肿瘤发生、发展、转移的病机与治疗。张久亮则提出瘤发生的病机为正常细胞的"神"受到了病邪的侵袭而成为"癫狂之神"，在"癫狂之神"的调控之下，细胞出现了异常的生长，其形亦随之而异常，成为肿瘤细胞。蒋士卿提出肿瘤以肾阳虚为本，阳虚失去温煦推动能力，阴邪结聚体内，有形之邪而成，病性属阴。

三、临床表现

1.好发部位

气瘤好发于躯干部，亦常见于面部及四肢；血瘤好发部位是以头面部为主，也可出现在黏膜、外阴部、躯干、四肢等；筋瘤好发于下肢，肉瘤好发于肩、背、颈、乳房和腹部，其次为四肢近端

（如上臂、大腿、臀部）；良性骨肿瘤可发于全身各处骨骼，恶性骨肿瘤通常好发于四肢骨干骺端；脂瘤好发部位主要是皮脂腺分泌比较旺盛的部位。

2. 好发人群

气瘤好发于有家族遗传史者；血瘤多见于婴儿和儿童，多为先天性；肉瘤多见于成年女性；筋瘤好发于长久站立工作者或怀孕的妇女；骨瘤恶性多发于 10～25 岁青少年女性；脂瘤多见于青壮年。

3. 症状体征

气瘤常具有以下表现：①软纤维瘤；②象皮病样；③咖啡斑；④口腔乳头状瘤、巨舌；⑤智力发育不良，颅内肿瘤及癫痫发作。血瘤表现为质地柔软似海绵，常呈局限性半球形、扁平或高出皮面的隆起物，肿块有很大的压缩性，可因体位下垂而充盈，或随患肢抬高而缩小。筋瘤小腿静脉盘曲如条索状，色带青紫，甚则状如蚯蚓，瘤体质地柔软，抬高患肢或向远心方向挤压，可缩小，但患肢下垂或放手顷刻充盈回复。肉瘤大小不一，边界清楚，皮色不变，生长缓慢，触之柔软，呈扁平团块状或分叶状，推之可移动，基底较广阔，一般无疼痛。骨瘤一般以疼痛，局部肿块，功能障碍，病理性骨折为典型表现，恶行者晚期可以出现恶病质。脂瘤肿块位于皮肤浅层内，呈半球状隆起，在肿块表面皮肤常可见针头大开口，略带黑色，挤之有白色分泌物溢出，且有臭气。

四、治则治法

1. 治则思路

（1）分清标本缓急，标本兼治　应遵循"急则治其标，缓则治其本"的原则，在瘤的发展过程中，出现急性并发症时，先行治疗并发症，再治疗瘤。当并发症得以缓解后，方可再行治疗瘤。

（2）扶正祛邪，攻补兼施　瘤病因病机的特点是本虚而标实，正气亏虚为本，气滞、血瘀、痰凝、湿热为标。应根据病情的虚实而定攻补，遵循扶正不留邪、祛邪不伤正的原则。

（3）辨病和辨证相结合　辨证应与辨病相结合，运用现代科学的理论和工具，做出准确诊断，综合分析应用"同病异治"与"异病同治"的原则。

（4）局部与整体相结合　辨证治疗时必须重视全身状况，同时也要仔细观察局部的变化，针对整体气血阴阳的偏盛偏衰，局部邪气的寒、热、痰、瘀的不同，制定相应的治法，将整体与局部并重的原则贯彻始终。

2. 治法探讨

蒋健教授探讨气瘤的中医辨治思路并认为气瘤的病机多为痰瘀互阻，治疗应以活血化瘀、化痰散结为法。国医大师贺普仁借助火针的温通作用行气活血、温经通脉，治疗血管瘤。岭南疡科流派名老中医蔡炳勤教授，对筋瘤、臁疮提出"因虚致瘀、湿瘀阻络"的观点，主张内外结合，内服药多以益气活血、祛湿通络为法，外用药组方重视三点：中医理法辨证、透皮吸收的效果、现代药理研究结果。国医大师周仲瑛认为脂肪瘤多为湿浊痰瘀互结所致，治以祛湿化痰，降浊祛瘀。全国老中医药专家学术经验继承人刘云霞指出，骨瘤初起，宜首辨阴阳。阴者证属痰湿凝滞或兼瘀阻，宜化湿健脾，行气活血；阳证者，多由热毒蕴结在骨，证属热毒蕴结，治以清热解毒。脂瘤则以外治为主，不加赘述。

五、基础研究

1. 瘤相关疾病模型的建立

瘤的动物模型可以分为：细胞移植类、组织移植类、基因相关类三种。以血管瘤为例：细胞移植类可以分为血管瘤内皮细胞离体培养模型和血管瘤干细胞离体培养模型；组织移植类如唐耘燩等将人皮肤血管瘤组织移植到裸鼠皮下后进行动态观察；基因相关类包括多瘤病毒 T 抗原转基因鼠模型和病毒包装血管内皮生长因子基因过表达载体转染模型。

2. 瘤相关疾病新型诊疗技术

（1）射频消融 是将交流电从探头尖端传递到皮肤，对目标组织产生热效应进而破坏。该技术广泛用于消融肿瘤等皮肤病变，其电极尖端的高能量通量赋予局部热效应而不损害周围正常组织，并且能够诱导止血效应以减少术中出血。

（2）光动力疗法 是一种较为成熟的肿瘤疗法，肿瘤细胞可以选择性地摄入光敏剂，然后用光照射激活光敏剂，从而导致肿瘤局部破坏。

（3）电干燥 是指直接对病变组织进行电灼，使病变组织干燥凝固并坏死脱落，一般用于皮肤赘生物。

第三节 特 色 治 疗

1. 血瘤

山东中医药大学附属医院的陈柏楠采用中药熏洗法治疗 8 例先天性静脉畸形骨肥大综合征并发的血瘤，根据患者病情的不同阶段辨证论治，采用清热利湿、益气活血法治疗，临床症状和体征均有不同程度好转，其中痊愈 4 例，好转 2 例，有效 2 例。总有效率为 100%。

2. 肉瘤

国医大师周仲瑛中西医结合治疗 1 例反复生长脂肪瘤患者，其认为脂肪瘤多为湿浊痰瘀互结所致，外科手术可以切除病灶，但患者痰湿内盛本质没有改变，故患者腹腔脂肪瘤反复生长，因此遣方用药选用多种祛痰与消散之品相结合。治疗后，随诊一年，未见再生。

顾氏外科治疗慢性下肢溃疡，一般辨证分型论治。近年来顾氏外科分湿热毒蕴证、湿热瘀阻证、气虚血瘀证、脾虚湿盛证四型论治。湿热毒蕴证，方用三妙丸、五味消毒饮加减；湿热瘀阻证方用三妙丸、萆薢渗湿汤加减；气虚血瘀证方用补阳还五汤、四君子汤、补中益气汤、六味地黄丸、桂附地黄丸等加减；脾虚湿盛证方用参苓白术散合三妙散等加减。

3. 脂瘤

上海中医药大学附属龙华医院采用综合中医外治法治疗脂瘤，例如，十字切开清创，或用九一丹棉嵌，使丹药与创面充分接触以拔毒蚀囊，外以金黄膏或青黛膏盖贴以清热解毒。待后期创面脓腐已尽、新肉未生之际，用生肌散薄撒创面以敛疮生肌；对于创面较大，形成皮下空腔者，可采用"垫棉法"加压以促进皮下空腔粘连、闭合。外以红油膏或白玉膏盖贴以生肌收口。

4. 三因制宜

《血管瘤和脉管畸形的诊断及治疗指南（2019 版）》中将良性脉管瘤根据患者的发病年龄、性别、疾病性质、病程、病情严重程度等个体差异，制定了个体化治疗方案。中医学认为血瘤系"血热沸腾，加以外邪而成"，故勿过食辛辣厚味，以免化热，且防止瘤体破裂出血。

肉瘤的形成考虑和饮食相关，注意合理饮食，勿过食辛辣炙煿、肥甘厚味之品，还应及时纠正不良生活习惯。对于全身多发脂肪瘤的患者，特别是体积较大的脂肪瘤，必要时可配合手术切除治疗。

脂瘤是由于皮脂腺排泄管阻塞，加之环境因素和不良生活习惯诱发的一种皮肤病，对于有粉尘、细菌等生活工作环境者，在药物治疗的同时，应远离不良环境的影响。对于生活不规律的患者，应积极调节身体代谢紊乱的情况，注意饮食清淡，多食新鲜蔬菜水果，保持皮肤清洁。

第四节 名 医 学 验

1. 尚德俊

尚德俊教授认为下肢静脉疾病，虽然其发病原因和病理变化有所不同，但都存在血瘀共性——

实际是血瘀证疾病，表现为下肢瘀血、肿胀、血栓形成、血管狭窄或闭塞，甚至出现溃疡，都可以用活血化瘀法治疗。尚德俊教授特别强调，治疗下肢静脉曲张，临床辨证论治内服中药，结合外治疗法、熏洗疗法，对消除肢体瘀血肿胀，缓解疼痛和促进肢体血液循环具有独特作用，不应忽视。

2. 阙华发

阙华发认为脾肾亏虚、中气下陷、血脉瘀滞为筋瘤基本病机，究其致病根本，则在于脾肾亏虚。主张以益肾健脾、升阳举陷为主要治法，辅以疏肝理气、补血养心、理气宣肺之品。针对脾肾亏虚、中气下陷的病机，阙老师根据"虚则补之"的原则，常用补中益气汤加减化裁，以达脾气旺、中气升举有力的目的。

瘤病是中医外科学的重要组成部分，也是广泛采用中医外治法参与临床治疗的一类疾病，无论是中医内外合治，还是中西医结合，中医外治法的多样性都给予了临床大夫在治疗瘤病方面的丰富选择。但还有一些问题需要大家一同探讨：一是如何提高瘤病在中医外科中地位的问题。对瘤病的记载最早可以追溯至《灵枢》，然而近年来，不论是血瘤和筋瘤肉瘤和脂瘤作为皮肤科常见的疾病，常被归入周围血管疾病研究的领域，这表明"瘤"作为独立的概念在传统医学中的地位在逐渐削弱。这需要我们做好对公众的科普，不仅是面对民众的科普，还需要三级医院或专家团队向基层医院的科普，还要做好和现代医学的结合。二是瘤病的概念与现代医学界限不清的问题。中医版教材"血瘤""肉瘤"容易与现代医学名词概念混淆，尤其是"肉瘤"，以 CNKI 检索系统为例，不加任何修饰词加以限定，其检索结果无一篇是中医外科学所指的良性肿瘤，且以骨肉瘤的研究居多。这要求我们着眼于现实环境的发展趋势及中医发展的客观需求，让中医的语言更好地融入现代人的生活，从而有利于中医的现代化发展。

（刘晓菲）

第三章 岩

课程思政提要：恶性肿瘤是危害人类生命健康的一类重大疾病，这不仅是患者一个人的疾病，更是一个家庭的痛苦。除了肉体上的摧残，还给患者及家人带来了精神上的痛苦和经济上的压力，这也严重影响了社会的安定和国家的发展。随着社会经济的快速增长和科技水平的不断提高，许多疑难杂病都被逐一攻克，但恶性肿瘤的发病率和死亡率仍然居高不下。因此，作为医学工作者，要从国家战略的高度不断深入对恶性肿瘤的认识、研究和实践，进一步提高诊治恶性肿瘤的水平和能力，为中华民族的伟大复兴做出应有的贡献。

岩是发生于体表的恶性肿瘤的统称，因其质地坚硬，表面凹凸不平，形如岩石而得名。古代的"岩""嵒""巖"等字义与"癌"相通。《肘后备急方》最早记录有类似于早期乳癌的描述，称之为"石痈"。宋元以后多称为"岩"，如乳岩、肾岩。还有一些不以岩命名的恶性肿瘤，如石瘿、石疽、失荣等。《疡科心得集》中将"舌菌""乳岩""失荣""肾岩翻花"称之为外科"四大绝症"，属于外科疾病中最为凶险者。岩的诊治，一方面要参考现代医学诊疗思路，充分利用现代检查手段，做到早发现、早诊断、早治疗；另一方面，利用中医药治疗特点，发挥扶正祛邪、减毒增效的优势，控制肿瘤的复发、转移，延长患者生存期，提高生存质量。本章主要介绍石疽，该病相当于西医学的恶性淋巴瘤，主要包括霍奇金淋巴瘤和非霍奇金淋巴瘤两大类。乳岩、石瘿、肾岩参见相关章节。

第一节 历 史 积 淀

一、病名源流

石疽最早见于《诸病源候论》，其曰："此由寒气客于经络，与血气相搏，血涩结而成疽也。其寒毒偏多，则气结聚而皮浓，状如痤疖，坚如石，故谓之石疽也。"《外科正宗》则提出了"失荣"之名，描述为"其患多生于肩之以上，初起微肿，皮色不变，日久渐大，坚硬如石，推之不移，按之不动……愈久愈大，越溃越坚，犯此俱为不知"，其临床特点与石疽类似。《外科证治全生集》曰"不痛而坚如金石，形如升斗，石疽也""大者恶核，小者痰核。与石疽初起相同。然其寒凝甚结，毒根最深，极难软熟"，可见恶核与石疽属于同类。《备急千金要方》云"凡恶核初似被射工毒，……或时不痛。人不痛者即不忧，不忧则救迟，救迟则杀人，是以宜早防之""恶核病卒然而起，有毒，若不治，入腹烦闷杀人"，阐明了恶核的致病因素、发展迅速以及预后较差。《医宗金鉴》则首次根据发病部位将石疽分成了上石疽、中石疽、下石疽三种，上石疽"生于颈项两旁，形如桃李，皮色如常，坚硬如石，臂痛不热"，中石疽"生于腰胯之间，缠绵难以收功，其疽时觉木痛，难消难溃，坚硬如石，皮色不变"，下石疽"生于膝间，无论膝盖及左右，俱可以生。坚硬如石，牵筋疼痛，肿如鸡卵，皮色不变"，此为后世所沿用。

二、病因病机

古代医家认为，不同部位的石疽具有不同的病因病机，同一部位的石疽也能再分虚实。《医宗金鉴》指出上石疽是"由肝经郁结，以致气血凝滞经络而成"，进而再分"气实者"、"气虚者"和"日久不消者"；中石疽是因"寒气瘀血凝结"而生；下石疽则"由身虚，寒邪深袭，致令血瘀凝结"而成。顾世澄在《疡医大全》中提出"石疽……系属少阳、阳明二经积热所致，邪毒固结，元气不足""石疽乃寒气所作，深伏于骨髓之间，腿膝有肿，与皮肉相似，若疼而坚硬如石，故谓之石疽，治宜温补"。

三、论治原则

（1）分部论治　按上石疽、中石疽、下石疽的不同部位论治，上石疽强调疏肝理气、化痰散结；中石疽及下石疽则注重活血消肿、温中止痛。

（2）辨别虚实　根据机体在疾病不同阶段的虚实状态，采用不同的治疗方法。对于气实者，兼以疏肝理气；气虚者，辅以补养气血；日久不消者，则以猛药攻之。

（3）内外同治　石疽病变于外，而根源于内，故应内外同治，内服方与外用药同用，将整体治疗与局部治疗相结合，起到更好的治疗效果。

四、用药经验

上石疽，初起气实者宜舒肝溃坚汤，用柴胡、香附、陈皮疏肝理气，当归、川芎、红花、姜黄养血活血，夏枯草、炒僵蚕、穿山甲散结通络，石决明软坚散结，白芍、甘草柔肝缓急，共奏行气活血、通络散结之功。气虚者宜香贝养荣汤，用人参、白术、茯苓、甘草四君子补气，熟地黄、川芎、当归、白芍四物补血，香附、陈皮理气除滞，贝母、桔梗化痰消积，辅以姜、枣调和脾胃，全方补中寓攻，攻补兼施。此外，可用葱白、蜂蜜捣泥敷贴于患处，对于日久不消者，以阳燧锭（蟾蜍、朱砂、川乌、草乌、僵蚕等）每日灸之，以或消、或软、或将溃为度。

中石疽，初宜内服没药丸，用没药、乳香活血消肿止痛，自然铜散瘀止痛，桃仁、川芎、当归、赤芍养血活血，辅以川椒温中止痛。外用鲜商陆捣烂，贴于患处治之，随用艾壮当顶灸之，以软为度。

下石疽，内外治法，俱与中石疽参考。

第二节　现　代　发　展

一、病名规范

2009 年《规范常见血液病中医病名建议》中将"恶核"确定为恶性淋巴瘤的中医病名，"恶"代表病性，"核"代表病状。目前"石疽"和"恶核"均广泛应用于临床。

二、病因病机

石疽的病因病机较为复杂，现代医学将其致病因素多归结于遗传因素、细菌或病毒感染、免疫系统紊乱以及化学电离辐射接触等。中医认为石疽的发生多由于先天禀赋不足，卫外不固，寒邪外袭，湿毒内侵；或先天胎毒未净，蓄于体内，蕴而待发；或后天饮食不节；或七情内伤；或劳欲过度；或病后体弱等，致脏腑功能失调，致痰浊内生，气血瘀滞，痰瘀毒结，胶着凝聚，结于颈项、腰胯、膝间等处而发为岩肿。

三、证候表现

颈项、耳旁、锁骨上、腋下、腹股沟等处出现肿核，初起较小，逐渐增大，皮色不变，按之坚硬，难消难溃，日久多个肿核融合粘连大如拳头，表面高低不平，如岩石之状。后期肿核破溃，时流污浊血水，创面凹凸不平，经久不愈。《淋巴瘤中西医结合诊疗专家共识（2020 年）》指出，本病以"痰"为根本病理因素，合并"寒""虚""瘀""毒"而表现出不同的临床证候。寒痰凝滞者，兼见面白少华，形寒肢冷，神疲乏力，舌质淡，苔白或腻，脉沉或细。气郁痰阻者，兼见烦躁易怒，胸腹满闷，两胁胀满，食欲不振，大便不调，舌质红，苔白腻或黄腻，脉弦或弦数。阴虚痰结者，兼见形体消瘦，进食后易饥饿，潮热汗出，五心烦热，口干咽燥，腰膝酸软，头晕耳鸣，遗精或崩漏，舌红少津，或红绛，少苔或无苔，脉细数。痰瘀毒蕴者，兼见面色晦黯，形体消瘦，壮热烦渴，或午后潮热，口舌生疮，咽喉肿痛；或腹大如鼓，腹部肿块，皮肤瘀斑，尿赤便结；或有黑便。舌质暗或红绛，或有瘀斑；苔黄腻，或黑苔。脉涩或数。正虚邪恋者，可见多处肿核已消，质硬不甚，不痛不痒，面色无华，消瘦脱形，语音低微，乏力倦怠，心悸气短，头晕目眩，恶风，自汗或盗汗，虚烦不眠，舌质淡或暗，苔少或滑，脉弱或细。

四、治则治法

根据疾病不同阶段及全身体质状况、寒热虚实而定。初起体实者，以祛邪为先，宜疏肝解郁，化痰行瘀为主；寒凝所致者宜温通；郁热化火者宜清热解毒。中期以攻补兼施。病久体虚及肿块溃后，重在扶正，宜补养气血，和营理气，化痰消坚。

五、临床论治

临床上医家们对于石疽的辨证分型不尽相同，但主要集中于"寒、痰、瘀、毒、虚"五个方面。王孟琦等归纳 137 篇中医诊治淋巴瘤相关文献的中医证型，占前五位的分别是气血两虚证、痰瘀互结证、气阴两虚证、肝肾阴虚证及寒痰凝滞证，实证中排在前三位的是痰瘀互结证、寒痰凝滞证、气滞痰凝证，虚证中排在前三位的是气血两虚证、气阴两虚证、肝肾阴虚证，虚实夹杂证中排在前两位的是脾虚夹湿证、正虚毒恋证。李伟明等分析了 148 例淋巴瘤患者的证候特点，按证型分布比例从高到低依次为正虚痰凝证、痰瘀互结证、寒痰凝滞证、热毒痰结证。

有医家认为，对于恶性淋巴瘤患者，还应重视中西医结合的个体化治疗，不仅要分型论治，还要分期论治。根据放化疗阶段，分为放化疗前期、放化疗间期、放化疗后期。针对不同时期，应分清扶正与解毒的主次关系，发挥减毒增效的作用。放化疗前期在攻邪之时佐以扶正，为后续的放化疗做准备。放化疗间期对患者出现的不良反应对症治疗，降低机体的损伤，有助于顺利完成化疗。放化疗后期主要针对放化疗后证候的变化调整用药，以及防治肿瘤的复发与转移。

六、方药应用

一是古方今用，用古籍中记载的经典方剂治疗石疽，常用方剂有消瘰丸、小金丹、阳和汤、犀黄丸等，起到软坚散结、化痰祛瘀、清热解毒之效。二是经验用药，有研究统计发现，补虚药、清热药、化痰止咳平喘药在中医治疗石疽的使用率最高，占 72.3%，补虚药为第一位，清热药次之，化痰止咳平喘药第三，活血化瘀等药也常用。三是抗肿瘤用药，有研究表明夏枯草、白花蛇舌草、猫爪草、山慈菇、莪术、全蝎、水蛭等具有抗肿瘤作用，能抑制淋巴瘤细胞增殖。

七、基础研究

一是探索中药及其活性成分治疗淋巴瘤的作用机制，如夏枯草提取物抑制 JAK3/STAT3 信号通路进而促进了淋巴瘤细胞凋亡；姜黄素通过抑制 mTOR 信号通路的激活可有效抑制淋巴瘤细胞增殖并促进其凋亡；藤黄酸可能通过调控 PPARγ 表达与内质网应激抑制淋巴瘤细胞的增殖活性；小檗碱通过破坏线粒体功能选择性诱导淋巴瘤细胞的凋亡，可能与抑制 NF-κB 通路有关；淫羊藿苷可抑制淋巴瘤细胞的增殖并诱导其凋亡，可能系通过下调 Bcl-2、P21 mRNA 表达，激活 Caspase-3、Caspase-9 蛋白等途径实现的。二是开展临床对照试验研究，证明了中西医结合治疗淋巴瘤的效果良好，可以使患者临床症状得到有效缓解，提高患者的生存率和生活质量，体现了中西医结合的优势。

第三节　特色治疗

1. 中药外治

寒痰凝聚证和气郁痰凝证的肿块，可外用阳和解凝膏掺黑退消盖贴。痰热瘀阻证的肿块，可外用太乙膏掺红灵丹盖贴。肿块溃后，可用各半丹药线引流，并用藤黄膏外贴。此外，还有一些经验方（膏）可以用于治疗石疽：

（1）茯苓拔毒膏　茯苓、雄黄、矾石各等分，研成细末直接敷于患处，每日1~2次；或制成软膏外涂，或香油调和，均匀涂抹患处，每日1~2次。

（2）片仔癀软膏　由片仔癀改变剂型而来。清热解毒，散瘀止痛。可涂抹于患处，每日2~3次。

（3）消瘤止痛方　丹参、蟾蜍、明矾、青黛、大黄、马钱子、全蝎、蜈蚣各30g，牵牛子、甘遂、乳香、没药各50g，水蛭20g，研细粉，醋调适量外敷肿大淋巴结，可减轻疼痛并使之缩小。

2. 针灸治疗

（1）寒痰凝滞　主穴取三阴交、丰隆、足三里、阴陵泉。颈部恶核者，可加外关、天井穴。毫针刺，泻法，或加灸，每日1次。

（2）气郁痰结　主穴取太冲、足三里、阳陵泉、曲泉。如气郁化火，症见口干口苦、急躁易怒者，可加悬钟、三阴交穴；胸闷呕恶者，加内关穴。毫针刺，泻法，不灸，每日1次。

（3）痰热蕴结　主穴取合谷、内关、曲池、尺泽。如见高热不退者，可加手少阳三焦经井穴关冲，点刺出血；腹胀便秘者，加上巨虚、丰隆穴。毫针刺，平补平泻法，不灸，每日1次。

（4）肝肾阴虚　主穴取太溪、三阴交、中都、阴谷。潮热、盗汗者，加鱼际、劳宫穴；如兼肝火旺盛者，可加太冲、阴陵泉。毫针刺，平补平泻法，不灸，每日1次。

（5）气血两虚　主穴取足三里、三阴交、阴陵泉、血海。如见神疲畏寒者，可加灸命门、气海俞穴；如见恶心呕吐者，可加内关穴。毫针刺，补法，配合灸法，每日1次。

3. 心理治疗

恶性淋巴瘤的治疗周期长、经济负担重、放化疗毒副作用等给患者带来严重的心理压力，因此医务工作者应对患者进行针对性的心理疏导，鼓励家庭成员尤其是配偶加强与患者沟通，表达自己的情感需求，提高患者对社会资源的利用度，加强对患者的健康教育，提高其对疾病的相关认知，引导患者积极主动地配合治疗，降低患者的焦虑、抑郁不良情绪，提高患者的生活质量。

4. 营养管理

有学者根据现代医学和中医学的营养评估及干预方法，提出中西医结合的分阶段饮食营养管理思路，即淋巴瘤患者饮食营养管理分临床营养干预期（术后或放、化疗期间）、食疗先导期（临床治疗≤3个月）、食疗养生期（临床治疗结束>3个月）3个阶段。

1）临床营养干预期　对术后或放疗、化疗期间的患者，或因肿瘤本身影响吞咽和进食者，以临床营养制剂为主，需注意在胃肠道功能允许的情况下优先使用肠道途径，必要时可使用肠外营养干预，同时以中医食疗为辅。

2）食疗先导期　对手术或放、化疗后3个月以内的患者，以常规饮食基础上配合使用临床营养制剂，同时需要用营养丰富的多样化食物进行调养。

3）食疗养生期　对临床治疗结束3个月以上病情平稳的患者，以日常饮食调养为主，根据气血阴阳和脏腑功能虚损情况，辨证调治，逐步减少或停止临床营养制剂。通过这种分阶段的中西医结合饮食营养管理模式帮助改善患者身体营养状况。

5. 三因制宜

根据患者年龄、体质、病程、疾病严重程度甚至经济条件等多方面因素，综合制定中西医结合的个性化治疗方案。对于年轻的、身强体壮的患者，应及时进行放化疗治疗，能有效抑制肿瘤发展，同时给予中医药治疗，对放化疗起到增敏、增效、减轻不良反应的作用，帮助患者提高生存质量，有利于患者坚持完成整个治疗过程。对于年纪大、体质弱、病程长、不能耐受放化疗的患者，积极发挥中医药治疗优势，帮助患者扶正祛邪，减轻痛苦，延长生存期。对于经济条件差的患者，发挥中医"简、便、效、廉"的治病优势，减轻患者的经济负担，缓解患者的心理压力。

第四节　名 医 学 验

1. 朱良春

朱良春教授认为正虚是恶性淋巴瘤产生的前提条件，肝、脾、肾三脏功能失调导致气滞、血瘀、毒邪、湿聚、痰凝等一系列病理变化，最终痰瘀互结，发为本病。因此治疗上从肝、脾、肾三脏扶正固本，从痰、毒、瘀消瘤散结。常用内服单方、外敷消瘤止痛方治疗兼夹证，将草木药和虫类药结合，常用药对青风藤-穿山龙调节免疫、扶正祛邪，青蒿-柴胡及羚羊角-牛黄清热解表，徐长卿-白鲜皮及全蝎-穿山甲消疹止痒、解毒通络，山萸肉-浮小麦及煅龙骨-煅牡蛎滋阴补肾、固涩敛汗，鸡血藤-油松节-牛角补虚生血。朱老擅长运用虫类药治疗疑难重症，恶性淋巴瘤的发生常与病毒感染及异常免疫调节相关，而虫类药富含多种氨基酸、活性酶及维生素，对机体的免疫功能有双相调节作用，可抑制肿瘤生长，防止肿瘤复发及转移。

2. 王沛

王沛教授认为恶性淋巴瘤总的病因病机为肝郁气滞、气机失调，导致气郁痰凝。若患者属阴虚体质，极易导致痰热互阻进而产生痰毒；若患者属于阳虚体质，极易导致寒痰凝滞，肿块或坚硬如石，或疼痛剧烈；若失治误治导致疾病晚期，或大剂量多疗程放化疗后，患者可出现肝肾阴虚继而导致脾肾不足、气血亏虚。该病治疗上需要分证型、分时期来论治，治疗大法始终不离"阴""阳"二字。绝大多数恶性淋巴瘤都能以行气化痰、疏肝解郁为其基本治法。痰凝滋生日久，极易化热成瘀，若痰、热、瘀交结凝聚，病邪入于阴分不易治疗，需要"攻""破"兼施。王沛临证处方，敢于使用峻烈之药，不拘一格，广泛引入中医外科思想，擅用生药、"毒"药和虫类药，比如：生半夏、生黄芪、生何首乌、生薏苡仁、生龙骨、生牡蛎、威灵仙、三棱、莪术、僵蚕、九香虫、壁虎、白花蛇等，对临床疗效产生了积极的影响。疾病晚期或经放化疗后患者脏腑已经亏损，阴阳气血严重失调，要牢牢抓住脾、肾两脏，再加上痰的产生与肺、脾、肾三脏关系密切，所以补益脾肾可以获得良好效果。

3. 孙桂芝

首都国医名师孙桂芝认为恶性淋巴瘤经放化疗、靶向治疗等治疗后的常见证型是体虚毒恋，正气虚损而邪毒未净。孙老认为可以将淋巴免疫系统功能看作类似于机体"正气"的范畴，其具有"抗击邪气入侵""正邪相争"的功能，其总体来源是在骨髓，骨髓造血而生成淋巴细胞，所以虚损以肾精为先，脾肾两脏均受其累，治当扶正祛邪为原则，予以健脾补肾之法。"益肾填髓"是恶性淋巴瘤辨治中"扶正"疗法的一条总线索，脾为后天之本，固肾先须健脾，务使脾胃调和、中气承顺，而后肾精可补。

4. 王禹堂

全国名中医王禹堂认为恶性淋巴瘤的病因病机应抓住"痰"这一主要因素，其发病虽有正虚之因，但早期以痰毒瘀结为基本病理。王老临证注重辨病与辨证相结合，强调从痰论治，在化痰散结的基础上根据患者体质、疾病所处阶段辨证加减。王老认为石疽发病之时已属顽痰，为痰火互结，炼液为痰，日久兼毒入络，故治以清热散结、化痰解毒为大法，健脾为辅。王老注重健脾补肾，调养先后天之本。根据病势选择用药，对于进展较慢、病势缓和者，用药常选择以化痰祛瘀健脾为法，以健脾化痰为主；对进展较快、侵袭性强者，则注重加强祛痰化瘀力量，除应用虫类药物和破血药物如全蝎、三棱、莪术等外，还用加清热解毒药物，以缓解癌毒炽盛之势。

　　石疽的病因病机十分复杂，由先天不足或后天调摄失常，脏腑功能失调，导致气滞血瘀痰凝，胶着凝聚而成。石疽的治疗强调中西医结合的个性化治疗，无论在疾病初期，还是放化疗期间，或是疾病后期，石疽的病因病机总离不开"寒、痰、瘀、毒、虚"五个方面，应根据正虚邪盛、邪退正复的消长特点进行辨证论治。扶正以健脾益肾、益气养血为主，祛邪以化痰解毒、散结祛瘀为主。石疽病的治疗过程较长，医务工作者应加强宣教工作，让患者对疾病有充足的认识，缓解患者对未知的恐惧，帮助患者树立战胜疾病的信心。

（裴晓华）

第五篇　皮　肤　病

第一章　蛇　串　疮

课程思政提要：据国家卫生健康委员会公布的数据，截至 2021 年末，全国 65 周岁及以上老年人口抚养比为 20.8%。有相关文献报道，老年人的身体及心理健康状况不容乐观，存在多病共存的特点，蛇串疮既影响患者的身心健康，也大大降低了其生活质量。因此，强化健康教育，积极主动防治疾病，对增强老年人群健康素养具有极其重要的社会意义。

蛇串疮是一种皮肤上出现成簇水疱、呈带状分布且痛如火燎的急性疱疹性皮肤病。古代文献中称之为"蜘蛛疮""火带疮""腰缠火丹"等。流行病学显示，以人口基数统计，蛇串疮的发病率为（3～5）/（1000人·年），与我国毗邻的日本、韩国略高过该水平。本病病因多由情志不畅，肝郁化热；或饮食不节，脾失健运，湿热内蕴外溢肌肤；或感染毒邪，火毒蕴结于肌肤而成。发病机制初期以湿热火毒为主，后期是正气虚弱，湿毒瘀滞为患。本病治疗早期以祛邪为主，晚期攻补兼施。主要治法有清热利湿解毒、理气活血止痛，根据症状可加用疏肝解郁、健脾益气、滋阴平阳、通络止痛等法。

第一节　历史积淀

一、病名源流

本病首见于隋代巢元方的《诸病源候论·疮病诸候》，其曰："甑带疮者，绕腰生，此亦风湿搏血气所生，状如甑带，因此为名。"历代文献中将本病称为"蜘蛛疮""火带疮""腰缠火丹""蛇缠疮"等，至清代《外科大成》始称为"蛇串疮"，近代以"蛇串疮"作为其规范中医病名。

二、病因病机

中医学认为，本病初起多为湿热困阻、湿毒火盛、脾湿蕴结，故见水疱，《医宗金鉴》有云："缠腰火丹蛇串名，干湿红黄似珠形。"湿毒火盛，则水疱色红，痛如火燎，即《外科正宗》提出："火丹者，心火妄动，三焦风热乘之，故发于肌肤之表，有干湿不同，红白之异……湿者色多黄白，大小不等，流水作烂，又且多疼，此属脾肺二经湿热。"后期多为火热伤阴、气滞血瘀或脾失健运，余毒未清。疾病日久不愈，气血运行不畅，故见疼痛如针刺，夜间尤甚，如《临证一得方》言："缠腰火丹已经泡溃，延漫未止，加之忍痛，气滞脉络不舒，清蕴兼理气。"若不及时治疗，则毒由脐入腹而死，正如《证治准绳》所言："此证若不早治，缠腰已遍，则毒由脐入，膨胀不食而死。"在《外科大成》《验方新编》中均有类似论述。

三、临床表现

本病皮损常发生于身体一侧，沿某一神经区域沿带状排列，一般不超过人体正中线，多累及肋间神经（占53%）、颈神经（占20%），三叉神经（占15%）及腰骶神经（占11%）。疼痛是本病的特征之一，可于发疹前或发疹时出现。皮疹出现前，一般先有轻度乏力，低热，食欲不振等全身症状，患部皮肤自觉灼热感或神经痛。

典型皮损是发病初期患处先出现潮红斑，随后出现粟粒至黄豆大小丘疹，成簇状分布而不融合，继而迅速变为水疱，疱壁紧张发亮，疱液澄清，外周绕以红晕，排列如带状，疱间皮肤正常。病程一般为 2～3 周，老年人为 3～4 周。水疱干涸、结痂脱落后留有暂时性淡红斑或色素沉着。

四、辨证论治

古代医家对蛇串疮的论治，主要分为热毒论治、湿热论治、风热论治及肝热论治四个方面。

（1）从热毒论治 《证治准绳》中认为蛇串疮的病因为心肾不交，肝火内盛，治以内疏黄连汤；若患者体格壮实，则以金丹内服，合仙方活命饮加黄芩、黄连、黄柏，再加清热解毒药外用。《外科大成》提出"由心肾不交，肝火内炽，流入膀胱而缠带脉也，宜内疏黄连汤清之。壮实者贵金丸下之，外以清凉膏涂之自愈"。

（2）从湿热论治 《外科正宗》将本病分为干湿两型，其中有湿者属脾、胃两经湿热之说，治以清肺、泻脾、除湿，方拟除湿胃苓汤。《医宗金鉴》也有"此证俗名蛇串疮，有干湿不同，红黄之异……湿者色黄白，水疱大小不等，作烂流水，较干者多疼，此属脾肺二经湿热，治宜除湿胃苓汤"之言。

（3）从风热论治 《外科正宗》中提出蛇串疮干者属心、肝二经火热妄动，三焦风热乘之，故治以凉心泻肝，方用化斑解毒汤。《医宗金鉴》中也有本病是属于心肝两经风火炽盛，以龙胆泻肝汤治之的论述。《疮疡经验全书》有言"火腰带毒，此毒受在心肝二经，热毒伤心，流滞于膀胱不行，壅在皮肤，此是风毒也，当用清肝流气饮、败毒流气散治之"。

（4）从肝热论治 《外科正宗》称生于腰胁部的蛇串疮名为缠腰丹，是因肝火妄动所致，治以柴胡清肝汤，外用金黄散、柏叶散敷之。《医宗金鉴·缠腰火丹》也有云："若腰胁生之，系肝火妄动，宜用柴胡清肝汤治之。"

五、用药经验

经文献检索查阅，蛇串疮中药内服方中用药频次最高的前五位分别是清热药、活血化瘀药、利水渗湿药、理气药、补虚药。从性味来看，最常使用寒性药和苦味药。药物归经以肝、肺、脾、心、胃经为主。用药频次最高的前 10 味中药分别为甘草、柴胡、黄芩、生地黄、龙胆、栀子、板蓝根、车前子、当归、泽泻，这与蛇串疮经典方剂龙胆泻肝汤组成高度一致，由此可见，肝经郁热证为本病临床最常见证型。中药外用方中用药频率最高的中药为冰片，其次为大黄，冰片-雄黄、大黄-黄柏为常用药对，这与中医药的辨证论治理念相吻合。

第二节 现 代 发 展

一、病名规范

古代文献将带状疱疹称为"蛇串疮""腰缠火丹""蜘蛛疮"等，现代将本病的中医名称统一为"蛇串疮"，相当于西医学的带状疱疹。

二、病因病机

1. 病因

西医认为带状疱疹是由长期潜伏在脊髓后根神经节或颅神经节内的水痘-带状疱疹病毒（Varicella-zostervirus，VZV）经再激活引起的感染性皮肤病。该病毒具有嗜神经性，故神经病理性疼痛是其主要特征之一。中医认为该病的发生与"火""郁""瘀""虚"相关，因复感毒邪，导致机体出现"不通则痛"或"不荣则痛"。

2. 病机

当代不少医家认为湿热、火毒、肝郁等是导致蛇串疮的重要因素。禤国维教授认为，蛇串疮是患者感染毒邪及风火湿热之邪，郁于心、肝、肺、脾，导致经络阻隔，气血凝滞，由于多发于年老体弱者，故在治疗时适当加入补虚药以增强止痛的效果。李佃贵教授认为，浊毒内蕴是本病发生的关键，应以化浊解毒为治疗原则，结合舌脉症，从理气、活血、益气、养阴四个方面分而治之。

三、证候表现

症状学方面，蛇串疮患者以疼痛为主。证候学方面，根据《蛇串疮中医诊疗指南（2014 年修订版）》将其分为肝经郁热证、脾虚湿蕴证、气滞血瘀证 3 型。目前我国缺乏关于蛇串疮分型发病率的大样本数据，但对地区小样本发病人群进行统计时发现，肝经郁热型占比最高，约为 53.75%。

四、治则治法

1. 治则思路

（1）辨明虚实，祛邪兼顾扶正　蛇串疮的发生内因为气血亏虚，外因为感受邪毒，正虚是本病的发病基础，感受湿热毒邪是发病的必要因素。中医认为"正气存内，邪不可干"。该病多发于年老体弱者，在清热解毒、祛邪化瘀的同时，应注重益气养阴扶正。

（2）辨证论治，分清脏腑　《医宗金鉴》载："缠腰火丹蛇串名，干湿红黄似珠形，肝心脾肺风热湿，缠腰已遍不能生。"蛇串疮发病主要与肝、脾相关，但与心、肺关系也较密切，应根据患者实际情况，从整体出发论治。

2. 治法探讨

根据近年文献报道，蛇串疮的治法有清肝泻火、解毒除湿、健脾利湿、活血化瘀、行气止痛、益气养阴等。根据病情发展或病位的不同，以"同病异治"为中心，分阶段论治，急性期时以清泻湿热、解毒止痛为最主要的治法，疹后期则以理气活血、通络止痛为重点。

五、临床论治

当代中医对蛇串疮的治疗在继承古人经验的基础上，又有了较大的发展，治疗思路主要表现在以下三个方面：

1. 辨病论治

蛇串疮就医不及时或急性期治疗不彻底，可能发展为后遗神经痛。根据证型不同，可用龙胆泻肝汤、除湿胃苓汤、血府逐瘀汤等方剂加减化裁治疗。后遗神经痛可用柴胡疏肝散、桃红四物汤、补中益气汤等方剂加减化裁治疗。

2. 辨证论治

根据证候不同进行论治，归纳起来主要有肝经郁热、脾虚湿蕴、气滞血瘀等 3 种证型。但各医家又有不同分证，如秦国政分为外感风热、肝经郁热、湿热内蕴、气滞血瘀、气血虚弱 5 型论治；刘复兴分为肝胆湿热、脾虚湿盛、气滞血瘀、肝阴不足 4 型论治；李元文分为肝郁化火、脾湿内蕴、气滞血瘀、火热伤阴、气血两虚 5 型论治。

3. 专方加减

以专方为基础随证加减治疗蛇串疮，如禤国维自拟清疱汤（牛蒡子、紫草、板蓝根、鸡内金、白芍、玄参、薏苡仁、蒲公英、延胡索、郁金、珍珠母、三七末、诃子、甘草等）加减治疗蛇串疮总有效率为 95.0%；李应宏自拟苦参解毒汤（苦参、金银花、连翘、大青叶、白鲜皮、黄芩、黄连、黄柏、龙胆草、牡丹皮、生地黄、赤芍、紫草、防风、甘草等）加减治疗蛇串疮总有效率为 98.08%。

西医方面，治疗带状疱疹的方法多以抗病毒及对症治疗为主，尚无特效药，接种疫苗是最有效的预防手段。目前带状疱疹疫苗研发涉及减毒活疫苗、重组疫苗和灭活疫苗 3 种技术路线，但我国仅有重组带状疱疹疫苗正式上市。有研究发现，该疫苗对确诊为带状疱疹患者的保护效力为94%，对疑似为带状疱疹感染患者的保护效力为77%。因此开发更丰富的带状疱疹疫苗将为带状疱疹的防控发挥重要的作用。

六、基础研究

1. 年龄对带状疱疹发病的影响

带状疱疹的发病和年龄关系密切，高龄是其主要的危险因素之一。随着年龄增加、免疫功能下降，导致本病的发病率升高。当年龄＞50岁时，发病率呈逐步上升趋势。但也有国外研究表明55岁以上人群带状疱疹的发病率趋于稳定，而55岁以下人群则保持较快的增长率。

2. 带状疱疹病理模型的建立

带状疱疹的动物模型主要是以带状疱疹后遗神经痛建模，包括水痘-带状疱疹病毒模型、树脂毒素模型、Ⅰ型单纯疱疹病毒模型、猴水痘病毒模型及氯仿皮肤痛敏模型5种。近年来应用较多的是树脂毒素模型和水痘-带状疱疹病毒模型，相比其他动物模型更贴近临床且造模简单，其中树脂毒素模型是研究带状疱疹后遗神经痛最为理想的一种动物模型，但无法反映出病毒潜伏再复制的病理过程。水痘-带状疱疹病毒模型与带状疱疹后遗神经痛的发病过程十分相似，且可重复性好，但无簇集状水疱和急性疼痛的临床特点。

3. 中药治疗蛇串疮效应机制探讨

研究发现，中药对治疗蛇串疮及后遗神经痛具有良好的功效。清热解毒类药可以起到抑制炎性因子和抗菌的作用；健脾利湿药可改善机体的免疫功能，减少炎性物质渗出，促进水液代谢吸收；通络活血止痛类药通过扩张血管以加快血液流通，降低毛细血管通透性，从而减少炎性物质释放，达到抗菌消炎的效果。如龙胆具有抗炎、抗过敏及调节中枢神经系统等功效；当归、黄芪可增强免疫及抗炎的作用；金银花、野菊花、蒲公英能起到抗菌、抗病毒的作用；苍术可抗炎、调节免疫等。

第三节 特 色 治 疗

1. 针药结合

有学者运用针刺联合赵炳南教授经验方清热除湿汤，治疗肝经郁热型蛇串疮，总有效率达到92.31%。根据远部及局部取穴原则选取夹脊穴、双侧支沟、后溪穴进行针刺，选取阿是穴围刺治疗，围刺时针数多少与皮损范围大小成正比。运用此法既可泻热散毒，又可疏通经络，调和营卫，达到通则不痛的目的。

2. 梅花针疗法

梅花针疗法在皮肤科运用广泛，刺激相关部位可起到行气活血、疏经通络、止痛等作用。基于此，有学者运用梅花针联合普瑞巴林胶囊治疗蛇串疮的后遗神经痛，总有效率达95.56%。具体方法：叩刺带状疱疹皮损区域及疼痛部位，针尖垂直于皮肤叩击，后立即弹起，力度均匀，以皮肤表面微红为度，60～80次/分钟，隔日1次，连续治疗两周。

3. 刺络拔罐疗法

刺络放血疗法在多版诊疗指南及教材中有推荐，在蛇串疮及后遗神经痛治疗中达到良好效果。西南苗医的弩药针刺治疗是将针刺、拔罐、放血融为一体的民族复合特色疗法。将弩药针沾取弩药液（由生草乌、独角莲等提炼）点刺患部，轻微出血后加以火罐，使药物充分接触，以毒攻毒，疼痛可显著改善。

4. 穴位注射

穴位注射是将穴位的调节作用与药物的药理作用结合在一起的综合疗法，是目前该病常用的中医治疗方法。贾敏等运用利多卡因注射液、地塞米松磷酸钠注射液、重组人干扰素α-1b 注射液、

维生素 B_{12} 注射液混合对患者皮损部位阿是穴及相应脊髓节段的夹脊穴进行注射治疗,使药物直达病所,能明显改善患者疼痛症状,从而有效提高其生活质量,临床疗效显著。

5. 艾灸疗法

灸法治疗蛇串疮疗效显著,包括温和灸、化脓灸、麦粒灸、热敏灸、壮医药线点灸及药灸等。其中壮医药线点灸是一种将经壮药炮制后的无菌药线,直接点灸于患处的民族医学外治疗法。范郁山等应用该法联合针刺法治疗蛇串疮总有效率达到 96.9%。

6. 三因制宜

因存在个体差异情况,故需根据患者的年龄、病程、病情严重程度、体质、生活习惯等相关因素,制订合适的个体化治疗方案。对于中老年人,尤其是免疫力低下、合并其他基础疾病者,治疗后仍有发生后遗神经痛的风险,应嘱患者规律、足量用药,积极治疗其基础疾病,注意营养摄入均衡,保持适量运动,保持心情愉悦,减少不良情绪产生。对于皮损较严重及皮损面积较大者,应及时给予抗感染治疗,以防止伤口恶化。

第四节 名医学验

1. 陈彤云

陈彤云教授认为,蛇串疮病位主要在心、肝、脾三脏。病性初期以实为主,后期为虚实夹杂。初期以毒邪久郁化热为主,治以"清热利湿,解毒止痛",后期以正虚邪恋为主,治以"扶正祛邪,活血化瘀止痛"为法。证型上除典型三证外,加以火热伤阴、余热未清及气血两虚、经络阻滞两型。用药治疗上,以气血论为中心,无论是急性期或后遗神经痛期,均加用行气活血药物,以达到"气行则血行"的目的。

2. 禤国维

禤国维教授认为,应以"平调阴阳,标本兼顾"为治疗思路,后遗神经痛的患者大多素体虚弱、正气不足,在祛邪的同时应顾护正气,加用益气健脾或养阴药,避免攻伐太过。对于疼痛较重的患者,可加用祛风胜湿药或搜风止痛的小剂量虫类药;在治疗上,禤教授十分重视饮食的作用,建议清淡饮食,药食同补,忌食海鲜和辛辣之品。创制有清疱方等专方用于临床。

3. 赵炳南

赵炳南教授将蛇串疮皮损分为热重于湿和湿重于热两类,前者基底鲜红,可伴口苦,咽干,脉弦,此为肝胆湿热证;后者基底淡红,可伴纳呆、腹胀、脉缓,此为脾肺湿气证。对于特殊的蛇串疮病例,不仅限于已有证型和方药,需根据具体情况辨证论治,才能取得较理想的效果。对于实证型蛇串疮的后遗神经痛可重用大黄,使得气血相通,促病早愈。创制有清肝胆湿热汤、健脾除湿清肺汤、黑色拔膏棍等专方用于临床。

4. 张炳厚

张炳厚教授认为,蛇串疮根据其病因病机的转变可分三期论治。疹前期风火之邪郁而化热为毒,治以清热凉血,方用犀角地黄汤;出疹期湿浊热盛,治法以利湿祛浊通络为主,方用五皮五藤饮加减以达祛风胜湿、清热解毒、通络和血之效;后遗神经痛期张教授经验方"疼痛三两三"临床收效甚佳,并针对疼痛的不同部位及表现,选用相应的止痛中药药对和虫类药物,加强疗效。

带状疱疹的治疗方法趋于规范,但目前对以下几个问题亟需统一认识:

一是临床误诊、漏诊。部分带状疱疹疼痛先于皮损出现,常被误诊为心绞痛、急腹症、关节炎等。由于患者神经敏化,临床上可通过皮肤摩擦痛试验进行鉴别。有研究表明,近七成患者出现了触诱发痛,故结合既往病史,借助相关检查有助于明确诊断。二是治疗方法的选择。神经毁损为不可逆的治疗,若在急性期使用有再发后遗神经痛的风险。因此我们需要转变治疗理念,在镇痛的同时发掘更多能促进神经再生修复的方法,以达到标本兼治。三是激素的使用。如何使用糖皮质激素治疗带状疱疹在临床实践中仍存在争议。糖皮质激素可抑制水痘-带状疱疹病毒抗体产生，减轻局部炎性反应，明显缓解疼痛，预防后遗神经痛的产生。但有部分学者认为糖皮质激素具有免疫抑制作用，可能会导致病毒扩散。故如何使用激素需要根据患者病情变化进行调整，避免不良反应发生。

目前已有学者通过荧光成像技术证明了经络的存在，另有学者通过夹脊穴注射治疗本病取得了明显疗效。有研究指出，夹脊穴的穴位深层解剖结构有脊神经后支通过。因此，深入探索经络和神经节段的相关性可作为研究本病的一个新方向，以充分发挥中医的治疗特色。

（文昌晖）

第二章 湿 疮

课程思政提要：身体健康、物质富裕、精神富足是当下中国人民对美好生活的共同向往。湿疮作为一种常见病、多发病，其碍容性、瘙痒性影响患者学业、事业、家庭、社交、睡眠质量、生活质量，引发压抑、烦躁、心理防御等负性情绪，给患者带来极大身心负担。其反复性、长期性的特点，给长期用药的家庭带来沉重的经济及精神负担。作为医学工作者要关注、掌握湿疮的最新进展，深化对湿疮发病机制的研究，提高对疾病的诊治能力；诊疗中关注患者的心理状况、及时给予心理辅导等干预措施；利用更多的机会与平台进行疾病科普宣教，给患者提供更多的社会支持。尽己所能为广大湿疮患者解除病痛做出贡献，为推进健康中国、社会主义现代化建设助力。

湿疮是一种以皮损呈多形性，发病部位多对称分布，易伴瘙痒、渗出，病程缠绵，易成慢性的皮肤疾病。古称该病为"浸淫疮""血风疮""奶癣"等，相当于西医的"湿疹"。据有关资料统计，湿疮一般人群发病率约 7.5%，儿童患病率可达 18.71%。发病原因包括先天因素和后天因素两大类，先天因素多为禀赋不足，后天因素主要与饮食失节、外感六淫、脏腑失摄等原因有关。发病机理与心、肝、脾等脏有关。如心经火热导致血分热盛，血不养肤，遂成湿疮；肝经湿热下注，蕴结皮肤，可致湿疮；脾虚失健，水湿停滞，蕴结肌肤，乃成湿疮；气血不足，皮肤失养，外淫侵袭，久成湿疮。临床常分为风热血热证、湿热蕴肤证、脾虚湿蕴证、血虚风燥证等论治，并可以根据病程长短及皮损表现分期论治。

第一节 历 史 积 淀

一、病名源流

中医学对湿疮的认识源远流长，早在《素问·玉机真藏论》中就记载"浸淫"二字。《金匮要略》最早论述："浸淫疮，从口流向四肢者，可治；从四肢流来入口者，不可治。"唐代孙思邈所著《备急千金要方》中首称"湿疮"，后历代著作均引用其名，至清代汪昂所著《本草易读》中记载现通用"湿疹"之称谓。

由于湿疮皮损形态、发疹部位、病因病机等不同，历代对其命名不一。根据其皮损特点命名：浸淫全身、滋水较多称"浸淫疮"，《诸病源候论》《普济方》《外科大成》等皆以此命名；皮损以丘疹为主称"血风疮"或"粟疮"（《医宗金鉴》）。根据发病部位命名：发于耳部称为"旋耳疮"（《医宗金鉴》）；发于手足部称为"瘑疮"；发于脐部称为"脐疮"（《诸病源候论》）；发于乳头部称为"乳头风"（《疡科心得集》）；发于阴囊部称为"肾囊风"（《外科正宗》）。其余诸部，各有所称。根据病因病机命名：湿邪重浊下注、缠绵难愈者称"湿毒疮"，《疡科心得集》记载："湿毒疮，生于足胫之间……脓水淋漓，止处即溃烂，久而不敛。"风湿热搏结于气血者称"血风疮"，《医宗金鉴》记载："血风疮证生遍身……肝肺脾经风湿热，久郁燥痒抓血津。"另有小儿湿疮称为"胎毒癣"（《外科启玄》）、"奶癣"（《外科正宗》）。

二、病因病机

对于湿疮病因病机的认识，古代多数医家认为其病因是素体禀赋不耐，外感风、湿、热三邪，内外诸邪搏结，湿毒蕴阻肌肤发病。本病与心、肺、肝、脾四脏病变有密切的关系。

（1）外感六淫邪气 《诸病源候论》记载："诸久疮者，内热外虚，为风湿所乘，则头面身体生疮。"明确指出疮疡缠绵日久，风、湿二邪为其主要的外在致病因素。《疡科心得集》曰："湿毒疮……此因脾胃亏损，湿热下注，以致肌肉不仁而成；又或因暴风疾雨，寒湿暑热侵入肌肤所致。"提出寒、暑、湿、热是本病的四种外在致病因素。《外科正宗·血风疮》曰："血风疮，乃风热、湿热、血热三者交感而生。发则搔痒无度，破流脂水，日渐沿开。"认为风热、湿热参与了本病的发病。

（2）内因脏腑病变 湿疮病因多与心有关，《素问·至真要大论》《证治准绳》均有记载"诸痛痒疮，皆属于心""治心有风热，生浸淫疮遍体"。脾主湿，湿疮的发生与脾失运化密切相关，《幼科概论》记载："湿由脾气虚弱，不能运化以行水……生有癣及湿疮，是脾湿外出，湿气散化象。"除单一脏腑致病之外，还有些医家认为是多脏腑共同致病。《医宗金鉴·血风疮》记载："此证由肝、脾二经湿热，外受风邪，袭于皮肤，郁于肺经，致遍身生疮。"认为湿疮的发病多由肝脾湿热，邪郁肺经所致。《医宗金鉴·外科心法要诀》记载："浸淫疮，此证初生如疥，搔痒无时，蔓延不止，抓津黄水，浸淫成片，由心火、脾湿受风而成。"

除了内伤脏腑病变、外感六淫发病外，湿疮的产生还受遗传、饮食等因素的影响。《外科正宗·杂疮毒门》中有云："奶癣，儿在胎中，母食五辛，父餐炙爆，遗热与儿，生后头面遍身发为奶癣，流脂成片，睡卧不安，搔痒不绝。"《洞天奥旨》又论述了本病与饮酒的关系："血风疮……前人谓是血受风邪而生也。谁知皆好饮之徒，过饮于酒，以至湿滞于下腿而不散，血气一衰，而疮渐生矣。"

三、论治原则

综观古代医家论治湿疮，主要的治疗原则有内外合治、分部论治、分期论治、辨证论治。

（1）内外合治 皮肤疾患虽是外候，亦当内外结合治疗。《证治准绳》论述："此虽皮肤小疾不足为害，然疮有恶疮，癣有顽癣，疥疬嚼肤，尤为烦扰，甚至经年累月不能脱洒。凡病此者，不当专用外敷药，须内宣其毒可也。"《外科正宗》中治法详备，内服、外敷、针砭等结合，"血风疮……甚者内服消风散加牛膝、黄柏，外搽解毒雄黄散或如意金黄散俱可敷之……用针砭去黑血，以神灯照法熏之，以解郁毒，次以前药敷之方效。"

（2）分部论治 湿疮或为泛发，或发于身体局部。清代高秉钧于《疡科心得集》指出外科疾患分部位论治的原则："盖以疡科之证，在上部者，俱属风温风热，风性上行故也；在下部者，俱属湿火湿热，水性下趋故也；在中部者，多属气郁火郁，以气火之俱发于中也。"治疗方面也应随部位治之，上部疏风清热、中部行气散火、下部清热利湿。

（3）分期论治 湿疮或为新发，或已日久。《医宗金鉴·外科心法要诀》记载："粟疮痒证……初服防风通圣散加枳壳、蝉蜕，血燥遇晚痒甚，夜不寐者，宜服消风散，外敷二味拔毒散。若年深日久，肤如蛇皮者，宜常服皂角苦参丸，外用猪脂油二两，苦杏仁一两捣泥，抹之自效。"又载："浸淫疮发火湿风，黄水浸淫似疥形，蔓延成片痒不止，治宜清热并消风……初服升麻消毒饮加苍术、川黄连，抓破津血者宜服消风散。"体现了不同阶段的湿疮治法也有所差异，新病应疏风散热，久病宜养血祛风。

（4）辨证论治 《外科大成》治疗湿疮："宜当归饮子加栀子、柴胡，忌投风药。如寒热食少体倦者，肝脾郁火也，八味逍遥散。哺热盗汗者，肾肝虚也，六味地黄丸。"《医学入门》中提出"内证哺热盗汗，恶寒，少食体倦，所以不敢妄用风药"的论断。如："大概肝风血燥，寒热作痛者，当归饮加柴胡、山栀；痛痒寒热者，小柴胡汤加山栀、黄连；夜热谵语者，小柴胡汤加生地；肝脾郁火，食少寒热者，八味逍遥散；脾虚哺热盗汗，不寐者，归脾汤加山栀、熟地；肾虚有热，作渴咳痰者，肾气丸。"

四、用药经验

经文献检索查阅，检索到处方 103 首、中药 198 味，分析数据，治疗湿疮使用频率最高的 10 位药：甘草、当归、黄芩、生地黄、防风、白芍、茯苓、连翘、栀子、大黄。从四气来讲，使用最多的是寒性类药物（43.36%），其次为温性药物（31.99%）。五味方面，使用频率较高的是苦（34.81%）、甘（30.44%）、辛（26.92%）类药物。药物归经方面，治疗湿疮以肝（16.51%）、脾（16.04%）两经用药频率最高。

可见古代医家主要使用苦寒类药物清热利湿，配甘温类药物补气健脾、活血通络，配甘寒类药物滋阴清热、润燥止痒。

外用药物种类丰富，古人常用植物类药，如黄连、黄柏等清热解毒，当归、没药等活血散瘀，蛇床子、大风子等解毒杀虫。矿物药常用滑石、赤石脂等收湿敛疮，雄黄、白矾等解毒杀虫。动物昆虫类药选用地龙、斑蝥、麝香、熊胆等。

五、用方经验

本病初期用方多以疏风散热、清肝胆湿热、健脾利湿为主要治则。疏风散热代表方剂有消风散、凉血消风散、追风解毒汤、大消风散、消风导赤汤等；清肝胆湿热代表方剂有龙胆泻肝汤、清肝达郁汤、柴胡清肝散、栀子清肝散等；健脾利湿代表方剂有补气分湿汤、《环溪草堂医案》所载处方（冬术、半夏、茯苓、陈皮、当归身、砂仁、党参、香附、薏苡仁、萆薢、桑枝）等。至于病程后期治以滋阴养血润燥，代表方剂有滋燥养营汤、当归饮子、地黄饮、加味地黄汤等。

外用方面，历代医家们运用粉剂、洗剂、油膏等多种剂型，在治疗湿疮上取得了显著的疗效。《理瀹骈文》中记载："外治之理即内治之理……外治必如内治者，先求其本。"故外用药也循中医辨证论治，辨阴阳表里、寒热虚实。古籍中多选用复方，膏散类方药众多，如戎盐散、如圣散、如意金黄散、粉霜散、穿粉散、潮脑膏、乌云膏、油垢膏、解毒紫金膏等。又可见验方的运用，如鸡血外治浸淫疮，甑带灰、草纸烧灰外治脐疮等。

六、针灸疗法

古代针灸疗法包括针刺法、灸法、砭镰法、神灯照法等。针刺法及神灯照法以局部活血为要。《儒门事亲》记载针刺放血："一女子年十五，两股间湿癣……戴人以鈚针磨，令尖快，当以痒时，于癣上各刺百余针，其血出尽，煎盐汤洗之，如此四次，大病方除。"神灯照法，即按证用药，将药研为细末，以棉纸滚药粗捻、油浸，用时点燃烟熏患处，借助药力和热力作用促使腠理疏通，气血流畅，以消肿、止痒、祛风。砭镰法则放少量血，排毒泄热。"如年久紫黑坚硬，气血不行者，用针砭去黑血……。"

第二节　现代发展

一、病名规范

"湿疹"及"湿疮"两病名在古代均已出现，新中国成立后，《中医外科学》（顾伯康主编，1986 年版）使用了"湿疮"作为正名，其后中医外科著作大多沿用。

二、病因病机

1. 病因

引起湿疮的病因主要有四个方面：一是疾病因素，如慢性消化系统疾病、胃肠道功能紊乱、感染等；二是物理因素，如日晒、多汗、寒热等；三是过敏原，如动物皮毛、植物花粉、生活用品等；四是遗传因素，聚角蛋白微丝基因突变，影响皮肤屏障功能。此外，饮食结构、烟酒等生活因素；季节变化等环境因素；维生素缺乏、皮肤屏障受损等亚健康状态，也是导致湿疮发作的致病因素。

2. 病机

急性期以实证为主，与风湿热瘀相关；亚急性期虚实夹杂，与脾虚湿蕴相关；慢性期以虚证为主，与气血亏虚相关。慢性湿疮与肾、脾、肝密切相关。杜锡贤认为风、湿、热、瘀贯穿湿疮始终；喻文球认为脏腑失调是湿疮发病的关键，强调内因的重要性；对于慢性湿疮，刘红霞认为脾虚为本，燥盛成毒是主要病机，燥毒致瘀是湿疮顽固难愈之本；禤国维认为湿疮病机为湿热毒瘀，以解毒为主治之。

三、证候表现

1. 症状学方面

对 657 例湿疮患者症状分析，提示有瘙痒、渗液、丘疹、红斑、灼热、结痂、糜烂、潮红、疼痛、鳞屑、色素沉着、皮肤肥厚粗糙、苔癣样变等，以瘙痒、丘疹、渗液为最常见症状。

2. 证候学方面

王丽坤对 2009～2018 年文献资料分析，有湿热蕴肤证、脾虚湿盛证、血虚风燥证、血热证、风热证、阴虚证、血燥证、风湿热证、湿证、热盛证、湿热互结证、血瘀证、寒湿证等。基于 188 例医案分析，基本证型分布频率：湿热蕴肤证占 30.32%、脾虚湿盛证占 18.62%、血虚风燥证占 15.96%。基于 1864 篇文献分析，湿疮临床证候分布频数：湿热证频次 1644 次，其应用频次最多的亚型为湿热蕴结（43.3%）和湿热下注（20.8%）；血燥证频次 120 次，其应用频次最多的亚型为湿热血虚风燥（59.2%）和血虚风燥（21.7%）；脾虚湿蕴证频次 63 次；风热证频次 37 次。中医辨证分型以湿热证、血虚风燥证、风热证、脾虚湿蕴证最为常见。

四、治则治法

1. 治则思路

（1）分期论治 湿疮急性期治以祛邪为主，如疏风、除湿、清热；亚急性期治以补虚泄实为主，如健脾、化湿；慢性期治以补虚为主，如滋阴、养血、益气等。

（2）分部位论 湿疮由于病因和性质的不同而好发于某些特殊部位，对于这些特殊部位的湿疮，在中医整体辨证论治的基础上，结合经络皮部理论，发于耳部的多与少阳胆经有关，发于面部的多与肺经有关，发于腹部、手部的多与脾经有关等。

（3）三焦郁论治 "三焦者，原气之别使也"，邪郁三焦，阻滞气机，气化失司，水道失调，治疗可从郁着手。根据病因病机特点，分别采用开郁、解郁、散郁之法通达内外，调畅三焦气机，通调水道。

2. 治法探讨

根据近年文献报道，湿疮的治法有清热利湿、凉血消风、清脾泄火、清肝化湿、清心导湿、祛风止痒、活血化瘀、清热解毒、散寒祛湿、凉血祛湿、健脾化湿、补益气血、养血润肤、益气滋阴、滋阴润燥、利水渗湿等法。其中"祛湿"法是湿疮最基本、最主要的方法，具体应用分为疏风祛湿法、清热利湿法、健脾除湿法、滋阴除湿法等。

3. 临床论治

当代中医对湿疮的治疗在继承古人经验的基础上，又有了较大的发展，治疗思路主要表现在三个方面。

（1）分部位论治 根据口周湿疮、耳部湿疮、乳房湿疮、肛周湿疮、阴囊湿疮、外阴湿疮、手部湿疮等不同发病部位分而论治。如用泻黄散治疗口周湿疮、用柴胡疏肝散治疗耳部湿疮、用银翘散治疗热毒型乳房湿疮、用龙胆泻肝汤治疗湿热型肛周湿疮、用完带汤治疗脾虚湿热型阴囊湿疮、用小柴胡汤治疗外阴湿疮、用胃苓汤治疗手部湿疮等。

（2）三焦郁论治　根据风湿型、湿热型、气滞湿郁型、气滞火郁型、气虚湿郁型的不同证型进行论治。如用消风散治疗风湿型湿疮、用萆薢渗湿汤治疗外感湿热型湿疮、用三仁汤治疗气滞湿郁型湿疮、用龙胆泻肝汤治疗气滞火郁型湿疮、用异功散治疗气虚湿郁型湿疮。对于饮食不节所致内伤湿热型的湿疮，湿重于热者用萆薢渗湿汤治疗，热重于湿者用龙胆泻肝汤治疗。

（3）辨证论治　根据湿疮证候表现不同进行论治，归纳起来主要有风湿热证、湿热蕴肤证、脾虚湿蕴证、血虚风燥证等基础证型。但地域不同、临床经验不同，分型也不统一，如燕京金氏流派景慧玲等又分有血热湿盛证、肝胆湿热证；边天羽等分脾胃湿热证、心脾积热证、肝脾血虚风燥证、脾胃寒湿证等证型；余土根等分湿热蕴阻证、脾虚湿蕴证、肝郁气滞证。

（4）专方加减　以专方为基础随证加减治疗湿疮，如刘金军自拟止痒汤（柴胡 10g，防风 10g，白鲜皮 10g，薏苡仁 10g，乌梅 10g，甘草 3g）辨证加减治疗湿疮，总有效率为 90.8%；王宗林自拟健脾燥湿汤（苍术、薏苡仁、黄连、黄柏、白鲜皮、蛇床子、防风等）辨证加减治疗湿疮，总有效率为 95.5%。

五、基础研究

1. 湿疮与肠-脑-皮轴关系密切

多项研究表明，湿疮的发病与肠道菌群及心理因素密切相关，调节肠道菌群能够间接干预辅助性 T 细胞，对于婴儿湿疮的预防有重要作用；在药物治疗的基础上结合整合式心理治疗，能够促进疾病恢复。赵炳南治疗湿疮采用的健脾利湿、清心热、安神等方法与本理论不谋而合。

2. 湿疮病理模型的建立

湿疮的病理模型主要有 4 类：①2,4-二硝基氯苯（DNCB）诱发制备小鼠急性湿疮模型；②DNCB诱发制备豚鼠（大鼠）湿疮模型；③卵清蛋白（OVA）加氢氧化铝［$Al(OH)_3$］反复激发制备豚鼠急性湿疮模型；④生漆激发制备家兔急性湿疮模型。目前湿疮病理模型的建立已初步形成制备规范。

3. 中药治疗湿疮机制探讨

研究发现，中药对湿疮的治疗作用机制主要从抗炎症介质、抑制肥大细胞脱颗粒等方面入手，包括抗炎、抗过敏、止痒、调节免疫因子作用。中药清热类药物、祛风湿类药物多可止痒；其中氧化苦参碱、蛇床子素、荆芥挥发油、黄芩苷、地肤子总皂苷等是抗过敏的主要活性物质。研究表明，湿疮中药组方对于免疫因子的影响主要通过调节 Th1 和 Th2 免疫因子的平衡，调控 IgE、Th17 的分泌等发挥作用。

第三节　特色治疗

1. 溻渍疗法

溻渍疗法是指通过湿敷、淋洗、浸泡患处，使药液经肌肤毛窍、经络、穴位、腠理等部位发挥药效作用的疗法。赵萌应用加味二矾汤浸泡治疗手部亚急性湿疹，治疗 2 周后，临床有效率为 89.66%。

2. 刺络拔罐

刺络拔罐疗法是指运用梅花针或三棱针叩刺患处，再在局部拔罐以防治疾病的一种方法，具有刺络法和拔罐法的双重作用。罗腾芳采用刺络拔罐法治疗慢性湿疹，隔日 1 次，治疗 10 次，总有效率为 91.67%。王远红等选取双侧肝俞、心俞、脾俞、肺俞、肾俞为主穴，以大椎、上髎为配穴，刺络拔罐治疗 2 个月后，总有效率为 98%。

3. 穴位注射

穴位注射是将药物与针灸、经络相结合的综合疗法，可发挥药物和针灸的双重作用。郭志伟等选取曲池、血海等穴，使用复方丹参注射液穴位注射，治疗慢性湿疹患者40例，总有效率为95%。张雄等采用地塞米松穴位注射，治疗外耳道湿疹患者30例，治疗14天，总好转率为90%。

4. 中西医结合法外治

张雪燕等采用中药（百部、当归、苦参、苍术、蛇床子、黄柏、皂刺、艾叶、侧柏叶）浸泡联合外用复方氟米松软膏治疗掌跖角化性湿疹8周，总有效率为91.2%。姚丽萍等采用先予冰柏液熏洗，后再予白凡士林软膏外擦，总有效率为87.80%。

湿疮的中医特色疗法丰富多样、疗效确切，除上述外，还包括针灸、药浴、穴位贴敷、穴位埋线、封包、火针、磁穴、铺棉灸、脐疗、耳穴贴压疗法等。

5. 三因制宜

体质是个体发病的内在决定因素，针对不同体质的患者治疗应有所侧重。对于皮肤护理较差的患者，应嘱其尽可能避免外界不良刺激，尽量减少接触过敏原。对于精神压力较大伴随心理问题者，应联合心理疏导。小儿肝常有余、脾常不足，从脾论治疗效满意。老年人年龄增长，各项机能衰退，往往存在本虚标实，治疗宜扶正祛邪。

根据中医学"五脏应时"理论，不同的时令气候致脏腑的适应性调控功能失常，会导致诸多疾病的产生。有研究发现，湿疮以冬季发病最多，其次为夏季。肾应冬，主收藏，在人体则会表现为皮肤不温、毛发干枯，发为本病。脾主长夏，主运化水液，喜燥而恶湿，在长夏之季，湿热搏结，泛溢肌肤而发病。

此外，湿疮的辨证还和地域关系密切。南方多湿多热，禤国维、刘巧为代表的南方医家主要以清热利湿为主治之；北方偏寒偏凉，王玉玺以温通发散治之；西北偏燥偏风，刘红霞以滋阴润燥养之；中部脾虚居多，杜锡贤以健脾利湿为主。

第四节 名 医 学 验

1. 禤国维

禤国维认为，湿疮病因病机是湿邪久蕴内变"毒"，主张从"湿毒"立论，注重病因治疗、心理疏导、饮食调护，强调标本缓急、内外兼顾、中西结合。治疗以祛风解毒、清热利湿解毒、活血化瘀解毒为主，创制皮肤解毒汤专方用于临床，创制截根疗法，是针刺、砭法、穴位封闭三者的有机结合，对慢性湿疮引起的顽固性瘙痒有很好的疗效。

2. 艾儒棣

艾儒棣认为，湿疮病因病机论述虽多，但离不开"湿"。主张治湿为要，将健脾除湿法即"以脾治皮"贯穿始终，强调全身局部并重，内外并治，表里兼顾，标本兼治，注重预防调护。治法以健脾除湿、清热除湿、养血润燥、祛风止痒为主，灵活辨证，不恪守成方，忌一遇湿疮瘙痒，辄投淡渗利湿或燥湿杀虫之品，创制马齿苋汤专方用于临床。

3. 李元文

李元文认为，湿疮病因病机以脾虚为本，与心、肺、肝等脏相关。主张局部辨证与整体辨证相结合；分清湿热孰重孰轻；重视止痒；强调治疗慢性湿疮的守与变。遵循急则治其标，缓则治其本，不急不缓标本兼治的原则。治当清热祛风、除湿止痒、健脾益气、活血化瘀、养血润肤，用药上忌用大量的苦寒辛凉之品。

4. 马绍尧

马绍尧在《伤寒论》证、治、方、药相合的方证辨治的指导下从脾论治，以健脾益气、清热利湿贯穿始终，祛邪以清热祛湿为先，补脾以健运为要，创立"凉血清热利湿法、健脾燥湿清热法、养血祛风润燥法、疏风清热利湿法、养阴清热除湿法、清热解毒利湿法、清利肝胆湿热法、活血解毒利湿法"等湿疮辨治八法，并创制湿疮组方3方，又不拘于组方，根据临床实际情况灵活辨证。

中医药在防治湿疮方面积累了丰富的经验，取得了较好的疗效。但目前以下几个问题亟待解决：

一是国内皮炎湿疹类疾病诊断存在争议，国内几乎所有的皮肤病学教科书或专著中，均将"湿疹"视为一种独立的疾病，临床以"湿疹"为主体的诊断也各种各样，各诊断名称间含义交叉、歧义明显。临床诊治中只有规范皮炎湿疹类疾病的相关诊断，才能制定针对性防治方案，从而取得满意的效果。

二是如何控制瘙痒的问题。瘙痒是湿疮患者最痛苦的症状，也是患者就诊的主要原因，及时控制瘙痒是避免病情发展的关键。临床诊治中充分利用中医药辨证论治，结合西医起效快的特点，中西医优势互补，内外结合，快速改善瘙痒症状；避免诱发或加重瘙痒的内外源因素；联合心理干预；探索瘙痒机制，研发更多新药。

三是如何减少湿疮反复发作的问题。本病病因复杂，反复发作，时轻时重，迁延难愈，控制湿疮的反复发作是临床治疗的难点。目前湿疮存在未被满足的临床需求，治疗药物的疗效，尤其是远期疗效有待提高。要充分发挥中西医结合优势，加强中药新药的研发，研制出疗效确切、安全性高，适合长期控制的内服和外用药物，以期在湿疮的防治中取得新的进展。

（张　玲）

第三章 痤　疮

课程思政提要：现阶段我国社会的主要矛盾是人民日益增长的美好生活需要和不平衡不充分的发展之间的矛盾。其中美好生活需要就包括了对美丽的需求。痤疮是一种损容性皮肤病，本病容易反复发作或愈后遗留色素、瘢痕等，影响容貌。随着生活质量的提高，当代年轻人对于形象更加关注，其中就包括对容貌的追求。痤疮虽不是"大病"，但由于其于面部发病，容易影响容貌，反复不愈，会给患者带来精神压力与心理痛苦，产生容貌焦虑，严重时还会影响社交、工作等。因此为了提高生活质量，保护身心健康，有必要提高患者对于痤疮的认知，及时治疗，规范治疗，恢复容貌，重新树立社交信心，改善容貌焦虑。

痤疮是一种以毛囊、皮脂腺为中心的慢性炎症性皮肤病，以散在性粉刺、丘疹、脓疱、结节及囊肿，多伴有皮脂溢出为主要特征，多见于青年男女，好发于颜面、胸背等处。古称之为"粉刺""肺风粉刺"等。研究统计，中国人群痤疮患病率为 8.1%～85.1%，其中 3%～7% 患者会遗留瘢痕。素体血热偏盛是本病的内因；饮食不节、外邪侵袭是致病的条件；若湿热浊痰阻络，则使病程缠绵，病情加重。发病机理与肺、脾、胃等脏腑密切相关。素体血热内蕴，肺经蕴热，复受风邪，熏蒸胸面；或因饮食不洁，过食辛辣肥甘厚味，生湿化热，湿热互结，循经上蒸；或因脾虚失运，湿浊内停，郁久化热，灼津成痰，湿热浊痰阻络，瘀滞肌肤而致痤疮。临床常分为肺经风热、肠胃湿热、痰湿瘀滞等证论治，并根据皮损予颠倒散、黄柏液或金黄散等外治疗法。此外，针刺、耳针、火针等中医特色治疗也具有很好的疗效。

第一节　历　史　积　淀

一、病名源流

痤疮在中医古籍中常被称为"皶""皶刺""疱""痤""粉刺"。最早见于《黄帝内经》，其曰："汗出见湿，乃生痤痱……劳汗当风，寒薄为皶，郁乃痤。"隋代巢元方在《诸病源候论》中提出"面疱"之名："面疱者，谓面上有风热气生疱，头如米大，亦如谷大，白色者是。"明代陈实功在《外科正宗》中指出："肺风、粉刺、酒渣鼻三名同种。粉刺属肺，渣鼻属脾，总皆血热郁滞不散。"明代李中梓在《内经知要》中说："形劳汗出，坐卧当风，寒气薄之，液凝为渣，即粉刺也。若郁而稍重，乃若小疖，其名曰痤。"明确指出粉刺与痤病在程度上的不同，阐明了该病不同阶段的皮损特点。清代吴谦在《医宗金鉴》中曰："肺风粉刺肺经热，面鼻疙瘩赤肿疼，破出粉汁或结屑，枇杷颠倒自收功。"总结了本病病因、症状，并指出治法为内服枇杷清肺饮，外用颠倒散。

二、病因病机

古代医家认为，痤疮的病因病机为外受风邪、寒邪、湿邪，阳为阴遏，郁久而发；或汗出玄府开，阳气外泄，又外受寒冷之气，阳为阴而制之，热郁于皮肤而发；或饮酒当风，冷水洗面，热与风冷之气相搏所生；或肺经有热，血热郁滞不散而发；或素体气血充盛者易发。病位涉及肺、脾、胃、心、肌腠、玄府。

早在战国至秦汉时期，《素问·生气通天论》就提到："汗出见湿，乃生痤痱……劳汗当风，寒薄为皶，郁乃痤。"并提出"诸痛痒疮皆属于心"，指出病位在心。后世医家围绕《黄帝内经》中所提到的"痤""皶"进行了解读，唐代王冰在《重广补注黄帝内经素问》中提到："阳气发泄，寒水制之，热怫内余，郁于皮里，甚为痤疖，微作痱疮……时月寒凉，形劳汗发，凄风外薄，肤腠居寒，脂液遂凝，稸于玄府，依空渗涸，皶刺长于皮中，形如米，或如针，久者上黑，长一分，余色白黄而瘦于玄府中，俗曰粉刺，解表已。玄府，谓汗孔也。痤谓色赤瞋愤，内蕴血脓，形小而大如酸枣，或如按豆，此皆阳气内郁所为。"由此可以看出唐代王冰认为病位在肌腠玄府，或脂液凝结皮中，或阳气内郁而内蕴血脓。明代李中梓的《内经知要》、吴昆的《素问吴注》以及清代高亿、姚止庵在对"汗出见湿，乃生痤痱""劳汗当风，寒薄为皶，郁乃痤"的解读中均提及病位在玄府腠理，汗出玄府开，阳气卫外不固，阳为阴遏，遇风、寒、湿所致。

晋代葛洪撰的《肘后备急方》还提出了痤疮易得人群为年轻气血充足之人。此外，隋代巢元方在《诸病源候论》中认为"饮酒而当风"或"饮酒而冷水洗面"为痤疮发病的原因。明代申斗垣在《外科启玄》中将痤疮分为酒渣鼻和粉刺分开论治，酒渣鼻"因肺气不清，受风而生。或冷水洗面，以致热血凝结于面所有"，粉刺"乃肺受风热或绞面感风，致生粉刺，盖受湿热也"。明代陈实功在《外科正宗》中曰："粉刺属肺，渣鼻属脾，总皆血热郁滞不散。"认为病位在肺脾，与血热郁滞有关。清代祁坤在《外科大成》中指出："肺风由肺经血热郁滞不行而生酒刺也。"《医宗金鉴》曰："肺风粉刺由肺经血热所致。"《杂病源流犀烛》曰："又有粉刺者，与皶鼻、肺风三名同种。粉刺属肺，皶鼻属脾，二者初起俱色红，久则肉敧发肿，总皆血热滞而不散之故。"均提出痤疮乃肺经血热郁滞所致。

三、论治原则

既往医家治疗痤疮，主要从局部治疗、全身治疗和生活起居三方面入手。

1. 局部治疗

古代医家在对痤疮进行局部治疗时，大多使用外用疗法。我国第一部外科专著《刘涓子鬼遗方》提出可外用木兰膏治疗。《医宗金鉴》提出"外敷颠倒散，缓缓自收功也"。《石室秘录》云："粉刺之症，乃肺热而风吹之，多成此刺……方用轻粉一钱，黄芩一钱，白芷一钱，白附子一钱，防风一钱，各为细末，蜜调为丸。于每日洗面之时，多擦数遍，临睡之时，又重洗面而擦之。不须三日，自然消痕灭瘢矣。"

2. 全身治疗

（1）清热泻肺　《外科启玄》曰："鼻乃肺之窍，因肺气不清，受风而生，或冷水洗面，以致热血凝结于面所有。宜清肺消风活血药治之。"《医宗金鉴》曰："此证由肺经血热而成。每发于面鼻，起碎疙瘩，形如黍屑，色赤肿痛，破出白粉汁，日久皆成白屑，形如黍米白屑。"宜内服枇杷清肺饮。

（2）清热祛湿　《洞天奥旨·粉花疮》曰："粉花疮生于人面，窠瘘生痒，乃肺受风热也。此疮妇女居多，盖纹面感冒寒风，以致血热不活，遂生粉刺，湿热两停也。"故以清热祛湿法治之。

（3）扶正祛邪　《圣济总录》曰："此由肤腠受于风邪，搏于津脉之气，因虚而作，亦邪入虚肌使之然也。"故古代医家使用六味地黄丸、益肾保元丹治疗痤疮。

3. 生活起居

《素问·上古天真论》云："食饮有节，起居有常，不妄作劳，故能形与神俱，而尽终其天年，度百岁乃去。"指出合理的生活起居方式对于人体健康有着重要作用。《素问·生气通天论》云"膏粱之变，足生大丁"，而自古以来，医家认为痤疮的发生与饮酒、饮食等相关，故提出在痤疮治疗期间应清淡饮食、避免饮酒，选择合理的生活方式。

四、用药经验

经文献检索,古代治疗痤疮共涉及 203 味药物,出现总频数为 670 次。分析所采 133 篇古籍,包括 112 首外敷方剂及 11 首内治方,所用中药以辛味、苦味、甘味药为主,归经以肺经、胃经、脾经、心经多见,频次由高到低有白芷、黄连、防风、白附子、甘草、黄芩、杏仁、川芎等。检索近代文献 69 篇,涉及中药 161 味,总频次 1046 次。近代临床用药以清热类、补虚类药物为主,性味以苦、甘、辛为主,常归肝经、心经、肺经、胃经,如连翘、黄芩、牡丹皮、赤芍、白术、当归、甘草、丹参等药物。

五、用方规律

查找分析《中国方剂数据库》可见关于痤疮的外用及内服方 69 首,其中外用方 45 首,内服方 24 首。外用方如:硫黄膏、苦参汤、颠倒散、二白散、玉容散、二味消毒散等;内服方如:连翘散、消风散、枇杷清肺散、黄芩清肺饮、银花解毒汤、除湿解毒汤、痤愈汤等。外用方药剂型多为散剂、膏剂,内服方以丸剂、散剂居多,其中酒调方 6 首,茶或白汤送服 5 首,生姜汤送服方 2 首,油调外用 1 首。主要涉及药物有:牡丹皮、连翘、甘草、赤芍、丹参、枇杷叶等。常用配伍如金银花、连翘以清气分热,牡丹皮、赤芍以清血分热,白术、茯苓以健脾。用药上常以清热解毒药、活血化瘀药、化痰散结药、补气药相互配合以达清热活血、健脾补气、标本同治之目的。

六、针灸治疗

针灸治疗痤疮的古今文献资料相当丰富,古代著作如《黄帝内经》《针灸甲乙经》《针灸资生经》《扁鹊神应针灸玉龙经》《针灸大全》《针灸逢源》中均有相关论述。先秦治疗痤疮,主要使用砭石或单用针或灸,不涉及具体穴位、具体经络。两汉魏晋时期重视火针和锋针(即三棱针)的应用。隋唐时期开始强调针灸与药物的结合治疗。宋金元时期明确提出经络辨证、循经取穴治疗的思想。明清时期则更多论述针灸治疗痤疮的具体选穴。治疗痤疮选穴以膀胱经腧穴最多,选用高频腧穴为合谷、曲池、肺俞、大椎、委中、三阴交等穴。

第二节 现 代 发 展

一、病名规范

随着中医病名的进一步规范,后世医家逐渐认识到中医粉刺病仅指皮疹如刺,可挤出白色粉汁者,并不包括丘疹、脓疱、结节和囊肿等痤类表现。结合"痤疮为粉刺日久积脓增大者",即粉刺不能代替痤疮的表现,而痤疮则可包含粉刺的表现内容,故将病名规范为"痤疮"。

二、病因病机

1.病因

引起痤疮的病因主要有五个方面。一是内分泌因素,如体内激素水平失衡引起皮脂异常分泌等。二是毛囊皮脂腺导管角化因素,皮脂排泄不畅堵塞毛囊形成粉刺。三是感染因素,痤疮丙酸杆菌大量增殖,获得性免疫被激活,不断加重的炎症反应诱导毛囊壁断裂,脂质、微生物及毛发等进入真皮,产生异物样反应。四是免疫与炎症因子因素,如在痤疮患者血清中可以检测到 IL-6、TNF-α 等多个炎症因子水平上调。五是遗传因素。此外,长期处于焦虑、紧张等不良情绪,长期受到油漆、粉尘等化学刺激,长期接触放射线等物理影响,过量食用辛辣刺激食物、海鲜发物或奶制品,长期作息不规律,睡眠不足,长期服用激素类药物等因素,也是易发痤疮的一些致病因素。

2. 病机

通过对 3000 余例痤疮进行系统研究，实证占主要类型，致病因素中"湿""热""痰""毒""瘀"互结，且在病情进展中可以互相转化。病位在肺，累及心、脾、肠胃，日久多有痰瘀。对此，当代不少医者也形成了自己的观点，刘景源提出本病由风、热、痰、瘀引起，阳邪性喜上攻，故痤疮多发面部，痰瘀日久成毒是其发病基础。庄国康认为本病多因阳常有余，进食发物，热毒侵袭于上而发痤疮，病情进展中热毒贯穿始终，终致瘀阻经络，痰瘀互结而生囊肿。刘瓦利善从湿、热、痰、瘀论治，指出痤疮反复日久，肺胃湿热蕴积，生瘀化痰阻碍经络气血，壅滞肌肤而发。也有不少医家指出先后天不足、情志不畅、冲任失调等因素也应纳入辨证考量。禤国维认为痤疮发病与先后天因素相关，肾阴不足，相火过旺，加之饮食不节，损伤后天脾胃，肺胃瘀热而生痤疮。黄碧云认为本病与情志疏泄相关，肝气郁结，郁久入血分，冲任失调，气滞、血瘀、血热是其根本。程益春指出痤疮与冲任气血失调相关，痰湿内生，久病成瘀，腠理失于濡养，湿热熏蒸故生本病。

三、证候表现

1. 症状学方面

粉刺、炎性丘疹、脓疱、结节、囊肿甚至瘢痕疙瘩等都是痤疮最为常见的临床表现，常伴局部红肿痒痛及皮脂溢出。

2. 证候学方面

对 6211 例寻常型痤疮进行临床观察表明，常见证型达 18 种，排在前 5 位的依次为肺经风热证、痰瘀互结证、脾胃湿热证、肺胃蕴热证以及冲任不调证。另一组对 4819 例痤疮病例文献资料分析指出，肺经风热证最为多见，占 31.5%，湿热蕴结证占 22.5%，热毒炽盛证占 15.8%，冲任不调证占 7.7%，痰湿内阻证占 7.1%，气滞血瘀证占 5.8%，其他证型占 9.6%。另对 72 篇痤疮诊疗文献进行统计，结果显示证候分型高达 43 种，进一步归纳总结后得出 18 种中医证候分型，排在前 4 位的分别是湿热类（18.63%）、肺热类（16.67%）、痰瘀类（14.71%）、阴虚类（8.82%），证候要素以湿热、痰瘀、阴虚为主。

四、治则治法

1. 治则思路

整体与局部辨证结合，内外兼治。痤疮治疗当整体辨证与局部辨证并重。首辨阴阳，阳证可用清热解毒、消肿止痛之品；阴证可用温经和阳化痰之品；半阴半阳证可用活血散瘀消肿之品。次辨部位，根据面部分候法，左颊属肝、右颊属肺、额属心、颏属肾、鼻属脾，不同部位的痤疮辨证治法亦不同。

《素问·至真要大论》提到"内者内治，外者外治"，痤疮由于其外在的临床特点，决定了其在治疗上，基于辨证基础的内外结合、综合治疗是提高临床疗效的关键。

2. 治法探讨

（1）首重肺胃，兼顾它脏　肺胃蕴热是痤疮的最基础与最常见病机，治疗上首重清肺胃热。但肝、肾、心亦在痤疮的发病中起着重要的作用。面颊口周等痤疮好发部位正是肝经循行之处，加之青年期情绪起伏强烈，肝气易郁而化火，治疗上可疏肝解郁、清泄肝火。"诸痛痒疮，皆属于心"，心火上炎于头面，可煎灼血肉而成痤疮，以清心泻火法治之；国医大师禤国维认为肾阴不足，相火过旺亦是痤疮重要病机，治疗上当滋肾泻火、清肺解毒。

（2）从病理产物着手治疗　近年文献报道多有从病理产物着手治疗痤疮，血虚可使心火上亢，血瘀则易积而化热，可运用补血、调血、活血等治法；若痤疮日久，痰、瘀、湿、食聚而化火、化毒则成瘀毒，可酌加清热解毒之品。

五、临床论治

1. 辨证论治

随着中医药的发展，现代医家对痤疮辨证已不仅仅局限于传统的风热、肺热和血热，在脏腑、三焦辨证的基础上，提出了从脏腑论治，以及湿热、血瘀、气滞、痰结、热毒、阴虚、冲任失调等辨证的新观点，进一步丰富了痤疮的辨证论治体系。

面部经络分布复杂，结合面部分区，不同部位的颜面痤疮可适当结合不同的引经药。如痤疮生于前额，为心之所主，可加淡竹叶、莲子心；若生于鼻，为脾之所主，可加苍术、薏苡仁；左右颊分属肝肺，可加柴胡、黄芩或白芷、浙贝母等。

2. 专方加减

当代医生结合临床实践，开发了一些颇具疗效的专方。艾儒棣自拟枇杷清肺饮加减（枇杷叶、黄连、桑白皮、山栀子、薏苡仁、白花蛇舌草、甘草）。有研究显示，枇杷清肺饮联合热敏灸治疗寻常痤疮总有效率明显高于应用盐酸米诺环素胶囊的对照组。宋银芳自拟黄参白陈汤（黄芪、党参、炒白术、陈皮、升麻、柴胡、当归、炙甘草、麦冬）治疗湿热蕴结型痤疮总有效率为 97.44%。

3. 特色外治

在治疗痤疮上，现代医家不仅继承传统外治手法，亦有众多新的发展。如背俞穴拔罐放血治疗面部痤疮，毫火针疗法、中药面膜、中药熏蒸疗法、耳穴压豆、耳穴埋针及耳针放血疗法，亦被临床试验证明确有疗效。此外穴位注射、穴位埋线等治疗在临床上的应用也提供了新的治疗手段。

4. 心理疏导

痤疮作为一种损美性疾病，会给患者带来较大的心理压力。治痤疮应先帮助患者减轻消极情绪，适当的心理干预可帮助患者克服焦躁、抑郁心理，以收获更好的疗效。有研究显示，心理干预结合面部护理可以明显缩短痤疮愈合时间。

六、基础研究

1. 饮食与痤疮发病风险的关系

有研究表明，饮食因素可诱发或加重痤疮，其包括碳水化合物、牛奶和乳制品、饱和脂肪等。反而食用大量的鱼和海鲜的人群患痤疮概率很低，即使患有痤疮，症状也很轻微。此外，痤疮与盐的摄入也有一定的关系，且与其摄入含量呈正相关。

2. 痤疮丙酸杆菌致病机制探讨

痤疮丙酸杆菌为革兰氏阳性杆菌，多寄居在皮肤的毛囊或皮脂腺中。如今已明确痤疮的发生与皮脂分泌过多、毛囊皮脂腺导管开口处角化过度、痤疮丙酸杆菌繁殖以及炎症反应等四大因素有关。痤疮患者和健康人的毛囊皮脂腺的微生物组成中，痤疮丙酸杆菌占主要地位，其痤疮的严重程度与其含量呈正相关。痤疮丙酸杆菌可刺激角质细胞角化，并通过分解皮脂刺激毛囊及毛囊周围发生特异性炎症反应，诱导产生趋化因子、补体、反应氧自由基和白细胞介素-1等炎症介质，吸引中性粒细胞进入粉刺腔，中性粒细胞释放水解酶损伤毛囊壁并使其破裂，从而导致痤疮发病。近年来研究表明，真正在痤疮中发挥致病作用的是微生物多样性的丧失和不同痤疮丙酸杆菌菌株之间的平衡紊乱。痤疮丙酸杆菌多样性的丧失可以激活天然免疫系统，并促进皮肤炎症。

3. 中医药治疗痤疮效应机制探讨

临床研究表明，使用枇杷清肺饮、五味消毒饮、仙方活命饮等经典方剂治疗痤疮可明显改善患者的症状，加快皮损的消退，且复发率低。三黄凝胶可通过调控 P38MAPK/ERK 信号通路，降低痤疮鼠血清 P-P38MAPK 及 P-ERK 含量，促进恢复痤疮模型大鼠表皮微生态环境的动态平衡，改善痤疮症状。夏枯草提取物对痤疮致病菌均有抑菌活性，而且对金黄色葡萄球菌亦有很强的抑菌活性，可通过影响受试菌细胞壁通透性，导致胞体 K^+、Mg^{2+} 的渗出而抑制细菌生长，抑菌机制与影响细胞壁和细胞膜的通透性有关。

第三节 特色治疗

1. 非药物疗法

（1）毫火针疗法 火针疗法具有针体细，易于燃烧，易于操作，感染风险小，出血少，经济方便等优点。张甜甜等运用火针治疗中重度痤疮，发现火针配合中药口服显愈率、痤疮消退时间明显优于单用中药口服，且对囊肿型痤疮优势突出。

（2）拔罐疗法 最初古人把拔罐疗法应用于皮肤化脓性感染成脓后，将脓液等坏死物质吸出以助创面愈合，是一种历史悠久且安全性高的非药物疗法。痤疮的拔罐疗法常选取膀胱经背俞穴和痤疮局部为施罐部位，具有清热泻火、行气活血、化瘀通络的功效。在拔罐的基础上，结合刺络放血，即刺络拔罐疗法，治疗痤疮疗效也十分确切。研究认为，刺络放血疗法具有促使炎症吸收、改善凝血、恢复细胞正常功能等多种作用。

（3）灸法治疗 张新普等通过研究证实，悬灸对改善阴虚内热型痤疮患者临床症状及阴虚体质均有明显疗效，且简便易行，不良反应少。艾灸的调整作用贯穿于治疗始终，其治疗可调整机体各系统脏器的功能，对免疫细胞和免疫分子均有调节作用，可提高机体的免疫功能，从而防病治病。

（4）耳穴疗法 耳与脏腑经络有着密切的关系，各脏腑组织在耳廓均有相应的反映区（耳穴）。通过耳穴压豆（王不留行籽）或耳穴刺络，对相应的脏腑有一定的调治作用。临床常用配穴有：神门、肾、肝、脾、皮质下、肺、面颊。高亚玉等人临床观察发现，不同频次耳穴刺络结合耳穴贴压疗效相当，均能改善寻常型痤疮皮损症状，提高患者生活质量，且均具有累积效应及良好的远期疗效。

（5）穴位注射 包括自血穴位注射和药物穴位注射。自血疗法所用为自体血，无排异性，注射到穴位后，对穴位产生持续良性刺激，同时可能产生类似特异性免疫疗法的效用。药物穴位注射常采用的药物是丹参注射液。常用穴位有足三里、曲池等。

2. 药物疗法

（1）中药面膜 中药面膜治疗可以起到清热解毒、祛瘀生肌、利湿清热、活血化瘀等作用。将不同中药经研磨成粉，调成糊状敷于面部，直接作用于皮损处。通过药物作用增加角质层含水量，改善局部血液循环，抑制皮脂分泌，抑制局部痤疮丙酸杆菌等，由外治内、抗菌消炎、活血化瘀、清脂除垢。

（2）中药熏蒸 中药熏蒸疗法是以中医理论为指导，利用药物煎煮后所产生的蒸气，通过熏蒸，直达病所，改善局部微循环，促进药效发挥，达到清热解毒、疏通经络、散结消肿的作用。

（3）中药湿敷 湿敷疗法具有抑制渗出、收敛止痒、消肿止痛、控制感染、促进皮肤愈合等作用。所选药物以清热、解毒、利湿、活血药为主。常用药物有黄芩、黄柏、透骨草、马齿苋、连翘、丹参等。黄卿弟等运用三黄洗剂加减（生大黄、黄柏、黄芩、夏枯草、透骨草、苦参、侧柏叶、石榴皮、皂荚、皂角刺）水煎后敷于面部治疗寻常型痤疮，临床效果好。

3. 三因制宜

不同地域的痤疮患者往往在体质方面也存在着较大差异，根据不同地域、不同体质、不同气候因时、因人、因地的"三因制宜"，针对性地制定相应的个体化治疗方案，往往能收到更好的疗效。高歆昌等人对不同地域痤疮患者中医体质特点进行探析，发现我国华北、华东、华中、华南、西南这五个区域，湿热质占比最高；西北地域以阴虚质占比最高，东北地域以痰湿质占比最高。体质由先天禀赋与后天因素共同形成。不同体质除了用药方面要有所侧重外，针对其饮食、生活起居及情志等方面也应加以相应的指导。

第四节 名 医 学 验

1. 艾儒棣

艾儒棣教授认为，本病的病位在肺、脾、胃，但总以"阳郁"为病本，病机为"肺胃湿热蕴结，复感毒邪发病，可伴有冲任失调"。其中"毒邪"指风、湿、热。肺经风热熏蒸肌肤；脾失健运，蕴湿积热，久则气血凝滞或痰瘀互结；或兼有冲任不调，肝失疏泄，心火炽盛等。重视三个治疗原则，一是治病求本，二是分期论治，三是重视基本病机所导致的病理变化过程。治疗时以"消散"为治疗大法，使气机开阖有序，当升之气升，当降之浊降。并且根据不同的证型，予以清热、除湿、凉血、调补气血。

2. 禤国维

禤国维教授通过长期临床实践发现，现代人痤疮发病的根本原因在于素体肾阴不足，肾之阴阳平衡失调和天癸相火过旺，导致肺胃血热，上熏面部而发痤疮。提出肺胃血热仅为其标，痤疮主要病机是肾阴不足，冲任失调，相火妄动。治疗原则一般采用滋肾泻火、清肺解毒的治疗原则，对于兼有肺热、湿热、痰结、瘀热、冲任不调等证者，辅以清宣肺热、祛湿清热、化痰散结、活血祛瘀及调理冲任等法。选用二至丸合知柏地黄丸加减组成的消痤汤治疗痤疮，并且结合现代药理学研究理论，喜用"丹参"后下，从而使肾水得滋，虚火得泻，血热得清，兼顾阴阳，损其有余，补其不足，达到阴平阳秘的状态。

3. 王琦

国医大师王琦院士根据自身多年临床实践与经验，认为湿热体质是丘疹性、粉刺性、脓疱性、结节性、囊肿性或聚合性痤疮的共性体质基础。其主要病机以湿热体质为本，毒瘀痰结为标，如湿热郁结不解，则易生毒；湿热阻遏气机，易致血瘀、生痰，因此亦容易合并其他慢性脏腑功能疾病。结合脏腑辨证，分为肺胃湿热，湿毒蕴结，肝郁湿热，痰瘀凝结；另外女性患者痤疮多与月经相关，出现冲任失调。治疗则根据主病主方的原则，以清热利湿为主，兼以解毒祛瘀、化痰散结。用药以痤疮核心病机为指导，强调体质调节，通过积雪草清热利湿，薏苡仁健脾祛湿，芦根清热达到清热利湿的功效。

4. 朱仁康

朱仁康老先生认为，痤疮的发生与热毒相关，本病外受风热、湿热、暑热之邪，均能化火化毒，热毒壅盛，营卫不和而成疮。治疗原则多以清热解毒、消肿散结为主。常用经验方消炎方、地丁饮等，常用药物：黄芩、黄连、大青叶、栀子苦寒清热；紫花地丁、野菊花、蚤休、蒲公英、金银花、连翘清热解毒；当归、赤芍和营消肿；穿山甲、皂角刺托毒消肿。

中医内外结合治疗痤疮的有效性得到了广泛认可，但存在以下问题仍需解决：一是市场上存在众多消字号、械字号"祛痘"产品，乱象丛生，部分号称添加中药成分，其"清热祛痘"效果更佳，成分安全，因而售价更高。但这些产品的安全性与有效性仍需进一步观察。中医药治疗痤疮疗效确切，含中药成分的防痘控痘产品拥有广大的市场，因此需要更为严密的监管。同时也需要在中医基础理论的专业指导下，研发更安全、更有效、更纯粹的祛痘产品，让中医药产品市场更有序。二是要解决痤疮治疗的规范性并提高患者依从性。中医治疗痤疮的手段很多，比如中药面膜、火针、耳穴等，疗效确切，但适应证并不同。如火针适用于伴有脓疱、囊肿的患者，中药湿敷适用于炎性丘疹、脓疱皮损。因此在治疗时要根据适应证选择合适的治疗方法，提高治疗规范性。此外，由于火针、针灸、放血等疗法疼痛感较剧烈，患者依从性不高或存在抗拒心理，在治疗时要反复向患者说明治疗的作用、治疗周期及治疗必要性，注意治疗时的人文关怀，提高患者依从性。

（郭 静）

第四章 药 毒

课程思政提要：药物的不合理使用和滥用是当下医疗现状之一。根据世界卫生组织的资料，全世界大约有 1/3 的患者是死于不合理用药而并非疾病本身。发生在患者身上的不良反应可以诱发或加重患者的病情，延长恢复期，甚至导致残废或死亡。药物不良反应不仅造成患者本身的危害，对社会也会造成一定的危害。因此，为了提高临床医务工作者的警惕性、避免治疗过程中不良事件的发生、保护患者的生命健康、缓解患者的精神压力、促进医患关系的和谐发展，对药毒进行充分的探讨和研究意义重大。药毒的预防意义不亚于治疗，作为接诊医生须持严谨审慎的态度，耐心聆听患者病史的陈述，对既往史、用药史、过敏史等做仔细询问，治疗用药规范、精准，并做好心理疏导和教学宣讲工作。

药毒又称作药疹、药物性皮炎，属于一种皮肤药物不良反应，是指药物通过口服、注射、吸入等各种途径进入人体后引起的皮肤、黏膜炎症性皮损，严重者可累及其他系统。发病前有用药史，伴潜伏期，突然发病，皮疹形态多样，可泛发或局限，严重者危及生命是本病的临床特点。中医古典文献中未查及有关本病较为系统明确的记载，部分文献中称其为"中药毒"或"药毒疹"。目前针对药毒的发病率或某种药物发生皮肤不良反应的流行病学调查报道较少，北京某医院调查发现其住院患者的药毒发病率为 0.22%；法国一项分析显示住院患者药疹发病率为 0.36%；美国一项研究结果表明，氨苄西林导致药疹的发病率可达 5.2%，随着药物的广泛应用和新药的不断涌现，药毒的发病率不断上升。发病原因分为先天因素和后天因素两大类，先天因素多为禀赋不耐，后天因素主要在于饮食禁忌、邪气外袭、用药染毒等。发病机理与外感风、湿、热毒，内伤气、血、阴、津有关。如风热毒邪侵袭腠理化热化火可致红斑、肿痛；湿热蕴蒸外溢肌肤而见渗出、疱疹；毒灼津液气阴两伤可累及机体的其他系统而表现出全身症状。临床辨证常分湿热感毒、毒入营血、气阴两虚等证型，治疗以清热利湿解毒为主，若属重症宜采用中西医结合治疗。因严重的药毒危及生命，故避免和预防药毒的发生，以及对于已发生药毒的及时诊断和治疗，对于患者而言均具有重要意义。

第一节 历史积淀

一、病名源流

药毒作为病名首见于东晋葛洪《肘后备急方》，并散在分见于其他古典文献，如《备急千金要方·解毒杂治方·解百药毒第二》中载有："甘草解百药毒，如汤沃雪，有同神妙。"《诸病源候论·蛊毒病诸候·解诸药毒候》曰："凡药物云有毒及有大毒者，皆能变乱，与人为害，亦能杀人。"分别使用"中药毒""药毒疹""湿毒疡"等别名。

二、病因病机

古代医家对于药毒病机的认识为：邪毒内侵，血热妄行于皮肤，进而出现皮肤的斑疹等表现。医圣张仲景在《金匮要略》中提出"阴阳毒"一病，其表现"面赤斑斑如锦纹""咽喉痛""身痛如被杖"等与药毒相似，奠定了后世论治皮肤斑疹的基础；叶天士在《温热论》中提到，热入于营，窜于肌肤血络，则出现斑疹隐隐，热入血分则血热亢盛，耗血炼血，热瘀交结，阻滞脉络，则可见斑疹密布色深紫；《六因条辨·斑痧疹瘰辨论》认为药毒斑疹的发生不外乎热入营血，阳者以阳盛血热亢盛为主，阴者以血热日久，耗气伤津，气血运行不畅为主。

三、治疗用药

本病治疗上多以清热解毒为主要方法，并根据症状表现的不同和病机的各异而随证治之。

晋代《肘后备急方·治卒中诸药毒救解方》中记载治疗药毒之如圣散，以蜂房、甘草二药共奏解毒消肿之功。唐代孙思邈在《备急千金要方》中有"专治一切药毒"之麦门冬饮，用于治疗火毒入里。宋代《太平圣惠方·解诸药毒诸方》中载有解药毒方，药用白矾为主，擅解毒祛痰，为疏风清热法治疗药毒的体现；《仁斋直指方论·蛊毒证治》中记载"治蛊毒、诸毒、一切药毒"之保灵丹，药物多为朱砂、巴豆、雄黄、山豆根等清热解毒之品；《杨氏家藏方·杂方五十八道》中载有甘粉散，方用甘草合绿豆粉共奏清热利湿解毒之功。明代《普济方·中药毒》中载"解一切药毒"之僵蚕散，其中白僵蚕可祛风解痉、化痰散结。清代《种福堂公选良方·中毒》中提出可用生绿豆解药毒；《疡医大全·解中药毒门主方》中记载黄连苦寒之性可清解巴豆辛热之毒，用其治疗误食巴豆所引起的热盛伤津之象等。部分药食对于药毒亦有一定的治疗作用，正如《景岳全书》所载："凡解诸药毒者，宜以荠汁、白扁豆汁、绿豆汁、甘草汁、饴糖汁、米糖汁、蚕蜕纸烧灰，随便用之，俱可解。"

第二节 现代发展

一、病名规范

古文献将药毒称为"中药毒""药毒疹""湿毒疡"等。新中国建立后，随着中医皮肤病学的发展，本病的中医名称在现代被统一表述为"药毒"，相当于西医学的药疹、药物性皮炎。

二、病因病机

药毒的发生与个体的易感性和药物因素有关。

首先，不同个体对药物的反应存在明显的差异性，同一个体不同时期对相同药物的反应也不尽相同。前者取决于遗传因素，后者与个体生理状态、所处环境的改变密切相关。其次，引起药毒的致敏药物种类繁多。常见药物类型有：解热镇痛药、抗癫痫及镇静催眠药、磺胺类、抗生素类、抗肿瘤药等，而部分中草药引起的过敏反应近年来也逐渐增多。作为医务人员在治疗疾病选用药物时应警惕药毒的可能。

现代中医学者普遍认为药毒总由禀赋不耐，药毒内侵所致。禀赋不耐，食入禁忌，蕴热成毒；或脾湿不运，蕴湿化热感毒，湿热毒邪发于肌肤所致。严重者，毒热入营，可致气血两燔。

西医学认为，药疹发生的机制可以是免疫性或非免疫性机制。免疫机制以药物激发变态反应为主，可分为Ⅰ型、Ⅱ型、Ⅲ型、Ⅳ型变态反应，多数药物仅引起一种类型变态反应，但个别药物也可引起多种类型变态反应。非免疫机制引起皮肤黏膜损害包括：肥大细胞介质的直接释放、药物的积聚或过量、药物副作用及菌群失调、已存在的皮肤病激发、或光毒性皮炎等。而随着肿瘤靶向治疗的快速发展，药物也可通过非变态反应的新的作用机制引发一系列皮肤不良反应。

现知药物过敏反应分型概要：

Ⅰ型变态反应：肥大细胞上特异性 IgE 抗体与药物或药物代谢物结合，激活肥大细胞或嗜碱性粒细胞，释放组胺及白三烯等化学介质，引起瘙痒、荨麻疹、血管性水肿、潮红、恶心、呕吐、腹泻、喷嚏、流涕、鼻充血、喉头水肿、支气管痉挛等表现，以及严重的过敏性休克。

Ⅱ型变态反应：抗原特异性 IgG 或 IgM 抗体与进入细胞膜的药物抗原相互作用，在血清补体的作用下，该细胞被破坏或被单核吞噬细胞系统清除。如 β 内酰胺类抗生素引起的溶血性贫血、氨苯磺胺引起的血小板减少等。

Ⅲ型变态反应：药物抗原与特异性 IgG 或 IgM 抗体形成可溶性免疫复合物沉积在组织，活化补体系统而使组织损伤。如血清病样反应、发热、血管炎等。

Ⅳ型变态反应：药物致敏 T 淋巴细胞介导的细胞毒反应。如药物接触性皮炎、剥脱性皮炎、大疱性表皮坏死型及湿疹型药疹等。

三、表现分型

药毒损害常突然发生，呈泛发性、对称性分布，也有局限性皮损。发生皮疹形态多种，每一种药物能引起多种皮疹，每一种皮疹可由不同药物引起。现代医家根据病情的轻重和皮损的特异表现将药毒做出系统分型，方便于临床诊疗和学术研究。常见的疹型有荨麻疹型、猩红热型、多形红斑型、固定红斑型、紫癜型、剥脱性皮炎型、大疱性表皮松解坏死型等。常伴有瘙痒、烧灼感，高度敏感者可发生过敏性休克。

1. 荨麻疹型

荨麻疹型主要由抗菌药物类（尤其是青霉素、头孢类和磺胺类）引起，可在服药后数分钟、数小时或数日发生。皮疹的特点为剧烈瘙痒、边界清晰的风团、红斑，压之褪色，常经数小时消退，极少超过 24 小时，消退后皮肤外观正常。

2. 猩红热型

猩红热型是最常见的药毒。最常见的致敏药物为青霉素类、磺胺类及 NSAIDs。通常发生在药物治疗后 1 周左右，先前已致敏的个体最早可在开始药物治疗后第 1 天或第 2 天发生"猩红热样、麻疹样"红斑、丘疹皮肤损害。若不及时停药可发展为重症药毒。

3. 多形红斑型

多形红斑型多由磺胺类、NSAIDs 及巴比妥类药物致敏。好发于头面部及四肢远端伸侧皮肤，重症者可累及全身。皮损表现为靶形或虹膜状的水肿性红斑或风团样皮损，黏膜部位可受累。

4. 固定红斑型

常见致敏药物包括 NSAIDs、抗菌药物类、巴比妥和抗疟药等。好发于口腔黏膜、生殖器、面部及肢端部位，常为单发，也可散发数个。急性期典型表现为同一部位反复出现圆形或椭圆形水肿性的暗紫红色或鲜红色斑片，重者可在红斑基础上出现水疱、大疱，通常在 1～10 天消退缓解，慢性期可发生炎症后色素沉着。

5. 紫癜型

引起本型常见药物为抗菌药物类、巴比妥类、利尿剂、NSAIDs 等。好发于双下肢，对称分布，表现为可触及的瘀点或瘀斑，伴或不伴发热、关节疼痛、蕈核肿大等。

6. 剥脱性皮炎或红皮病型

剥脱性皮炎或红皮病型属药毒重症。如初次用药，其致敏期多在 20 日以上。可于一开始就全身发生，或在上述麻疹样或猩红热样发疹的基础上发展而来。表现为全身皮肤红肿，伴以渗出、结痂，继之大片叶状鳞屑剥脱，渗液有臭味。黏膜部位可见水肿、糜烂等。常伴恶寒、发热、蕈核肿大、呕吐、恶心、黄疸等症状。

7. 大疱性表皮松解坏死型

大疱性表皮松解坏死型系药毒最为严重的一型。发病急，皮疹初起于面、颈、胸部，发生深红色、暗红色斑，很快融合成片，发展至全身。斑上发生大小不等的松弛性水疱及表皮松解，可以用手指推动，稍用力表皮即可擦掉，如烫伤样表现。全身中毒症状严重，伴有高热和内脏病变，黏膜也有大片坏死剥脱。如抢救不及时，可死于感染、毒血症、脏器衰竭或失血等。

四、治疗、预后及预防

药毒的治疗原则首先是停用可疑致敏药物或调整剂量，并促进药物的排泄。系统治疗以脱敏为主，一般给以抗组胺药物、维生素 C 以及钙剂，或口服糖皮质激素治疗。局部治疗选择主要为糖皮质激素类药物，辅以润肤剂修复表皮屏障。急性期红肿、瘙痒可外用炉甘石洗剂，糜烂渗出多可外用 3%硼酸溶液，除糜烂性皮损外，均可外用糖皮质激素制剂。治疗过程中应鼓励患者多饮水或静脉输液，以促进药物排出，尽快消除药物反应。对于重症药疹患者，应静脉滴注糖皮质激素，控制病情后可快速减量，还需加强日常创面护理、注意无菌操作，避免继发感染，若出现低蛋白血症、水电解质紊乱等，应及时纠正，并维持血容量和对症治疗。药毒大多数是轻微和自限性的，通常在停用致敏药物后即可消退。但即使是在停止使用相关的致病药物后，药疹也可能在接下来的几天内加重。严重的药毒可危及生命，所以预防及早发现药毒的发生，与治疗相比同样重要，应被重视起来。药物使用要严谨，并尽量减少用药品种，杜绝药物滥用；用药前应详细询问过敏病史，避免使用患者过敏的药物，治疗过程中观察药疹的前驱症状，以便早发现和及时停药；对于青霉素、普鲁卡因、抗毒血清等药物在应用前要严格进行划痕或皮内试验。最后，由于大众对药毒的认知普遍存在不足，因此，作为医生有必要在日常生活中对其进行适当的宣传教育和科普。

第三节　特色治疗

1. 中医内治法

中医内治法以清热利湿解毒为大法，并根据个体病机的不同辨证施治、随证用药。若辨证属于湿热感毒，蕴结肌肤者，治当清热除湿，凉血解毒。可以龙胆泻肝汤、萆薢渗湿汤、清热除湿汤等方剂加减治疗，常用药物有龙胆草、薏苡仁、萆薢、泽泻、茵陈、苍术、滑石、知母、生地黄、白茅根、紫草、大青叶、黄芩等。若辨证属于毒入营血，气血两燔者，治当清热凉血解毒。可以犀角地黄汤、清营汤、清瘟败毒饮、解毒凉血汤等方剂加减治疗，常用药物有水牛角、牡丹皮、赤芍、生地黄、紫草、生石膏、栀子、黄芩、黄连、紫花地丁、天花粉、蚤休、玳瑁、竹叶、双花炭等。若辨证属于热毒不除，气阴两虚者，治当益气养阴，清解余热。可以增液汤、菖蒲郁金汤、生脉散、沙参麦冬汤等方剂加减治疗，常用药物有沙参、麦冬、玄参、郁金、石菖蒲、石斛、鳖甲、天花粉、五味子、葛根、白术、茯苓、党参、山药等。

2. 中医外治法

中医外治法主要为皮肤局部用药，剂型多样、手段丰富。皮肤红斑丘疹不伴有渗出者，可外扑中药粉剂，如止痒粉、松花粉、六一散等，或马齿苋等清热解毒中药煮水后局部溻渍；糜烂渗出者，可以马齿苋水剂、龙葵水洗剂、复方黄柏液涂剂等湿敷；皮疹暗红者，可以丹参、鸡血藤等活血化瘀类中药煎汤外洗；皮疹消退后皮肤粗糙、瘙痒者，可外涂黄连膏、黑豆溜油软膏等。此外，对于因病情而致夜寐不安者，针灸治疗、耳穴压籽等亦有一定疗效。

以上内、外治法均适用于轻型药毒，对于药毒重症宜采用中西医结合治疗。

3. 三因制宜

基于个体的差异性，药毒的治疗方案需根据患者的体质、基础疾病、病情严重程度等因素综合制订。对于体质虚弱的患者，治疗后还需摄入足够营养，以助恢复正气；对治疗基础疾病所需药物过敏者，应积极寻找替代药物，或适时调整使用剂量；对于病情严重的重型药毒，如喉头水肿者，在肌内注射肾上腺素的基础上，可配合咽喉喷雾 0.1%肾上腺素、糖皮质激素雾化吸入、短效β_2受体激动剂吸入等，有重度喉阻塞者应及时行气管切开术。

第四节 名医学验

1. 艾儒棣

艾儒棣认为治疗药毒早期热毒应以祛邪为主，宜用黄连解毒汤、凉血消风散等加强清热解毒之功，后期气阴耗伤应以养阴为主，可以生脉饮、益胃汤、二至丸等辨治，但不忘清解余毒。

2. 徐宜厚

徐宜厚治疗大疱性表皮松解坏死型药毒，擅以沙参、生地黄、石斛、白芍滋阴清热，金银花、连翘、绿豆衣解毒化湿，并配合氢化可的松静脉滴注，中西医结合治疗。

3. 欧阳恒

欧阳恒主张药毒早期以清热凉血、解毒利湿为主，常用生地黄、牡丹皮、赤芍、生石膏、知母、连翘、车前子、泽泻等药，后期多有热毒耗伤阴液，常加玄参、石斛、沙参等，皮损有渗液时用地榆、马齿苋、金银花煎水湿敷。

4. 喻文球

喻文球强调毒邪为患的重要性，应用解表通里法解毒、排毒，同时摆正人、病、药三方关系，既解毒祛邪，又护卫正气，以期在治疗过程中达到阴阳平衡，取得治愈药毒的目的。

5. 禤国维

禤国维认为补肾法对于治疗皮肤病具有普遍意义，对于包括药毒在内的皮肤病，即使肾虚仅为疾病发生的次要矛盾，在不影响总体治疗的前提下适当加用补肾药物，常有助于缩短病程，加速向愈。

中医药在药毒治疗方面的表现受到了中、西医的共同认可，特在此强调：轻症药毒中医以清热利湿解毒之法治疗，临床上具有较为可行且稳定的治疗效果，若重症药毒则宜采用中西医结合治疗的方式。

此外，现阶段仍存在以下问题有待改进。一是避免药物的不合理使用和滥用。药物不良反应的产生能够诱发或加重患者的病情，延长恢复期，甚至导致残废或死亡。这需要临床医生除掌握药物的治疗作用外，其毒性、副作用等属性也应当谨记，以避免在治疗过程中，单独或联合用药时药物过敏反应的发生。二是防止和及早发现药毒的发生。在日常生活中对于患者和大众应当做好关于药毒的宣传教育以及科普工作，提高公众对于本病的认知，尽可能避免药毒的发生。

（杨素清）

第五章 瘾 疹

课程思政提要：随着社会的快速发展，城市化、工业化进程下的环境污染是我国的整体现状，虽然在国家政策推动下环境问题得到很大的改善，但是环境污染问题仍然不容乐观。环境问题与过敏性疾病有着千丝万缕的关系，过敏性疾病发病率逐年上升，尤其是瘾疹。瘾疹发病时奇痒，有越抓越痒，反复发作的特点，对患者的工作和学习造成了较大影响，同时给患者心理带来沉重负担。随着研究的不断深入，慢性瘾疹患者的心理问题逐渐受到人们的关注。因此，医护人员应对病程反复的患者给予更多关注，为患者讲解疾病相关知识，以减少患者不必要的恐慌，缓解其焦虑情绪，避免其焦虑、瘙痒的恶性循环。同时，进一步提高诊治瘾疹的水平和能力，为人民的幸福保驾护航。

瘾疹是皮肤上出现鲜红色或苍白色风团、时隐时现的瘙痒性、过敏性皮肤病。古称本病为"瘖瘟""风疹""赤白游风""风丹"等名。本病又俗称"风疹块"或"瘾疹"，如发生在眼睑、口唇等组织疏松部位，水肿明显者则称"游风"。其临床特点是突然发病，常先有皮肤瘙痒，随即出现大小和形态不一的风团，发作时间不定，发无定处，可迅速消退，而后不留任何痕迹。可发生在任何年龄、季节，男女皆可发病，相当于现代医学的荨麻疹。据有关资料显示，1999年中国荨麻疹患病人数约为898.65万，到2019年，达到963.61万。荨麻疹是一种世界性的常见病，在急性荨麻疹患者中，20%～45%的患者可转变为慢性荨麻疹，且大多数形式的荨麻疹更常见于女性。本病病因较复杂，先天因素禀赋不足，后天因素主要与饮食失调、情志不畅、感受外邪、劳倦太过等原因有关。病机可由气血虚弱，卫外不固，营卫不和，风邪乘虚侵入所致；或由七情内伤、肠胃湿热等引起。临床常分为风寒束表、风热犯表、肠胃湿热、气血两虚、冲任不调等证论治。

第一节 历史积淀

一、病名源流

中医学对于瘾疹的认识有着悠久的历史，古代典籍对于此病有着详尽的描述。关于瘾疹最早记载见于《素问》，被称作"隐轸"。汉代《神农本草经》正式提出"瘾疹"病名，其曰："充蔚子，味辛，微温，主明目益精，除水气。久服轻身，茎治瘾疹痒，可作浴汤。"

历代文献中关于本病的病名记述颇多。隋代巢元方于《诸病源候论》中记载本病为"风矢""瘖瘟""风瘖瘟""赤轸""白轸""风瘙隐轸"。如："风气止在腠理，浮浅，其势微，故不肿、不痛，但成隐疹瘙痒耳。"唐宋时期《千金方》中记载有"风屎""风尸""风瘙瘾疹""风疹瘙痒"，余基本沿用瘾疹名称；元代《世医得效方》以"气奔"概括；明清时期除沿用前人之称谓外，《外科枢要》提出"赤白游风"的说法；《医宗金鉴》提出："此证俗称鬼饭疙瘩，……初起皮肤作痒，次发扁疙瘩，形如豆瓣，堆累成片。"《外科证治全生集》称"风乘疙瘩"；《外科大成》"游风"；《内经博议·缪仲醇阴阳脏腑虚实论治》称"火丹"。《外科证治全书》称"瘖瘟"（一名鬼饭疙瘩，俗名风乘疙瘩）；民国时期《中风斠诠》称"风疹块"。1994年国家中医药管理局制定行业标准时将"瘾疹"定为规范病名，沿用至今。

二、病因病机

从病因病机看，总体上古代医家认为瘾疹因禀赋不耐，卫外不固，风邪乘虚侵袭所致；或表虚不固，风寒风热之邪外袭，客于肌表，致使营卫失调而发；或饮食不节，过食辛辣肥甘，使胃肠积热，复感风邪，内不得疏泄，外不得透达，郁于肌肤而发。此外，情志内伤，冲任不调，肝肾不足，血虚生风生燥阻于肌肤，也可致本病的发生。其病位在肌肤，与肺、脾、胃、肝、肾有关；其病性有虚有实，实在风湿热，虚在气血亏，肝肾虚。多数医家从一因或一脏来认识瘾疹的病因病机，少数医家倾向于从多角度论瘾疹的同时重视以风邪立论。

（1）单因立论　古代医家因受《素问·风论》"风者，百病之长也"影响，而从风邪论治瘾疹。《金匮要略·水气病脉证并治》说："风气相搏，风强则为隐疹，身体发痒。"《诸病源候论·风瘙隐胗候》言："风入腠理，与血气相搏，结聚起，相连成隐胗。"《备急千金要方》《医宗金鉴》《外科心法要诀》等均以风邪侵袭论述瘾疹。《舟仙厝述·瘾疹》有言："瘾疹多属于脾，以其隐隐在皮肤之间，发而多痒，或通身红者或不红者也。"《素问·四时刺逆从论》言"少阴有余，病皮痹隐轸"。皆从一脏论治本病。

（2）多因立论　古籍中明确指出脏腑失调与瘾疹之间的关系，《诸病源候论·风病诸候下·风候》曰："夫人阳气外虚则多汗，汗出当风，风气搏于肌肉，与热气并，则生也。"肺气虚弱，汗孔开阖失司，卫外不固，邪气侵犯并滞留于人体，营卫不和，风邪夹杂寒、湿、热邪影响气血运行，或脏腑功能不调则易迁延不愈。《儒门事亲》曰："凡胎生血气之属，皆有蕴蓄浊恶热毒之气。有一、二岁而发者，有三、五岁至七、八岁而作者，有年老而发丹熛瘾疹者。"说明先天禀赋不耐，一旦受到不良因素的刺激，不论男女老少，皆能诱发瘾疹。

三、论治原则

总结古代医家论治瘾疹，主要的治疗原则有整体观念、早期以外治法为主、辨证论治、慎用风药。

（1）整体观念　《三因极一病证方论·卷之十六·瘾疹证治》专门论瘾疹一病，以整体观念入手治疗本病。"世医论瘾疹，无不谓是皮肤间风，然既分冷热，冷热即寒暑之证。又有因浴出凑风冷而得之者，岂非湿也。则知四气备矣。《经》云：诸痛痒疮皆属于心。心实热则痛，虚寒则痒。又阳明主肌肉，属胃与大肠，亦有冷热分痛痒，不可不审。世人呼白者为婆膜，赤者为血风，名义混淆，当以理晓。内则察其脏腑虚实，外则分其寒暑风湿，随证调之，无不愈。"

（2）早期以外治法为主外洗或针灸　《神农本草经卷一·上经》中云："充蔚子，味辛，微温。……茎主瘾疹痒，可作浴汤。一名益母。"晋代皇甫谧《针灸甲乙经》，首次提出用针刺天突穴治疗本病。

（3）辨证论治　《外科枢要》曰："赤白游风属脾肺气虚，腠理不密，风热相搏；或寒闭腠理，内热拂郁；或阴虚火动，外邪所乘。风热相搏，用荆防败毒散。内热、外寒，用加味羌活散。胃气虚弱，用补中益气汤加羌活、防风及消风散。血虚，用加味逍遥散。阴虚，逍遥散、六味丸。若肝肾虚热，用六味丸，则火自息，风自定，痒自止。"

（4）慎用风药　《外科大成》曰："肝肾虚热者，宜加味逍遥散、六味地黄丸，以滋化源，则火自息，风自定，痒自止矣；误用祛风辛热之药，复伤元气，则容风内淫，血随火化，反为难治，赤肿游入腹者不治。"

四、用药经验

经文献检索查阅，中国古代有 20 部医著记载了治疗瘾疹的单味中药 44 味，出现频次为 96 次。这 44 味药中，植物药 27 味（出现频次最多的前 5 味为茺蔚子、枫香、蒴、牛蒡子、天名精）、动物药 9 味（出现频次最多的前 4 味为原蚕蛾、乌蛇、鲤鱼、全蝎）、矿物药 2 味（硝石、烧石），其他分类 6 味，可见古人治疗瘾疹以植物药为主，动物药次之，偶用矿物药；祛风药 14 味 31 次，清热解毒除湿药 13 味 40 次，滋肾药 2 味 8 次，行气解郁药 2 味 2 次，其他 15 味 15 次，可见古人治疗瘾疹以祛风除湿、清热解毒为主。

五、用方规律

经文献检索查阅，中国古代有 186 部医著记载了瘾疹，其中涉及方药的有 142 本书，治疗瘾疹的方剂 460 首，316 首详列药物组成、144 首未列药物组成，出现频次列于前五位的是消风散、防风通圣散、葛根橘皮汤、胡麻散、加味羌活散。460 首方中，外用方 177 首，内服方 283 首，散剂 135 首、汤剂 115 首、丸剂 66 首、膏剂 25 首、酒剂 22 首、丹剂 2 首、糊剂 1 首，其他方剂或未注明共 94 首。可见古人治疗瘾疹时，立法以祛风除湿为主，以清热解毒为中心，所用剂型以散剂为主，汤剂次之，喜用酒、盐、茶等作药引药物。

六、针灸治疗

经文献检索查阅，中国古代有 15 部医著记载从经络论治瘾疹，涉及 23 个穴位。通过分析发现，古代医家以针灸论治瘾疹主要从手阳明大肠经、足阳明胃经穴位入手。23 个穴位分别是曲池、伏兔、合谷、环跳、肩髃、绝骨、内庭、曲泽、手三里、商曲、天窗、尺泽、天井、外廉、委中、手五里、昆仑、陷中、阳溪、涌泉、足三里、曲骨、天突。其中手阳明大肠经穴位出现次数最多，如曲池、合谷、肩髃、手三里、手五里、阳溪；足阳明胃经出现次数次之，如伏兔、内庭、外廉、足三里；任脉、足太阳膀胱经、足少阳胆经、足少阴肾经穴位出现次数再次之，如陷中、曲骨、天突、环跳、绝骨、素注、委中、昆仑、涌泉；手厥阴心包经、手太阳小肠经、手太阴肺经、手少阳三焦经穴位出现次数最少，如曲泽、天窗、尺泽、天井。

第二节 现 代 发 展

一、病名规范

古文献将瘾疹称为"瘾胗""风瘙隐轸""赤轸"等。新中国建立后，随着中医皮肤科学的发展，国家中医药管理局制定的《中华人民共和国中医药行业标准·中医皮肤科病证诊断疗效标准》，将"瘾疹"定为规范病名，至此，"瘾疹"病名沿用至今。即西医学的"荨麻疹"。

二、病因病机

1. 病因

西医学认为瘾疹的病因复杂，根据来源不同通常分为内源性和外源性。外源性原因多为一过性反应，如物理因素、食物因素、药物因素等；内源性原因通常为持续性反应，如慢性隐匿性感染、劳累、精神因素、微量元素缺乏、自身免疫性疾病等。通常急性瘾疹可找到原因，慢性瘾疹难以找到病因且很少由变应原介导的 I 型变态反应所致。常见的有以下几个方面：一是食物因素如鸡蛋、牛奶等蛋白类食物。二是药物因素如青霉素、阿司匹林等。三是感染因素如金黄色葡萄球菌、幽门螺旋杆菌等。四是吸入物因素如花粉、甲醛等。五是物理及化学性因素如日光、紫外线等。六是遗传因素如寒冷性荨麻疹、遗传性血管水肿等。七是精神因素及内分泌改变如精神紧张、焦虑等。八是内科疾病因素如系统性红斑狼疮、癌肿等。这些因素对瘾疹的发病都有影响。

2. 病机

对 93 篇文献 4101 例瘾疹患者的分析发现，实证占一半以上，以风热袭表为主；实证、虚实夹杂证主要与湿热以及冲任不调相关。其中，靖玉仲认为瘾疹是由于正气不足，表虚不固，外邪侵袭，或脾失运化、病从内生，或阴虚血亏、血虚生风，使营卫不和、血不利而发疹；程子荣则认为慢性瘾疹多由于体虚卫外不固，营卫失调，风气侵入肌肤腠理，反复发作使脾胃失和，气机不利，内不疏泄，外不透达，日久化热，血热血瘀而成病。此外，瘾疹急性期多属于表证、实证，慢性期多夹湿、夹虚、夹瘀，需要根据临床症状进行辨别。

三、证候表现

1. 症状学方面

据文献查阅提示，皮肤呈现风团、红斑、丘疹伴有瘙痒、或腹痛、头晕、恶心、胸闷、苔黄腻、脉滑数是最为常见的症状。

2. 证候学方面

在 111 名慢性荨麻疹患者的临床特点及中医证型分析研究调查中，有 27 例风寒束表证患者，占 24.2%；有 5 例肠胃湿热证型，占 4.5%；有 79 例其他患者，占 71.1%。对 216 例荨麻疹患者分析发现，风寒袭表型占 25%，风热互结型占 18%，禀赋不足型占 35%，气血两虚型占 23%。

四、治则治法

1. 治则思路

（1）先辨病因后对症治疗　西医学研究认为，瘾疹最常见的病因是食物过敏，其次是药物过敏，因此在治疗时要进行对症治疗，如避免接触过敏原，使用正确的药物治疗如抗组胺药物等。

（2）治疗瘾疹当分缓急　瘾疹发病，症状不一，急性者应立即予抗过敏药物治疗，避免病情进一步发展，造成过敏性休克；慢性者，病程日久，阴血耗伤，当予中药辨证治疗。

（3）辨证论治兼及多脏　瘾疹发病主要与肺、脾有关，也与肝、肾关系密切，治疗时应从整体论治，多方兼顾。

2. 治法探讨

根据近年文献报道，瘾疹的主要治法有疏风解表、调和营卫、通腑泄热、助阳固表、滋阴养血、调摄冲任、调理肺脏、固卫肌表、健脾益气、补心调神、补血祛风、清热利湿、柔肝息风、补肺益肾、温肾潜阳、扶正祛邪等。其中疏风解表，调和营卫法是瘾疹最基本、最主要的治法，具体应用时又应根据临证实际情况辨证施治。

五、临床论治

1. 辨病论治

根据急性荨麻疹、冷激性荨麻疹、丘疹性荨麻疹、肠胃性荨麻疹、热性荨麻疹、机械性荨麻疹、慢性顽固性荨麻疹等导致荨麻疹的不同疾病来进行论治。

如赵炳南用麻黄方治疗急性荨麻疹。朱仁康用祛风胜湿汤治疗冷激性荨麻疹，用健脾祛风汤治疗肠胃型荨麻疹，用凉血消风散治疗热性荨麻疹，用活血祛风汤治疗机械性荨麻疹，用玉屏风散合乌蛇驱风汤治疗慢性顽固性荨麻疹等。

2. 辨证论治

现代中医对瘾疹的治疗在继承古人经验的基础上有了较大的发展，治疗思路主要表现在以下方面。其中以疏风解表、调和营卫为基本原则，分为风寒束表、风热犯表、肠胃湿热、气血两虚、冲任不调 5 种证型。但各地又有不同分型，韩冰将慢性荨麻疹临床分为两种证型：阴血不足，血虚风燥型；脾肺两虚，风寒束表型。张翠月等临床从脾辨证施治，将慢性荨麻疹辨证分型为脾虚湿蕴证、脾肺气虚证、心脾气血两虚证。中医学治疗慢性荨麻疹有独特的优势，从经典的辨证论治到近年来逐渐兴起的辨体论治，在对该病的诊疗上都各具特色。

3. 专方加减

以专方为基础随证加减治疗瘾疹，如朱展慧等运用银连祛风汤（南通汉药中医院院内制剂，金银花、土茯苓、生地黄、连翘、生石膏、牡丹皮、白蒺藜、地肤子、茵陈、地骨皮、生甘皮、炒僵蚕）治疗慢性荨麻疹，有效率为 91.67%；国医大师卢芳的经验方抑免汤（生地黄、连翘、牡丹皮、赤芍、土大黄、虎杖、黄芩、徐长卿、土黄芪）；祝谌予所创过敏煎（银柴胡、五味子、乌梅、防风），广泛用于荨麻疹、湿疹等各类过敏性皮肤病。

六、基础研究

1. 季节对瘾疹的影响

有研究发现瘾疹一年四季均可发病，在 304 例患者的发病季节中春季 62 例（20.39%），夏季 98 例（32.23%），秋季 93 例（30.59%），冬季 51 例（16.77%）。由此可见急性荨麻疹以夏秋季节为高发期，冬季发病率略低。

2. 瘾疹的模型建立

瘾疹的病理模型主要有 4 类，非免疫性接触性模型有 DNCB 溶液型、桂皮酸型或二甲亚砜型，复合型模型常采用中医证型动物模型（肾虚型、气血两虚型、脾肾阳虚型）+西医动物模型，此外还有免疫性接触性模型，被动皮肤致敏模型。造模方法主要有物理法、药物法、免疫法。

3. 中药治疗瘾疹效应机制探讨

研究发现，中药治疗对瘾疹的内分泌机制、免疫机制、过敏反应等都能起到良好作用，如祛风养血药可明显降低 IL-4、IgE 水平，升高干扰素-γ 水平，减少炎症发生等，麻黄-甘草药对能调节 Th1/Th2 平衡，从而调节机体的免疫功能，苍术苦参汤可有效消退皮疹，减轻瘙痒，减少复发等。

第三节 特色治疗

1. 穴位注射

钟德周等人通过穴位注射盐酸苯海拉明、维丁胶性钙，总有效率为 100%；李占东、龚有发使用穴位注射当归注射液治疗荨麻疹，有效率为 96.9%，取穴曲池、血海、三阴交。

2. 针刺拔罐

王楠应用针刺拔罐疗法治疗瘾疹总有效率为 92%。针刺穴位选择足三里、滑肉门、曲池、四神聪、血海、外陵；予神阙穴上进行闪火罐法。

3. 放血疗法

施红伟应用放血疗法，治疗组总有效率为 90.91%。穴位为肺俞、脾俞、曲池、大椎、血海、足三里。

4. 穴位埋线

王军，祁原婷通过中药（自拟方）内服结合穴位（曲池、合谷、血海、膈俞、三阴交、大肠俞）埋线治疗瘾疹，有效率为 95.74%。

5. 自血疗法

据文献检索，应用自血疗法治疗总有效率为 95%，选穴为大椎、膈俞、肺俞、曲池、外关、风市、足三里、血海、三阴交。

6. 梅花针联合耳针

姚文娟等应用梅花针加耳针治疗，有效率为 64.9%，梅花针叩刺足太阳膀胱经背腧穴，耳穴贴压双耳敏感点。

7. 三因制宜

根据患者的年龄、病程、病势、瘾疹的类型、体质、生活习惯、居住的地域、患病以及加重的季节为其制定个体化治疗方案。特别是对于气血亏虚的慢性患者及其他类型的顽固性患者。对于体质不佳的可结合体质调理。在治疗上采用合理的治疗方药，辅助其他的中医特色疗法，同时应嘱咐患者调饮食、慎起居、保持良好生活习惯、保持心情愉悦。

第四节 名 医 学 验

1. 赵炳南

赵炳南教授认为，风邪是荨麻疹主要致病因素，可夹寒、夹热，营卫失和、卫外不固、复感风邪是其主要病机；提出治疗总则是疏散风邪、平调寒热、调和营卫、调理气血。临证当首辨寒热，以祛风为主，创制有"麻黄方"和"荆防方"，用于临床。

2. 张作舟

张作舟认为，荨麻疹的病因是感受外来风寒、风热之邪；或饮食起居失调，使机体正气受损，致使卫外不固，营卫失和，外邪乘虚侵袭而发本病。张老将荨麻疹分为表虚不固、血虚气弱、阴虚内热和湿热内蕴 4 种类型，辨证施治。张作舟对于表虚不固者，予玉屏风散加减；血虚气弱者，常采用当归饮子加减；阴虚内热者，常用自拟方，风药多燥，阴虚者不宜使用；胃肠湿热内蕴者，常用加味平胃散予以治疗。

3. 张震

张震教授认为，风邪为慢性荨麻疹致病的主要因素，以血虚风燥和脾虚湿蕴为基本证型，治疗着眼于风、湿，创制有治疗慢性荨麻疹专方止痒消荨汤用于临床。

4. 王琦

王琦教授认为，荨麻疹是由于禀赋不耐，血热内扰所致，通过"辨体-辨病-辨证"诊疗模式，认为过敏体质人群是因本虚标实、阴阳失调，从而导致易受外界刺激。王琦教授创制脱敏消风汤等专方用于临床。

5. 朱良春

朱师治疗顽固荨麻疹，认为证有寒热虚实，法有温清补消，顽固荨麻疹的主症为瘙痒，而无风不作痒，治风先理血，血行风自灭。故在祛风的同时，要着重调理营血，如凉血以散血，化瘀以活血，养血以疏血，温血以行血等理血法合益气、祛风等法灵活配合，达到正复邪自去，邪去而元气自复的目的。创制有"顽固荨疹散"专方用于临床。

中医药治疗荨麻疹的疗效得到中、西医的共同认可，但目前对以下问题急需统一认识。一是瘾疹的病因与众多因素有关。通常将瘾疹病因分为直接的触发因素和基础因素。直接的触发因素多为外源性，如物理刺激、食物、药物等。基础因素通常是内源性，如体内慢性局灶性感染如细菌、真菌、病毒等，劳累或精神紧张等。就每个患者而言，很难明确致病因素在发病中的作用。因此应合理开展必要的辅助检查，如特殊变应原等。二是对于瘾疹久治不愈以及病情反复的情况，对患者的生活及心理产生十分严重的影响。因此在对症治疗的同时应与之进行有效沟通，缓解其紧张、焦虑等情绪，使其保持良好心态，积极有效的配合治疗，提高临床治疗效果。三是瘾疹治疗效果明显，但是复发率较高，为了预防复发，在辨证论治的基础上，根据患者的不同体质类型（平和质、阳虚质、阴虚质、湿热质）联合个体化辨体治疗，以便更好地发挥中医学优势。

（王淑惠）

第六章 白 疕

课程思政提要：白疕病程迁延且根治较难，是一种危害性较高的顽固性皮肤病，精神紧张、吸烟、酗酒、过劳等均易诱发或加重患者的病情，因此白疕也被认为是身心疾病。据报道，超过70%的白疕患者有不同程度的焦虑及抑郁情绪。因此，为减轻白疕患者的痛苦，提高患者的生活质量，医者在进一步提高诊治水平的基础上，也应该关注其心理精神因素的影响，结合白疕的疾病特点以及患者的病情，制定个性化心理疏导方案，在治疗期间做好医患间的密切沟通，通过给予患者关怀和支持，构建和谐的医患关系，共建和谐社会。

白疕是一种皮损状如松皮，形如疹疥，搔起白皮的红斑鳞屑性皮肤病，古称该病为"疕风""松皮癣"等，旧称"牛皮癣"，相当于西医的银屑病。临床特征是皮损覆盖有多层银白色鳞屑，刮去鳞屑可见薄膜和点状出血。据有关研究显示，全球各地的白疕患病率为2%~3%。1990~2017年，中国银屑病患病人数有逐年增多的趋势。2017年，中国银屑病患者总数为8 664 952例。本病发病原因包括内、外因两大类，外因多为六淫之邪侵袭，导致肌肤感受风寒湿邪，皮肤失养而干燥脱屑，出现气血循行障碍而致病；内因更加注重"血分"的变化，其中以血热、血燥、血虚最为多见。本病发病机理为内外合邪，外感六淫，不能宣泄，内失疏导，肌表阻滞所致。临床常分为血热内蕴、血虚风燥、气血瘀滞、湿毒蕴阻、毒热蕴结等证论治。

第一节 历 史 积 淀

一、病名源流

中医学对白疕的认识历史悠久，最早提及"白疕"一词，为王肯堂的《证治准绳·疡医》，其曰："遍身起如风疹、疥、丹之状，其色白不痛，但搔痒，抓之起白疕，名曰蛇虱。"首次明确"白疕"这一病名，见于清代祁坤的《外科大成》，其曰："白疕，肤如疹疥，色白而痒，搔起白疕，俗呼蛇虱。"各代医家对于本病的论述衍生出诸多异名，《诸病源候论》中有干癣、白癣、狗癣、久癣记载，如 "干癣，但有匡郭，皮枯索，痒，搔之白屑出是也""白癣之状，白色硋硋然而痒"。《外科心法要诀》曰："……五曰松皮癣，状如苍松之皮，红白斑点相连，时时作痒……"《洞天奥旨》曰："白壳疮……亦顽癣之类也。如风癣、花癣、牛皮癣、杨梅癣。"1994年国家中医药管理局制定标准时定名"白疕"，为其中医病名。

二、病因病机

从病因病机看，总体上古代医家认为白疕的病因有内外两种，外因风寒湿热燥毒诸邪，侵袭肌腠；内因多由素体血热，饮食不节，情志内伤等，归纳分述如下：

（1）外邪客肤 六淫之邪，均可外客肌肤，影响卫气宣畅，进而阻塞经络，瘀于肌腠，不能荣养肌肤。《诸病源候论》说："腠理虚受，风与气并，血涩而不能荣肌肉故也。"

（2）情志内伤 情志失调，郁久化火，火热之毒，扰于营血，外发于肤表，毛窍闭塞不通，气滞血瘀，发为本病。

（3）腥发食物　过食辛辣、海鲜等腥发动风之物，致脾胃不和，气滞不畅，湿热互结，外透皮肤而发，如《诸病源候论》所说："皆是风湿邪气客于腠理，复值寒湿，与血气相搏而生。"

（4）冲任失调　冲任隶属于肝肾，若因月事或生育等因素导致冲任失调，势必影响肝肾阴阳的偏亢或不及，表现为阴虚内热，或者阳虚外寒的证候群，病程日久则会出现阴阳两虚之类的错综复杂的证候。

总之，本病有实有虚，或虚实夹杂，临床上以实证或虚实夹杂证为主，其病位在肌肤。病初主要为血分变化，包括血热、血燥、血瘀等；病久则反映在脏腑功能上的盛衰，其中以肝、肾两脏最为突出。

三、论治原则

综观古代医家论治白疕，主要治法是杀虫为主、辨证论治配合外治法。

（1）杀虫为主　《外科证治全书》曰："总由风邪湿热浸袭皮肤，郁久而化虫，是以搔痒无休矣，宜用杀虫渗湿逐风之药。"《医学入门》则清楚描述此病治则为："清热杀虫祛风湿，久则补肾自然收。"

（2）辨证论治　《外科大成》载用搜风顺气丸治疗。"由风邪客于皮肤……宜搜风顺气丸"；《医宗金鉴》记载用防风通圣散治疗。"白疕，俗名蛇虱……初服防风通圣散，次服搜风顺气丸。"《普济方》言："皆是风湿邪气。客于腠理……方黄连散治干癣。"《证治准绳》言："何首乌散，治脾肺风毒，攻肿遍身，癣变成瘾疹，搔之成疮，……并宜服之。"

（3）外治法　《外科心法要诀·白疕》曰："以猪脂、苦杏仁等分共捣，绢包擦之俱效"；《外科大成·诸癣》曰："诸癣宜灸间使穴。"

四、用药经验

经文献检索，古代有7部医著记载了治疗白疕的单味中药13味，出现频次为22次。13味药为：白及、硫黄、蜡矾、轻粉、大风子、吴茱萸、碧石青、吴茱萸的根及白皮、菌（一名芦）、野狼毒、介虫、黄颔蛇、烟胶。植物药3味，白及7次，吴茱萸3次，吴茱萸的根及白皮1次；矿物药3味，硫黄、蜡矾、轻粉各1次；动物药2味，介虫、黄颔蛇各1次；不便分类5味，碧石青2次，余药各1次。可见古人治疗白疕以植物药、矿物药为主，动物药次之。

五、用方规律

经文献检索，中国古代有10部医著记载治疗白疕的方剂129首，其中124首详列药物组成、5首未列药物组成。129首方中，外用方102首，内服方27首。散剂50首、膏剂22首、丸剂12首、汤剂13首、捣烂8首、酒剂3首、醋剂3首、皂剂1首、丹剂1首、未标明16首。用酒者17首，醋8首，油5首，猪膏5首，未注用法87首，其他用法7首。列有药物组成的124首共用药物229味，功效上以清热解毒药、除湿药为主，兼以杀虫药、活血化瘀药、渗湿药等。可见古人治疗白疕时，立法以清热杀虫为主，以解毒为中心，所用剂型以膏剂为主、散剂次之，喜用酒、醋等作药引。

六、针灸治疗

经文献检索，中国古代有5部医著记载针灸治疗白疕，涉及17个穴位。分别是大陵、支沟、曲池、阳谷、阳溪、合谷、后溪、委中、三里、阳辅、昆仑、行间、三阴交、百虫窠、绝骨、间使、解溪。其中手阳明大肠经穴位出现次数最多；手厥阴心包经、足太阳膀胱经、经外奇穴穴位出现次数次之；手少阳三焦经、手太阳小肠经、足少阳胆经穴位出现次数再次之；足厥阴肝经、足阳明胃经、足太阴脾经出现穴位最少。

第二节 现 代 发 展

一、病名规范

中医古籍中关于白疕的名称有"干癣""白癣""狗癣"等。20 世纪 50 年代，专家将"银屑病"的中医病名规范为"白疕"。

二、病因病机

1. 病因

①遗传：31.26%白疕患者有家族史，其中一级亲属和二级亲属的遗传度分别为 67.04%和 46.59%。②病毒、细菌感染：文献报道 6%的病例有咽喉感染史，且用抗菌药物治疗有较好疗效。③代谢障碍：约有25%的患者患有糖尿病。④内分泌：银屑病与内分泌腺功能的关系早已受到重视，给白疕患者胸腺 X 线照射或服甲状腺素制剂而取得疗效。⑤神经精神因素：如精神创伤及情绪过度紧张等，可使本病加重。⑥免疫因素：近年来有报道白疕患者中存在着多种免疫学紊乱。⑦其他：外伤、某些物理化学性因素和药物及气候因素等，对白疕的发病有影响。

2. 病机

对 414 篇文献 24 630 例白疕患者的分析，实证占一半以上，以血热证为主。本病因血分伏热，风邪外客，风热相搏，发于肌肤。其病位在肌肤，与肝肾有关，其病性以血热、血瘀实证为主，部分夹有血虚、阴虚之证。赵炳南提出"内有蕴热、郁于血分"为其基本病机，开创"血分辨证"论治体系。秦万章提出"血热为先，血瘀贯穿始终"的新血证论思想；张志礼提出"毒邪"也是白疕重要发病因素，发展成"血分蕴毒"理论。

三、证候方面

1. 症状学方面

据文献查阅，临床表现为鳞屑性红斑或斑块，刮去鳞屑可见薄膜和点状出血，舌红，脉数是最常见的症状。

2. 证候学方面

对 205 例寻常型白疕患者按照中医证候诊断标准进行统计，血热血瘀证（46.8%）最多，其次为血热证（26.8%）、血热血燥证（16.6%），血瘀证（4.0%）、血燥证（2.9%）、血瘀血燥证（2.9%）最少。血热血瘀证、血热证、血热血燥证共占总样本量的90.2%，充分表明血分有热是白疕发病的主要病机。6 个主要证候可分别夹湿热、热毒、风热、肝郁、阴虚等（占 40.5%），亦可无兼夹证（占 59.5%）。进一步说明白疕病机变化及证候的复杂性。

四、治则治法

1. 治则思路

（1）先辨病因后对症治疗　白疕是长期、反复发作的疾病，诱发因素较多，主要有遗传、免疫等因素。因此治疗时应尽量避免危险因素，合理应用药物，对症治疗。

（2）分清标本缓急　白疕治疗应先控制及稳定病情，减轻红斑、鳞屑、瘙痒等症状，再遵循规范、安全、个性化的治疗原则，治愈疾病。

（3）辨证论治兼及多脏　白疕治疗虽是以血为主，但也与肝、肺关系密切，故不可单从血立论，还应兼顾肝、肺等脏腑。

2. 治法探讨

根据近年文献报道，白疕的治法有清热凉血、养血滋阴、活血化瘀、清热利湿、泻火解毒、补益气血、润燥养阴、疏肝解郁、养血柔肝、清燥救肺、安神止痒、补血养心、调和气血、疏通经络等法。其中清热养血是白疕最基本、最主要的治法，临证往往两法或两法以上同时相辅为用。

五、临床论治

当代中医对白疕的治疗在继承古人的基础上，又有了较大的发展，治疗思路主要体现在以下三个方面。

1. 辨病论治

白疕的辨病治疗中，要重视三个环节，一是血热，二是血燥，三是血瘀，治疗过程中应予凉血、养血、活血。根据白疕的不同分型进行治疗，白疕分4型，寻常型银屑病多以中医辨证论治为主，如犀角地黄汤治疗血热内蕴证，当归饮子治疗血虚风燥证，桃红四物汤治疗气血瘀滞证等，脓疱型、关节病型、红皮病型应中西医结合治疗。

2. 辨证论治

根据白疕表现不同进行论治，归纳起来主要有血热内蕴、血虚风燥、气血瘀滞、湿毒蕴阻、火毒炽盛、冲任不调等6种证型。但各地又有不同分型，玉男等将白疕分为血热证、血燥证、血热血瘀证和血瘀证。侯绍伟等将本病归为：血热风燥证、阳虚证、血瘀肌肤证、血虚风燥证、肝肾阴虚证、湿热毒蕴证、热毒伤营证。

3. 专方加减

以专方为基础随证加减治疗白疕，如周德瑛等拟定"养血消银解毒汤"（制何首乌、当归、鸡血藤、生地黄、白术、茯苓、虎杖、蚤休、土茯苓、苦参、白鲜皮、全蝎），治疗52例寻常型白疕血燥证患者，总有效率为63.33%；禤国维认为由于白疕多发于秋冬等燥邪为主的季节，自创"皮肤解毒汤"（金银花、土茯苓、川芎、黄连、甘草等）治疗。

六、基础研究

1. 季节变化对白疕的影响

白疕具有冬重夏轻的季节特征，斯坦福大学一项包含5600名白疕患者的研究报告指出，89%的人病情在冬季恶化；河南的一项皮肤病调查也发现，白疕的发病和暴发发生在冬季。58%的患者在炎热天气中皮损会有减轻。

2. 白疕病理模型的建立

白疕的病理模型主要有5类，药物诱导模型主要有咪喹莫特型、雷公藤多苷型、环孢素型；异体移植模型；自发性突变模型；基因工程模型主要包括转基因病理模型和基因敲除病理模型；细胞因子模型。造模方法主要有药物诱导法、异体移植法、基因工程法、皮内注射法。

3. 中药治疗白疕效应机制探讨

研究发现，中医药治疗白疕能通过调控异常相关细胞水平，调整内环境失衡状态来维持机体稳定，如采用姜黄煎制成汤剂可明显改善白疕皮损严重程度，通过抑制角质形成细胞分化，降低IL-22水平，改善机体免疫应答体系的同时促进肌肤屏障功能修复等。中药凉血解毒方能下调炎症细胞因子IL-23、IL-12水平，改善白疕皮损中树突状细胞浸润并抑制其活化程度等。

第三节　特色治疗

1. 中药药浴联合中药内服

张添应用消银药浴方（苦参、蛇床子、乌梅、白鲜皮、大黄）联合生元饮治疗白疕，总有效率为 91.40%。

2.中药封包

邱桂荣、方烨使用中药封包治疗银屑病，总有效率为 91.7%。方法：在患处均匀涂抹金黄膏，用塑料薄膜封包，上午封包为 3 小时，晚上封包为 2 小时。

3. 自血疗法

尚志英等采用自血穴位注射治疗白疕，选取大椎、肺俞、脾俞、曲池、血海和三阴交，总有效率为 94.1%。

4. 针刺

吕士琦等应用针灸治疗白疕，大椎、肺俞、膈俞、委中、中脘、关元、足三里、血海、三阴交、曲池，联合毫火针点刺，总有效率为 97.5%。

5. 三因制宜

根据患者的病程、病势、患病类型等制定个体化治疗方案。对于生育期女性，可采用中医外治法，对于其他寻常型患者，可平脉辨证论治。脓疱型、关节病型、红皮病型可采用中西医结合治疗。对于有心理问题者，应辅以心理疏导。对于长期抽烟、喝酒、熬夜、喜嗜辛辣油腻之品者，应及时纠正。

第四节 名 医 学 验

1. 赵炳南

赵炳南教授将白疕分为 3 个基本证型。认为血热证的基本病机为内有蕴热、郁于血分；血燥证的基本病机为阴血不足、肌肤失养；血瘀证的基本病机为经脉阻滞、气血凝结。创制有凉血活血汤，养血解毒汤，活血散瘀汤等专方用于临床。

2. 禤国维

禤国维教授认为白疕发病关键在于燥、毒、瘀三端，以血燥为本，瘀毒为标。临床治疗白疕多提倡从血论治，分为血热证、血瘀证、血虚证 3 个证型，加减化裁皮肤解毒汤基本方应用于临床。

3. 卢芳

卢芳教授认为白疕病因分内外两端，外为风寒湿邪壅滞肌腠，内以血热、血瘀、血燥、血毒、湿热等内生邪气为主。采用清热利湿、活血化瘀的治疗原则，创制抑免汤等专方用于临床。

4. 张作舟

张作舟教授提出白疕进行期的核心病机为毒热、瘀滞。提倡解毒活血法应贯穿白疕治疗始终。创制有解毒活血汤、银屑霜应用于临床。

中医药治疗白疕的疗效得到中、西医共同认可，但目前对以下几个问题急需统一认识。一是如何解决白疕患者复发后长疗程治疗的问题。白疕每年春秋季节易复发，复发后再用药依从性差，会直接影响到治疗效果，临床中应与患者说明疾病特点和发病周期，取得患者的积极配合。二是大量证据表明精神因素如焦虑、紧张等可以诱发或加重白疕，因此在临床治疗中应注意患者心理疏导，使患者正确认识病情且配合治疗，以取得良好的治疗效果。三是白疕的发病机制目前尚未完全清楚，发病机制的研究依靠动物模型，但仍然没有一种小鼠模型可以完全模拟出人类白疕发生、发展的过程。相信随着研究的深入，会有更精准的动物模型出现，为研究白疕提供更有价值的帮助。

（王淑惠）

第七章 白 驳 风

课程思政提要：白驳风作为皮肤科的常见疾病，根据其临床特征并不难诊断，但因发病机制尚不完全明确，治疗所需周期较长，疗效往往得不到保证。此外，若白斑发生在面部、颈部、手部等身体暴露部位，容易引起患者容貌焦虑，很多不良商家利用患者的焦虑心理制造各种有噱头的药物盈利，延误患者病程，同时给患者和家庭带来严重的经济负担。因此，治疗时对于患者要予以积极的心理疏导，帮助患者正确认识疾病、建立信心，同时关于本病广泛、正确的科普显得尤为重要，本病的治疗不仅是医学问题，也是关乎每个患者与家庭的重要社会问题。要进一步深入研究发病机制，提高临床疗效，充分发挥中医药特色治疗，中西医结合，攻坚克难，让每个患者都能够得到安全有效的治疗。

白驳风是一种后天性色素脱失性皮肤病，可发生于身体任何部位，发病不分年龄与性别，常无自觉临床症状。古籍中称"白毋奏""龙舐""白癜风""白驳""白驳风"等。流行病学资料显示，白癜风的发病率在全球范围内呈上升趋势，发病率高达 0.5%～2%，严重影响到患者的正常工作和生活。西医学认为，本病发病机制尚不明确，目前多认为与遗传、精神、神经、免疫等因素相关。中医认为白癜风发病总由外感六淫，内伤七情，脏腑功能失调所致。发病与肝、肾关系尤为密切，如情志内伤，肝气郁结，气机不畅，复感风邪，搏于肌肤。素体肝肾虚弱，或亡精失血，伤及肝肾，致肝肾不足，外邪侵入，郁于肌肤。跌打损伤，化学灼伤，络脉瘀阻，毛窍闭塞，肌肤腠理失养，酿成白斑。临床辨证论治常分为肝郁气滞、肝肾不足、气滞血瘀等。

第一节 历史积淀

一、病名源流

历代医家对白驳风的病因病机、临床表现及辨证论治均有充分认识，关于本病的病名，战国时期《五十二病方》中便记载了"白毋奏（腠）""白处"；晋代《补辑肘后方》称之为"白癜风""白癜""龙舐"，原文记载"白癜风，一名白癜，或谓龙舐"；南北朝《刘涓子鬼遗方》称其为"白定"；隋代《诸病源候论》曰："白癜者，面用颈项、身体皮肉色变白，与肉色不同，亦不痒痛，谓之白癜。"明清各医家一般多沿用白驳风、白癜风，中医的"白癜风"相比西医"白癜风"所指代的疾病更加广泛一些。

二、病因病机

本病病因多为六淫侵袭、气血失和、脏腑失调、脉络瘀阻。六淫侵袭肌表，以风邪为主，导致气血失和，发为本病。隋代《诸病源候论》曰："此亦是风邪搏于皮肤，血气不和所生也。"清代《医宗金鉴·外科心法要诀》曰："此证……由风邪搏于皮肤，致令气血失和。施治宜早，若因循日久，甚者延及遍身。"肺有壅热，复感风邪，风热相合，致营卫不和而发病。宋代《太平圣惠方》曰："夫肺有壅热，又风气外伤于肌肉，热与风交并，邪毒之气，伏留于腠理。与卫气相搏，不能消散，令皮肤皱起生白斑点，故名白癜风也。"明代《疡医证治准绳》曰："夫白驳者，是肺风流注皮肤之间，久而不去之所致也。多生于项面，点点斑白，但无疮及不瘙痒，不能早疗即便浸淫也。"清代《医林改错》认为本病与血瘀相关："白癜风是血瘀于皮里。"清代《张氏医通》指出本病为本虚标实，血虚不能濡养肌肤，外邪侵犯合而发病："白癜风者，血虚不能濡润经络，毒邪伤犯肺经气分也。"

三、内服治疗

宋业强对古代治疗白癜风的169首方药（内治方86首），进行统计分析得出：元代以前，治疗白癜风内服药中使用频率较高的是补虚药；明清时期，治疗白癜风内服药中使用频率较高的是解表药。提示元代以前医家认为白癜风正气不足的病机较明清时期明显。明清时期较元代以前多了平肝息风药，且解表疏风药位列第一，提示明清时期认为白癜风的发病与风邪关系更为密切。

唐代《外台秘要》曰："疗白癜风神效方雄黄（七分，细研）、木兰皮、白术（各八分）、苦参、川芎、麻黄（去节）、山茱萸、甘草（炙）、狗脊、枳实（炙，各四分）、秦艽、沙参、细辛、牛膝、白蔹、人参、当归、薯蓣、白芷（各五分）、防风、附子（炮）、葈耳子（各六分）。上二十二味，捣筛为散。酒服方寸匕，日再，渐渐加至二匕。忌生葱菜、海藻、菘菜、猪肉、桃李、雀肉等。"

明代《本草纲目》曰："白癜风疾，白蒺藜子六两，生捣为末。每汤服二钱，日二服。一月根绝，服至半月，白处见红点，神效。"

明代《疡医证治准绳》曰："防风汤治白癜风。防风、地骨皮、山栀子、王不留行、荆芥穗、恶实、人参、生干地黄（各一两）、炙甘草（七钱半）上㕮咀，每服五钱，水二盏，入恶实根少许，煎至一盏半，去渣。温服不拘时候，日进二服，大有神效。"

清代《医林改错》通窍活血汤曰："赤芍（一钱）、川芎（一钱）、桃仁（三钱研泥）、红花（三钱）、老葱（三根，切碎）、鲜姜（三钱，切碎）、红枣（七个，去核）、麝香（五厘，绢包）。用黄酒半斤，将前七味煎一盅，去渣，将麝香入酒内，再煎二沸，临卧服。白癜风，血瘀于皮里，服三五付可不散漫，再服三十付可痊。"

四、外用治疗

研究者引用古代医籍34部，分析古代医家治疗白癜风外用药，使用频率较高的前5类药分别是：解毒杀虫止痒药、拔毒化腐生肌药、解表药、化痰止咳平喘药、祛风湿药。

唐代《备急千金要方》曰："治白癜方。矾石、硫黄。上二味各等分，为末，醋和敷之。"

明代《疡医证治准绳》曰："摩风膏，治白癜风。附子、川乌头、防风（各二钱）、凌霄花、踯躅花、露蜂房（各一两），上件细锉，用猪脂三斤煎炼，看药黄焦，去渣候冷，收瓷盒中用。摩风癜上，以瘥为度。另有玉粉膏、三圣膏、紫桂散。"

清代《张氏医通》曰："外用雄黄、硫黄、黄丹、南星、枯矾、密陀僧等分，姜蘸擦之，擦后渐黑，再擦则愈。一方，无黄丹、南星，用白茄子，切去一头蘸擦。"

第二节 现代发展

一、病名规范

中医文献中，关于白癜风的病名甚多，如"白毋奏""白处""龙舐""白癜""白癜""白驳风""白点风"等，使用并不统一。《中医外科学》定义为："白驳风是以大小不同、形态各异的皮肤变白为主要临床表现的局限性色素脱失性皮肤病。本病西医学也称白癜风。"《中医皮肤性病学》曰："白癜风是一种原发性皮肤色素脱失性皮肤病。因本病表现为皮肤变白、出现大小不同的、形态各异的局限性斑片，故又称白驳风。"由此可见，"白癜风"既是中医病名也是西医病名，为了与西医所称白癜风相区别，又多称"白驳风"。

二、病因病机

中医认为白癜风发病总由外感六淫，内伤七情，脏腑失调，气血失和所致。

外感多为风邪外袭、寒客肌表致气血不和；或情志内伤，肝郁气滞，气血运行不畅，日久或虚或瘀，肌肤失养，白斑生；或脾胃虚弱、肝肾不足、经络瘀阻，肌肤失荣失养产生白斑。总之，白癜风的发生多是"因虚感邪，入于皮肤络脉，络脉瘀滞"。"虚"主要责之于脏腑；"邪"即外感六淫等邪气；"瘀"为虚、邪的病理产物。

三、临床表现

白癜风通常好发于暴露及易摩擦部位，有研究调查门诊 156 例白癜风患者，发现头面、躯干、手背、掌指为白斑首发及受累的好发部位，外阴黏膜部位较少，此结果与部分国内外研究相似。白癜风诱发或加重受多种因素影响，以情志因素为主，白癜风患者常见焦虑、抑郁等不良情绪。中医证型中，肝郁气滞证占 40%，气血不和证占 27%；其次为肝肾不足证 18%、经脉瘀阻证 8%；少数为脾胃虚弱证 6%，另有小部分患者属其他证型。白癜风伴发其他疾病占比为 24.4%，其中以甲状腺相关疾病最多。

四、辨证论治

2017 年版《白癜风中医治疗专家共识》提出，本病治疗原则以扶正祛邪、标本兼治、内外治结合为原则。白斑发展迅速以祛邪为主，白斑静止不变以扶正为主。临床辨证论治：①气血不和证治宜疏风通络，调和气血，方用浮萍丸或四物消风饮加减；常用药物：生地黄、当归、荆芥、防风、赤芍、川芎、白鲜皮、薄荷、独活、柴胡、浮萍等。②肝郁气滞证治宜疏肝解郁，行气活血，方用柴胡疏肝散加减；常用药物：柴胡、郁金、当归、川芎、熟地黄、白芍、白蒺藜等。③脾胃虚弱证治宜健脾益气，和胃消斑，方用人参健脾丸加减；常用药物：人参、茯苓、山药、陈皮、木香、砂仁、当归、远志、丹参、浮萍等。④经络瘀阻证治宜理气活血，祛风通络，方用通窍活血汤加减；常用药物：当归、桃仁、红花、川芎、白芷、赤芍、丹参、鸡血藤、乳香、没药、地龙、黄芪、威灵仙等。⑤肝肾不足证治宜滋补肝肾，养血活血，方用左归丸合二至丸加减。常用药物：熟地黄、山萸肉、山药、茯苓、女贞子、墨旱莲、补骨脂等。

五、现代研究

1. 分型分期

关于白癜风诊疗，欧洲指南与中国共识分为 4 种类型，即非节段型、节段型、混合型、未定类型。病期分为进展期和稳定期。严重程度，按体表面积（占体表面积）：1 级为轻度，白斑面积<1%；2 级为中度，1%～5%；3 级为中重度，6%～50%；4 级为重度，>50%（手掌面积为体表面积的 1%）。临床白癜风治疗目的是控制皮损的发展，促进白斑复色。

2. 动物模型

白癜风动物模型主要包括豚鼠（黑、灰、棕、黄色），C57BL 小鼠，Smythline（SL）鸡，犬和猫等，以豚鼠应用最多。常采用成年动物，雌雄各半。诱导性白癜风模型主要通过诱导黑素细胞氧化损伤，如氢醌脱色法制备豚鼠白癜风模型、莫诺苯宗乳膏脱色法制备小鼠白癜风模型、注射黑素细胞特异性抗原诱导内源性免疫细胞以及转基因等方法建立。由于白癜风是多因性疾病，现有的动物模型均只能模拟白癜风发病的部分机制。

3. 中药机制

有研究观察进展期且辨证为肝肾不足证的白癜风患者，予补乌颗粒（补骨脂 10g，乌梅 20g，黄芪 10g，八月札 10g，六月雪 10g，桑椹 15g，枸杞子 15g，菟丝子 15g，陈皮 10g，豨莶草 9g）口服，同时配合 308nm 准分子光治疗。治疗 3 个月后，检测对 T 细胞亚群的影响，结果显示口服补乌颗粒配合 308nm 准分子光治疗的疗效比单纯用 308nm 准分子光更好。

祝逸平等应用 MTS 法测定了体外培养的 $CD8^+T$ 细胞，观察到在其生长增殖过程中，丹参对其有抑制作用；同时，在体内通过丹参对莫诺苯宗所诱导的小鼠脱色影响的研究表明，丹参中的有效成分可以很好地控制 $CD8^+T$ 细胞的生长繁殖，其抑制率和丹参用量成正比，表明丹参可从免疫机制方面干预白癜风病情。

第三节 特 色 治 疗

1. 中药外用

陈越等观察中药热敷（补骨脂 20g，沙苑子 20g，煅自然铜 15g，红花 15g，鸡血藤 15g，当归 15g，牛膝 12g，桂枝 12g，防风 10g，白芷 10g，蒺藜 10g，独活 10g）联合卤米松封包和 308nm 准分子光治疗白癜风，临床有效率为 94.3%，显效率为 80.0%。

王新元采用中药外用联合光疗法治疗稳定期白癜风，外用白驳酊外涂（补骨脂 30g，白芷 20g，细辛 3g），2 次/日，同时联合使用窄谱中波紫外线对白斑处进行照射，每周照射 3 次（各次治疗之间不可连续），连续治疗 12 周。结果显示对白癜风患者血清 TGF-β1 具有一定的升高作用。

2. 针药结合

苏敏观察针灸治疗白癜风患者的临床疗效，针刺联合外用复方白芷酊 2 次/天，将药液涂患处后晒太阳 10~20min，持续治疗 3 个月。观察愈显率、总有效率及 3 个月后随访，结果表明针刺结合药物外用治疗白癜风较单纯采用药物外用治疗效果更优，且不易复发，值得临床推广。

3. 艾灸治疗

常见有艾灸、热敏灸、药艾灸、隔物灸、火针灸、药线点灸等。有研究表明，艾灸豚鼠血清可影响人黑素细胞晚期凋亡，并促进人黑素细胞增殖。

成玉等探究艾灸对稳定期局限性白癜风的治疗作用，患者口服维生素 B_2、螺旋藻胶囊、甘草锌颗粒，每日用艾条灸阿是穴（白斑处）及"灸癜风"穴各 30min，采用温和灸补法，悬灸，1 次/天；3 月为 1 个疗程，共 2 个疗程。结果示艾灸对稳定期局限性患者具有较好的治疗效果，且安全无明显不良反应。

4. 其他治疗

如梅花针、拔罐、自血疗法等，张明平观察刺络拔罐法联合全虫方（全虫 2g，白鲜皮 15g，当归 15g，防风 15g，皂角刺 3g，乌蛇 3g，苦参 15g，刺蒺藜 15g，地肤子 10g，甘草 10g，紫草 10g，赤芍 10g）治疗效果，表明刺络拔罐法联合全虫方加减治疗风湿郁热证白癜风安全、有效。

陈旭用静脉血于表皮与真皮之间做皮内浸润注射，以皮损由白色转为血色且有橘皮样改变为度。每周治疗 1 次，4 次为 1 个疗程，共 3 个疗程；同时选用 308nm 准分子激光治疗，联合局部外用 1%的他克莫司软膏和口服驱白巴布期片。结果能够缩小局限性白癜风患者的白斑面积、改善色素积分和提高生活质量，疗效确切。

5. 三因制宜

（1）因地 因地域不同，人们形成了不同的饮食和居住习惯，各地居住环境的差异明显，用药要根据患者所处的生活环境进行适当调整，如西北地区，气候寒冷干燥，居民易受寒伤燥，宜用温阳散寒或生津润燥的药物。东南沿海地区，气候温暖潮湿，居民易感湿热，宜清热利湿。

（2）因时 春季主生发，夏季主炎上，秋季主收，冬季主藏，四季对应肝心脾肺肾，治疗时应根据四时所主脏腑，药物的性味归经与脏腑喜恶相适宜，现代人们的工作负担和精神压力大，容易情志不调，气机郁结不畅，治疗时应身心同治。

（3）因人　由于人的性别、年龄、体质、生活习惯的不同，使得每个人都有各自不同的生理特点或体质特点，在治病的同时，也要根据体质注重日常预防调护。

第四节　名 医 学 验

1. 禤国维

禤国维教授在多年临床经验中总结白癜风病机有三：一因风湿之邪搏于肌肤，气血失畅，血不荣肤所致；二因情志损伤，肝失调畅，气血失养；三因病程日久，肝肾亏虚，而发为白斑。因此禤教授在平衡阴阳、黑白配对治疗原则上，总结出白癜风经验方，基本方药组成：墨旱莲、女贞子、菟丝子、补骨脂、白蒺藜、白芍、白鲜皮、白术、甘草、牡丹皮、丝瓜络，有平衡阴阳、祛风除湿、理血和血、调补肝肾之功。

2. 张志礼

张志礼教授将白癜风分为肝肾阴虚型，心肾不交、心脾两虚型，肝郁气滞、气血失和型。张老师认为，本病病因病机在于脏腑亏虚、脏腑失调，包括肝肾亏虚、心脾两虚、心肾不交、肝郁气滞，导致气血失和，运行失畅。因此，针对本病的主要治法包括滋补肝肾、养血益气、中和气血、补益心脾、交通心肾、疏肝理气、调和气血。白癜风酒浸剂是张老师治疗白癜风常用外治经验方，补骨脂 15g，白芷 10g，墨旱莲 15g，栀子 10g，红花 10g。共研粗末，用 10%百部酒浸泡后外搽。

3. 王莒生

王莒生教授治疗以滋补肝肾、养血祛风为主，基本方为白蒺藜、桑白皮、白芷、白僵蚕、补骨脂、首乌藤、生侧柏叶、沙苑子、黑芝麻、桑椹、全蝎、防风。方中黑白药物相伍，共奏滋补肝肾、养血祛风之效。王莒生教授常用的黑白药物有："十白"——白芷、白僵蚕、白蒺藜、白术、白芍、白花蛇舌草、白梅花、白鲜皮、桑白皮、白芥子；"六黑"——黑芝麻、桑椹、补骨脂、何首乌、首乌藤、黑豆皮。在滋补肝肾的基础上临证加减。

中医药治疗白癜风安全、有效，但目前有问题需进一步研究，以期取得更好的临床疗效。一是治疗周期长，患者长期服用药物容易失去治疗信心，经济负担重，需进一步挖掘中成药、外治法的研究，同时规范中成药、中医外治的适应证。临床诊疗中应对患者进行针对性的心理疏导，减轻不良情绪。二是目前临床调查范围较为局限，调查样本较少，白癜风患者大多选自同一医院，因此临床观察可能存在选择偏倚。今后工作中需扩大样本量，开展多地区、多中心、多学科的联合调查，进一步探讨白癜风临床发病特征，开展中医药治疗白癜风的机制研究。

（王思农）

第八章　黧　黑　斑

课程思政提要：随着时代发展，我国社会经济水平提高，人们的精神追求日益丰富，美容需求亦愈发强烈。黧黑斑虽不危及生命，但会影响患者的外貌、心情和自信，甚至对工作、家庭及社交等造成严重影响。"善医者，必先医其心，而后医其身"，强调身心同治的重要性。因此，对黧黑斑防治工作进行更深入的研究，对于保护患者身心健康、增强自信、稳定家庭和促进社会发展等具有重要意义。

黧黑斑是一种发生在面部的色素沉着性皮肤病，其特点是对称分布于面部的黄褐色或黑褐色斑片，大小不定，无自觉症状。历代称之为面尘、面黑䵟等。据流行病学调查，黧黑斑可发生在所有种族中，与紫外线暴露关系密切，亚洲育龄期女性发病率高达30%，平均发病年龄为30~40岁。在色素沉着的皮肤表型中，东亚人（日本、韩国和中国）尤为明显。本病病因包括外感和内伤，外感多为燥邪与风邪，内伤主要与痰饮、七情或饮食内伤等有关。主要病机为气血不能上荣于面，与肝、脾、肾关系密切，肝郁气滞可致血行不畅，面部失养；脾失健运，水湿阻络或湿热上熏于面而见晦暗；肾水亏虚，水火不济，虚火灼络成瘀。临床多从肝郁气滞、肝肾亏虚、脾虚痰湿、冲任失调等证辨治，以疏肝、补肾、健脾、活血化瘀为法。

第一节　历　史　积　淀

一、病名源流

"黧黑斑"首见于《外科正宗》，其曰："黧黑斑者，水亏不能制火，血弱不能华肉，以致火燥结成斑黑，色枯不泽。"首次提出本病概念及发病机制。历代还称之为"面尘"（《黄帝内经》）、"面䵟"（《神农本草经》）、"面黑䵟"（《诸病源候论》）、"面黵"（《肘后方》）等。早期医家将面尘归为肝胆经的兼证和燥邪犯病的表现，至清代《外科证治全书》才明确其为独立疾病。

二、病因病机

古代医家对黧黑斑病因病机的认识源于春秋战国，奠基于汉晋隋唐，完善于宋元明清。本病病因多与先天禀赋不足、外感六淫、病理产物、情志内伤、食伤等相关。病机可归纳为肝郁气滞、肝肾亏虚、脾虚痰湿、冲任失调等；与肝、肾、脾关系密切。纵观其病因病机，气血不调、瘀血内生为发病关键。

中医学认为，本病初期多因外感风燥之邪所致，燥邪伤肺致皮毛失养，或风邪易袭诸阳之会致气血失和，故发为面尘，如《诸病源候论》言："面黑䵟者，或脏腑有痰饮，或皮肤受风邪。"忧思日久，肝气横逆脾胃，健运失常，水湿痰饮内停，熏蒸于面故见晦暗，如《医宗金鉴》载："黧黑，由忧思抑郁。"或病久累及脏腑，又或先天禀赋不足，肝肾亏虚、冲任失养，气血不能上荣于面，则生黑斑。或久病致瘀，阻滞血脉，面部失养则见面䵟，即《黄帝内经》曰："肾病面黑如柴。"

三、论治原则

历代医家对于黧黑斑的辨治主要分为内治和外治两大类。

（1）内治法　多以疏肝健脾补肾、理气活血化瘀法贯穿始终，应根据证候、舌脉等综合分析，辨证论治，随症加减。主要有以下几种治法：一是活血消斑法，明代《普济方》曰："桃仁散，主治妇人月水不通，年月深远，面上皯黯。"明确提出以活血化瘀法治疗黧黑斑。二是疏肝消斑法，针对肝郁气滞型黧黑斑多用逍遥丸疏肝解郁。三是滋肾消斑法，多用六味地黄丸、肾气丸等，如《医碥》曰："面上黧黑斑，水虚也，女人最多，六味丸。"四是健脾消斑法，白瓜子丸（《备急千金要方》）为历代常用的美容要药，可化痰消瘤利水。

（2）外治法　多选用芳香类、祛风类等中药制成膏剂、霜剂、面膜等，或以内服方之药渣先熏后敷。最早的美容专篇源于《肘后备急方》，晋朝至清代的 38 本古籍共记载 1974 首方剂，其中外用方 1196 首，占总数的 73.60%，足见历代美容方剂以外用为主。此外，针灸推拿、按摩等亦是本病常用之外治法。

四、组方用药

据文献统计，治疗黧黑斑的内服方剂中用药频次最高的是补虚药，其次是活血化瘀药。古今学者多认为本病与脏腑气血亏虚密切相关，且素有"有斑必有瘀，无瘀不成斑"之说。因此，多用补虚药与活血化瘀药配伍使用治疗黧黑斑。

外用方剂中使用频次较高的药物是白芷、白及、茯苓、当归、白附子等。可见，历代医家治疗黧黑斑多用白色植物药，功效上以发散药、祛湿药、活血药为主，以温性药居多，多归肝、脾、胃、肾经。

第二节　现代发展

一、病名规范

黧黑斑，古称为"面尘""面皯"等，后世将其归属于黄褐斑的范畴。自新中国成立初开展中医教育以来，将其作为一种疾病首度列入《中医外科学》，尤其是 20 世纪后随着中医美容学的兴起，黧黑斑作为重要病种见于各种专著中。

二、病因病机

近代研究表明，引起黧黑斑的病因病机有以下几方面。一是紫外线暴露，紫外线照射可直接刺激黑素的合成增加，或使黑素因皮肤基底膜带损伤而进入真皮，还可以引起组织细胞释放相关因子促使黑素沉积。二是遗传因素，本病中约 40% 的患者有家族史。三是激素水平，女性在妊娠期或口服避孕药后可导致雌、孕激素水平改变，进而引起黑素水平升高。此外，血管因素、炎症反应、皮肤屏障受损、睡眠障碍、滥用劣质化妆品、热辐射接触以及慢性疾病等也可诱发或加重黧黑斑。

当代医家多认为，本病与肾虚、血瘀等关系密切。禤国维认为，肾虚火旺，灼络成瘀是其病机关键。陈彤云提出"有斑必有瘀，无瘀不成斑"理论，辨治时无论病在何脏都强调"治斑不离血"。王自立从"虚、郁、瘀"论治本病，临证时抓住"肺失宣降"这一关键病机。此外，有医家认为，本病发生与虚、瘀、毒密切相关，注重补虚、化瘀、解毒三法的配合使用。

三、证候表现

关于中医证候分析，国内尚未见大样本研究数据报道，据部分学者的小样本数据统计显示，以肝郁气滞者最多,其次是脾虚湿阻、肝肾阴虚、气滞血瘀等证。黧黑斑虽病位在皮肤,但与肝、脾、肾关系密切,三脏功能失常均可致气虚血亏、运行涩滞。因此,治疗时多予疏肝、健脾、滋肾之法,兼以活血消斑。

四、治则治法

1. 治则思路

(1)先治原疾后治黧黑斑 有明确原发病者,先治原发病,后议淡斑。

(2)辨证论治兼及多脏 黧黑斑多从肝、脾、肾论治。但也与冲任不调、气滞血瘀有关,故不可单从脏腑论治,还需兼顾冲任与气血。

2. 治法探讨

据文献报道,黧黑斑的治法有疏肝理气、养血活血、化瘀消斑、补益肝肾、祛湿健脾、滋阴清热、健脾益气、调摄冲任等。其中,采用滋阴清热、活血化瘀等从血论治者较为多见。

五、临床论治

1. 辨病论治

根据月经不调、内分泌系统紊乱等不同疾病所致的黧黑斑而论治。如以四物汤加减治疗因血虚血瘀型月经不调引起的黧黑斑、用消斑汤治疗阴虚血虚型瘿病引起的黧黑斑等。

2. 辨证论治

据证候表现不同论治,主要有肝郁气滞、肾阴亏虚、脾虚湿蕴、冲任失养等证。而各家又有不同分型,如张志礼将其分为脾虚肝郁、肝肾阴虚、冲任不调 3 型,亦有分为肝郁气滞、肝脾不和、劳伤脾土和肾水不足 4 型者。可见,虽有不同分型,但多从肝脾肾出发论治,均认为与三脏气机失调有关。

3. 专方加减

有学者以专方为基础随证加减治疗黧黑斑,疗效显著。艾儒棣教授认为,本病因肝气郁结,致气血凝滞或再受风邪合而为病者,用自拟活血祛风汤合柴胡疏肝散加减(柴胡、黄芩、当归、川芎、牡丹皮、赤芍、香附等)疏肝解郁、活血祛风。徐宜厚教授认为,本病应内外同治,予经方加减内服的同时配合徐氏五白退斑散(白僵蚕、冬瓜仁、白芷、白附子、茯苓、白术、白及等)调制面膜外敷以增强疗效。

六、基础研究

1. 中医药治疗黧黑斑的机制探究

研究表明,中医药治疗黧黑斑是多途径、多靶点共同作用的结果。如黄芪、白术等中药的多糖成分可通过保护细胞器抑制细胞凋亡、清除氧自由基等多条途径发挥抗氧化作用;白芷、白及可促进角质细胞生长分化,修复皮肤屏障。

2. 植物防晒的研究

日光照射是引起黧黑斑的重要因素之一,而食用光敏性食物(如柑橘、柠檬、菠菜、芹菜等)又会诱发或加重这一现象。而银杏叶中的黄酮类化合物、黄芩中的黄芩苷等可通过抑制黑素合成、抗氧化、防紫外线等机制来保护皮肤免于光损伤。

第三节 特色治疗

1. 火针疗法

火针出自《备急千金要方》,又名焠针、燔针。有学者用火针治疗黧黑斑总有效率达到 88.90%,选用直径 0.5mm 的贺氏火针,取阿是穴,隔日治疗 1 次,每周治疗 3 次,共治疗 4 周。

2. 艾灸疗法

《医学入门》曰："药之不及，针之不到，必须灸之。"有研究者采用针刺结合雷火灸治疗鼾黑斑，总有效率为 82.10%，雷火灸选阿是穴、双耳，每次治疗 30min，每周治疗 2 次，3 个月为 1 个疗程。

3. 穴位埋线

杨才德等以星状神经节为主埋线治疗鼾黑斑总有效率为 90.00%，主穴为星状神经节，气滞血瘀型加合谷、曲池、肝俞、太冲、血海，肝肾阴虚型加关元、气海、肾俞、足三里、三阴交。每 2 周 1 次，6 次为 1 疗程。

4. 中药熏蒸疗法

王丽丽用化浊解毒熏蒸法治疗鼾黑斑总有效率为 86.67%，每天 1 次，每次 30min，10 天为 1 个疗程，共治疗 5 个疗程，每疗程间隔 5 天。

5. 自血疗法

自血疗法是将自身静脉血用来穴位注射的现代针灸疗法。有学者将自血疗法结合针刺治疗肝郁血瘀型斑总有效率为 87.18%。更有学者利用现代技术制备富血小板血浆面部注射治疗鼾黑斑，总有效率为 97.83%。

6. 三因制宜

针对户外工作者、长期接触具有紫外线辐射的电子产品者，需注重防晒及减少电子辐射。针对因使用不良化妆品诱发或加重者，应避免使用劣质化妆品或含有不良添加成分的化妆品，面部涂擦药物时应及早就医，谨防擅自使用激素类药物。对于有原发疾病者，治疗本病的同时需兼顾原发疾病。对于伴有心理问题者，治疗的同时应联合心理疏导。对于劳累、熬夜、饮食失宜者，应避免过劳，及时纠正不良生活习惯。

第四节　名医学验

1. 禤国维

禤国维教授认为，鼾黑斑病机重心是肾虚火旺，阴血不足，虚火灼络成瘀。强调平调阴阳为治病之宗，主张内外兼治、中西结合、三因制宜。擅用平衡思维辨治鼾黑斑，治以滋肾养阴、疏肝祛风、活血通络为主，尤为重视补肾。喜用甘淡平和之品。创制祛斑方等专方用于临床。

2. 陈彤云

陈彤云教授认为，鼾黑斑病机以虚证为主，病因为"三脏（肝脾肾）为根、瘀滞成斑"，倡导中西结合、外病内治、内外同治。强调整体观和辨证论治，主张从血论治，治以"养血、调血、温血、活血"四法。用药以补虚为主，兼活血化瘀，攻补兼施，擅用温、平性药。创制祛斑霜、祛斑增白面膜等专方用于临床。

3. 王琦

王琦教授认为，鼾黑斑发病与体质有关，气滞血瘀为其主要病机。强调辨体论治，认为治斑须重血瘀质，主张从干预血瘀质为基础论治，兼顾致瘀诱因。以活血化瘀、疏肝理气、养血祛斑为主要治法，用药上重用活血化瘀药、多用芳香花类药，创制玫瑰祛斑汤等专方用于临床。

4. 段亚亭

段亚亭教授强调，鼾黑斑主要病机是气血失调，多责之于肝脾两脏，以脾虚为本，痰饮、瘀血为标。强调整体观念，重视脏腑辨证。主张以健脾为重，注重除湿化瘀，认为兼有他病时宜同时施治，治法以健脾益气养血为主，兼以补肾、疏肝，用药上注重补泻并举、标本同治。创制除湿汤、佩兰方等专方用于临床。

中医药治疗鼾黑斑的疗效显著，但由于本病发病率高、疗程长、易复发等特点，仍有一些问题有待完善解决。

  黧黑斑病因病机多而复杂，但目前关于本病的中医证候分析缺乏大样本多中心研究，各地区的辨证用方难以借鉴。此外，动物模型建立难以复制，相关研究随之受限，以致病因病机研究开展困难，给治疗带来诸多不确定因素。依据目前疾病研究和疗效观察，多数患者会伴有不同程度的内分泌及植物神经功能紊乱症状，严重影响其身心健康，而临床施治时心理治疗常被忽视。值得一提的是，现代的激光、富血小板血浆等使用显现出一定的优势，多数研究者采用中西医结合治疗本病取得较好疗效，这可能成为黧黑斑未来治疗的发展方向，但其机制尚未完全阐明，仍需进一步探索。

（文昌晖）

第九章　油　风

　　课程思政提要：社会不断发展进步，人类对美好的追求不仅仅局限于生活的温饱，更在于心理健康、精神富足、外形秀丽。皮肤病已成为影响全球疾病负担的重要公共卫生考虑因素，影响着全世界数百万人。而油风作为临床常见且反复发作的损容性皮肤病极大地影响患者的外在形象，给患者的心理和生活带来了严重的挑战。精神压力增大，焦虑、抑郁、睡眠及生活质量下降，影响人际社交、家庭和谐及学业工作。这就提示医者要从医学、社会学、心理学层面深化对油风的研究、探索，掌握前沿信息，提高对其诊治的能力。更要仔细倾听患者所苦，对油风人群的心理压力进行早期、准确的诊断和援助，给予有效的情绪疏导和心理辅导，帮助患者建立正确的疾病认知和战胜疾病的信心。

　　油风是一种头发突然脱落，头皮光亮的慢性皮肤病。本病的主要特征是头发突然呈斑片状脱落，圆形或不规则形，脱发区皮肤光滑。古称"鬼舐头""鬼剃头"。该病可发生于任何年龄段，男女均可发病，多见于中青年，流行病学研究显示我国的患病率为 0.27%。发病原因包括先、后天因素，先天因素责之于先天肝肾不足、气血亏虚，后天因素多与饮食劳倦、起居无常、久病产后、七情内伤、跌仆外伤、感受外邪等有关。本病病位在毛发，发病机理与肝、脾、肾关系密切。肝肾亏虚、气血不足则毛根空虚；气滞血瘀，瘀血阻络，新血不生，清窍失养则发脱不生；火胜耗伤阴血、血热生风，气血不足、风邪趁虚而入皆可导致发根不牢而脱发。临床多以气血不足、肝肾不足、瘀血阻络、血热风燥、血虚风燥等证论治。也有部分医家进行分期论治。

第一节　历　史　积　淀

一、病名源流

　　中医学关于脱发的记载可以追溯至秦汉，但相关的理论及认识刚刚萌芽，斑秃尚未从脱发中分离。最早关于脱发的记载始于《黄帝内经》，对脱发的命名有"毛折""发落""发堕"。晋代《肘后备急方》提出了"发秃"的病名，此后多以症状命名记载。巢元方《诸病源候论》以"火烧处发不生候""须发秃落候"等病名记载脱发，提出"鬼舐头"。孙思邈的《千金翼方》有关脱发的病名有"白秃""小儿秃""发秃落""须眉秃落"等。"油风"一词首次出现于明代《外科正宗》，其曰："油风乃血虚不能随气荣养肌肤，故毛发根空，脱落成片，皮肤光亮，痒如虫行，此皆风热乘虚攻注而然。"无论从疾病的名称确立还是疾病认识方面都有了系统的论述。清代《外科证治全书》中写到："油风，又名鬼剃刺，俗称落发。"吴谦在《医宗金鉴》中谈到："成片脱落，皮红光亮，疮如虫行，俗名鬼剃头。"

二、病因病机

　　古代医家对脱发的发病描述甚详，但总不外乎虚实两端，病因主要是自身体虚及外邪侵袭，主要病机则是肝肾不足、气血虚衰为本，风邪、血热、血瘀为标，头发的生长与肾精、气血的旺盛密切相关。病变涉及脏腑为肝、脾、肾，多以虚、实立论。

（1）以"虚"立论方面 古代医家认为发为血之余，精血、气血亏虚与脱发关系密切。《黄帝内经》记载"阳明脉衰，面始焦，发始堕""血气皆少则无毛"；李东垣在《脾胃论》中曰："夫胃病其脉缓，脾病其脉迟，……此阳气衰弱，不能生发……或皮毛枯槁，发脱落。"《诸病源候论·须发秃落候》曰："……若血盛则荣于须发，故须发美；若血气衰弱，经脉虚竭，不能荣润，故须发秃落。"气血生化乏源则毛发失荣脱落。《黄帝内经》记载"肾气盛，齿更发长""肾者主蛰，封藏之本，精之处也，其华在发""肾之合骨也，其荣发也"。《金匮要略》记载："夫失精家，少腹弦急，阴头寒，目眩发落，脉极虚芤迟，为清谷，亡血失精。"肝主藏血，肾藏精，精血相互滋生、相互转化，肝肾与发落之间的关系密切。

（2）以"实"立论方面 多以血热、血瘀为主。血热太过，久则化燥生风，伤及阴血，致发失濡养而脱落。《儒门事亲》有言："血热发落。"《冯氏锦囊秘录》道："忽然脱落，头皮多痒，须眉并落者，乃血热生风。"素体阳盛有余或情志郁而化火，耗伤阴血，血热生风，气载风于巅顶，毛根失于阴血濡养，头发突然脱落。《诸病源候论》言："血液不滞，发根常牢。"王清任基于对解剖与生理功能的新认识，在《医林改错》中首次提出血瘀是脱发的病因，"皮里肉外血瘀，阻塞血路，新血不能养发，故发脱落""无病脱发，亦是血瘀"。唐容川的《血证论》也说明了瘀血内阻可致脱发，"瘀血在上焦，或发脱不生"。

（3）以"虚实夹杂"立论 "邪之所凑，其气必虚"。风为百病之长，其性上扬，巅顶之上唯风可到。《诸病源候论》说："人有风邪在于头，有偏虚处，则发秃落。"《医宗金鉴》记载："由毛孔开张，邪风乘虚袭入，以致风盛燥血，不能荣养毛发。"

三、论治原则

（1）脏腑论治 《难经·十四难》曰："一损损于皮毛，皮聚而毛落……治损之法奈何？然：损其肺者，益其气。"王肯堂、李杲从脾胃虚弱论治脱发，用黄芪建中汤、四君子汤益气健脾。《寿世保元》《医学入门》分别以六味地黄丸、肾气丸、天门冬膏补益肝肾治疗脱发。

（2）虚实论治 《金匮要略·血痹虚劳病脉证并治第六》用桂枝加龙骨牡蛎汤治疗精亏血少导致的脱发；《太平圣惠方》南烛草煎丸"治血气虚惫，须发秃落不生"，补益牛膝丸"治须发秃落不生"。《医林改错》中，王清任用通窍活血汤活血化瘀通窍治疗脱发；张从正提出血热者"以三棱针刺前顶、百会穴，出血大妙"；痰湿者"乃置燠室中，遍塞风隙，以三圣散吐之"。

（3）六极论治 《诸病源候论·虚劳候》曰："六极者，一曰气极……。二曰血极，令人无颜色，眉毛堕落，忽忽喜忘……。六曰精极，令人少气噏噏然，内虚，五脏气不足，发毛落，悲伤喜忘。"《备急千金要方》竹叶黄芩汤"治精极实热，眼视无明，齿焦发落，形衰体痛，通身虚热方"；脉极虚寒选方"沐头汤，治脉极虚寒，须发落堕，令发润泽方"。《三因极一病证方论》有六极证治专篇："地黄汤，治脉实极，气衰血焦，发落好怒……"

（4）玄府论治 "皮肤之汗孔者，谓泄汗气液之孔窍也。一名气门，……一名腠理者，……一名鬼神门者，……一名玄府者，谓玄微府也。然玄府者，无物不有，人之脏腑、皮毛、肌肉、筋膜、骨髓、爪牙，至于万物，悉皆有之，乃出入升降道路门户也。"刘完素认为："目无所见、耳无所闻、鼻不闻臭、舌不知味、筋痿骨痹、齿腐、毛堕、皮肤不仁、肠不能渗泄者，悉由热气怫郁，玄府闭密而致。"《素问玄机原病式·六气为病·热类》记载应用辛寒药散里热。

四、用药经验

古代文献对脱发的记载时间跨度大、内容细碎，相关病名丰富。治疗脱发的药物包括植物药、动物药。杜雪萌对汉至明清时期的方剂药物总结分析，发现以补虚药、治血药、祛风药为主，其次为利水渗湿、安神固摄、理气药。植物药中使用频率前五的药味为当归、何首乌、川芎、熟地黄、女贞子。《本草纲目》记载："半夏，眉发堕落，涂之即生。"《疡医大全》记载"生姜切片，擦落发光皮上，数日即长""川椒四两，用白酒酿浸七日，早晚润秃处，其发自生"，利用酊剂治疗脱发。《别录》中记载："马膏，性平，主生发。"用马项的皮下脂肪做成的"鬐头膏"，用来生发。《外台秘要》也记载了将动物油脂炼化煎制中药膏外涂以祛风润燥。

五、用方规律

本病包括口服、外用及内外结合治疗。连妍洁对唐宋时期脱发方分析，口服以补肾精、养肝血、健脾气为根本大法，兼以宣散风邪、养阴清热等。《备急千金要方》中外用治鬼舐头方和生须发膏等治疗脱发。《外科正宗》记载"油风乃血虚不能随气荣养肌肤……此皆风热乘虚攻注而然，治当神应养真丹服之，外以海艾汤熏洗并效"，是内服与外治联合治疗油风的代表。

六、针灸治疗

《医宗金鉴》记载针砭脱发处以助生发，"若耽延年久，宜针砭其光亮之处，出紫血，毛发庶可复生"。《诸病源候论》记载"当数易栉，栉之取多，不得使痛。亦可令待者栉。取多，血液不滞，发根常牢"也是对针砭防治脱发的一种延伸。

第二节 现代发展

一、病名规范

新中国成立前我国对油风的认识尚不明确，有毛发脱落症状者皆归为"脱发"范畴。近代以来，中医学发展迅速，对疾病的认识更加深入透彻。新中国成立后，国家提倡"古为今用、洋为中用"，结合西医学中脱发的临床症状，"油风"从脱发中分离出来，其后中医外科著作大多沿用此名，即西医学的斑秃。头发部分呈斑片状脱落称为斑秃；头发全部脱光称为全秃；眉毛、胡须、腋毛、阴毛，甚至毳毛全部脱落，称为普秃。

二、病因病机

1.病因

目前认为本病是由遗传因素与环境因素共同作用所致，可能与非特异性刺激（如感染和局部创伤等）、精神因素、微循环障碍、自身免疫性疾病、过敏性疾病、内分泌失调等有关。有10%～20%的病例有家族史，精神因素是诱发及促使病情加重的原因之一。

2.病机

临床报道显示，本病的病机为本虚标实，气血亏虚、肝肾不足为本，风盛、气滞血瘀、痰湿为标。病位在毛发，涉及病变脏腑主要为肝脾肾。邓铁涛认为病机在于肝肾不足，不能荣养毛发；肺合皮毛，肺气虚则宣发无权而脱发。段行武认为病机与情志关系密切，五志过极化火，血热生风、损伤阴血；情志抑郁、肝木乘土，影响脾土的运化及统血功能；情志抑郁、气滞血瘀，不通则不荣，导致头发脱落。杨恩品认为脾肺两虚，卫外不固，风邪乘虚而入；湿浊中阻，运化不利，经络气血循行不畅；肝经郁热，耗伤精血，阴虚火旺；虚损劳伤，肾元亏虚等。

三、证候表现

1.症状学方面

头发成片脱落，局部皮肤变薄，毛发细软参差，少数患者无伴随症状，部分患者精神紧张，夜寐不安，疲倦乏力，纳食不馨，脉弦细或弦弱，舌淡红，苔薄白。

皮肤镜是对传统医学"望闻问切"四诊中"望诊"的延伸，皮肤镜下脱发区域毛囊开口完好存在，感叹号样发是斑秃的特异性皮肤镜表现，稳定期表现为黄点征，黑点征、感叹号样发、锥形发、断发和毛干粗细不均等则提示病情处于活动期。

2. 证候学方面

胡雪晴等对 1988～2019 年 30 年间的斑秃内治文献分析，发现本病证型多集中在肝肾不足、气滞血瘀、气血两虚。杜小莺对 209 例斑秃患者进行统计，虚证占绝大多数，其中脾肾两虚占 44.98%、肝肾不足占 31.58%、肝肾阴虚占 15.79%、血热生风占 3.83%、气血两虚占 1.91%、肝郁血瘀占 1.44%、脾虚湿困占 0.48%。李雪对 197 例斑秃患者证型规律进行梳理，发现肝肾不足证占 48%，气血两虚证占 23%，脾肾两虚证占 17%，肝郁血瘀证占 7%，血热生风证占 4%。

四、治则治法

1. 治则思路

（1）审证求因　文献报道显示，临床上患者突发油风其原因皆有迹可循，如精神刺激、过敏性疾病、手术、外伤等均可诱发，针对其病因及全身症状论治。

（2）虚实兼顾　油风治疗要分虚实，实证以清热通瘀为主，血热清则血循其经，血瘀祛则新血易生；虚证以补摄为要，精血得则毛发易生；虚实夹杂者健脾化痰、息风养血。

（3）内外合治　油风内治法是通过口服中药、中成药进行全身调理、整体辨治；外治法是通过外用药物、针灸等治疗直接作用于脱发部位，针对性强、直接接触、作用迅速。内外治法综合使用，疗效更加显著。

2. 治法探讨

根据近年文献报道总结，油风的治法有补益肝肾、填精益髓、益精补血、补肾活血通络、健脾益气、补养气血、养心安神、养血安神、养血润燥、养血祛风、祛风止痒、通络祛风、活血化瘀、通窍活血、疏肝解郁、行气解郁、凉血滋阴、清热凉血等。临床根据病情单独运用或数法配合使用。

五、临床论治

当代医家在传承古人中医理论及临证经验的基础上，结合当代人群油风的具体情况加以发扬及创新。

1. 辨病论治

现代研究发现，斑秃与过敏可能有共同的免疫途径，过敏性体质的人更易伴发斑秃，王琦用"体病相关论"阐释了斑秃与过敏体质之间的密切关系，并创制"四草四皮汤"治疗。西医学证明负面情绪刺激可能通过"神经-内分泌-免疫"调节途径导致斑秃。中医学认为本病的发生与情志关系密切，既可因郁致病，亦可因病致郁，故可从解"郁"治疗，如逍遥散、解郁活血汤等。别文烈从"瘀"论治斑秃，发现血瘀型的患者多有外伤、手术、脑震荡、癫痫、月经异常等病史，用通窍活血汤、桃红四物汤来治疗原发病。

2. 辨证论治

根据油风患者的全身症状及体征，目前油风的证型归纳起来有肝肾不足、气血两虚、脾肾不足、肝郁血瘀、血虚风盛、血热风燥等。但地域不同、临床经验不同，分型也不统一。朱仁康将油风分为血热型、气血两虚型、阴血虚型、血瘀型；周宝宽分为血热风燥、肝郁血瘀、气血不足、肝肾不足；刘爱民分为血热风燥、肝郁血瘀、脾肾不足、血虚风燥、肝肾不足来论治。

3. 专方加减

以专方为基础随证加减治疗斑秃，如杨红用柴胡疏肝散（柴胡、当归、黄芪、香附、川芎、丹参、女贞子、酸枣仁、远志、木瓜、人参、红花、天麻）加减治疗斑秃 100 例，6 周后总有效率为 51%；张希平用神应养真丹（熟地黄、木瓜、白芍、菟丝子、川芎、天麻、枸杞子、何首乌、羌活）加减治疗斑秃 62 例，有效率为 88.7%。

六、基础研究

1. 斑秃发病与心理因素密切相关

情绪过激可以通过下丘脑干预神经内分泌系统，并控制分泌的激素影响免疫系统，从生理上改变人体心理、生理上的动态平衡，致使该病发生。流行病学表明心理因素、免疫系统紊乱等与斑秃的发生密切相关。

2. 斑秃治疗的新进展

随着生物技术的不断发展，斑秃发病机制研究也逐渐深入，出现许多新的斑秃治疗方法，如抗炎及免疫抑制治疗、生物制剂、促毛囊免疫豁免恢复治疗、促毛发生长治疗、物理治疗等。其中JAK 抑制剂是治疗斑秃的有效药物。在斑秃等自身免疫性皮肤病的发病机制中 JAK-STAT 通路发挥着关键致病作用，临床试验证实，JAK抑制剂可以抑制免疫细胞产生炎症因子，还可以推动毛囊周期进入生长期，有效率可达 70%～80%，代表药物为巴瑞替尼。

3. 中药治疗斑秃的机制探讨

研究表明，黄芩苷可参与调节毛囊 Wnt/β-catenin 信号通路，促进毛发生长；黄芪、女贞子、人参等中药促毛发生长作用可能与明显减少退行期毛囊内细胞凋亡，诱导和延长毛发的生长期有关。黄芪多糖可通过抑制斑秃患者转录因子 T-bet 及 Th1 型细胞因子基因表达逆转 Th1 型反应来调节自身免疫功能。

4. 斑秃病理模型的建立

目前斑秃造模方法较少，常用的造模方法有静脉注射干扰素-γ、腹腔注射环磷酰胺、表皮涂抹咪喹莫特乳膏等，这些方法在一定程度上反映了斑秃临床病症特点。

第三节　特色治疗

1. 外用中药酊剂

雷鸣等对 2002～2016 年国内外已公开发表的中药制剂外用治疗斑秃的随机对照试验分析，发现前 5 位高频药物为红花、侧柏叶、丹参、干姜、当归。外用制剂多选用酊剂，因酒精渗透作用强，其性善行，可透于发层加强疗效。湖南中医药大学第二附属医院用红花、细辛、桂枝、干姜、樟脑等中药制备的红灵酊能够改善脱发区血运，增加局部毛囊活性，促进毛发生长。

2. 针灸治疗

王磊等对针灸治疗斑秃的文献分析显示，斑秃的常用干预措施有梅花针、火针、毫针、穴位注射、穴位埋线，其中梅花针疗法最多，占比 62.5%。西医学研究发现，针灸治疗斑秃可改善局部微循环，增加毛囊周围的血流量，促进毛球细胞分裂和角质蛋白合成，刺激毛囊恢复生发功能。数据显示针灸治疗斑秃的有效率在 92.5%以上，选穴首选阿是穴（脱发区），其次为肾俞、肝俞、百会、肺俞等。

3. 针药合用

针药合用是将整体与局部治疗相结合，标本兼顾，既可缩短疗程，又可获得更好的疗效。李娇娇等用固肾益精生发汤联合贺氏火针温通法治疗斑秃 50 例，疗程 28 天，总有效率为 96%，痊愈率为 28%；罗和平等采用梅花针叩刺联合自拟补肾养血生发汤治疗斑秃 54 例，疗程 60 天，总有效率为 92.59%，痊愈率为 51.85%。

4. 三因制宜

①因人论治：小儿患者"脾常不足"，治疗需健脾消导；青年患者学业、工作等精神压力较大，需注重疏肝解郁，联合心理治疗；妊娠产后妇女需补气养血；对于有原发病或并发症的患者，需积极治疗并发的炎症或免疫性疾病，如甲状腺疾病、特应性皮炎、白癜风。②因地制宜：南方气

候湿热，用药侧重清热化湿健脾；北方四季分明、多寒多燥，治疗多补益、化瘀。③因时制宜：古今时代不同，环境、饮食、作息等均有很大差异，辨治应善用古方又不应拘泥于古方，结合具体情况辨证论治。

第四节 名 医 学 验

1. 禤国维

禤国维教授认为，肝肾不足是油风发病的中心环节，治疗上主张补肾，虚证以补、以摄为要，强调内外兼治、标本兼顾、心理治疗，重视综合治疗。用药上重视松针、薄盖灵芝、蒲公英的应用，强调某些具有前景的生发药物如沙棘、胡荽的使用，慎用温燥之品和消散祛风之品，创制有固肾健脾方、益气固肾方等专方用于临床。

2. 刘巧

刘巧教授认为，油风的发生主要与肝肾二脏、血虚有关，多为本虚标实、虚实夹杂之证，以肝肾亏虚最为多见。治疗主张详查病情变化，灵活掌握辨证论治，不可拘泥于单证单方，重视活血化瘀，重视外治及心理疏导，治疗的根本是补肝益肾调心，益气养血填精，用药上善用路路通、石菖蒲、鸡血藤、夜交藤等藤类药物开毛窍畅腠理，促使毛发新生，善用酸枣仁、柏子仁、龙齿、远志安神定志、舒缓情志。

3. 肖定远

肖定远教授认为，油风发病机理主要和肝、肾、肺有关。该病虽见证多端，但以肝肾不足为本，血瘀、血热、湿热为标。急则治标，缓则治本，各取所长，标本兼治，内外结合，重视活血化瘀。治疗先以活血化瘀、清热凉血祛风、清热除湿治其标；再以滋补肝肾、养血益气治其本。用药上对于严重脱发如普秃、全秃及病程长的脱发，加用通络之品如地龙、僵蚕、全蝎、蜈蚣等。

中西医治疗油风均取得了良好的疗效，但目前以下几个方面亟待解决：一是新药研究的突破。本病发病机制复杂，发展进程不可预测，很多患者会经历多次脱发，这是困扰患者的一大难题。近年来根据新的机制研究进展衍生出了新的治疗手段，JAK抑制剂就是具有潜力的治疗手段之一，能使患者实现大面积的毛发再生，有效但疗效有限，不能避免复发。目前该病存在极大的、未满足的治疗需求，急需研发更多有效的防治油风的新药物来打破目前的困局。二是中医治疗的不足。中医治疗油风有自己独特的理论体系及丰富的临床经验，辨证论治灵活多变、特色疗法疗效确切，均收到很好的反馈，但疗程长、服药困难、很难长期坚持；且中医治疗的实验研究开展较少。诊疗标准规范化、临床研究数据化，将中医学与西医学相结合筛选安全、有效的中药、复方、经验方，探索新的治疗理念可以作为中医药治疗油风的一个发展方向。三是心理治疗的欠缺。油风是典型的心身疾病，它的发生、加重、预后与患者的心理因素有密切的关系。相关研究表明，心理干预可以改善患者不良的心理刺激，提高疗效，但应用及报道较少。临床诊治中应及时准确把握患者的心理状况，"因势利导"，并贯穿始终，或建立患者活动小组，定期随访，必要时建议患者到精神卫生科就诊，良好的心理状态是战胜疾病的第一步。

（张 玲）

第十章 霉疮

课程思政提要：近年来，各地区对所监测到的梅毒病例报告资料进行统计学分析，结果表明我国梅毒发病率逐年增长，并随着扩大筛查范围，隐性梅毒报告例数增加。梅毒作为乙类传染病，严重影响人体身心健康，患者经济负担重，社会危害性大。梅毒发病率高，且呈上升趋势，今后还需采取措施加强梅毒筛查和防治，特别是高发地区及高发人群，亟需规范化诊疗，提高治愈率。同时提高群众的自我保护意识和防护能力，降低发病率，控制梅毒流行。

梅毒是由梅毒螺旋体引起的一种慢性传染性疾病。早期主要表现为皮肤黏膜损害，后期可造成骨骼及眼部、心血管、中枢神经系统等多器官组织的病变。主要通过性接触和血液传播，危害性极大。近些年我国梅毒的发病率呈现上升趋势，逐渐成为危害个人身心健康和社会发展的重要传染性疾病。梅毒，古文献又称"霉疮""疳疮""花柳病"等，认为本病为淫秽疫毒与湿热、风邪杂合所致，传播方式主要是精化传染（直接传染）、间有气化传染（间接传染）和胎中染毒。邪之初染，疫毒结于阴器及肛门等处，发为疳疮；流于经脉，则生横痃；后期疫毒内侵，伤及骨髓、关窍、脏腑，变化多端，证候复杂。

第一节 历史积淀

一、病名源流

《本草纲目》曰："杨梅疮古方不载，亦无病者。近时起于岭表，传及四方。盖岭表风土卑炎，岚瘴熏蒸，饮啖辛热，男女淫猥，湿热之邪积蓄既深，发为毒疮，遂致互相传染，自南而北，遍及海宇。"《景岳全书》中系统地记录了梅毒患者的临床症状："皮肤溃烂，其肿突红烂，状如杨梅，故名之。"陈实功的《外科正宗》论述梅毒为："夫杨梅疮者，以其形似杨梅，又名时疮，因时气乖变，邪气凑袭，又名绵花疮，自期绵绵难绝。有此三者之称，总由湿热邪火之化，但气化传染者轻，精化欲染者重。"《外科精义》曰："夫阴疮者，大概有三等：一者湿阴疮；二者妒精疮；三者阴蚀疮，又曰下疳疮。"至陈司成著《霉疮秘录》这部梅毒学的集大成之作，霉疮之名基本定型。

二、病因病机

《外科正宗》曰："夫杨梅疮者……总由湿热邪火之化，但气化传染者轻，精化欲染者重。故气化乃脾肺受毒，其患先从上部见之……；精化乃肝肾受毒，其患先从下部见之……。如气化者，毒在皮肤，未经入里……。精化者，毒在骨髓，未透肌肤……"说明本病为感染梅毒疫疠之气，内伤脾、肺、肝、肾，化火生热、夹湿夹痰，外攻肌肤、孔窍，内溃脏腑骨髓。《外科正宗》指出："遗毒，乃未生前在于胞胎禀受，因父母杨梅疮后余毒未尽，精血孕成。"认为胎传梅毒是父母患梅毒，遗毒于胎儿所致。胎儿在母体内感受梅毒疫疠之气，有禀受与染受之分。禀受者由父母先患本病而后结胎；染受者乃先结胎元，父母后患本病，毒气传于胎中。

《外科精义》曰："夫阴疮者，大概有三等：一者湿阴疮；二者妒精疮；三者阴蚀疮，又曰下疳疮。……阴蚀疮者，由肾脏虚邪，热结下焦，经络痞涩，气血不行，或房劳、洗浴不洁，以致生疮，隐忍不医，焮肿尤甚，由疮在里，措手无方，疼痛注闷，或小便如淋，阴丸肿痛是也。或经十数日，溃烂血脓，肌肉侵蚀，或血出不止，以成下疳。"

《霉疮秘录》指出，梅毒最初起源于岭南地带，究其因乃："岭南之地，卑湿而暖，霜雪不加，蛇虫不蛰，诸凡污秽蓄积于地。遇一阳来复，湿毒与瘴气相蒸，物感之则霉烂易毁，人感之则疮疡易侵，更逢客火交煎，重虚之人，即冒此疾……"直接指出湿、火、瘴气等邪气亢盛是造成梅毒的外部因素，而人体正气不足则是梅毒发病的重要内因。

三、论治原则

陈氏《霉疮秘录》将梅毒分为五脏梅毒和结毒。梅毒感染初期，陈司成一概以牛黄化毒丹解之，"使正气足而邪自除也"。五脏毒早期出现时，因毒邪未深，陈氏常常结合具体的症候特点，分两部分用药：先予益卫散、保脾饮、安神散等补益之品扶助人体五脏正气，使正盛而邪衰；其次分别配合庚字解毒丸、戊字解毒丸、丙字解毒丸等丸药缓缓祛除邪毒。一补一攻，攻补兼施，早期的梅毒可以无虞。发展至结毒时期，陈氏指出此时毒气已经遍及全身，结聚不散，且"攻则毒气去，补则正气强……不能治其虚，安问其余。盖言虚者，为百病之本"，指出扶正和祛邪要紧密配合，同时进行。为此，陈氏首先依据病症的表现，判断结毒主要停聚于肝胆、膀胱肾、脾胃、大肠肺、心小肠五经之何部，然后依据各经特点分制乙字、癸字、己字、辛字、丁字解毒丸供长期服用，再搭配以相应的煎药方灵活加减。患者因误服轻粉、粉霜而致上述结毒丸无效者，陈氏另制拔毒丸，以茯苓汤送服，"百日内，忌房劳恼怒，日宜食猪肉数两"。面对结毒预后较差的情况，陈氏又以加味地黄丸、补髓丸、安神丸、加味养荣丸、助胃膏等调摄其预后问题。整体来看，三期之治，更加注重扶护正气，无论结毒在何处均以病去为药减之旨，"如余邪未尽，药不可撤。百日内，勿大劳大怒，顺时调理"。先天性梅毒，陈氏强调"当诊父母脉气，方见毒之有无轻重，然后服药，疏涤余邪，补益正气，庶使后孕之女，永无胎毒"。

《外科正宗》对梅毒的治疗指出："初起先从涩淋，次传筋骨作疼，后发其疮，亦宜攻利。生此外无痔疮，内无筋骨作痛，时气所感者，微散之。疮从交媾不洁，乃生下疳，小水涩滞不通，当行导利。上部作痒疮多，消风清热；下部作疼痒甚，泻湿为先。红紫毒盛疮高，凉血解毒；淡白毒轻疮薄，攻利兼行。"对一、二期梅毒的治疗进行了论述，根据临床表现及发病部位不同，提出具体治疗原则，如攻利、疏风、清热、利湿、凉血、解毒等。其具体治疗："如气化者，毒在皮肤，未经入里，宜服万灵丹洗浴发汗，解散皮肤之毒。精化者，毒在骨髓，未透肌肤，宜服九龙丹通利大小二便，以泻骨中之毒，甚者二服皆可。行散之后，体实者升麻解毒汤，体弱者归灵内托散。"并对不同部位的皮损采用不同的方药。如云："手足皮肤枯槁，鹅掌风生，柏叶、二矾煎汤熏洗即好。头发眉毛脱落……神应养真丹……点点杨花癣，片片癞风疮，宜服换肌丸……"还提出治疗不可操之过急，服药时间要长，方能痊愈。如云："服至筋骨不疼，疮根淡白，内毒已解，方用点药，轻者半年，重则一载，始方得愈。如患者不遵此法，欲其速愈，妄用熏条、擦药、哈吸等法，往往致成后患者多矣，患者熟思之。"

四、用药经验

《医宗金鉴》曰："气化者毒在表，未经入里，稍有萌动，宜急服透骨搜风散；元气实者，杨梅一剂散汗之。精化者毒在里，深伏骨髓，未透肌肤，宜服九龙丹，通利大、小二便，以泻骨中之毒，甚者二服，降下毒物，以土深压之。行泻之后，体实者，升麻解毒汤；体虚者，归灵内托散，服至筋骨不疼，疮色淡白，内毒已解，再用金蝉脱壳酒一料扫余毒，以绝其源。"根据病位的表里、正气的盛衰，在治疗本病中，以祛邪为主，攻补兼施，祛邪而不伤正。

《外科发挥》曰："湿胜者宜先导湿，表实者宜先解表，里实者宜先疏内，表里俱实者，解表攻里，表虚者补气，里虚者补血，表里俱虚者补气血。"方用导水丸、龙胆泻肝汤、荆防败毒散、内疏黄连汤、仙方活命饮、防风通圣散、隔蒜灸、八珍汤、黑丸子、金银花散、小柴胡汤、神异膏、萆薢汤、芦荟丸等。

经文献检索查阅，对《中医方剂大辞典》中治疗梅毒处方进行药物频数分析、关联关系分析得出了古代医家治疗梅毒用药组方的规律。可以发现，历代医家治疗梅毒常用土茯苓、甘草、当归、金银花、川芎、薏苡仁等药物，以清热解毒、活血除湿为法，选药多寒温，且归经多为肝经、脾经、心经、胃经；多选用当归-土茯苓、当归-甘草、金银花-当归、金银花-土茯苓、金银花-甘草等药物组合。对单个药物组合的分析，可以发现其以清热解毒、活血除湿为主。

第二节　现 代 发 展

一、病名规范

继陈司成《霉疮秘录》这部梅毒学的集大成之作后，霉疮之名基本定型。现代名称较为统一，中医称霉疮，西医称梅毒。

二、病因病机

本病为淫秽疫毒与湿热、风邪杂合所致。传播方式主要是精化传染（直接传染），间有气化传染（间接传染）和胎中染毒。

西医学认为，本病的病原体为梅毒螺旋体，亦称苍白螺旋体。根据传播途径的不同可分为获得性（后天）梅毒和胎传（先天）梅毒；根据病程的长短又可分为早期梅毒（一期、二期梅毒）和晚期梅毒（三期梅毒）。

三、证候表现

（1）肝经湿热证　多见于一期梅毒。症见外生殖器疳疮质硬而润，或伴有横痃、杨梅疮多在下肢、腹部、阴部；兼见口苦口干，小便黄赤，大便秘结；舌质红，苔黄腻，脉弦滑。

（2）血热蕴毒证　多见于二期梅毒。症见周身起杨梅疮，色如玫瑰，不痛不痒，或见丘疹、脓疱、鳞屑；兼见口干咽燥，口舌生疮，大便秘结；舌质红绛，苔薄黄或少苔，脉细滑或细数。

（3）毒结筋骨证　见于杨梅结毒。患病日久，在四肢、头面、鼻咽部出现树胶肿，伴关节、骨骼作痛，行走不便，肌肉消瘦，疼痛夜甚；舌质暗，苔薄白或灰或黄，脉沉细涩。

（4）肝肾亏损证　见于三期梅毒脊髓痨者。患病可达数十年之久，逐渐两足瘫痪或痿弱不行，肌肤麻木或如虫行作痒，筋骨窜痛，腰膝酸软，小便困难；舌质淡，苔薄白，脉细弱。

（5）心肾亏虚证　见于心血管梅毒患者。症见心慌气短，神疲乏力，下肢浮肿，唇甲青紫，腰膝酸软，动则气喘；舌质淡有齿痕，苔薄白而润，脉沉弱或结代。

四、治则治法

1. 治则思路

（1）中西结合　西医梅毒治疗方案明确具体，适应国情，与时俱进，不断更新。但很多患者对青霉素过敏，因此采用了替代药物治疗，然而疗效不佳。近些年临床上逐渐采用中西医结合给予早期梅毒患者治疗，可做到攻防兼备。

（2）已病防变　目前受到关注的是发生血清固定和发展成神经梅毒及其他严重病变，属于中医"已病防变"的范畴，可用中医药防止严重难治病变的发生。

（3）善后调养　梅毒一病耗伤机体正气，如果愈后不加以调养，将使患者百病滋生，后患无穷。

2. 治法探讨

根据近年文献报道,梅毒的治法有清热利湿,解毒驱梅;凉血解毒,泻热散瘀;活血解毒,通络止痛;滋补肝肾,填髓息风;养心补肾,祛瘀通阳。

五、临床论治

当代中医对梅毒的治疗在继承古人经验的基础上,又有了较大的发展,治疗思路主要表现在三个方面。

1. 辨证论治

根据梅毒表现不同进行论治,归纳起来主要有肝经湿热证、血热蕴毒证、毒结筋骨证、肝肾亏损证、心肾亏虚证。肝经湿热证常用龙胆泻肝汤加减;血热蕴毒证常用清营汤合桃红四物汤加减;毒结筋骨证常用五虎汤加减;肝肾亏损证常用地黄饮子加减;心肾亏虚证常用苓桂术甘汤加减。神经梅毒的防范主张借鉴地黄饮子治疗脊髓痨的经验。周蜜等认为,梅毒可分为肝脾两虚型及毒热深伏型,陈勇飞等临床收集 50 例患者,因其病机和临床特征不同,分为毒热深伏型和肝脾两虚、余毒未清型两个证型,对肝脾两虚、余毒未清型给予扶正解毒方治疗;对毒热深伏型给予土茯苓汤治疗,观察血清抗体滴度确定治疗是否有效。

2. 辨经论治

通过查阅文献:①梅毒侵犯肾经以清热解毒,扶正祛邪为主;②梅毒侵犯肝经以清热解毒,活血化瘀为主;③梅毒侵犯脾经以清热利湿,解毒消疣为主;④梅毒侵犯心经以解毒通络,扶正祛邪为主;⑤梅毒侵犯肺经:一、二期梅毒治法:清热解毒,活血消肿;三期梅毒治法:解毒消肿,活血扶正。

3. 分期论治

通过查阅文献,中医药治疗早期梅毒应重视透邪解毒,防止内陷导致日后严重病变。晚期梅毒应重视中医药恢复组织损伤及功能障碍的作用,将驱梅与保护患者并重作为中西医结合的科学治疗理念。

六、基础研究

1. 梅毒病理模型的建立

常采用动物睾丸接种梅毒螺旋体(TreponemaPallidum,TP)法;TP 镀银染色阳性且 TPPA 阳性作为梅毒造模成功标准。

2. 中药治疗梅毒效应机制探讨

现代药理研究表明,中药在体外抑菌、免疫抑制、抗炎镇痛、治疗肾病、保护心脑血管系统方面有明显疗效,用于梅毒血清抵抗治疗具有很好的效果,能够有效促进血清转阴。中医认为邪毒乘冲任二脉之虚,内陷胞宫,可伤及胎元,应固护冲任、安养胎元。曾有用固肾养胎方药贴脐部治疗胎儿宫内生长迟缓者。建议妊娠梅毒者除服中药外也可考虑中药贴敷脐部、下腹或有关穴位,除补肾固冲类药外,中医传统治梅毒的清热解毒等药也可用,起到透皮吸收的作用。

第三节 特 色 治 疗

1. 针灸治疗

有研究表明,针灸遵循辨证论治和整体观念,运用"各补其荥,而通其俞,调其虚实,和其逆顺"的治痿思路治疗神经梅毒,主要选取曲池、三里、环跳、委中、大椎等穴,获得了一定的效果。查阅相关文献,艾灸通过调节气血,调整机体免疫功能,增强机体对病原体的抵抗力,同时有抗菌、抗病毒的作用。因此可采用艾灸调养梅毒耗伤的机体正气。

2. 三因制宜

根据患者的年龄、性别、病程、配偶情况、伴随疾病、体质等个体差异，制定治疗方案。孕产妇作为特殊人群，能将梅毒螺旋体通过胎盘、产道传染胎儿及婴儿，未经治疗的感染梅毒的孕妇增加不良妊娠结局风险，因此实施母婴阻断治疗方案对母体和胎儿都非常重要。青霉素是治疗梅毒的首选药物，使用要因人而异进行剂量调整。临床发现患者自卑、消极、讳疾忌医时，要更注意照顾患者情绪，保护患者隐私，帮助患者正视疾病。

第四节　名 医 学 验

1. 禤国维

《本经逢原》载"（土茯苓）主杨梅疮"。梅毒的发病与淫秽疫毒有关，推而广之，土茯苓对于多种性传播疾病都有治疗作用。在梅毒、生殖器疱疹等性传播疾病的治疗中，禤老特别强调患者的饮食调理，常嘱患者以土茯苓加甲鱼煲汤调养。自明代医学家薛己开始，就使用以土茯苓为君药的方剂治疗杨梅疮（梅毒），并且薛己认为"若患久，或服攻击之剂致伤脾胃气血等症者，以此一味为主，而加以兼症之剂"。

2. 朱仁康

朱老从毒论治疮疡外科，将毒分为内毒和外毒，外毒多实证，法用清热解毒；内毒多虚证，法用滋阴解毒。通过频数统计得出朱老常用清热药如下：①清热解毒药：金银花、连翘、大青叶、忍冬藤、重楼、蒲公英；②清热凉血药：赤芍、生地黄、牡丹皮、玄参、紫草；③清热燥湿药：黄芩、白鲜皮、马尾连、六一散、苦参；④清热泻火药：石膏、栀子、知母；⑤清虚热药：地骨皮。梅毒为淫秽疫毒，为特殊的传染之毒，治疗时可加以参考借鉴。

根据梅毒目前的诊疗现状，仍有问题需要我们改进：其一，西医学在不断发展更新，中医药治疗也应取其精华，弃其糟粕，不应再用被西医淘汰又被中医前贤批判的汞剂等不适当治疗，而应发挥中医整体治疗的优势。临床发现，经不适当治疗的梅毒患者比无治疗者出现严重病变的比例更高，尤其是复发神经梅毒，经不适当治疗已发生血清固定者，再做适当治疗亦难改变，这与中医促使内陷的严重后果相一致。应严格防止中西医不适当治疗，早期梅毒应及早用足量青霉素治疗，大部分人可根治，加用中医透邪解毒更能作用互补。其二，应重视患者心理疏导，治疗时注意疏导患者因病产生的焦虑、自卑等不良情绪，尊重患者隐私，同时鼓励患者积极接受正规治疗，提高治愈率。同时，加强科普宣传力度，未病先防，既病防变，瘥后防复。

（王思农）

第六篇 肛 肠 病

第一章　痔

课程思政提要：痔是临床常见疾病之一，易反复发作，以便血、脱出、肿痛等为主要症状，给患者带来较大的痛苦，影响人们的生活质量和身心健康。作为医者，应积极关注患者心理和生理的健康，不断优化检查方式，注重保护患者隐私，学会站在患者的角度思考问题；应在改进治疗方法的同时，减轻患者的心理压力和经济负担，以守护人类健康为己任，为更好满足人民对美好生活的向往，贡献自己的智慧和力量，为健康中国建设做出努力。

痔是指肛门内外的突起性病变，包括内痔、外痔和混合痔。内痔是肛垫发生病理性肥大或向下移位，出现便血、脱出等临床表现的病症；外痔是由肛管及肛缘皮下静脉丛发生病理性扩张，或血栓形成，或肛缘皮肤出现炎性肿胀，或结缔组织增生形成的肛门突起性病变；混合痔是内痔与外痔相互融合形成的病症。据统计，痔的发病占肛肠疾病的 98.09%。任何年龄都可发病，以成年人好发，儿童少见，女性略多于男性。痔的发病因素包括先天禀赋不足、饮食不节、劳倦虚损、年老体弱、妇女孕产等。其病位在魄门，与脾、胃、大肠、肝、肾等脏腑密切相关。临床常分为风伤肠络、湿热下注、气滞血瘀、脾虚气陷等证型，治疗以内治法和外治法综合治疗。常用的手术方法有注射疗法、结扎疗法、外剥内扎术等。

第一节　历史积淀

一、病名源流

"痔"病名最早见于《山海经》，我国现存最早的医书《五十二病方》将痔分为牡痔、牝痔、脉者（痔）、血痔四种。其中除脉痔和血痔仅有治法而无症候外，牡痔和牝痔均有完整的症候、治法记载。如"牡痔居窍旁，大者如枣，小者如枣聚（核）""牡痔有羸肉出，或如鼠乳状，末大本小，有孔其中""牝痔之入窍中寸……后而溃出血……""牝痔有空（孔）而栾"等。

历代文献中有许多对痔定义的记载，如汉代许慎所著《说文解字》（公元 100 年）云"痔，后病也"。唐代王焘所著的《外台秘要》（公元 752 年）中最早记载了内、外痔的病名，"此病有内痔，有外痔。内但便即有血，外有异。外痔下部有孔，每出血从孔中出。内痔每便即有血，下血甚者，下血击地成孔。出血过度，身体无复血色，有痛者，有不痛者"。南宋陈言撰著的《三因极一病证方论》（公元 1174 年）中曰："如大泽中有小山突出为痔，在人九窍中，凡有小肉突出皆曰痔，不独生于肛门边。"《疮疡经验全书》（公元 1569 年）中论述"痔分二十五"："今痔变为五五二十五类，或左或右，或内或外，或状如鼠奶，形如樱桃，或脓或血，或痛或痒……。"

二、病因病机

中医认为，痔的发病因素包括先天禀赋不足、饮食不节、劳倦虚损、年老体弱、妇女孕产等；其致病因素以风、湿、燥、热、气虚、血虚为主，病机以气滞血瘀、筋脉横解为主；病位在魄门，与脾、胃、大肠、肝、肾等脏腑密切相关。痔的病因病机可概括为风伤肠络、湿热下注、气滞血瘀、脾虚气陷等。

（1）风伤肠络 外感风邪，或虚风内生，内伤肠络。风善行而数变，又多夹热，风热伤于肠络，导致血不循经而溢于脉外，所下之血色泽鲜红，下血暴急呈喷射状。

（2）湿热下注 多因脏腑本虚，兼因久坐、久立、负重远行，或饮食不节，恣食生冷、肥甘，伤及脾胃而滋生内湿，湿与热结，湿热下注大肠，肠道气机不畅，经络阻滞，导致肛门部气血纵横，经络交错而生痔。

（3）气滞血瘀 外感风、湿、燥、热之邪，下冲肛门；或情志所伤，气机郁滞，血行不畅，气血壅滞下坠，瘀阻于魄门，筋脉横解而生痔。气为血之帅，气行则血行，气滞则血瘀，血不循经，则血下溢而便血；气机阻滞运行不畅，气滞则血瘀阻于肛门，故肛门内外突起，肿胀疼痛。

（4）脾虚气陷 年老体衰，或妇人生育过多，或小儿久泻久痢，导致脾虚气陷，中气不足，摄纳无权则痔核脱出难以回纳。气虚则无以生化，无力摄血，导致气血两虚，故下血量多而色淡。脾虚气陷是痔发生和发展的病理基础。脾虚气陷的主要病理改变是组织松弛、下移、脱垂。

三、论治原则

（一）内治法

《金匮要略·惊悸吐衄下血胸满瘀血病脉证治》提出："下血先便后血，此远血也，黄土汤主之……下血先血后便，此近血也，赤小豆当归散主之。"指出大便下血的辨别方法和治法。《备急千金要方》中提出"热则通之，寒则补之"的治疗原则。李东垣在《兰室秘藏·痔漏门》中提出"苦寒泻火""辛温和血润燥，疏风止痛"的治则。朱丹溪提出痔疮专以凉血为主，"以解热调血顺气先之"。《本草纲目》注重肛肠病的食疗，如："痔疮初起，马齿苋不拘鲜干，煮熟食之。"

（二）外治法

《五十二病方》中记载了痔的内治法、结扎法、切开术、敷药法、药浴法、熏法、熨法、砭法、灸法、按摩法、角法等。其中"絜以小绳，剖以刀"治疗牡痔的方法，与现代的痔结扎切除术相似。晋代皇甫谧所著的《针灸甲乙经》中专列"足太阳脉动发下部痔脱肛第十二"，详细地叙述了运用针灸治疗痔的方法，共列出攒竹、会阴、商丘等7个治疗痔的穴位，"痔痛，攒竹主之。痔，会阴主之。""痔，篡痛，飞扬、委中及承扶主之。痔篡痛，承筋主之。"隋代巢元方编撰的《诸病源候论》最早记载了导引之术："一足蹈地，一足屈膝，两手抱犊鼻下。急挽向身极势，左右换易四七，去痔五劳三里气不下。"充分体现了中医"未病先防，既病防变"的思想。《太平圣惠方·治痔肛边生鼠乳诸方》中最早记载了将砒霜溶于黄蜡中，捻为条子，纳入"痔瘘疮窍"之中的枯痔丁疗法。《太平圣惠方》中对痔的结扎疗法有明确记述，用蜘蛛丝缠紧系住"痔鼠乳头"，使痔核不觉自落。陈实功在《外科正宗·痔疮论》中系统总结枯痔散疗法，并记载枯痔散和三品一条枪的配方和用法。

第二节 现 代 发 展

一、病名规范

痔又称痔疮、痔核，可分为内痔、外痔和混合痔。有关痔的概念目前尚无统一的定论，同时存在两种不同的论述，一种是基于静脉曲张学说的概念，另一种是基于肛垫下移学说的概念。基于静脉曲张学说的痔概念，如全国中医药行业高等教育"十四五"规划教材《中医外科学》所论"痔，是直肠末端黏膜下和肛管皮肤下的静脉丛发生扩大、曲张所形成的柔软静脉团"；基于肛垫下移学说的概念如第九版《外科学》所论："痔（hemorrhoids）是最常见的肛肠疾病，婴幼儿痔病罕见，但随年龄增长，发病率逐渐增加。内痔（internal hemorrhoid）是由肛垫的支持结构、静脉丛及动静脉吻合支发生病理性改变，导致肛垫充血增生肥大移位而形成。外痔（external hemorrhoid）是由齿状线远侧皮下静脉丛的病理性扩张或结缔组织增生形成。内痔通过丰富的静脉丛吻合支和相应部位的外痔相互融合为混合痔（mixed hemorrhoid）。

二、病因病机

中医对痔病因病机的现代研究取得了一些进展。如吴剑箫等提出瘀毒损络是痔疮发病的关键病机，痔疮的发生发展与内皮细胞损伤、炎性介质浸润、微循环障碍等病理生理过程紧密相关。贾小强等认为混合痔的主要病机为中气下陷，升举无力，治疗以升举为原则。

现代医学对痔成因研究的重要成果是肛垫下移学说的提出。1975 年 Thomson WH 提出肛垫学说，认为痔区组织在肛门自制功能中具有重要作用，并将这一组织结构命名为肛垫，此学说颠覆了建立在静脉曲张学说基础上的痔为迂曲扩张静脉病变体的传统观念，但因未能提出有效的解决方法，未能引起足够的重视。20 世纪 90 年代，意大利学者 Loder PB 在肛垫学说的基础上提出肛垫下移学说，取代静脉曲张学说成为主流的痔病因共识。肛垫下移学说，强调了 Treiz 肌和 Parks 韧带断裂在痔形成和发展过程中的重要意义，提出了恢复肛垫的生理位置是治疗痔的关键。

三、证候表现

内痔早期以便血为主，色鲜红，不与粪便相混，不伴疼痛，可表现为大便表面带血，手纸染血、滴血或喷射状出血，量可多可少，便后出血即可停止。反复发作、频繁的便血，日久可导致贫血，出现头晕眼花，倦怠乏力，少气懒言，面色萎黄或苍白，失眠，健忘，多梦等临床表现。进一步发展，痔核变大，易于脱出，逐渐难以自行回纳，需手托或长时间平卧休息方可还纳。严重者，脱出后无法还纳，发生痔核嵌顿，出现严重的局部肿痛。外痔一般仅有肛门异物感，或便后肛门不易清洁，可伴有肛门潮湿、瘙痒。急性发作期可见局部肿痛。混合痔兼有内痔和外痔的症状。

另外，便秘是导致或加重内痔的常见因素，内痔患者因害怕出血和脱出而人为地控制排便，形成或加重便秘，便秘又加重了痔核出血和脱出，形成恶性循环。

四、治则治法

1. 中药内服

内治法的剂型主要以汤剂和丸剂为主，多选用具有清热、凉血、解毒、除湿、活血、化瘀等功效的药物。①风伤肠络证，治疗当以清热凉血祛风立法，可用槐花散加减。②湿热下注证，治疗应以清热利湿止血为法，可用地榆槐角丸或脏连丸加减。③脾虚气陷证，治疗应以健脾益气立法，方用补中益气汤，适用于病程日久，或痔疮便血较多，气血亏虚，或便后内痔脱出较重者。④气滞血瘀证，当以活血化瘀为治则，方用止痛如神汤加减。

2. 注射疗法

以"消痔灵四步注射法"为代表的中药制剂注射疗法是中医肛肠现代研究和发展的重要成果。史兆岐教授在总结中医传统治痔经验的基础上，依照中医"酸可收敛，涩可固脱"的理论，筛选出明矾、五倍子等药物，采用现代科技方法研制成功中药硬化剂——消痔灵注射液，并依据现代痔"肛垫下移学说"创新性提出消痔灵四步注射法。

3. 结扎疗法

中医痔结扎法是将突起的痔核逐个结扎，将混合痔的内痔部分和外痔部分分别处理。

1982 年丁泽民在传统中医"结扎法"基础上，吸收现代医学外剥内扎术经验，提出了分段齿形结扎术治疗环状混合痔。"分段"指合理地保留皮桥、黏膜桥，减轻了对联合纵肌等肛周结缔组织的损伤，降低了肛门松弛、直肠黏膜外翻的发生率。"齿形"指痔核结扎点不在同一水平面，即结扎点的连线呈齿形曲线。此操作可以保证痔核端脱落后创面瘢痕挛缩不在同一水平上，预防肛门狭窄，降低对齿线区移行上皮的损伤。

1995年黄乃健提出改良外剥内扎术。在传统外剥内扎术的基础上，提出在内痔基底部稍上方穿针行"8"字贯穿结扎，达到牵拉上提的作用。

2000年金定国提出交叉排列结扎术治疗环状混合痔。术中采用胃幽门螺杆菌美蓝染色液对肛缘至齿线上5cm处染色，肛管移行上皮呈淡蓝色，直肠黏膜深蓝色，肛管皮肤不染色。对内外痔各分为3~5个部位交叉排列式贯穿结扎，结扎点在不同平面上，术中尽量保留淡蓝色的肛管移行上皮，使痔结扎点之间保留的黏膜桥与皮桥呈网状。

2012年贾小强提出高悬低切术式治疗混合痔。提出混合痔由上痔、中痔、下痔三部分构成的混合痔三分法假说，并以保留中痔为基本特征，以先内后外，高位悬吊结扎内痔，低位切开剥离外痔，环形保留肛管皮肤为要点，设计出混合痔高悬低切术式。

第三节 特色治疗

1. 坐浴疗法

坐浴疗法是将药物水煎或用热水浸冲后置入盆中，蹲坐于盆上，用药液清洗肛门局部的治疗方法。坐浴疗法直接作用于病变局部，通过药物作用、温热作用和清洗作用，达到治疗目的，是治疗痔的常用方法。坐浴有两种不同用法，一种是在药液温度较高时借助药液蒸气熏蒸，待药温适宜后再用药液清洗肛门局部，此法又称为熏洗坐浴；另一种是待药液温度下降至略高于肤温时直接坐浴。痔疮局部红肿疼痛者不宜采用熏洗的方法。

根据患者的不同辨证分型和疾病的不同阶段，有不同的中药坐浴方剂，如清热解毒类的祛毒汤、活血化瘀类的活血散瘀汤、消肿止痛类的洗痔枳壳汤、燥湿收敛类的五倍子汤等。马炯等选择门诊痔疮患者244例随机分为2组，治疗组中药熏洗坐浴，对照组用1:5000高锰酸钾水溶液熏洗坐浴。治疗组总有效率为93.44%，对照组总有效率为68.03%。中药熏洗坐浴治疗痔疮的效果明显优于对照组（$P<0.01$），具有临床应用价值。

2. 敷药疗法

敷药疗法是将油膏直接涂敷于肛门局部，通过直接作用于病变组织局部，发挥药物作用的治疗方法。常用的药物如金黄膏、马应龙痔疮膏、煅石膏粉等。一般每日大便后先坐浴熏洗再敷药。余成栋将268例患者按照生日的单双数分为2组，对照组122例采用中药熏洗配合红外线理疗治疗，治疗组146例在对照组治疗基础上采用煅石膏粉外敷治疗。结果：治疗组伤口愈合时间明显优于对照组（$P<0.05$）。煅石膏粉外敷辅助治疗混合痔术后水肿疗效较好，可以缩短病程。

3. 塞药疗法

塞药疗法又称坐药疗法，是将药物制成栓剂，纳入肛内，药物在直肠内自行熔化后直接作用于局部的治疗方法。塞药疗法所用栓剂的配方不同，功效各异。临床常用的栓剂有马应龙麝香痔疮栓、肛泰栓、普济痔疮栓等。马应龙麝香痔疮栓具有清热解毒，消肿止痛，止血生肌功效，主要用于痔疮肿痛或术后；肛泰栓具有凉血止血，清热解毒，燥湿敛疮，消肿止痛功效，适用于湿热下注所致的痔疮便血、肿胀、疼痛。白邈等将实热证混合痔患者随机分为观察组和对照组，各60例。观察组采用普济痔疮栓纳肛治疗，对照组采用复方角菜酸酯栓纳肛治疗，用药7天，治疗组总有效率为95%；对照组总有效率为76.67%，对实热型混合痔症状的改善，治疗组疗效明显优于对照组，差异有显著性。

4. 针灸疗法

针灸疗法治疗痔有着悠久的历史。针灸治疗痔主要适用痔肿痛、便血、脱出等。痔肿痛者，可选择承山、长强、八髎、白环俞穴等；内痔脱出，可选择足三里、百会、气海、长强穴等。实证采用泻法，虚证采用补法。凡穴位所在部位有炎症、水肿者不可施治。盖娟娟等选取279例行混合痔手术治疗并在术后出现尿潴留的患者的临床资料，按照治疗方法的不同，将他们分为三组，每组各93 例，分别给予针刺董氏奇穴之"三皇穴"治疗、听觉触觉等诱导法治疗和口服盐酸坦索罗辛胶囊治疗。发现董氏奇穴针刺治疗起效更快、能明显缓解患者腹部胀满、疼痛不适，安全性高，无毒副作用。马东云等采用针刺"痔点"、头顶部反应点配合隔药灸脐法治疗痔疮27例，有效率为100.0%。施术要点为针刺前必须揣穴，即在"痔点"附近循按以找到最明显的压痛点或条索状物，进针时采用随咳进针法，一则宣通气血、增强疗效，二则减轻患者对针感的恐惧。行针期间，嘱患者配合做提肛动作，以促进肛周气血运行。

5. 灌肠疗法

灌肠疗法是将中药药液借助灌肠器械自肛门灌入直肠以达到治疗目的的方法。灌肠疗法可分为清洁灌肠和保留灌肠，治疗痔多采用保留灌肠法。具体用法为，将中药水煎后，冷却至适合温度后经肛门灌注或滴入直肠，也可将中成药加水溶解后灌肠。药物灌入直肠可直接作用于痔病灶局部，还可经直肠黏膜直接吸收，发挥整体或局部治疗作用。张淑臻将 80 例痔疮患者随机分为两组，观察组用中药（黄柏、黄芪、黄连、白芷、白及）保留灌肠治疗，对照组口服痔炎消片。结果示，总有效率观察组（95.0%）明显高于对照组（72.5%），差异具有统计学意义（$P<0.05$），观察组出血、疼痛、水肿、痔核脱出症状的积分明显低于对照组（$P<0.05$）。

6. 三因制宜

根据痔疮的类型、病情的不同阶段、发病的不同季节及不同地域制定其适宜的治疗方案。对于春夏季节发病的患者，即使存在湿邪蕴结，也不宜过于应用燥湿之品，以免耗伤气阴；而秋冬季节，则当慎用寒凉药物，以防伤阳。对于气候湿热的西南地区，人们喜食辛辣食物，治疗时应重视清热化湿；而气候寒凉的西北地区，人们喜食牛羊奶酪，大热之品、治疗时则应注意顾护卫阳、清解内热；而风强温热的东南沿海地区，人们喜食海鲜，治疗时应注意养护胃气、疏风清热。对于年老体衰患者，应以升提固脱为主，手术不宜追求彻底，应尽量多地保留肛管上皮组织，减少不必要的肌肉损伤，维护肛门功能。对于嗜食辛辣醇酒肥甘者、久蹲、久坐者等，应指导其改变不良习性，培养良好的饮食和生活习惯。

第四节 名 医 学 验

陈民藩

陈民藩教授认为，在痔病的整个诊疗过程中，患者的体质证型并非恒定不变的。经历了痔疮手术，虽然已经祛除了局部痔疮的这个"果"，但是导致这个"果"累积在体内的这个"因"并未完全消失，所以患者的本证也不因此而消失。佐之临床，患者原有湿热之象的舌脉体征仍在，同时因金创所伤，筋脉离断，又兼夹了"瘀"的征象。针对这一病理基础，陈民藩教授常在术后清热利湿的基础加入少许活血之品。

中医药治疗痔疮的研究取得了一些进展，在临床诊治和研究中仍需注意以下两个问题。

一是要局部和整体相结合。痔病虽在局部，局部的检查固然十分重要，但诊疗时更应注意整体辨证，从整体观来认识疾病的发生、演变过程，根据痔病的不同阶段所表现的证候进行辨证论治。而具体方法的选择应注意内治法与外治法相互配合，既要注意整体的调理，又要注意局部的治疗，做到内外并治，药术并施。

二是积极关注患者术后创面的管理。目前较多患者惧怕痔疮手术的主要原因之一是术后疼痛，无痛的理念需要贯穿围手术期，包括术前全面的解释、术中的精细解剖学操作、术后合理的排便管理、仔细的换药操作等。减轻患者术后创面疼痛，缩短创面愈合时间，能有效减轻患者生理和心理的负担，提高医患配合度，让患者在短期内恢复正常的工作与生活。

（贾小强 孙 锋）

第二章　肛痈

课程思政提要：肛痈是临床常见病、多发病，痊愈时间相对较长，容易对患者日常生活等造成影响，耗费医疗资源，因此，医者应早诊断、早治疗，交代围手术期相关注意事项，减轻患者生理、心理负担；尤其是复杂性肛痈治疗中存在功能保护与治愈率不能两全的矛盾，医者应以患者利益为中心，权衡利弊，做好医患沟通，提高患者生活质量；另外，做好科普宣教，对于减少疾病的发生、复发，尤其重要；心怀医者剑胆琴心，勤观察、多思考、常交流、善总结，是一名优秀结直肠肛门外科医生应该具备的特质，才能避免误诊、漏诊的发生。

肛痈是指肛门直肠周围间隙发生急慢性感染而形成的脓肿。男女发病比例约 2：1，2/3 患者的年龄是在 30～40 岁，且发病有一定的季节倾向，春夏季高发。本病病因多与饮食辛辣肥甘厚味、饮食不节或忧思焦虑等相关，内伤脾胃，脾失运化，湿热内生，郁久化毒，凝聚下焦之肛周为患。病至后期，湿热火毒耗气伤阴，阴虚火旺，呈现本虚标实之证。本病的发生与气血的关系密切，气血壅滞是肛痈的基本病机。其中有虚实之分，实证多因过食醇酒厚味，湿浊不化而生；虚证多因肺、脾、肾亏损，湿热乘虚下注而成，或病后体虚并发。临床常分为火毒蕴结、湿热壅滞、阴虚毒恋之证。值得我们重视的是：本病起病往往急骤，如未进行准确的诊断和规范的治疗，容易导致局部病灶在直肠及肛周迅速扩散，加重病情。因此，除及时准确诊断常见肛痈之外，还应该对其他特殊情况早做预判，例如：第一、肛痈初起尚未成脓之时，局部病灶尚无明显红肿热痛，容易出现漏诊情况；第二、根据患者的全身表现和局部体征，发现不符合常见肛痈播散规律，判断患者可能合并肛周坏死性筋膜炎或者腹腔、盆腔深部坏死性筋膜炎之时，务必对病情发展趋势有准确的研判和估计。

第一节　历史积淀

一、病名源流

关于本病比较明确的论述，最早见于《黄帝内经》，《灵枢·痈疽》云："锐疽发于尻，名曰锐疽，其状赤坚大，急治之，不治三十日死矣。""锐疽"是祖国传统医学最早的有关肛痈的病名。南宋末期，陈自明在《外科精要》（公元 1263 年）首次将本病命名为"痈"："谷道前后生痈，谓之悬痈。"明以后，根据发病部位及症状的不同，有关本病的名称记载很多，如"鹳口疽""坐马痈""臀痈""跨马痈""上马痈""下马痈""涌泉疽""脏毒""尾闾痈""脏痈痔""肛门痈""盘肛痈""脏头毒""穿裆发"等，对本病症状、病势发展、预后的观察也较前更为深入细致，如《医宗金鉴》中记载有关于不同部位肛痈分类的相关描述。

二、病因病机

祖国传统医学对肛痈的病因病机认识分为三个方面，分别是实证、虚证、虚实夹杂之证。

1. 实证

（1）外感邪气　肌肤损伤，感染毒邪，瘀血凝滞，经络阻隔，血败肉腐成脓而发。如《河间医学六书》记载："风热不散，谷气流溢，传于下部，故令肛门肿满。"

（2）湿热壅滞　过食醇酒肥甘厚腻，郁阻中焦气机不畅；湿热内生，下聚壅滞肛周而成肛痈。正如《素问·生气通天论》记录："高粱之变，足生大丁。"《外科正宗》所言："夫脏毒者，醇酒浓味，勤劳辛苦，蕴毒流注肛门结成肿块。"

2. 虚证

阴虚毒恋：肺脾肾三阴亏虚，阴虚火旺，热邪易致肿疡，湿热毒邪积聚肛门从而导致该病的发生，如《疡科心得集》曰："患此者，俱是极虚之人，由足三阴经亏损，湿热结聚而发。"又如《景岳全书》云："悬痈……属足三阴亏损之证。轻则为漏，沥尽气血而亡；重则内溃而即殒。"

3. 虚实夹杂证

劳累负重，妇人努力妊娠，以致气陷血瘀、湿热毒邪下注肛门，本证实属本虚标实，虚实夹杂之证。

三、论治原则

（一）内治法

中医内治法在肛痈治疗中最能体现"消""托""补"三大法的精髓。

（1）消法　适用于肛痈初期，以实证为主，此时应用包括清热解毒，活血消肿在内的方法消散痈肿，则邪去正安，所以，古人有"以消为贵"的说法。

（2）托法　适用于肛痈中期，即成脓期，此时热毒已腐肉成脓，由于一时疮口不能溃破，或机体正气虚弱无力托毒外出，使用补益气血和透脓托毒的药物，扶助正气、托毒外出，以免毒邪扩散和内陷。

（3）补法　适用于肛痈后期，此时毒势已去，精神衰疲，血气虚弱，脓水清稀，肉芽灰白不实，疮口难敛，使用补养药物，助其新生，使疮口早日愈合。

（二）外治法

1. 外敷法

根据脓肿发展的不同阶段和患者的病情选方用药。

（1）初期　以消法为主，可外敷清热解毒、软坚散结类药物。实证可用金黄散、黄连膏或水调散；虚证可外敷冲和膏。

（2）成脓期　可先用托法，外敷托毒拔脓散，促使早期破溃。亦可以用咬头膏蚀破脓头，使脓毒有外泄之路。同时继续用箍围药外敷，以防脓毒扩散。

（3）已溃期　溃脓后，应以提脓祛腐，生肌收口为主。开始须化腐提脓，用九一丹或者红升丹，待脓尽腐脱，疮面红活则改用生肌散或珍珠散，促进愈合。

2. 熏洗法

熏洗法多用于脓肿溃后，通过熏洗起到清热解毒、消肿止痛、祛腐生肌等作用。常用复方荆芥洗药、祛毒汤、硝矾洗剂等外用方剂。

第二节　现代发展

一、病名规范

现代肛门直肠周围脓肿按所在部位不同，分为提肛肌上和提肛肌下两类：位于提肛肌上方的脓肿包括有直肠后间隙脓肿，高位肌间脓肿和骨盆直肠间隙脓肿；位于提肛肌下方的脓肿包括有肛门皮下脓肿、肛门后间隙脓肿、低位肌间脓肿和坐骨直肠间隙脓肿。临床上亦有结合部位和形状共同命名的，如蹄铁形脓肿等。

值得探讨的是，随着学界对于胚胎期解剖学及融合筋膜间隙理论认识的加深，2022 年孙锋等学者对肛提肌上方的所谓"骨盆直肠间隙脓肿"的命名提出了质疑：认为将既往所谓的骨盆直肠间隙脓肿应改为"肛提肌上间隙脓肿"更为贴切。

此前的学术观点认为：①骨盆直肠间隙是由脂肪组织填充的间隙，并且该脂肪间隙体积较大；②骨盆直肠间隙是独立于直肠结构之外的间隙；③骨盆直肠间隙位于肛提肌上方，腹膜之下和直肠两侧，该脂肪间隙的位置是深在的。

1982 年，Heald 等基于外科解剖和胚胎发育解剖，提出了"外科系膜"的理念，并最终归纳提出全直肠系膜切除术（TME）。直肠从腹膜反折以下作为腹膜后位，传统解剖意义上是没有系膜的。然而通过外科医生手术的锐性分离，其实可以在器官与器官、组织与组织之间的潜在间隙进行游离，从而恢复其胚胎发育时期的筋膜结构，筋膜包绕器官及周围组织即构成了直肠系膜。其实，直肠系膜就是指直肠固有筋膜包绕直肠后方及两侧呈半环状的筋膜结构，直肠系膜内含有动脉、静脉、淋巴组织、神经及大量的脂肪组织。

所以，根据最新的融合筋膜间隙理论的观点认为：直肠两侧、肛提肌上方、腹膜反折下方、两侧对称的所谓的充满脂肪组织的间隙，其实质就是直肠固有筋膜包绕的直肠系膜内的脂肪，而非所谓的骨盆直肠间隙。

二、病因病机

西医学认为本病病因大多是细菌感染，但就其具体的发病机制尚无统一的认识。传统的肛隐窝腺感染学说认为是多种因素导致肛隐窝感染，炎症沿肛门腺导管至肛门腺体，继而向肛门直肠周围间隙组织蔓延而成；随着临床研究的深入，发现此学说尚不能完全阐明本病的发病过程。1980 年埃及学者 Shafik 提出中央间隙感染学说，他认为细菌入侵的并不是肛隐窝腺，而是破损的肛管上皮，肛周脓肿形成的第一阶段是在中央间隙内先形成中央脓肿，脓肿沿纤维隔形成的不同间隙蔓延至各处，形成不同部位的脓肿。

三、临床表现

肛痈属于肛肠科急症，发病往往急骤，临床上以肛周局部肿胀疼痛为常见的局部症状，全身症状可伴有：发热，恶寒，乏力，食欲下降等表现。专科体检时往往可以在病灶附近触及包块，局部触痛或压痛明显。肛提肌下脓肿部位浅而易见，局部红肿热痛明显，全身症状轻。肛提肌上脓肿位置深，腔隙大，表现为全身感染症状重，局部症状轻，一般肛门周围多无异常，但直肠指诊可发现在肠壁外有压痛，隆起或质韧肿物，甚至有波动感。

现代临床值得注意的是，肛门会阴部红肿热痛并非都是肛痈疾病，尤其需要与肛周坏死性筋膜炎进行鉴别诊断。肛周坏死性筋膜炎病变部位虽然也会发生于肛周，但病变常沿着浅筋膜向前和向后及周围间隙扩散，迅速波及会阴、阴囊，甚至下腹部、腹股沟区乃至腹腔及盆腔的深部间隙，引发全身严重感染。因为发病的部位都在会阴区，临床上将两者混淆并非个案，需要重视。病变位于肛门附近的坏死性筋膜炎和肛周脓肿的病因、临床表现、治疗方法，尤其是疾病预后差异很大，因此，我们需要对肛周坏死性筋膜炎的临床表现，更加全面和深入地加以了解：会阴部红肿热痛，表皮坏死发黑（皮下血管栓塞所致），有捻发音及握雪感（产气菌产气所致），脓液奇臭（厌氧菌合并需氧菌感染所致）。肛周坏死性筋膜炎早期诊断较为困难，由于细菌沿筋膜层面迅速蔓延，所以病情往往进展迅速，且病死率较高。此外，肛周坏死性筋膜炎还可经血液循环引起全身脓毒血症，从而出现持续的高热、心动过速、容量不足、贫血、肝肾功能异常及电解质紊乱等，常并发休克、多器官功能衰竭甚至死亡。所以，在判断肛周脓肿时，需要鉴别肛周坏死性筋膜炎，尤其是存在腹腔及盆腔等深部间隙的坏死性筋膜炎。深部的坏死性筋膜炎由于更具隐蔽性和高致死性，更应该引起我们的重视。

四、治疗预后

肛痈的治疗难点在于彻底消除脓肿的病灶，《外科精义》载"凡为疮医，不可一日无托里之药"。杨巍紧紧围绕"痈肿"这一焦点，提出"托"法为先、补益气血、护场箍围、分期论治的诊疗思路。①肛痈初期，患者多湿热蕴结体内，气血凝滞，经络受阻，致肛周肿痛难忍，为热毒蕴结之实热证，治之宜用"清托"法，通过清热凉血、行气散瘀止痛，促进炎性肿块消散或脓肿成熟。②肛痈成脓期，患者多气血经络瘀滞、湿热蕴结肛门，是脓成邪滞的火毒炽盛证，治之宜用"透托"法，通过扶正托毒、透脓止痛，以护场箍围，缩小炎症范围，促进炎性组织吸收。③肛痈后期（脓肿溃破期或术后），脓为气血生化而成，此期伤血耗气，多为毒尽体虚之阴虚毒恋，治疗宜"补托法"，通过补养气血，敛疮生肌，以促进创面愈合。

第三节　特色治疗

1. 中药外敷

中药外敷是指将中药粉剂或油膏等以不同的配制方法调制而成，外用于创面。夏绿池等在中药外敷配合 I 期根除手术治疗肛痈的临床研究中发现，在常规治疗对照组基础上加用清毒百炎消外敷，每天更换 2 次，能改善患者炎症因子及生长因子水平，促进疼痛缓解及创面愈合，增强术后康复效果。雷玉翠等基于湿性愈合理论应用熊珍软膏联合紫草油纱条对肛痈术后创面愈合的临床研究中，发现治疗组提供的湿性愈合环境，更有利于促进创面生长。

2. 中药熏洗及坐浴

张尚华等将三黄汤加减用于术后熏洗，针对患者术后局部疼痛感、肛门瘙痒、创面水肿、创面愈合延迟等多种并发症都有良好的治疗效果。廖拥军等采用熏洗法对肛痈患者的术后创面愈合进行了观察，方选仙方活命饮合三黄汤加减，观察结果显示使用上方熏洗的患者在创面愈合时间、感染、患处红肿症状的减轻等方面均优于对照组。中药坐浴在肛痈术后应用十分普遍，其机理在于借助热力可使药物直达创面，加快血液循环速度，以达到清热解毒、祛腐生肌、止痛、大便通畅的目的，为创面的早期愈合提供了有利条件。

3. 中药灌肠

中药灌肠是指将中药溶液灌入肛门内，使药液在肠道留存一定时间，药物可直接作用于病所。谈军等使用中药灌肠结合负压封闭引流术治疗肛周深部脓肿，发现临床疗效确切，有效降低复发率。郑勇在肛痈早期使用抗生素联合仙方活命饮，试验组予抗生素及仙方活命饮加减口服，并使用药液灌肠，对照组分为两组，一组仅使用抗生素，另一组口服仙方活命饮加减，表明抗生素联合中药口服及药液灌肠对于本病早期有十分显著的疗效。

4. 针灸治疗

使用针灸治疗肛痈所存在的患处肿胀、疼痛、分泌物较多等问题。刘翠玲在关于肛痈火针拔罐治疗方法的观察研究中发现，通过针刺及火灼，局部止痛效果明显，并且可快速降低脓肿的张力。胡承晓选取 120 名肛痈患者采用火针治疗，在使用火针引流后，患者均自觉患处疼痛感消失，大部分患者 10 天后创面的愈合为良好，仅个别病例创面仍存在少量的渗出液。

5. 三因制宜

根据患者的年龄、体质、基础病、脓腔不同部位等个体差异，制订相应的个体化治疗方案。对于高龄，有影响创面愈合的基础病的患者，以保守治疗为主，确需手术的以切开引流、缓解症状、保护功能为主；对于女性前侧会阴部脓肿，选择以保护括约肌功能为主的挂线治疗；对于深部脓肿或坏死性筋膜炎患者，因部分肛周肌肉的坏死，手术尽量采用挂线、置管等多法联合保证充分引流、保护功能；对于手术引流后创面愈合缓慢患者，选择补气养血为主，配合少量清热解毒之品清解余热，快速促进创面愈合。对于长期抽烟、喝酒、熬夜、喜嗜辛辣油腻之品者，还应及时纠正不良生活习惯。

第四节 名 医 学 验

1. 陈民藩

国医大师陈民藩教授自拟"清草饮"，为热毒炽盛证肛痛的术后经验方，主要组成为：夏枯草15g，鬼针草15g，苎麻根15g，白芷10g，黄连3g，黄柏9g，枳壳9g，牡丹皮10g，瓜蒌仁15g，甘草6g。陈民藩教授选取具有地域特色的鬼针草作为君药，长于清热解毒、消肿散瘀，夏枯草与其共为君药，可增强君药祛湿之力。苎麻根作为臣药之一，具有止血、抑菌、抗炎作用，臣药白芷消肿排脓、散瘀止血，佐药黄连、黄柏均有清热燥湿之功，牡丹皮清热解毒、凉血活血，枳壳、瓜蒌仁清热、宽中顺气，甘草既调和诸药，又达到缓急止痛之功，诸药合用，使毒邪得以清解，共奏清热解毒、化瘀排脓之功。

2. 陆金根

对于复杂性、巨大型肛痛的临床命名仍需学界探讨、规范，如何降低泛发性肛痛的复杂性肛瘘形成率是我们临床医生新的目标。应用拖线引流疗法治疗泛发性肛痛，以期降低泛发性脓肿的复杂性肛瘘成瘘率。其核心是应用微创理念进行外科手术的指导，最大限度地降低复杂性肛瘘的成瘘率，保护患者肛门功能，减轻患者的痛苦，加快创面的愈合时间。传承顾氏外科学术思想及临证经验，进一步优化拖线疗法的技术操作规范，完善临床疗效评价体系，根据中医"病症结合""异病同治"原则，开展拖线技术治疗泛发性肛痛的规范化临床研究，评价其临床疗效及安全性。

肛痛是一种肛肠专科的常见病、多发病，好发于青年的男性，绝大多数肛痛的临床诊断和治疗并不复杂。但是，对于深部间隙的肛痛类型，必须提高警惕，以减少临床误诊漏诊以及失治误治的风险。其原因是：深部间隙的肛痛其局部红肿热痛的典型症状并不明显，与此形成鲜明对比的是：患者往往有着显著的全身症状，对于疾病的定位是不利的，不容易引起接诊医生的重视从而容易错过最佳的治疗时机。另外，手术引流必须遵循肛痛的播散规律，选择正确的引流途径，减少肛门功能损伤。

特别要注意的是肛周坏死性筋膜炎与肛周脓肿的鉴别，虽然两个疾病都有局部红肿疼痛及全身的中毒症状，有时发病部位相似，但是两者的病理生理及疾病预后大相径庭，特别是深部坏死性筋膜炎，其死亡率更高、预后更差。我们需要对上述两种疾病做到全面系统的分析和准确及时的判断，争取做到早鉴别早诊断，有区别治疗。

（孙　锋　贾小强）

第三章　肛　瘘

课程思政提要：健康是促进人类全面发展的必然要求，"健康中国"作为国家战略，倡导"健康至上、人民至上"。由于生活节奏的加快以及人们饮食习惯、作息规律改变等诱因，肛肠病发病率居高不下，是临床最常见的疾病之一。尤其是肛瘘病，一旦发病往往需要外科治疗，给患者带来生理和心理上的痛苦，同时也影响了正常工作和生活。一些患者也常常因为讳疾忌医，没有及时诊治，造成病情的复杂化。作为医务工作者，一方面，要倡导"上工治未病"，开展科普宣传，提倡保持良好的生活习惯，科普肛肠病的防与治，提高人民群众的防病抗病能力；另一方面，不断学习理论知识和临床技能，提升临床水平，更好地服务肛瘘患者，为健康中国做出不懈的贡献。

肛瘘是指肛管与肛门周围皮肤相通所形成的异常通道，也称为肛门直肠瘘，简称肛瘘。古代文献称为痔漏、漏疮、穿肠漏等。肛瘘一般由原发性内口、瘘道和继发性外口三部分组成，也有部分肛瘘仅有内口或外口。内口为原发性，绝大多数在肛管齿线处的肛窦内。外口为继发性，在肛门周围皮肤上，有时不止一个。肛瘘多是肛痈的后遗症，肛瘘和肛痈为肛周疮疡的两个病理阶段，急性期为肛痈，慢性期为肛瘘。肛瘘临床上分为特异性或非特异性两类，以局部反复流脓、疼痛、瘙痒为主要症状，肛门指诊可触及或探及瘘管通向肛门或直肠。在我国肛瘘发病率居肛门直肠疾病第四位，25～64岁高发，婴幼儿发病亦不少见。

第一节　历史积淀

一、病名源流

先秦古籍《山海经》记载"合水多䱗鱼，状如鳜……食者不痈，可以为瘘"，是对瘘最早的认识。《素问·生气通天论》亦提及："阳气者……开阖不得，寒气从之，乃生大偻；陷脉为瘘，留连肉腠。"指阳气开阖失常，寒邪停滞于筋脉留连于肌肉皮肤腠理而成瘘。肛瘘是发于肛门之瘘管，古人根据其脓血淋漓，如屋破顶，雨水时漏的特点，称之为"肛漏"。《医门补要》云："湿热下注大肠，从肛门先发疙瘩，渐大溃脓，内通大肠，日久难敛，或愈月又溃。"表明肛漏由肛痈破溃难愈，日久而成。古代医家多将痔瘘（漏）视为同一疾病，如《太平圣惠方》曰："夫痔瘘者，由诸痔毒气，结聚肛边……故名痔瘘也。"直至清代的《外证医案汇编》一书中，方始将"肛瘘"作为一种独立病名。

二、病因病机

肛瘘的病机多是痈疽所致。《千金翼方》曰："一切痈疽，皆是疮瘘根本所患。痈之后脓汁不止，得冷即是鼠瘘。"针对肛瘘的病因，中医有如下方面归纳：

1）与饮食肥甘醇酒相关。《证治准绳》曰："谷道痒，多因湿热生虫，欲成痔瘘。"若患者饮食不节，致湿热内生，而湿性趋下，携热下注于直肠肛门，热盛肉腐而生肛痈，肛痈反复破溃不愈，继发成瘘。

2）由痔久不愈所致。《证治准绳》曰："谷道痒，多因湿热生虫，欲成痔瘘。"若患者饮食不节，致湿热内生，而湿性趋下，携热下注于直肠肛门，热盛肉腐而生肛痈，肛痈反复破溃不愈，继发成瘘。

3）与正虚邪盛相关。《本草纲目》云："漏属虚与湿热。"久病正虚，不能托毒外出，湿热留恋，久不收口，亦形成瘘患。患者阴经亏损日久，热毒乘虚而入，致阴虚火炽，则易成瘘。此外，脏毒易致痈肿破溃成瘘。《疮疡经验全书》云："坐马痈……毒气热毒伤于内，大肠之经，并聚成毒，发为漏疮。"

三、论治原则

1. 内治法

本病以清热燥湿，消肿止痛，益气生血为法。常用仙方活命饮、二妙散、萆薢渗湿汤等清热解毒、清热燥湿之品，兼夹虚证时配合托里消毒散、青蒿鳖甲汤等益气养阴之品，以补益正气，托毒外出。

2. 手术疗法

手术是本病主要疗法，早在明代就有挂线疗法的记载，《古今医统大全》引用元代李仲南撰的《永类钤方》云："至于成漏穿肠，串臀中，有鹅管，年久深远者，必是永类钤方挂线治法，庶可除根。"具体记载了挂线疗法的步骤和作用，曰："上用草探一孔，引线系肠，外坠铅垂，悬取速效。药线日下，肠肌随长，僻处既补，水逐线流，未穿疮孔，鹅管内消。"又曰："用芫根煮线，挂破大肠，七十余日，方获全功。"《外科大成》曰："有漏者插以药丁，通肠者挂以药线。"

3. 其他疗法

（1）中药熏洗法 最早载于《五十二病方》，又名"塌渍""气熨""淋洗"，孙思邈在《备急千金要方》中亦记载以药物熏洗治疗痔漏，以达到解毒脱腐、消肿止痛之效。

（2）艾灸热熨法 《丹溪心法》云："以艾灸之，漏大炷大，漏小炷小，灸令微热，不可使痛，干则易饼再灸，如困则止，来日又灸，直至肉平为效。"《外台秘要》也提出了"灸痔""熨痔"等疗法。

（3）药捻脱管法 最早记载应用药捻脱管法的是宋代的《太平圣惠方》，书中记载了用砒霜溶于黄蜡之中，捻为条，纳于痔漏疮窍之中。

四、用药经验

经古籍检索查阅，约133部古医籍包含对"肛漏""痔瘘"的记载，其中"肛漏"一词共出现25次，"痔瘘"一词出现761次。约314个条文记载了治疗痔瘘的单味中药，出现频次前5位的中药分别为马兜铃（22条），白芷（15条），芫荽（11条），续断（10条），萆薢（7条）。检索表明古代医家治疗痔瘘以清泻大肠，祛风燥湿，滋补肝肾，利湿化浊及凉血止血为主。

五、用方经验

经古籍检索查阅，在约104条条文中记载了治疗痔瘘的处方116首。其中治疗痔瘘下血之处方37首，如猪脏丸，槐角丸，黑圣散等。治疗痔瘘疼痛之处方17条，如黄芪葛花丸，枳壳散，秦艽防风汤等。

第二节 现 代 发 展

一、病名规范

肛瘘又称肛漏，病名多对应于古代文献中的"痔漏""漏疮""穿肠漏"等。在临床上，按照外口或瘘管数量以及肛瘘位置，可分为低位肛瘘、高位肛瘘和单纯性肛瘘、复杂性肛瘘四种。根据瘘道走行与肛门括约肌的位置关系可分为括约肌间型、经括约肌型、括约肌上型、括约肌外型四种类型。

二、病因病理

引起肛瘘的病因目前主要的观点有五个方面。①感染因素：如肛腺感染、损伤性肛门感染、邻近器官疾病（如骶前囊肿等）、特殊病原体感染（如结核杆菌感染）等。②免疫学因素：如克罗恩病导致的肛瘘。③性激素因素：可能与睾酮水平增高导致肛腺急剧增殖并分泌旺盛有关。④胚胎学因素：肛腺的先天性发育异常。⑤内口高压因素：肛瘘内口与外口和齿线以上的瘘管腔存在压力差，导致挂线手术效果欠佳。

三、临床表现

（1）症状学方面　肛周反复流脓、疼痛、瘙痒是肛瘘的主要临床特点。其中流脓不止、久不收口是肛瘘的特征。

（2）体格检查方面　肛周皮肤可能存在破损和发炎，肛缘可见瘘管的外口，活动性瘘道，外口可见分泌物，可触及皮下硬结及索条状物，可有压痛。临床医生可使用探针对肛瘘瘘道的走向进行探查，探查时将探针从瘘道外口处，轻轻插入使之顺利进入瘘道，探查瘘道走向及内口位置，注意探查时避免蛮力操作造成医源性假道。

（3）影像学检查方面　多普勒彩色超声、盆腔 MRI 平扫加增强是确定肛瘘解剖及肛管括约肌受累程度的首选影像学检查。体表彩超和直肠腔内彩超配合使用可提高肛瘘诊断的准确性。MRI对复杂肛瘘中继发性瘘道的评估有更高的敏感性。

诊断肛瘘主要是根据病史和特征性体征，包括肛周疼痛、溢脓和肛周皮损。诊断单纯性肛瘘无需影像学检查，而对于复杂性或复发性肛瘘的诊断性评估，影像学检查可能有帮助。

四、治则治法

1. 治则思路

本病以手术治疗为主，结合保守治疗以增强体质，减轻症状，控制炎症发展为目的。

2. 治法探讨

（1）治本不忘恢复正气　由于肛瘘的实质是局部免疫力低下导致肛腺感染形成肛管直肠周围脓肿，脓肿溃后经久不愈，故治以补养气血、理脾和胃、补养肝肾等；但在毒邪未尽的时候，切勿早用补法，以免病邪内蕴，久而为患，可用透脓的药物，托毒外透，促其早日泄出脓毒，肿消痛减。

（2）治标可消散邪毒　从临床角度看，瘘管急性发作，脓液持续分泌，肿痛明显，治以减轻症状，控制炎症发展。因此治疗可用消散的药物，以解表通里、清热解毒、温通行气、活血化瘀等，促进邪毒消散。

（3）手术治疗瘘管是关键　手术是目前治疗肛瘘最有效的方法。手术治疗方法分为括约肌保留术式和括约肌部分切断术式，手术的关键在于彻底消除肛瘘内口和上皮化的瘘管，最大限度保护肛门的括约功能。

五、临床论治

1. 辨证论治

根据肛瘘的表现不同进行辨证论治，目前比较常用的分型有湿热下注、正虚邪恋、阴液亏虚这3 种证型：

（1）湿热下注证　肛周有溃口，按之有索状物通向肛内；肛周有脓液流出，质稠厚；肛门胀痛，局部有灼热感。舌红，苔黄，脉弦或滑。治以清热利湿。

（2）正虚邪恋证　肛周有溃口，按之较硬，或有脓液从溃口流出，多有索状物通向肛内；肛周流脓液，质稀薄；肛门隐隐作痛，外口皮色暗淡，漏口时溃时愈。舌淡，苔薄，脉濡。治以托里透毒。

（3）阴液亏虚证　肛周有溃口，颜色淡红，有索状物通向肛内，伴口干心烦、盗汗潮热。舌红少津，少苔，脉细数无力。治以养阴清热。

张安玲对肛瘘证素规律的研究中提示湿占 29.8%，热占 25.3%，气滞占 11.0%，痰占 10.3%，阴虚占 6.9%，气虚占 6.3%，表明临床肛瘘的发生多以湿、热、气滞、痰相互搏结为主要病理基础。

2. 专方加减

临床上根据不同的证候证型，应用经方验方治疗肛瘘取得了显著疗效。如针对多数患者的湿热体质，陈民藩教授以二妙散为基础，加上鬼针草、白芷、黄芪等中草药，制成黄术胶囊、清毒饮等方药，从湿热论治但祛邪不忘扶正。钱海华教授等临证偏湿热者方选香连丸加减，药用黄连、木香等；偏寒湿者以六君子汤加减，药用党参、茯苓、白术等。

3. 手术治疗

手术治疗的关键在于彻底地消除肛瘘内口和上皮化的瘘管，最大限度减少对肛门括约肌的损伤。王锋等关于低位肛瘘术式的选择及疗效分析的临床研究显示肛瘘切开术组的治愈率为 100%，肛瘘切除术组的治愈率为 95.83%，挂线术组的治愈率为 95.45%。潘冬等报道经括约肌间瘘管结扎术治疗肛瘘的临床疗效有效率为 96.97%。Stellingwerf 等对 797 例行直肠黏膜瓣推移术的肛瘘患者进行系统回顾，结果显示手术总成功率约 74.6%。

六、基础研究

1. 细菌对肛瘘形成的研究

肛瘘的发病机制尚未明确，研究发现其与肛腺的细菌感染相关，目前机制研究更倾向于病原菌群的识别及其作用途径的探索。

2. 挂线疗法的生物力学研究

挂线疗法首载于《古今医统大全》，对挂线方法有翔实的记载，其曰："不拘数疮，上用草探一孔，引线系肠，外坠铅锤，悬取速效。"可见挂线是依靠铅锤下坠的重力作用通过连接的挂线对组织进行加压勒割，产生自上而下缓慢地边切割边生长的作用，从而让组织基底优先生长，最大程度地保护肛门的括约功能。挂线疗法包含着力学的剪切理论，研究肛瘘挂线的生物力学原理具有重要的价值。陈玉根等运用生物力学证实在模拟状态下，挂线组织顶部压强为底部压强的 5 倍，从而产生定向作用力，基于明确生物力学基础，设计出定向挂线技术。王菁等在肛门内括约肌有限元模型上，模拟橡皮筋挂线下的力学行为，发现被挂线组织顶部与底部的节点，它们的位移量与应力均明显大于侧部，为肛瘘挂线提供了理论依据。

3. 术后创面愈合方面的研究

（1）肛瘘创面模型的建立　常用造模动物有大鼠、兔、猪等，其中大鼠与兔的肛瘘模型以污染体表背部创面的方法造模，该模型多用于创面愈合及炎症反应等方面研究；猪肛门直肠的解剖类似于人类，故猪的肛瘘模型多用于研究不同术式的疗效及其术后功能的评估。

（2）肛瘘术后创面愈合机制研究　细胞炎症因子和生长因子在肉芽增生及组织重塑方面发挥重要作用。炎症因子的适当表达促进成纤维细胞向创面迁移和浸润，在细胞生长因子的刺激下合成和分泌胶原，促进细胞外基质沉积形成肉芽肿。肛瘘创面属于感染性创面，炎性细胞因子表达过高，易引起过度、持续的炎症反应，影响创面愈合，目前机制的研究倾向于炎症及细胞因子的识别与调控。

4. 中医药促创面愈合机制研究

中医在辨证论治基础上，内外治相结合，可有效地促进创面愈合。研究发现中药通过降低 IL-1β、IL-6、PGE2、TNF-α 等炎症因子水平，减少渗液，缓解创面疼痛；可通过提高 FGF、VEGF、TGF-β1 等创面生长因子水平，增加局部血流量和新生毛细血管，促进肉芽组织增生，以达到加速肛瘘术后创面愈合的目的。

第三节　特色治疗

1. 熏洗坐浴疗法

文云波等观察肛瘘术后患者采用中药熏洗坐浴的临床疗效,结果表明中药熏洗坐浴可以减轻患者术后创面疼痛、减少创面渗液,从而促进患者术后创面的愈合。陈玉根等通过应用熏洗坐浴治疗湿热下注型肛瘘术后患者,结果表明痔瘘熏洗剂熏洗坐浴后可改善局部炎症,促进创面血液循环,明显缩短创面愈合时间,促进创面愈合。

2. 外敷疗法

司中华通过外敷生肌散研究中药外敷对括约肌间型肛瘘术后创面愈合疗效性,结果表明中药外敷不仅能促进肛瘘术后创面的愈合,还能减少创面渗出,保持创面的干燥,增加患者的舒适度。

3. 保留灌肠

中药灌肠可以缩短创面炎症期,加快创面修复速度,是促进肛瘘术后创面愈合的辅助手段之一。

4. 拖线疗法

陆金根等通过临床观察拖线疗法治疗复杂性肛瘘的临床疗效,结果表明拖线疗法能够有效保护肛瘘患者肛门功能,减少并发症,促进创面愈合,疗效确切。

5. 垫棉法

垫棉法是用棉花或纱布叠成块或将饱含药液的纱布或棉絮衬垫疮部的一种辅助疗法。对较大溃疡空腔予以垫棉加压处理,以及不同药物对患部的药效作用而达到治疗目的,对于愈合具有促进作用。

6. 三因制宜

根据患者体质特点、营养状况、精神状态、地域特征和瘘道部位、瘘管类型等因素制定治疗方案,内治与外治并用,把握好手术时机,选择最优的手术方式,实行个体化治疗。对于高位复杂肛瘘,因其可能有反复手术史,合理运用磁共振等现代技术,明确瘘管走形、内口位置,首选保留括约肌手术,充分处理主管、支管及其内口,达到功能保护和治愈肛瘘的双重目的;对于年老体弱、基础疾病较多的患者,以保守治疗为主,带瘘生存,但要注意监测,防治癌变的发生;对于长期创面不愈合者,需要考虑是否合并有特殊疾病、特殊感染,明确原因后,针对性治疗,促进创面愈合。

第四节　名医学验

1. 丁泽民

丁氏痔科认为,肛瘘是湿邪趋下为主,风、湿、燥、热为肛瘘发病的主要因素,肛瘘的诊治更注重整体辨证,内外并治,药术并施,提出"拔根塞源、护肛温存"的微创思想,始终强调"通畅引流、能缝则缝"的思想。丁氏治疗高位复杂性肛瘘常采用丁氏中位挂线改良紧线法,选择在瘘管上 1/3 处挂线,避免了勒割大量括约肌肌束而导致的肛门功能损害。

2. 陈民藩

陈民藩教授倡导"存体寡损"的肛瘘外治思想,以"非观血、少损伤、保形态、保功能"为手术特点,认为良好的肛门直肠形态保全是维护肛门功能的基础。肛瘘手术应注重保护肛门形态,减少受损的肛管圆形弧度数,减轻肛门变形,进而更好地保全肛门功能。应用"高位塑形挂线"技术治疗高位肛瘘,保护肛门直肠的形态。

3. 朱秉宜

朱秉宜教授主张对复杂性肛瘘的支管、支腔不作切开或切除，而是潜行搔刮后予以挂线，做对口引流，应用了挂线疗法的牢固及持续的引流作用，减少组织损伤，保护肛门功能，可方便换药，缩短疗程。

4. 柏连松

柏连松教授认为肛瘘的治疗，需根据虚实及不同阶段分别予以清热利湿、扶正托毒。急性期以清热利湿为治疗原则，后期以益气养阴、托里透毒为治疗原则。结合独创"双线切挂法"，即用橡皮筋、丝线交错加固结扎挂线的手术方法。

5. 陆金根

陆金根教授根据中医传统的"腐脱新生"理论，采用"蚀管"原理，"以线代刀"，在国内先后首创"隧道式对口拖线引流法""主管拖线法"等，显著缩短疗程，同时避免对肛周组织的严重损伤。

针对肛瘘的临床分类，目前没有统一且更好指导临床治疗和研究的分类方法。更多倾向于延用1975年全国首届肛肠学术会议制定的肛瘘分类法，即以外括约肌深部下沿为界将肛瘘分为低位肛瘘、高位肛瘘和单纯性肛瘘、复杂性肛瘘。Parks分类也被临床和研究中采用，其根据瘘管和括约肌的关系将肛瘘分为括约肌间型、经括约肌型、括约肌上型和括约肌外型。

绝大部分肛瘘尤其高位肛瘘需要手术才能根治。肛瘘根治性手术治疗的关键，在于肛瘘的完全治愈和肛门括约功能保全。临床上常将肛瘘手术分为括约肌保留术式和括约肌部分切断术式。①括约肌保留术式被证明在低位肛瘘的手术中取得良好成效，但对高位肛瘘的疗效亟待总结。即使如此，括约肌保留术式仍是我们探索和努力的方向。②括约肌部分切断术式在肛瘘的根治手术上疗效显著，但因其切断括约肌而经常被诟病，部分学者认为括约肌的切断是导致术后肛门功能损伤的重要因素。应该指出的是，高位肛瘘患者其受损部位的肛门括约肌由于受到感染后周围瘢痕组织的粘连及瘘管炎症的束缚，即使肛门形态尚完整，但这部分的括约功能亦难以正常发挥。修复受损的括约功能，减轻肛门变形，进而更好地保全肛门功能，是今后重点研究的方向之一。

肛瘘术后的创面管理同样是临床关注的重点，良好的创面管理可以缩短疗程，促进创面的愈合，提高患者术后舒适度。在术后创面处理上，中医药具有一定优势，它需要全身与局部辨证相结合，常用制剂有消炎生肌膏、生肌玉红膏、痔瘘熏洗剂等。

高位肛瘘目前仍是临床治疗的难点，如何找到根治肛瘘与维护肛门自制功能的平衡点？肛瘘根治的必备条件有哪些？有没有一种更保守的肛瘘治疗手段？如何更好地促进术后肛瘘创面康复？这些问题都值得我们不断探索。

（石 荣 周天羽）

第四章　肛　裂

课程思政提要：肛肠疾病是妨碍人民群众生活质量的"难言之隐"，肛裂疾病病程长、易反复、疼痛剧烈，虽不会危及生命，但患者多羞于就医，常常身心煎熬，影响工作和生活。因此，提升肛裂诊治水平与提高人民群众生活质量密切相关。同时，为了满足人民多样化的健康需求，健康宣教成为预防肛裂的重要手段，向群众科普肛裂的诱因、症状、并发症很有必要。作为被患者所信任的医务人员，在检查时应为患者营造良好的就医环境，在检查治疗过程中应注意动作轻柔，减少患者更多的疼痛等不适；注意保护患者隐私，指导患者合理饮食、健康生活，把以患者为中心落到实处。

肛裂是指肛管皮肤全层裂开并形成感染性溃疡，又称"脉痔""钩肠痔""裂肛痔"等。本病多见于青壮年，女性多于男性，常发病于肛门前后中线。病因包括先天因素，如肛管狭窄、裂口，好发处解剖结构薄弱；后天因素，如劳伤过度、感受外邪、情绪失常、饮食不节、感染、外伤等。病位在大肠，发病机理与热结、津亏、血瘀密切相关，因大便秘结，排便努挣，致使肛管皮肤裂损暴露，湿热浸淫、染毒、久不愈合而成肛裂。常见分型为血热肠燥证、阴虚津亏证、气滞血瘀证，可根据症状，行内治或外治法治疗。

第一节　历史积淀

一、病名源流

肛裂在中华医药古籍中，多被归于"痔"的范畴，称为"脉痔""钩肠痔""裂肛痔"等。"脉痔"之名，最早见于《五十二病方》。隋代《诸病源候论·痔病诸候》曰："肛边生疮，痒而复痛，出血者，脉痔也。"明代后，被广泛称为"钩肠痔"，《外科大成·痔疮篇》曰："钩肠痔，肛门内外有痔，折缝破裂，便如羊粪，粪后出血，秽臭大痛……。"至清同治年间，第一部痔瘘专著《马氏痔瘘科七十二种》中正式提出"裂肛痔"病名。

二、病因病机

古代医家认为肛裂的病因有内外之分。内因多与劳伤过度密切相关，《急救仙方·卷四》提出"皆因酒色气风食五事过度而起"，《诸病源候论》"痔有牡痔……脉痔……，皆因劳伤过度，损动血气所生"。外因包括火燥、风热以及湿热，《医宗金鉴·外科心法要诀》认为"肛门围绕，折纹破裂，便结者，火燥也"；《临证指南医案》认为"不外乎风淫肠胃，湿热伤脾二义"；《普济方》认为："夫脉痔者，脏腑蕴积，风热不得宜通也，风热之气，乘虚流注下部，故肛边生疮痒痛出血也，盖实为痛虚为痒，今湿热乘虚下攻，肛边，肛痒且疼，又脉者血之府，得热则妄行，故血乃出也。"

三、论治原则

（1）内治解热凉血，益气止痛　《明医指掌·卷八·痔病证十一》曰："此七痔之状虽殊，大抵以解热、凉血、顺气为主。"《丹溪心法》曰:"痔者……,大抵以解热调血顺气先之。"《医学入门》中将治疗方法编成歌诀:"凉血和气清湿热,润燥疏风止痛痒……断根滋补忌寒凉……初湿热兮久湿寒……大补气血兼艾灸,熏洗平肌塞窍端。"

(2)外治活血消肿止痛 外治法以活血消肿止痛为主,治疗方法多样,晋代皇甫谧在《针灸甲乙经》中记载针刺攒竹穴止痛,孙思邈在《备急千金要方》中记载以药物熏洗治疗痔漏,王焘在《外台秘要》中提出了"灸痔""熨痔"等疗法。

四、方药经验

经检索,81 部古代医著记载有治疗肛裂的方剂 235 首,其中口服方 72 个,外用方 163 个(熏洗 76 个,敷贴 39 个,外涂方 32 个,栓剂 13 个,塌渍 3 个)。口服方剂的药物包括忍冬藤、胡黄连、黄芪、黄连、槐花等,以清热祛湿、凉血止血止痛为主,且注重调和脾胃,标本兼治,以防复发;外用药剂中的药物功效多为凉血消肿、止血生肌,如槐白皮、蜂房等,剂型多为粉剂、膏剂。用方规律上,外用方剂以局部凉血消肿、止血生肌为主;内服方剂以调和脾胃,清热祛湿为主。

第二节 现 代 发 展

一、病名规范

现代肛裂病名多对应于古代文献中的"脉痔""钩肠痔""裂肛痔"等。根据病程可分为早期肛裂和陈旧性肛裂。

二、病因病机

1. 病因

与下列因素有关:①肛管狭窄:先天解剖结构异常、肛门术后、外伤等。②括约肌痉挛:慢性炎症刺激、长期情绪紧张、一氧化氮的代谢异常、神经丛退行性病变等导致肛内压力升高,紧张力增强。③损伤因素:肛门部肌肉的损伤,如干硬粪便的划伤、异物、分娩、器械检查等。④感染因素:肛窦感染、内痔发炎等使肛管组织弹性减弱,脆性增加,易于破裂形成溃疡。⑤解剖因素:外括约肌浅部在肛管后呈"Y"形,此处三角间隙,结构相对脆弱,极易裂损。

2. 病机

因阴津不足、热结肠燥等,致大便秘结,排便努挣,肛管皮肤裂损暴露,湿热浸淫、染毒、久不愈合而成。其发病,主要与饮食不节、素体阴虚血虚以及局部血瘀相关。陈淑玲等认为,饮食肥甘辛辣等会伤及脾胃,脾不运化,湿邪内生,阻遏气机,蕴久化热,阻滞于魄门,致经络受阻,血行瘀阻,瘀久化毒,毒与瘀结,形成肛裂。

三、证候表现

1. 症状学方面

肛门周期性疼痛、出血、便秘、瘙痒是肛裂的主要临床特点。周期性疼痛是最典型的症状。

2. 证候学方面

肛裂本质是肛管皮肤处裂口溃疡,与便秘密切相关。赵蕾等对便秘的研究中气虚型占 70.6%、气滞型占 62.6%、血虚型占 43.5%、阴虚型占 40.9%、阳虚型占 36.6%。患者往往兼具多种证型,复合证型是气虚血虚证占 41.3%,气虚气滞证占 51.1%。

四、治则治法

1. 治则思路

本病治疗以纠正便秘、止痛和促进裂口溃疡愈合为目的。早期肛裂一般采取保守治疗，手术疗法适用于陈旧性肛裂及非手术治疗无效的肛裂。

2. 治法探讨

（1）治裂创不忘调胃肠　干硬粪便的划伤是肛裂最常见的病因，调理胃肠道环境、软化粪便、减轻对肛管皮肤的刺激最为关键，治以清热润肠、养阴通便、理气活血、凉血止血、疏肝理气等。

（2）外用药不离调气血　肛管皮肤处血流灌注本就不甚丰富，而肛裂好发部位皮肤的血流灌注更少，一旦出现裂口则久难自愈。因此，外用药当调理气血、敛创生肌、促进愈合。

（3）手术治疗括约肌是关键　手术方法有肛裂切除术、内括约肌松解术、侧方内括约肌切开术、改良纵切横缝法、肛门内括约肌侧方半切结扎塑形术、肛门内括约肌部分切开结扎等，应注意松解部分肛门内括约肌。

五、临床论治

1. 辨证论治

根据肛裂的症状进行辨证论治，常用的分型有血热肠燥、阴虚津亏、气滞血瘀这3种证型。但不同地区的分型又有所不同，如湿热下注型、热结肠燥、阴（血）虚肠燥等；根据病程可分为急性早期肛裂（一期）和慢性陈旧性肛裂（二期）。治疗上，阴虚肠燥者治以补血滋阴、润肠通便；热结肠燥者治以泻热通便、滋阴凉血。

2. 专方加减

临床上根据不同的症状，应用经方验方加减治疗肛裂取得显著疗效。如陶一秋运用柏氏清热散瘀方予肛裂术后患者口服治疗，其临床疗效、视觉模拟评分、创面愈合率、毛细血管数量、血管内皮生成因子水平、创面愈合时间和出血消失时间显著优于对照组。毛玲娟等用清燥合剂联合硝酸甘油软膏治疗血热肠燥型肛裂，能有效改善便秘、止血止痛、促进创面愈合，有效率为80.56%。

3. 手术治疗

手术治疗的关键在于解决内括约肌痉挛。郝爽等关于肛门内括约肌部分切开结扎术治疗陈旧性肛裂的临床研究中研究组治愈率为100%；周永新用邓氏改良纵切横缝术治疗慢性肛裂，研究组总有效率为96.7%。

六、基础研究

1. 炎症指标对肛裂的影响

肛管慢性炎症刺激，使内括约肌痉挛，纤维组织出现增生，导致肛管下缘狭窄，当出现肛管高压等情况时，极易形成肛裂，肛门部的炎症性损伤是其形成的主要原因。乔小磊的双乌外洗液治疗急性肛裂的临床研究中显示，总有效率为80%，研究组CRP和IL-6含量低于对照组。

2. 肛裂病理模型的建立

肛裂的病理模型主要有2类，血虚肠燥型、肛裂术后模型2种。血虚肠燥型先限水以复制大鼠便秘模型，用手术法再造肛裂，使其基本符合肛裂的肛门部有裂口、便血等特点。肛裂术后模型即大鼠常规饲养后，将大鼠后背部脊柱剪去一块圆形全层皮肤，深度应到达肌肉，创面完全开放。

第三节　特色治疗

1. 扩肛疗法

扩肛，能使括约肌松弛，解除痉挛，达到止痛的作用。常规消毒后，在麻醉下，医生将右手食指插入肛内，再插入左手食指，两腕交叉，两食指向外扩张肛管，再伸进两指，用 4 指扩肛，持续 3~5min 过程中应保持肛门受力一致，动作轻柔。

2. 中药熏洗

中药熏洗可以改善血液循环、镇痛止血、缓解肌肉痉挛。龚华成等应用中药外敷结合熏洗坐浴治疗Ⅱ期肛裂患者疗效显著，方用：苦参、地榆、白芷等，煎煮后得药汁，待水温至 60℃后熏蒸、坐浴，每日 2 次，持续治疗 2 周。此外，含有中药成分的栓剂、油膏、散剂局部外用对促进裂口的愈合、控制感染均有效。

3. 穴位埋线

邓松华等应用穴位埋线治疗Ⅰ、Ⅱ期肛裂患者，治愈率为 86.7%，取穴：天枢、承山、长强、提肛穴（提肛穴为截石位 3 点、6 点距肛缘约 0.5cm 处）。

4. 针灸治疗

针刺具有较好的止痛效果，同时通过刺激相应穴位，可以调畅气机、疏通经络、活血止痛，使得人体"阴平阳秘，精神乃治"。黄露等应用针刺中髎、下髎、长强治疗肛裂排便后肛门括约肌痉挛疼痛的患者，针灸组在改善排便时的疼痛方面较药物组明显（$P<0.05$），且针灸组患者较药物组具有积极的排便意愿（均 $P<0.05$）。

5. 封闭疗法

可应用复方亚甲蓝注射液进行长强穴位封闭，缓解括约肌痉挛，促使肛裂创面愈合。欧剑标等使用复方盐酸利多卡因于裂口基底部封闭联合苦参汤坐浴，治疗总有效率为 93.5%。

6. 三因制宜

根据患者的年龄、病程、局部并发症、生活习惯等个体差异，制订相应的个体化治疗方案。对于婴幼儿肛裂，多采用保守治疗的方法，注重患儿家长的健康宣教，如科学喂养、按时排便、调节饮食及规律作息。对于长期抽烟、喝酒、熬夜、喜嗜辛辣油腻之品者，还应及时纠正不良生活习惯。对于长期大便干燥的年轻患者，应注重饮食的调整、保证大便软畅，配合局部用药方可治愈。对于反复发作的泄泻、便秘引起的肛裂，在治疗的同时，嘱患者此时应注意保暖，避风寒，慎起居。

第四节 名医学验

1. 陈民藩

陈民藩论治肛裂：解除括约肌痉挛、止痛、软化大便，终止恶性循环，促使创面愈合，解除并发症。根据病情的缓急轻重、因人而异、灵活施治。主张综合治疗，Ⅰ、Ⅱ期肛裂应从调理大便入手，治以养阴生津、清热凉血、润肠通便，并联合熏洗坐浴、换药治疗。Ⅲ期肛裂并发症多，创缘僵硬不整齐，应以手术为主，兼润肠通便、生肌止血，并结合地方气候差异，辅以清热利湿或滋阴润燥。

2. 丁泽民

丁泽民认为，肛裂的疼痛多由热盛肠燥所致，以"润燥泻火、凉血止痛"为治疗原则。若单用润肠通便之品，不加泻火凉血之剂，虽能使大便软化，但不能解除燥热，也不能缓解肛门疼痛，故应润燥与泻火兼顾，对肠燥便结疼痛最为适宜。根据多年临床经验，研发了复方珠黄散，治以清热祛湿，活血生肌。常用加味芍药甘草汤治疗内括约肌痉挛所致肛门疼痛，遵循了"局部与整体，内外兼治"的肛肠疾病诊治法则。

当前医学界对肛裂的病因和发病机制尚未完全明确。中医药治疗肛裂的疗效比较确切，但仍有问题需要思考。

一是中医药熏洗坐浴治疗肛裂疗效确切，但是方剂众多，能否从中找到某些疗效确切且组方精简的方剂，便于进行循证医学临床研究，以期获得国内外同行的一致认可；另外坐浴缓解症状是温水缓解括约肌痉挛，或是相关中药促进创面愈合，仍值得进一步研究。

　　二是手术方式的选择。有学者选择侧方括约肌切开，认为切口小，不影响肛门功能，但有局部感染形成脓肿可能；有人选择在肛裂面切开内括约肌，但创面大，愈合时间长。因此如何选择更合理的手术方式，或许需要根据不同患者、不同肛裂部位进行选择，而非一味采取某种手术方式。

（周天羽　石　荣）

第五章 脱 肛

课程思政提要：脱肛常发于儿童和老年女性患者，他们属于弱势群体。对于儿童而言，影响患儿身心健康。儿童是国家的未来，作为医者应当更加关注关心，既要掌握、提升临床诊断和治疗能力，也要注意给予儿童更多的心理关爱；还需要积极参加孕产妇健康教育，减少儿童脱肛的发生。对于老年女性患者，多因为早年生产过多，营养不良导致；脱肛虽然是良性疾病，但反复的脱出物引起的下坠不适、黏液渗出、出血以及伴发的排便失禁或排便障碍都严重影响了患者身心健康。因此，医务人员、家庭成员或亲朋好友都有责任帮助其树立战胜疾病的信心，普及肛肠疾病预防与保健知识，为降低脱肛的发病率、提高脱肛患者的生活质量做出应有的贡献。

脱肛是肛管、直肠黏膜、直肠全层以及部分乙状结肠向下移位甚至脱出肛门外的一种疾病，又称直肠脱垂。古代文献又称"人州出""脱肛痔""重叠痔""截肠痔"等。各年龄段的男性、女性均可发病，但更常见于小儿、老人、妊娠妇女、体弱多病、营养不良及重体力劳动的青壮年。2015 年我国肛肠病流行病学调查显示，脱肛的发病率为 0.20%。脱肛与脾、胃、肺、肾密切相关，临床辨证分为虚实两证，以虚证多见。虚证治以补气升提，收敛固涩；实证治以清热化湿；虚实夹杂者，当攻补兼施。

第一节 历 史 积 淀

一、病名源流

我国是世界上记载脱肛最早的国家。在《五十二病方》中记载的"人州出不可入者……"即指该病。

秦汉时期，《神农本草经》首载"脱肛"之名。隋唐时期，脱肛之含义清晰明确，隋代巢元方在《诸病源候论·脱肛候》中记载："脱肛者，肛门脱出也。""小儿患肛门脱出，多因痢大肠虚冷，兼用努气，故肛门脱出，谓之脱肛也。"宋代太医局编著的《太平惠民和剂局方·卷之八·宝庆新增方·槐角丸》指出："大肠不收，名脱肛。"

二、病因病机

本病之病因与脾胃、肺、肾密切相关，多因气血不足而致，或因气血两虚兼湿热而脱者，但总体上是虚多实少。多数医家倾向于多角度论治，少数医家则常从一因或一脏来认识脱肛的病因病机。

（1）虚实立论 《难经》云："虚实出焉，出者为虚，入者为实，肛门之脱，非虚而何哉。"

（2）单因立论 隋代巢元方在《诸病源候论·脱肛候》中记载："脱肛者，肛门脱出也。多因久痢后大肠虚冷所为。肛门为大肠之候，大肠虚而伤于寒痢，而用气努，其气下冲，则肛门脱出。"清代沈金鳌《杂病源流犀烛·脱肛源流》又云："脱肛，大肠气虚病也。"

（3）多因立论 元代朱震亨在《丹溪心法·卷三·脱肛二十八》中云："脱肛属气热、气虚、血虚、血热。"明代薛己在《外科枢要·卷三·论脱肛（八）》中云："脱肛属大肠气血虚，而兼湿热。有久痢气血俱虚而脱者，有因肾虚而脱者，有中气虚而脱者。"清代高秉钧在《疡科心得集·卷中·辨脱肛痔漏论》中记载："夫脱肛之证，有因久痢、久泻，脾肾气陷而脱者；有因中气虚寒不能收而脱者；有因酒湿伤脾，色欲伤肾而脱者；有因肾气本虚，关门不固而脱者；有因湿热下坠而脱者。又肛门为大肠之使，大肠受寒受热皆能脱肛。老人气血已衰，小儿气血未旺，皆易脱肛。"

三、论治原则

纵观古代医家论治脱肛，其治疗原则主要有从虚论治、脏腑论治、辨证论治、循因论治、善用外治及慎用坠气苦寒之药。

（1）从虚论治　《黄帝内经》曰"虚则补之""举之""酸主收""涩可固脱"等为准绳。《素问·至真要大论》曰："下者举之。"对气虚下陷一类病证要用补中益气的方药来升提中气。

（2）脏腑论治　在明代，提出脱肛一病与肺脏有关，并提出肺与大肠相表里的理论观点。如明代窦梦麟在《疮疡经验全书·脱肛痔》中云："肺与大肠相为表里，故肺脏蕴热则肛闭结，肺脏虚寒则肛脱出，此至当之论。"

（3）辨证论治　元代朱震亨在《丹溪心法·卷三·脱肛二十八》中云："气虚者，补气，参、芪、芎、归、升麻。血虚，四物汤。血热者，凉血，四物汤加炒柏。气热者，条芩六两、升麻一两，曲糊丸。"

（4）循因论治　明代薛己在《外科枢要·卷三·论脱肛（八）》中主张："湿热者，升阳除湿汤；血热者，四物加条芩、槐花；血虚者，四物加白术、茯苓；兼痔而痛者，四物加槐花、黄连、升麻；久痢者，补中益气汤加酒炒芍药；中气虚陷者，前汤加半夏、炮姜、茯苓、五味；肾虚者，六味丸；虚寒者，八味丸。"

（5）善用外治　宋代太医院《圣济总录·治脱肛灸法》曰："脱肛历年不愈，灸横骨百壮。"宋代杨士瀛在《仁斋直指方论·脱肛方论》中曰："大凡脱肛，须以温汤浇，令和软，然后摩挲而入，治法以温敛行之。"东晋陈延之在《小品方·治颓脱肛痔下部诸疾众方》中曰："蒲黄（二两），猪膏（三合），凡二物，捣，合和敷肛上，当迫纳之，不过再三便愈。"明代武之望在《济阳纲目·治脱肛杂方》中曰："治脱肛，荆芥、龙脑、薄荷、朴硝（各等分），上煎汤，朝朝洗之，肠头自入。"清代《内经博议·附录·缪仲醇阴阳脏腑虚实论治》曰："脱肛属气虚兼有湿热，忌同大肠虚。宜补气升提，除湿热……外用五倍子敷之。"

（6）慎用坠气苦寒之药　清代张璐在《张氏医通·卷七·大小府门·脱肛（谷道痒痛）》中记载："肛门之脱，非虚而何。况大肠与肺为表里，肺脏蕴热则闭，虚则脱，须升举而补之，慎不可用坠气之药。产育及久痢用力过多，小儿气血未壮，老人气血已衰，故多患此疾。是气虚不能约束禁固也。"汪讱庵云："有气热、血热而肛反挺出者，宜用芩、连、槐、柏，及四物、升、柴之类，苦味坚阴。然斯证虽多，但苦寒之味不可恃为常法耳。"

四、用药经验

经文献检索查阅，清代及清代以前中药治疗脱肛相关文献，多为外用，共涉及206味中药，用药总频次为2384次。五倍子使用频次最高，为177次，其次是白矾，频次为126次，应用频次排在前10位的药物为麻油（调敷）、鳖头（烧灰用）、猪脂（外敷）、芒硝（外洗）、葱白（熏洗）、荆芥（熏洗）、赤石脂（外抹）。从中药类别的数目方面来看，频次由高到低居前3味的是清热药、收涩药和补虚药，数目依次是53个、21个、21个，频率依次是25.73%、10.19%、10.19%；其余排列居前10位的中药类别由高到低依次为：解表药、攻毒杀虫止痒药、活血化瘀药、祛风湿药、止血药、平肝息风药、理气药。

五、用方规律

经文献检索查阅，清代及清代以前中药治疗脱肛相关文献，共涉及1176个处方，以单味药处方应用为主，出现频次最高，为 548 次，频率占 46.60%；其次是两味药处方，频次为 342 次，频率占 29.08%；三味药处方的频次为 119 次，频率占 10.12%；四味药处方的频次为 82 次，频率占 6.97%；五味药处方的频次为 51 次，频率占 4.34%；多味药处方的频次为 34 次，频率占 2.89%。

六、针灸治疗

通过对古代医家治疗小儿脱肛用穴规律的多态性分析，发现古代医家治疗小儿脱肛以单穴处方为主，如百会、龟尾、长强、脊中、列缺、公孙等，现代医家以多穴处方为要，辨证选穴、远近结合，如近部取提肛穴、长强穴，远部取飞扬、承山、孔最、大肠俞穴等。

第二节 现 代 发 展

一、病名规范

"脱肛"一词已有数千年历史，最早称"人州出"，在以后古籍中又有"脱肛痔""盘肠痔""截肠"等名称。中医的"脱肛"包括现代医学的完全性直肠脱垂和不完全性直肠脱垂。

二、病因病机

1. 病因
现代医学认为本病的病因尚不完全清楚，认为多与解剖因素、盆底组织薄弱、腹压增加、其他因素等有关。

2. 病机
脱肛的发病机制尚未清楚，主要有两种学说：①滑动疝学说；②肠套叠学说。

三、临床表现

1. 症状学方面
肿物脱出、便血、排便不畅、肛内下坠、分泌物增多、腹泻、便失禁、肛周潮湿、瘙痒、糜烂、嵌顿等是最为常见的症状。

2. 证候学方面
众多医学认为脱肛以虚证居多，并将脱肛分为虚证和实证两种，其中虚证以脾虚气陷、阴虚内热、脾肾阳虚为主，实证以湿热下注为主。

四、治则治法

1. 治则思路
（1）保守治疗为先　脱肛早期，可通过调理饮食结构，纠正不良排便习惯，保持大便通畅，避免久蹲及过力负重等可改善脱肛症状。

（2）内治外治并举　保守治疗无效，可通过辨证施治，"陷者举之""虚者补之""脱者固之""实者泻之"，采用中药口服法、熏洗法、外敷法、针灸、穴位注射及手法复位等。

（3）外科手术干预　根据脱肛严重程度，可采用手术治疗，如硬化剂注射术、肛门环缩术、直肠黏膜柱状结（套）扎术、Altemeier 术、Delorme 术、腹腔镜下直肠固定术等。

2. 针灸疗法
从古至今，针灸治疗脱肛发挥着显著优势，周娇娇等以"脱肛"为检索词在《中华医典》中检索针灸治疗脱肛的相关条目 195 条，涉及中医古籍 30 部，腧穴 28 个。百会、长强、神阙、内关、脊中和命门是针灸治疗脱肛的高频应用腧穴。"百会-长强"是针灸治疗脱肛的常用组合，"大肠俞-

肩井-合谷-气冲"多用于虚寒泄泻脱肛者,"命门-承山"多用于虚中夹实脱肛者,"支沟-照海"多用于实热便秘脱肛者。

五、临床论治

1. 分期诊治

脱肛早期可通过口服补中益气汤,配合收敛固摄药物熏洗、湿敷或配合针灸、硬化剂注射等即可取得显著疗效;脱肛严重者,不易回复,甚至发生嵌顿,出现局部肿胀、糜烂、坏死等应手术治疗。

2. 辨证诊治

脱肛总病机为脾虚气陷,局部病机为气滞血瘀,瘀久湿热蕴结。故治疗原则宜"健脾益气、升阳举陷",同时兼顾"清热祛湿、活血化瘀"。中医学认为,脱肛病位在大肠,且与脾、肺、肾等脏腑相关。脾胃为后天之本,补中益气汤当为治疗气陷各证之主方。

3. 专方加减

叶玲等对60例脱肛患者运用补中益气汤治疗,经过8周后,患者的症状均得到改善,总有效率高达95%。翠婷等对纳入研究的20篇文献使用Meta分析,认为补中益气汤治疗脱肛的疗效肯定。

4. 辨体调护

易气虚体质之人应在日常注意维护中气;易血虚体质之人应多食补血生精的食物;易生湿热体质之人应在日常注意健脾除湿热。生活中要多食蔬菜,防止便秘;养成良好的排便习惯,忌久蹲、努挣;经常做提肛运动,增强肛门收缩功能。

第三节 特色治疗

1. 中药外敷

外敷药物多选用五倍子、煅龙骨等收敛固涩类药物,配以枯矾、花椒等收湿止痒及黄芪、甘草等补中益气共同作用以达到治疗效果。

2. 中药熏洗

中药熏洗其优势是药物直接与患部接触,以达收敛固摄、温经通脉、活血化瘀、消肿解痛之目的。

3. 针灸治疗

常用穴位有百会、长强、大肠俞,配穴气海、足三里、脾俞、肾俞、天枢、神阙等。

4. 注射治疗

常用药物有消痔灵注射液、芍倍注射液等。适用于Ⅰ、Ⅱ、Ⅲ度直肠脱垂。

5. 三因制宜

根据患者的年龄、病情严重程度、体质等个体差异,制订相应的个体化治疗方案。对于高龄患者,应以缓解症状为主,经保守治疗效果不佳者,可采取直肠黏膜的点状结扎、肛门环缩等创伤小的方式为主;对于脱垂症状严重的年轻患者,首选经会阴手术为主,避免经腹手术可能造成的生育障碍风险;对于合并精神障碍或伴随心理问题者,应联合心理疏导或治疗,以保守治疗为主或创伤较小的手术方式。对于长期腹泻、便秘的患者,应及时调理大便,保证大便的软畅,避免久坐久蹲而加重病症。

第四节 名医学验

1. 安阿玥

安阿玥教授创建的安氏疗法在尊重前人的基础上,创建的远、近心端瘢痕固定加硬化剂注射术治疗各期脱肛，操作简便，疗效显著，安全可靠。

2. 田振国

田振国教授擅治小儿脱肛，主张中西医结合治疗，药物内服外用、硬化剂注射及针灸治疗，多法齐用。常用方剂补中益气汤加减以及萆薢渗湿汤加减，并创制硝矾洗剂用于临床。

3. 朱秉宜

朱秉宜教授在肛周疾病的治疗中主张辨证论治，分为血热妄行、热毒炽盛、湿热下注、外感风热、气血瘀滞、气虚失摄及正虚邪陷七种证型。以"清热调血顺气"为要，将脱肛归属于气虚失摄证，治宜补中益气，方以补中益气汤加减为主。

脱肛的病因及发病机制较为复杂，治疗方法不统一，手术方式众多，目前尚无治疗的金标准。综合文献资料，治疗直肠脱垂，基本上以手术治疗为主，但存在一些问题：①复发率高。文献报道各种手术的复发率达 16.8%；②并发症多。可出现感染、大出血、肠麻痹、肠梗阻、粪嵌顿，甚至死亡。③后遗症多。主要有排便困难、肛门失禁、腹痛和性功能减退。因此，应在全面了解患者整体健康状况的条件下，结合患者的临床症状、有无既往盆腔手术史，以及必要的影像学检查（排粪造影），进行多学科评估，开展个体化治疗方案。

（刘佃温　林爱珍）

第六章　便　秘

课程思政提要：便秘是消化系统最常见的病症之一，表现为排便困难和（或）排便次数减少（每周自发排便少于 3 次）、粪质干硬。古代文献中又称"大便难""脾约""秘涩""秘结"等。本病可见于各年龄人群，发病率在 3%～21%，女性明显高于男性，在 60 岁以上老年人群的患病率可高达15%～20%，且患病率随年龄增长明显增加。便秘虽不危及生命，但明显影响患者的生活质量，引起焦虑、抑郁等精神心理障碍，加重社会的经济负担，长期、严重的便秘会增加心脑血管意外的发生率，增加大肠癌、乳腺癌的发病风险。因此，为医者，不仅需要加强临床诊疗能力的提升，还需要从维护人民健康的高度，重视患者心理疏导，积极参与健康宣教活动，更全面地满足人民群众的健康需求。

便秘多因饮食不节，燥热内结，情志失调或素体亏虚等，致大肠失于濡润，传导功能失常，而便结难出。西医学认为本病的病因包括功能性、器质性和药物性。医护工作者要重视和积极引导、治疗便秘患者，社会及家庭也应给予他们理解和关爱，注重患者心理健康，提高和改善其生活质量。

第一节　历 史 积 淀

一、病名源流

早期中医并没有便秘这一疾病名称，历代医家所著之书均是描述便秘的症状，之后随着对其认识的加深，才逐渐将其视为一种疾病。便秘一病最早出现于《素问》，被称为"后不利""大便难"；汉代张仲景在《伤寒论》中将便秘称为"阳结""阴结"；《金匮要略》中称为"脾约"；唐代的《备急千金要方》提出了"大便难"和"大便不通"的称谓，根据病情的轻重程度对便秘进一步区分；宋代的《类证活人书》将便秘描述为"大便秘"。目前引用最多的是清代沈金鳌《杂病源流犀烛》之"便秘"，并沿用至今成为临床公认的病名。

二、病因病机

历代医家对便秘的病因病机均有其独到的见解，因为所处的历史时期及流派的不同，故侧重点也有所不同。归纳诸家见解，主要有以下几个方面。

1. 脏腑经络立论方面

（1）责之于肝　《症因脉治·大便秘结论》曰："诸气怫郁，则气壅大肠，而大便乃结。"强调肝气郁结或肝气郁滞能够导致气机不畅，大肠传导失司，发生便秘。

（2）责之于脾　《素问·厥论》言："太阴之厥，则腹满膜胀，后不利不欲食，食则呕，不得卧。"认为脾胃受寒是引起便秘的病理机制。

（3）责之于肺　王叔和在《脉经》中揭示了肺与便秘之间的关系，如"肺脉歌"："肺脉浮兼实，咽门燥又伤，大便难且涩，鼻内乏馨香。"《石室秘录·大便秘结》曰："大便秘结者，人以为大肠燥其，谁知是肺气燥乎？肺燥则清肃之气不能下行于大肠。"让后世医家对肺致便秘的机制有了更深的认识。

（4）责之于肾 《诸病源候论》载："邪在肾，亦令大便难，所以尔者，肾脏受邪……津液枯燥，肠胃干涩，故大便难。"明代《医学正传》亦指出便秘的发生与肾虚有关。《医学正传•秘结》曰："淫欲之火起于命门……火盛水亏，津液不生，故传道失常，渐成结燥之证。"

（5）责之于肠胃 《诸病源候论•解散大便秘难候》指出："将适失宜，犯温过度，散热不宣，热气积在肠胃，故大便秘难也。"《诸病源候论•大便病诸候》曰："胃为水谷之海，水谷之精，化为荣卫，其糟粕行之于大肠以出也……结聚不宣，故令大便难也。"《素问•举痛论》曰："热气留于小肠，肠中痛，瘅热焦渴，则坚干不得出，故痛而闭不通矣。"认为肠胃积热是引起便秘的病理机制。《金匮要略》有云："趺阳脉浮而涩，浮则胃气强，涩则小便数，浮涩相搏。大便则坚，其脾为约。"解释了脾约是胃燥津伤所致的便秘，其中还载有过度发汗、泻下、利小便，导致肠道津液亏虚，胃肠干燥，粪便内结。

（6）责之于三焦 从三焦论治便秘最早论述首见于《诸病源候论•大便病诸候》，其曰："大便难者，由五脏不调，阴阳偏有虚实，谓三焦不和，则冷热并结故也。"《素问•六节藏象论》云："脾胃、大肠、小肠、三焦、膀胱者……能化糟粕，转味而出入者也。"《太平圣惠方》中亦云："大便不通者，由三焦五脏不和，冷热之气不调……壅塞不通也。"均提出了便秘的原因主要责之于"三焦不和"。

2. 阴阳立论方面

《伤寒论•辨脉法》认为："其脉浮而数，能食，不大便者，此为实，名曰阳结也。其脉沉而迟，不能食，身体重，大便反硬，名曰阴结也。"便秘属于阳结者的病因病机是外感风邪，连属阳明郁热；而阴结是感受寒邪，寒湿相凝，气机不通。

3. 气血立论方面

气滞、气虚、津亏、血虚、血瘀皆可导致大便不通。宋代时期提出气虚、血虚所致便秘的病因病机，如《扁鹊心书•便闭》曰："老人气虚，及妇人产后少血，致津液不行，不得通流，故大便常结。"清代的《证治汇补•秘结》指出："肾主五液。故肾实则津液足大便润。肾虚则津液竭而大便秘……要皆血虚所致。大约燥属肾，结属脾，须当分辨。"认为血虚是引发便秘的关键。

三、论治原则

《黄帝内经》首创便秘的治疗原则，《素问•阴阳应象大论》曰"其下者，引而竭之""中满者，泻之于内""其实者，散而泻之"。《素问•至真要大论》中提出"塞因塞用"的反治法指导临床治疗便秘。历代医家对便秘的辨证论治，主要从润肠通便、攻下泻热通便、行气通便、温里通便、补虚通便、祛风通便六个方面入手。

（1）润肠通便法治疗津亏肠燥型便秘 津液不足是肠道失于濡润，进而引起大便干燥难以排出的主要原因。造成津液不足的原因主要有阳明有热，损伤津液或常服泻药，耗气伤津。针对此型便秘，润肠通便法是首选，此法亦可用于其他类型便秘的辅助治疗。张仲景首创此法，并拟定了麻子仁丸以治疗胃燥津伤所致脾约证。

（2）攻下泻热通便法治疗胃肠燥热型便秘 张仲景在《伤寒论•辨阳明病脉证并治》中言："阳明病，脉迟，虽汗出不恶寒者，其身必重，短气，腹满而喘，有潮热者，此外欲解，可攻里也。手足濈然而汗出者，此大便已硬也，大承气汤主之。"提出了攻下泻热的治疗方法，并根据病情的轻重创立了大承气汤、小承气汤、调胃承气汤。

（3）行气通便法治疗气秘 大肠气机不畅、腑气不通最易形成气秘，而行气通便法是张仲景治疗因气机不畅导致气秘的又一创举。正如《金匮要略•腹满寒疝宿食病脉证治》所云："痛而闭者，厚朴三物汤主之。"

（4）温里通便法治疗阴秘 因寒邪凝滞所致的冷秘宜采用温里通便之法，此法亦为仲景所创。

《金匮要略·腹满寒疝宿食病脉证治》指出："胁下偏痛，发热，其脉紧弦，此寒也；以温药下之，宜大黄附子汤。"宋代《太平惠民和剂局方·治泻痢附秘涩》所载以半硫丸："除积冷，暖元脏，温脾胃，进饮食。治心腹一切痃癖冷气，及年高风秘、冷秘或泄泻等，并皆治之"。

（5）补虚通便法治疗虚秘　根据气血阴阳亏虚之不同，分别采用益气、养血、温阳、滋阴为主的方法治疗便秘，如《明医杂著·枳实丸论》载："症属形气病，形气俱不足，脾胃虚弱，津血枯涸而大便难耳。法当滋补化源。"指出调理脾胃、补益气血之法治疗便秘。

（6）祛风通便法治疗风秘　肺与大肠相表里，风邪犯肺，肺失宣降，腑气不通而致便秘。明代孙文胤在《丹台玉案·秘结门》中载："大法秘者调其气，结者润其血，而秘之得于风者，即于调气润血药中，加去风之剂则得之矣。"此法又称为"提壶揭盖"法。

（7）下法宜忌　古代医家对于便秘下法的适应证及禁忌证亦做了较为详尽的论述。《医林绳墨·秘结》曰："秘不可通，通则不利；结不可下，下不可妄投，如脉实大或沉而有力方下。"提示脉实大有力的便秘才可使用攻下法。《景岳全书·秘结》云："秘结证，凡属老人、虚人、阴脏人，及产后、病后、多汗后，或小水过多，或亡血失血，大吐大泻之后，多有病为燥结者，盖此非气血之亏，即津液之耗。凡此之类，皆须详察虚实，不可轻用芒硝、大黄、巴豆、牵牛、芫花、大戟等药，及承气、神芎等剂。"

四、用药经验

经检索查阅清代及以前中药治疗便秘的 61 篇相关文献，共用 91 种药物来治疗便秘，其中桃仁 14 次，大黄 12 次，甘草 10 次，麻仁 10 次，枳壳 9 次，槟榔 8 次，木香 7 次，陈皮 6 次，当归 6 次，升麻 6 次，杏仁 5 次。从中药类别的数目来看，频次由高到低居前 3 味的是补虚药（33.22%）、清热药（11.91%）、泻下药（9.81%）。

五、用方规律

用于治疗便秘的方剂有走马汤、竹叶黄芪汤、枳实导滞丸、枳壳丸、皂角丸、越鞠汤、小柴胡汤、五仁丸、通幽汤、通神散、天真丸、搜风润肠丸、四磨汤、升阳泻热汤、芍药甘草汤。其中，方剂构成数限定在 5 味以内药物出现频次较高的依次是：黄连 246 次，甘草 230 次，枳壳 198 次，大黄 151 次，当归 144 次，干姜 138 次，白术 137 次，白矾 115 次，木香 111 次，附子 110 次。方剂构成数限定在 10 味以内药物出现频次较高的依次是：甘草 647 次，当归 549 次，枳壳 441 次，黄连 426 次，大黄 384 次，白术 359 次，木香 324 次，干姜 301 次。

六、针灸治疗

（1）从经络角度　古籍中常选用膀胱经、肾经、胃经、任脉上的经穴，还涉及三焦经、肝经、脾经、督脉、大肠经及小肠经，如《灵枢·杂病》曰："腹满，大便不利，腹大……，取足少阴。"

（2）从腧穴角度　根据"经脉所过，主治所及"思想，《针灸甲乙经》载："卒疝，少腹痛，照海主之……"《玉龙歌》曰："大便闭结不能通，照海分明在足中。"《杂病穴法歌》曰："大便虚闭补支沟。"《针灸大成》中记载"三里主大便不通"。出现频次前七位的分别为照海、支沟、足三里、太白、神阙、章门、大肠俞。

第二节　现代发展

一、病名规范

古代文献将便秘称为"大便难""脾约""秘涩""秘结"等。1997 年实施的《中医临床诊疗术语疾病部分》把便秘归纳为症状性术语，2002 年卫生部制定的《国际疾病分类（ICD-10）应用指导手册》，正式将"便秘"明确地列为一个独立性病种（K59.001）。

二、病因病机

1. 病因

多因饮食不节，燥热内结，情志失调或素体亏虚等，致大肠失于濡润，传导功能失常，而便结难出。根据病因可分为原发性便秘（也称特发性便秘或功能性便秘）和继发性便秘。功能性疾病所致便秘主要由于结肠、直肠肛门的神经平滑肌功能失调所致，包括功能性便秘、功能性排便障碍和便秘型肠易激综合征（constipation-predominant irritable bowel syndrome，IBS-C）等。引起便秘的器质性疾病主要包括代谢性疾病、神经源性疾病、结肠原发疾病（如结肠癌）等。药物性便秘主要由抗胆碱能药物、阿片类药、钙拮抗剂、抗抑郁药、抗组胺药、解痉药、抗惊厥药等诱发。

2. 病机

可分为四个方面。其一，燥热内结。平素阳盛之体，嗜食辛辣厚味或热病余邪未尽，肠胃积热，津液耗损，燥热内结。其二，肠道气滞。情志失和或久坐少动，气机郁滞不宣，腑气通降失常，传导失职。其三，气阴两虚。劳倦内伤，年老体弱，妇女产后气血耗损，肠道失荣，推动乏力。其四，脾肾阳虚。久病久下，年老体衰，阳气不足，寒从内生，浊阴凝聚，温煦无权，肠道传送无力。

现代研究认为排便过程依赖肠道动力、分泌、内脏感觉、盆底肌群和肠神经系统等协调完成。功能性便秘的发病机制主要与结直肠动力障碍、盆底功能减弱、社会心理因素以及胃肠调节功能异常等有关，当前的研究主要集中在肠神经系统、卡哈尔（Cajal）间质细胞（ICC）、肠壁内神经递质的变化、结肠动力及肛门直肠功能等方面。

三、证候表现

参考中华中医药学会脾胃病分会 2011 年 1 月在深圳通过并颁布的《慢性便秘中医诊疗共识意见》以及《中医内科学》《中医病证诊断疗效标准》中便秘的中医证候分型标准，分为肠胃积热证、气机郁滞证、阴寒积滞证、气虚证、血虚证、阴虚证和阳虚证 7 个证型。

四、治则治法

1. 治则思路

（1）个体化综合治疗为先 应充分认识导致便秘的原因、去除诱发因素，搭配合理的膳食结构，适当增加饮水量和体力活动量，建立正确的排便习惯，解除患者对排便过度紧张的心理负担，调整精神心理状态，需长期应用通便药物维持治疗者要避免滥用泻剂。

（2）辅助治疗并举 对于治疗效果不佳的顽固性便秘患者，可采用辅助治疗帮助排便，包括中药保留灌肠、推拿疗法、敷脐疗法、穴位注射、心理干预、结肠水疗、生物反馈治疗等特色疗法。

（3）外科手术干预 对于慢传输型便秘，术式主要包括结肠部分切除术、阑尾或回肠造口顺行灌洗术、结肠旷置术等；对于出口梗阻症状明显的直肠内脱垂患者，主要采用经肛吻合器直肠切除术（STARR）及腹腔镜腹侧直肠补片固定术（LVMR），还有吻合器痔上黏膜环切术（PPH）；对混合型便秘，外科治疗时可先处理出口梗阻病因，若便秘症状未缓解，再针对传输减慢病因进行手术；也可在处理传输减慢病因的同时处理出口梗阻病因。

2. 治法探讨

近代医家常用的治法主要有行气导滞、滋阴润肠、健脾益气、温润通便、滋阴养血、清热润肠、疏肝理气、养血活血、行气活血、益气养阴、补益肝肾等法。其中行气导滞是临床最主要的治法，具体应用时常兼以润肠或补益等两种或以上治法同用。

五、临床论治

1. 辨病论治
由于便秘的共性病机是大肠腑气不降，所以治疗上以通降大肠腑气为主。

2. 辨证论治
中医治疗上，根据 7 个证型，分别治以泻热导滞，润肠通便；顺气导滞，降逆通便；温里散寒，通便导滞；健脾益气，行气通便；滋阴养血，增液润肠；温肾补阳，润肠通便，方剂分别选用麻子仁丸、六磨汤、大黄牡丹汤、黄芪汤、润肠丸、增液汤和济川煎加减。国内学者多在此基础上结合四诊辨证施治。

3. 专方加减
以专方为基础随证加减治疗便秘，如沈亚琴等采用电针天枢穴配合口服麻子仁丸加减治疗老年肠燥津亏型便秘，总有效率为 86.7%。曹彬等对纳入的 10 篇文献进行 Meta 分析，肯定了麻子仁丸加减治疗便秘的临床疗效。

4. 针灸治疗
针灸治疗可通过调节自主神经系统的信号传导，双向调节胃肠道运动、分泌、消化和吸收功能及肠道菌群分布，从而改善便秘症状；也可补益气血、调养脏腑、疏通经络、改善失衡，最终达到润肠通便的功效。第九版全国高等中医药院校规划教材《针灸学》中治疗本病的主穴是：天枢、大肠俞、上巨虚、支沟、照海。随证配穴：热秘配合谷、腹结，气秘配中脘、太冲，冷秘配关元、神阙，虚秘配关元、脾俞，大便干结配关元、下巨虚。总结近五年文献，最多选取足阳明胃经，其次是足太阳膀胱经；取穴最多的是天枢；配伍中本经配伍、交会经配伍应用较多；按部配伍中上下配穴、前后配穴应用居多；在特定穴配伍中，合募配穴应用最多、俞募配穴次之。在临床施治中据此规律将天枢、大肠俞、上巨虚、足三里、支沟作为主要穴位并随症加减。刘保延证实在 8 周内接受 28 次电针（天枢、腹结、百会、神庭、中髎）治疗缓解便秘效果不劣于普卢卡必利，且可以持续 24 周。裴丽霞发现选取百会、印堂、太冲、足三里、三阴交、天枢、上巨虚针刺 18 次，可以有效地治疗肠易激综合征，效果持续长达 12 周。

六、基础研究

1. 便秘的动物模型建立
便秘动物模型以药物诱导造模法为主，如复方地芬诺酯、洛哌丁胺、吗啡、硫糖铝等。复方地芬诺酯法常用于复制功能性便秘小鼠模型，洛哌丁胺法常用来复制大鼠便秘动物模型，探讨便秘药物的作用机制。复方苯乙哌啶法可用于制备慢传输型便秘动物模型，但建模周期长，应用较少。非药物干预造模法包括限水控食、低纤维饲料、冰水法等。

2. 中药治疗便秘效应机制探讨
中医药治疗便秘机制首先集中在单味药的药理研究，使用频率非常高的肉苁蓉，其通便作用主要依赖于半乳糖醇，能增强结肠收缩幅度，调整胃肠激素水平，增加肠蠕动，促进排便；常用的白术和枳实含有挥发油、内酯类、黄酮类等活性成分，对胃肠道平滑肌活动具有双向调节作用，两者配伍治疗慢传输型便秘（STC）的作用机制可能与恢复 ICC 数量及分布、调节肠神经系统（ENS）内神经递质的含量、促进胃肠动力、调节水通道蛋白（AQPs）的表达等有关。含白术-枳实配伍的中药复方在临床治疗 STC 中的应用颇为广泛，常见的中药复方包括枳术丸/汤、枳实消痞汤、益气开秘方、丹参枳术饮、养阴润肠方、便塞通合剂、益气养阴通便汤等。

第三节　特色治疗

1. 针灸

中华中医药学会制定的《中医肛肠科常见病诊疗指南》取穴方法是主穴：第 1 组：天枢、气海、上巨虚、足三里、百会。第 2 组：中髎、下髎、大肠俞、肾俞、脾俞。两组穴位隔日交替使用，留针 30min。临床根据证型加以配穴。

2. 推拿

腹部推拿具有调和气血、调节气机、增强胃肠蠕动，使粪团在肠道内运送有力的功能；同时，也使消化液得以快速分泌，肠道获得适量的水分，有利于粪便排出。通过临床及基础实验研究结果证实，腹部推拿治疗可有效调控与便秘型肠易激综合征相关的降钙素基因相关肠肽、血管活性肠肽、胆囊收缩素等脑肠肽成分物质的表达而达到治疗便秘的效果。天枢、中脘、足三里、大横、脾俞、大肠俞、气海是推拿治疗功能性便秘常选穴位，常用手法为摩法、推法、揉法、按法。

3. 刮痧

刮痧对局部神经经络的刺激和传导反射作用，能增强胃肠蠕动和消化液分泌，达到治疗便秘的作用。

4. 穴位埋线

穴位埋线，能刺激副交感神经，抑制交感神经，且可增加大肠紧张性收缩，而刺激大肠液分泌，润滑粪便，助于大便排出，能明显改善患者症状，复发率低，远期疗效好。文献报道，穴位埋线治疗便秘常选天枢、大肠俞、上巨虚、足三里、气海 5 个腧穴。

5. 耳穴贴压

耳穴贴压又名"耳穴埋豆"，是独具中医特色的外治法之一，"十二经通于耳"，耳与五脏六腑、十二经络关系密切，刺激耳穴能疏通经络，运行气血，调节脏腑功能，防治便秘。现代医学也认为，耳穴是机体信息的反应点和控制点，人体各脏器和各部分在耳廓都有一定的代表区，针刺耳穴就能调整相应的脏腑。此外，耳穴贴压可刺激穴下神经，通过自主神经反射，副交感神经兴奋，增强肠蠕动和排便刺激。

6. 中药穴位贴敷

穴位贴敷能对人体持续不断地产生共振效应，从而激发机体细胞活性，改善新陈代谢，并加速消化酶的合成，改善便秘，既可刺激穴位，又可促进药物有效成分渗透达到双重作用。药物可选用生大黄，穴位贴敷选穴常选神阙（首选）、天枢、关元等穴位。

7. 气功治疗

气功特有的呼吸形式能够加大膈肌活动度，增加腹腔压力，对胃肠道有按摩作用，可促进消化腺分泌和胃肠道运动。此外，气功能够练功入静，降低交感神经兴奋性，增高副交感神经张力，可加快胃肠蠕动和频率、胃排空时间。

8. 中药灌肠治疗

中药灌肠治疗便秘最早记载于《伤寒论·辨阳明病脉证并治》，历代沿用并有发展，有用盐水、肥皂水、药物灌肠。

9. 生物反馈治疗

生物反馈训练是一种生物行为治疗方法，利用生物反馈机制，让患者观察其自身生理活动信息，借此自我调节不协调的排便用力方式，从而达到减轻或消除异常生理变化的目的。

10. 三因制宜

便秘患者生活中应注意保持良好的饮食、生活习惯，足量饮水，均衡膳食，多吃富含膳食纤维的新鲜蔬菜及水果，适量运动，养成定时排便的好习惯，忌久蹲、努挣。出现精神心理障碍时要及时进行心理学干预。对于小儿便秘患者，还应规律如厕、记录排便日记，以及建立成功排便的奖励制度。对于妊娠期便秘患者，容积性泻药、聚乙二醇、乳果糖的安全性好、作用缓和且对胎儿无不良影响，可作为妊娠期便秘患者的首选泻剂。伴有糖尿病的便秘患者，除调整生活方式外，可使用容积性泻药、渗透性泻药。

第四节　名 医 学 验

1. 徐景藩

徐景藩教授擅用风药治疗便秘，从脏腑辨证可取其祛风宣肺、升发脾阳、疏肝理气之功；从气血辨证，可借其散火澄源、扬帆鼓气之力，配合其他通便之法治疗便秘。徐老强调临床运用风药治疗便秘应注意首选风药中润剂，如防风、荆芥一类，合理配伍养阴、清热、益气之品，用量宜轻、中病即止，以防其耗气伤阴之弊。徐老常于辨证的基础上参用桔梗、升麻、柴胡等风药以通秘结，喜用黄龙汤、济川煎、增液汤、四逆散等方加减，并自创升阳除湿防风汤、升阳散火汤。

2. 路志正

路志正教授治疗便秘注意扶正与祛邪兼顾，以调理脾胃为核心，重点把握"运""降""润""通"几个方面，临床常结合使用，即"运中有降，降中有通，通中有润"。临床常用健脾和胃，健脾祛湿，健脾益气养血，温中健脾，芳化湿浊，疏肝健脾等法治疗。临床较多使用柴胡疏肝散、大小承气汤、理中汤、归脾汤、补中益气汤、增液汤、济川煎加减。

3. 田振国

田振国教授提出"调肝理脾健胃，补肺强肾养心，通腑润肠"的治则，认为正气虚为老年性便秘的根本，治疗当"以补通塞，以补治秘"，其自创助阳通便膏基于大肠主津理论通补兼施，标本兼顾，用药独到。

便秘的病因及发病机制较为复杂，单纯从通便或某一个角度处理很难获得满意的疗效，虽然治疗方式众多，但维持稳定、持久的疗效较为困难，应遵循个体化治疗方案，必要时需要多学科合作。现代基础医学在便秘领域的研究颇多，但因其作用机制复杂，并没有十分明确的进展；现代药理研究虽然较多，可以部分解释中药作用机理，但由于中药复方成分的复杂性，以及在配伍、剂量、剂型等方面的多变性，完全阐明其作用机制还有待进一步研究。

（林爱珍　刘佃温）

第七章 锁 肛 痔

课程思政提要：结直肠癌是最常见的恶性肿瘤之一，全球发病率每年以 4%的速度逐年上升，在我国发病率已居恶性肿瘤第三位。随着科技的进步和医学的发展，结直肠癌诊疗水平不断提高，但如今民众的需求已不仅仅是延长生命，对生活质量也提出了更高的要求。如何发挥中医药优势，在中医药理论指导下，提出结直肠癌防治的新思路、新方法、新手段，守正创新，中西医协同，努力满足人民日益增长的对美好生活的需求，保障人民健康生活，这是中医药医务工作者应尽的一份责任。

锁肛痔是发生在肛管直肠部位的恶性肿瘤，相当于现代医学的肛管直肠癌。本病的发病年龄多在 40 岁以上，且随着年龄的增长发病率愈高，男性多于女性。本病发病年龄趋向年轻化，且年轻患者的恶性程度较高。本病早期特点是便血、大便习惯改变，后期特点正如《外科大成·痔漏篇》所说"锁肛痔，肛门内外如竹节锁紧，形如海蜇，里急后重，便粪细而带扁，时流臭水"。本病多由饮食不节、忧思抑郁、久痢久泻或息肉虫积等引起，湿热下注、火毒内蕴、结而为肿为本病之标，正气不足、脾肾亏虚乃本病之本。本病一经诊断，应及早采取根治性手术治疗。手术、放化疗后及中晚期患者，采用中医药治疗能有效地降低放化疗的毒副作用，增强机体抗病能力，改善生活质量，提高远期疗效。中医辨证常分湿热蕴结、气滞血瘀、气阴两虚三个证型。外治以清热解毒抗癌之药物水煎取汁保留灌肠，肛管癌溃烂者可外敷九华膏或黄连膏。预防调护方面，定期体检，合理饮食，保持健康乐观心态，规范并早期治疗息肉、溃疡性结肠炎等疾病，若出现便血、排便习惯改变等情况，应尽早就诊。

第一节 历 史 积 淀

一、病名源流

中医古代文献里虽未见到明确的关于肛管直肠癌病名的记载，但根据描述，古代已对该病有了一定的认识，并出现以临床症状、特征、形态等命名的情况。《灵枢·五变》中就提到"人之善病肠中积聚者"，以"积聚"病名代指肠中恶性肿瘤。而在《灵枢·水胀》则提出"肠覃"这一病名。明清时期龚廷贤在《寿世保元》中又提出"肠风""脏毒"的称谓。祁坤在《外科大成·痔漏篇》中提出"脏痈痔"，并正式提出"锁肛痔"这一病名，有"锁肛痔，肛门内外如竹节锁紧，形如海蜇，里急后重，便粪细而带扁，时流臭水，此无治法"的描述。此外恶性肿瘤均归属于中医学癌、岩、癥瘕范畴。

二、病因病机

锁肛痔为肠道增生性疾病，关于古代文献病机的研究，可从痔、瘘、息肉、疮等疾病中进行挖掘。但锁肛痔为恶性肿瘤，区别于其他良性增生性疾病而言，该病以毒立论，痰瘀毒聚为基本病机，其中正虚为本，邪实为标，其发病是内因和外因共同作用的结果。

《灵枢·水胀》曰"肠覃者，寒气客于肠外，与卫气相搏，气不得荣，因有所系，癖而内着，恶气乃起，息肉乃生"，提出"恶气"也就是毒的因素。陈实功在《外科正宗·痔疮论》中也提到："积毒深者，其形异而顽恶。"可见毒为恶性肿瘤发病及难治的原因。同样《灵枢·刺节真邪》中也记载，"有所结，气归之，卫气留之，不得反，津液久留，合而为肠瘤，久者数岁乃成，……凝结日以易甚，连以聚居，为昔瘤，以手按之坚。"气滞血瘀，津液留而成痰湿，凝结日久，痰瘀毒聚而发肿瘤类疾病。

《灵枢·百病始生》云："两虚相得，乃客其形。是故虚邪之中人也，留而不去，传舍于肠胃之外，募原之间，留着于脉，稽留而不去，息而成积。"提出正虚是胃肠肿瘤类疾病发病的前提。朱丹溪也认为"脏腑本虚"是肛肠病发病的基础，在《丹溪心法·痔疮》中提出："因脏腑本虚外伤风湿，内蕴热毒，醉饱交接，多欲自戕，以故气血下坠，结聚肛门宿滞不散而冲突为痔也。"不仅提出本虚之内因，还提到了外感、饮食所伤、房事劳伤等多种致病因素。

《外科正宗·脏毒论》中则提出："又有生平情性暴急，纵食膏粱或兼补术，蕴毒结于脏腑，火热流注肛门，结而为肿，……无奈饮食不餐，作渴之甚，凡犯此，未得见其有生。"《诸病源候论》也认为："积聚痼结者，是五脏六腑之气已积聚于内，重因饮食不节，寒温不调，邪气重沓，牢痼盘结者也。若久即成症。"且提到："大肠虚热，其气热结肛门，故令生疮。"情志内伤、饮食不节酿生湿热，下注肛门，结而为肿，也就是张从正认为的"湿热"郁而下注是肛肠病的主要病机。

此外，《疮疡经验全书》提出："……以上诸痔……亦有父子相传者，母血父精而成。"可见古人对遗传因素在肛肠类疾病的影响已有深刻认识。

三、临床表现

在早期文献中，锁肛痔多散见于痔瘘病症中论述。如陈实功在《外科正宗·痔疮论》中说："积毒深者，其形异而顽恶；……气血日有所伤，形容渐有所削，若不早治，终至伤人。"《外科大成·痔漏篇》中记载："脏痈痔，肛门肿如馒头，两边合紧，外坚而内溃，脓水常流，此终身之疾，治之无益。"描述肛门直肠癌晚期，癌肿坚硬，肛门紧锁，大便变形，流脓血臭水，并可出现恶病质表现，预后差。

明代医家龚廷贤在《寿世保元》中记载："夫肠澼者，大便下血也。又谓肠风、脏毒是也。"因肛管直肠癌初期，症状不明显，常表现为排便习惯改变和便血，往往与痢疾、痔疮、肠炎等难以鉴别，故古代文献中确切的记载相对较少，而以晚期表现为主。

四、治疗

古代医家对锁肛痔治疗、预后方面的认识，多以"无法治"、"不治"、"治之无益"或"难治"居多。《外科大成》提出："痔有三不医，为番花痔、脏痈痔、锁肛痔也，虽强治之，恐未能全效。"但总体来说，锁肛痔内治以分期治疗、对症治疗、专方治疗等为主，并有多种外治方法。

（1）分期治疗　《外科启玄·脏毒痔疮漏疮》提出："谷道生疖曰脏毒，最痛，初则内疏，次则内托，排脓溃后，慎房事，戒浓味气怒，若不谨守，恐生漏毒，亦有丧生者，黑者难治。"

（2）对症治疗　《外科大成》中记载扁柏丸，用于痔漏肠风脏毒等下血及吐血血崩等症；二妙丸，用于内痔脏毒出血。

（3）专方治疗　唐代孙思邈在《千金方》中记载"治诸疾，破积聚，太一神明陷冰丸"。《普济本事方》记载有"治肠风脏毒，槐花散"。

（4）外治　可从痔瘘探究，《五十二病方》中介绍了熏痔法；《伤寒论》中介绍了肛门栓剂；《刘涓子鬼遗方》中介绍了外敷药物治疗肛肠疾病的方法；《诸病源候论》则介绍了防治肛肠疾病的导引术。根据多种文献的记载，均有熏洗、敷药、针灸等治疗方法，可见各医家均注意到根据部位的特殊性来选用外治方法。早在宋代《太平圣惠方》中就有结扎法记载："用蜘蛛丝，缠系痔鼠乳头，不觉自落。"其实质是阻断气血，使痔核坏死脱落的方法，类似于现代结扎法去瘤。

第二节 现 代 发 展

一、病名规范

肛管直肠癌属于中医文献中癌、岩、积聚、肠覃、肠风、脏毒、脏痈痔、锁肛痔等范畴，病名繁杂，现将肛管直肠癌规范称之为锁肛痔。

二、病因病机

蔡善荣、郑树等人认为肠息肉史、慢性腹泻、慢性便秘、黏液血便、精神刺激史、饮水不洁史、饮食因素、阑尾手术史和家族肿瘤史等是大肠癌发病的高危因素。高脂肪、高蛋白、低膳食纤维的摄入是结直肠癌主要致病因素。大肠癌发病也与环境因素和遗传因素相关，并且青年患者受遗传因素影响更大，有家族肿瘤史的大肠癌患者预后好于无家族史的患者。

国医大师周仲瑛提出了癌毒病机理论，认为脾气亏虚是结直肠癌前病变发生的根本病机，湿热蕴结是其发展条件，癌毒内生是癌变之关键所在。结直肠癌的病性属本虚标实，以脾气亏虚为本，湿热瘀毒为标，提出"湿热瘀毒、脾气亏虚"是结直肠癌的核心病机，湿、痰、瘀、毒、虚为其主要病理因素，"癌毒流注"是大肠癌转移的核心病机。

纵观现代各医家对锁肛痔的病机阐述，总体来讲未脱离古代文献所载的病因病机，以湿热下注、痰毒蕴结、气滞血瘀为标，正气亏虚、脾肾两亏为本。

三、诊断

肛管直肠癌早期无特殊症状，初期以便血或大便习惯改变为常见症状，查体直肠黏膜或肛管皮肤可触及小硬结。早期最直接的诊断方法是直肠指诊，或者肠镜筛查，最终的诊断需要病理确诊。但疾病早期患者重视不够，医生也容易忽略必要的指诊检查，不利于肛管直肠癌的早期筛查和诊断。

粪便潜血试验作为大肠癌普查的首选方法，简单易行，费用低，目前已纳入常规体检项目，但特异性较差。

外周血循环肿瘤 DNA（ctDNA）在结直肠癌的检测中也开展起来，并逐渐体现出其高特异性及高敏感性优势。

多项研究表明，粪便结直肠癌基因检测是一种敏感性较高的结直肠癌早期诊断方法，已被纳入《国际结直肠癌筛查指南》。

直肠 MRI 是直肠癌术前分期的首选检查方法，可显示肿瘤的位置、形态及浸润深度，用于评估直肠癌的分期，壁外血管内侵犯，环周切缘、淋巴结转移等不良预后因素，从而指导选择最佳治疗方案。

四、治疗

本病一经诊断，根治性手术切除是首选，手术是去除毒瘤最有效的方法。近 10 余年来，直肠癌腹腔镜手术已经成为主流，机器人手术在中低位直肠癌中逐渐体现优势，保留盆自主神经、全系膜切除、膜解剖等概念已经成为临床手术的重要规范。肛管癌多为鳞状细胞癌，应选择放疗为主，结合手术的治疗方法。若晚期无法行根治性手术而有肠梗阻者，可行结肠造瘘。但无论手术与否，均可根据患者整体情况及肿瘤分期行新辅助及中医药等综合治疗。

中医药在本病的治疗方面具有特色和优势，尤其是在减毒增效方面发挥重要作用，并能延长患者生存期，提高生活质量。中医药治疗当明辨虚实攻补，遵循扶正不留邪，祛邪不伤正原则。

国医大师周仲瑛在治疗大肠癌时多从脾虚胃弱、湿热浊瘀论治，以健脾升清、降胃燥湿、清热化浊为主法，兼以抗癌解毒，以行气解郁、消痰散结、活血化瘀、搜剔通络为参。国医大师徐景藩认为大肠癌治疗中扶正健脾应贯穿整个治疗过程，以扶正固本、调理脾胃为先。国医大师王晞星对大肠癌的治法是在"和法"理念中，以"从脾胃论治"为指导，以扶正祛邪、解毒抗癌为治疗大法。主张用药选择平和之品，谨防温燥、寒凉之药伤及脾胃，更忌贪功冒进，滥用攻伐，使胃气更败。

张远兰等人对化疗联合中药治疗结直肠癌患者（1057 例）与单纯化疗患者（969 例）进行随机对照试验，结果显示化疗与中药联用可降低结直肠癌患者化疗后不良反应，对提高疗效及生存质量、延长生存期有益。

中药保留灌肠也是本病较常用的方法。近年来，随着加速康复外科的提出，中医药在加速康复外科方案中的应用逐渐受到重视，优化了加速康复外科的疗效。

五、预防调摄

治未病的思想对于大肠癌防治有着极其重要的作用，包括未病先防、既病防变、病后防复三个方面，在大肠癌方面具体表现为预防癌前病变、延缓肿瘤进展、减少肿瘤复发。陈玉根发现乌梅提取物能够有效预防 AOM-DSS 诱导的肠病癌变，具有防控肠道炎癌转化作用，并能够有效控制肠癌迁移转移。刘沈林认为大肠癌术后肠功能紊乱缠绵反复，乃癌毒作祟，癌毒易走窜，久病易入络。对缠绵难愈患者，治疗时使用抗癌解毒药如白花蛇舌草、半枝莲、山慈菇等，加入一二味虫类药可获佳效，如蜈蚣、全蝎搜剔解毒，通络止痛。

结合大肠癌病因病机，其预防应从改善日常生活方式开始，养成健康的饮食习惯，改善生活方式，保持良好的心态，定期体检等。

六、基础研究

1. 发病机制研究

结直肠癌发病机制复杂多样，涉及体细胞突变、基因融合、遗传不稳定性和表观遗传学改变等因素。有研究表明 Wnt 途径调节大肠腺瘤性息肉病突变的成分在 >80% 的早期结直肠癌中被发现，被认为启动了结直肠上皮的恶性转化；DNA 甲基化与结直肠癌的关系密切；肠道胆汁酸（BA）水平升高会损害结肠黏膜，促进结直肠癌进展；法尼醇 X 受体（FXR）是 BA 动态平衡的主要调节器，FXR 敲低可导致慢性结肠炎小鼠肠道肿瘤发生进展；NF-κB 信号通路的过度激活与结直肠癌的细胞增殖、凋亡、血管生成、炎症、转移和耐药密切相关；另外肠道微生物群也在结直肠癌的发生发展过程中扮演重要的角色。

2. 临床效应研究

结直肠癌的靶向治疗及免疫治疗地位逐渐上升。目前研究表明免疫联合化疗±靶向药物一线治疗微卫星稳定（MSS）患者极具潜力，有望更进一步改善 MSS 人群的预后；V-Ki-ras2 Kirsten 大鼠肉瘤病毒癌基因同源物（KRAS）G12C 突变晚期结直肠癌迎来新突破，adagrasib 单药或联合西妥昔单抗可大幅提升预后。

第三节　特色治疗

1. 中药坐浴

中药坐浴可以使中药直接作用于局部病灶皮肤黏膜而发挥作用，多用于术后吻合口炎或直肠前切除综合征引起的肛周皮肤损害。

2. 保留灌肠

保留灌肠可让药物直接与病灶黏膜充分接触，吸收效果好，并可直接作用于破溃的肿瘤表层。表层肿瘤细胞代谢生长最活跃，对药物的敏感性亦强，且保留灌肠接触时间较长，因此保留灌肠是肠道肿瘤治疗的重要手段。除中药保留灌肠以外，临床上也有化疗药物等保留灌肠。王一飞等人研究表明，采用新辅助化疗联合甘露醇灌肠治疗局部晚期直肠癌，可以在不增加术后并发症发生率的基础上，缩短手术时长及保证手术 R0 切除，还可有效延长患者生存时间。

3. 三因制宜

根据患者年龄、性别、有无家族史、有无肠道息肉、溃疡性结肠炎及便血、排便习惯改变等个体化表现，制定不同的筛查和管理方案。对于明确诊断锁肛痔的患者，只要条件允许，首选手术治疗；对于有结直肠肿瘤家族史的患者，应加强随访筛查工作；对于有炎症性肠病的患者，积极治疗原发病的同时，加强检测，防治癌变的发生；对于出现便血、排便习惯改变且有报警症状的患者，需要进行肠镜检查明确病因；对于锁肛痔术后患者，在新辅助治疗的同时，尽早使用中医药干预，有助于术后康复，注重使用补气养血之品提高免疫力，恢复正气。在恶性肿瘤的治疗中，清热解毒法较为常用，该法所用药物性味寒凉，在秋冬阴气旺盛之时使用应特别注意其用量，以免损伤人体阳气，影响脾胃运化功能。中年患者多身体盛壮、气血充实，治疗时应以攻邪为主，多用理气清热、解毒活血之药；老年患者多脏腑气衰、气血亏虚，治疗时用药量宜轻，兼以扶正为主，多用益气健脾、补血养血之品。对于部分地区有喜食腌菜等习惯，应及时纠正饮食习惯。

第四节 名 医 学 验

1. 刘尚义

国医大师刘尚义认为肝肾亏虚是结直肠癌发病关键，湿毒蕴结下至大肠而致，首倡"引疡入瘤、从膜论治"学术思想，并树立疡药疗瘤大法。采用对药治疗，如鳖甲-莪术药对活血化瘀、冬凌草-葎草药对清热解毒、生地黄-熟地黄药对扶正补虚、玉竹-石斛药对标本兼顾。其多年经验方化癥扶正汤广泛用于各种恶性肿瘤。

2. 朴炳奎

朴炳奎教授基于"百病皆由气生"的理论，认为本虚标实是大肠癌病因，气阴亏虚是发病之根本。治疗上应调补气血阴阳、扶正培本，强调用药宜中正平和，少用猛攻之药。常用白术、山药、黄芪、太子参益脾、肾及肺气；枳壳、陈皮、木香、苏梗调脾胃、肺、肝气机；沙参、枸杞子、女贞子养脾胃、肾、肺之阴。

3. 周维顺

周维顺教授认为大肠癌多因外感邪毒、饮食失节、运化失常，以致气血痰瘀毒互结而成。临证多予活血化瘀、解毒通腑之品，常用方药：当归、赤白芍、桃仁、红花、川芎等。

4. 柴可群

柴可群教授认为肠癌发病基本病机是"正虚为本、痰毒为患、情志失畅"，痰毒是肠癌形成与发展最根本的病理性产物。提倡"健脾补肾、化痰解毒、疏肝解郁"抗癌三法。临证中注重以通为用、病证结合、酌情祛邪；注重"治未病"理论的运用，遵循脏腑经络的表里关系，循经用药，防治肠癌复发及肺、肝等处转移。

随着医学的发展和进步，尽管中西医对锁肛痔的认识不断加深，治疗手段也不断有所改进，但目前仍存在一些问题。

一是如何提高锁肛痔早期的诊断率。该问题的根本在于如何提高肠癌早期的筛查参与率，而无创、简单易行、费用适中、特异性高的筛查方法是提高筛查参与率的重要保障。另外针对有家族病史、长期慢性肠炎、老年人等高危人群，应加强筛查和健康宣教。

二是放疗、化疗和手术时机的选择。尽管手术是治疗直肠癌的首选方案，综合治疗也逐渐受到重视，尤其是中晚期肿瘤患者，手术方式和手术时机的选择尤为重要。新辅助放化疗加全直肠系膜切除手术（TME）已经成为局部进展期中低位直肠癌的标准治疗方法。新辅助治疗瘤体缩小后可以提高低位直肠癌的保肛率，从而提高患者生活质量。部分患者通过术前放化疗甚至能达到完全临床缓解，对于这部分患者是等待观察还是外科手术，目前还存在争议。如何根据患者病情、个体差异，制定精准化、合理化的综合治疗方案，需要积累更多的临床证据。

三是规范中西医协同及多学科协作治疗锁肛痔。随着医学技术的进步，早期诊断、微创手术、新辅助诊疗、靶向诊疗等现代技术对于提高患者生存时间和生存质量发挥了重要作用，但如何有效预防肠癌发生，减少化疗、手术、放疗等所带来的并发症，如何更好地促进患者康复，中医药仍然具有不可替代的作用，中医药全生命周期、精准诊疗理念也在逐步引入肿瘤治疗领域，中西医药和多学科协同诊疗锁肛痔仍然是值得深入挖掘和探讨的问题。

（孙平良　陈玉根）

第八章 肠 澼

课程思政提要：肠澼（溃疡性结肠炎）是一种难以治愈的慢性疾病，可能需要终身服药以维持缓解、减少复发和并发症。因此，对患者的长程管理非常重要，既要让患者树立战胜疾病的信心，又要加强医患沟通，提高患者治疗依从性。肠澼具有反复发作的临床特点，临床诊疗过程中应鼓励患者建立积极乐观的心态，规范地治疗以延缓病情加重，避免严重并发症的出现，让患者在维持长期缓解的情况下正常地工作、生活和学习。

肠澼相当于现代医学的溃疡性结肠炎。溃疡性结肠炎（ulcerativecolitis，UC）是一种病因不明的慢性非特异性肠道炎症性疾病，多发生于青壮年，发病高峰期为 20 岁到 49 岁，性别差异不明显。溃疡性结肠炎主要临床特点为腹痛、腹泻、里急后重、黏液脓血便，以及不同程度的全身症状如发热，消瘦，关节疼痛等；病变主要累及大肠黏膜及黏膜下层，以直肠首发为多见。肠外并发症可能会出现皮肤黏膜病变，眼部病变，骨关节病变，肝胆病变等。溃疡性结肠炎属于中医学"痢疾""久痢"等范畴。中医认为素体脾气虚弱是发病基础，感受外邪、饮食不节（洁）、情志失调等是主要的发病诱因。病位在大肠，但多与肝、脾、肺、肾诸脏的功能失调有关。病理特征为本虚标实。活动期多属实证，病机为湿热蕴肠、气血不调，而重度以热毒、瘀热为主，反复难愈者应考虑痰浊血瘀的因素。缓解期多属虚实夹杂，病机为脾虚湿恋、运化失健。活动期的治法主要为清热化湿、调气和血、敛疡生肌。缓解期的治法主要为健脾益气，兼以补肾固本，佐以清热化湿。

第一节 历 史 积 淀

一、病名源流

肠澼在不同的历史时代，又被称为"久痢""休息痢""痢疾"等，中医学对肠澼的认识已有两千多年的历史，同时积累了丰富的临床经验。

肠澼首见于《黄帝内经》，并指出其症状主要有"便血""下白沫""下脓血""腹痛"。张仲景在《金匮要略》中将泄泻、痢疾统称为下利。但对"痢疾"每以"便脓血""下重""圊脓血"别之。并对"久痢""休息痢"提出了初步的认识。《难经》将肠澼归于泄泻范畴并有小肠泄与大瘕泄的区别，并将症状更加形象和全面地描述为"里急后重"。隋代的巢元方在《诸病源候论》中将肠澼称为痢疾。宋代陈无择在《三因极一病证方论》中认为痢疾即是滞下，又有"久痢"之称。明清时期将肠澼称为"痢疾""久痢"。

二、病因病机

历代医家关于肠澼的病因论述主要分为外感、内伤两端，其中外感病因主要指六淫之邪，内伤病因则包括饮食不节、情志失调及素体脏腑虚损。

《黄帝内经》对于肠澼病因病机的论述诸多，如《素问·气厥论》曰："肾移热于脾，传为虚，肠澼，死不治。"认为肠澼是由于肾移热于脾。《素问·太阴阳明》曰："食饮不节，起居不时，则阴受之。阴受之则入五脏，入五脏则䐜满闭塞，下为飧泄，久为肠澼。"认为饮食不节，起居不时，久为肠澼。张仲景在《金匮要略·呕吐哕下利病脉证并治》中曰："下利脉数而渴者，今自愈。设不差，必清脓血，以有热故也……下利寸脉反浮数，尺中自涩者，必圊脓血。"认为热邪是肠澼便脓血的原因。巢元方指出痢疾形成的原因是荣卫不足，肠胃虚弱，冷热之气乘于肠间。《诸病源候论》曰："凡痢皆由荣卫不足，肠胃虚弱，冷热之气乘虚入客于肠间，肠虚则泄，故为痢也。"陈无择将痢疾的病因分为内因、外因和不内外因。《三因极一病证方论·滞下三因证治》曰："古方云：风停于肤腠后，乘虚入客肠胃，或下瘀血，或下鲜血，注下无度，湿毒下如豆羹汁，皆外所因之明文也；古方有五泄，因脏气郁结，随其所发，便利脓血，作青黄赤白黑之不同者，即内所因也；又饮服冷热酒醴醺醺，纵情恣欲，房室劳逸，致损精血，肠胃枯涩，久积冷热，遂成毒痢，皆不内外因。"

三、临床表现

肠澼主要症状为腹泻、腹痛、里急后重以及赤白脓血便，古代医家对此也有明确的认识。早在《黄帝内经》中就指出其症状主要有"便血""下白沫""下脓血""腹痛"。张仲景在《金匮要略》中指出痢疾主要有"腹痛""便脓血""下重""圊脓血"等症状，《难经》中使用"里急后重"来描述肠澼，更加形象和全面，一直沿用至今。《济生方·痢疾》曰："大凡伤热则为赤，伤冷则为白，……冷热交并，则赤白兼下。"认为痢疾的症状多为赤白脓血便。对于休息痢的症状《诸病源候论》中指出乍发乍止为主要特点。

四、论治原则

《金匮要略·下利病脉证治》云："热利下重者，白头翁汤主之。"采用清热解毒，凉血止利之法治疗热利。严用和在《济生方·痢疾》中曰："余每遇此证，必先导涤肠胃，次正根本，然后辨其风冷暑湿而为治法。故伤热而赤者清之，伤冷而白者温之，……又如冷热交并者，则温凉以调之。"先用通利之法荡涤肠胃，再辨其风冷暑湿采用相应治法。

刘河间在《素问玄机原病式》中曰："故治痢者，必用寒以胜热，燥以胜湿，少加辛热佐之，以为发散开通之用也。"采用寒以胜热，燥以胜湿，佐以辛热之法治疗痢疾。

《东垣试效方·泻痢肠澼论》中指出："假令伤寒，饮食，致满，而传飧泄者，宜温热之剂以消导之。伤湿热之物，而成脓血者，宜苦寒之剂以内疏之。风邪下陷者，升举之。湿气内胜者，分利之。里急者，下之。后重者，除之、调之。腹痛者，和之。洞泻肠鸣，无力不及拈衣，其脉弦细而弱者，温之、收之。脓血稠黏，数至圊而不能便，其脉洪大而有力者，寒之、下之。大抵治病，当求其所因，细察何气之胜，取相克之药平之，随其所利而利之，以平为期，此治之大法也。"采用求其所因的辨证论治法则治疗肠澼。

五、用药禁忌

何梦瑶在《医碥·杂症》中指出了明确的用药禁忌。"初起忌温补，即胃气虚弱亦不宜，黄芪尤禁，用之则发胀。忌兜塞，亦禁升麻，非元气下陷而用之，升毒上干，速死之道。忌利小便，非湿盛小便不通而利之，致津竭热炽，必剧。忌发汗，非表证而妄汗，致津涸热盛，必剧。禁酒，痢时酒则难愈，愈后酒则复发。"

六、代表方剂

纵观古代医家，对肠澼的治疗积累了丰富的经验，也留下了大量的方剂延续至今。

《伤寒论》中记载用大承气汤、白头翁汤以及桃花汤治疗下利。《备急千金要方》中记载用温脾汤、附子汤、大桃花汤、厚朴汤、乌梅丸、七味散等治疗痢疾。《太平惠民和剂局方》中记载用香连丸治疗痢疾。《外台秘要》中记载用崔氏马蔺子散、当归汤、安石榴汤治疗痢疾。《圣济总录》中记载用干姜丸、四神丸、当归丸、当归散、阿胶汤、茯苓丸、厚朴散治疗痢疾。《太平圣惠方》中记载用白术散、白矾散、阿胶丸、黄丹散治疗痢疾。《医学衷中参西录》中记载用解毒生化丹、天水涤肠汤、通变白头翁汤、通变白虎加人参汤治疗痢疾。《兰室秘藏》中用茯苓汤治疗痢疾。《脾胃论》中用诃黎勒丸治疗痢疾。

七、预后调摄

早在《黄帝内经》中就记载通过脉诊来预测肠澼的预后,《素问·通评虚实论》曰:"帝曰:肠澼便血何如?岐伯曰:身热则死,寒则生。帝曰:肠澼下白沫何如?岐伯曰:脉沉则生,脉浮则死。帝曰:肠澼下脓血何如?岐伯曰:脉悬绝则死,滑大则生。帝曰:肠澼之属,身不热,脉不悬绝何如?岐伯曰:滑大者曰生,悬涩者曰死,以脏期之。"《诸病源候论》中同样重视脉诊,从脉诊丰富了该病的预后,"秋冬诊其脾脉,微涩者为内溃,多下血脓。又脉悬绝则死,滑大则生。脉微小者生,实急者死。脉沉细虚迟者生,数疾大而有热者死。"

孙思邈在《千金方》中指出了坚持服药和饮食宜忌的重要性。"凡服止痢药,初服皆剧,愚人不解,即止其药不服,此特不可,但使药与病源的相主对,虽剧但服,不过再三服,渐渐自知。非其主对者,慎勿服也。""凡痢病通忌生冷酢滑,猪鸡鱼油、乳酪酥干脯酱粉咸。所食诸食,皆须大熟烂为佳,亦不得伤饱,此将息之大经也。若将息失所,圣医不能救。"

第二节 现 代 发 展

一、病名规范

古代医家将溃疡性结肠炎归属于肠澼、痢疾、久痢、休息痢等范畴,新中国成立后,随着现代医学的不断发展,将该病的名称统一表述为"溃疡性结肠炎"。

二、病因病机

1.病因

立足于临床实践,现代中医学者对溃疡性结肠炎病因的认识与古籍所示并无二致,仍认为是以脾肾虚损为基础,时因外邪、饮食、情志等因素诱发或加重。西医学认为溃疡性结肠炎的发病机制尚不十分清楚,目前的研究认为遗传、环境、饮食、肠道菌群及免疫等因素之间的相互作用与溃疡性结肠炎的发生密切相关。

2.病机

现代中医学者在继承前人经验的基础上,对溃疡性结肠炎的病机有了进一步的认识。徐景藩认为溃疡性结肠炎病及脾、肾、肝三脏,以脾肾不足为本,常兼肝郁气滞,湿热瘀血壅滞肠腑为其病机关键。叶柏教授认为溃疡性结肠炎以脾虚为本、郁热为标,为"阴火"所致。沈洪教授结合临床经验提出湿热致瘀、瘀热伤络是本病脓血便的主要病机。李华山教授提出本病病机为本虚标实:本虚为脾肾亏虚,正气不足;标实为大肠湿热,气机不畅。周建华教授认为,溃疡性结肠炎的病机关键在于湿热内盛、寒热错杂,主张应用辛开苦降法治疗,取得了满意的疗效。

三、证候表现

现代中医学者结合前人经验总结出溃疡性结肠炎的主要证型有大肠湿热证、热毒炽盛证、脾虚湿蕴证、寒热错杂证、肝郁脾虚证、脾肾阳虚证、阴血亏虚证七大证候。①大肠湿热证主要表现为腹痛,腹泻,便下黏液脓血。②热毒炽盛证主要表现为便下脓血或血便,量多次频,发热,腹痛明显。③脾虚湿蕴证主要表现为大便溏薄,黏液白多赤少,或为白胨。④寒热错杂证主要表现为下痢稀薄，夹有黏胨，反复发作。⑤肝郁脾虚证主要表现为腹痛即泻，泻后痛减，常因情志或饮食因素诱发，大便次数增多。⑥脾肾阳虚证主要表现为久泻不止，夹有白冻，甚则完谷不化，滑脱不禁，形寒肢冷。⑦阴血亏虚证主要表现为排便困难，粪夹少量黏液脓血。

四、治则治法

溃疡性结肠炎的治法应当分活动期、缓解期论治，活动期的治法主要为清热化湿、调气和血、敛疡生肌。缓解期的治法主要为健脾益气兼以补肾固本，佐以清热化湿。还需根据病情轻重程度采用不同的治疗方式。如重度患者应采取中西医结合治疗，中医治疗以清热解毒、凉血化瘀为主；轻中度可用中医方法辨证治疗诱导病情缓解。根据溃疡性结肠炎病变累及结肠部位的不同，采用对应的给药方法。如直肠型或左半结肠型可采用中药灌肠或栓剂治疗，广泛结肠型采用中药口服加灌肠联合给药。

五、临床论治

当代中医学者在继承古人经验的基础上，对溃疡性结肠炎的治疗又有了较大的进展。

1. 辨证论治

在七大证型的基础上，各医家对溃疡性结肠炎的治疗又有不同的见解和认识。韩捷教授认为儿童溃疡性结肠炎与先天肾虚及后天脾虚有关，且先后天相互滋养，运化输布无力聚而为湿，湿邪日久化热发为本病。在临床治疗儿童溃疡性结肠炎采用四神丸合参苓白术散加减，取得了满意的疗效。

2. 专方加减

有些医家以专方为基础，随症加减治疗溃疡性结肠炎，如张凯麟用柴胡芍药汤（柴胡18g，白芍40g，制半夏18g，当归40g，黄芩18g，黄连18g，枳壳18g，槟榔18g，木香18g，白头翁24g，甘草12g）为主方，加减治疗溃疡性结肠炎患者，总有效率达95.2%。

六、基础研究

1. 溃疡性结肠炎模型的建立

葡聚糖硫酸钠（dextran sulfate sodium salt，DSS）是目前最常用、最有效的诱导溃疡性结肠炎的药物，该动物模型症状表现与人类溃疡性结肠炎极为相似，主要表现为腹泻、黏液样便、粪便潜血、肉眼血便、重量减轻、活动度减少。迄今为止已经有超过8000多篇文章应用诱导溃疡性结肠炎的模型。

2. 中医药治疗溃疡性结肠炎的效应机制探讨

研究发现，中医药可以从减轻肠道炎症、调节肠道菌群、调控相关信号通路、调节细胞因子、减轻氧化应激和调节细胞凋亡等多种途径来改善溃疡性结肠炎。

第三节 特色治疗

1. 直肠给药

中药灌肠可使药物直达病所，提高病变部位血药浓度，又可保护肠道的溃疡面，改善局部血运，促进溃疡面的愈合。刘启旺等人观察100例直肠型溃疡性结肠炎患者，发现中药灌肠联合美沙拉嗪栓对直肠型溃疡性结肠炎治疗效果显著，总有效率为94%。

2. 针灸治疗

针灸治疗是通过腧穴、经络的传导作用，使经络通畅，气血协调，从而达到治疗疾病的目的。杨金锁用针灸辨证治疗慢性溃疡性结肠炎患者，取得了很好的治疗效果，在治疗过程中需以患者具体病证类型为依据，实施有针对性的针灸疗法：①脾肾阳虚型，取天枢、肝俞穴。②气血瘀滞型，取天枢、三阴交、足三里以及长强穴。③脾虚气陷型，以双侧足三里作为穴位，给予鹿茸注射液进行注射，取天枢、上巨虚诸穴进行针刺。④湿热郁结型，取天枢、足三里以及上巨虚三穴。总有效率为94.4%。

3. 中药塌渍

中药塌渍法是塌法和渍法的组合：塌者，湿敷也，指药液浸于药棉或药布后，敷于患处；渍者，浸渍也，指用药液直接浸渍患部。有研究发现用中药塌渍联合口服美沙拉嗪肠溶片能明显改善脾肾阳虚型溃疡性结肠炎患者的临床症状，疗效明显，总有效率为91.7%。

4. 推拿按摩

推拿按摩是用推拿、提拉、揉捏、按摩等手法以达到疏通经络、推行气血、促进血液循环等疗效。邱建文用骆氏腹诊推拿手法治疗脾阳虚型慢性溃疡性结肠炎患者60例，发现骆氏腹诊推拿手法可有效修复肠黏膜，改善肠道功能，缓解临床症状，防止本病复发。

5. 三因制宜

根据患者的病程、病情严重程度、生活习惯等个体差异，制订相应的个体化治疗方案。对于左半结肠及直肠病变的患者，选择局部使用美沙拉嗪栓或中医药灌肠治疗为主；对于轻中度患者，选择中医药辨证治疗为主，急性期以清热解毒、凉血止血护膜为主；慢性期则以扶正为主；对于病程长、精神压力大的患者，应联合心理疏导或治疗；对于长期抽烟、喝酒、熬夜、喜嗜辛辣油腻之品者，还应及时纠正不良生活习惯。及时有效识别病情不同阶段，采取不同治疗方法，有助于疾病的缓解及防止复发。

第四节　名　医　学　验

1. 徐景藩

徐景藩认为溃疡性结肠炎不仅病及大肠、脾肾，还与肝相关。此外，溃疡性结肠炎病程中常见大便带血，病及于血，血热、血瘀也是两大病理因素。总体病机为脾虚湿热夹瘀、寒热错杂，缓解期以脾虚肝郁为主。在治疗上以"温清并用，补泻兼施"为主，"抑肝敛肝"为辅。

2. 李佃贵

李佃贵提出浊毒致病论，认为浊毒内蕴、气滞血瘀、瘀血阻滞、肠络失和、血败肉腐，是导致溃疡性结肠炎发病的原因。总体病机以脾胃虚弱为本，浊毒内蕴、瘀血阻滞为标。治疗以化浊解毒为大法，自拟化浊解毒合方。

3. 朱良春

朱良春认为溃疡性结肠炎是脾虚湿热并见，虚实夹杂。治疗时因人制宜，审证探因。治疗上注重运枢机，制肝木、健脾胃、化痰瘀、涩滑脱、祛湿热，以健脾化痰、活血祛瘀、益气和营、清利湿热为治疗大法，并调整气化枢机贯彻前后，用药随证加减。设仙橘汤用于脾虚湿热型溃疡性结肠炎患者。

4. 李振华

李振华认为脾虚湿阻是溃疡性结肠炎的首要病理基础，脾肾阳虚是主要病理转归，健脾温肾法是溃疡性结肠炎治疗的基本思路。常用五苓散、平胃散、理中汤、四神丸、香连丸等合方，与病机环环相扣，根据病情发展的阶段各有所侧重。

5. 杨春波

杨春波认为溃疡性结肠炎病位中心在脾胃及大肠，可涉及肝、肺、肾、心。病变呈虚实两端，表现在湿、热、气、血、阴、阳。该病活动期常呈实证，缓解期多显虚证，反复难愈者必虚实相兼。病因有外感时邪、饮食、内伤、情志失调和体质禀赋等。治疗上由湿热分三证治疗，湿热蕴肠证治以清热祛湿、调气舒络；脾气虚弱证治以健脾补中、调气舒络；脾虚湿热证治以健脾清化、调气舒络。拟定清化肠饮治疗湿热型溃疡性结肠炎。

中医药对于肠澼的病因病机有着独特的见解，但是缺乏统一的标准。在治疗方面，中医学依靠辨证论治的独特优势，用中药口服、针灸、推拿、中药灌肠、中药塌渍等方式治疗溃疡性结肠炎，能够有效地缓解临床症状，作用广泛，不良反应少，但仍存在相关问题。

一是辨证标准不统一，经验成分占较大比重的问题。在今后临床研究和实践中，我们应在中医思维的指导下，对溃疡性结肠炎的病因病机多加研究，才能更好地发挥中医药特色优势，同时借助现代医学手段，从微观角度对中医的辨证提供支持。

二是治疗方法的多样性，对于共识意见推荐的方剂使用较少，更多地选择经验方治疗，不便于临床循证医学研究的开展，很难获得国内外同行的认可。

（李国峰　陈玉根）

第九章 息 肉 痔

课程思政提要：随着医疗水平的提高，尤其是预防医学的发展，息肉痔因早诊断早治疗越来越受到医家和广大患者的重视。及时诊断治疗，切断其癌变途径成为肛肠科医生急需处理的问题。因此，基于上述因素，预防大于治疗，建议：①年龄四十五岁以上者，常规进行一次肠镜检查；②有家族结直肠癌病家族史患者提前至四十岁常规进行一次肠镜检查；③良性息肉切除后，根据病情一至三年复查肠镜；④若有多发、病理诊断高级别，已行内镜下黏膜剥离术（ESD）治疗的患者，需六个月内复查一次肠镜。为医者应当与患者进行充分沟通，鼓励患者接受早诊早治理念，共同做好肠癌预防工作。

息肉痔是发生于结、直肠黏膜上的赘生物，是临床上常见的结、直肠良性肿瘤。流行病学研究发现，多数结、直肠癌由结、直肠息肉恶变发展而来。因此，息肉痔又被称为肠道癌前病变。历代文献中有"息肉痔""垂珠痔""樱桃痔"等病名的记载。其临床症状并不明显，可无任何不适，一般通过 X 线钡剂造影检查或纤维电子结肠镜检查进行诊断。内镜下可见蒂小质嫩的肿物隆起，活体组织病理学检查可确诊息肉。中医认为息肉痔病因主要与下列因素有关：外感六淫、脾胃虚弱、饮食不节、劳倦内伤、情志失调等；西医认为此病可能与家族遗传、饮食、慢性炎性刺激等有关。其主要病机是外感六淫、饮食不节、忧思恼怒，损伤脾胃，脾胃运化失司，湿热内生，毒邪蕴结，下注大肠，侵袭肠道，浊毒凝滞而成息肉痔。临床上主要从风伤肠络、气滞血瘀、脾气亏虚、湿热内蕴上辨证论治。

第一节 历 史 积 淀

一、病名溯源

"息肉"一词最早见于《黄帝内经》，其《灵枢·水胀》曰："肠覃何如？岐伯曰：寒气客于肠外，与卫气相搏，气不得荣，因有所系，癖而内着，恶气乃起，瘜肉乃生。"另有《说文解字》记载："瘜，寄肉也""息者，身外生之也"。瘜古语同息，息有生长、滋生之意。《证治准绳·杂病》云："夫肠者大肠也，覃者延也。……今寒客于大肠，故卫气不荣，有所系止而结瘕在内贴着，其延久不已，是名肠覃也。"认为"肠覃"即是大肠息肉。《灵枢·刺节真邪》曰："虚邪之入于身也深，寒与热相搏，久留而内着。……有所结，气归之，卫气留之，不得反，津液久留，合而为肠溜。""肠溜"为邪气入肠发生的病变。

二、病因病机

历代医家认为结直肠息肉病因病机主要与下列因素有关：①外感邪气：风、寒、湿等六淫邪气侵袭人体，病程久则脏腑受损，肠道失和，如《证治要诀》曰："血清而色鲜者为肠风，浊而黯者为脏毒。"浊毒凝聚而为病；《证治准绳》云"得冷则凝"，寒湿客于大肠，日久凝结而成，寒湿是结肠息肉发病的重要病理因素。②脾胃虚弱：先天不足或久病伤正，亦或思虑过度，忧思不解，郁结伤脾，致脾胃虚弱，脾虚则水湿不化，津液聚而成痰，痰气郁结于大肠，则化生息肉。③饮食不节：偏食膏粱厚味、辛辣刺激之物，或嗜食生冷之品损伤脾胃，脾胃运化功能不足，湿邪内生，下注大肠，经络阻塞，瘀血、浊气凝聚不散，气滞血瘀，日久发为息肉。故结肠息肉与饮食不节、起居不时息息相关。④情志损伤：忧思恼怒，损伤情志致肝气郁滞，血行不畅，脾失健运，经隧不利，脉络痹阻，气滞血瘀，日久凝结成块而为病。

三、中医治疗

1. 中药内服

古代医家治疗息肉主要根据临床症状进行辨证施治：风伤肠络证者应清热凉血、祛风止血，以槐角丸加减；气滞血瘀证以活血化瘀、软坚散结为治法，方以少腹逐瘀汤加减，息肉较大或多发时，可加半枝莲、半边莲、白花蛇舌草；脾气亏虚证者重在补益脾胃，以参苓白术散加减。

2. 中药外用

采用中药保留灌肠法，选用具有收敛、软坚散结作用之药液，如6%明矾液50ml，保留灌肠，每天1次。或用乌梅、海浮石各12g，五倍子6g，牡蛎、夏枯草各30g，紫草、贯众各15g，浓煎为150～200ml，每次取50ml，保留灌肠，每天1次。

第二节　现代发展

一、病名规范

2020年11月起实施的《国家中医药管理局 国家卫生健康委员会关于印发'中医病证分类与代码'和'中医临床诊疗术语'的通知》规定：息肉痔是因湿热下迫大肠，气机不利，瘀血浊气凝聚所致，临床以肠内黏膜上发生有蒂或无蒂的赘生物，便后可有息肉样痔脱出肛外等为特征的肛肠病。

二、病因病机

西医认为，本病的发生可能与家族遗传、长期炎症刺激、饮食、年龄等因素有关。部分结直肠息肉患者有一定家族遗传倾向。吸烟、饮酒、高蛋白饮食与结、直肠息肉关系密切。研究表明，酒精及其代谢产物乙醛可通过诱导DNA甲基化干扰叶酸、钙等潜在抗癌营养物质的吸收，增加息肉发生率，在2018年世界癌症研究基金会（WCRF）和美国癌症研究所（NCI）发布的《饮食，营养，身体活动与癌症预防：全球报告》的第三版专家报告中提出大量摄入红肉或加工肉类，可能会因红肉中的血红素导致肠道上皮细胞过度增殖，增加结、直肠癌患病风险。另外，亦有研究称幽门螺杆菌感染、肠道菌群变化与结、直肠息肉产生有关。

三、临床表现

临床表现因息肉的大小及位置高低而不同，位置较高且较小的息肉一般无临床症状；低位带蒂的息肉便时可脱出肛外，或可自行用手还纳，可伴有里急后重、肛门下坠感；多发性息肉可有腹痛、腹泻、便血等肠道刺激症状；低位直肠息肉可通过肛门指检、直肠镜检诊断；内镜检查是诊断结、直肠息肉的重要方法之一，组织病理学检查可确诊息肉。

四、治疗与预后

目前临床上治疗结、直肠息肉主要采用内镜切除、病理学分析、术后复查的方案，根据位置的高低和息肉的大小，0.6cm以下的息肉可用热活检钳摘除，＜2cm的单蒂息肉，可用圈套器切除；对于广基息肉（基底部＞2cm）、黏膜下实体肿瘤、局限于黏膜层的息肉癌变采用内镜下黏膜切除术（EMR）、内镜黏膜下剥离术（ESD）等方式切除；位于直肠的带蒂息肉脱出肛外者采用经肛门直肠息肉摘除术。结肠息肉按病理分型一般分为：炎性息肉、增生性息肉、错构瘤性息肉、腺瘤性息肉，而腺瘤性息肉又可分为管状腺瘤、绒毛状腺瘤等。内镜切除息肉的患者应 1 年内复查肠镜。

西药治疗上主要运用环氧化酶-2 抑制剂。另外，有研究称，非甾体抗炎药对肠息肉术后可能有预防复发的作用。刘春生在随访应用塞来昔布持续一年半的家族遗传性肠息肉患者时未见息肉复发；温晓晔研究中发现服用 3 年阿司匹林肠溶片患者的息肉数量显著降低。但上述药物的预防作用，尚缺乏充分循证医学证据，有待进一步临床验证。

五、预防调摄

1）养成良好的生活、饮食习惯；养成定时排便习惯，保持大便通畅，防止便秘或腹泻的发生。

2）不定期进行粪便常规检查，对于反复粪潜血阳性者，积极行电子结肠镜检查，提高早期诊断率。

3）低位脱出肛外的息肉，及时还纳，切忌盲目牵拉，避免撕裂、大出血。

4）积极治疗结直肠疾病，尤其是肠炎和炎症性息肉，防止腺瘤化，甚至癌变。

第三节 特 色 治 疗

在"急则治标、缓则治本"的原则指引下，临床上开展肠镜下息肉切除后辅助中药口服、中西医仪器特色治疗，取得了显著疗效。

1. 穴位埋线

穴位埋线可通过刺激穴位达到疏通经络、调气和血的功能，杨燕青等随访 12 个月后发现行大肠息肉切除术患者采用常规对症治疗配合足三里、天枢、脾俞、大肠俞等穴位埋线治疗复发率显著降低，提示穴位埋线可通过调节代谢水平预防结、直肠腺瘤性息肉术后复发。

2. 电针疗法

马晓霖等在观察肠息肉术后湿热积滞、痰瘀交阻型及脾肾不足、痰瘀交阻型患者采用电针疗法辨证取穴治疗，随访 3 年后其结肠息肉再发率及症状改善情况均优于对照组。

3. 红外凝固

运用红外治疗仪，利用红外辐射照射组织，使黏膜组织凝固、结痂脱落、血管凝固闭塞而达治疗息肉的目的。

4. 低温冷冻

根据气液双向转换原理，低温治疗器将液氮输送到与病灶接触的治疗头上，温度可降至-183℃，造成局部息肉组织凝固坏死而达到治疗目的。

5. 激光治疗

利用激光高能进行非接触照射治疗，对生物组织产生凝固、炭化、气化和切割作用，从而治疗大肠息肉。

6. 注射疗法

注射疗法适用于直肠下段的小儿无蒂息肉。常用药物有 6%～8%明矾液或 5%鱼肝油酸钠。常规消毒、麻醉后，在肛门镜下找到息肉，消毒注射区域，将药液注入息肉基底部，一般用药 0.3～0.5ml。术中注意不可将药液注入肌层。

7. 三因制宜

根据患者的年龄、体质、生活习惯、病理性质、息肉不同部位等差异，制订相应的个体化治疗方案。不同部位决定手术方式，对于低位息肉，则以手术局部切除为主；对于高位息肉，则以内镜下治疗为主；对于腺瘤性息肉，应加强随访，防止息肉的再发；对于长期抽烟、喝酒、熬夜、喜嗜辛辣油腻之品者，还应及时纠正不良生活习惯。

第四节　名 医 学 验

1. 刘沈林

全国名中医刘沈林教授认为息肉的形成是内、外因交杂的结果，也是正邪相搏的渐变所致。他认为，正气不足，尤其是脾虚失运，是内因；饮食因素或感受邪气，为外因；息肉乃由正邪相搏的"恶气"渐变所致，是一种病理产物。因此，防治肠道息肉，需要病证结合治疗。治疗时重视肠腑通畅，及时调整脾的运化功能，尤其擅长使用味酸的乌梅改善肠道碱性环境；针对息肉患者寒热错杂证候特点，刘教授善用经典名方乌梅丸预防肠道息肉微创治疗后复发，取得较好疗效。

2. 王庆其

王庆其教授总结从"积"论治大肠息肉，主张安肠胃：根据肿瘤的"种子/土壤学说"，主张改善肠胃局部的微生态环境，使之不利于细胞异变和肿瘤的生长，以气血、寒热、虚实为纲调理肠胃，治其本；去邪积：依据积病"坚者削之"，治疗以化湿浊、行瘀浊、通腑气、解积毒为法。

随着人民生活水平的提高，群众的健康意识逐渐增强，结、直肠息肉作为结、直肠癌的危险因素，亦成为群众的聚焦点。但对于结肠息肉的中医病名，各种教材、文献、指南并不统一。寻求结肠息肉的中医病名，对于发掘古代医家对于本病的认知，探索中医角度本病的发病机理，指导本病的治疗、预后意义重大。另外，随着科技水平的提高，分子生物医学的发展，人们着眼于结、直肠息肉病因的研究。有研究表明，结、直肠息肉的产生可能与幽门螺杆菌感染、基因遗传、肠道菌群、饮食习惯、生活方式等因素关系密切，但各发病因素的相关研究结论不一，病因不明，故难以做到提前干预，寻求病因、积极预防成为研究的关键点。而肠镜检查和内镜下息肉切除已经成为肠道息肉筛查和治疗的常规手段，但相对高昂的费用、肠道准备的繁琐不适感、术后肠穿孔、出血等并发症，让群众普遍接受尚有待时日，环氧化酶-2抑制剂等药物治疗并无权威临床认证和指南支持，中医药对预防肠道息肉复发、癌变有一定疗效，但循证证据尚不充分，仍需进一步研究和探索。

（刘满君　陈玉根）

第七篇　泌尿男性生殖疾病

第一章 不 育

课程思政提要：低出生率、高老龄化是当下我国的人口现状，如果这种情况得不到改善，老龄化程度将会越来越高，可用劳动力将会越来越少，势必严重影响国家的建设和发展，严重影响全面建设社会主义现代化国家和全面推进中华民族伟大复兴的进程。可见，生不生孩子已不是单纯的个人和家庭问题，而是社会和国家的问题。造成这种现状的原因，除了"能生不敢生""能生不愿生"的社会问题外，"敢生不能生""愿生不能生"的医学问题也是其关键因素。医学问题主要是处于生育期的夫妇生育能力降低或丧失，这当中就包括发病率不低的不育症。因此，作为医学工作者，要从国家战略的高度不断深化对不育症的认知、研究和实践，进一步提高诊治不育症的水平和能力，为中华民族的繁衍昌盛做出应有的贡献。

不育症是指夫妇婚后未避孕、有正常性生活 1 年以上，排除了女方不孕因素，因男方原因导致女方不能受孕的疾病，古称该病为"男子无子""男子绝子""无嗣""授胎不能症"等。据有关资料统计，已婚夫妇不孕不育者占 10%~15%，其中 50%~60%是女方原因，20%~25%是男方原因，20%~25%是男女双方的原因。发病原因包括先天因素和后天因素两大类，先天因素多为禀赋不足或生殖器官畸形、缺损，后天因素主要与房事不节、情志不畅、饮食失调、劳倦太过、感受外邪、外伤等因素有关。发病机理与肾、心、肝、脾等脏有关，而与肾脏关系最为密切。如肾气虚弱精少精弱可致不育，肝郁气滞致宗筋萎而不举或精窍被阻可影响生育，湿热下注蕴结精室可致死精而不育，气血两虚不能化生精液可致精少精弱甚或无精而不育，脉络瘀阻血瘀不能生精可致精少精弱甚或无精而不育。临床常分为肾阳不足、肾阴亏虚、肝郁气滞、气血两虚、湿热下注等证论治，并可以根据精液情况"辨精用药"。

第一节 历史积淀

一、病名源流

中医学对不育症的认识已有两千多年的历史，很早就认识到妇女不孕也可因男方因素所致，并积累了丰富的临床经验。

"不育"之名最早见于《周易》，曰"妇孕不育"，但这里的"不育"并非不育症之实，而是指妇人虽能成孕，但胎儿不能成活。《山海经·西山经》有误食某些药物能使人不能生育的记载，即药物性不育，如认为蓇蓉"食之使人无子"。《黄帝内经》以"无子"病名指代"不育"之病，并认识到了生理性不育，如"男子七八精少，八八天癸绝而无子""天癸尽矣，而无子耳"。《金匮要略》正式列出病理性"无子"病名，并认为不育症之因为精气清冷，曰"男子脉浮而涩，为无子，精气清冷"。晋唐之间除基本沿用"无子"名称外，还有"绝子"（《针灸甲乙经》）、"精清"（《诸病源候总论》）、"绝嗣"（《备急千金要方》）、"精寒"（《证类本草》）、"少精"（《千金翼方》）等称谓。宋元期间在沿用上述称谓的基础上，增加了"无嗣"（《洪氏集验方》）等称谓。明清时期除沿用前人之称谓外，增加了"艰嗣"（《景岳全书》）、"精薄"（《识病捷法》）、"精冷"（《明医杂著》）、"不育"

（《赤水玄珠》）等称谓。

二、病因病机

从病因病机看，总体上古代医家认为不育症之病因以后天失调、劳逸过度为主，其次为六淫、先天因素、饮食失宜、病理产物、医过、七情内伤。病机为肾脏功能失调，病位在肾，病性属虚属寒，病变涉及脏腑以肾为主，其次为心、肝、胆、脾、胃、肺。多数医家倾向于从多角度论不育的同时重视以肾虚立论，少数医家从一因或一脏来认识不育的病因病机。

（1）单因立论　古代医家因受《黄帝内经》以"肾"为轴心认识不育的影响，而从肾立论不育，在从多角度论述不育的同时重视肾之因素，多数医家认为不育症是由肾虚所引起。《黄帝内经》从精立论不育症对后世影响也大，《金匮要略》《诸病源候论》《景岳全书》等均以精之功能失常论述不育症。

（2）多因立论　《备急千金要方》明确指出不孕不育当察夫妇双方之因，曰："凡人无子，当为夫妻俱有五劳七伤，虚羸百病所致，故有绝嗣之殃。"《玄珠妙语》《广嗣纪要》《本草纲目》等将不育症主要原因归纳为"天、漏、犍、怯、变""五不男"。《金丹节要》记载男有五病也致不育，曰："一曰生，原身细小，曾不举发。二曰犍，外肾只有一子，或全无者。三曰变，未至十六期精自行，或中年多有白浊。四曰半，二窍俱有，俗谓二仪子也。五曰妒，妒者忌也，阴毒不良。男有此五病，不能配合太阴，乏其后嗣也。"《石室秘录•子嗣论》认为男子不能生子有六因，曰："一精寒也，一气衰也，一痰多也，一相火盛也，一精少也，一气郁也。精寒者，肾中之精寒，虽射入子宫，而女子胞胎不纳，不一月而即堕矣。气衰者，阳气衰也，气衰则不能久战，以动女子之欢心，男精已泄而女精未交，何能生物乎？精少者，虽能射，而精必衰薄，胞胎之口大张，细小之入，何能餍足？故随入而随出矣。痰多者，多湿也，多湿则精不纯，夹杂之精，总（纵）然生子，必然夭丧。相火盛者，过于久战，女精已过，而男精未施，乃男精既施而女兴已寝，又安能生育哉？气郁者，乃肝气抑塞，不能生心包之火，则怀抱忧愁，而阳事因之不振，或临炉而兴已阑，对垒而戈忽倒，女子之春思正浓，而男子之浩叹顿起，则风景萧条，房帏岑寂，柴米之心难忘，调笑之言绝少，又何能种玉于兰田，毓麟于兰室哉？"

三、论治原则

综观古代医家论治不育症，主要的治疗原则有夫妻同治、渐次分治、循因论治、辨证论治和慎用燥药。

（1）夫妻同治　《妇人大全良方》引陈元泽求子论第一曰："凡欲求子，当先察夫妻有无劳伤、痼害之属，根据方调治，使内外和平，则妇人乐有子矣。"

（2）渐次分治　《妙一斋医学正印种子编•上卷男科》是古代不育症论治专著，较全面地阐述了不育症的因证施治、注意事项等并附有医案。并以八案例诊治叙述了无子之候必先祛病除根，后议从肾、脾入手种子。曰："医者察病，自有标本，投药自有渐次。……倘施之无序，即大温大补，终难见效。"

（3）循因论治　《石室秘录》针对男子不能生子六因，提出温火、补气、消痰、补水、添精、舒郁循因论治六法，曰："精寒者温其火，气衰者补其气，痰多者消其痰，火盛者补其水，精少者添其精，气郁者舒其气，则男子无子者可以有子，不可徒补其相火也。"

（4）辨证论治　《景岳全书•妇人规•子嗣类》指出："种子之方，本无定轨，因人而药，各有所宜。故凡寒者宜温，热者宜凉，滑者宜涩，虚者宜补，去其所偏，则阴阳和而生化着矣。"并着眼于肾辨证论治，指出："男子脏气平和而惟精血不足者，宜还少丹、全鹿丸、无比山药丸；若右肾阳气不足者，宜右归丸或毓麟珠俱妙；若阳痿精衰、虚寒年近艰嗣者，必宜赞育丹；若阳盛阴虚、左肾精气不足者，宜左归丸或延年益嗣丹；若火盛水亏多内热者，宜大补阴丸。此外如河车种玉丸、乌鸡丸、黑锡丹之类皆可酌用。"

（5）慎用燥药　古代少数医家认为温燥壮阳之品能伤真阴、煎熬五脏，治男子不育不可妄用、滥用。如《幼幼集》记载："论种子不宜服热药，世人有无子嗣者……不知肾不可温也。"《张氏医通》认为："古方悉用辛热壮火之剂，若施之于气虚精寒之人，固所宜然，设概用于火旺精伤者，得不愈伐其阴乎。"《广嗣纪要》指出："今之求嗣者，不知滋养真阴之旨，喜服辛燥之药，以致阳火蕴隆，阴水干涸，祸及其身。"《女科切要》亦言："世之无子者，曾不问自己脏腑之亏，但以涩精壮阳之剂，误为生子良方。"

四、用药经验

经文献检索查阅，中国古代有 32 部医著记载了治疗不育症的单味中药 92 味，出现频次为 234 次。这 92 味药中，植物药 52 味（出现频次最多的前 5 味为仙茅、秦皮、艾叶、车前子、何首乌）、动物药 30 味（出现频次最多的前 5 味为海螵蛸、雀卵、鹿角胶、桑螵蛸、野马阴茎）、矿物药 10 味（出现频次最多的前 5 味为钟乳石、阳起石、磁石、紫石英、胆矾），可见古人治疗不育症以植物药为主，动物药次之，少用矿物药；补阳药 20 味 58 次、固涩药 6 味 21 次、补血药 4 味 13 次以及利尿痛淋、清热燥湿各 2 味 12 次和补阴、利水消肿、清虚热、补气、养心安神药各 2 味频次在 10 次以下等，不便归类 36 味 68 次，可见古人治疗不育症以补益药为主，祛邪药为辅。

五、用方规律

经文献检索查阅，中国古代有 54 部医著记载有治疗不育症的实际方剂 120 首，其中 93 首详列药物组成、27 首未列药物组成，出现频次列于前五位的是七子散、五子衍宗丸、聚精丸、千金种子丹、阳起石丸。120 首方中，丸剂 58 首、丹剂 25 首、散剂 13 首、汤剂 7 首，用酒服者 33 首、盐汤或酒服 12 首、盐汤服者 6 首、嚼服 3 首、外贴 2 首、温服 2 首、姜汤调服 1 首、热醋汤 1 首，未注明用法 52 首，其他用法 8 首，服药时间多为空心或食前服用。列有药物组成的 93 首共用药物 215 味，其中植物药 160 味、动物药 34 味、矿物药 18 味、其他 3 味，排列前五位的植物药为茯苓、菟丝子、肉桂、熟地黄、肉苁蓉，排列前五位的动物药为鹿茸、牡蛎、穿山甲、全蝎、鱼鳔，排列前五位的矿物药为盐、龙骨、朱砂、钟乳、紫石英；功效上以补虚药、温里药、固涩药为主，兼以利水渗湿药、安神药、活血化瘀药、清热药、理气药等药。215 味药物中有种子类药物 41 味（19.07%），使用次数在 10 次以上的为菟丝子 35 次，五味子 27 次，枸杞子 25 次，蛇床子 19 次，覆盆子 14 次，车前子 12 次，花椒 11 次，柏子仁 10 次。可见古人治疗不育症时，方法以温补为主，以补肾为中心，所用剂型以丸剂为主、丹剂次之，喜用酒、盐作药引及种子类药物。

六、针灸治疗

经文献检索查阅，中国古代有 13 部医著记载从经络论治不育症，涉及 16 个穴位。通过分析发现，古代医家以针灸论治不育主要从任脉、足少阴肾经穴位入手，确立了固任调血、补肾益精的治疗原则。16 个穴位分别是脐中、阴廉、商丘、石关、中极、涌泉、肾俞、脐中、中髎、次髎、石门、尺泽、筑宾、然谷、三阴交、关元。其中任脉穴位出现次数最多，如中极、脐中、石门；足少阴肾经穴位出现次数次之，如石关、涌泉、筑宾、然谷；足太阳膀胱经穴位出现次数再次之，如肾俞、中髎、次髎、关元。

第二节　现代发展

一、病名规范

古文献将男性不育症称为"无子""绝子""绝嗣"等，新中国建立后，尤其是随着男科医学学科的建立，将男性不能生育的名称统一表述为"男性不育症"，简称"不育症"。

二、病因病机

1. 病因

引起不育症的病因主要有六个方面。一是疾病因素，如前列腺炎、精索静脉曲张等。二是生活因素，如食用棉籽油、吸烟、酗酒等。三是精液精子异常。四是性功能障碍，如不射精等。五是生物因素，如解脲支原体感染。六是免疫因素，如血清或精浆抗精子抗体阳性。此外，长期抑郁、紧张等精神因素，长期接触放射线和超声波等物理因素，长期接触墨水、染料、颜料、油漆等化学因素，过量服用棉酚、雷公藤等药物因素，感染弓形虫等寄生虫因素，罹患口腔疾病等疾病因素，也是导致不育症的一些致病因素。

2. 病机

对 163 篇文献 8506 例男性不育症的分析发现，虚证占一半以上，以肾虚为主，并偏于肾阳虚；实证、虚实夹杂证主要与血瘀、湿热相关。病位在肾，累及肝脾，肾虚为本，血瘀、湿热为标。当代不少医者认为，血瘀、湿热、毒虫等也是导致男性不育症的重要因素。王琦提出"肾虚夹湿热瘀毒虫"是现代男性精子异常不育症的主要病机，病性以"邪实居多，正虚为少"，病位在"肾、肝、脾三脏"。华良才认为精的病理停滞就是瘀，提出"肾精瘀"是不育重要发病机制。徐福松认为不育以肾为枢纽，无论阴阳寒热虚实，皆责之于肾，但非肾独病。李曰庆认为不育症病机主要是肾阴阳不足，病位在肾，肾虚是本，涉及肝、脾、心等脏腑功能失调，血瘀、湿热是标。秦国政提出"脾肾两虚夹瘀"应为无症状性弱精子不育症基本病理变化，脾肾不足是发病基础、瘀滞不畅为发病趋势。

三、证候表现

1. 症状学方面

对 480 例不育症患者症状分析提示，腰酸、腰疼、气短、便溏、阳痿、早泄、脉沉细等是不育症最为常见的症状。

2. 证候学方面

对 8506 例不育诊治文献资料分析发现，虚证占 55.47%，实证占 27.24%，虚实夹杂证占 17.19%。另一组 480 例不育中患者，肾阳虚占 38%、肾阴不足占 28%、气血瘀阻占 14%、气血亏虚占 9%、精室湿热占 8%，其中肾虚合计 65.9%。800 例不育症中医证型分布流调表明，基本证型分布频率为肾阳虚衰证占 74.9%、肾阴不足证占 81.1%、肝郁气滞证占 24.1%、湿热下注证占 55.6%、气血两虚证占 6.0%。对精液不液化不育症中药有效治疗相关文献中医证治规律进行的分析发现，共计出现辨证结果 16 个，排在前五位的是肾阴虚证、下焦湿热证、肾阳虚证、痰瘀阻滞证及肾阴虚兼下焦湿热证。

四、治则治法

1. 治则思路

（1）先治原疾后治不育　不育症有明确原发疾病者，先治原发疾病，后议调精种子。如不射精性不育先治不射精、精索静脉曲张性不育先治精索静脉曲张。

（2）调精种子当分虚实　调养生殖之精是治疗不育症之关键法则，但临床需分虚实论治，虚则补虚生精，实则泻实养精。补虚则正强，脏气充盈，生精有源；祛邪则正安，胞脏平和，化精有序。

（3）辨证论治兼及多脏　不育症主要与肾相关，但与肝、脾关系也更为密切。故治不可单从肾立论，还应兼顾肝、脾等脏腑。

2. 治法探讨

根据近年文献报道，不育症的治法有补肾生精、补脾生精、益气生精、养血生精、益肾固精、敛气固精、调肝生精、化瘀生精、清热增精、滋阴抑精、止血生精、解凝生精、引流归精、通关引精、摄养固精、食助生精等法。其中补肾生精法是不育症最基本、最主要的治法，具体应用时又分为温阳生精、固肾生精、滋阴生精、补肾填精，临证往往两法或两法以上同时相辅为用。

五、临床论治

当代中医对不育症的治疗在继承古人经验的基础上，又有了较大的发展，治疗思路主要表现在三个方面。

1. 辨病论治

根据弱精子症、精液不液化症、畸形精子过多症、死精子症、精索静脉曲张、生殖内分泌异常、抗精子抗体阳性、少精子症、无精子症等导致不育的不同疾病进行论治。如用六味地黄汤合五味消毒饮加减治疗弱精子不育症、用加味仙方活命饮治疗湿热下注型精液不液化不育症、用金萆地黄汤治疗畸形精子性不育症、用益肾壮精汤治疗死精过多性不育症、用加味桂枝茯苓丸治疗精索静脉曲张性不育症、用加味芍药甘草汤治疗高催乳素性不育症、用免疫 I 号治疗免疫性不育症、用生精汤治疗少精子不育症、用冬蛤生精汤治疗无精子不育症等。

2. 辨证论治

根据不育证候表现不同进行论治，归纳起来主要有肾虚、肝肾两虚、心肾不交、气血两虚、肝郁气滞血瘀、湿热下注、痰湿闭阻等 7 种证型。但各地又有不同分证，如戴宁等分为肾阴亏虚、肾阳亏损、肾虚血瘀、湿热下注、肝郁痰凝 5 型论治，董惠萍等分为肝胆湿热、肝肾阴虚、脾肾阳虚、痰湿内阻 4 型论治，姜杰等分为肾阳虚、肾阴虚、肾阴阳两虚 3 型论治。

3. 专方加减

以专方为基础随证加减治疗不育症，如戴锦成自拟宝生汤（紫河车、淫羊藿、黄芪、菟丝子、枸杞子、当归、丹参等）加减治疗不育症总有效率为 81.3%、朱俊芳自拟助育汤（熟地黄 30g，淫羊藿 20g，制首乌、菟丝子、枸杞子、覆盆子、车前子各 15g，五味子 10g）辨证加减治疗精液异常不育症总有效率为 92.8%。

六、基础研究

一是研究季节变化对精液三项指标的影响，发现精液量和精子密度的四季变化规律相似，秋冬高，春季下降，夏季最低，以后逐渐上升；精子活动力的四季变化规律则与上述两项指标变化规律相反。二是研究不育症建立病理模型，病理模型主要有 3 类，少、弱、畸形精子症模型主要有雷公藤多苷模型、奥硝唑模型、腺嘌呤模型、氢化可的松模型、环磷酰胺模型、乙酸棉酚模型，常用的为雷公藤多苷模型及奥硝唑模型；免疫性不育症模型选取的是主动免疫方法，主要有异体异种和异体同种两种，精索静脉曲张不育模型最常用的为左肾静脉缩窄法。造模方法主要有去势法、物理法、药物法、免疫法四种。三是探讨中药治疗不育症效应机制，发现中药对内分泌系统、性腺和附属性腺器官、精液精子质量、精子受体等都能起到良好的作用，如补肾壮阳中药能促进下丘脑-垂体-性腺轴性激素和促性腺激素的分泌与调节并显著提高动物精液中的锌含量、精子密度、精子活动率、精子前向运动等，补肾中药或复方都能促进性腺和附性腺的生长与发育，益肾健脾活血中药可提高弱精子症大鼠精子活动力、成活率等。

第三节　特色治疗

1. 直肠给药

程可佳等通过肛门直肠的前列腺局部加前列通瘀膏按摩治疗精液不液化不育症总有效率为82.02%；檀大羡等应用前列安栓治疗精液不液化不育症总有效率为 73.7%；沈国球等应用水蛭栓剂

治疗精液不液化男性不育症总有效率为 82.85%。

2. 针灸治疗

王雪迎等应用针灸治疗精液异常不育症总有效率为 89.6%。具体方法：针刺穴位分肾俞、次髎和关元、阴陵泉、三阴交及足三里、大赫、蠡沟 3 组，3 组穴位轮换使用，应用清艾条温针灸或隔姜灸肾俞、关元、足三里等穴位，其他穴位用针法。艾灸治疗 15~20 分钟/天，连续治疗 15 天，休息 5 天，3 个月为 1 个疗程。

3. 针挑疗法

该法系国家中医药管理局推荐的中医适宜技术，用于治疗少、弱精子症不育能收到良好效果，每周针挑 1 次，9 次为 1 个疗程。

4. 针药合治

刘海锋应用针刺联合归肾丸治疗肾阳虚不育症总有效率为 97.9%，针刺取穴分头生殖区、头运动区、关元、天枢、太冲、足三里和肾俞、脾俞、膈俞、胃俞 2 组，采用温补法，2 组穴位交替使用，每周 5 次，3 个月为 1 个疗程，连续治疗 2 个疗程。孙小勇等应用五子衍宗丸配合隔物灸治疗少弱精子不育症有效率为 40.98%，隔物灸治疗选取双肾俞、关元、中极四穴贴敷。

5. 三因制宜

根据患者的年龄、配偶情况、病程、病情严重程度、体质、生活习惯等个体差异，制定相应的个体化治疗方案。对于高龄，特别是女方高龄或亦有生育障碍、病程较长或重度生育障碍症者，则应选择更为积极主动的治疗方案，或重用血肉有情生精之品，或联合西药，必要时可配合辅助生殖技术治疗。对于有高温、辐射、化学毒品等生活工作环境者，在药物治疗的同时，应远离不良环境的影响。对于精神压力较大伴随心理问题者，应联合心理疏导或治疗。对于长期抽烟、喝酒、熬夜、喜嗜辛辣油腻之品者，还应及时纠正不良生活习惯。

第四节 名 医 学 验

1. 王琦

王琦院士认为不育症的主要病机为"肾虚夹湿热瘀毒虫"，病性为"邪实居多，正虚为少"，病位主要在"肾、肝、脾"。治则强调病症体结合、主病主方、疏导心理、饮食有节，治法以"补肾填精、活血化瘀、兼清湿热"为主，用药上阴阳并调、补中有通、补中有清，创制有黄精赞育胶囊、升精湛育汤、液化灵、过敏康Ⅱ号、中药杀虫汤等专门用于临床。

2. 徐福松

全国名中医徐福松认为应以整体观念看待不育症，强调病与证、宏观与微观、防与治三个结合，主张从脏（肾、脾、肺、肝）、从邪（湿、热、痰、瘀）、从精、从气论治，用药特点是汤剂治主病主证、成药治兼病兼证，用药中正平和、清轻灵动，防止用量偏重和使用毒副作用较强药物，多用子类药和动物药，并注意顾护脾胃，创制有聚精汤（丸）、精泰来颗粒、萆薢汤等专门用于临床。

3. 李曰庆

全国名中医李曰庆认为不育症病因病机以肾虚为本，与多脏腑相关，湿热、血瘀为标，主张明确病因、辨证施治，倡导男女同治、宏观微观结合论治，提出以补肾生精为主、兼顾他脏、微调阴阳的治疗思路，同时兼以清热利湿、疏肝理气、活血化瘀等治疗，用药上注重药性温和、寒温搭配、攻补兼施，以补肾、填精、健脾、益气之品为主，根据兼症随症加减，创制有中和益肾种子汤等专门用于临床。

4. 秦国政

全国老中医药专家学术经验继承工作指导老师秦国政认为"脾肾两虚夹瘀"是无症状性弱精子不育症的重要基本病理变化，治当健脾益肾、活血养精，临床可选用健脾药、补肾药、活血药组方治疗。同时还认为精索静脉曲张性不育症的基本病理变化是精室血络瘀阻、血不化精，化瘀通络、活血为基本治法，以手术配合中药内服治疗效果最佳。创制有聚精助育汤、聚精助育调免汤等专门用于临床。

中医药治疗不育症的疗效得到中医、西医的共同认可，但目前对以下几个问题急需统一认识。

一是只针对一级病名不育症辨证治疗还是针对不育症二级亚类病名辨病辨证结合治疗的问题。不育症是一类疾病的总称谓，由多种因素干扰了男性生殖功能造成的结果，若不进行二级亚类病名诊断再治疗，便会影响治疗效果。只有根据引起不育的原因进行二级亚类病名诊断，才能给治疗指明方向和确定目标，才能初步评估治疗的预后，才能确定可治和不可治，才能制定针对其基本病理变化的辨病辨证结合的治疗方案，从而取得满意的效果。

二是以多长治疗时间为最佳疗程的问题。不育症发病过程漫长，病因难以确定，生殖之精化生需要较长时间。根据人体精子的发生过程，一般一个疗程应为 3 个月。若以精子的生成障碍为主，则以 3 个月到 6 个月为期。

三是如何解决患者接受长疗程治疗的问题。漫长的连续用药，患者依从性不高，间断用药或不坚持疗程用药，会直接影响到治疗效果。临床工作中必须向患者简要说明精子发生的过程和周期、确定较长治疗时间的依据和必要性，取得患者的积极配合，提高患者的依从性，不间断地接受治疗。此外在用药时务必佐以一、二味顾护脾胃之品，以保脾胃健运。

（秦国政）

第二章 阳 痿

课程思政提要：肉体健康、精神健全和良好社交是人类生活追求的目标，其中精神健全包括精神满足即对生活的满意度。要寻找评价生活满意的尺度极为困难，但性生活质量显然是这种尺度中的一个。阳痿虽然不会直接危及生命，但会给患者带来精神障碍、心身痛苦和生活满意度降低以及影响家庭的和睦、幸福、稳定等危害。可见，阳痿除了带来医学问题外，还会导致某些心理和社会问题。因此，为了提高人类生活质量、保护男性身心健康、稳定家庭和促进社会文明发展，不论从医学还是从心理学和社会学的角度出发，都有必要对阳痿防治工作进行深入的研究。在实践过程中，除不断提高治疗的有效性外，务必耐心听取患者陈述病史、切实保守患者秘密、鼓励患者树立康复自信。

阳痿是指男性除未发育成熟或已到性欲衰退时期，同房时阴茎不能勃起，或虽勃起但勃起不坚，或勃起不能维持，以致不能完成房事全过程的一种病症。古称该病为"不起""筋痿""阴痿"等，明代周之干首次以"阳痿"命名该病。据有关资料统计，欧美普通人群阳痿发病率约为8%、城乡40～70岁普通人群中有52%者患有不同程度的阳痿。我国城市阳痿总患病率为26.1%，而40岁以上患病率为40.2%～73.1%，且随年龄增长而上升，60岁以上者尤为明显。阳痿的病因主要有情志所伤、湿热伤筋、心脾两伤、气滞血瘀、脾胃不足、药病损伤、色欲过度等几个方面。发病机理比较复杂，但总与肝、肾、心、脾功能失调密切相关，年龄较小或体质强壮者，其病多与心肝相关，多为心神与情志之变；年龄较大或体质衰弱者，多与脾肾相联系，是虚损之疾。然阳痿乃阳道不兴、功能失用之故，其基本病理变化多为肝郁、肾虚、血瘀。治疗主要从肝肾着手、兼及心脾，以疏肝、补肾、活血为总则，反对滥用燥烈温补，常分肝气郁结、湿热下注、心脾两虚、气滞血瘀、脾虚胃弱、心肾惊恐、肾阴亏虚、肾阳亏虚等证论治。

第一节 历 史 积 淀

一、病名源流

阳痿在古代有不同称谓。《养生方》称一般情况下的阳痿为"不起"，称老年性阳痿为"老不起"。《黄帝内经》名"筋痿""阴器不用""阴痿"，但使用得最多的是后者。《神农本草经》也以"阴痿"为名。晋唐之间以"阴痿"名者居多。宋元时期除沿用"阴痿"之名外，还有"阳道痿弱""阳事不能""阳事不举""阳气痿弱""阳事不兴""阳事痿弱""阴痿弱""阳道不兴""阳事断绝""阴气痿弱""阳事痿怯""房室不举""男子绝阳"等称谓。到了明清时期，命名不统一的混乱状况得以改善，明代周之干首次以"阳痿"命名该病。此后用"阳痿"命名者渐多，至清代韩善徵著书时，便以《阳痿论》名之。虽有仍以"阴痿"名者，但一般不混用两种名称，用"阳痿"者不用"阴痿"，用"阴痿"者不用"阳痿"，改变了宋元之前一书多名混用的状态。《杂证治要秘录》则明确指出"阴痿即阳痿"。民国时期的医著中沿用明清命名之法，多以"阳痿"名之。

二、病因病机

1. 病因

（1）肾因致痿　肾因致痿发端于《黄帝内经》肾与生殖关系的思想，明确于隋代医家巢元方，《诸病源候论·虚劳病诸候·虚劳阴痿候》曰："肾开窍于阴，若劳伤于肾，肾虚不能荣于阴器，故萎弱也。"唐宋时论阳痿承袭巢氏之说，论阳痿几乎从肾虚立论，如《外台秘要·卷十七》曰："五劳七伤阴痿，十年阳不起，皆由少小房多损阳。"《圣济总录·肾脏虚损阳气痿弱》曰："肾脏虚损阳气痿弱者，由嗜欲不节，劳伤肾气，精血耗竭，腑脏虚损，血气不能充养故也。"明清时期单以肾虚论阳痿的医家虽然明显减少，但《景岳全书·杂证谟·阳痿》"但火衰者十居七八，而火盛者仅有之耳"之说影响至今。

（2）肝因致痿　肝因致痿源于《黄帝内经》经络与前阴关系的论述，如《灵枢·经筋》认为足厥阴之筋"结于阴器"，其病"阴器不用，伤于内则不起"，经筋之病"阴痿不用"。但此思想对汉、晋、隋、唐、宋期间的医家们无所影响。至金《兰室秘藏》《东垣试效方》才将以上理论用以指导临床实践，所载阳痿治方柴胡胜湿汤仍为当今常用方剂。同时代的薛己在注《明医杂著》时认为阳痿有因肝经湿热、肝经燥热而患者。从肝论痿思想的确立，突破了前人论阳痿仅从肾虚立论的固巢，拓展了临床论治阳痿的思路。

（3）多因致痿　从多因论阳痿始于明代医家，综合诸家之论，所言病因包括恣情纵欲、七情劳倦等33种；涉及的脏腑主要是肾，其次为肝、心及脾胃。在所论原因中，认识到七情所伤和房事不当是古时人类阳痿的主要病因，其次为后天失调和六淫发病，而先天不足、嗜好不良和痰、瘀等留邪在阳痿发病中虽是少数但也不能忽视。七情所伤主要有思虑、抑郁、恐惧、愤怒、忧愁等；房事不当主要有纵欲、强忍房事、非法精出、病后房事、劳后房事、久旷房事等；后天失调主要有脾胃失调、肝肾不足、后天失养、心气不足、劳力太过等；六淫发病主要有寒、湿、湿热、郁火、暑湿等；先天不足包括禀赋不足、天宦；嗜好不良包括纵酒、厚味、贪嗜冷凉；留邪包括痰、瘀等。如《景岳全书·杂证谟·阳痿》认为阳痿之因有命门火衰、湿热炽盛和思虑、焦劳、忧郁太过、惊恐不释等七情所伤；《阳痿论》强调阳痿"因于阳虚者少，因于阴虚者多""真阳伤者固有，而真阴伤者实多。何得谓阳痿尽是真火衰乎"。所论阴虚有肾阴虚、肝阴虚、胃阴虚、心阴虚，同时认为胃气弱、阻逆、痰、暑、瘀也能致痿。

2. 病机

综合古代医家所论分析，阳痿的主要发病机制不外三方面。一是宗筋失养以致宗筋弛纵，《素问·痿论》云"宗筋弛纵，发为阴痿"，阴、阳、气、血、精等物质的亏损都可致宗筋失养。二是经络遏阻以致宗筋弛纵，《阳痿论·不内外因·跌仆》云"盖跌仆则血妄行，每有瘀滞精窍，真阳之气难达阴茎，势遂难举"，痰、湿、瘀血、精疲、气机郁滞均可遏阻经络而致宗筋功能障碍。三是阴茎勃起动力减退，《医林绳墨·痛痛》云"肾气不能发动，以致阴痿"，《临证度针·阴痿》云"然而不举者，则气不从心也"，七情所伤、纵欲、劳倦、寒湿困阳、心肾不交等均可致功能不能发动。三个方面可单独为病，但多为两种或三种机制同时为病。

三、论治原则

1. 从肾论治

阳痿从肾论治的理论基础，是肾的功能障碍是引起阳痿的单一致病因素或主要原因。其思想发端于《黄帝内经》，昌明于《诸病源候论》，实践于唐宋，发展于明清。《诸病源候论》明确提出"肾虚阴痿"的观点，为后世阳痿从肾论治奠定了基础。唐《备急千金要方》《外台秘要》和宋《圣济总录》《太平圣惠方》等均从肾论治阳痿，收载了大量的从肾论治的方剂，且大多有论有方，所用药物多为温肾壮阳、调元益精之品，如《备急千金要方·肾脏·肾虚内实第二·肾虚寒》曰："治肾气虚寒，阴痿，腰脊痛，身重缓弱，言音混浊，阳气顿绝方（地黄、苁蓉、巴戟、麦冬、茯苓、甘草、牛膝、五味子、杜仲、干姜、车前子)。"到了明代，从治法上明确提出了阳痿治肾的观点，如《医林正印·前阴诸疾》曰："阳痿者，必由肾水竭而真火衰，但致之之由不同。宜以峻补真阴大剂，相其由来，并加治之之药，斯得矣。"

2. 从肝论治

肝的功能异常能导致阳痿的思想发端于《黄帝内经》，但至金时才有医家将其应用到临床上。金《兰室秘藏·阳痿阴汗门》所载固真汤和柴胡胜湿汤即是从肝论治阳痿的著名方剂。明《明医杂著·男子阴痿》按语指出阳痿："若因肝经湿热而患者，用龙胆泻肝汤以清肝火、导湿热；若因肝经燥热而患者，用六味丸以滋肾水、养肝血而自安。"

3. 分证论治

明代开始，医家们开始提出分证论治阳痿，如周之干分为肾虚精寒和气郁伤肝论治，王肯堂分肾阳不足、肝经湿热、阴虚火旺论治等。综合各家医论，明代医家主要将阳痿分为命门火衰、肾阴不足、心脾两虚、湿热下注、肝郁气滞5个类型进行论治。清代分因论治阳痿的医家明显增多，且多有发展，如沈金鳌提出"精出非法或强忍房事"和"阴湿伤阳"这两个新的因证类型，并在分因论治中首先使用了外治法(九仙灵应散)；林佩琴首次提出"恐惧者，胆虚精怯""心肾失交"之论点；韩善徵分肾阴虚、肝阴虚、胃阴虚、心阴虚、痰凝气阻、暑热蕴蒸、血瘀窍阻论治。

4. 治法宜忌

有医家认为阳痿之因较多，不可专守一法，如《顾松园医镜》指出"老人精绝，少年失志，暑月湿热，皆令阳痿，不可误服辛热""少年有阳痿，有因志意不遂所致者，宜其抑郁，则阳气舒而痿立起，勿概作阳虚补火"。《存存斋医话》明言治阳痿不可"弗徒沾沾于补肾壮阳"。《古今医统大全·养生余录》明确指出温燥壮阳之法不能乱用，认为"强服丹石以助阳"会致"肾水枯竭，心火如焚，五脏干燥，消渴至近"。《类证治裁·阳痿》告诫治阳痿"纯用刚热燥涩之剂恐有偏胜之害"，故当"审而裁之"。《丹方精华·初集·补肾与延寿》亦说："俗以阳痿为阳气大衰之证，纯用辛热温燥之药，劫烁津液，终至全体被伤，反致无益有害，不可慎哉!"《阳痿论·总义》曰："独怪世之医家，一遇阳痿，不问虚实内外，概与温补燥热。若系阳虚，幸而偶中，遂自以为切病；凡遇阴虚及他因者，皆施此法，每有阴茎反见强硬，流精不止，而为强中者，且有坐受温热之酷烈，而精枯液酒以死者。"

5. 不惟药治

古代医家认为治疗阳痿不能仅靠药物，尚需配合其他方法才能收到预期效果。《景岳全书·杂证谟·阳痿》中说："然必大释怀抱，以舒神气，庶能奏效，否则徒资药力无益也。"这是最早用心理治疗方法治疗阳痿的论述。

四、用药经验

1. 内服方用药规律

对古代87部医籍记载的治疗阳痿内服方剂384首用药进行分析，古代医家治疗阳痿的用药规律及经验：一是所用剂型以丸剂为主，二是遣药范围以植物药为主而辅以动、矿物药，三是脏腑论治以肾为重点而兼顾他脏，四是立法以温补为主而佐他法，五是喜用酒、盐为引，六是丸药基质多样(30余种)，七是巧用行气或开窍药(两类药物均具辛香走窜之性，可走行经络、通利枢机，以使药物更好地发挥治疗作用)，八是活血通络以振宗筋。

2. 外治方用药规律

对古代18部医籍记载的治疗阳痿外治方剂27首用药进行分析，古代医家治疗阳痿的外治用药规律及经验，总体上与内服方用药相似，如以植物药为主辅以动物药、矿物药，立法以补为主而兼顾祛邪等，但尚有其特点。一是治标为主，用药物直接作用于阴茎、龟头、尿道口、阴囊等生殖器部位，以期能在短时间内发生效应，值得一提的是中国医学家在唐代便发明了经尿道给药的阳痿治疗方法，可惜中国的这一方法未得以发展；二是剂型与用法多，所用剂型有汤、散、丸、膏4种，用法有粉法、浸洗法、涂敷法、栓塞，给药途径有体表给药和腔道（尿道和肛门）两种；三是组方以温热、活血、开窍为主，常用药如丁香、附子、紫梢花、肉桂、胡椒、麝香、蟾酥、木鳖子、乳香、樟脑等，具体方药如《妙一斋医学正印种子编·附方》所载九品扶阳散（由黑附子、蛇床子、紫梢花、远志、菖蒲、海螵蛸、木鳖子、丁香、潮脑组成）。

第二节　现 代 发 展

一、病名规范

新中国成立后，在命名上，以"阳痿"名之，认为阴痿和阳痿虽名不相同，但实属一病，其名之异是"因男子属阳故称阳痿，因阴茎不能勃起故又称阴痿"。但有学者认为"阳痿"一词易导致对本病阳痿即"阳虚"的误解而误导临床治疗，且《黄帝内经》根据解剖定位结合病理改变所做的"阴痿"命名具有科学性和先进性，符合疾病命名规范，因而主张使用"阴痿"病名以正本清源。不过，至今仍以"阳痿"名之为众人所接受。

二、病因病机

结合当代临床实践认知分析，当代社会背景下，阳痿的病因病机主要体现在四个方面：

一是在中医发病学规律上，房劳伤已不是其主因，而情志之变为其主要发病学基础，不良生活习惯不可忽视，实多虚少是普遍规律，发病脏腑以肝肾为中心而涉及他脏。

二是在发病原因上，虽有脏腑的阴阳亏虚，但更多的是郁、痰、瘀、湿、湿热致病，尤以因郁而病阳痿更具普遍性，阳痿患者不仅因情志变化而致者有肝郁的病机变化即"因郁致痿"，而且非情志因素所致者患病后亦多出现情志抑郁不舒而发生肝郁即"因痿致郁"。不论"因郁致痿"还是"因痿致郁"，二者均相互影响，往往形成恶性循环，使病机变得更加复杂。

三是在基本病理变化上，贯穿疾病始终的基本病理变化是肝郁肾虚血瘀，其中肝郁是阳痿的主要病机特点，肾虚是阳痿的主要病机趋势，血瘀是阳痿的终极病机，三个方面互为因果，共同作用，影响阴茎的勃起，中青年时期以肝郁血瘀为主，肾虚次之；老年时期以肾虚血瘀为主，而肝郁次之。

四是在发病机理上，阴、阳、气、血、精等物质的亏损可致宗筋失养以致宗筋弛纵不起，痰、湿、血瘀、精瘀、气机郁滞等遏阻经络以致宗筋弛纵，七情所伤、纵欲、劳倦、寒湿困阳、心肾不交等导致阴茎勃起动力减退不能发动，三者可单独为病，也可两种或三种机制同时为病。

三、证候表现

由于不同医家面对的患者群体不同，观察到并总结出来的阳痿常见证候也不尽相同。归纳起来，现代医家总结的常见阳痿证候类型有肝郁气滞、肝郁肾虚、肝郁脾虚、肝肾阴虚、湿热下注、痰瘀互结、肝经湿热、肝郁化火、气滞血瘀、心脾两虚、气阴两虚、痰湿内蕴、肾虚血瘀、肝肾湿热、酒毒湿注、惊恐伤肾、肾阳虚衰等。

四、治则治法

1. 临证所悟各异，治法思路有别

由于医家所处地域、环境不同以及知识结构的差异，临证所悟有所不同，因而治法思路有所差异，从不同角度丰富了中医阳痿治法的内容。各地学者根据自己临床所得，对阳痿治法进行了总结。综合各地医家的治法，常用的有疏肝解郁、清化湿热、开郁兴阳、补肾宁心、补益心脾、添精培元、活血化瘀、温化痰湿、健脾益气、暖肝散寒、清肝利湿、滋阴降火、温补肾阳等。

2. 病邪各有所异，法宜分因而立

现代中医诊治阳痿，不仅从脏腑论治者众，以病因病机为主要依据进行论治，即因邪而治者亦不少，并且取得了可喜成绩。

五、临床论治

（1）有分脏论治者 如分别从肾、肝、脾胃、心、肺、胆、脑、三焦、经络、宗筋、气血、多脏论治。

（2）有分证论治者 如从脏腑定位结合病因病机分为肝气郁结、肝胆湿热、肾虚血瘀等40余种证型论治，或从病因病机不定位分为湿热下注、阴虚火旺、气滞血瘀等30余种证型论治。

（3）有分因论治 如分别从瘀、痰湿、湿热、酒毒、郁、情志论治。

（4）有分龄论治者 如青年体质多偏湿热、阴虚，治当侧重祛湿热或养阴滋燥；年高之人多肾气或肾精亏虚，治当滋补肝肾。或青年阳痿多心神耗伤、精亏血少，治当从心，以益心养血为主；中年阳痿多肝气不疏、宗筋失养，治宜从肝，以疏肝开郁为主；老年阳痿多肾阳虚弱、宗筋失煦，治宜从肾，以补肾生精为主，但老年阳痿又多血瘀不畅，活血化瘀当成为不可缺少的治法。

（5）有分经论治者 分为太阳、少阳、阳明、太阴、少阴、厥阴六经阳痿论治。

六、方药应用

一是古方新用，即运用非主治阳痿的传统方剂治疗阳痿，如四逆散、小柴胡汤、麻黄细辛附子汤等经方，补阳还五汤、膈下逐瘀汤等时方，乌鸡白凤丸、温经汤、完带汤等女方男用。

二是动物药新用，即用古籍未记载治疗阳痿的动物药治疗阳痿，如蜈蚣、九香虫、露蜂房、蛤蚧、蚕蛾、白僵蚕等。

三是植物药新用，即本草书未言治阳痿的药物治阳痿，如细辛、麻黄、川椒、小茴香、羌活、仙鹤草根等。可单用，也可配方用，如用单味细辛治疗阳痿。

七、基础研究

一是观察阳痿的四季发病规律，发现阳痿发病秋季最多、冬季和夏季次之、春季最少。

二是研究阳痿患者的生理病理变化，发现阳痿患者的阴茎动脉血流灌注或静脉充盈障碍、红细胞变形异常（降低）、血黏度增高、甲皱微循环异常（血色暗红、流态粒状或泥沙状、流速慢）、血液黏度指标中的红细胞电泳时间和纤维蛋白显著增高，肾阳虚阳痿患者血浆睾酮明显下降而雌二醇明显增高等。

三是建立阳痿动物模型，常用方法去势法、慢性应激悬空倒吊法、复合情志刺激法三种。

四是探索中药治疗阳痿的效应机制，发现补肾法能调整肾虚阳痿患者血浆性激素中睾酮、雌二醇的水平及雌二醇与睾酮的比值；活血化瘀法和补肾壮阳法均能改善微循环和血液流变学状况，对慢性应激负荷雄性小鼠性机能和性行为有明显促进作用；疏肝活血补肾法（振雄展势丹）具有同化激素活性作用，能够增加去势雄性大鼠除前列腺外的各生殖器官重量及脏器指数，提高去势雄性大鼠阴茎对外部刺激的兴奋性，能够缩短去势雄性大鼠阴茎勃起潜伏期，提高雄性小鼠性功能，提示该药的确能提高男性性功能、增强性交能力。

第三节 特 色 治 疗

1. 中药外治

中药外治是中医治疗阳痿的一大特色。治疗方法有敷法、贴敷法、熏洗法、热熨法、外涂法、外捈法、外擦法、塞药法、药物离子导入法、坐浴等，剂型有汤剂、粗末剂、细末剂、丸剂、软膏剂、药贴、水胶剂、栓剂等。如：

1）用小茴香、炮姜各 5g，研细末，加食盐少许，用蜂蜜调和，敷于肚脐，外用纱布、胶布贴紧固定，5～7 天弃去敷料。

2）露蜂房适量，烧灰备用。于临卧时用水调糊涂敷阴茎上。未婚或虽婚两地分居者勿用。

3）蛇床子、韭菜子、淫羊藿、露蜂房各等量，煎水候温浸泡阴茎。每晚 1 次，每次 15～20min。用于肾虚阳痿。

4）蛇床子、千里光、土茯苓、苦参、马鞭草各适量，煎水候温浸洗阴茎。每晚 1 次，每次 10～15min。用于湿热阳痿。

2. 针灸治疗

针灸治疗阳痿的取穴类别有体穴（传统穴位）、耳穴、头针穴、颈针穴等。常用治疗阳痿的体穴有关元、中极、肾俞、三阴交、太溪、曲骨、次髎、命门、足三里、气海等，阴三角、举阳、起阳穴、阳痿穴等新穴对阳痿有较好疗效。如：

（1）体针　选中极、关元、气海、肾俞、命门、三阴交、会阴、阳痿穴（肾俞穴上 2 寸半、督脉向外开 1 寸处）等，每次用 3～5 穴针刺，或加灸。

（2）耳针　选精宫、外生殖器、睾丸、内分泌等耳穴，留针 10～30min，隔日 1 次或埋针 3～5 天。

3. 心理治疗

不论是功能性阳痿患者还是器质性阳痿患者，都或多或少，或轻或重地存在着心理障碍，均有不同程度的思想负担。自卑、恐惧、焦虑和情感抑制，是阳痿患者普遍存在的心理状态，并同时受几种不良心理因素的共同影响，使病情复杂化。因而心理治疗在阳痿的治疗中是不可缺少的方法。常用方法有言语开导法、以情胜情法、静态安神法、怡悦开怀法、以疑释疑法、转移注意（移情异性）法、导引行气法等多种。

4. 推拿治疗

（1）按摩腹部　沿着腹壁由剑突部向耻骨联合部推动，由浅到深，由轻到重，循序渐进，每次 100 下。其次用左右手掌由两胁部向脐部推动 50 次。

（2）按摩阴囊精索　医者用两手大拇指、食指、中指作揉搓样按摩精索 100 下，三指作揉搓泥球状按摩睾丸，由轻至重，循序渐进，每次 100 下。

（3）按摩尾闾　患者取坐位，医者以双手指罗纹面在八髎穴、腰俞穴、长强穴上按压，手法用力要求深重以局部酸胀感为准，每次 1 min；后以双手掌同时或交替在尾闾（尾椎骨部位）按摩，用力要求深透，以深层微热为度，每次 3～5min。此法也可患者自己操作。

（4）弹击睾丸　用手指在睾丸上以弹击样冲击睾丸 3～5 次，用力不可过重。每日 1 次，6 个月为 1 个疗程，50 岁以上可经常进行，时间越长，效果越好。

5. 膳食治疗

从文献介绍的用于食疗的药物有鲜胎盘、牛鞭、核桃、乌骨鸡、冬虫臭草、羊肉、海参、仔公鸡、狗肾、狗肉、虾仁、韭菜、麻雀等。临床应用时应根据患者不同的体质和病情，辨证施食，肾精不足、肾阳亏虚者，宜选食羊肉、虾仁、狗肉、麻雀肉、雀卵、胡桃肉等温肾益精之食品；脾虚湿盛者，宜选用白扁豆、薏苡仁、山药、鹅肉、牛肉、兔肉等健脾利湿之品。

6. 三因制宜

不论其发病原因如何，一旦疾病发生后，患者都会产生不同程度的情志变化（情志因素），或忧郁，或悲观，或紧张，尤以情志抑郁最常见，治疗时应注意采用药物和语言等手段改善或消除不良情志对疾病的负面影响。如其发生与夫妻关系不和有关，或患病后遭到配偶歧视、嘲讽等，治疗时宜夫妻同治；发生与长期大量饮酒有关，或一次饮酒过量使病情加重或突发阳痿者，治疗时稍加葛花、荷叶等清解酒毒之品；发生与长期久居寒湿之地有关，或突受寒冷刺激使病情加重或突发阳痿者，应稍加独活等温通散寒之品。

第四节　名医学验

1. 王琦

王琦院士论治阳痿，一是寻求病因、辨病与辨证结合；二是注重体质、因人制宜；三是注重调肝，以疏泄为主；四是不惟药石，兼顾咨询指导。其辨病治疗阳痿经验丰富，如动脉性阳痿用血府逐瘀汤合柴胡疏肝散，静脉性阳痿用当归补血汤并重用黄芪，高胆固醇血症性阳痿用桃红四物汤加生山楂、蒲黄，酒精中毒性阳痿用葛花解醒汤、血府逐瘀汤，糖尿病性阳痿用五黄桃红四物汤，高泌乳素血症阳痿用芍药甘草汤、当归芍药散、加味逍遥散，甲状腺功能亢进性阳痿用当归六黄汤、增液汤和消瘰丸，甲状腺功能减退性阳痿用八珍二仙汤加鹿茸、金匮肾气丸、地黄饮子，抗精神病药物性阳痿用柴胡加龙骨牡蛎汤，抗高血压药物性阳痿在辨证治疗基础上加羚羊粉、葛根、水蛭、地龙、益母草，男性更年期阳痿用二仙汤。

2. 熊继柏

国医大师熊继柏认为阳痿的发病与肾、肝、心、脾功能失调及情志异常有关。治疗阳痿要明辨虚实，分清寒热；洞晓病源，知其所犯。临床中分型论治，肝气郁结者用逍遥散加减；心肾惊恐者用当归芍药散合二仙汤加减；湿热伤筋者用萆薢分清饮加黄柏化裁；肾阳亏虚者用右归丸、赞育丹、二仙丹加减；肾阴亏虚者用左归丸化裁，亦可用二地鳖甲煎加减；心脾两虚者用归脾汤加减；脾胃虚弱者用参苓白术散加减。

3. 徐福松

全国名中医徐福松认为阳痿虽与心、肝、脾、肾四脏功能失调和气血经络失和息息相关，但其病"阴虚者十有八九"，力倡阳痿多阴亏说。指出切莫一见阳痿，便不分青红皂白，妄投龟龄集、阳春药、男宝、鹿茸等温肾壮阳之品，投之有时虽能图一夜之快，但必招致百日之苦。

4. 秦国政

全国老中医药专家学术经验继承工作指导老师秦国政通过流行病学研究发现，在当代，在中医发病学规律上，房劳损伤不是阳痿主要原因，情志改变是其主要发病学基础，不良生活习惯是不可忽视的因素；实多虚少是病机转变的普遍规律，脏腑功能改变以肝肾为中心而涉及其他脏腑；最基本的病理变化是肝郁肾虚血瘀。在证候学规律方面，实证多、虚证少，阴虚多、阳虚少，热证多、寒证少，复合证候多、单一证候少，最常见的证候依次是肝郁肾虚、肝肾阴虚、湿热下注、肝郁脾虚、肝经湿热、肝郁气滞。其治疗思路是，以生物-心理-社会医学模式为主轴，全方位系统开展综合治疗，以疏肝活血补肾辨病治疗为主，辅以辨证治疗；在心理治疗方面，以疏导、释疑、暗示为主；并主张患者配偶共同参与治疗。

阳痿病因病机相当复杂，并非全为肾亏，更非全为肾阳亏虚，临床当辨清寒热虚实而治。如一遇阳痿便滥用温补之法，不加辨证便大量使用鹿茸、红参、雄鸡、胡椒等温肾壮阳药，可能会导致咽喉肿痛、鼻口出血、兴奋失眠、烦躁易怒、血压升高、血尿等许多不良反应。同时，治疗阳痿亦不能过于苦寒。苦寒过多伤及肝肾，于阳痿治疗不利，当中病即止。因此，必须重新认知和深入研究贯穿阳痿始终的基本病理变化，以期更好地指导临床实践。治疗上不要轻易将"阳痿"与"阳虚"对等，慎用补肾壮阳法，切勿滥用补肾壮阳药，当辨明脏腑之位、经络之属、阴阳之分、寒热之别、虚实之异、病邪之类，并因人、因地、因时而治疗。同时，不论"因郁致痿"或"因痿致郁"，均有肝郁的存在，治疗时，不论何因、何证或病程新久，均可适当加入解郁和活血之品，以截断"郁"对阳痿的影响，从而提高疗效。

（秦国政）

第三章 精 浊

课程思政提要：前列腺炎是男性常见疾病，约50%的男性在一生中的某个时期会受到前列腺炎的影响。前列腺炎虽不危及生命，但病程反复迁延，还可导致阳痿、早泄，影响患者身心健康，不但造成自身生活质量下降，还会影响夫妻感情，给公共卫生事业造成巨大的经济负担。前列腺炎发病机制复杂，治疗方案繁杂，疗效不确定，给临床工作带来极大困扰。因此，为了提高前列腺炎的治疗效果、保护男性身心健康、缓解公共卫生事业的经济负担，前列腺炎的防治工作当是泌尿男科医生的重任，不仅从疾病本身出发"治病"，更要注重男性身心健康而"治心"，从国家社会的稳定与发展去认识研究本病，进一步提高本病诊治疗效，优化疾病管理，减少复发风险，为社会和谐稳定贡献力量。

精浊是指以会阴区、睾丸、耻骨区、阴茎等部位疼痛不适，或尿频、尿急、夜尿增多、排尿等待、排尿中断等储尿和排尿症状为主要症状，且发病缓慢、病情顽固、反复发作、缠绵难愈为临床特点的中青年男性常见的一种生殖系统综合征。古代文献中"白浊""白淫""淋浊"等属于本病范畴。本病好发于20～40岁青壮年男子，发病率甚高；35岁以上男性35%～40%患有本病，占泌尿外科男性就诊患者的1/4左右。本病病因多为房室不节、情志不畅、饮食失调、劳倦太过、久病体虚等。发病机理多与肝、肾两脏有关，初病多实，久病多虚或虚实夹杂。如湿热蕴结于精室，可致气血不和，经络阻隔而发为本病；气滞血瘀可致精室气血运行不畅，血行瘀滞，久而发病；阴虚火旺可致肾火郁而不散，久之精室血行不畅而发病；肾阳亏虚可致肾阳不足，火势衰微，发为本病。临床常分为湿热蕴结证、气滞血瘀证、阴虚火旺证、肾阳亏虚证等证论治，辨证论治同时配合综合治疗，并注意生活、饮食调护。

第一节 历史积淀

一、病名源流

精浊，古又有"白浊""白淫""淋浊"的别称。"精浊"作为疾病名称，最早见于明医家吴昆所著《医方考·精浊门第四十一》摘要："叙曰：精浊，肾之液也……欲养其身者，先正其心。"早在《素问·痿论》有云："思想无穷，所愿不得，意淫于外，入房太甚，宗筋弛纵，发为筋痿，及为白淫。"提出了"白淫"的说法，后王冰注曰："白淫，谓白物流衍，如精之状，男子因溲而下，女子阴器中绵绵而下也。"精浊涉及的解剖部位相当于现今的前列腺，前列腺在古代多称为"胞"。《素问考注》有云："胞者，精室也。在膀胱之后，相分黏著左右。左右下口入尿管内，其全形则小薄膜囊，而迂回叠积如鱼胞状，其质嫩脆如凝脂。"

二、病因病机

古代医家对精浊的病因病机认识多样，本病早期以湿热下注、相火妄动、肝失疏泄为重点，实证为主；中期多见湿热瘀阻，病久伤正，本虚并存，虚实夹杂；后期以脾、肾亏虚为主。

（1）从肝论因　肝疏泄失司，精郁化浊致病。《素问·痿论》曰："思想无穷……发为筋痿，及为白淫。"首次提出情志与本病的发生密切相关。《理虚元鉴·白浊白浮论》亦明确记载，"白浊大有所求不遂，志意郁结而精泄"，补充描述了肝气郁结致病。《丹溪心法》言"思虑不节，……由是而为赤白浊之患"，肝失疏泄，气不行则血不行，易成赤浊。

（2）从脾论因　脾运化失司致精浊，如《证治汇补》言："脾主之运化，升清降浊，脾失健运，湿浊内蕴，下注于精窍。"《景岳全书》及《医宗金鉴》认为，湿浊郁久成湿热，扰动精室致精浊，且不易速愈。若日久不治，湿热郁久成瘀，湿、瘀内留，经络气血运行不畅，"不通则痛"，亦致精浊。

（3）从肾论因　肾中精气耗损，则肾失封藏，使精离其位，精浊而发。正如《景岳全书》曰："有浊在精者……欲逆精，以致精离其位，不能闭藏，则源流相继，流溢而下。"《诸病源候论·虚劳小便白浊候》曰："肾主水，而开窍在阴，阴为溲便之道，胞冷肾损，故小便白而浊也。"由此，肾阳虚亦可见败精随小便而出。吴昆在《医方考·精浊门第四十一》中言："精浊，肾之液也。所以精浊者，心为之也。一动其心，而天君摇摇，则精浊走失矣。"补充描述精浊还可由心肾不交引起。《临证指南医案·淋浊》还提到欲念不遂、忍精不泄导致败精瘀阻精道，最终形成精浊。

三、临床表现

精浊的常见临床表现为尿频、尿急、尿痛，尿道分泌物溢出。明代戴思恭在《淋浊遗精门》中言"小便有数点稠粘，茎头微痛，或小便已停止时，方有一二滴沾混"及"小便常急，偏数虽多，而所出常少，放了复急"，详细描述尿频、尿急的症状。关于尿痛，最早记载于《金匮要略》，其言："淋之为病，小便如粟状，小腹弦急，痛引脐中。"后明代李中梓在《病机沙篆》中提到"浊之为症，茎中热痛，如火灼刀割"，补充描述了尿痛的症状特点。《证治汇补·下窍门·便浊·附精浊》曰："精浊者，……故注中如刀割火灼，而溺自清，惟窍端时有秽物。"提出尿痛伴见尿道口分泌物的症状。《张聿青医案·淋浊》曰"精浊……溲后每有牵腻之物渍于马口"，补充描述了尿道口的黏腻不适感。

四、治疗

多数医家都以"实证以通利为主，虚证以补益为主"为原则，以辨证论治为主，其内治法大致概括为清热利湿法、疏肝理气散结法、活血化瘀法、补肾温阳法。某些医家还提到重视虫类药的运用，用于调节情绪以及及早治疗，防止变证。

（1）辨证论治　《类证治裁》对精浊各证进行了详细描述：若小便浑浊如膏，排尿排精疼痛难忍，抽薪饮主之；若久病转为慢性，疼痛减轻，精浊症状尚未改善，可用固阴煎、元菟丹；肥人多白浊，二术二陈汤主之；瘦人多肝胆火旺，龙胆泻肝汤主之；心阳不足，精遗浊白者，可用金锁玉关丸治疗；脾气虚弱，中气不足者，补中益气汤主之；心脾气虚者，菟丝煎主之；虚寒而带浊者，五味丸主之；湿邪侵袭者，威喜丸主之；精浊病程日久则腰膝酸软无力，足触地面如按触棉花者，六味丸加萆薢、麦冬；尿道疼痛，小便红，脉滑数者，可于六一散中加生地黄、麦冬、山栀、知母。

（2）以虚论治　《景岳全书·杂证谟·淋浊》中认为精浊以虚证为主，当精浊持续不绝者，可用秘元煎、菟丝煎，或人参丸、定志丸进行治疗；而精浊病久日渐难愈者，可用右归丸、益志汤、石刻安肾丸、八味地黄丸等治疗。叶天士在《未刻本叶氏医案》一书中认为，精浊治疗心脾是关键，他主张使用桑螵蛸、湘莲、龙骨、远志、柏子仁、茯神、龟版、人参等药物调控心脾治疗精浊。

（3）妙用虫药　虫类药均为血肉有情之品，善搜剔，或善飞行，或善游水，或善爬行，或善疏土，故具有"飞者升，走者降，灵动迅速，追拔沉混气血之邪"的特性，能窜透而搜剔风邪，搜剔络道，通达经络，功力远非草木所能及。《本草纲目》谓地龙"性寒而下行，性寒故能解诸热疾，下行故能利小便，治足疾而通经络也"，治疗后期精浊瘀阻及疼痛等，疗效显著。

（4）身心同调　《医学启源》中云"淋"为"郁结"所致，主张开郁结以达"血气宣通，荣卫和平，精神清利"之功，《伤寒论·辨少阴病脉证并治》用疏肝行气祖方四逆散治"小便不利"。精浊病程长，与肝关系密切，多因情绪因素等致病机错杂，更应注意调理情志。

（5）早治防变　精浊易反复发作，早期治疗一般预后良好。若浊邪侵淫筋脉，日久筋脉痿痹可引起阳痿。《临证指南医案·淋浊》曰："败精宿于精关宿腐因溺强出，新者又瘀在里……经年累月，精与血并皆枯槁。"言明日久失治会出现精与血皆竭之危。根据精血同源、精由血化生的理论，可能因"精竭不化""血不及变"致赤浊。

五、经验用药

查阅古医籍及文献发现，茯苓、人参、当归、甘草、山药、黄柏、白术、熟地黄、远志、五味子等为治疗精浊的高频药物。居于前三位的药物归经为：肾、脾、心。前三位的高频药物类型分别是：补虚药、利水渗湿药、清热药。高频药物组合为：人参，茯苓；白术，茯苓；甘草，茯苓等。可以看出以补虚药联合利水渗湿药的配伍较为常见。

六、针灸治疗

纵观古医籍，使用频率最高的腧穴依次有三阴交、中极、关元、肾俞、气海、阴陵泉、秩边、太溪、次髎和足三里。按选穴所属经脉选用频次从高到低依次为：任脉、膀胱经、脾经、胃经、肝经、督脉、肾经、大肠经，遵循"经络选穴"和"局部选穴"的治疗原则，理论与临床治疗相符。

七、外治法

孙思邈在《千金方》中记载，为改善"津液不通"提出"以葱叶除尖头，内阴茎孔中深三寸，微用口吹之，胞胀津液大通，便愈"的导尿之法。后明代逐渐用鸟的羽毛代替，发展至今用中药尿道灌注。

第二节　现代发展

一、病名规范

新中国成立以后，逐渐规范本病病名为"精浊"，相当于西医的前列腺炎，1995 年美国国立卫生研究院（national Institutes of Health，NIH）提出将前列腺炎分为四类：Ⅰ型急性细菌性前列腺炎（acute bacterial prostatitis，ABP）；Ⅱ型慢性细菌性前列腺炎（chronic bacterial prostatitis，CBP）；Ⅲ型慢性非细菌性前列腺炎/慢性骨盆疼痛综合征（chronic prostatitis/chronic pelvic pain syndrome，CP/CPPS）并将该类进一步分为ⅢA 型和ⅢB 型；Ⅳ型无症状的炎症性前列腺炎（asymptomatic inflammatory prostatitis，AIP）。

二、病因病机

引起前列腺炎的病因学十分复杂，主要涉及以下几个方面：①病原体感染；②排尿功能障碍；③精神心理因素；④神经内分泌因素；⑤免疫反应异常；⑥氧化应激学说；⑦盆腔相关疾病因素。

中医学认为，Ⅰ、Ⅱ型前列腺炎多为饮食、外感、或纵欲过度致湿热毒邪入侵精室或精道致气血瘀阻。李海松教授认为由于前列腺位于下焦，湿毒血瘀一旦瘀积难以消散，瘀既是核心病机又是病理产物；常德贵教授认为湿热、瘀血、败精阻塞精道是前列腺炎的基本病机。而Ⅲ型前列腺炎病变初期往往以湿热下注为主，日久不愈肝气郁滞。张敏建教授认为肝气郁结为慢性前列腺炎基本病机，其发病或因情志、或因久坐、或因饮酒，最终皆因影响肝气的正常疏泄功能，气滞血瘀，损耗肾气，脾肾亏虚，属本虚标实，临床上亦以虚实夹杂居多。徐福松教授认为肾虚湿热是精浊的临床常见病机。李曰庆教授则认为肾虚是发病之本，湿热血瘀为发病之标，肾虚湿热血瘀是慢性前列腺炎基本病机。

三、证候表现

1. 症状学方面

发热、寒战、乏力、尿频、尿急、尿痛、夜尿增多、会阴部疼痛等均可能是前列腺炎的症状。

2. 证候学方面

对 918 例慢性前列腺炎患者中医证型分布规律进行研究结果显示：在所有证型中气滞血瘀证最多，约占 89.76%，其次为湿热蕴结证，占 74.07%，肝气郁结证占 37.8%，中气不足证占 27.3%，肾阳虚损证占 22.55%，阴虚火旺证占 13.62%；研究还发现，慢性前列腺炎的证型常夹杂出现，多以两证相兼为主，其中以湿热蕴结证+气滞血瘀证最多，占 50.11%；部分以三证相兼出现，其中湿热蕴结证+气滞血瘀证+肝肾阴虚证为多，占 10.24%；单一证型较少，仅占 18.41%。除此之外，研究还发现，个人证型还可相互转化。

四、治则治法

1. 治则思路

（1）谨查病因病机 因为感邪性质有异，症状出现次序不同，须审查症状，详问病因病机，分清主次，权衡用药，或清利，或补肾，或化瘀排浊，或综合应用。主张在辨证论治同时注意生活与饮食调护。

（2）把握疾病转归 急性细菌性前列腺治疗不当或不及时，可向两方面转化。一是热毒蕴结不散，热盛肉腐而成悬痈（前列腺脓肿），出现持续性高热、会阴部疼痛等症状；二是湿热毒邪未彻底清除，反复发作，转为慢性细菌性前列腺炎。应在确诊后早期、规范、足量、足疗程应用抗生素，并配合中医药辨证论治。

（3）适当疏肝解郁 慢性前列腺炎患者多有焦虑、压抑、疑病症、癔病，甚至自杀倾向等精神心理因素和人格特征改变，其基本病理变化为肝郁，因此，不论何因、何证或病程新久，均可适当加入疏肝解郁之品。

2. 治法探讨

由于前列腺特殊的解剖位置，多数学者比较推崇内治法及外治法相结合，内治有清热利湿、行气活血、活血化瘀、疏肝解郁、理气止痛、滋补肾阴、清泻相火、温补脾肾等，以清热利湿、活血化瘀为主；外治有针灸、坐浴、栓剂、灌肠、敷脐疗法、物理疗法、前列腺注射、尿道灌注、超声治疗等，以针灸及中药灌肠为主，在直肠给药中以清热解毒药、活血化瘀药、利水渗湿药使用频率最高。但由于个体耐受力不同，部分患者在中药灌肠时有肠痉挛等不良反应，会出现轻微的腹痛、腹泻，故选择外治法时应综合考虑。

五、临床论治

当代中医对前列腺炎的治疗在继承古人经验的基础上，又有了较大的发展，治疗思路主要表现在四个方面。

1. 辨病论治

临床治疗前列腺炎的首要前提是辨病论治，即首先需要明确诊断、确定分型。体格检查、影像学检查可协助诊断。在明确前列腺炎诊断后审证查因，做到诊断明确、辨证精准，以病为纲。首先强调基础治疗，包括科普疾病相关知识，限制饮酒和辛辣刺激食物，避免受凉、憋尿、久坐，适度体育锻炼，规律性生活，情志舒畅等；其次根据患者证型制定个体化综合治疗方案，中西医结合、内外治结合，在口服药物的基础上同时配合中医外治疗法，如坐浴、灌肠、前列腺按摩等。

西医学在抗感染、解除排尿梗阻等方面有优势，而中医的优势在于改善躯体症状、缓解疼痛等。

中药辨证治疗联合抗生素具有疗效佳、疗程短、不良反应低、患者痛苦少等优势，中药联合 α 受体阻滞剂可有效改善尿流率，提高患者生活质量。

根据不同分型临床表现，前列腺炎又可分为四型，一般需要治疗的有三种类型，病因病机及治法各异：Ⅰ型前列腺炎以热毒壅盛、湿热蕴结多见，治宜清热解毒，凉血活血或清热泻火，利水通淋；Ⅱ型前列腺炎以湿热下注多见，宜清热利湿，导浊通淋；Ⅲ型前列腺炎多见湿热下注、气滞血瘀、肾阴亏虚、肝气郁结、肾阳不足，治宜清热利湿、活血化瘀、行气导滞、疏肝解郁、滋阴补肾、温补肾阳等。

2. 辨证论治

前列腺炎主要有湿热下注、气滞血瘀、肝气郁结、肾阳不足、肾阴亏虚、湿热壅滞等多种证型，单纯的虚证或实证少，往往是虚实夹杂，相兼为病。李曰庆教授认为本病初期多表现为实证、热证，长期运用清法易伤阳气，故主张治疗以补肾温通、清利湿热、活血化瘀为大法，先清后温，或先温后清，或清温并举。常德贵教授强调了湿热、瘀血、败精阻塞精道的基本病机，提倡辨证与辨病相结合，内、外治相结合，药物治疗采用清热利湿、活血化瘀止痛之法。此外，可在辨证论治的基础上加以活血疏肝，李海松教授常配伍疏肝理气之品，并注意与患者的沟通，减轻思想压力。

3. 综合治疗

前列腺炎的患者要实施基础治疗，包括科普疾病相关知识，限制饮酒和辛辣刺激食物，避免受凉、憋尿、久坐，适度体育锻炼，规律性生活，情志舒畅等；此外根据患者证型制定个体化综合治疗方案，内治和外治相结合。

六、基础研究

1. 不良生活习惯对慢性非细菌性前列腺炎的影响

慢性非细菌性前列腺炎的病因及发病机制较为复杂，目前有研究认为本病的可能原因是长期的不良行为习惯造成的器官和功能的改变与损害，如吸烟、饮茶、食用烟熏制品、久坐等。研究还发现运动可有效减少前列腺炎的发病，并有辅助治疗的作用。另外腹部旋转、挤压、提肛等动作对前列腺有按摩效果，协助消除炎症。

2. 前列腺炎病理模型的建立

目前慢性前列腺炎的动物模型主要包括自身免疫诱导模型、前列腺注射消痔灵或角叉菜胶模型、前列腺犬模型。自身免疫诱导模型又包括雌激素诱导去势模型、纯化前列腺蛋白刺激模型。造模后观测指标包括病理学指标、生化指标及表观指标、尿流动力学指标。尿道内逆行导入病原体是诱导动物产生前列腺炎的有效方法，但也存在会引发败血症等缺点。

3. 中医药治疗前列腺炎效应机制探讨

研究发现，在炎症介导疼痛方面，中药可抑制减少炎症介质的产生及表达，使炎症诱导的痛觉阈值上调，从而减少疼痛反应；在抗氧化方面，针灸推拿可增强抗氧化活性，减少对前列腺组织的损伤；在中枢神经机制研究方面，针刺治疗可改善慢性非细菌性前列腺炎/慢性骨盆疼痛综合征患者由于慢性疼痛引起的脑结构和脑功能改变。

第三节 特色治疗

1. 针刺治疗

卢建华等应用针刺治疗慢性非细菌性前列腺炎有效率为 95%。具体方法：针刺穴位为关元、中极、秩边、膀胱俞、肾俞、三阴交、气海、水道、上髎、次髎等腧穴。其中中极和秩边采用直刺透皮后针尖斜向下提插捻转，针刺感觉向会阴部放射；其余腧穴的针刺主要采用平补平泻手法针刺，均留针 30min。除中极、秩边外，其余穴每次取穴 2~4 穴，每日 1 次，连续 5 天后休息 2 天，14

天为 1 个疗程，进行 2 个疗程的治疗。

2. 针药结合

巩庆阔等人应用针刺联合前列瘀阻汤治疗瘀热互结型前列腺炎有效率为 86.67%，针刺取穴为中极、三阴交、阴陵泉、次髎、膈俞，针刺手法予泻法，以患者自觉酸麻重胀为度，向会阴部放射为佳，留针 30min，每周周一至周五连续治疗 5 天，连续治疗 4 周，共治疗 20 次。刘文泓等人应用针刺联合自拟方治疗慢性前列腺炎有效率为 80.49%，针刺取穴为中极、曲泉、三阴交、曲骨、阴陵泉、肾俞、足三里、膀胱俞，采用平补平泻法，留针 30min，每隔 15min 行针 1 次，连续治疗 2 周。

3. 直肠给药

祝海等人应用复方黄柏液涂剂保留灌肠治疗 A 型前列腺炎有效率为 97.1%。张明应用复方玄驹胶囊联合虎杖饮颗粒剂直肠给药治疗慢性前列腺炎有效率为 96.67%。

4. 中药坐浴

刘宏应用通前络汤进行中药熏洗坐浴治疗气滞血瘀型慢性前列腺炎有效率为 87.23%。李健聪应用中药坐浴联合前列腺按摩，有效率达 95.56%。

5. 三因制宜

职业、环境、辛辣食物、饮酒、久坐、憋尿、性生活习惯及精神因素为慢性前列腺炎发病的主要危险因素，慢性非细菌性前列腺炎患者当首先改善自身生活方式减轻由于上述因素诱发的各种症状。临床医师可结合中医辨证分型和 UPOINT 分型，根据患者的病情、症状制定个体化治疗方案。对于伴有不良心理因素的患者，可结合临床实际情况给予恰当的心理疏导。此外适当的体育锻炼、规律的性生活有助于降低前列腺炎患病风险，改善症状。

第四节　名 医 学 验

1. 王琦

王琦教授治疗精浊疾病有独到见解，提出了热毒蕴结论、瘀血论、瘀浊阻滞论三个精浊的核心病机理论，概括"湿热瘀浊阻滞下焦"主导病机，提出分期论治，前中期以清热解毒为主、祛瘀排浊为辅，后期以祛瘀排浊为主、清热解毒为辅。精浊患者早中期湿热阻滞精室，以当归贝母苦参丸为首选方剂进行药物加减；后期瘀浊阻滞，出现盆腔疼痛症状，以复元活血汤为主要方剂进行药物加减。

2. 徐福松

徐福松教授认为精浊的病机为"肾虚为本、湿热为标、瘀滞为变"，治疗应辨清虚实，实证常有湿热、瘀血，虚证常有中虚、肾虚。徐福松教授开创名方"萆菟汤"，由萆薢分清饮和菟丝子丸二方化裁而成，补肾导浊兼顾，临床疗效明显。

3. 李曰庆

李曰庆教授认为气滞血瘀贯穿精浊病机的始终，重视活血法的运用，常以"从瘀论治""从络论治"为治疗方法，选用少腹逐瘀汤加减。同时，李教授基于本病复杂的症状和致病因素的多样性，强调综合疗法对于治疗本病起到关键作用。因此在临床治疗中，常在中药汤剂的基础上辅之以适当的西药，同时对于疼痛症状明显的患者还给予针灸或脐贴治疗，患者症状往往改善更为明显。

4. 常德贵

常德贵教授经过多年临床实践，在精浊病方面形成了湿热、瘀血、败精阻塞精道的基本病机学术理论。提倡辨证与辨病相结合，内治与外治相结合的综合治疗方案，药物治疗采用清热利湿、活血化瘀止痛的治疗方法，并研制出院内制剂水益黄胶囊、前泌通片等，非药物治疗采用按摩足底反射疗法进行治疗，外治开展中药直肠灌注；同时积极探索中医古代经典方在精浊治疗中的运用，八正散加减方治疗湿热下注型精浊有较好疗效，并在此基础上研制了院内制剂八琥胶囊。

前列腺炎的病因及发病机制目前尚未完全探索清楚，前列腺炎的诊断和治疗依然面临众多的挑战。

一是诊断中存在特异性不高的情况，新型血清特异性标志物和检测方法目前依旧缺乏。

二是在治疗中对急性前列腺并发症及抗生素耐药的问题，III型前列腺炎取得的治疗效果仍然难以满意，仅能缓解相关症状，这对于临床医生都提出了更多的挑战。目前西医方面，前列腺炎的临床治疗中，主要以抗生素、α-受体阻滞剂、非甾体抗炎药为主，但长期使用又会产生副作用和药物耐受性的风险，疾病迁延难愈的治疗走向尚未有根本性改变。

三是采用中西医结合的综合性治疗模式包括健康教育、心理干预、物理微能量治疗、中医药辨证论治、针灸疗法等，对前列腺炎疾病的治疗有极大提升，这也是未来慢性前列腺炎治疗的发展趋势。

（常德贵）

第四章 精 癃

课程思政提要：随着我国经济发展以及社会医疗保障制度的完善，我国人口老龄化程度越来越高，保护好老年人的健康是全面发展的必然要求，是我国特色社会主义经济社会发展、民族昌盛、国家富强的标志之一，也是广大人民群众的共同追求，在中国式现代化道路上，老年男性需要病有所医，老有所养，全面提升幸福感。前列腺增生作为中老年男性常见疾病，严重影响身心健康，不利于全面建成小康社会。因此，我们需要认真学习，对前列腺增生加强研究，不断提高临床诊疗水平和能力，在推进健康中国建设和维护群众健康中发挥重要作用，让我国的老年男性不再受前列腺增生引起的尿频、夜尿多、排尿困难等困扰，得以安享晚年。

精癃是中老年男性的常见疾病之一，临床特点是进行性的尿频、夜尿增多、排尿困难，严重者可发生急性尿潴留、尿失禁，甚至出现肾功能不全。本病归属于中医学"癃闭""小便不通""癥积"等疾病范畴；西医学称其为良性前列腺增生症。据有关资料统计，60 岁后发病率大于 60%，80 岁时发病率高达 83% 以上。发病原因包括男子"七八"年老肾气虚衰，瘀血、败精、痰浊停留等。发病机理与三焦失司，肺、脾、肾、膀胱等脏腑功能失调有关，与肾和膀胱关系最为密切。临床常分为脾肾两虚、气滞血瘀、湿热蕴结等证论治。

第一节 历 史 积 淀

一、病名源流

精癃最早称之为"癃闭"，中医学的认识已有两千多年的历史，最早记载病名的是《灵枢·本输》，其曰："三焦者，……实则闭癃，虚则遗溺。"汉代张仲景所著《伤寒杂病论》无"癃闭"之病名，但书中有多条关于"小便不利"的记载，部分描述与癃闭有关。《张氏医通》中则将"癃"与"闭"做了区分，并且提出另外一个病名"小便不通"："闭癃者，合而言之，一病也；分而言之，有暴久之殊。盖闭者，暴病为溺，点滴不出，俗名小便不通是也……癃者，久病，为溺癃，淋沥点滴而出，一日数十次。"《医学心悟·小便不通》对癃闭与淋证进行了鉴别："癃闭与淋证不同，淋则便数而茎痛，癃闭则小便点滴而难通。"二者在临床上皆有排尿困难、点滴不畅的症状，区别在于有无排尿疼痛。

二、病因病机

尿液生成有赖于三焦气化功能的正常。《素问·灵兰秘典论》曰："三焦者，决渎之官，水道出焉。膀胱者，州都之官，津液藏焉，气化则能出矣。"小便出于气化，决渎赖于三焦，与肺、脾、肾三脏关系密切。精癃多见于老年人，肺脾肾三脏机能减退、三焦功能失调，导致水液运化失常，小便不利。临床上往往表现出虚实夹杂，症状具有随年龄增长而进行性加重的特点。本病的基本病机是三焦失司，膀胱气化不利。

（1）肺热壅盛 肺居上焦而主治节，通调水道。邪热壅肺，肺失宣降，使上焦不能下输膀胱，水道通调不利。朱丹溪云："肺为上焦而膀胱为下焦，上焦闭则下焦塞。譬如滴水之器，必上窍通而后下窍之水出焉。"

（2）中气下陷　脾居中焦，脾主运化，升清降浊，为水饮上达下输之枢机。《黄帝内经》曰："饮入于胃，游溢精气，上输于脾，脾气散精，上归于肺，通调水道，下输膀胱。"又如《问斋医案》曰："盖小便利与不利，中气为之斡旋。"饮食不节，损伤脾胃；或久病体弱，或年老阳明气衰等而导致脾虚。脾虚则清气不升，浊气不解，水湿不化而成本病。正如《灵枢·口问》曰："中气不足，溲便为之变。"

（3）肾阳亏虚　肾处下焦，主水而司二便，与膀胱相为表里，统摄全身之水液，为气化之本。《素问·阴阳应象大论》曰："年六十，阴萎气大衰，九窍不利。"说明随着年龄的增长，人体肾气由盛渐衰。年老体弱，命门火衰，或久病损伤肾阳，不能蒸化水液，致膀胱气化不利而发生尿闭。

（4）肝郁气滞　情志未遂，肝气郁结，气机不调，影响三焦水液运化和气化失权，水道通调受阻。《灵枢·经脉》曰："肝足厥阴之脉……是主肝所生病者，胸满呕逆飧泄，狐疝遗溺闭癃。"

（5）湿热下注　膀胱湿热，州都之官失司，过食辛辣肥腻，生热酿湿，湿热不解，下注膀胱，或素体湿热，湿热下移膀胱，膀胱不得清利，气化失调，亦成本病。张景岳在《景岳全书》中也曾说："有因热居肝肾者，则或以败精，或以槁血，阻塞水道而不通也。"巢元方在《诸病源候论》中曰："小便不通，由膀胱与肾俱有热故也。"

（6）下焦血瘀　湿浊病邪闭阻脉络而产生瘀血，或瘀血败精阻塞，水道不通，膀胱气化不利而成本病。《景岳全书·癃闭》说："或以败精，或以槁血，阻塞水道而不通也。"

三、论治原则

综观古代医家，主要的治疗原则有以下三个：

（1）益肾消瘀，软坚散结　肾气虚弱是前列腺增生症病机的特征之一。临床中，仅见肾气不足之证而寒热之象不显者，多从肾气虚论治。阴虚内热者益肾滋阴为要，阳虚内寒者益气温阳为主。

（2）分清三焦，气化州府　肾虚痰瘀交阻是前列腺增生症的病机实质所在，但临床表现之小便不利，则常事出多因，或因于上焦肺热壅盛，气机闭塞，或移热于下者，宜清肺泄热，顺畅气机，使水得以通调于下。中焦湿热蕴结，脾之分清泌浊功能失司者，当宣化中焦，清热利湿为治。下焦肾与膀胱气化不力，尿窍开阖不利者，在前述益肾化瘀、软坚散结等治则的同时，宜温经通窍，助其气化，以利小便畅出。

（3）清利化转，随证而施　对于前列腺增生症出现热淋、石淋、血淋、尿闭等情况时，应区分不同情况个体化治疗。热淋者，治宜清热通淋；石淋者，治宜化石通淋；血淋者，治宜凉血止血通淋。若出现尿闭，应分清是否属肾之气化异常，尿液生成障碍所致。

四、用药经验

金代李东垣首创清热泻火、滋阴化气的通关丸一方治疗小便闭塞。通关丸首见于《兰室秘藏·小便淋闭门》，由黄柏、知母各一两，肉桂五分组成，主治"不渴而小便闭，热在下焦血分也"。

清代吴鞠通在《温病条辨》中提出"甘苦合化利小便"的方法"化肺气，启上闸，宣上即是利下""疏肝郁，开阴络，活血即是利水""滋津液，益尿源，增水即是通渠"。

张锡纯治癃闭的外治法主要有闻药、外敷、热烫及引溺银管导尿法等外治法。张锡纯治疗癃闭善用的对药有气虚者人参配威灵仙，阴虚者地肤子配白芍，湿热者白芍配滑石，气虚下陷者黄芪配升麻，气滞水停者鸡内金配白茅根、白茅根配生姜。单方有白茅根、蝼蛄等。

五、用方规律

经文献检索查阅，中国古代至少有230首治疗癃闭的方药。从张仲景对小便不利导致癃闭的治疗论述开始，多从实邪、热邪论治本病。多采用滋阴通闭、补气利水、清心利水、清肺利水、清热泻下、行气利水的方药。对历代治疗癃闭的方剂用药进行分析，得出使用频率较高的十味药物：茯苓、木通、滑石、车前子、黄芩、冬葵子、瞿麦、栀子、陈皮、大黄。多为清热通利之品。

六、针灸治疗

尹郁烈对《中华医典》（2013 年第五版）收录的 1000 余部中医古籍为主的数据库进行数据检索，同时以善本书籍对检索出的相关条文进行校正并加以收纳统计。结果：古代文献中治疗癃闭涉及的单穴应用共 70 个，总运用频次 438 次；涉及的经脉有足太阳膀胱经、足厥阴肝经、足少阴肾经、任脉、足太阴脾经、足阳明胃经、督脉、手阳明大肠经、手太阴肺经、手少阳三焦经、手少阴心经；下肢部和胸腹部的腧穴个数及频数均较多；特定穴中五腧穴和交会穴选用最多。结论：古代治疗癃闭的选穴，足太阳膀胱经、足厥阴肝经和足少阴肾经的腧穴选取最多；重视局部选穴；远端选穴以膝关节以下特定穴为主；腧穴配伍方面，常用远近配穴法，集中体现了腧穴的近治和远治作用，对现代临床应用有重大的启示意义。

第二节　现代发展

一、病名规范

古文献将精癃称为"癃闭""小便不通"等，新中国建立后，尤其是随着男科医学学科的建立，有男科专家在研究古代文献基础上曾提出"癃积"等病名，国家中医药管理局最终于 1994 年制定《中医病证诊断疗效标准》，统一将病名规范称为"精癃"。

二、病因病机

1. 病因

引起精癃的病因主要有六个方面。

一是饮食因素，久嗜辛辣肥甘厚味之品，脾胃运化功能失调，自生内湿，湿聚生热，阻滞于中焦，中焦主升降，然湿性趋下，其夹热下注膀胱，致膀胱气化不利，遂成癃闭；或饮食饥饱失调，致脾胃气虚，中焦升运无力，影响下焦气化，气不足则无以气化，乃生癃闭。现代社会高速发展，人们生活节奏快，夜生活丰富，工作、应酬等常致晚餐丰富，早餐及午餐常匆匆了事，平时过食辛辣易耗伤阴液，寒凉易伤及脾阳，过饱过饥易伤脾胃受纳，种种饮食因素最终导致脾胃运化失调，中焦升降失利，气机不畅，致下焦气化不利，小便不利。

二是外邪侵袭，太阳膀胱经主一身之表，易受外邪侵袭，本经受邪，经气不畅，膀胱气化不利，则可出现少腹胀满，小便不利，甚则小便不通。

三是情志内伤，外界环境的变化过大或情志过激，可导致脏腑精气阴阳的功能失调，气血不和。肝主疏泄，惊恐、郁怒、忧思等可引起肝气郁结，疏泄失司，可致三焦水液的运送及气化功能失调，水道不通受阻，则小便不利。

四是痰浊、瘀血、败精阻塞膀胱，经络不和，致水道不畅，甚则不通。

五是年老体虚或久病，可致脏腑精气损耗，可致肾阳不足、命门火衰，阳与阴不可分割。

六是中老年男性在雄激素及其与雌激素的相互作用、前列腺间质与腺上皮细胞的相互作用、生长因子、炎性细胞、神经递质及遗传因素作用下，前列腺出现了间质细胞和腺体成分的增生、解剖上的前列腺增大化，前列腺增生增加了尿道阻力，导致代偿性的膀胱功能改变，损伤了膀胱的储尿功能，出现各种排尿异常。

2. 病机

王琦教授认为精癃的病机特点是本虚标实，提出了"肾气亏虚、瘀血阻滞"的病机理论。徐福松教授亦认为本病的发生是因虚而致实，肾虚是发病的主要原因，是发病之本，血瘀下焦是发病之标，肾虚与血瘀相互影响，构成前列腺腺体增生的基本病理机制。李曰庆教授同样强调前列腺增生症的基本病机为"肾虚血瘀"，辨证论治也大多在此基础上进行。秦国政教授认为，前列腺增生发生发展过程中，水、瘀相互影响，相互为患。

三、证候表现

1. 症状学方面

基于医案中精癃症状特点研究，对 32 篇名医名家医案列举的症状进行归纳统计，将医案中症状分为泌尿系症状及全身症状两大类，前者出现频次较高者依次为"尿频""尿滴沥""尿急""夜尿增多""排尿困难"，后者出现频次较高者依次为"小腹胀满""大便干结""神疲乏力""腰膝酸软""失眠"。同时对患者的舌质、舌苔及脉象进行归纳统计，舌质以"淡红""红""暗红"为主；舌苔以"黄腻""薄白""薄黄"为主；脉象以"沉细""细涩""弦脉"为主。

2. 证候学方面

张春和等对西医确诊为良性前列腺增生症的 540 例患者，以中医辨证理论方法为核心，按照事先设计的调查表，通过临床流行病学横断面调查获取患者四诊资料，应用统计软件（Epidata 3.0 和 SPSS 15.0）对收集的症状、体征、舌、脉等证候指标进行频数分析、内部可靠性分析及聚类分析，总结出该病的证候特点及中医证候分布规律。结果：根据 540 例样本分类结果及证型判定标准归纳出良性前列腺增生症的 8 个基本证候：肾阳虚证 256 例（47.5%）、瘀阻水道证 238 例（44.0%）、肾阴虚证 173 例（32.0%）、湿热下注证 140 例（26.0%）、脾气虚弱证 127 例（23.5%）、痰浊郁结证 92 例（17.0%）、肝郁气滞证 46 例（8.5%）、肺热气郁证 32 例（6.0%）。每一患者可具备一个或多个基本证候。

四、治则治法

1. 治则思路

在精癃治疗中，"标本兼治""攻补兼施""调理阴阳"为主要治则，"补益""理血""祛湿""消导""理气"为主要治法。精癃以本虚标实为主，因中老年男性年老体衰，肾气日益亏虚，肾之阴阳不足，推动无力，气化失权，而致痰瘀互结于下焦发为本病，故治疗时需兼顾标本，因此，"标本兼治"为治疗精癃的核心治则。但若标病急重，如湿热侵袭，蕴结膀胱，导致小便频数、急迫、灼热、涩痛等，此时应当急治其标；反之，在病势缓和、稳定时，着眼于治本。

2. 治法探讨

有研究对 109 篇文献中明确提及中医治则治法的 96 篇文献进行归纳统计。共获得主要治则 9 种，累计频次 96 次，总治则中出现频率较高者为"治标与治本"（68.18%），"扶正与祛邪"（43.94%），"调理阴阳"（22.73%），具体治则中出现频率较高者为"标本兼治""攻补兼施""调理阴阳"。主要治法 55 种，累计频次 342 次，总治法中出现频率较高者为"补益法"（86.36%），"理血法"（84.85%），"祛湿法"（71.21%），"消导法"（50.00%），"理气法"（43.94%）；具体治法中出现频率较高者为"活血化瘀""清热利湿""温补肾阳""软坚散结""补益肾气"。

五、临床论治

当代中医男科大家对精癃的治疗在继承古人经验的基础上，又有了较大的发展。

基于精癃肾虚瘀血基础的病机，经检索文献，精癃的核心处方以桂枝茯苓丸最为多见，桂枝茯苓丸出自《金匮要略》，原方主治"妇人宿有癥病"，而在此用于男科前列腺增生症，因瘀血作为精癃最重要的病因和病理产物，治疗上强调散瘀血、通水道，从而达到改善症状和体征的目的，桂枝茯苓丸虽药味简单，但活血化瘀、缓消癥积的功效颇宏，医家常以此方为主，药味灵活加减，切中病机。除此，医家在临证时还常选用"滋肾通关丸""补中益气汤""八正散"等为基本方。虽然一些医家喜用经方加减化裁治疗本病，但由于精癃临床证候复杂，虽以肾虚为本，但常兼有瘀血、湿热、痰浊、气滞等不同，故更多医家治疗精癃时常根据患者证候及病机特点自拟经验方，国医大师王琦教授以桂枝茯苓丸加味为治疗的核心主方，组成"前列舒通汤"，临床治疗中随症加减；比如全国名中医徐福松教授根据不同病机分别选用老人癃闭汤、二海地黄汤、公英葫芦茶，随证治之；全国名中医李曰庆教授常选用具有补肾活血功用的自拟方治疗本病。

六、基础研究

基础研究方面，主要是通过建立动物模型，探讨中药复方、单味中药及天然植物药对其影响和药理作用来进行，因前列腺增生发病涉及多个因素，目前研究的热点有激素-内分泌学说、生长因子学说、细胞凋亡与基因调控学说等。

1. 对激素水平的影响

（1）对性激素的影响 前列腺是一种雄激素依赖性器官，前列腺增生的关键诱因之一是雌、雄激素比例的变化。郭晓秋等人研究败酱草提取物对小鼠前列腺增生的抑制作用，结果显示，与模型组相比，小剂量组、大剂量组前列腺湿重和前列腺指数均下降，且小鼠血清中睾酮和雌二醇的含有量均显著下降，与败酱草提取物呈一定的量效关系。

（2）5α-还原酶抑制剂样作用 杨欣探讨复方癃舒通对小鼠前列腺增生的作用，发现癃舒通能显著减小前列腺增生模型大鼠增生的前列腺体积，降低前列腺增生间质组织中微血管密度，且癃舒通各剂量组中睾酮、双氢睾酮的含有量以低剂量组较高，高剂量组较低，说明癃舒通对双氢睾酮的合成有抑制作用，具有同 5α-还原酶抑制剂相同的治疗效果。

2. 抑制前列腺细胞增殖研究

（1）对促前列腺细胞增殖生长因子的影响 Kim 探索姜黄素对前列腺增生大鼠的作用，证实与模型组比较，姜黄素组能改善病理组织结构，前列腺组织中转化生长因子、血管内皮生长因子和胰岛素样生长因子的蛋白表达降低。康泉方中的中、高剂量组能明显降低大鼠前列腺腹叶组织中血管内皮生长因子和血管内皮生长因子 mRNA 的表达，而康泉方抑制前列腺湿重、体积与保列治组比较差异无统计学意义。

（2）对增殖细胞核抗原表达的影响 Shin 等探讨六味地黄汤对丙酸睾酮诱导的前列腺增生大鼠模型的作用，表明六味地黄汤能减少前列腺增生大鼠的湿重、抑制增殖细胞核抗原的表达；Park研究表明，龙胆泻肝汤能抑制大鼠前列腺增生及增殖细胞、增殖细胞核抗原等的表达，并降低雄激素含有量。

3. α1 受体阻滞剂样作用研究

吕志珍研究消癃通闭胶囊治疗前列腺增生老年犬，证明了其治疗前列腺增生药理作用是通过抑制 α1 受体降低交感神经兴奋作用、缓解尿潴留的动力学因素，以此减轻前列腺增生导致的排尿困难等症状。

4. 抗炎抗氧化作用机制研究

付雪艳研究发现，前列腺增生大鼠经锁阳水煎液治疗后，前列腺组织中的抗氧化酶（超氧化物歧化酶）、谷胱甘肽活性明显增高，而膜质氧化产物含有量显著降低，证实锁阳是通过抗氧化机制抑制前列腺增生。

第三节 特 色 治 疗

1. 针灸治疗

针灸治疗精癃具有操作便利、起效较快等特点。对尿潴留、膀胱逼尿肌功能恢复具有一定效果。

推荐用穴：关元、肾俞用补法，中极、次髎、秩边、膀胱俞、三阴交用泻法。艾灸长于温补阳气，活血通络。常用的灸法有：隔盐灸、隔姜灸等。

2. 直肠给药

根据辨证选用中药煎汤保留灌肠或给予中药栓剂直肠用药，可改善患者临床症状，减少口服药治疗的不良反应。

3. 穴位贴敷

穴位贴敷属于中医独具特色的外治法之一。经络内络脏腑，外达肢节，沟通上下，贯穿表里，可以调节运行全身气血，使人体成为一个相对平衡的有机整体。穴位是人体经络上特殊的点区部位。穴位贴敷则是利用外敷相应中药于人体特定穴位，通过皮肤渗透吸收，激发经气，从而起到药疗与穴疗双重作用的一种治疗方法。常选取神阙、关元、中极等穴。

4. 中药坐浴

中药坐浴是运用中药药液及水温的作用，改善坐浴局部组织气血运行，活血化瘀、舒经活络的一种治疗方法。通过中药坐浴治疗精癃，坐浴药液中的中药成分经会阴、直肠皮肤及黏膜渗透至前列腺，直达病所，从而发挥作用。

5. 敷脐法

肚脐作为神阙穴，药物能够通过经络达到前列腺部位发挥作用，也可作为辅助治疗。

6. 三因制宜

精癃是一种随年龄增长而发病率增加的疾病。临床上，症状的轻重和发展还与诸多因素有关。如饮酒、辛辣刺激食品（饮食因素）、会阴部保暖或者潮热等，会加重精癃患者的临床症状，应告诫患者改变酗酒、辛辣饮食的嗜好，对有不良生活习惯的患者，如憋尿、久坐、骑车等（行为因素），应加强行为管理，包括适当的体育锻炼、盆底训练、优化排尿习惯可减轻症状、潴尿期症状，治疗上也可适当加入莪术等活血化瘀之品。情绪的变化也会影响患者的排尿功能（情绪因素），紧张、焦虑、过度在意排尿均会加重排尿困难和尿频尿急，进行精神放松训练、呼吸训练、二次排尿，可以改善患者症状，治疗上可适当加入酸枣仁等宁心安神之品。

第四节 名医学验

1. 王琦

王琦教授在临床治疗前列腺增生症时紧抓本虚标实的病机特点，提出"肾气亏虚、瘀血阻滞"的病机理论，治法上分别强调清利湿热，散瘀消癥；益气升提，化气行水；活血化瘀，消癥利水；补气养阴，调和阴阳；温肾助阳，化气行水。并灵活运用"主病主方"与分期论治的思想。王琦教授治疗前列腺增生症以"疏通"为治则，以散瘀血、消癥积、通水道三法并用为治法，用药以益气活血消癥、化痰软坚利水为主。以桂枝茯苓丸加味为治疗的核心主方，临床治疗中随证加减，处方中使用频数居前8位的分别是水蛭、王不留行、乌药、桃仁、赤芍、桂枝、茯苓、牡丹皮。王琦教授强调临床需结合"辨体-辨病-辨证"的诊疗思路，以肾气虚馁为本，以痰瘀互结为标，不忘扶助正气，培补本元。

2. 徐福松

徐福松教授认为本病的发生是因虚而致实，肾虚是发病的主要原因，是发病之本；血瘀下焦是发病之标。膀胱湿热和肺热气闭分别是前列腺增生症的诱因和伴随证型，癃闭日久可致水道不通，尿毒潴留，肾衰竭。肾虚为本是因为前列腺增生多发生在老年人，患者正值"七八"之年，年老肾虚，肾之气（阳）阴不足，可以导致瘀血内停。肾虚是前列腺腺体增生的基本条件。血瘀为标是因为瘀血的产生亦源于血属阴类，营阴虚耗不能载血以行，或阴虚内热致槁血瘀结，蓄于下焦，阻塞水道，以致膀胱决渎失司，血瘀日久，可以凝结成形，此为前列腺腺体增生发病之标。增生的前列腺腺体变大、隆起、质地较正常为硬，中央沟变浅或消失，这就是瘀血内结的征象。肾虚与血瘀相互影响，构成前列腺腺体增生的基本病理机制。徐教授认为，本病临床证候变化多端，阴阳、寒热、虚实常可互见，尤宜详审。虚证，肾之虚，有阴虚、阳虚之分。阴虚生内热，则表现为阴虚火旺证；阳虚生外寒，则表现为肾阳虚衰证。脾之虚，多为脾气虚弱证。实证，或为湿热下注，病在膀胱；或为肺气郁闭，病在上焦；或为浊瘀阻塞，病在气血。以扶元补虚治其本，化瘀软坚治其标。虚应以益肾为主兼补脾，使肾之阴阳平衡、开阖有度，脾之升降有序、统摄有权；治标应活血化瘀、软坚散结、行气导滞，使腺体得以缩小、梗阻程度减轻。临证治疗时，徐教授根据本病肾虚血瘀之病机，临床治疗以补肾化瘀软坚为常法，常用验方二海地黄汤，并取得较好疗效。徐教授认为，补肾宜平补，温肾壮阳之品多含雄激素类成分，刺激前列腺增生，多用无益，治疗本病可在辨证论治的同时，加入海藻、昆布化痰软坚。徐教授临证之时还惯以二海地黄汤滋补肾阴、咸寒软坚为基础，常加乌梅、天花粉酸甘化阴、生津止渴。所谓天花粉既能生津又能消肿，用之对肥大之前列腺及阴虚火旺症状均能收到良好效果。徐教授还应用蒲公英葫芦茶加理气药治疗肺热郁闭导致的小便不利。对于脾肾气虚，膀胱开阖失司。徐教授治以健脾温肾，化气行水，方用老人癃闭汤加减治疗。

3. 李曰庆

李曰庆教授在临床上治疗前列腺增生症时强调本病的基本病机为"肾虚血瘀"，辨证论治大多在此基础上进行，治疗重在补肾活血。他认为年老肾虚为发病之本，瘀血内结为发病之标，本虚标实是本病的病机特点。随年龄的增大，其发病率增加。肾虚是前列腺腺体增生的基本条件。肾虚与血瘀相互影响，构成前列腺腺体增生的基本病理机制。根据其基本病机为肾虚血瘀提出治疗应以补肾活血为主，实践证明只要气行血畅，症状多可改善。由此在临床上用具有补肾活血功用的自拟方治疗，取得了较好临床效果。该方主要由黄芪、菟丝子、牛膝、肉桂、穿山甲、水蛭、王不留行、泽泻、肉苁蓉、浙贝母等组成。

4. 秦国政

秦国政教授认为"脾肾亏虚"为本病发病之本、"痰瘀阻滞"为发病之果、"湿热蕴结"是其兼夹因素。基于"湿热瘀阻"论治良性前列腺增生症的观点，在徐福松教授公英葫芦汤的基础上自拟而成公英利癃汤加味。此方散结通瘀、除湿利水、解毒清热，适用于湿热瘀阻型前列腺增生。全方加减如下：蒲公英，陈葫芦，炒柴胡，川牛膝，三棱，莪术，炒王不留行，通草，藿香，夏枯草，制鳖甲，生龙骨，生牡蛎，五加皮，金钱草，干蟾皮，白花蛇舌草，半枝莲，山慈菇。该方收中有散、寒降之中有温散之性。同时，秦教授认为，前列腺增生发生发展过程中，水、瘀相互影响、相互为患。临床若见前列腺增生患者，除了活血祛瘀外，更要明辨水-瘀的相互关系，不仅利膀胱所蓄而不化之水，更注重利前列腺淤积之水，通利前列腺病理之水，同时要区分水、瘀之先后、轻重及兼夹之邪。水病及瘀，其病理变化多是由肾虚致膀胱气化不利，水气内停，久之下迫前列腺而成，存在肾－膀胱－前列腺的传变过程；血病及水，多是各种原因导致的前列腺血瘀，腺体硬化增生，压迫尿道，致水道不畅，存在前列腺－膀胱的传变过程。瘀重者，活血以助利水；水盛者，利水兼顾祛瘀；兼夹湿热者，不忘清热利湿。临证之时，逐瘀利水、清热化湿，多以三棱、莪术、王不留行等活血祛瘀，蒲公英、陈葫芦、金钱草等清热利湿，鳖甲、龙骨、牡蛎软坚散结，软化腺体。

中医药治疗精癃积累了丰富的经验，能够有效改善患者全身健康状况，减轻临床症状，降低手术率，但在进一步规范化标准化治疗方面仍需进一步提高，比如证候标准化研究以及针对性的方药规范。对于中医药治疗精癃所取得的疗效机理研究方面仍有很多欠缺，有待进一步开展更多的基础实验研究。

（杨文涛）

第五章 子 痈

课程思政提要：男科疾病有私密性强、治疗效果不确定、患者及家属对治疗效果承受力低等特点，容易造成医患关系紧张。医生在治疗过程中要注重患者心理疏导，缓解患者对子痈认识不准确而产生的心理负担，充分践行医者以患者为中心、尊重患者、关心患者、为患者着想的职业精神。目前，随着医学模式由以疾病治疗为中心向以健康促进为中心转变，患者及家属对健康的期望值、医疗过程的满意度都发生了较大变化，故医患沟通的水平、医德医风的树立、专业能力的培养对医学生的发展显得尤为重要，要在自身的实践参与中思考和领悟医学的使命和医者的初心，为"健康中国"战略贡献青春力量。

子痈，是指睾丸及附睾的化脓性疾病；中医称睾丸和附睾为肾子，故以名之；此外，部分古代医家亦将本病归于"疝门"。相当于西医学的急、慢性附睾炎或睾丸炎。临证中分急性子痈与慢性子痈，都以睾丸或附睾肿胀疼痛为特点。急性子痈，发痛急，睾丸或附睾红肿热痛，伴全身热证表现；慢性子痈仅表现为睾丸或附睾硬结，微痛或微胀，轻度触痛。据统计，子痈多见于20～40岁的中青年，常继发于前列腺炎、精囊炎或者尿道炎。发病原因多为外感湿热、瘟毒之邪，壅滞于下，结于肾子，而发此疾。热盛肉腐成脓，日久耗气伤及阴血，病情迁延，进而产生子痿（睾丸萎缩）之变。本病与肝肾关系密切，其病理演变过程为在一种或多种致病因素的作用下，机体阴阳失调，脏腑功能紊乱，气血失常，邪毒下注于肝经，蕴结于睾丸，郁久化热，热壅血瘀，肉腐成脓。以实热证候及本虚标实的证候多见，治疗以祛邪或扶正祛邪为主，辅以清热。

第一节 历史积淀

一、病名源流

子痈之名，最早见于清代王洪绪的《外科证治全生集》，但本病的症状早在《灵枢》中可见，其曰："是动则病……丈夫疝，足厥阴之别名曰蠡沟……其别者，经胫上睾结于茎。其病气逆则睾肿卒疝。"

隋唐时期，对本病的症状和病因病机有了进一步认识。如隋代巢元方在《诸病源候论·癀病诸候》中说："癀病之状，阴核肿大。……劳冷阴雨便发，发则胀大，使人腰背挛急，身体恶寒，骨节沉重，此病由于损肾也。足少阴之经，肾之脉也，其气下通于阴。阴，宗脉之所聚，积阴之气也。劳伤举重伤于少阴之经，其气下冲于阴，气胀不通，故成疾也。"唐代王焘在《外台秘要·卷二十六》中谓："男子卵大癫病……男子阴肿大如斗，核痛。"元代出现了"囊痈"的病名，此时子痈归于疮疡科中，由于症状的相似性，囊痈、子痈经常一同论述。元代朱丹溪在《丹溪手镜·肺痿肺痈肠痈》中指出："囊痈乃湿热下注也，浊气流入渗道，因阴道亏，水道不利而然，脓尽自安。"明清时期，随着中医外科学的不断发展，对子痈的认识更加全面。明代王肯堂在《证治准绳·杂病》中对本病的症状有所论述："足厥阴之经，环阴器，抵少腹，人之病此者，其发睾丸胀痛，连及少腹。"明代陈实功在《外科正宗·囊痈论第三十三》中指出："囊痈，初起寒热交作，肾子肿痛，疼连小腹者，宜发散寒邪。"清代祁坤在《外科大成·囊痈》中提道："囊内睾丸上，忽然突出一点，坚硬如箸头，疼痛异常，身发寒热者，暗疔也。"清代王洪绪的《外科证治全生集·阴证门》中首次确立了子痈的病名，并提出了相应的治疗方剂："子痈，肾子作痛而不升上，外现红色者是也。迟则成患，溃烂致命；其未成脓者，用枸橘汤一服即愈。"

二、病因病机

肝脉循会阴，络阴器，肾子属肾。故子痈发病与肝肾有关。经收集整理古代医家文献可将子痈的病因病机概括为如下：湿热下注、毒邪致病、痰凝血瘀、瘀血阻络。

（1）湿热下注　如坐卧湿地，郁化湿热；或过食辛辣炙煿，湿热内生，湿热下注肝肾之络，结于肾子，阻隔经络，凝滞气血，郁久则热胜肉腐。宋代陈自明在《外科精要·卷上》中有云："囊痈，湿热下注也。"清代高秉钧在《疡科心得集·辨囊痈悬痈论》中亦云："囊痈者，阴囊痈肿。乃足厥阴肝经所主，由肝肾二经阴亏湿热下注而成。"均明确指出囊痈可由肝经湿热流注下焦而成。明代李梴在《医学入门·痈疽总论》中记载痈疽："虽病该三因，总因湿热。"表明湿热是本病形成的病因之一。

（2）毒邪致病　不洁房事，外染湿热秽毒，郁滞化火成脓，脓腐肉溃，经精道逆传肾子，浊毒壅结而成；如金代刘完素认为火热毒邪是痈病之一因，其在《黄帝素问宣明方论·杂病》中曰："疮疡皆为火热，而反腐出脓水者，犹谷肉果菜，热极则腐烂，而溃为污水也。溃而腐烂者，水之化也。痈浅而大，疽深而恶，热胜血则为痈脓也。"更有《外科证治全生集·论证·痈疽总论》曰："世人但知一概清火而解毒，殊不知毒即是寒，解寒而毒自化，清火而毒愈凝。然毒之化必由脓，脓之来必由气血，气血之化，必由温也，岂可凉乎？"不仅表明毒邪是痈致病因素之一，还将其分为寒热而论。

（3）痰凝血瘀　情志不畅，郁怒伤肝，肝失疏泄，肝郁气结，经脉不利，血瘀痰凝，发于肾子，延成硬块，则为慢性子痈。《灵枢·经脉》曰："是动则病……丈夫疝……足厥阴之别名曰蠡沟。其别者，经胫上睾，结于茎其病气逆则睾肿卒疝。"朱丹溪在《丹溪心法》中记载："肠痈，大肠有痰积死血流注。"表明痰凝血瘀也是痈疽发病原因之一。《外科证治全生集·论证·痈疽总论》载："痈疽二毒，由于心生。盖心主血而行气，气血凝滞而发毒。"表明气血凝滞为痈的病因之一。

（4）瘀血阻络　跌仆挫打，肾子受损，络伤血瘀，瘀久化热，腐化血肉，终致酿脓，发为本病。唐代蔺道人在《理伤续断方·治上损方论》中有载："打扑损伤，皮肉破碎，筋骨寸断，瘀血壅滞，结肿不散，或作痈疽，疼痛至甚。"表明瘀血是痈病的成因之一。《诸病源候论·瘘病诸候》中亦曰："瘖病之状……骨节沉重，此病由于损肾也。足少阴之经，肾之脉也，其气下通于阴。阴，宗脉之所聚，积阴之气也。劳伤举重伤于少阴之经……"宋代陈言《三因极一病症方论·阴癫叙论》曰："夫阴癫，属肝系宗筋，胃阳明养之。……病者，劳役无节，及跨马坐车，致卵核肿胀……。"

三、论治原则

（1）清利湿热　《疮疡经验全书·卷五》有云："此证因肝经湿热不利，遂流毒于膀胱、肾经，感冒寒暑，邪气偏盛于阴之经络，以致血气凝聚，寒湿不散，阴囊上肿而痛，或溃烂皮脱，肾子悬挂。"书中予泻肝清热汤主之，其组成含龙胆草、当归梢、车前子、泽泻、生地、芍药、黄连、黄柏、知母、木通等来治疗囊痈。朱丹溪曰："痈疽入囊者，予尝治数人，悉以湿热入肝经施治，而用补阴佐之。"《外科正宗》中亦云："夫囊痈者，乃阴虚湿热流注于囊，结而为肿……治当补阴，清利湿热，取效者十有八九。"说明囊痈可由阴虚湿热流注下焦导致。同时，指出本病初起当使用龙胆泻肝汤以清热利湿，病久则应内服滋阴内托散以滋阴清热，托毒外出，再配合外敷如意金黄散，效果更佳。可以看出明朝时期治疗子痈多以清热解毒为主，滋阴利湿为辅，清热利湿而不伤阴。

（2）解毒消痈　清代王维德在《外科证治全生集·下部·治法·子痈》中提到了一则治疗子痈的验方："肾子作痛，而不升上，外现红色者是也，迟则成患，溃烂致命。其未成脓时，用枸橘汤一服即愈。"清代许克昌及毕法合撰的《外科证治全书·前阴证治·子痈》中亦记载了枸橘汤治疗子痈："肾子作痛，下坠不能升上，外现红色者，子痈也。或左或右，故俗名偏坠，迟则溃烂莫治。"《选录验方新编·前阴》中亦收入此方："肾子作痛，外现红色而不升上，此名子痈，迟则成功，溃烂致命。其未成脓时，用枳橘一个，川楝、秦艽、陈皮、赤芍、甘草、防风、泽泻各一钱五分，一服即愈。此林屋山人经验方也。"枳橘辛苦性温，功擅理气止痛、消积化滞，配合川楝子、秦艽等可解毒消痈，因而可作为治疗子痈的主药。

（3）疏肝行气，活血散瘀　《素问·生气通天论》中云："营气不从，逆于肉里，乃生痈肿。"因而可用疏肝行气、活血散结之法治疗子痈。《重订严氏济生方》有载橘核丸，行气活血，软坚散结。治颓疝，睾丸肿胀，偏有大小，或坚硬如石，不痛不痒，或引脐腹绞痛，甚则阴囊肿大，或成疮毒，轻则时出黄水，甚则成痈溃烂。《外科证治全生集》云："子痈，肾子作痛，而不升上，外现红色者是也，迟则成患，溃烂致命；其未成脓者，用枸橘汤一服即愈。"若脓肿已经形成，溃后流脓，质清稀，肝肾二脏亏虚者，选六味地黄丸意在滋补肝肾之阴；气血亏虚者，选十全大补汤益气补血。

（4）活血消瘀，清热止痛　顾伯华在《实用中医外科学》中记载："外治初用金黄膏外敷；溃后用二八丹或九一丹药线引流，以金黄膏盖贴……脓尽用生肌散，红油膏盖贴。"提出了子痈的外敷膏药，并分期按病情选药贴敷。子痈可由血瘀化脓而致，治当活血消瘀，清热止痛，因而常以复元活血汤治之；其中复元活血汤出自《医学发明·中风同堕坠论》，其曰："治从高坠下，恶血留于胁下，及疼痛不可忍。"《黄帝内经》云："有所堕坠，恶血留内。若有所大怒，气上而不下，积于胁下则伤肝。"

第二节　现代发展

一、病名规范

子痈，是指肾子部的非特异性感染性疾病。临床上以一侧或两侧肾子肿胀、疼痛，甚则牵及少腹胀痛为特征的一种病证。

西医的睾丸炎、附睾炎，均属于"子痈"范畴。睾丸有丰富的血管和淋巴，有较强的抗感染能力，所以单纯的睾丸炎很少见，临床上以附睾-睾丸炎最多。本病多见于中青年男性。

二、病因病机

1. 病因

常见的病因为尿路病原体或性传播疾病病原体感染，其中以大肠埃希菌、变形杆菌、葡萄球菌、肠球菌、铜绿假单胞菌等致病菌最常见。但统计发现患者年龄不同，引起睾丸-附睾炎最常见的病因亦不同，其中在35岁以下的异性恋男性患者中，急性睾丸-附睾炎发生的主要原因是性传播，致病菌以淋病奈瑟菌及沙眼衣原体最为常见；肛交的同性恋男性，最主要的致病菌则为大肠埃希菌和流感嗜血杆菌。而35岁以上的男性患者中以非性传播性睾丸-附睾炎更为常见，致病菌以肠杆菌科细菌及假单胞菌最为常见。在老年男性患者中，前列腺增生及其伴发的尿潴留、尿路感染以及留置导尿管为最常见的原因。发生在儿童的则常由大肠菌类感染所致，且患儿常伴有解剖的异常或包皮过长。

2. 病机

本病病变部位在睾丸，与肝肾关系密切。其病理演变过程为在一种或多种致病因素的作用下，机体阴阳失调，脏腑功能紊乱，气血失常，邪毒下注于肝经，蕴结于睾丸，郁久化热，热壅血瘀，肉腐成脓。急性期以邪盛正不衰的实热证候为主；慢性期以正虚邪恋，本虚标实的证候为主。

若急性子痛失治误治，日久不愈，气血亏虚，可转变为慢性子痛；若慢性子痛复感外邪，又可转变为急性子痛。子痛后期，若阴液被灼，肾阴亏虚，则睾丸失养而不育。李曰庆教授认为其病机与肝、肾二经密切相关，擅长运用解郁法、调补肝肾法治疗此病；徐福松教授主张此病应"早诊断、早治疗"，以防他变，出现其他并发症；秦国政教授提出湿热瘀毒为疾病的重要因素，擅用祛瘀活血之品提高临床疗效。

在目前的研究中，结合临床治疗和文献资料分析发现，中西医结合治疗（中医外治法和西医抗菌药物）临床总有效率可达 91%。对于症状初期患者，多数患者通过内服中药即可改善，但对于疾病的判断要审时度势，长期保守治疗未见改善会增加睾丸坏死的风险，故也有学者提出了小剂量短疗程糖皮质激素治疗细菌性睾丸-附睾炎的方法，有效提升睾丸-附睾炎治疗效果，明显改善症状，缩短治疗时间，未见明显糖质皮激素相关副作用。

三、证候表现

（1）急性期　起病急骤，睾丸肿大疼痛，并向腹股沟及下腹部放射，压痛明显，阴囊皮肤潮红，焮热疼痛。伴发热恶寒、恶心呕吐、头痛口渴、尿黄便干、舌红苔黄腻、脉弦滑数等全身症状，属实，相当于急性期。急性期多感受湿热或寒湿郁久化热，湿热下注睾丸，热伤血络，经络阻塞，不通则痛，热胜则肿；湿热之邪侵及子系，气血瘀滞不通，则红肿疼痛。

（2）慢性期　起病缓慢，病情较长，睾丸逐渐肿大，扪之较坚硬，睾丸坠胀，疼痛较轻，可不定期发作，发作时睾丸、附睾肿痛明显，属虚，相当于慢性期。慢性期多因正气不足，痰湿素盛，复感外邪，经脉气血阻滞，痰瘀互结，睾丸逐渐肿大坚硬，疼痛较轻，痛引少腹；正虚邪恋，故病程缠绵不愈；气滞血瘀日久，湿热内生，则形成脓肿。

四、治则治法

本病病位在肾子，所涉脏腑以肝肾为主，为肝肾二经病变，本虚标实为其基本病机特点，故以扶正祛邪为基本治则。急性期宜清利湿热，解毒消痈；已成脓者，宜清热解毒兼托毒排脓。慢性期宜调补肝肾，活血散结；已溃者，宜补益气血兼托毒排脓。外伤血瘀者宜疏肝理气，活血化瘀；复感邪毒者，宜清热解毒兼活血化瘀。此外宜采取中西医结合、内治与外治相结合、中药及针灸相结合、全身治疗与局部治疗相结合的方法。急性期以全身治疗为主，局部治疗为辅；慢性期以局部治疗为主，全身治疗为辅。成脓时应尽快切开排脓，溃疡时应引流通畅。

五、临床论治

1.辨病论治

根据尿道炎、膀胱炎、前列腺炎、前列腺增生切除术后及长期留置导尿管等导致睾丸-附睾炎的不同疾病进行论治。如用清热通淋汤治疗尿道炎，用八正散加减治疗前列腺炎，用代抵当丸治疗前列腺增生等。

2.辨证论治

根据子痛证候表现不同进行论治，归纳起来主要有湿热下注、外感瘟毒、气滞痰凝、肝郁气滞、肝肾不足等 5 种证型。但各地又有不同，如曹开镛等分为湿热下注、气滞痰凝 2 型论证，陈志强等分为湿热下注、毒火壅盛、寒湿凝滞、肝气郁结 4 型论证。

六、基础研究

1.睾丸-附睾炎症模型的建立

为了更好地研究睾丸-附睾炎性病变的影响，建立了多种睾丸-附睾炎症的动物模型如 EAO 实验动物模型、冰醋酸法实验动物模型、成年雄性大鼠腹腔内注射脂多糖建立睾丸-附睾炎动物模型、蛋清性小鼠睾丸-附睾炎模型等。动物模型作为睾丸-附睾炎发病机制和防治研究的基础，在睾丸-

附睾炎症研究领域具有举足轻重的作用，动物模型为睾丸-附睾炎症的研究提供了大量有意义的基础数据，可以根据研究目的来选择不同睾丸-附睾炎症动物模型，而且在此基础上不断改进。

2. 中药治疗子痈的探讨

对 1203 篇关于中药治疗睾丸-附睾炎的临床研究文献整理后发现，其中纳入文献 75 篇，涉及处方 80 首，共计 120 味中药，对药物使用频次进行分析，使用频次药物分类前四位为清热药（158次）、理气药（83 次）、补虚药（63 次）、利水渗湿药（50 次），其中清热药物位居首列，说明本病仍然以热证居多，主要予抗菌、消炎、解毒、镇痛；理气药的频次次之，如橘核、荔枝核、川楝子、乌药等，增强疏肝行气、理气散结之功，得以理顺本病两大主要病机湿热与气血壅滞，使气行湿化，血脉通畅；同时根据中医理论中"祛邪而不伤正"的独特治疗原则，在诸多清实热、泻实火、畅气机的药物中加以些许补虚药，固护脾胃生化之源，防止寒凉伤脾，气燥伤阴，若患者病程迁延日久，正气损伤过度便应酌情加重补虚药量，保证中药配伍发挥最好疗效。

第三节 特 色 治 疗

1. 外治疗法

1）如意金黄散 60g，用适量鸡蛋清或蜂蜜、凡士林调匀，敷于睾丸，纱布包裹，每日换药 1 次。适用于急性期。

2）鱼腥草 60g，水煎后趁热淋洗阴囊，每日 1～2 次。适用于急性期。

3）鲜马鞭草 100g，捣烂外敷于阴囊，纱布包扎，每日换药 1 次。适用于急性期。

4）小茴香 60g，大青盐 120g，炒热敷阴囊。适用于慢性期。

5）如已化脓者予穿刺抽脓或切开排脓，溃后多用五五丹外敷，脓少时用九一丹引流，外敷生肌膏。脓水已尽，用生肌玉红膏外敷。

6）生大黄、去核大枣、生姜各 60g，共捣如泥贴敷阴囊，外用纱布固定，每日换药 1 次。适用于急性期。

2. 针灸治疗

针刺常用穴位：太冲、气海、关元、三阴交、足三里、阴陵泉。操作时均用泻法。偏寒者，针刺留针 15～20min；偏湿热者，只针不灸。隔日 1 次，5 次为 1 个疗程。同时配合热敏灸，取阳池穴上灸 3 壮，每日 1 次，连续 1 周。适用于阳虚、寒湿及气血瘀滞引起子痈者。

3. 药膳疗法

1）绿豆衣 10g，金银花 15g，煎水代茶饮，每日 1 次。适用于火热毒邪较甚者。

2）合欢花 10～15g，猪肝 100～150g，食盐少许。将合欢花加清水浸泡 4～6 小时，将猪肝切片，加盐少许，同放碟中隔水蒸熟，食肝。适用于睾丸肿胀，阴囊红肿，小腹胀痛，胸胁胀痛，情绪急躁，伴头晕，耳鸣，舌苔薄黄，脉弦者。

4. 三因制宜

子痈的临床治疗需根据季节时令、地理环境以及人体的体质、性别、年龄等不同情况而制定适宜的治疗方法，如冬日时节，腠理致密，阳气内敛，此时发生的子痈多为气滞血瘀引起，即使有化热征象亦当慎用寒凉药物，以免损伤阳气。正如《素问·六元正纪大论》所说："用寒远寒，用凉远凉，……食宜同法。"老年患者多肾虚，易血瘀，生机减退，气血阴阳亏虚，脏腑功能衰弱。发生病变后，多为虚证或虚实夹杂证，所以治疗老年患者时，要及时补益精血阴阳；对虚证，宜用补法，且病程多较长；对实证以攻法祛邪时，须考虑老人衰退、虚弱的生理特点，注意用药量应比青壮年小，中病即止，防止攻邪过度而损伤原已亏虚的正气，同时兼顾活血。

第四节　名 医 学 验

1. 李曰庆

李曰庆教授认为子痈多由感受寒湿，或饮食肥甘、湿热下注，或房室不洁、感受邪毒，或跌仆外伤等引起。其病机与肝、肾二经密切相关。擅长运用解郁法、调补肝肾法、辛甘化阳法等治疗本病，活用橘核丸、逍遥丸、补中益气汤等方剂治疗。例如，对于经过大量抗生素或清热解毒药物治疗的患者，大剂量或长时间服用都会损伤人体阳气，使之气化功能失常不能温煦脏腑经络，从而内生虚寒，表现为恶寒怕冷，贪凉饮冷或遇寒后症状加重；此外，过用苦寒可能会使邪气郁于里而不得出，形成硬性结节病灶难以消除。当此之时，李曰庆教授往往以橘核丸加减为主方进行治疗，橘核性温味咸，温能通阳化气，咸可软坚散结，海藻、海带、昆布加强软坚散结之力，枳实、厚朴、川楝子、木香等行气止痛，桃仁、延胡索理气之中勿忘活血，桂心温通阳气，助少火生气，效果甚佳。

2. 徐福松

徐福松教授认为本病应当早期诊断、早期治疗，以防他变，若不及时、正确治疗，会产生较严重的并发症，如附睾结节、睾丸萎缩、睾丸生精障碍、精子成熟障碍、阻塞性无精子或少精子症等。所以早期诊断、早期治疗尤为重要。因本病病机特点以实证为多见，老年或久病患者可见虚实夹杂之证，而单纯肝肾阴虚患者临床偶见，所以治疗上以泻实或补虚泻实为主。糖尿病患者常需予补益气阴；肾病患者宜予健脾益肾化湿。肝经湿热者予清利肝经湿热，理气散结止痛，方选龙胆泻肝汤化裁；肝络失和者宜疏肝和络，活血散结，方选《外科证治全生集》之枸橘汤。此外，徐福松教授指出，治疗本病急性期外治与内服同样重要，应常规予马氏青敷膏外敷，每日换药 1~2 次，内外结合，疗效较著。

3. 秦国政

秦国政教授擅用化痰散结祛瘀法治疗慢性子痈。现代社会，随着人们生活水平、生存环境等客观因素的变化，"肾虚夹湿热瘀毒"已成为男科疾病的重要致病因素。秦国政教授认为临床上对子痈的治疗，通过辨证论治和辨病论治，有些患者在补肾的基础上加予活血化瘀的方药，往往能使患者改善睾丸、附睾组织供血和血液循环，减轻炎症反应及水肿，减少局部炎症的渗出，提高治愈率。秦教授常用于男科临证的活血化瘀药有川芎、桃仁、牡丹皮、川牛膝、丹参、泽兰、穿山甲、皂角刺、王不留行、三棱、莪术等；同时强调患者应坚持连续服药，注意有关生活起居的调摄、精神调养和忌吸烟饮酒，综合调治，提高疗效。

4. 李海松

李海松教授对男科疾病的治疗思路开阔，左右逢源，不拘泥于一方一法，其认为男科疾病多滞、多瘀，血瘀病机贯穿始终，如寒邪侵犯，血脉收引，血行不畅，血流滞涩，发为瘀血；在子痈的治疗过程中，擅用少腹逐瘀汤化裁加减，有温经散寒，化瘀止痛之效。后世医家多称赞此方为调经种子以及治疗妇科少腹瘀块之良方，用于治疗寒凝血瘀证痛经等妇科患疾。李海松教授认为由于男性生殖系统的特殊结构，且常常多瘀、多滞，故将本方用于子痈、前列腺炎等方面的治疗，同时适当佐以补虚行气之品，提高临床疗效。

（王万春）

第六章 血 精

课程思政提要：血精一病预后良好，及时准确治疗多能治愈，但易反复发作，从而导致阳痿、不射精及精神等症状的出现，从而带来一系列家庭，甚至社会问题。因此，无论从个人身心健康角度，还是从促进家庭和谐、维护社会稳定层面而言，及时有效处理血精，预防其转变成慢性迁延性疾病，对医患来说都至关重要。临床医师在诊治过程中，务必耐心听取患者陈述病史、切实保守患者秘密、鼓励患者树立自信，夫妻同治，积极协调沟通，从而促进家庭和谐。

血精是指精液中带血或为血性精液的疾病，多归属于"赤白浊""精血""行房出血""每交出血"等范畴。本病好发于中青年男性，发病率占泌尿系统疾病的1%左右。发病原因包括先天和后天因素两大类，先天因素多为禀赋不足或生殖器官畸形、缺损；后天因素主要与房室不节、情志不畅、饮食失调、外伤、久病体虚等因素有关。发病机理与肾、心、肝、脾等脏有关，与肾脏关系最为密切，临床上常分为阴虚火旺、脾肾两虚、湿热下注、瘀血阻滞等证型。

第一节 历史积淀

一、病名源流

隋代巢元方首提"血精"病名，并指出血精是由于肾不能藏精所致，其在《诸病源候论·虚劳精血出候》中曰："肾藏精，精者血之所成也。虚劳则生七伤六极，气血俱损，肾家偏虚，不能藏精，故精血俱出也。"此外血精在中医学里还有"赤浊""赤白浊""精血""行房出血""每交出血"等称谓。如明代戴元礼在《证治要诀·遗精》中曰："失精梦泄……见赤浊。亦有自热而得。"明代李中梓在《医宗必读·赤白浊》中更有"精血杂出""半精半血"的说法。

二、病因病机

从病因病机看，血精病位在精室，其属男子胞，与肝、肾、脾、心四脏密切相关。其病有虚实之分，实证多为湿热火毒之邪迫血妄行或瘀血阻滞，血不归经；虚证多为脾肾亏虚，气虚不能摄血，血溢脉外，多数医家倾向于从多角度论血精的同时重视以肾虚立论。肾主生殖，因此肾虚是血精病变发生的基础。

（1）单因立论　古代医家认为血精主要是由肾气亏虚，精血俱损导致。部分医家还认为血精与劳欲过度、火郁下焦、湿热下注、脾失固摄等因素有关。如《类证治裁》云"诸血皆统于脾"，认为肾气亏虚、相火妄动、脾失统摄为血精症的主要病机。《医宗必读》曰："赤白浊……浊病即精病，非溺病也。……精者血之所化，浊去太多，精化不及，赤未变白，故成赤浊，此虚之甚也。"认识到劳欲过度是血精的主要病因之一。《医学衷中参西录》曰："溺血之证，不觉疼痛，其证出溺道，间有出之精道者。大抵心移热于小肠，则出之溺道。肝移热于血室，则出之精道。"指出血精症与湿热下注，扰动肝经密不可分。

（2）多因立论　部分医家认为血精病因复杂，多为虚实夹杂之证。《景岳全书》说："精道之血必自精宫血海，……凡劳伤五脏，或五志之火，致令冲任动血者，多从精道而出。"强调了血精多由相火妄动，迫血妄行所致。唐容川在《血证论》中提出："离经之血，虽清血鲜血，亦是瘀血。"认为血精日久不愈当从瘀论治。

三、论治原则

血精应遵循从"血"论治的原则，主要的治疗原则有首分虚实、止血为要、标本兼治等。

（1）首分虚实　实证多为湿热火毒之邪下扰精室，血络受损而发，以青壮年和发病初期多见；虚证多为脾肾亏虚，气虚不摄，血不归经而成，多以年老体弱、久病正虚者多见，其发病缓、病程长。

（2）止血为要　瘀血不去、新血不生，止血是治疗血精的原则之一。若久病多瘀，血溢脉外多夹瘀血，故理血和血之品应随证加减。

（3）标本兼治　病变脏腑涉及心、肝、脾、肾和膀胱，故不宜一味止血，应当标本兼治。治疗时总以凉血止血，活血化瘀法为主，清热利湿、滋阴降火、益肾补脾法等为辅。

四、用药经验

经文献检索查阅，中国古代有23部医著记载了治疗血精的单味中药87味，出现频次为167次。常用中药为生地黄、牡丹皮、甘草、黄柏、熟地黄、栀子、茯苓、三七、知母、墨旱莲等。使用中药在四气中所占比重依次为寒、温、平、凉、热；使用中药在五味中所占比重依次为甘、苦、辛、涩、酸、咸；药物归经使用频次依次为肝、肾、心、肺、脾、胃、膀胱、大肠、胆、小肠。

五、用方规律

经文献检索查阅，中国古代43部医著记载了治疗血精的实际方剂67首，出现频次列于前三位的是知柏地黄丸、二至丸、龙胆泻肝汤。补虚常用方为知柏地黄汤、二至丸、大补阴丸、六味地黄汤、草菟汤；清热祛湿常用方为八正散、三妙丸、碧玉散、二妙散、四妙散；活血祛瘀常用方为桃红四物汤、桂枝茯苓丸、蒲灰散、失笑散、温经汤、逐瘀止血汤；清脏腑热常用方为龙胆泻肝汤、导赤散；补气常用方为补中益气汤；气血双补常用方为八珍汤、圣愈汤、十全大补汤；清热解毒常用方为五味消毒饮；行气常用方为暖肝煎、清肝达郁汤；补血常用方为归脾汤；补阳常用方为金匮肾气丸；固崩止带常用方为固冲汤；涩精止遗常用方为金锁固精丸、桂枝加龙骨牡蛎汤；温经散寒常用方为阳和汤；阴阳双补常用方为鹿角胶丸；止血常用方为四乌鲗骨一芦茹丸。

六、针灸治疗

经文献检索查阅，中国古代有11部医著记载从经络论治血精，涉及24个穴位。通过分析发现，古代医家以针灸论治血精主要从足厥阴肝经、任脉、足少阴肾经、足太阴脾经穴位入手，确立了清热利湿、滋阴降火、凉血止血的治疗原则。24个穴位分别是中极、归来、三阴交、交信、血海、中封、膈俞、肝俞、大肠俞、阴谷、曲泉、阴郄、水泉、脾俞、章门、隐白、会阴、肾俞、太冲、照海、太溪、曲骨、阴陵泉、行间。其中任脉穴为中极、会阴；足少阴肾经穴为交信、照海、太溪、阴谷、水泉；足厥阴肝经穴为太冲、行间、中封、曲泉、章门；足太阴脾经穴为三阴交、血海、阴陵泉、隐白；足太阳膀胱经穴为肾俞、膈俞、肝俞、大肠俞、脾俞。

第二节　现代发展

一、病名规范

古文献将血精称为"赤白浊""血精""精血""行房出血""每交出血"等，新中国建立后，尤其是随着男科学科的建立，中医将名称统一表述为"血精"。

二、病因病机

1. 病因

引起血精的原因很多，西医认为，血精常见的发病原因有：一是与炎症及感染、生殖系管道梗阻及囊肿、良恶性肿瘤、血管异常等因素有关，其中炎症及感染是最多见的病因，占血精患者的39%，青年血精患者大多数的病因是炎症及感染，以精囊炎最为多见，病原菌以葡萄球菌、链球菌和大肠杆菌最多见；二是与慢性前列腺炎、前列腺结核、精囊结核等相关；三是由于性生活不合理而造成的血精，如性交过度、过频、用力过猛或忍精不泄而延长性交时间，使精道精囊长期充血，静脉扩张甚至破裂而引起出血等。

2. 病机

当代医家多责之于肾虚、湿热、瘀滞等。谭新华教授认为久病入络、久病多瘀、久病多虚。戴宁教授认为其主要病机为湿热、血瘀等。李海松教授认为血精基本病机为肾虚瘀热证。曾庆琪教授认为房劳过度是血精的主要病因，肾虚是血精的主要病机。崔云教授总结多年临床经验，认为血精的主要病机为肾虚肝郁、瘀浊阻络。

三、证候表现

1. 症状学方面

根据病变的性质、含血量的多少，可表现为肉眼血精或镜下血精，血精是精囊疾病特征性症状之一。

2. 证候学方面

对文献资料分析发现，虚证占 41.86%，实证占 31.63%，虚实夹杂证占 26.51%。另一组 540 例血精患者中，阴虚火旺占38%、湿热下注占28%、瘀血阻络占14%、脾肾亏虚占9%，其中肾虚合计65.9%。400 例血精中医证型分布流调表明，基本证型分布频率为阴虚火旺证占 54.9%、脾肾亏虚证占 61.1%、瘀血阻络证占 24.1%、湿热下注证占45.6%。对血精中药有效治疗相关文献中医证治规律进行的分析发现，共计出现辨证结果 7 个，排在前四位的是阴虚火旺证、湿热下注证、脾肾亏虚证、瘀血阻络证。

四、治则治法

1. 治则思路

（1）基本治则治法　塞流即急则治标，截流止血，固摄精微；澄源即辨证求因，审因论治，澄本清源；复旧即固本善后，通畅元真，阴阳调和。

（2）辨证当分虚实　实则泄之，瘀则通之，虚则补之。肾为阴阳源，论从阴阳分；益火之源，以消阴翳即阴病治阳；壮水之主，以制阳光即阳病治阴。

（3）论治兼及多脏　血精主要与肾相关，但与肝脾关系也为密切。故治不可单从肾立论，还应兼顾肝、脾等脏腑。

2. 治法探讨

根据近年文献报道，血精的治法有滋肾清热，凉血止血、调益心脾，补气摄血、补肾健脾，益气摄血、清利湿热，活血止血，祛瘀止痛等法。其中止血法是血精最基本、最主要的治法，具体应用时又分为滋阴泻火、补肾健脾、清热利湿、活血祛瘀、凉血止血，临证往往两法或两法以上同时相互为用。

五、临床论治

当代中医对血精的治疗在继承古人经验的基础上，又有了较大的发展，治疗思路主要表现在以下方面。

1. 辨证论治

根据血精症候表现不同进行论治，归纳起来主要有阴虚火旺、心肾不交、心脾两虚、脾肾两虚、湿热下注、肝郁化火、瘀血内阻等 7 种证型。但不同专家又有不同分证，如戴宁等分为阴虚火旺、湿热下注、脾肾两虚、瘀血内结 4 型论治，郭军等分为湿热伤络、瘀血阻络、阴虚火旺、脾虚不固 4 型论治。如知柏地黄丸（《医宗金鉴》）或大补阴丸合二至丸加减治疗阴虚火旺型血精；龙胆泻肝汤加减治疗湿热下注型血精；大补元煎合归脾汤加减治疗脾肾两虚型血精；膈下逐瘀汤（《医林改错》）加减治疗瘀血阻滞型血精等。

2. 专方加减

以专方为基础随证加减治疗血精，如尚学臣以自拟精囊炎汤（生地黄、山萸肉、女贞子、墨旱莲、牡丹皮、泽泻、茯苓、茜草、侧柏炭、苎麻根，兼湿热者酌加黄柏、马鞭草、山栀子，肾虚者加杜仲、川断，血瘀者加桃仁、红花、川芎）辨证加减治疗血精总有效率为 92.8%。朱军运用自拟血精汤（生地黄、熟地黄、黄柏、茯苓、牡丹皮、栀子、龟版、车前子、墨旱莲、山药、败酱草）辨证加减治疗血精总有效率为 96.7%。

六、基础研究

1. 血精病因学影响

（1）体质因素 李其信教授在临床观察总结中发现血精患者大多存在体质的偏颇，运用中医体质学中的"体病相关"论，将血精患者归属为阴虚体质、湿热体质、血瘀体质三种常见类型。

（2）炎症因素 炎症反应造成精囊黏膜充血、水肿，射精时平滑肌猛烈收缩，造成小血管破裂，加上感染的血精在精囊内蓄积，加重炎症反应，恶性循环则加重血精症状。

（3）其他发病因素 在射精管开口处和精囊腺中形成结石造成血精；精液输送途径组织器官的解剖结构异常，如管道梗阻、囊肿、肿瘤等也会引起顽固性血精；全身性因素包括恶性淋巴瘤、白血病、高血压及出血性素质、肝硬化门脉高压、血友病等也可发生血精；部分药物如阿司匹林、华法林及抗栓溶栓药物应用不当也可能诱发血精；医源性操作不当，如经直肠超声引导下前列腺穿刺活检及精囊腺穿刺等操作损伤等，得不到及时有效的治疗也会引起血精。

2. 血精症效应机制探讨

西医对精囊炎的认识尚不全面，大多数学者认为其发病与精囊内压力骤然改变有关，性交达到性高潮时射精管节律性强烈收缩、精囊腺痉挛性收缩使精囊内压力瞬间急剧上升，射精时突然排空，精囊内压力骤然变化，从而导致精囊腺黏膜毛细血管受损或其通透性发生改变，血液因此渗入精囊液中随着精液排出体外而表现为血精。

3. 精囊炎与男性生育能力的联系

精囊炎是血精的最常见原因之一，可造成精液量异常、精液凝固障碍、精子获能障碍等，使精子受精能力下降或失败，造成男性的继发性不育。另外有报道显示精囊腺参与射精反射的调控，精囊炎的发生发展与男性性功能也有密切的联系。

第三节 特色治疗

1. 针灸治疗

①阴虚火旺型，可取穴太冲、照海、太溪，施平补平泻法，留针 20min，每日 1 次，10 次为 1 个疗程；②湿热下注型，可取穴阴陵泉、三阴交、太冲、行间、中极，施泻法，不留针，隔日 1 次，7 次为 1 个疗程；③脾肾亏虚型，取穴肾俞、脾俞、三阴交、太溪、足三里、气海，施补法，留针 30min，每日 1 次，10 次为 1 个疗程；④气滞血瘀型，取穴次髎、委中、照海、中极，施泻

法，不留针，隔日 1 次，7 次为 1 个疗程。

2. 外治疗法

温热水坐浴，每日 1 次，每次 20～30min；用野菊花、苦参、马齿苋、败酱草、马鞭草各 30g，水煎坐浴，每晚 1 次，用于血精湿热下注者；用金黄散 15～30g，加山芋粉或藕粉适量，水 200ml 调成糊状，微冷后保留灌肠，每日 1 次；前列安栓塞肛，每晚 1 次，每次 1 枚。

3. 饮食治疗

根据不同证型有不同食疗方法：①阴虚火旺者，用桑椹茅根饮（鲜桑椹子、白茅根各 10g。放进保温杯中，以沸水冲泡，盖 30min，代茶频饮）。②心脾两虚者，用龙眼枣仁饮（龙眼肉 15g，炒酸枣仁 10g，山药 20g。共加清水适量，浓煎取汁，代茶饮）。③湿热下注型，选用茅根冬瓜饮（白茅根 100g，冬瓜 250g。冬瓜去皮切片，与白茅根加清水适量同煮，取汁频饮）。

4. 心理治疗及性技术指导

精神调理方面，劝导患者应克服紧张焦虑的情绪，以科学的态度对待本病，一方面不能讳疾忌医，积极配合医生治疗，避免延误治疗时机；另一方面不要过于担心，保持乐观的情绪，争取早日康复。

5. 三因制宜

血精发生与精囊炎、精囊结石、前列腺癌等疾病密切相关，同时也受性生活、情志、饮食等因素影响。临床应结合三因进行辨证，如因情绪紧张者，可酌加柴胡、陈皮等疏肝行气之品，必要时予以心理疏导；如因不良性行为习惯而致血精者，可酌加白及、炮姜、大小蓟等止血之品，并嘱患者改正不当的性生活方式如中断性交、频繁性交等，并减少长期久坐、骑马等对会阴局部压迫的活动；如因嗜食肥甘厚味或嗜烟酒、辛辣之品而致血精者，可酌加苍术、黄柏等清利湿热之品，并嘱患者忌食辛辣刺激，顾护脾胃。

第四节　名医学验

1. 徐福松

徐福松教授认为，肾虚是血精的主要病理之一。临床用药必须灵活变通。血精治疗应详询病史，审证求因，同时明确提出治疗适应证，对于不同原因导致的血精应对症治疗。在治疗时分清虚实标本缓急，以疏导为先，内外同治。临床常辨证使用如四妙丸、程氏萆薢分清饮、枸橘汤、导赤散等，徐福松教授在主张药物治疗的同时，加强生活行为方式的干预，认为得血精者应增加性生活频率，以促进瘀血败精排泄及新鲜精液再生，可达到外科切开引流的目的，即所谓"流水不腐，户枢不蠹"。

2. 李曰庆

李曰庆教授认为，血精当分期而辨。初期多实证，以湿热邪毒多见；中期多虚实夹杂，以瘀血阻络多见；日久偏虚证，以气阴两虚为著。其中湿热血瘀是本病的常见证型，故治疗多从"清热凉血，化瘀止血"入手，后期多益气养阴，收敛止血，并强调血精的治疗当辨证与辨病相结合，中医与西医相结合，身心同调，故每获良效。

3. 崔云

通过总结多年临床经验，崔云教授在对血精进行辨证论治时，尤重肝肾，认为血精的主要病机为肾虚肝郁、瘀浊阻络，在治疗上应以滋肾疏肝、清浊和络为大法。止血法固然是中医治疗血精的重要法则，但临证不拘泥于见血止血，而是治病求本，重视肝肾同源理论的运用。

4. 谭新华

谭新华教授认为血精病机复杂，多责之于肾虚、湿热、瘀滞等。因其病史一般较长，且反复发作，谭教授认为久病入络、久病多瘀、久病多虚，故临床上常出现肾虚血瘀、湿热下注兼脾虚等多个兼夹证型，多以虚实相兼者为著，单纯以实证或虚证者较少见。血精的病位在精室，基本病机为精室络损血溢，治疗以止血为要。临床中各型多有兼夹，要注重辨病与辨证相结合，宏观与微观辨证相结合，并重视对患者的心理疏导及预防调护等以提高疗效。

血精是男科常见疾病之一，多为无痛性、良性、自限性疾病，一般给予保守治疗，少数患者需要手术治疗，愈后良好。在治疗过程中有几个问题值得临床医生重视。

一是只重视治疗而轻视诊断。血精诊断得当，治疗效果功倍，治疗时应依据发病年龄、血精持续时间与复发频率、相关伴随症状等三方面因素，选择进行相应治疗。对于无明确病变的偶发性血精患者，应调整个人饮食和行为习惯，去除诱发因素，并行一般性治疗及随访观察。对于复发性血精，首先采用针对病因的药物保守治疗为主。对于顽固性血精，经规范保守治疗无效者，应通过影像学及其他相关检查明确病因，在排除恶性肿瘤基础上，可考虑采用精囊镜技术进行去除病灶、解除梗阻等治疗。

二是不重视临床宣教和生活指导。多数血精患者存在心理负担过重，尤其是担心影响生育等问题，给患者身心健康造成伤害，不利于疾病的康复，临床医生应耐心给予患者健康宣教，消除其恐惧和焦虑。同时某些因生活方式不当导致的血精，如过度纵欲，频繁手淫或性刺激、长期禁欲等，临床医生应指导患者进行正确性生活，包括慎食辛辣刺激性食物，禁烟戒酒，保持规律性生活，避免过度手淫、久而不射、中断等不良性行为。

（常德贵）

第七章 尿 石 症

课程思政提要:尿石症是社会经济条件改善后常见的泌尿系统疾病之一。尿石症导致的肾绞痛、发热等症状,对患者造成较大的困扰和痛苦。由于反复发作的尿路梗阻可以引起肾功能不全,严重者可导致尿毒症。如何处理好肾绞痛以及相关并发症不仅是医护工作者的职责所在,也是社会的责任担当。在尿石症发作的急性期解除患者因尿石症嵌顿导致的疼痛是治疗的基本要求,在此基础上做好患者的心理建设和开展必要的人文关怀是医患沟通和后期治疗的前提。积极响应国家发展中医药事业的方针,充分运用传统中医药方法,与西医相结合,提高尿石症的诊治水平和能力,保护肾功能,提高患者生活质量,是时代和中医药发展的要求。

尿石症是泌尿系统常见病,系结石形成或嵌顿于肾、膀胱、输尿管和尿道所致。据结石部位分为发于肾、输尿管的上尿路结石和发于膀胱、尿道的下尿路结石。归属为中医"石淋""砂淋""血淋""腰痛"范畴。流行病学资料表明,5%~10%的人曾至少罹患 1 次尿石症,欧洲尿石症的新发病率为(100~400)/10 万人,我国尿石症的发病率为 1%~5%,新发病率为(150~200)/10万人,发病年龄多在 25~60 岁,男女发病率之比约为 3∶1。病因分为外在环境和内在因素。外在环境包括自然环境与社会环境,内在因素包括种族遗传及性别因素、身体代谢异常、尿路梗阻、尿路感染及尿路中存在异物。中医认为发病为肾虚、膀胱气化不利,湿热蕴结下焦,尿液煎熬,尿中浊质凝结而成砂,日久成石。病位在肾与膀胱,发病机理与肾虚、膀胱热有关。证型分为湿热蕴结型、气血瘀滞型、肾阳不足型及肾阴不足型,并可运用清热利湿、理气活血化瘀、温补肾阳以及滋补肾阴等方法论治。预防调摄方面应当重视水化的基础预防和根据患者结石分析结果进行食饵疗法。对肾绞痛患者及时止痛,重视对患者肾功能的保护,重视对反复发作患者的心理治疗和人文关怀。

第一节 历 史 积 淀

一、病名源流

中医学对于尿石症的认识由来已久,历代医书及医家多以尿出沙石,小便涩痛为其主症,并有比较统一的命名。

对于尿石症的记载最早源于《五十二病方》,时称"石癃",曰:"石癃,三温煮石韦,若酒而饮之。"使用最多的为"石淋"一词,由《神农本草经》中最早提出,此原书虽已佚,但宋代唐慎微所著《证类本草》中"石胆"条下引用其原文:"石胆,味酸,寒。主明目、目痛、金疮、诸痫痉,女子阴蚀痛,石淋寒热,崩中下血,诸邪毒气,令人有子。"《诸病源候论》则明确提出尿石形成的病因及症状,曰:"石淋者,淋而出石也。肾主水,水结则化为石,故肾客砂石。肾虚为热所乘,热则成淋,其状,小便茎里痛,尿不能卒出,时自痛引少腹,膀胱里急,砂石从小便道出,甚者水道塞痛,令闷绝。"后医书及医家大多使用"石淋"之名。唐至宋代时期,各种病名相继出现,如"沙淋"(《本草拾遗》)、"砂石淋"(《圣济总录》)、"砂淋"(《中藏经》)等称谓。早期沙淋、石淋并无区别,直至南宋杨士瀛提出:"沙淋凝脂而易散,石淋结块而难消。"清代沈金鳌则提出："轻则为沙，重则为石。"逐渐将二者结石特点区分开来。

二、病因病机

总体上古代医家认为尿石症的病位在肾与膀胱，病因病机为湿热蕴结于下焦，煎熬尿液，日久则结为砂石。医家大多从湿热论治，也有部分医家从肾虚、气滞等角度论治尿石症。

中国古代医家对于尿石症的探讨可追溯至《黄帝内经》。《黄帝内经》之中所记载的病因以气不足，热有余为主，主要涉及的病位有肾、膀胱以及足厥阴肝经。直至隋朝《诸病源候论》舍弃"病位在肝经"的说法，提出"肾虚膀胱热"，成为了后世医家论治尿石症的主要理论。而后"服食散石，石势归肾，流入膀胱"这一理论在唐代得到支持，但随着服石之风的消亡，该理论也逐渐淡出。宋代《中藏经》中提出房事过劳致败精不出，精气郁结；肾精亏耗，虚热煎熬成石。南宋时期，出现"气滞石聚"病因理论，陈无择《三因极一病证方论》记载："石淋，多因忧郁，气注下焦，结所食咸气而成，令人小便磣痛不可忍，出沙石后小便通。"明代李时珍提出："此是淫欲之人，精气郁结，阴火煎熬，遂成坚质。正如滚水结碱，卤水煎盐，小便炼成秋石，同一义理也。"明清医家大多将血、热、膏、石四淋，看作是同一种疾病发展过程中的不同阶段。清代罗美在《古今名医汇粹》中将其总结为："初则热淋，血淋，久则煎熬水液，稠浊如膏，如沙如石也。"而尿中沙石为何物所结而成，古代医家大致存在"水结为石""石气不散""火熬尿碱""败精结石""食咸结石"等五种观点，而以"火熬尿碱"之说最受各代医家推崇。

三、论治原则

纵观古代医家多以清热利湿、利尿排石、理气活血、补肾通淋为本病治法，结合病因机强调慎用汗法。

（1）清热利湿　朱丹溪论著《丹溪心法》述："淋有五，皆属乎热。解热利小便，山栀子之类。"强调清热利小便的重要性。进而提出"流行滞气，疏利小便，清解邪热，调平心火"四法。张景岳所著《景岳全书》曰："热蓄膀胱，溺赤热甚而或痛或涩者，必当专去其火，宜先用抽薪饮、大厘清饮、七正散之类主之。若小水不利，而烦热难解者，惟绿豆饮为最妙。若兼大便燥结者，宜八正散主之。若微热不甚，或热势稍退者，宜加减一阴煎，或导赤散、火府丹、清心莲子饮之类主之。若小水不利者，宜清肺饮子主之。"对尿石症归纳总结，分述罗列全面的治法方药。此外，《医宗金鉴》曰："湿热蓄久石淋成，溲如沙石茎中疼，轻者须用葵子散，重则八正可相从。"故清热利湿对石淋的治疗至关重要。

（2）利尿排石　陈无择著书《三因极一病证方论》载述："然治之当利其小便。古人令服肾气八味丸，其中有茯苓故也。"提出利尿在石淋治疗中的重要作用。此外，叶天士引"其下者，引而竭之""邪有出处"等立论，提出："湿热下注淋浊，当分利。"使"邪从小便出"成为医家们治疗尿石症共识。除此之外，《临证指南医案》曰："淋病主治，而用八正、厘清、导赤等方，因热与湿俱属无形，腑气为壅，取淡渗苦寒，湿去热解，腑通病解。"均在强调利尿排石对于石淋砂石排出的重要意义。

（3）理气活血　戴思恭在《证治要诀》中曰："用本题药不效，便宜施以调气之剂。盖津道之逆顺，皆一气之通塞为之。"强调理气对三焦、膀胱水道通利的重要性。叶天士述："败精凝隧，通瘀痹宣窍已效。"徐灵胎则认为："治淋之法，有通有塞，要当分别。有瘀血积塞住溺管者，宜先通，无瘀积而虚滑者，宜峻补。"认识到血液壅滞，不通则痛是导致石淋疼痛的重要因素。故活血法成为石淋的治法之一。

（4）补肾通淋　朱丹溪认为："诸淋所发，皆肾虚而膀胱生热。"古今医家认为尿石症以肾虚为本，湿热为标，初起治标，久则治本，多从补肾气着手，补肾气以治本，利小便以助有形之邪排出。张介宾在此基础上进一步提出："温补下元，使之气化，水必自清，切不可因小便黄赤，一概皆从火治。"《医学正传》亦曰："肾虚极而淋者，当补肾精而利小便，不可独用利水药。"对补肾治法进行补充，并使补肾在石淋后期调护及治本方面发挥重要作用。

（5）慎用汗法　尿石症主要病机为"肾虚膀胱热"，又津血同源，石淋的治疗当慎用汗法。其中，《伤寒论》曰："淋家不可发汗，发汗必便血。"阐明发汗夺其津液，助热伤阴，虚热煎熬而遂成结石，进一步损伤尿道加重出血的机制。

四、用药经验

经文献检索查阅，中国古代有 33 部医著记载治疗尿石症的单味中药 77 味，出现频次为 128 次。这 77 味药中，植物药 40 味（出现频次最多的前五味为虎杖、榆白皮、苦壶卢、栀子、石韦）、动物药 25 味（出现频次最多的前五味为蝼蛄、石帆、石蚕、鸡屎白、鳖甲）、矿物药 12 味（出现频次最多的前五味为滑石、石燕、硝石、琥珀、海浮石），可见古人治疗尿石症以植物药为主，动物药次之，偶用矿物药。根据药物功效分类，利水渗湿药 28 味 55 次；清热药 10 味 18 次；活血化瘀药 6 味 9 次；化痰药、止血药各 5 味 8 次；祛风湿药、补阳药各 4 味；补阴药 3 味；泻下药、补气药、安神药各 2 味以及解表药、温里药、固精缩尿止带药各 1 味，频次均在 10 次以下，可见古人治疗尿石症以利水渗湿药为主，清热药为辅。

五、用方规律

经文献检索查阅，中国古代有治疗尿石症的方剂 246 首，出现频次列于前五位的是石韦散、五淋散、海金沙散、石燕丸、滑石散。246 首方中，散剂 95 首、汤剂 25 首、丸剂 12 首、丹剂 6 首，用酒服者 33 首、汤服者 27 首、温服者 13 首、未注明用法者 133 首，其他用法者 40 首。列有药物组成的 246 首共用药物 96 味，其中植物药 71 味、动物药 12 味、矿物药 13 味。排列前五位的植物药为木通、冬葵子、瞿麦、石韦、茯苓；排列前五位的动物药为鳖甲、露蜂房、水牛角、麝香、鲤鱼齿；排列前五位的矿物药为滑石、琥珀、大青盐、轻粉、石燕，功效上以清热利湿药为主。96 味药物中使用次数在 30 次以上的为滑石 94 次、木通 58 次、冬葵子 43 次、瞿麦 37 次、石韦 34 次、茯苓 30 次。可见古人治疗尿石症时，立法以清热利尿通淋为主，所用剂型以散剂为主，汤剂次之。

六、针灸治疗

经文献检索查阅，中国古代有 15 部医著记载从经络论治尿石症，涉及 21 个穴位。通过分析发现，古代医家以针灸论治尿石症主要从任脉、足厥阴肝经穴位入手，确立了调经止痛、排石通淋的治疗原则。21 个穴位分别是气门、神阙、石门、曲骨、气海、关元、长强、后溪、大敦、中封、期门、太冲、内关、间使、三阴交、阴陵泉、涌泉、复溜、悬钟、中极、气冲。其中出现次数最多的穴位是关元和大敦。

第二节　现 代 发 展

一、病名规范

古代医家将尿石症称为"石淋""砂淋""石癃"等。为建立统一、科学、标准、规范的中医诊疗体系，国家中医药管理局于 1994 年颁布的《中华人民共和国中医药行业标准（中医病证诊断疗效标准）》中明确将其命名为"石淋"，而后随着泌尿外科学科的不断发展与完善，将泌尿系统出现结石这一疾病统一表述为"尿石症"。

二、病因病机

影响结石形成的因素有很多，年龄、性别、种族、遗传、环境因素、饮食习惯和职业，对结石的形成影响很大。其病因主要分为外在环境和内在因素。外在环境包括自然环境与社会环境；内在因素则分为三个方面：第一，种族遗传及性别因素。各种种族的人均可患尿石症，一般认为白种人患尿石症的概率比有色人种高。此外，胱氨酸尿症及高草酸尿症引起的尿石症已明确为遗传性疾病，而女性由于解剖生理特点与男性的差异，其尿石症的发病率也相对更低。第二，身体的代谢异常。如尿液酸碱度异常、高钙血症、高钙尿症、高草酸尿症、高尿酸尿症、高胱氨酸尿症、低枸橼酸尿症及低镁尿症都会促使身体产生结石。第三，尿路的梗阻、感染和尿路中存在异物是诱发结石形成的主要局部因素。梗阻可以导致感染和结石形成，而结石本身也是尿路中的异物，后者会加重梗阻与感染的程度。

湿热蕴结是尿石症的重要环节，肾气不足是尿石症的内在因素以及后期复发的重要条件，气滞血瘀是急性期的主要病机及休止期的病理状态。其中，气滞血瘀导致的病理变化既是病因又是病机，互为因果，导致尿石症的发生。岳美中认为，尿石症形成机理在于"阴阳偏盛""气血乖和"与"湿热交蒸"，同时又存在地方水土因素。李曰庆教授认为，结石作为一种病理产物，形成以后又作为一种病因，从而导致新的病理变化。如气滞、血瘀、痰阻、湿停，易促进结石的形成；结石形成后，又加重气机的阻滞，从而又使血易瘀滞，湿易内生，痰饮易成。谷越涛教授认为本病的根本病因是肾阳亏虚，当肾阳不足之时，尿液的生成及排出都会受到影响，尿液长期潴留于膀胱，无法排出，日久化热，或素体有热，或感染热邪，反复煎熬，聚成砂石。

三、证候表现

1. 症状学方面

根据结石发病部位的不同，患者会有不同的表现。发于上尿路的结石，患者表现为突发腰部或腰腹部绞痛和血尿；发于膀胱的结石，患者表现为尿频尿急、排尿中断，终末血尿，并引起疼痛，男性患者可放射至阴茎头和远端尿道；发于尿道的结石，则表现为排尿困难、排尿费力，呈点滴状，或尿流中断及急性尿潴留。

2. 证候学方面

分析 200 例尿石症患者发现：湿热蕴结型占 65%、肝郁气滞型占 19.5%、阴虚湿热型占 8%、脾肾虚弱型占 4.5%、瘀血内阻型占 3%。分析 1500 例尿石症患者证型提示：下焦湿热型占 70.8%、气滞血瘀型占 28.2%、脾肾两虚型占 1%。在一篇对纳入 296 例尿石症患者中医证型进行分析的研究发现，湿热蕴结型占 28.4%、肾气亏虚型占 24.7%、肾阴亏虚型占 24.0%、气滞血瘀型占 23.0%。另有 249 例尿石症患者调查显示：湿热蕴结型占 48.19%、气滞血瘀型占 36.55%、肾虚夹实型占 15.26%。对尿石症相关文献中医证治规律分析发现，湿热蕴结、下焦湿热为主要证型，气滞血瘀占有重要比例。

四、治则治法

尿石症的治疗应以利尿通淋为基本治则，首先辨别尿石症的虚实。其中，实证常见湿热蕴结型、气血瘀滞型，而虚证以肾阳不足型及肾阴不足型为主要证型，临证诊治针对各个证型分别采用清热利湿法、理气活血化瘀法、温补肾阳法以及滋补肾阴法等治疗方法。

尿石症的现代中医药治疗以保护肾功能，解除尿石症导致的机体气血阴阳失调，使机体恢复平衡为主要目的。针对不同部位、不同大小的结石采取不同的治疗法则。其中，尿石症疾病发展的初、中、后期，大致对应结石形成期、结石壅滞期与肾功能不全期，且临床主要对应湿热蕴结型、气血瘀滞型和肾气不足型。临证当针对尿石症的不同时期，在分期论治的基础上辨证施治，随诊加减。除此之外，对不影响肾功能的肾结石以中医药补肾利尿等维护机体的稳态，对影响肾功能及形成肾积水等导致的"不通则痛"的尿石症，必要时先行西医治疗，后以中医药治疗调护，实现中西医结合。

五、临床论治

当代医家在学习古人治疗尿石症方法的同时，又各有创新，为尿石症的治疗提供了许多新的思路。

1. 辨证论治

根据尿石症证候表现不同进行论治，归纳起来主要有湿热蕴结型、气血瘀滞型、肾阳不足型及肾阴不足型等四种证型。但各医家又有不同分证，如崔学教等根据尿石症疾病发展的不同阶段将其分为湿热蕴结型、气血瘀滞型和肾气不足型，与病机特点相呼应，分别对应尿石症的初期、中期和后期；戴舜珍等将尿石症分为湿热型、气滞血瘀型、脾肾两虚型三型论治。

2. 专方加减

以专方为基础随证加减治疗尿石症，如唐爱等自拟三金排石汤（金钱草、鸡内金、海金沙、石韦、萹蓄、车前子、瞿麦、滑石、黄芪、牛膝、生白芍、肉苁蓉、炒王不留行、威灵仙等）加减治疗尿石症，总有效率为95.1%；韩臣子等自拟调中消石汤（生黄芪15g、芒硝6g、鸡内金15g、鱼枕骨15g等）辨证加减治疗尿石症，总有效率为90.14%。

六、基础研究

1. 中药机制

许多研究表明，中药中含有丰富的皂苷类、黄酮类、萜类等活性成分，具有抗氧化、抗自由基、免疫调节、解热镇痛抗炎等作用，可以通过抑制草酸诱导的细胞活力下降和脂质过氧化的产生，从而抑制尿晶体的沉积。中药中的多糖成分还能够与钙离子结合，降低钙的生物利用度，达到抑制结石形成的效果，进而改善症状，保护患者的肾功能。除此以外，部分中药还能够增加输尿管上端的腔内压力，通过促进输尿管蠕动，从而起到排出微小结石的作用。

2. 动物实验

实验研究表明，中药复方对于模型大鼠肾脏组织病变有显著改善效果，并可以抑制肾脏系数、增加排尿量，还可以降低模型大鼠血液中的尿素氮和肌酐水平，提高尿钙含量，达到治疗结石的目的。实验表明，中药可通过下调 NF-κB 系统介导的免疫炎症反应，达到减少细胞凋亡、缓解炎症反应的作用，可抑制炎症因子的表达；中药还可通过促进模型大鼠体内自由基清除剂的生成，减少脂质过氧化反应，达到保护肾脏组织，防止晶体黏附、聚集、成石的目的。

第三节　特色治疗

1. 针刺配合推拿

裴建卫等采用针刺配合推拿的方法促进接受体外冲击波碎石术的泌尿系结石患者排石，总有效率为90.3%。具体方法：①针刺：取双侧肾俞、三阴交、足三里及阿是穴。常规消毒后，采用 0.30mm×40mm 毫针进行针刺，得气后行平补平泻法，留针 30min。②推拿：先对患侧后背处沿膀胱经至下肢处（重点取肾俞、大肠俞、委中、三阴交穴）进行穴位点按、揉法、一指禅推等手法治疗，约 5min；然后在患侧肾脏体表投影区由上而下行掌根推法，约 3min，患者皮肤表面可外涂凡士林。每日治疗 1 次，10 次为 1 个疗程，共治疗 2 个疗程。

2. 针药并用

李海涛等通过针刺配合化瘀排石汤治疗气滞血瘀型输尿管结石，总有效率为 93.33%，针刺取三阴交、京门、血海、委中、腰部阿是穴，均行提插捻转泻法，得气后留针 30min。隔天针刺 1 次，共 14 天。

3. 耳穴治疗

陈宏等采用耳穴贴压的方法缓解输尿管结石患者的疼痛,结果提示耳穴贴压可迅速减轻输尿管结石引起的疼痛,能明显缩短患者疼痛时间,减轻疼痛程度。王其德等运用耳穴贴压配合针灸治疗肾结石、输尿管结石手术取石后复发症,取面、神门、胃、脾、十二指肠、肾、输尿管、膀胱、尿道等耳穴,两耳交替贴压,每周2次,有效率达99.4%。

4. 总攻疗法

总攻疗法是我国经长期研究和实践总结出来的行之有效的中西医结合促进排石的方法,是20世纪70年代初遵义医学院急腹症研究小组提出的保守治疗输尿管结石的方法。该疗法适用于结石横径<1cm,表面光滑;双肾功能基本正常;无明显尿路狭窄或畸形者。方案由口服排石中药、口服氢氯噻嗪、肌内注射阿托品、针灸以及患者跳跃等构成,隔日1次,一般以6~7次为1个疗程。在尚无体外冲击波碎石和微创治疗时代,该方法对于适应证明确的患者,可以减少手术的发生、减轻患者的痛苦;缺点是疗程较长,如果患肾功能不全,则影响排石效果。

5. 三因制宜

根据患者的年龄、性别、种族、遗传、环境因素、饮食习惯和职业等情况的差异,并根据结石在尿路的发生部位的不同,可制订相应的个体化治疗方案。嘱患者养成白天多饮水、均衡饮水的习惯,每日尿量2000~2500ml,多食水果与蔬菜。根据患者的结石成分以及尿液分析结果选择适当的食物,如营养过剩者应降低热量,减少动物蛋白的摄入,多吃粗粮;吸收性高钙者应限制乳制品、动物蛋白和糖的摄入;尿酸高者禁止食用动物的内脏,少吃肉类;草酸高者禁食菠菜,减少豆制品的摄入。因结石出现肾绞痛和感染等问题,需联合西医,必要时手术进行治疗。因尿石症引起的梗阻性无尿患者,需紧急处理。处理原则是解除梗阻,畅通引流,防治并发症。

第四节　名 医 学 验

1. 刘猷枋

刘猷枋提出并首先运用破血化瘀法并组方"化瘀尿石汤"(当时称"重剂排石汤")治疗体积较大、滞留日久的上尿路结石。对于排石难度不大的结石,一般以清利行气为主,辅以活血化瘀。结石移动或绞痛发作,则以行气为主,辅以清利。病程长者,适当加以温肾益气。对结石较大,久停不移动,排石难度较大者,以破血化瘀导滞之剂。较大的结石梗阻,往往有不同程度的肾盂及输尿管炎症或周围炎症纤维化、粘连等改变。在这种情况下,应重用破血化瘀药,如三棱、莪术、乳香、没药、穿山甲、皂角刺、桃仁等,可促使结石排出。对结石在输尿管下段,可加用下腹壁(膀胱)与直肠指诊双合推挤结石,或经膀胱镜剪开输尿管口。

2. 李济仁

李济仁认为石淋以肾虚为本,湿热气血交阻为标。急则治其标,用清热利湿、通淋排石之剂;若见脾肾两虚之候而结石不下、疼痛不显著者应使用温补脾肾、通淋排石之剂,使肾气充足、气化功能正常。在治疗中,李教授认为必须从整体考虑,既不可单纯注意个别症状(如疼痛、出血)的缓解,也不能仅着眼于结石的排出而猛攻峻逐,在应用排石剂的同时,一定要顾及机体的承受能力。同时临床中可适当酌用补气温肾、通淋排石法,健脾化湿、利尿排石法,活血理气、通利化石法等。

3. 李曰庆

李曰庆认为人体水液代谢的障碍是结石形成的根本原因。同时结石可阻滞气机,致气机不畅,进而使血行受阻、水湿停滞、痰饮内生等。肾主水而司二便,李教授主张治疗宜多从益肾着手,主张以补肾利尿排石为主,兼顾他脏,以整体调节为重,配合以宣肺利水、疏肝理气、健脾燥湿、行气活血等方法。同时临证中往往根据实际情况,分别佐以理气、化瘀、祛痰、利湿等法,于寒热虚实之间细辨详究,从而使其治法更为完善。

4. 崔学教

崔学教认为湿热之邪蕴结下焦,煎熬尿液,日久致尿中杂质结为砂石。因此,治当"唯重利尿",因势利导,可导湿热之邪下行随溺排出,消除邪热煎熬尿液之虞;结石停留日久之患者,符合中医"久病入络""久病多瘀"的病理特点,且结石为有形之邪,其于气血之碍更甚;对虚证采用补肾益气、温肾固本等方法,或补肾活血并用,以鼓舞激发肾气,从而增加肾盂及输尿管蠕动,提高结石排出率。据此创制了通淋排石合剂、消瘀化石合剂、益肾排石合剂。

近年来,中医药治疗尿石症取得了长足的发展,其疗效受到了中医、西医的普遍认可,尤其在针对尿石症所导致的肾损伤修复、残留结石及小结石的排出和预防等方面做了大量的临床研究。但目前研究仍存在许多问题:在临床研究的过程中,尿石症的诊断及疗效判定标准不一;相关基础研究较少,药物作用机制并不明确,缺乏相应的理论依据。

针对尿石症的病因治疗及结石复发的预防研究数量较少,故尿石症的预防也是研究者们关注的重点。中医"治未病"理论,可应用于预防尿石症的复发。临床研究者应当深入研究中医药诊治尿石症的相关理论,加强中医药治疗尿石症相关作用机理的基础研究,深入探索其尿石症中医病因病机,开展更多复发机制及预防方面的研究。

（高　瞻）

第八章　膀　胱　癌

课程思政提要：膀胱癌威胁患者生命，影响患者心理健康，降低家庭生活幸福感，消耗医疗资源。保留膀胱，减少复发，提高总生存率，是当前医学亟待解决的热点问题与难点问题。中医药以整体观念、辨证论治为基本原则，以扶正祛邪为总体思路，发挥"治未病"优势，调节体质，改善机体内环境；同时结合西医方法，在改善患者围手术期、放疗、化疗等治疗后发生的不良反应方面具有极大优势，在提高生存率进而改善生活质量方面具有极大优势和良好前景。充分发挥中医药特色，服务广大患者，提供膀胱癌的中国解决方案，是中医药工作者的责任和义务。

膀胱癌是我国泌尿外科最常见的恶性肿瘤之一。绝大多数来自上皮组织，其中90%以上为尿路上皮癌；鳞癌和腺癌各占2%～3%；1%～5%来自间叶组织，多数为肉瘤如横纹肌肉瘤，多见于儿童。古籍中无膀胱癌的病名记载，根据其临床表现可归属于"血尿""尿血""溺血""血淋""癃闭"等范畴。据统计，2015年我国膀胱癌发病率为5.80/10万，死亡率为2.37/10万。膀胱癌的发病是一个复杂、多因素、多步骤的病理过程，其中最为主要的病因是吸烟和长期接触工业化学产品。发病原因包括禀赋不足、情志内伤、饮食不节、劳倦过度等内因和外感六淫、邪毒内侵等外因。发病机理与肝、脾、肾相关，其中与脾、肾二脏关系最为密切。如脾胃运化失常，积湿生热，蕴积下焦膀胱，日久化毒，毒火灼伤阴络，迫血妄行，血随尿出，则为尿血。肾阳亏虚，膀胱气化无权，小便淋漓难下；若肾阴亏虚，甚至水府枯竭，则可见无尿，发为癃闭。膀胱癌发病过程中，由于脾肾亏虚，肝郁气滞，湿热瘀毒蕴结于膀胱，日久浸淫，伤及脉络，终致成癌。临床上常以脾肾亏虚、湿热下注、瘀毒蕴结、气阴两虚、肝郁气滞等证论治。预防调摄方面应当重视根据患者肿瘤的分期分级，结合西医方法综合治疗。对膀胱镜检反复发作的患者应及时给予心理疏导，重视对强烈要求保膀胱治疗患者的综合评估。

第一节　历　史　积　淀

一、病名源流

古代医籍中没有膀胱癌的病名记载，从临床表现来看可归属于"血尿""尿血""溺血""血淋""癃闭"等范畴。早在周朝殷墟甲骨文中就有对"瘤"的记载。《周礼》记载"疡医"所主治的"肿疡"，实际上就包含了我们现代的肿瘤概念。古籍中所描述的一些症状，如血尿、尿血、小便频数、小便不利等，可能与膀胱癌相关，故这些膀胱癌相关症状的诊治内容也可为我们治疗膀胱癌提供思路。《素问·气厥论》指出："胞移热于膀胱，则癃溺血。"描述的便是膀胱癌的病机与临床症状。

二、病因病机

古代医家认为膀胱癌的发病与先天禀赋不足、年老体虚、饮食失调、外感邪毒、情志不遂等因素密切相关。病机以脾肾亏虚为本，湿热瘀毒为标。病位在膀胱，与肾、脾、肝密切相关。病性属本虚标实。

《灵枢·病始生》对癌病病因病机做了许多论述，认为肿瘤是外感六淫、内伤七情等因素作用下的一种病理产物。脏腑阴阳失调、气血瘀滞不通，是癌病发生的基本因素，如"喜怒不适，食饮不节，寒温不时……积聚以留"。还有古代医家认识到癌病的发生是由于人体内部脏腑功能失调、蓄毒不化而成，如华佗在《中藏经》中载："夫痈疽疮肿之所作也，皆五脏六腑蓄毒不流则生矣。"

膀胱癌通常以血尿、尿频、尿急、小便不利等为临床表现。《素问·气厥论》指出："胞移热于膀胱，则癃溺血。"《金匮要略》云："热在下焦者，则尿血，亦令淋秘不通。"《四圣心源·六气解》云："湿旺水郁，膀胱不利。"膀胱为"水腑"，热甚则小便涩痛表现为淋证；湿热结于膀胱，伤及血络，血溢脉外，则为血尿。病程日久湿热瘀毒之邪侵犯脏腑致肾脏亏虚，则膀胱气化不利；湿热蕴结膀胱，气机不畅，则水道不通，小便淋漓难下；下焦决渎失常，甚则无尿排出，发为癃闭。所谓"邪气盛则实，精气夺则虚"，湿热毒邪阻滞脏腑，气滞血瘀，脏腑功能失调，气血生化不利，邪气愈盛，精气愈虚，故疾病不断进展。

三、论治原则

针对膀胱癌的疾病特点以及个体的差异性，可辨病论治、辨证论治以及辨症论治。

（1）辨病论治　张景岳在《景岳全书·积聚》中说道："凡积聚之治，如经之云者，亦既尽矣。然欲总其要，不过四法，曰攻，曰消，曰散，曰补，四者而已。"对积聚治法做了高度概括。因膀胱癌属积聚的一种，可从中参考治疗思路。

（2）辨证论治　是临床治疗基本原则。《丹溪心法·溺血二十三》卷言："溺血属热，用炒山栀子，水煎服，或用小蓟、琥珀。有血虚，四物加牛膝膏；实者，用当归承气汤下之，后以四物加山栀。"用药用方从虚、实、热辨证论治。《景岳全书》曰："凡治血证，须知其要，而血动之由，惟火惟气耳。故察火者，但察其有火无火，察气者，但察其气虚气实，知此四者而得其所以，则治血之法无余义矣。"从辨气之虚实与火之有无而论治。

（3）辨症论治　膀胱癌的发病是一个复杂的过程，针对不同症状，古人有着不同的论治原则。如尿血，《周慎斋遗书》提及"尿血者……其原在肾气衰而火旺，治当清肾。清肾之法，补脾益肺以生水则火自平"，认为尿血者当清肾。《医学心悟》云："心主血，心气热，则遗热于膀胱，阴血妄行而溺血焉。又肝主疏泄，肝火盛，亦令尿血。清心，阿胶散主之；平肝，加味逍遥散主之。若久病气血俱虚而见此症，八珍汤主之。"指出论治尿血可从清心、平肝、补虚入手。《医学纲目·溺血》曰："小便出血，是心伏热在于小肠，宜镜面草自然汁，加生蜜一匙服之，以八正散加麦门冬，葱煎服。"对于膀胱癌以尿血为主要表现者给出了具体治法。如癃闭，《谢映庐医案》言："有因上窍吸而下窍之气不化者，用嚏鼻法、探吐法，是求北风、开南牖之义，通其上窍而化之。"《丹溪心法》曾提及："提其气，气升则水自降下，盖气承载其水也。"对于因膀胱肿瘤阻塞尿道而致癃闭者，"提壶揭盖"之法可斟酌选用。如血淋，《丹溪心法·淋》云："执剂之法，并用流行滞气，疏利小便，清解邪热。其于调平心火，又三者之纲领焉。心清则小便自利，心平则血不妄行。最不可姑息用补，气得补而愈胀，血得补而愈涩，热得补而愈盛，水窦不行，加之谷道闭遏，未见其有能生者也。"对于血尿伴尿痛的患者，行气、清热、利小便是其重要治法。

（4）慎用收敛止血药　膀胱癌以全程无痛肉眼血尿为主要临床表现。发病主要由于脾肾亏虚，湿热瘀毒蕴结，治疗时不可见血止血，妄用收敛止血药。妄用或可使膀胱血块凝结，堵塞尿道。当以血尿为主要表现时，仍当注意通利，在此基础上可选用活血止血药如蒲黄、小蓟等。

第二节　现代发展

一、病名规范

古籍文献中无对于膀胱癌病名的确切记载。在近现代，随着泌尿外科学科的发展，将原发于膀胱尿路上皮的恶性肿瘤命名为"膀胱恶性肿瘤"，简称"膀胱癌"。

二、病因病机

目前发现导致膀胱癌可能病因：一是吸烟是导致膀胱癌发生的最为主要的致病因素；二是长期接触化学工业产品，包括如染发剂在内的一些化工产品，这也是较为重要的发病原因；三是疾病因素，包括慢性感染（细菌、血吸虫及 HPV 感染等）；四是药物应用史，如应用化疗药物环磷酰胺、治疗 2 型糖尿病药物吡格列酮等；五是盆腔放疗史；六是长期饮用砷含量高的水或砷污染；七是遗传因素。

对可检索到的 4 篇文献总计 773 例膀胱癌患者分析发现，膀胱癌的病机有虚有实。其中实证偏向于湿热，夹杂有瘀、毒、气滞等实邪。虚证中以肾气虚为主，其他包括肾阴虚、脾气虚等。病位在膀胱，以脾肾亏虚为本贯穿始终，又可累及他脏如肝等出现肝郁气滞等其他证候。孙桂芝认为膀胱癌本虚标实，疾病进展时，虚实是动态变化、相互杂糅的，是本渐虚，标渐实的一个过程。花宝金认为膀胱癌病机多系在肾精亏虚、七情郁结的基础上，或心、或小肠、或外邪侵入之热客于膀胱，致津液耗伤；或热迫血络，瘀血内停，毒热内蕴发为本病。

三、证候表现

1. 症状学方面

韩亚茹等对 48 例膀胱癌患者症状分析提示：肉眼血尿、小便涩痛、少腹坠胀疼痛、排尿困难、气短、乏力、消瘦、腰膝酸软、五心烦热、盗汗等为膀胱癌最为常见的症状。

2. 证候学方面

在证候分布方面，对统计的48例膀胱癌患者证候资料分析发现，虚证占 68.75%，实证占 31.25%。从中可发现膀胱癌的证候以虚证为主。在膀胱癌证候分布特点的 4 篇文献总计 773 例膀胱癌患者分析结果发现，共有 12 种辨证分型，其中排名前五位的证型分别是湿热下注、瘀毒蕴结、脾肾亏虚、气阴两虚、肝郁气滞。

四、治则治法

1. 治则思路

（1）补虚泻实　膀胱癌的发病是一个本虚标实的过程，临床治疗时当辨虚实。其中虚主要有肾气虚、脾气虚或肾阴亏虚，而实邪主要为湿热瘀毒。治疗过程中需把握病程的进展和虚实的动态演变。

（2）辨证论治兼顾他脏　临床治疗膀胱癌需根据不同的证型辨证论治。若证为湿热下注，当以清热利湿为法；若证为气阴两虚，当以益气养阴为法。膀胱癌的发病除脾肾外，与心、肝关系也较为密切。故治时应当兼顾是否有肝郁气滞、心火旺盛等它脏证候，如有则应及时疏肝解郁、清心凉血等。

2. 治法探讨

根据近年文献报道，膀胱癌的治法有清热利湿、益气滋阴、健脾利湿、滋肾益阴、益气扶正、温肾固下、补益肾气、解毒祛瘀、通利水道等。膀胱癌在临床上病程的发展相对复杂，大部分患者症状虚实夹杂，临床上常将上述治法相辅相成。另有李雁运提出分消走泻法治疗膀胱癌，立足祛邪治从三焦，宣展三焦气机以泄化痰（湿）热，分消气分之邪，从而达到治疗效果。

五、临床论治

近现代中医对于膀胱癌的治疗在继承古人的基础上，有了较大的发展，论治思路主要有以下几个方面：

1. 辨证论治

根据膀胱癌的证候表现不同进行论治，归纳起来大致可分为湿热下注、瘀毒蕴结、脾肾亏虚、气阴两虚 4 种证型，但不同地域又有所差异。如白慧明等研究人群主要分布在南方如上海等地区，以湿热下注、瘀毒蕴结、脾肾两虚、肾阴不足 4 种证型为主；韩亚茹等研究人群分布在东北地区，其总结的证型包括气阴两虚、肾气亏虚、热毒蕴结、肝郁气滞、脾虚湿困、气血亏虚。

2. 经方临床应用

在经方的基础上，临床随证加减，达到治疗膀胱癌，缓解病症，提高临床疗效的效果，是现代膀胱癌论治发展的一大特点。四君子汤是中医经典的补益剂，具有益气健脾之功效。邱云桥以四君子汤加味（人参 15g、白术 15g、茯苓 15g、炙甘草 6g、黄芪 15g、赤芍 15g）用于预防浅表性膀胱癌术后复发。将 112 例经尿道膀胱肿瘤电切术患者随机分成两组，治疗组 57 例，另设丝裂霉素膀胱灌注组作为对照，两组均随访 2 年，治疗组复发率为 28.07%，对照组为 38.18%。提示四君子汤加味对预防浅表性膀胱癌术后复发有明显的临床疗效。王晞星教授善用当归贝母苦参丸加减治疗膀胱癌，缓解其临床症状，临床上使用当归贝母苦参丸和四妙丸加减（黄柏 10g、苍术 15g、薏苡仁 20g、土茯苓 30g、龙葵 60g、百合 30g、当归 20g、浙贝母 30g、苦参 6g、知母 10g、生地黄 15g、牡丹皮 30g、栀子 6g、白花蛇舌草 30g、蒲公英 30g、乌药 30g、炙甘草 6g）治疗膀胱癌术后患者，疗效较佳。

3. 专方论治

以专病专方为基础，随证加减治疗膀胱癌。郁存仁教授善用龙蛇羊泉汤加减治疗膀胱癌（龙葵、白英、蛇莓、土茯苓、半枝莲等）。对于膀胱癌术后患者，随证予龙蛇羊泉汤加减，复诊两年后未见复发和转移。

六、基础研究

1. 动物模型建立

动物模型的建立对于治疗膀胱癌的探索研究有着显著的帮助。目前常见的膀胱癌动物模型有人源性肿瘤模型（H-APBCa）、免疫型人源性肿瘤模型（I-APBCa）、病毒移植瘤模型、化学诱导模型、机械摩擦联合癌细胞溶液暴露模型等。常用的动物有大鼠、小鼠、仓鼠、兔，此外还有几内亚猪、犬、猴等。其中小鼠气囊模型（APBCa），包括 H-APBCa 和 I-APBCa，与膀胱解剖结构相似，可较好地评价给药效果。兔移植瘤及小鼠尾静脉注射也是成模率较高的理想模型。

2. 中药有效成分抗癌机制研究

中药有效成分对于膀胱癌的治疗有着良性作用。翁旭东研究发现槲皮素能够显著提高顺铂耐药 T24 细胞对顺铂的敏感性，其作用机制可能与其能显著上调顺铂耐药 T24 细胞中的 Bim 蛋白表达水平有关。以 Bim 蛋白为靶点发挥对顺铂的协同效应，从而抑制顺铂耐药 T24 细胞的活力。刘晓明等发现白藜芦醇能提高顺铂对 T24 细胞的杀伤活性，其作用机制可能与其能抑制膀胱癌细胞糖代谢和显著下调 T24 细胞 PKM2 的表达有关。

第三节 特色治疗

1. 中药膀胱灌注

赵高贤等应用冬凌草液外加热循环灌注法预防浅表性膀胱癌的术后复发。使用 1∶1 冬凌草液（即 1ml 冬凌草水煎剂中含冬凌草生药 1g），每次用量约 1500ml，恒温水浴箱加温，使膀胱腔内的温度维持在 45℃，3 个月 1 次，共 1 年。该法与丝裂霉素膀胱灌注进行对比，观察膀胱癌术后复发率，随访 10～45 个月，平均（28.6±5.8）个月。应用冬凌草液加热灌注组复发率为 5.0%，应用丝裂霉素组复发率为 14.3%。

2. 三因制宜

根据患者的年龄、病程、病情严重程度、体质、生活习惯等个体差异，制订相应的个体化治疗方案。对不同发病原因的患者应积极去除诱因，如吸烟患者应当积极戒烟；对于生活环境问题致癌的患者应远离化学工业物质，杜绝接触染发剂等化学物质；不同体质的患者也应当酌情考虑治疗方案。其次根据患者临床表现的轻重缓急积极治疗，对于疾病所致急症如血尿、尿路梗阻等当优先处理。可结合西医选择合适的治疗手段，在中医治疗的基础上联合手术治疗、放疗、化疗、免疫治疗及靶向治疗等。对于精神压力较大伴随心理问题者，应联合心理疏导或治疗。此外，还应积极纠正患者不良生活习惯，提高患者治疗依从性。不同地域的患者在症状及证候表现上有着明显的差异性，例如，南方地区的患者应当重点关注湿、热等致病因素。上述方案应当统筹合理运用。

第四节　名 医 学 验

1. 郁仁存

郁仁存先后提出"内虚学说""平衡学说"等理论，认为膀胱癌的基本证型有四类：脾肾两虚型、湿热下注型、瘀毒蕴结型、阴虚内热型。膀胱癌因其临床兼症复杂多变，治疗上强调针对其不同的病机，在健脾补肾、清热利湿、滋阴降火、抗癌解毒的基础上随证加减用药。方剂常用六味地黄汤、四君子汤、八正散、小蓟饮子、知柏地黄丸、龙蛇羊泉汤等加减治疗。此外，抗癌解毒亦是重要原则之一，治疗时常选用白英、龙葵、蛇莓、土茯苓、冬凌草等。

2. 孙桂芝

孙桂芝认为本病本虚标实，脾肾亏虚为本，贯穿膀胱癌的始终，并随疾病进展日益严重。湿热下结，后生癌毒，毒火伤脉，血腐阻道，均为标实之象，且邪实随病情进展逐渐加重。治疗选方时应关注疾病发展的虚实动态变化，多采用补益脾肾、清利湿热、泻火祛瘀多管齐下的方法，以一法为主，兼顾其他方面，攻补兼施，辨证论治。补益脾肾组方多采用四君子汤合金匮肾气丸加减；清利湿热常用八正散加减；泻火祛瘀则以龙蛇羊泉汤加减为主。

3. 何若苹

何若苹认为膀胱癌的病机为"正气不足，脏腑气血阴阳失调，脾肾亏虚为本，痰、湿、瘀、毒凝结于下焦为标"。在治疗方面，何若苹教授指出膀胱癌的治疗应当分阶段，在"扶正祛邪"治疗大法的指导下分术后灌注阶段、随访阶段、转移后姑息治疗阶段，在不同阶段根据患者情况灵活调整治疗方案。

中医药方法辅助治疗膀胱癌具有一定疗效，但目前仍存在几个问题需进一步研究与解决。

一是古代文献中无"膀胱癌"病名。对于"膀胱癌"的论治散落在"血尿""尿血""溺血""血淋""癃闭"等篇幅中，且对于其究竟是否为膀胱癌证治缺乏确定性。尚需对膀胱癌进行古代文献梳理，以承上启下。

二是目前仍缺乏中医药治疗膀胱癌的大样本、高质量、具有长时间随访的随机对照研究或真实世界研究。

三是目前尚无中医药治疗膀胱癌关于疗程方面的共识或规范。长时间服药患者依从性差，停药以及疗程不足是否会使疾病复发缺乏相关研究。

（高　瞻）

第九章 前列腺癌

课程思政提要：人口老龄化是社会发展的重要趋势，也是今后较长一段时期我国的基本国情，前列腺癌多发于中老年男性，在欧美国家发病率较高，我国前列腺癌发病率还处于较低水平，但是近年来随着我国经济发展，饮食结构以及生活方式的改变，前列腺癌的发病率不断上升。早期诊治可显著改善治疗效果及预后，晚期患者通常预后不佳，严重威胁中老年男性生命健康。当前可根据各地区不同特点开展前列腺特异性抗原PSA筛查、早诊早治以改善生存预后。我们必须加强对前列腺癌的研究，发掘整理以往经验，做好前列腺癌的防控。不断提高诊疗前列腺癌的水平，维护好中老年男性的健康。

前列腺癌是指发生在前列腺的恶性肿瘤，是男性常见的肿瘤之一，资料显示2015年我国人口标化发病率为6.59/10万，发病危险因素包括年龄、基因与家族史、行为与生活方式、环境因素等。中医学中无前列腺癌的相关记载，根据临床症状，大体相当于中医"癥瘕""积聚""癃闭""溺血""虚劳"等。前列腺癌早期可无任何临床症状，随着病情的发展，可以表现出类似以淋证为特点的尿频、尿急、尿余沥等下尿路症状或以血淋为特点的尿血症状，或以癃闭为特点的排尿困难、尿等待、夜尿多、甚或尿失禁症状；或以腰骶部、髋部疼痛为主的症状；晚期以虚劳为特点的食欲不振、消瘦、贫血及全身乏力等症状。中医学认为前列腺癌是内因、外因相互作用的结果，病位在膀胱、精室，脏腑病变主要责之于肾与膀胱，为本虚标实之证，中医药多参照"癃闭""癥瘕""虚劳"扶正祛邪辨证施治。

第一节 历史积淀

一、病名源流

中医学对前列腺癌没有明确记载，但有类似前列腺癌引起的临床症状描述。多以"积聚""癃闭""溺血""虚劳"病名称谓。例如，《素问·气厥论》云"胞移热于膀胱，则癃溺血"，《灵枢·九针论》云"四时八风之客于经络之中，为瘤病者也"，《灵枢·百病始生》云"积之始生，得寒乃生，厥乃成积也"，《诸病源候论》云"因饮食不节，寒温不调，邪气重沓，牢瘤盘结者也，若久即成症""虚劳之人，阴阳伤损，血气凝涩，不能宣通经络，故积聚于内也"。

二、病因病机

古代医家对类似前列腺癌引起的临床症状、病因、病机的认识还是有些记载。张景岳更明确指出脾肾的关键性"凡脾肾不足及虚弱失调之人多有积聚之病，盖脾虚则中焦不运，肾虚则下焦不化，正气不行则邪滞得以居之"。朱丹溪强调"痰"在肿瘤形成中的作用，认为"痞块在中为痰饮，在右为食积，在左为血块，气不能作块成聚，块乃有形之物也，痰与食积、死血而成也"。

综上，古代文献并无直接对前列腺癌的论述，结合对癃闭及肿瘤的认识，古代医家在强调各种外因的同时，尤重内因。癌肿是外邪、内伤、饮食、脏腑功能失调等多种因素综合作用导致机体阴阳失调，正气亏虚，气血阻于经络，而引起局部气滞、血瘀、痰凝、湿聚、热毒等互结而成。正如《圣济总录》言："瘤之为义，留滞而不去也。气血流行不失其常，则形体和平，无或余赘，及郁结壅塞，则乘虚投隙，瘤所以生。"癃闭、前列腺癌的发生因与水液运行密切相关故多责之于肝脾肾三焦，其基本病机为正虚导致的膀胱气化不利，而湿热瘀毒痰浊等阻滞则促使癃闭、前列腺癌的发生。癃闭与肿瘤的共同发病特点，可以作为前列腺癌病因病机的探索方向。

三、论治原则

基于古代医家对类似前列腺癌引起的临床症状的病因病机的认识，论治原则还是以调和阴阳、扶助正气、活血化瘀、理气化痰、清热解毒为主。扶正祛邪是主要论治思路。

四、用药经验

经文献检索查阅，临证治疗类似前列腺癌症状的常用中药 40 味，以补气类药物、滋补肝肾类药物使用频率最高，兼以清热解毒类药物、清热利湿类药物、活血化瘀类药物。药物频次排名前 10 位中，补虚药占 5 味（黄芪、甘草、熟地黄、白术、党参），利水渗湿药占 2 味（茯苓、薏苡仁），清热药占 2 味（白花蛇舌草、半枝莲），活血化瘀药占 1 味（莪术），充分体现了扶正补虚在前列腺癌治疗中的重要性。

五、用方规律

古时治疗前列腺癌的用方分为肾虚（肾气虚、肾阴虚、肾阳虚、肾阴阳两虚）、肝肾亏虚、脾肾亏虚、正气亏虚、气血亏虚、湿热蕴结、气阴两虚、痰湿毒瘀八大类方剂。其中中医治法以补肾（90 次，7.01%）、散结（75 次，5.85%），利湿（72 次，5.61%），解毒（68 次，5.30%），清热（63 次，4.91%），健脾（62 次，4.83%），祛瘀（53 次，4.13%），益气（47 次，3.66%），扶正（47 次，3.66%），化痰（38 次，2.96%）等为主。

六、针灸治疗

刘立公等运用计算机对 62 本针灸古籍中治疗癃闭的内容进行统计，可以参考用于治疗前列腺癌。结果显示，治疗本证共涉及文献 264 条，穴位 123 个，总计 434 穴次。常用穴位及其次数如下，关元 26 次，阴陵泉 21 次，神阙 18 次，阴谷 12 次，石门 12 次，大敦 11 次，三阴交 10 次，小肠俞 9 次，委阳 9 次，曲骨 9 次，水道 8 次，照海 8 次，行间 8 次，气海 8 次，足三里 7 次，大肠俞 7 次，太冲 7 次，阴交 7 次。常用经络及其次数如下，任脉 98 次、足太阳膀胱经 77 次、足少阴肾经 54 次、足厥阴肝经 49 次、足太阴脾经 47 次、足阳明胃经 28 次。循经取穴多取任脉穴、膀胱经穴、肾肝脾经穴；分部取穴多取小腹部穴、下肢阴面穴、下背部穴。

第二节　现代发展

一、病名规范

中医学对前列腺癌没有明确的病名记载，但有类似前列腺癌引起的排尿困难、血尿等临床症状的描述。故在病名上沿用西医病名"前列腺癌"。

二、病因病机

引起前列腺癌的危险因素尚未完全明确，但年龄、种族和遗传因素是已经被确认与前列腺癌相关的危险因素。另外饮食、激素等是前列腺癌可能的危险因子。

前列腺癌发病率具有明显的地理与种族因素。发达国家较高，前列腺癌发病率最高的地区为：北美、欧洲以及澳大利亚；最低的地区为：亚洲、非洲大部分以及中东。黑种人比白种人发病率高，黄种人发病率要低于白种人。前列腺癌高发人群主要是老年男性，其发病率随年龄增长而增加。前列腺癌有更强的家族聚集性。已经发现高脂肪饮食，摄入红色肉类与前列腺癌死亡率呈高度相关。饮食成分可能影响体内性激素的产生，从而影响发病。烟酒被认为是前列腺癌的不利因素。而对前列腺有保护作用的物质目前发现有维生素、番茄红素、豆类、微量元素锌和硒等。前列腺癌是具有雄激素依赖性的，过早进行性活动、性行为频繁及婚前较多性伴侣也是前列腺癌发病的危险因素。其他如输精管结扎术可使罹患的危险性增加一倍，环境污染、淋球菌感染、前列腺增生、慢性前列腺炎长期刺激等可能与前列腺癌发生有关，可能增加患前列腺癌的危险性。

三、证候表现

1. 症状学方面

文献检索 218 篇统计分析，前 10 个频数最高的症状与体征是脉细、脉数、小便不畅、乏力、舌红、小便滴沥、血尿、尿频、排尿困难、舌淡。

2. 证候学方面

文献整理统计后得到证型 31 个，单个证型在 76 篇文献中累计 254 例。其中实性证型 102 例（40.16%），虚性证型 132 例（51.97%），虚实夹杂证 20 例（7.87%）。膀胱湿热证频数明显高于其他证型，在频数最高的前 10 个证型中，若排除膀胱湿热证，前列腺癌虚性证型总频数明显高于实性证型。对上述 31 个证型进行证候要素分析，共有 13 个病性要素和 5 个脏腑病位。其中虚性要素气虚、阴虚的频数较高。其次是实性要素内热、湿浊、血瘀。其他病性要素较低。但总体上虚性要素与实性要素频数分布基本对等：实性 8 个 [204（51.26%）]，虚性 5 个 [194（48.74%）]。脏腑病位频数由高到低依次为：肾 [72（47.68%）]、膀胱 [35（23.18%）]、脾 [29（19.21%）]、肝 [10（6.62%）]、肺 [5（3.31%）]。

四、治则治法

1. 治则思路

（1）控制原发病　目前治疗前列腺癌的方法众多，控制原发病还是非常重要的。具体选择哪种方式应根据肿瘤的危险程度、患者年龄及身体状况等方面而定。一般思路是观察等待、手术治疗、放射治疗、局部治疗、内分泌治疗、化学治疗。中医在整个治疗过程中的各个阶段均可以参与，以扶正祛邪的原则积极控制前列腺癌原发病灶。

（2）预防转移　前列腺癌发病隐匿，临床症状不易察觉或出现较晚，易早期转移，往往确诊时已到晚期。大量临床研究及药物试验发现，中医药具有减毒增效的作用，预防转移，在提高患者生活质量、改善不良反应、辅助抗肿瘤、延长生存期等方面，均显示出独特的优势。

（3）分期辨证论治　结合西医，前列腺癌不同阶段临床表现有很大差异，临床治疗时需结合前列腺癌处于不同阶段进行辨证施治。

2. 治法探讨

扶正抑瘤之法贯穿始终，以"扶正-活血-解毒"为主轴。扶正则用补肾健脾、益气养血等法。抑瘤注重调理肝脾肾三经，辨证采用活血化瘀、清热利湿、通窍解毒为主线的治法。

五、临床论治

当代中医对前列腺癌的治疗在继承古人经验的基础上，结合西医，在临床论治前列腺癌上又有了较大的发展。

中医治疗前列腺癌应辨证与辨病相结合，发挥整体观、辨证施治的特长。通过对证候和证型归纳分析，研究发现前列腺癌的重要治法是补肾、肝肾同补、脾肾同补、益气养血、清热利湿、益气养阴、化痰、活血八大疗法。

基于扶正抑瘤的主要策略。临床用药论治攻补兼施、寒热并用，以扶正补虚为主，兼清热解毒、活血化瘀、利水渗湿、化痰散结等祛邪。扶正以祛邪，从而达到减轻内分泌治疗或放、化疗毒副作用及增强其效果的作用，改善患者临床症状，提高患者生存质量，激素非依赖性前列腺癌的部分可达到治愈效果，以期最终达到延长患者生存期、延缓病情发展的目的。

具体方法：

1）前列腺癌早期低危及晚期（M1）患者，充分知情及了解、接受肿瘤局部进展及转移风险，可选择等待观察或以中医药治疗为主，如病情进展或临床症状明显时可据病情更改更积极的治疗方案。

2）T1～2患者，以手术或放疗根治为主，中医药治疗主要为对症处理，提高患者手术耐受性、促进康复及减轻放疗副作用。

3）晚期前列腺癌（激素敏感期）患者，则以内分泌治疗结合中医药的扶正抑瘤法的中西医结合治疗。

4）激素非依赖性及骨转移的患者，则以中医药治疗为主，主要予扶正以抑瘤。

5）内分泌治疗期患者，主要是去势导致肿瘤细胞迅速凋亡（祛邪），正气受损，以及内分泌药物本身的副作用，以（肺脾）气阴两虚的证候为主。

6）雄激素非依赖性前列腺癌患者，正气进一步受损，毒邪扩散，导致病入膏肓，以（脾肾）阴阳两虚的证候为主。

7）激素难治性前列腺癌患者，前列腺癌患者病情发展，正虚邪恋，以脾肾阳气虚证候为主。

8）晚期骨转移患者，癌毒侵犯前列腺，直接损害肾主水、主骨功能，出现肾阳虚之证，则以真武汤加减。

9）放疗术后，热毒伤阴、瘀热内结，以阴虚瘀热的证候为主。

六、基础研究

前列腺癌治疗以根治性前列腺切除术和内分泌治疗为主，然而大多数患者会产生耐药性，最终发展为去势抵抗性前列腺癌。而中医药以整体观念、辨证论治为指导，具有多靶点、多通路、多机制、不良反应小的独特优势，能够减轻癌症疼痛、调节免疫平衡、提高患者生活质量，对前列腺癌具有重要的预防治疗作用。周琦等从前列腺癌的相关分子机制、中医病因病机和中医药对前列腺的干预等方面进行系统归纳整理，研究发现中药有效成分、单味中药和中药复方除对前列腺癌发病的经典途径如雄激素受体，Wnt/β-连环蛋白，磷脂酰肌醇3-激酶/蛋白激酶B/雷帕霉素靶蛋白通路，核转录因子-κB通路干预外，还可通过其他多种通路如内质网应激/未折叠蛋白反应，苏氨酸蛋白激酶1，蛋白磷酸酶2A癌症抑制因子/蛋白磷酸酶/细胞外信号调节激酶，表皮生长因子受体等发挥抗前列腺癌作用。孙一予等检索有关文献，认为中医药多靶点抑瘤抗转移的作用机制，特别在调节免疫系统、抗肿瘤血管生成（抑制蛋白降解酶活性、抑制血管生长因子）、调控肿瘤细胞凋亡（阻滞细胞周期、调控凋亡基因、调控信号通路）、细胞自噬功能失调等方面的机制研究有了一定的进展，为中医药治疗前列腺癌、稳定病灶、延长生存期等方面提供了依据。中药有效成分对前列腺癌干预研究更为集中深入，而更能体现中医药独特优势的单味中药及中药复方研究较少，有待进一步研究探索，以期为中医药抗前列腺癌的药物开发和临床应用提供重要理论基础和实验依据。

第三节 特色治疗

在众多前列腺癌相关症状治疗中，中医外治法主要集中在治疗前列腺癌根治术后尿失禁、前列腺癌骨转移相关性疼痛、前列腺癌抗雄激素治疗后潮热等。初步证实以针刺、电针等为主的中医外治法在前列腺癌相关症状的治疗中能够起到积极的作用，减轻患者临床症状，改善生活质量且安全性高。

1. 根治术后尿失禁治疗

在保守方式及常规护理措施基础上，辨证选用针刺、电针、穴位贴敷、艾灸、温针等治疗方法，穴位常选关元、气海、中极、阴陵泉、三阴交、天枢、足三里、太冲等穴位，每天1次。结果显示，观察组患者尿失禁发生率以及并发症发生率均低于对照组，提示了针灸治疗在前列腺癌根治术后尿失禁患者中的积极作用。

2. 骨转移相关性疼痛治疗的运用

前列腺癌骨转移相关性疼痛非常常见，中医外治法能够缓解疼痛。根据病情需要，可选择体针、头针、电针、耳针、灸法、穴位埋线、穴位敷贴、耳穴压豆和拔罐等方法。

3. 雄激素缺乏所致潮热治疗中的运用

有研究表明针刺治疗能够改善前列腺癌雄激素剥夺疗法后由于雄激素水平的骤减，出现的潮热汗出、皮肤潮红、乏力、乳房发育、心烦、骨质疏松、记忆力减退、焦虑抑郁、性功能异常等雄激素缺乏综合征的相关症状。

4. 艾灸结合中药治疗

有研究表明应用中药益气养血汤联合穴位艾灸治疗前列腺癌抗雄治疗所致贫血，经治疗后，患者血细胞比容、红细胞数、血红蛋白量均较治疗前提高。

5. 三因制宜

前列腺癌发生与年龄、种族、遗传等因素密切相关，同时也受情志、季节、地域等因素影响，因此临床治疗时可结合三因制宜进行辨证。故夏季气候炎热之时，阳热煎熬阴精，易导致阴虚阳亢，此时使用温热药物可能加重病情，需酌情添加滋阴之品，如生地黄、天冬等；暑多夹湿，可酌加藿香、佩兰等清轻之品以化湿；秋天燥邪易伤津液，可酌加玉竹、麦冬等甘寒濡润之品以润燥；冬季风寒易侵袭腠理，导致病情加重，故可在辨治方中添加实卫固表之品，如黄芪、白术、防风等。前列腺癌以老年男性多见，老年人体质具有多虚、多寒、多瘀的特点，因此在治疗前列腺癌时，要注意补虚、散寒、化瘀。本病为本虚标实之证，而老人年高体弱，气血阴阳亏虚，在攻邪时也要注意用药不宜太过刚猛；在阴虚之体，慎用温热之药，阳虚之体，慎用寒凉之药；若患者平素情志不畅，则可酌加香附、木香等疏肝理气之品，必要时可进行心理疏导；若素有下焦湿热者，须要清热利湿。总之，须以患者为本，疾病为标，在辨证论治的基础上，结合三因辨证，根据前列腺癌的各种症状合理选用针灸、穴位贴敷等外治疗法，提升疗效，以达到改善患者的生存质量，延长预期寿命的目的。

第四节 名医学验

1. 王琦

王琦教授认为前列腺癌可分为三期，早期为邪毒蕴积，以祛邪为先，治以清热解毒为主，可以选用五神汤加减；中期痰瘀互结，宜攻补兼施，治以化痰软坚，祛瘀散结，选用散肿溃坚汤加减；晚期邪毒蕴积日久，致使正气消残，终成气血亏虚，重在扶正，治以补益气血，滋阴和阳，治疗上主用人参养荣汤合化癌汤加减。另外王琦教授创立体质学说，从体质学说分析，气虚质、阴虚质为前列腺癌患者存在的主要的体质类型。单纯型体质的前列腺癌患者主要以痰湿质为主，兼夹型体质的前列腺癌患者大多兼有气虚质及阴虚质。

2. 徐福松

徐福松教授认为前列腺癌多为肾虚，致病因素以瘀血和湿热较为多见，但晚期前列腺癌患者在瘀血和湿热的基础上往往出现其他脏腑功能的失调。临证辨证时不能局限于肾，还应从整体着眼，才能最大限度地提高整体疗效。

首先要做到脾肾同治，平衡阴阳。晚期前列腺癌患者在经历了长期的内分泌抗雄治疗或者放化疗、手术等相关治疗后，在肾虚的基础上往往兼有脾虚的症状，治疗当从脾肾入手，脾肾同治才可获效。

其次是要注意条达肝木，调和气血。肝失疏泄，气不行血，则发为癥瘕痞块。临床中许多晚期前列腺癌患者大多兼有肝气郁滞，此时则必须从肝入手，行气活血。另外肝的疏泄功能在人体的水液代谢上也有重要作用，徐老认为晚期前列腺癌患者在肾虚的基础上，表现有肝失调的症状时则须从肝论治，或者从肝肾论治，损其有余，补其不足。

再次要注意宣肺滋肾，通调水道。临床上前列腺癌患者早期往往没有任何症状，但随着肿瘤侵犯或阻塞尿道、膀胱颈时，则会发生类似下尿路梗阻或刺激症状，徐老认为有小便不适症状，特别是兼有肺系疾病的晚期前列腺癌患者，从肺肾论治可以增加整体疗效。徐老认为"肺为水之上源"，肺气的宣降和通调与机体的水液代谢密切相关，而肺的宣发与肃降相辅相成。若肺失肃降，水道通调不利，累及下焦则可出现小便不通，治宜下病上取，提壶揭盖，开宣肺气，通调水道，达到宣上而制下的效果。

3. 张亚强

张亚强教授认为前列腺癌病机总属正虚邪实。正虚表现在房劳过度、肾脏阴阳俱损，或素体不足，久病体虚，脾肾两虚，运化失调，瘀血败精，聚积下焦，结而致病。邪实则主要包括湿、痰、瘀、热（火）、毒。湿热毒邪侵袭机体，蕴于下焦，或因脾肾两虚，水湿不化，聚而成湿，停而为痰，痰湿阻滞脉道，血行不畅，瘀血内停；痰、湿、瘀互结，郁而生热；湿、痰、瘀、热相互搏结，酿成癌毒，引起肿瘤的发生；湿毒、痰毒、瘀毒、热毒不断流注脏腑、经络而导致肿瘤的转移。

4. 陈志强

对于晚期前列腺癌，陈志强教授认为总的病因病机特点为本虚标实，虚实夹杂，以虚为主。虚证的特点为阴阳失调，脾肾两虚，而湿、痰、瘀、毒是晚期前列腺癌患者标实的特点。陈志强提出应用扶正抑瘤法治疗晚期前列腺癌，制定了扶正抑瘤法联合内分泌治疗前列腺癌的基本方。

5. 常德贵

常德贵教授认为"阴阳乖违，气血失调、寒热错杂"是前列腺癌基本病机，创立"芪蓝方"，强调调气和血、寒温并用治法，该方中药组成有黄芪、葫芦巴、绞股蓝、土茯苓和蜈蚣。基础实验研究和临床应用均表明该方能改善前列腺癌患者排尿症状，降低前列腺特异性抗原的值，延缓肿瘤进展，提高患者生存质量。

作为男性常见的恶性肿瘤之一，前列腺癌早期发现、早期诊断、早期治疗的"三早"原则还是非常重要，在临床诊疗时候需做好筛查，力争早期发现。一旦明确诊断后，在尽可能手术治疗的同时，中医药可以有效扶助正气，增强祛邪能力，有助于围手术期康复。中医药治疗前列腺癌可以辨病辨证相结合，并考虑前列腺癌的分期以及患者体质等进行临床治疗。中医药在前列腺癌的临床治疗领域有待深入挖掘研究，总结经验。前列腺癌的基础研究较为薄弱，对一些临床现象、治疗机理等阐释空缺，单药的机理仍需深入探讨。固定的复方研究相对较少，这应当与前列腺癌中医药治疗的基础研究相对薄弱及临床上前列腺癌病情发展复杂有关，需要随时调整药物有关剂量。总之，中医药治疗前列腺癌有其优势，但仍需要更多的临床及基础研究。

（杨文涛）

第八篇　周围血管病

第一章 股 肿

课程思政提要：身体健康、精神愉悦和生活质量保障是满足人民小康生活的要求。股肿早期并发肺栓塞，危及生命；后期出现下肢溃疡等后遗症以及部分患者的高复发性，还会给患者带来身体病痛、心理疾患和巨大的经济负担，严重影响患者的生活质量。因此，股肿的诊断、治疗和复发的预防成为深入研究的重点。在临床实践中，积极宣传疾病的防治知识，发挥中医药针对深静脉血栓复杂发病机制的多环节、多层次的干预优势，进一步提高股肿的防治水平，为人民的健康生活做出贡献。

股肿是深部静脉血栓形成和炎性病变导致静脉管腔阻塞及血流瘀滞的疾病，古称本病为"脉痹""瘀血流注""肿胀""瘀血"等，相当于西医学的下肢深静脉血栓形成（deep venous thrombosis，DVT）。据统计，欧美国家 DVT 发病率较高，我国发病人数亦呈逐年增多的趋势；美国每年有 25 万人患 DVT，而尸检中发现 DVT 者更是高达 35%～52%；中国香港人群 DVT 的年发病率为 17/100 000，我国骨科大手术后 DVT 发生率为 20.6%～58.2%。临床主要表现为患肢肿胀、疼痛、局部皮肤温度升高和浅静脉怒张四大症状，急性期血栓易脱落，可并发肺栓塞而危及生命。本病好发于小腿深静脉和髂股静脉，发病原因包括先天因素和后天因素两大类：先天因素多为禀赋不足或抗凝物质减少、促凝物质增多导致的血液高凝状态；后天因素主要是血流淤滞而致病，包括手术、创伤、长期卧床、恶性肿瘤、妊娠和结缔组织性疾病等。发病机理与气血经脉关系密切，如外伤、手术等直接伤害人体，血脉损伤致局部气血凝滞，瘀血流注于下肢而股肿；久卧伤气，气机不利，气滞血瘀致营血回流不畅而股肿；年老体弱久病等耗伤气血，气为血帅，气虚无力推动血行，血脉阻塞而股肿。因虚致瘀，脉络不通是本病的病机关键。临床常分为湿热下注、血脉瘀阻、气虚血瘀等证论治，并可根据疾病的分期进行"分期辨证"。对 DVT 高危患者（血液呈高凝状态）应适当服用活血化瘀中药或抗凝药物，急性期患者应卧床休息，抬高患肢，不宜做剧烈活动，以防栓子脱落引起并发症。

第一节 历 史 积 淀

一、病名源流

股肿的症状及体征与中医学中的"脉痹""瘀血""瘀血流注"等病证颇为相似。《黄帝内经》提出"脉痹"病名，并指出"痹在于骨则重，在于脉则血凝而不流"，首次提出本病是以血脉为主的痹证。后世有医家描述本病为"瘀血"，如《诸病源候论》载"由春冬受恶风，入络脉中，其血瘀结所生"；《证治准绳》指出妇女产后："腰间肿，两腿尤甚，此瘀血滞于经络。"还有医家认为本病为"瘀血流注"，如《景岳全书》记载："产后瘀血流注……气凝血聚为患也。"《血证论》对疾病的描述更为详细，如："瘀血流注，四肢疼痛肿胀，宜化去瘀血，消利肿胀。"又曰"有瘀血肿痛者，宜消瘀血""瘀血消散，则痛肿自除"。这对后世临床治疗和研究深静脉血栓形成具有相当重要的意义。

二、病因病机

从病因病机看，总体上历代医家认为股肿病因以外来伤害（创伤、手术、肿瘤等）、劳伤虚损（年老、体弱、久坐久卧等）为主，其次为六淫、先天因素、饮食失宜、病理产物、情志内伤。病机为瘀血阻络，脉络不通，病位在经脉，病性属虚实夹杂，病变涉及气血、经络。多数医家倾向于从多角度论股肿的同时重视以瘀血立论，少数医家从单因来认识股肿的病因病机。

（1）单因立论　多数医家从瘀血这一病理产物论治股肿。受《黄帝内经》气血经脉理论的影响，如"脉道以通，血气乃行""血气不和，百病乃变化而生"，股肿的发生与气血关系密切。在《素问·痹论》中，指出"在脉则血凝而不流"，详细描述了瘀血与股肿的关系。《医宗金鉴》载："人之气血周流不息，稍有壅滞，即作肿矣。"《血证论》对导致"股肿"的"瘀血"的认识已非常深刻，认为"瘀血流注，亦发肿胀者，乃血变成水之证""瘀血流注，四肢疼痛肿胀者，宜化去瘀血、消利肿胀"。

（2）多因立论　《诸病源候论》明确指出外感六淫邪气是血栓形成之因，曰"由春冬受恶风，入络脉中，其血瘀结所生"。《备急千金要方》载"久劳热气盛，为湿凉所折，气结筋中"，阐述了导致股肿的多种病因。产后是发生股肿的常见原因，《证治准绳》认为"瘀血滞于经络""恶血"是主要发病原因。《景岳全书》指出"瘀血流注"系"气凝血聚"所致。《医宗金鉴》认为"闪挫，瘀血作肿"是本病的发病原因。

三、论治原则

纵观医家论治股肿，多从瘀血论治，活血化瘀是主要的治疗原则。

（1）活血利水法　《金匮要略·水气病脉证并治》载"血不利则为水""血不利"是指血液运行受到阻碍，包括血流速度缓慢，停滞脉内或血液溢出脉外而积聚于体内，是各种瘀血状态的总称，为活血利水法治疗本病提供了理论支持。

（2）活血化瘀法　《血证论》较系统地阐述血证，提出"水即化气""火即化血"，认为"血病不离水，水病不离血"，治疗"瘀血流注"所致"四肢疼痛肿胀，宜化去瘀血，消利肿胀"。又曰"有瘀血肿痛者，宜消瘀血""瘀血消散，则痛肿自除"。

（3）行气活血法　《景岳全书》载"产后瘀血流注……气凝血聚为患也"，提出"行气和血"的治法。《丹溪治法心要》云："有瘀血，当用破血行气药。"提出采用行气活血法祛除瘀血。

另外，《傅青主女科》曰："补气以生血，新血生而瘀血自散。"主张治疗瘀血证在益气养血基础上，佐以行血活血之品。《医林改错》认为："元气既虚，必不能达于血管，血管无气必停留而瘀。"故治疗瘀血证当以补气为主兼以活血。

四、用药经验

经文献检索，历代名中医治疗股肿的中药复方共104首，涉及中药124味，使用高频药物有当归、红花、川芎、桃仁、黄芪等，药物多性温，归肝、脾二经，味以辛、苦居多，常用药物组合与桃红四物汤类似，具有化瘀生新的特点。以"深静脉血栓形成""股肿""瘀血流注"等为关键词进行检索，得到治疗股肿虫类药物相关用药经验，使用频次较高的有当归、牛膝、水蛭、赤芍、红花、地龙等，其中水蛭和地龙是最常用的虫类药物。因此，治疗股肿用药多为活血化瘀类药物，其次为补气类的黄芪，活血化瘀祛邪，辅以益气行血，祛邪不伤正。

五、用方规律

经文献检索查阅，治疗股肿的常用方剂大体分为三类：一是理血剂，益气活血祛瘀，破血逐瘀泻热，兼温经通络行气，消肿止痛，如黄芪桂枝五物汤、补阳还五汤、血府逐瘀汤、复元活血汤、桃核承气汤、抵当汤、桃红四物汤等；二是清热剂，四妙勇安汤清热解毒、活血止痛；三是祛湿剂，四妙丸清热利湿。可见，治疗股肿以理血剂为主，在化瘀同时，辅以益气、行气、温经、泻热等，清热剂和祛湿剂为辅。

六、针灸治疗

经文献检索查阅，中国古代有 9 部医著记载从经络论治股肿，涉及 15 个穴位，分别是承筋、殷门、解溪、条口、丘墟、太白、委中、足三里、阳辅、承山、委阳、风市、阳陵泉、曲泉、昆仑，主要从足太阳膀胱经、足阳明胃经、足少阳胆经穴位入手，以舒筋解痉、通络止痛为治则。

第二节 现 代 发 展

一、病名规范

中医典籍没有关于"股肿"病名记载，根据其临床表现多归属为"脉痹""肿胀""血瘀流注""瘀血"等范畴。1994 年国家中医药管理局颁布的《中医病证诊断疗效标准》将深静脉内血栓形成引起的疾病命名为"股肿"。

二、病因病机

1. 病因

引起股肿的病因主要有三方面：一是静脉血流滞缓，如久病卧床、外伤、骨折、长途乘车久坐不动等；二是血管壁损伤，如机械性损伤、感染性损伤等；三是血液高凝状态，如创伤、手术后、恶性肿瘤、大面积烧伤、妊娠及产后等。此外，长期口服避孕药、雌激素治疗、高龄、肥胖、髂静脉受压、易栓症等也是重要的诱因。

2. 病机

多数医家认为本病属瘀血阻于经脉，痹着不通，营血逆行受阻，水津外溢而致，"瘀""湿""热"相搏是总的病机特点，"瘀"贯穿于病程始终。病位在经脉，以血瘀、湿热为标，气虚为本。一些当代医者有独特的观点，如尚德俊提出脉络血凝湿阻是本病的主要病机；唐祖宣认为以湿热内郁，气血凝滞为主要病机；奚九一提出"因邪致瘀"，认为"虚为其本、邪为其标、瘀为其变"。

西医学认为外伤、手术、产后、长期卧床等多种原因导致的血流缓慢、静脉壁损伤和血液高凝状态是 DVT 的三大发病因素。

三、证候表现

1. 症状学方面

下肢肿胀、疼痛、沉重、浅静脉曲张、局部温度增高、脉沉涩等是股肿最为常见的症状。

2. 证候学方面

根据临床常见证候可以归纳为湿热下注、血瘀湿重、气虚血瘀、痰瘀互结、脾肾阳虚、血脉痹阻、寒湿瘀阻、气滞血瘀等证型。

一项股肿的中医证候文献（184 篇）的研究发现，本病证候复杂多样，有 41 种证候，而证候要素的种类相对集中，临床常见证候要素为湿、热、血瘀、脾阳虚，其中急性期以邪实为主，多湿、热，非急性期以虚为主，兼有邪实，为血瘀、湿和脾阳虚。

四、治则治法

1. 治则思路

急性期以通为要，重在攻邪祛瘀，以清热利湿、活血化瘀为主；慢性期或迁延期主要以瘀、湿、热为患，治以化瘀通脉、利湿消肿，促进瘀血消散；后遗症期以病情虚实夹杂为特点，故治以扶助正气为主，兼顾祛邪。

2. 治法探讨

根据不同证型，股肿的治法有利湿消肿、化瘀通络、清热利湿、活血通络、活血化瘀、利湿通络、健脾益气、活血通络、破血逐瘀、温阳活血、补气活血、温阳化气、活血利水。其中，活血化瘀法贯穿于疾病治疗的始终。

五、临床论治

在继承古人经验的基础上，当代对股肿的治疗又有了较大的发展。

1. 辨证论治

根据股肿证候表现不同进行论治，归纳起来主要有湿热下注、血瘀湿重、血脉瘀阻、痰瘀互结、气滞血瘀、气虚血瘀、寒湿瘀阻、脾肾阳虚型 8 种证型。但各医家又有不同分证，如尚德俊等分为湿热下注、血瘀湿重、痰瘀互结、脾肾阳虚 4 型论治；陈淑长等分为脉络湿热、脉络湿瘀、脾虚湿阻 3 型论治；侯玉芬等分为湿热壅盛、血瘀湿阻、脾虚血瘀 3 型论治。

2. 专方加减

以专方为基础随证加减治疗股肿，如裴玉崑应用活血利湿汤（赤芍、牛膝、木瓜、桃仁、泽泻、鸡血藤、薏苡仁等）内服和外洗，临床愈显率为 67.2%。奚九一自拟清营解瘀汤（益母草、紫草、紫花地丁、赤芍、牡丹皮、生甘草）治疗本病 60 例，总有效率为 100%。侯玉芬创制的消栓通脉合剂（茵陈、赤小豆、泽泻、黄柏、薏苡仁、茯苓、水蛭、金银花、桃仁、赤芍、土鳖虫等）治疗本病 100 例，临床治愈率为 67%。宋国璋自拟消瘀汤（水蛭、乌蛇、地龙、当归、川芎、桃仁、红花、金银花、连翘、车前子、柴胡、穿山甲、生牛膝、丹参、甘草、炙黄芪）为基本方，配合西药治疗本病 152 例，获得显著疗效。

目前，多种新技术也应用于 DVT 治疗，如下腔静脉滤器、经皮经腔导管溶栓术、经皮经腔球囊扩张成型术、支架植入术、机械血栓清除术等，取得不错的临床效果。

六、基础研究

1. 年龄、肥胖、季节变化对股肿的影响

随着年龄增长，股肿发病率增高，其原因可能是多方面的：血栓危险因素增多、血栓后天形成的状态、静脉解剖结构的变化等。肥胖也会增加患病风险，在绝经后女性中，BMI>25～30kg/m²，DVT 的患病风险显著增加。季节变化也会造成影响，股肿患者冬季发病率明显高于春、夏、秋季，这可能与冬季气温较低、活动减少，诱发血液高凝状态有关。

2. 深静脉血栓形成病理模型的建立

DVT 的病理模型通过手术创伤、化学药物、电解固定等方法模拟血流淤积、静脉内皮损伤和血液高凝状态来制备。主要有下腔静脉血栓模型、股静脉血栓模型、颈静脉血栓模型等。造模方法有下腔静脉结扎法、下腔静脉狭窄法、股静脉阻断法、氯化铁法、电解下腔静脉法、促凝物质干预法、机械损伤法、基因工程动物法八种。

3. 中药治疗股肿效应机制探讨

中药对凝血系统、纤溶系统、炎症、血管内皮细胞等都有良好的干预作用，如活血化瘀药能够抑制血小板黏附、聚集和释放，增强抗凝和纤溶活性，增强单核-吞噬系统功能，抑制白细胞黏附、聚集及活性氧产生，保护血管内皮，增强其抗栓功能等。还可以改善微循环及血液流变学特性，降低血液黏滞性。

第三节 特色治疗

1. 外敷疗法

侯玉芬等应用冰硝散外敷治疗急性下肢深静脉血栓形成，7 天后，患肢疼痛完全消失，肿胀均有不同程度减轻。奚九一应用"将军散"与面粉及米醋，调成厚糊状，外敷患肢，可以促进静脉内血栓机化再通，减轻血管周围组织炎性反应。

2. 熏洗疗法

尚德俊应用活血止痛散（透骨草、延胡索、当归、姜黄、川椒、海桐皮等）等熏洗患肢，具有较好疗效。裴玉崑应用苏木、川乌、草乌、花椒、秦艽、芒硝、红花等煎汤熏洗，可以消除患肢肿胀、疼痛，促进侧支循环建立。

3. 针灸疗法

赵悦等应用针药联合治疗本病，电针组患肢水肿及疼痛消退快，总有效率为 96.7%。具体方法：针刺患肢血海、气海、三阴交、阳陵泉、足三里、太冲、悬钟、承筋，电针治疗，30min/d，10 天为 1 个疗程。研究显示：脉冲电刺激承筋、地机能显著提高下肢深静脉血流速度，预防本病的发生。

4. 三因制宜

根据不同情况制订个体化治疗方案。对于高龄、久病卧床及产后的股肿患者，应重视扶正，重用健脾益气之品；对于创伤、手术后等制动的患者，应以祛邪为主，重视行气活血；股肿冬季发病多于夏季，用药时可温阳散寒，注意保暖，远离寒冷环境；对于精神压力大伴随心理问题者，应联合心理疏导或治疗；对于长期抽烟、喜嗜辛辣油腻或形体肥胖者，还应及时纠正不良生活习惯，积极控制体重。

第四节 名医学验

1. 尚德俊

尚德俊教授认为股肿是血瘀疾病，其主要病机是络脉血凝湿阻，活血化瘀应贯穿于整个治疗过程中，他强调辨证分型与辨病分期相结合，重视外治。临床分为 4 型：湿热下注型，多属急性 DVT；血瘀湿重型，多属于急性 DVT 炎症消退后；痰瘀互结型、脾肾阳虚型，多属下肢深静脉血栓形成综合征；创制有活血通脉饮、舒脉汤、温阳健脾汤、四虫片、活血通脉片等方。

2. 奚九一

奚九一教授强调"因邪致瘀""邪祛则瘀自消"，认为血热壅盛、脉络瘀滞是股肿的基本病机，治疗首当清营凉血、泻瘀通络，忌用活血扩张药物。同时患肢外敷将军散以清热消肿，化瘀散结，通络止痛。急性期过后，根据患肢有无皮肤灼热，或治以清营凉血泻瘀为主，加用虫蚁之类搜剔窜透、破血逐瘀；或治宜益气化湿、通脉消肿，以治病求本、扶正善后，创制有清营解瘀汤等方。

3. 唐祖宣

唐祖宣认为本病多由风寒外侵，湿热下注，外邪引动内热，导致气血凝滞，脏腑功能失调。主张辨病与辨证相结合，本病初期宜"祛湿清热"为主，忌用"祛风温燥"之法，"化瘀"须与"祛湿""清热""养阴""益气"等法结合。唐教授喜重用黄芪以益气活血，使气鼓而血充，但病机属湿热蕴毒型 DVT 的炎症进展期不宜用活血化瘀药物，以免炎症扩散，病情加重。

4. 陈淑长

陈淑长认为脉络湿阻是股肿的病机关键。治疗本病，在急性期多以清热利湿、活血通络为主；在恢复期则重视健脾益气的运用。重视气和血的关系，临床用药时，攻补兼施，祛瘀而不伤正，补气而不留邪，创制活血利湿汤等专方用于临床。

股肿属中医治疗的优势病种，临床疗效得到认可，但目前对以下问题急需统一认识。

一是股肿的辨证分型尚无统一，虽许多医家进行了辨病与辨证相结合的研究，但缺乏公认的辨证客观化指标，解决股肿早期的辨证问题，有利于中医药的早期干预。

二是如何解决股肿复发的问题。抗凝是预防股肿复发的基石，但存在出血的风险。中医药治疗股肿具有多环节、多层次的作用，如何与抗凝药相结合，既减少出血的风险，又能减少复发，需要思考。

三是如何解决患者接受长疗程治疗的问题。较长时间连续用药，患者依从性不高，影响治疗效果。临床工作中必须向患者简要说明较长时间治疗必要性，提高患者的依从性。此外在用药时重视扶正和顾护脾胃，使祛邪不伤正气，以保脾胃健运。

（刘　政）

第二章 青 蛇 毒

　　课程思政提要：青蛇毒作为临床常见的周围血管病，如果继发于静脉曲张或者静脉穿刺等，往往易于治疗，预后良好。继发于血栓闭塞性脉管炎或其他免疫性疾病，往往表现为游走性浅静脉炎，易于复发。发生在胸腹壁的青蛇毒，病因不明，易于误诊。因此，应进一步制定青蛇毒的临床路径、诊疗指南等，为青蛇毒临床及实验研究提供评价标准；亦要发挥中医外用药物在青蛇毒预防治疗中的独特优势，在古代效方挖掘与现代技术手段的联用下，为广大人民群众提供出简便廉验的治疗药物，为民族复兴做出贡献。

　　青蛇毒是临床常见的发生在体表浅静脉的无菌炎性、血栓性疾病。据统计，每年下肢青蛇毒的发生率为 0.64‰，0.75%～40%的患者发展为深静脉血栓，0%～17%的患者演变为肺栓塞。本病好发于四肢及胸腹壁，多继发于"筋瘤"病后，急性期为体表静脉成条索样凸起，色赤而形如蚯蚓，伴局部灼热疼痛拒按，严重者可出现全身发热不适等症状，病久可累及深部静脉形成股肿，甚至导致肺栓塞；待红肿疼痛渐消后，局部可触及条索样结节伴皮肤色素沉着。基于此古代文献称之为"赤脉""恶脉""黄鳅痈"。发病原因多分为内因和外因，内因多与饮食不节、情志不畅有关；外因多由久站久立、跌打损伤、针刺刀伤所致；内外因常合而为病，湿、热、瘀、毒邪留滞于体表静脉，病性以实为主，病位在体表静脉。传统医学治疗本病多从湿热、瘀血论治，选用四妙散、桃红四物汤加减；此外，还可根据局部辨证情况选用清热解毒、化瘀散结中药局部熏洗塌渍。

第一节　历 史 积 淀

一、病名源流

　　中医辨证治疗青蛇毒有悠久的历史，很早就总结了青蛇毒的症状并进行了相关命名，如"恶脉""赤脉""脉痹""青蛇便""黄鳅痈""膈病"等，至今仍在临床沿用。

　　"青蛇毒"此名首见于清代吴谦之《医宗金鉴·外科心法要诀》，其描述本病为："青蛇毒，此证又名青蛇便，生于小腿肚之下，形长二三寸，结肿，紫块，僵硬。憎寒壮热，大痛不食。""青蛇毒"的名称虽首见清代，但对其的论述可上溯至《黄帝内经》，《素问》记载："痹在于骨则重，在于脉则血凝而不流……"首次提出脉管疾病的病位及病性。晋代葛洪首次于《肘后备急方》中明确记载了"恶脉病，身中忽有赤络脉起如蚯蚓状""皮肉卒肿起狭长赤痛名（膈）"，提出恶脉、（膈病）的病名。唐代孙思邈在相关论著中记载本病时，改称"赤脉病"。明代王肯堂在《证治准绳》中提出病名"青蛇便"，曰："或问足肚之下结块，长二三寸，寒热大作，饮食不进何如？曰此：名青蛇便……青蛇便生于小腾上下，头生望上攻，走入腹者，不可治；头生向下，尾在上即为顺，可治也。"此后历代医家论著中多以"恶脉""脉痹""赤脉""黄鳅痈""青蛇毒""青蛇便"为病名。

二、病因病机

古代医家总体上认为青蛇毒之病因分内因、外因。内因常责之饮食不节、情志不调。饮食不节，恣食膏粱厚味、辛辣刺激之品，损伤脾胃，水湿失运，蕴湿生热，湿热积毒下注脉中；情志抑郁，恚怒伤肝，肝失条达，疏泄不利，气滞血瘀，脉络不畅。外因常因于久站久立、跌打损伤、针刺刀伤，致局部血脉受损，血行不畅滞于脉中，恶血久留，积滞不散。病机为外邪侵袭、脏腑失调、气血不畅所致脉道失于通利，病位在体表脉络，病性属实属热，病变脏腑以肝、脾、肾三脏为主，与湿、瘀二邪密不可分。从内因而言，吴谦认为本病由肾经素虚，湿热下注而成。明代王肯堂指出黄鳅痈属足太阴与足厥阴二经湿热，又积愤所致，病因为肝脾两经湿热；青蛇毒便属足少阴、足太阴病，认为此病多因肝脾湿热或脾肾虚损，气血不畅共同致病。从外因而言，巢元方指出本病"由春冬受恶风入络脉中，其血瘀结所生。久不瘥，缘脉结而成"。认为感受外邪，伏而发病，血瘀脉络，郁久化热是主要病因。从内外因而言，孙思邈在《备急千金要方》中认为："皆由久劳，热气盛为湿凉所折，气结筋中，成此病也。"提出久劳耗气、寒湿外侵等内外因合，损伤机体而致病。

三、论治原则

综观古代医家论治青蛇毒，主要的治疗原则为内外合治、针药结合。

1. 内外合治

关于治疗青蛇毒的内治法，历代各家基本以行气止痛，清热解毒，利湿消肿为法，《肘后备急方》《备急千金要方》均载的"五香连翘汤"行气止痛、清热解毒、除湿通络。《外台秘要》载"刘涓子治恶脉肿毒方"方中用药三味：以乌药行气止痛，天麻祛风通络，栀子清热利湿。《证治准绳》载方较多，书中对于体质虚弱与体质壮实者，在治疗上加以区分，"服五香汤、流气饮……壮实者，一粒金丹下之，或万病解毒丹。不足者，十全大补汤加牛膝、木瓜"。

外治法在本病治疗中占有非常重要的地位和优势，吴师机曾说过："外治之理即内治之理，外治之药即内治之药，所异者法耳。"在治疗此病时选用芦荟酢浆草膏敷于患处，以消肿活血、散瘀止痛。此外，《肘后备急方》载外敷丹参膏治疗；《圣济总录》有黄耆散涂敷方，捣罗为细散，水调敷上以及用内服方的药渟敷在患处治疗。

2. 针药结合

针刺作为中医药的重要治疗手段，在古代本病的治疗中也占有重要的地位，常常与中药相须相使。《证治准绳》认为本病可急服二十六味托里散，适当配以外敷铁箍散等，若毒邪向下蔓延，需用三棱针点刺出血，再用药捻随针孔送入保生散。《医宗金鉴》则认为蛇头向下者，病情轻浅，三棱针刺蛇头一寸半后，外敷离宫锭，若蛇头向上者，病情难治，乃血瘀日久，毒邪深入，三棱针针刺后向针孔内插入白降丹细条，外贴巴膏。

综上，古代医家治疗本病基本遵循内外合治，随着历史进程，治疗方药、外治手段均随之进步，为后世提供了丰富的治疗经验。

四、常用经典古方

经典古方是古代医家临床实践的经验结晶，因其"药味少而配合奇，分量重而效力专，论证用药，八法具备"的特点，传承至今，颇受现代医者青睐。查阅近年来国内报道经典古方治疗血栓性浅静脉炎的相关文献，常用的有芍药甘草汤、桃红四物汤、四妙勇安汤、四妙散、茵陈蒿汤、当归拈痛汤、桃核承气汤、血府逐瘀汤。如湿热蕴结肝脾二经者，选用清热解毒、健脾利湿之芍药甘草汤加减；湿热之邪外侵合以脾胃功能受损者，选用清热祛湿之茵陈蒿汤加减；痰瘀互结者，选用化瘀祛痰之桃红四物汤加减。

第二节 现代发展

一、病名规范

古文献中的青蛇毒对应西医意义上的血栓性浅静脉炎，随着中医学的不断规范化和现代化，将中医病名统一表述为"青蛇毒"。

二、病因病机

目前，主流学说认为血栓性浅静脉炎的病因病机有三：即湿热蕴结、肝气郁滞、外伤筋脉。外感湿热或饮食辛辣厚味，湿热内生，瘀而化热，蕴结筋脉；或因情志郁结，气机不畅，气滞血瘀，瘀毒内结，阻塞脉道；或因外伤致血脉受损，恶血滞留于内，积滞不散。本病外由湿邪为患，遇热而蕴结，遇寒而凝滞，与内湿相合，困脾而生痰，是病之标；经脉受损，气血不畅，络道瘀阻，为病之本。病机是湿热蕴结，瘀血内阻。

三、证候表现

本病临床症状较为典型，发病多见于筋瘤后期，部位以四肢多见（尤其多见于下肢），次为胸腹壁等处。初期（急性期）在浅层脉络（静脉）径路上出现条索状柱，患处疼痛，皮肤发红，触之较硬，扪之发热，按压疼痛明显，肢体沉重。一般无全身症状。后期（慢性期）患处遗有一条索状物，伴有黄褐色的色素沉着，按之如弓弦，可有按压疼痛，严重者破溃形成臁疮。发病初期以湿热证候为主，局部红肿热痛，舌质红、苔薄黄或黄腻、脉数兼有弦滑；疾病后期以瘀血证候为主，局部条索结节的触痛和牵扯痛，舌淡紫或正常，苔薄白，脉沉细而涩。

四、治则治法

（1）急则治其标　本病初起时以局部红肿热痛为主要症状，治疗应以控制局部症状，防止湿热毒瘀之邪进一步蔓延为主；整体辨证基础上内治法以清热解毒、活血化瘀中药口服，患处局部辨证以清热解毒、化瘀散结中药熏洗塌渍，达到快速控制病势，消肿止痛的作用。

（2）缓则治其本　疾病后期，应追本溯源，观其发病原因而治其本。素体湿热加之恣意饮食者，以健脾利湿清热为主；肝郁气滞成瘀者，以疏肝解郁，行气化瘀为要；继发于局部外伤及筋瘤者，当以注重调护和治疗原发病为重点。

五、临床论治

现代中医对青蛇毒的治疗在继承古人经验的基础上，又有了较大的发展，治疗思路主要表现在内治、外治两个方面。

1. 内治法

内治法是在整体辨证的指导下进行。从湿热论治时，多为湿热蕴结肝脾二经所致，湿热外侵、气血瘀滞、脉络滞塞不通，常用清热解毒、健脾利湿之方内服，如加味四妙散、四妙勇安汤、化浊解毒汤等。从瘀血论治时，多为血脉瘀阻、经络阻塞，强调调和气血，基本治疗原则为消除瘀血，通利脉道，常选用花栀通脉片、桃红四物汤加减、活血通脉汤等。

2. 外治法

中医外用药历久常新，经典的外用药物，如意金黄散、大青膏、冲和膏等在青蛇毒的治疗中沿用至今，其疗效也被广泛认可。现代医家在临床实践中不断改良外用制剂，临床疗效进一步加强，如三黄抗栓膏、芙蓉膏、复方三七散等。

六、基础研究

血栓性浅静脉炎是由多种因素共同作用形成的浅静脉炎症性血栓性疾病。如导管插入、感染、直接内膜损伤、静脉曲张、易栓症、凝血功能异常、抗凝血酶及蛋白质 S 或 C 异常、育龄期女性妊娠或长期口服避孕药，均为可能的致病原因。目前，血液高凝状态、血流缓慢、静脉壁损伤是公认的与本病相关的三大因素。其中，血液高凝状态的作用日益被重视，先天性染色体异常导致的抗凝血酶、蛋白质 S 或 C 下降或失活，造成的原发性血液高凝综合征占相当一部分比例；当血流变缓、产生漩涡时，被激活的凝血酶与凝血因子在局部聚集，达到一定浓度，使血液凝固。同时，血流缓慢，血流瘀阻造成静脉缺氧，内皮细胞坏死，无法合成分泌抗凝血因子，内源性、外源性凝血途径被激活，造成本病。静脉内膜在创伤、穿刺、输液、感染等物理、化学、生物性损伤的作用下受到损伤，内膜下胶原暴露，激活血小板活化和凝血系统，导致血栓形成。

第三节　特 色 治 疗

1. 刺络拔罐

王霆运用刺血拔罐治疗血栓性浅静脉炎，在受累静脉旁及邻近部位红肿疼痛处选 2～4 处，快速点刺 3～4 下，继用玻璃火罐用闪火法拔于所刺部位，留罐 5～10min，操作沿血管走向按顺序进行操作，总有效率为 95.2%。

2. 热敏点灸

喻淑珍等用热敏点灸治疗血栓性浅静脉炎，取患者病位附近的经穴，以皮下条索状物为中心，施行温和灸，小样本观察治愈率为 44.4%，总有效率为 100%。

3. 火针放血

刘秀芬等以火针放血治疗本病，在患处用火针放血，出血以自凝为度，针刺后无出血者用火罐吸附出血，显示火针组总有效率为 100%。

4. 三因制宜

根据患者的年龄、发病部位、病程分期、病情严重程度、原发疾病、体质等个体差异，制定相应的个体化治疗方案。对于高龄的患者，早期用药不宜过于寒凉以免伤阳。发病早期应以清热解毒为主，中后期注重活血化瘀。有静脉曲张、血液高凝状态、血管损伤、血栓闭塞性脉管炎、恶性肿瘤等病史者，应处理原发疾病。平常要注意预防本病的发生，注意饮食宜忌，减少引起血流缓慢、血液高凝状态的因素，避免外伤，减少静脉损伤、化学药物刺激血管壁等，预防本病发生。

第四节　名 医 学 验

1. 尚德俊

国医大师尚德俊认为本病辨证论治可分为湿热证（急性炎症期），应清热利湿、活血化瘀；瘀结期（慢性炎症期），应活血化瘀、通络散结。临床中将解毒洗药熏洗加外敷治疗本病，能够快速消散肿块，且能有效促进炎症吸收，解毒洗药以金银花、蒲公英清热解毒为君药，连翘、白芷、木鳖子既助君药清热解毒，又为臣药散结消肿，且白芷尚有排脓之功，佐以苦参、黄柏泻火毒、去湿热，赤芍凉血祛瘀而消肿止痛，故为佐使，全方共奏清热解毒、活血消肿、祛腐排脓之功。

2. 崔公让

崔公让教授认为急性期血栓性浅静脉炎多为湿热蕴结肝脾二经所致。病因病机主要为湿热外侵、气血瘀滞、脉络滞塞不通，辨证为湿热下注。应用芍药甘草汤加味治疗，疗效显著。芍药甘草汤中以酸甘为其妙义所在,赤芍酸苦,性凉,入肝、脾二经,清热凉血、消肿止痛兼有镇静、镇痛的作用。生甘草性寒,清热解毒之力较大,且有流通之力。玄参、金银花加大清热解毒之功,当归活血通络以助血行,两头尖祛湿消脾止痛,陈皮燥湿理气。全方共奏清热解毒、健脾利湿之效。在此方基础之上,根据病情轻重侧重加减运用,疗效良好。

3. 裴正学

裴正学教授认为,外感湿热或饮食辛辣厚味,湿热内生,瘀而化热,蕴结筋脉;或因情志郁结,气机不畅,气滞血瘀,瘀毒内结。故本病的病机是湿热蕴结,瘀血内阻,以此为立法方药的依据,治以清热除湿,活血化瘀,方用自拟当川留灵合剂(当归、川芎、王不留行、威灵仙、炮山甲、丹参、郁金、赤芍、玄参、夏枯草、茯苓、甘草),参以局部辨证,加减运用,或合用四妙勇安汤、阳和汤等,临床疗效显著。

4. 侯玉芬

侯玉芬教授认为本病病机是湿与热结,湿热进一步导致瘀的产生,最终三者相互作用,脉络内气血运行受阻而成此病,基于此创制花栀通脉片治疗本病。药物组成为金银花、马齿苋、当归、赤芍、生地黄、板蓝根、山栀子、黄柏等,以凉血解毒,活血化瘀为主,配合消炎液外用,促进局部炎症的消退。

青蛇毒作为临床常见的周围血管病,具有发病位置分散、诱因多样、易于复发的特点。中医学从整体出发认识和治疗本病,正如《素问》中言:"病在脉,调之血;病在血,调之络。"指出了脉、血和络之间的病理生理关系,对青蛇毒的防治提出了纲领性的指导。从现代医学理论而言,青蛇毒病因病机在以下几个方面还需深入研究:血管壁的慢性炎症损伤;血管内血液的层流、涡流和湍流引起的局部血流滞缓;血细胞和凝血因子等异常导致的高凝状态;精神心理因素导致的神经内分泌异常;气候环境因素引起的血管舒缩功能异常之间的联系;营卫出入异常的物质基础;气血生理与病理状态等。当代青年学者应当将经典中医学和当代科学的优点结合起来,创造一个全新的医学。

目前静脉曲张和体表静脉操作继发的青蛇毒在临床常见,西医多将多种因素继发的青蛇毒一并讨论,更细致的临床研究仍有进一步发展的空间,本病因为发病率相对较低,具有自限性和自愈倾向而受到临床研究的忽视,故有很大的空间提供给现代中医工作者。未来的诊疗方向将集中于本病的发病机制和诱因,诊疗的原则在改善青蛇毒临床症状体征的同时,针对原发病和高危因素的研究将更为重要。治疗手段的选择应更加合理和全面,针对不同患者,选择安全有效、副作用小的个性化治疗方案;日后的护理,宣传教育也应与时俱进,更加全面地防治本病。

(曹建春)

第三章 脱 疽

　　课程思政提要：目前，脱疽患者日渐增多，由于其治疗难度大、治疗成本高、预后差，为社会和患者家庭带来了沉重的经济负担，又因此病发展到后期临床症状较为痛苦，亦为患者带来巨大心理创伤。作为医务工作者，我们应将缓解患者痛苦、减轻患者家庭及社会经济负担放在首位，与此同时，我们也应时刻关注患者的心理健康。在对症治疗疾病的同时，掌握良好沟通技巧，与患者及家属进行优效的、高质量的交流尤其关键。本病需要患者及我们医务工作者共同努力，方可提高脱疽临床治愈率，建设健康中国。

　　脱疽是指发于四肢末端，严重时趾（指）节关节坏疽脱落，又称"脱骨疽"，与"脱疽"相关的病名还有"脉痹"以及"筋疽"等。脱疽涵盖了西医学的血栓闭塞性脉管炎、动脉硬化性闭塞症及糖尿病足等疾病。据最新流行病学统计，早期血栓闭塞性脉管炎的患病率呈下降趋势，但近年来女性患者发病率从11%上升至23%；动脉硬化闭塞症多发于40岁以上人群，我国患病人数可能高达4530万；糖尿病患者足部溃疡的患病率为4%～10%，我国糖尿病患者一年内新发溃疡发生率为8.1%。脱疽治疗难度大，预后差，为患者家庭及社会带来了沉重的经济负担。本病早期多表现为患肢末端发凉、怕冷、麻木、酸痛、间歇性跛行等，日久可出现干性坏疽、湿性坏疽或混合性坏疽，严重者并发感染可危及生命。脱疽基本病机为血脉瘀阻，发生以本虚标实为主。临床常将此病分为寒湿阻络、血脉瘀阻、湿热毒盛、热毒伤阴、气阴两虚等证论治，但活血化瘀法贯穿始终，必要时应内外兼治、中西医结合治疗，对于病情急重者，应及时采取手术或介入治疗。脱疽最重要的防治干预措施为戒烟，此外，还需注意保暖、避免外伤。

第一节 历 史 积 淀

一、病名源流

　　"脱疽"一名最早出现在《黄帝内经》中，后世亦有"脱痈""脱复疽""脱骨疽""蛀节疔""脚疽""敦痈"等名称，但仍以"脱疽"为主，并且沿用至今。

　　《灵枢·痈疽》曰："发于足趾，名脱痈。其状赤、黑、死、不治；不赤、黑、不死、不衰，急斩之，不则死矣。"晋代皇甫谧将"脱痈"改为"脱疽"，首次提出了"脱疽"病名，在《针灸甲乙经》中记载道："发于足趾，名曰脱疽，其状赤黑者，死不治；不赤黑者不死。治之不衰、急斩去之、不去则死矣。"此后"脱疽"一名沿用至今。我国历史上诸多外科学专著均使用"脱疽"一名，如明代陈实功所著的《外科正宗》中记载道："夫脱疽者，外腐而内坏也……气竭精伤而成。"亦有诸多医家使用脱疽之外的病名，如唐代孙思邈《千金翼方》使用"脱复疽"一名，其曰："发于足指名曰脱复疽，其状赤黑。"清代王维德在《外科证治全生集》中曰："凡手足之无名指，患色白而痛甚者，脱骨疽是也。"清代许克昌在《外科证治全书》中曰："生足趾，初起色白，麻痛或不痛者名脱疽。初起色赤，肿痛如汤泼火燎者名敦痈。"

二、病因病机

从病因病机看，总体上古代医家将其分为内因与外因，外因以感受寒湿邪毒为主，内因以湿热内蕴、正气亏虚为主，与脾、肾、肝三脏关系密切。

外感寒湿邪毒，困于四肢末端，气血不畅则失养，而致本病。陈实功在《外科正宗》中指出："冬月严寒，……次日十指俱紫。"过玉书在《增订治疗汇要》中曰："又有大寒冒雪，履冰受冷，……春来证发足趾，其趾必坏。"

饮食不节，过食膏粱厚味，或服丹药补品，日久损伤脾胃，运化失司，湿邪内蕴，久而生热，湿热侵袭血脉，导致本病。薛己在《立斋外科发挥》中记载道："此证因膏粱浓味，酒面炙爆，积毒所致。"另外，薛己在《外科枢要》中提出："又有足趾患之者，色紫不痛，此三阳经热毒壅滞。"陈实功在《外科正宗》中记载："夫脱疽者，……此因平昔浓味膏粱，熏蒸脏腑，丹石补药，……其毒积于骨髓者，终为疽毒阴疮。"

气血亏虚，内则脏腑失养，外则四肢失充；亦或房室不节，劳则耗精，肢末筋骨无以供养，干枯萎缩，而致趾（指）焦黑坏死，甚则脱落。《外科枢要》曰"脱疽……若元气虚弱，或犯房事，外涂寒凉，内服克伐，损伤脾胃，患处不溃""膏粱之人，先作渴足热，后足大趾赤痛，……此足三阴阴虚"。清代陈士铎在《辨证录》中记载："惟气血大亏，不能遍行夫经络，而火毒恶邪乃固结于骨节之际；脚疽之生，正气血之亏，不能周到之故。"

三、论治原则

综观古代医家论治脱疽，主要的治疗原则有内外合治、分期论治、重视祛腐。

（1）内外合治　古代医家治疗脱疽重视内外合治，如《外科启玄》论治脱疽曰："赤色，先肿痛及不痛，俱以蒜灸之；人参败毒托里之剂治之；若色紫黑者急斩去之；如黑上至踝骨不治。"《外科正宗》云："次日本指尽黑，方用利刀寻至本节缝中，将患指徐顺取下，血流不住，用金刀如圣散止之……内服滋肾水、养气血、健脾安神之剂。若内无变症，外无混杂，此十中可保其三、四矣。"

（2）分期论治　《刘涓子鬼遗方》中将脱疽分为"初起""脓成""脓尽"3 个阶段分期论治。《外科精要》中提到："首先便服内托散……次服五香连翘汤……便以骑竹马取穴法灸之或隔蒜灸之，庶使毒气有路而出，不攻于内，更灸足三里，引热就下。"

（3）重视祛腐　古代医家认为"腐不去则新不生"，尤其重视祛腐。《医宗金鉴》曰："腐者，坏肉也……腐不去则新不生，盖以腐能浸淫好肉也。"

四、用药经验

经文献检索查阅，中国古代医籍所记载完整的脱疽医案共 421 篇，其中治疗脱疽的高频单味中药共 32 味，出现频数为 2569 次。这 32 味药中，按照使用频次从高到低依次为：当归、黄芪、甘草、金银花、赤芍、丹参、牛膝、红花等。可见古人治疗脱疽用药以补益气血、活血化瘀、清热解毒、温通经脉为主。

五、用方规律

经文献检索查阅，发现 9 首与脱疽治疗相关的古方如下：四妙勇安汤、顾步汤、阳和汤、补阳还五汤、桃红四物汤、血府逐瘀汤、当归四逆汤、真武汤、八珍汤。其中大致分为五类：一是清热解毒方，包括四妙勇安汤、顾步汤；二是温阳散寒通经方，包括阳和汤、当归四逆汤；三是活血化瘀方包括补阳还五汤、桃红四物汤、血府逐瘀汤；四是补益气血方，包括八珍汤；五是温肾健脾方，包括真武汤。可见古人遣方以清热解毒、温阳散寒、活血化瘀、补益气血、温肾健脾为主。

六、外治规律

（1）手术疗法　《黄帝内经》中最早记载了脱疽手术疗法，《灵枢·痈疽》提出了"不赤、黑、不死、不衰，急斩之，不则死矣"的手术治疗原则。陈实功在《外科正宗》中写道："肉则割，在指则切，即此病也。治之得早，乘其未及延散时，用头发十余根缠患指本节尽处，绕扎十余转，渐渐紧之，毋得毒瓦斯攻延良肉。"同时也强调了手术禁忌，如"富贵及膏粱，素饕色欲，每于房术，纵恣日久，禁止割法"。

（2）外敷疗法　古代诸多医家治疗脱疽采用药物外敷疗法，如王肯堂使用中药外敷以清热解毒，《证治准绳》写道："治脱疽初发结毒，焮赤肿痛者，以五神散捣烂敷及以汁涂敷，又以万病解毒丹磨汁缓涂之。"陈实功外敷中药以祛腐生肌，《外科正宗》写道："生肌玉红膏……此膏专治痈疽、发背，诸般溃烂、棒毒等疮，用在已溃流脓时……内兼服大补脾胃暖药，其腐肉易脱，新肉即生，疮口自敛。"

（3）针法　陈实功治疗脱疽初期，待大痛稍止时，则"肿上用铍针击刺七八处，发泄毒血，用蟾酥锭磨浓涂之"。

（4）灸法　部分医家采用灸法治疗，如汪机在《外科理例》中记载有脱疽痛者"隔蒜灸之，不痛者宜明灸之"。薛己在《立斋外科发挥》中也有记载："痛者，除湿攻毒，更以隔蒜灸至不痛。痛，或不痛者，隔蒜灸之，更用解毒药。"

第二节　现代发展

一、病名规范

有关本病的论述最早出现在《黄帝内经》中，被称为"脱痈"，晋代皇甫谧在《针灸甲乙经》中首先改称"脱疽"，其后《刘涓子鬼遗方》《诸病源候论》《外台秘要》等以及明清众多医家都称为"脱疽"，但也有其他称谓。随着中医学的发展，为规范病名，1994年国家中医药管理局颁布的《中医病证诊断疗效标准》将此病命名为"脱疽"。

二、病因病机

脱疽的病因包括三个方面，一则肝肾不足，心脾亏虚，御邪无力，此为内因；二则严寒涉水，寒湿下受，此为外因；此外，本病的发生还与长期吸烟、饮食不节、环境、遗传、外伤等密切相关。以上因素常共同诱发脱疽。

脱疽的病机，以脾肾亏虚为本、寒湿外伤为标，气血凝滞、经脉阻塞为其主要病机。主要由于脾气不健，肾阳不足，又加外受寒冻，寒湿之邪内侵而发病。脾气不健，化生不足，气血亏虚，内不能壮养脏腑，外不能充养四肢；脾肾阳气不足，不能温养四肢，复受寒湿之邪，气血凝滞，经络阻塞，不通则痛，四肢气血不充，失于濡养则皮肉枯槁，坏死脱落；若寒邪久蕴，则郁而化热；湿热浸淫，则患趾（指）红肿溃脓；热邪伤阴，病久阴血亏虚，肢节失养，则干枯萎缩。此外，血栓闭塞性脉管炎、动脉硬化闭塞症、糖尿病足又有其各自病机特点。

三、证候表现

脱疽早期表现为患肢末端发凉、怕冷、麻木、苍白，部分可伴间歇性跛行，随着疾病进展，疼痛剧烈，日久患肢末端坏死变黑，甚则趾（指）节脱落。部分患者起病急骤，进展迅速，须紧急处理。

（1）证型方面　基本证型包括寒湿阻络、血脉瘀阻、湿热毒盛、热毒伤阴及气阴两虚证。

（2）证候方面　对243例血栓闭塞性脉管炎患者诊治资料分析发现，所提取的证候要素中热证、湿证、血瘀远高于其他，且其他证候要素所占比例均低于5%，可以认为血栓闭塞性脉管炎的常见证候要素是热证、湿证、血瘀，其中热证占37.47%，湿证占36.43%，血瘀占21.19%，寒证占1.81%，气虚占1.55%，血虚占1.55%。其主要涉及5个证候分型：湿热下注型、血瘀型、阴寒型、热毒炽盛型、气血两虚型。

对21篇下肢动脉硬化闭塞症相关文献分析发现，下肢动脉硬化闭塞症共出现49种证候类型，将类似项合并后，出现频次较高的分别为血瘀类、热毒类，均占15%左右，气血两虚占8.91%，湿热类占6.93%。

对238例糖尿病足患者诊治资料进行分析，出现比例前3的中医证型分别为：气阴两虚、湿热瘀阻证，占48.3%；湿热下注、瘀血阻络证，占22.3%；气阴两虚、瘀血阻络证占15.1%。中医证候要素的出现频率前4的分别为：血瘀，占96.6%；湿热，占75.2%；阴虚，占70.2%；气虚，占68.9%。

四、治则治法

1. 治则思路

（1）整体辨证与局部辨证相结合　脱疽的治疗过程中，除结合各病特点进行本病的整体辨证外，还应注重脱疽局部的辨证，根据各病不同时期特点选择不同的内治外治方法，方可取得良好疗效。

（2）治病求本、标本兼治　本病的发生无外乎本虚标实两端，故在治疗本病过程中除使用活血化瘀、清热解毒法等外，还需结合本虚的特点，采用益气、养阴、温阳等法，符合中医治病求本、标本兼治的治疗原则。

（3）内治法与外治法相结合　古书云"外治之理即内治之理"，在治疗本病的过程中，应注重中医内治法与外治法相结合，以传统经典方剂为主，选择合适的时机，结合中医外科特色清创与外用药。其中又以中医清创法最为关键，包括蚕食清创法、鲸吞清创法、祛腐清筋术等，根据疾病不同临床症状、进展，选择合适的清创方法往往能取得良好疗效。

（4）早期防治　《素问》载"圣人不治已病治未病""上工治未病"，均体现了中医学"防重于治"的思想。而本病由于其后期治疗难度大、预后差、易复发等特点，应重视早期防治。早发现，早治疗，尽早遏制疾病进展，对减少感染、降低截肢风险尤其关键。

（5）中西医结合治疗　随着中医学与西医的不断发展，在脱疽的治疗中愈加重视中西医结合治疗，中医内外治法结合西医负压封闭引流、自体富血小板凝胶等治疗方法能有效促进创面愈合；结合手术及介入等治疗方法能明显改善肢体血供。

2. 治法探讨

脱疽中医治法包括内治法和外治法。内治法包括：温阳散寒、活血通络、活血化瘀、通络止痛、清热利湿、解毒活血、清热解毒、养阴活血、益气养阴、解毒通脉、补血通滞、温阳化痰等。外治法包括：中药熏蒸塌渍法、箍围法、祛腐生肌法、煨脓长肉法、清创治疗、截肢（趾）术、针灸治疗等。临床常内外结合治疗。西医治法则以血运重建如外科旁路术和腔内介入治疗、负压封闭引流、自体富血小板凝胶等治疗方法为主。

五、临床论治

临床论治脱疽时，需先辨病，再辨证。根据患者临床症状、体征等，确定其所患疾病后再进行辨证论治。

（一）血栓闭塞性脉管炎

血栓闭塞性脉管炎中医治疗按照三期三级的分类法，综合中医特点和本病的主要证型，可简化分成三个主要方面：脉络寒凝证，相当于局部缺血期，方用阳和汤或者当归四逆汤以温经散寒、活血通脉；脉络血瘀证，相当于营养障碍期，方用桃红四物汤合四君子汤以益气活血、通脉止痛；脉络瘀毒证，相当于坏死期，方用四妙勇安汤或者顾步汤以清热利湿、解毒通脉。

（二）动脉硬化闭塞症

中医治疗下肢动脉硬化闭塞症以活血化瘀法贯彻始终。下肢动脉硬化闭塞症可分为寒凝血瘀证，方用阳和汤加味以温经通脉、活血化瘀；血脉瘀阻证，方用桃红四物汤加味以活血化瘀、通络止痛、益气活血；气血亏虚证，方用八珍汤合补阳还五汤加减以补益气血。

（三）糖尿病足

糖尿病足溃疡的发生发展在糖尿病足病程中处于核心环节。防治糖尿病足不但需要足溃疡发生后的积极治疗，更要有效预防糖尿病足溃疡的发生。因此治疗可分为未溃期和已溃期分别论治。

1. 未溃期

未溃期中医辨证可分为：①湿热毒盛证，方用五味消毒饮，治以清热利湿，活血解毒；②血虚寒凝证，方用当归四逆汤，治以温阳散寒，补血通滞；③气虚血瘀证，方用补阳还五汤，治以益气活血，通络止痛。

外治法则通常使用中药熏洗，如用益气活血方以益气活血通阳、清热化湿方以清热解毒化湿以及中药膏剂外敷箍围。

2. 已溃期

糖尿病足已溃期中医辨证可分为：①湿热阻滞证，方用四妙勇安汤，治以清热解毒，活血止痛；②热毒伤阴证，方用顾步汤，治以清热解毒，养阴活血；③阴虚血瘀证，方用六味地黄丸，治以滋阴活血；④阳虚痰凝证，方用肾气丸合阳和汤，治以温阳化痰；⑤气血两虚证，方用人参养荣汤，治以益气补血，活血通络。

除中医内治外，已溃期需结合中医外治法，如溃疡疮面分泌物少，异味轻，肉芽渐红者，可选用红油膏、京万红软膏外敷；糖尿病足溃疡疮面干净，肉芽嫩红者，可选用生肌玉红膏。除此之外，亦可根据分型分级选用紫珠软膏、象皮生肌膏、复方黄柏液涂剂等中成药外用治疗。

脱疽的临床论治除以上方法外，必要时还可采用中药熏蒸塌渍法、箍围法、祛腐生肌法、煨脓长肉法、清创治疗、截肢（趾）术、针灸治疗等中医外科特色治疗，亦可采用西医手术、介入以及动脉转流等血管开通治疗，围手术期可运用中药降低手术并发症发生率、改善肢体血供等。临床常根据合适的时机，选用不同的治疗方法或多种方法综合使用。

六、基础研究

1. 动物模型的建立

（1）血栓闭塞性脉管炎　目前造模方法主要有，月桂酸法、烟草法、寒冻法、性激素法、电击法、复合法。其中月桂酸有强烈的内皮损伤作用，可造成血管内皮的脱落，通过大鼠股动脉注射月桂酸造成下肢动脉内皮损伤从而形成血栓，进一步发展为坏疽，此法一次成模，重复性强，是目前最常用的造模方法。

（2）动脉硬化闭塞症　①动脉环缩或结扎是复制动脉硬化闭塞症模型最常用的方法，其机制是通过阻断血流使实验动物肢体缺血，分为完全结扎、不完全结扎和复合离断血管结扎法，以动脉不全结扎法较常见。②内膜损伤模型，在高脂饲养基础上，采用球囊扩张、电针、免疫法等破坏血管内膜的平滑性和完整性，促使斑块和血栓加速形成。也有学者复制了本病的中医证候模型，如血瘀证模型及痰瘀证模型，但完整的中医血管疾病证候模型仍旧缺乏。

（3）糖尿病足　糖尿病模型的建立主要是通过高脂饮食、链脲佐菌素等化学药物诱导。在此基础上，可采用外因造模、体内造模两方面的方法来建立糖尿病足动物模型。外因造模包括切除皮肤法、温控损伤法、局部皮肤压迫法、局部感染法等；体内造模则包括结扎血管法、结扎神经法等。

由于糖尿病足发病机制复杂，多因素干预可使模型与糖尿病足的发病机制更贴近。

2. 中医药治疗脱疽的机制探讨

研究发现，中药对血管内皮细胞新生、凝血-纤溶系统、血液流变学、炎症反应等都有良好的干预作用。

（1）改善肢体血供 中医可运用活血通络法、温阳散寒法、熏洗、针灸等方式改善血液循环系统，增加血液灌注量，有效改善皮肤温度、疼痛、踝肱指数，尽快建立侧支循环，减轻患者的缺血症状。比如可增加血管通透性，加快内皮细胞的迁移、增殖以及新生血管的形成；抑制血小板的凝集、炎症因子释放，减轻内皮损伤，预防血栓形成；改善脂质代谢紊乱，减缓管腔斑块的进程。王军教授发现在糖尿病足的血管病变中，以纤维化改变最为明显，中药可通过调控 TRIB3、TGF-β、Toll 样受体等通路降低血管纤维化，改善血管病变。

（2）抑制炎症反应 炎症反应贯穿于脱疽的各个阶段，当血管内皮受到外来刺激（高糖、缺氧、脂代谢紊乱等）时，会启动炎症反应。中药可有效抑制炎症因子的释放、降低单核细胞的浸润和黏附并具有促进巨噬细胞转型的作用，通过减轻机体炎症，降低氧化应激反应，达到保护血管的目的。

（3）抑制感染 创面中含有大量微生物，中药复方及中药提取物可有效抑制铜绿假单胞菌、金黄色葡萄球菌、鲍曼不动杆菌等多种微生物的活性，还可以降低细菌生物膜胞外蛋白酶表达、抑制细菌活力，减轻炎症反应，控制局部及全身性感染。有研究应用中药组方外用发现其对溃疡感染泛耐药鲍曼不动杆菌等有明显的抑制作用。此外中药没有耐药性的限制，可广泛应用于感染性创面。

（4）促进创面愈合 中药可有效改善创面局部症状，如创面分泌物脓液质地、脓液气味、创面腐肉量等。有研究利用高效液相色谱法与模拟分子对接技术对丹黄消炎液中多种活性单体成分进行研究，发现其在抑制糖尿病足溃疡创面炎症反应、调节炎症平衡、减少氧化应激损伤、促进上皮-间质转化、促进毛细血管生成等方面作用明显，能有效缩短创面愈合时间。

中医矿物药的独特优势可加速脓毒排出，腐肉脱落。虽然因其毒副作用在现代临床应用受到了一定的限制，但由于其十分显效的提脓祛腐作用，有研究已证实只要在一定的安全剂量范围内使用该类药物，则既能发挥药效又无不良反应。

第三节 特色治疗

《素问·至真要大论》载"内者内治，外者外治"。中医外治是在中医理论指导下采用各式中药熏洗塌渍法、箍围法、祛腐生肌法、煨脓长肉法、清创法、截肢（趾）术、针灸治疗等方法治疗疾病。其历史悠久、操作简单、种类多样、方法独特、疗效显著、安全可靠，临床应用广泛。

1. 清创法

中医学认为，腐肉不去、新肌难生，合理、有效清除坏死组织，可促进新肌生长，应根据创面类型和时机合理选择清创方法。严重感染的湿性坏疽者，在肢体血供条件良好的情况下，针对已经明确坏死，可能阻碍愈合和加重局部感染的组织，可应用鲸吞法清创，尽早彻底清除坏死组织，以防感染进一步加重，之后可视情况应用蚕食清创法；干性坏疽者一般不宜采用常规的一次性彻底清除坏死组织的方法，而应使用蚕食清创法，逐步少量清除坏死组织或黑痂，避免早行一次性大面积清创导致创面缺血坏死及感染进一步加重，并有利于新鲜肉芽组织的生长，保护足部的肌腱和韧带，进而最大程度地保护、恢复足部的功能，提高患者生活质量；当主要为趾、跖、踝、小腿等部位的肌腱、筋膜发生变性、坏死、分解腐败，并继发感染时，患足血供良好，坏疽始终不发生缺血性的干性坏死分界脱落现象，此时应使用祛腐清筋术，一般沿肌腱走向取纵向切口，清除变性坏死的肌腱筋膜组织，切开潜行的空腔或窦道保持引流通畅，祛腐清筋术不仅能起到祛腐生新的作用，同时有利于血糖和感染的有效控制。

2. 中药外敷

（1）箍围药　适用于肿疡初起而肿势局限、尚未成脓者。用药以大黄、黄连、芒硝、冰片等清热凉血解毒药为多，箍围法即应用中药散剂或膏剂，在创面周围涂抹，达到箍集围聚、收束疮毒的作用，可防止毒气走散，邪毒向上蔓延，促进创面缩小、消散，适用于糖尿病足感染明显见分泌物较多的患者。有研究将糖尿病足分为祛腐期及生肌期，祛腐期采用箍围法、清创术等综合治疗方法，生肌期采用象皮生肌膏及手法治疗，此方法对比西医外治方案有效率更高。

（2）祛腐生肌药　常用祛腐生肌药包括象皮生肌膏、拔毒生肌膏、生肌玉红膏等，适用于创面腐肉难脱患者，具有祛腐、改善循环、促进创面愈合的临床特色与优势。有研究采用艾夫吉夫联合生肌膏清创换药治疗糖尿病足患者，取得良好疗效。

3. 砭镰法

多用三棱针或刀锋在疮疡患处皮肤或黏膜浅刺，放出少量血液，使内蕴热毒随血而泻。主要用于糖尿病足创面瘀滞、静止、纤维化，对外用药物和功能性敷料反应减弱者。

4. 针灸治疗

中医针灸可分为针刺和艾灸两部分，临床上多将针法和灸法结合运用，通过经络腧穴的传导达到调和气血、温经通络、引邪外出等目的。有研究在常规治疗基础上采用电针夹脊穴治疗下肢动脉硬化闭塞症，观察组临床疗效、治疗前后踝肱指数及足背温度改善情况等均优于单纯采用常规治疗的对照组。

5. 三因制宜

根据患者基础疾病、年龄、家庭情况、体质、生活习惯等差异，制定不同的个体化治疗方案。如糖尿病日久者，则应积极控制血糖；高脂血症日久者，则应积极调整血脂情况；对于长期抽烟喝酒者，在治疗本病的同时，应嘱戒烟戒酒，并培养良好的生活习惯，防止血管情况进一步恶化。另外，周围血管疾病在周围环境温度下降时，疼痛、麻木等临床症状会进一步加重，因此，应嘱患者秋冬季节积极主动治疗的同时，注意防寒保暖，适度运动，以减轻患者痛苦。对于工作生活环境复杂的患者，应嘱避免外伤，从而避免脱疽的发生发展。

第四节　名　医　学　验

1. 奚九一

奚九一认为脱疽分为急性期、迁延活动期、好转恢复期和稳定静止期，脉络壅滞、血脉瘀阻不通，骨肉失养，腐败脱落而发为本病。奚老认为溃疡时局部清创至关重要，局部肌腱变性为主的"筋疽"，应及时切开，逐步祛腐。糖尿病足是脾肾不足、内生痰湿为本，痰湿与外感化热之邪为标，应分期论治；血栓闭塞性脉管炎是"热深厥深"的真热假寒证，治疗应慎用活血化瘀药；动脉硬化闭塞症，其病机为痰湿、瘀血互结，阻于脉道，其病理演变为因虚致邪、因邪致瘀、因瘀致损，故治疗以扶阳温阳为本，化痰祛瘀为佐。

2. 唐汉钧

唐汉钧教授认为脱疽与湿、热、火毒、气血凝滞、阴虚或气虚相关，病机为本虚标实，虚为正气不足、气阴两虚，标为湿热互结、气血瘀滞。辨证为：①湿热毒盛证，其创面脓多湿烂，严重时出现昏迷休克，治宜清热利湿，解毒消肿，方用解毒汤加减；②气虚血瘀证，方选补阳还五汤加减，重用生黄芪、丹参等。

①创面溃烂者，外用红油膏纱布掺九一丹换药，或可用生肌散等；②有坏死空腔、窦道者，用拖线法治疗；③指（趾）腐败坏死者，当采用"蚕食"法分批逐步清除，最后沿关节面予以截除，甚则行高位截肢术。

3. 李令根

李令根教授在治疗动脉硬化闭塞症中，总结出"春治秋防"的防治原则，能够减轻患者临床症状，并有效防止疾病进展。对于脱疽需要截肢者，采用早期离断的方法，尽可能多地保留了残肢，减低截肢平面，同时辅以中药内服外治，加速创面愈合。另外，他提出了治疗周围血管疾病的"活血化瘀 12 法则""利湿化痰 8 法则"等观点，创立了"康脉药方"专用方药。

4. 张庚扬/王军

张庚扬教授认为糖尿病足分为气阴两虚坏疽型、湿热毒盛坏疽型、气血两虚坏疽型，分别用消疽系列方剂治疗。张老认为局部病灶应分阶段地清除感染坏死肌腱、骨组织、局部坏死创面组织等，以通畅引流，减轻中毒症状。创面感染控制后，可用点状植皮术治疗，以加速伤口愈合。

王军教授结合糖尿病足"本虚标实、腐肉难去、新肌难生"的特点，提出"急则治标、兼顾正气"的内治法，拓展了"消疽"的思想内涵，认为消除疽证的同时应兼顾消渴气阴两虚的病机基础；并提出"固本箍毒、祛腐生新"的外治法，认为应采用综合方案分期论治，祛腐期选择祛腐清创术、蚕食清创术、箍围法、熏洗法、湿敷疗法及复方黄柏液、拔毒生肌散、金黄散等药物；生肌期采用象皮生肌膏加手法刺激促进生肌长皮。

中医药治疗脱疽疗效满意，中西医结合治疗已成为现代临床治疗脱疽的常规方法。但目前还存在以下几个问题亟待我们解决。

一是近 20 年以来，在"十一五"到"十四五"国家科技支撑计划中，已进行了数个糖尿病足规范的多中心、大样本临床研究，但在中医药治疗脱疽的研究中，严格标准的临床试验仍较少，不足以对临床应用中医药手段治疗脱疽提供规范的诊疗指南与合格的实验支撑。

二是中医药治疗脱疽的机制急需进一步深入明晰，探究研明中医药治疗脱疽的微观机制是大力发展中医药的基础，更是必要条件。

三是脱疽下三个疾病的中医辨证施治均缺乏统一的标准，各中医大家虽各有关于脱疽的理论阐释与治疗思路，但这相对影响了中医药治疗脱疽的标准化进程。

以上问题不仅是阻碍中医药治疗脱疽发展的难题，亦能为我们进一步的研究提供思路与方向。我们应砥砺前行，让中医药治疗脱疽在创新中不断完善与发展。

（王　军）

第四章 筋瘤与臁疮

课程思政提要：在血管外科门诊就诊的患者中，包括筋瘤和臁疮在内的外周静脉疾病的患者数量远远多于动脉疾病，这些患者往往伴有明显的下肢酸沉乏力、浮肿、瘙痒、坠胀不适等症状，这些症状虽然不至于造成截肢，但是严重影响患者的生活质量，长期的慢性溃疡刺激，也可以并发皮肤癌等严重的合并症。故应加强针对此类疾病的防控意识，能够降低合并症的发生概率，提高全民健康的水平，减少医疗费用的支出。在治疗中力争中西结合，内外并重，对于防止演化为重大合并症，促进健康中国目标的实现，均具有重要的现实意义。

筋瘤是以筋脉色紫，盘曲突起，状如蚯蚓，形成团块为主要表现的浅表脉络疾病，相当于西医学的下肢静脉曲张；臁疮是指发生于小腿臁骨部位的慢性皮肤溃疡，相当于西医学的下肢慢性溃疡。古称筋瘤为"筋溜""筋瘤赘""石瘤"等；古称臁疮为"裤口疮""裙风""烂腿"等。一般人群中下肢浅静脉曲张（筋瘤）的患病率为8.56%；关于臁疮，国内没有明确的流行病学资料，国外的调查结果为C5～C6期（合并下肢溃疡的慢性下肢静脉疾病）的发病率一般为0.1%～2%。筋瘤的发病原因跟长期站立负重工作、多次妊娠、骤受风寒或涉水淋雨、外伤筋脉有关；臁疮常为筋瘤的后期并发疾病，多由久站或过度负重、皮肤破损染毒引发。瘀血内停是筋瘤和臁疮共同的病机要点，劳倦伤气、外伤或寒湿侵袭，凝结筋脉，气滞血瘀、血壅于下，结成筋瘤；瘀久化热，或湿热下注肢体，热迫血结，瘀阻脉络，肌肤失于濡养，形成臁疮。针对筋瘤，临床常分为劳倦伤气、寒湿凝筋、外伤瘀滞、火旺血燥等证论治，压力治疗有利于控制病情的发展，并可以根据情况采用手术疗法、硬化疗法；积极治疗筋瘤，对于避免并发臁疮有重要的意义。针对臁疮，临床常分为湿热下注、气虚血瘀等证论治，内外结合，有利于疮口的生长愈合。

第一节 历史积淀

一、病名源流

最早记载筋瘤的典籍是《灵枢》。《灵枢·刺节真邪》载："虚邪之入于身也深，寒与热相搏，久留而内着……有所疾前筋，筋曲不得伸，邪气居其间而不反，发为筋溜。"虚邪侵入人体深处，寒邪与热邪相互搏结，长时间滞留于内。如果伤于筋使其屈缩不能伸展，加上邪气久居不去，日久则结为筋瘤。晋代皇甫谧在《针灸甲乙经》中首提"筋瘤"之名，具有开创性意义。明代陈实功在《外科正宗》中云："筋瘤者，坚而色紫，垒垒青筋，盘曲甚者，结若蚯蚓。"生动形象地指出筋瘤是以筋脉色紫、盘曲突起、状如蚯蚓为主要表现的疾病。此外，申斗垣在《外科启玄》中提出"筋瘤赘"之病名，其曰："筋瘤赘，筋蓄则屈屈于瘤。"清代吴谦等所撰的《医宗金鉴》提出筋瘤之别名为石瘤，其云："瘿、瘤二证，发于皮肤血肉筋骨之处……瘤有六种，坚硬紫色，累累青筋，盘曲若蚯蚓状者，又筋瘤，又名石瘤。"

臁疮的名称在早期，甚至汉唐时期的文献中皆不见记载，但在宋元的各类方书中却大量涌现，臁疮病名出现概以《苏沈良方》为较早，且已有内、外臁疮之分，而具体论述又以《世医得效方》

略早。《世医得效方·疮肿科·臁疮》曰："生疮于脚胻，名下注疮，俗谓之裤口疮，或因物打扑而成者。"此处提到的下注疮发病于脚胻，而臁疮的发病部位则是小腿内外臁。《医宗金鉴·正骨心法要旨》也说："胻骨，即膝下踝上之小腿骨，俗名臁胫骨者也。"因此，臁疮与下注疮在发病部位上有重合之处。臁疮生于臁骨且区分内外臁疮，如《外科启玄》曰："里臁疮，此疮在里臁骨上，是足厥阴肝经，多血少气""外臁疮，此疮在外臁骨上，是足阳明胃经，多气多血"。《外科正宗·杂疮毒门·臁疮论》曰："臁疮者……有新久之别，内外之殊……外臁多服四生丸，内臁多服肾气丸妙。"

二、病因病机

筋瘤的病因主要与情志不畅、六淫侵袭有关。

（1）郁怒伤肝　明代薛己在《薛氏医案·外科枢要·卷三·瘤赘》中对筋瘤描述道："《内经》云：肝统筋而藏血，心统血而主脉，脾主肉而统血，肺主气而司腠理，肾统骨而主水，若怒动肝火，血涸而筋挛者，其自筋肿起，按之如筋，久而或有赤缕，名曰筋瘤。"指出肝主筋且藏血，筋脉依赖于肝血的柔养，则屈伸功能和运行气血功能正常。因郁怒伤肝，触动肝火，耗伤阴血，筋脉失其柔养，而血燥筋挛，气滞痰结和瘀血阻滞而成筋瘤。

（2）寒邪外袭　《灵枢·刺节真邪》言："虚邪之入于身也深，寒与热相搏，久留而内着……有所疾前筋，筋屈不得伸，邪气居其间而不反，发于筋溜。"局部受寒，气血阻滞不通，寒凝血瘀阻滞脉道，致筋屈不得伸，成块成瘤。

臁疮根据内外臁之分，其病机要点亦有所不同。《医宗金鉴·外科心法要诀·臁疮》曰："此证生在两胫内外廉骨，外廉属足三阳经湿热结聚，早治易于见效；内廉属三阴有湿，兼血分虚热而成，更兼廉骨皮肉浇薄，难得见效，极其缠绵。"申斗垣撰的《外科启玄》中用生动的附图来区别内外臁疮，并且认为"里臁疮，此疮在里臁骨上，是足厥阴肝经，多血少气，如生于蠡沟、中都二穴上下，皆因湿毒，或因打扑抓磕虫犬破伤，日久不愈……"，而"外臁疮，此疮在外臁骨上，是足阳明胃经，多气多血，或上下臁二穴，乃湿毒之所生也"，指出里外臁疮病机相同，皆因"湿毒"，但归经不同，里臁归肝经，外臁归胃经。临床观察亦发现，外臁的预后要好于内臁，与其病机特点是相关的。

三、论治原则

筋瘤的发生与肝气郁结和肝火有关，因此治宜清肝、养血、舒筋。《外科枢要·瘤赘》载："……名曰筋瘤，用六味地黄丸、四物、山栀、木瓜之类……留也，随气凝滞，皆因脏腑受伤，气血乖违，当求其属而治其本……大凡属肝胆二经结核，八珍加山栀、胆草，以养气血清肝火，六味丸以养肺金生肾水；若属肝火血燥，须生血凉血，用四物、生地丹皮、酒炒、黑胆草、山栀。"清代吴谦、祁宏源同修的《医宗金鉴·外科心法大成》载："瘤则随处有之。夫肝统筋，怒气动肝，则火盛血燥，致生筋瘿、筋瘤，宜清肝解郁，养血舒筋，清肝芦荟丸主之。"清肝芦荟丸出自《外科正宗》，具有清肝解郁、化瘀解毒、软坚散结之功效，适用于肝气郁结所致的筋瘤。《新刻图形枕藏外科》曰："筋瘤，肝经受风热之邪，传脾，逆于筋骨之间，用清肝流气饮。"原书中只记载方名而无药物组成，现经整理研究，方中枳壳、青皮散结消滞，柴胡疏肝理气，桔梗开宣肺气，薄荷、防风、白芷祛风解表，石膏、黄芩清热泻火，前胡宣散风热，乌药行气止痛，羌活祛风散湿，生地黄、赤芍清热凉血，川芎活血行气，诸药合用，共奏疏肝理气、活血化瘀之功。

臁疮治疗早期以清热解毒利湿为主，后期则用补益扶正之品。许克昌在《外科证治全书》中详细叙述了臁疮的内服及外治药物。如"初发先痒后痛，红肿成片，人参败毒散加牛膝、木瓜、苡仁主之。热加酒炒黄柏，痒加防风，痛加乳香、没药、破流紫水八味逍遥散加减如前。日久腐烂，脓水淋漓，内热倦怠，或疮内出血不止，或疮色紫黯，日轻夜重，则用补中益气汤加茯苓、酒炒白芍、盐炒黄柏，兼六味地黄丸服之"。《外科正宗》中治外臁疮"多服四生丸"，而治疗内臁疮"多服肾气丸妙"。四生丸是以攻邪为主，符合陈实功所认为的臁疮"风热湿毒相聚"的病机，治法是以祛风解毒为主。而内臁疮所服的肾气丸则是以补益肾气，顾护肾阴为主，内外臁疮的治疗思路迥异。

四、用药经验

经文献检索查阅，中医古籍中治疗筋瘤的单味中药有 54 味，出现频次为 132 次。其中活血化瘀药 12 味 70 次，疏肝解郁药 4 味 15 次，补益肝肾药 5 味 23 次，清热解毒药 8 味 19 次，健脾利湿药 5 味 18 次。显示出古代医家治疗筋瘤是从活血通络、疏肝健脾、解毒利湿入手。治疗臁疮的单味中药有 71 味，出现频次为 274 次。其中清热解毒药 14 味 78 次，活血化瘀药 10 味 65 次，补益肝肾药 5 味 32 次，健脾利湿药 6 味 34 次，软坚散结药 5 味 23 次，利水通淋药 5 味 27 次。从用药种类中反映出古代医家治疗筋瘤和臁疮的基本原则存在一定的相似性。

五、用方规律

载有筋瘤专篇的古代外科文献有《外科启玄》《洞天奥旨》《外科正宗》《彤园医书》《外科枢要》。古代筋瘤的论治以辨病结合辨证，内服药有消瘤丹、清肝芦荟丸、六味地黄丸、四物汤、活络效灵丹等。外治法用芫花煮细线系之，太乙贴、甘草缩法（消瘤二反膏）、化坚膏、枯瘤方、敛瘤膏、冲和膏、万应膏、治瘤妙方。记载有臁疮的古代外科文献有 70 余部，臁疮早期以红肿痒痛为特点，应清热解毒利湿为主，后期则用补益扶正之品。内服可用人参败毒散、八味逍遥散、补中益气汤、六味地黄丸、八珍汤、四生丸、肾气丸加减治疗。外用三香膏、乳香法纸、解毒紫金膏搽扎、蜈蚣饯法等可使疮口得愈。

第二节 现代发展

一、病名规范

在现代中医临床中，将"筋瘤""筋瘤赘""石瘤"等古籍中的病名记载，统一称为"筋瘤"；把"裤口疮""内臁""外臁"等古籍中的病名记载，统一称为"臁疮"。

二、病因病机

筋瘤的病因病机主要包括四个方面，一是长期从事站立负重工作，劳倦伤气；二是多次妊娠，气滞血瘀，血壅于下，结成筋瘤；三是骤受风寒或涉水淋雨，寒湿侵袭，凝结筋脉，筋挛血瘀，成块成瘤；四是外伤筋脉，瘀血凝滞，阻滞筋脉络道而成。

臁疮初期的病因病机主要包括两个方面，一是由久站或过度负重而致小腿筋脉横解，青筋暴露，瘀停脉络，久而化热；二是小腿皮肤破损染毒，湿热下注而成，疮口经久不愈。疮面长期不愈，耗伤正气，无力推动血液运行，瘀血更甚，故气虚血瘀为臁疮后期的病机要点。

三、证候表现

1. 症状学方面

筋瘤的早期感觉为患肢坠胀不适和疼痛，小腿可出现浮肿，站立时明显，行走或平卧时消失。患肢浅表脉络逐渐怒张，盘曲如蚯蚓或条索状，颜色逐渐转为青色，局部多无明显疼痛。筋瘤日久，小腿可逐渐转为黯黑色，皮肤出现湿疹伴瘙痒不适，继而在小腿下 1/3 处（足靴区）内侧或外侧出现皮肤苔癣样变或皮肤裂缝，自行溃破或抓破后糜烂，滋水淋漓，溃疡形成。后期疮口下陷，边缘高起，形如缸口，疮面肉色灰白或秽暗，滋水秽浊，疮面周围皮肤色暗红或紫黑，日久不愈。严重时溃疡可扩大，上至膝，下至足背，深达骨膜。少数患者因溃疡缠绵不愈，蕴毒深沉而导致岩变。

2. 证候学方面

对于筋瘤和臁疮，目前尚缺少统一的辨证论治标准，各位医家根据自己的临床经验总结出独特的辨证论治规律。总结现代医家对筋瘤的临床报道，目前公认的病机要点多为气虚血瘀、湿热下注、寒凝血瘀、肝火亢盛。杨博华教授认为臁疮的辨证应从湿、瘀、虚入手，故将本病分为血瘀证、湿热证、气虚证进行治疗。臁疮的发病与血瘀密切相关，瘀血日久，气血津液运行不畅，发为湿邪，日久化热，热胜肉腐，则疮面渗出明显，脓水浸淫，湿热为患则疮周漫肿灼热。病程日久或老年患者脾气亏虚，运化无力，湿邪内生，则疮面暗淡，肉芽苍白。

四、治则治法

1. 治则思路

针对筋瘤局部瘀血留滞，脉道阻涩的病机特点，可以急则治其标，采用局部刺络放血，短期快速去除瘀血，再采用益气活血、化湿祛瘀为缓则治其本的基本治则，调中补虚，亦可配合外用中药活血祛瘀，直攻病所，内外结合，其效可期。内外结合并重是臁疮的基本治疗原则，针对臁疮早期湿热下注、中后期气虚血瘀的病机特点，早期的治疗原则以清热利湿、和营解毒为主，中后期益气活血，消除下肢的瘀血则是治疗的关键。药物治疗后采用弹力绷带或弹力袜，抬高患肢，以利消除水肿，促进溃疡愈合。

2. 治法探讨

根据近年文献报道，针对筋瘤的治法有益气活血、行气活血、健脾活血、利湿活血、补肾活血等法。其中活血化瘀是筋瘤最基本、最主要的治法，具体应用时需根据辨证的结果，亦可以两法或两法以上同时相辅为用。

针对臁疮的治法有清热解毒、和营利湿、清热利湿、化瘀通络、益气活血、祛瘀生新、健脾利湿等。在临床中一般结合病程及辨证的结果来选择具体的治法，早期往往以清热利湿为主要治法，中后期以益气活血为主要治法。因本病多缠绵难愈，病程较长，两法或两法以上同时应用的情况也较为常见。

压力治疗：压力治疗的效果可靠，简单易行，是下肢静脉曲张的最基本治疗方法，中国微循环学会周围血管疾病专业委员会制定的《原发性下肢浅静脉曲张诊治专家共识（2021版）》建议对于所有下肢浅静脉曲张，尤其是合并下肢深静脉瓣膜功能不全的患者，无论是否接受手术治疗，均应坚持长期穿戴弹力袜进行连续有效的压力治疗。臁疮可在压力治疗的基础上采用缠缚疗法，缠缚疗法是将配伍好的药物敷贴于患处，外加绷带缠缚患肢，以加速溃疡基底部血液循环，从而促进溃疡愈合的一种中医外治疗法。该方法结合了西医的压力疗法及中医的中药外敷疗法。需要注意的是用绷带缠缚时必须自下向上缠，要采用叠瓦法（即上下两层绷带的边缘重叠约2cm，操作手法类似叠瓦片）封盖溃疡，直到溃疡面上缘3cm处为止，最后用胶带固定，长期使用可以达到较好的治疗效果。

五、临床论治

1. 辨病论治

针对下肢静脉曲张，临床上中药内服多用补阳还五汤、暖肝煎、当归四逆汤、清肝芦荟丸合黄连阿胶汤、桂枝汤、芍药甘草汤等，中成药如大活络丸、补中益气丸等。在下肢静脉曲张围手术期，常有皮下瘀斑和患肢肿胀麻木等合并症，术后内服桃红四物汤加味、祛瘀汤、丹参化瘀汤等活血化瘀类中药方剂后，对此能有较好地预防和改善作用。针对臁疮，可进行分期治疗，早期或急性期以二妙丸、四妙丸、五神汤、萆薢化毒丸、萆薢渗湿汤等方药内服，以金黄膏、九一丹、朱红膏等中药外敷。在中后期或慢性迁延期以补中益气汤、补阳还五汤、桃红四物汤、血府逐瘀汤等方药内服，还可以八二丹、生肌散、生肌玉红膏、回阳生肌膏等中药外敷。

2. 辨证论治

根据筋瘤的病因病机和临床表现，可分为劳倦伤气证、寒湿凝筋证、外伤瘀滞证、火旺血燥证；姜斌贤等把本病分为气虚血瘀证、湿热下注证、寒凝瘀阻证、肝火亢盛证、营卫失和证。臁疮一般分为湿热下注证和气虚血瘀证；阙华发等把本病分为湿热毒蕴证、湿热瘀阻证、气虚血瘀证、脾虚湿盛证。

3. 专方加减

陈淑长教授善把清肝芦荟丸用于下肢静脉曲张的治疗，方中有两组对药，一组是黄连和青皮，另一组对药是海粉和昆布，陈淑长教授临证时也常用柴胡和黄芪，诸药合用，达清肝解郁、养血舒筋之功，临床疗效满意。姚飞用四妙汤加味治疗臁疮，疗效满意，复发率低。

六、基础研究

1. 下肢静脉曲张与细胞外基质重塑的关系

基质金属蛋白酶（MMPs）与其内源性抑制物 TIMPs 共同调节细胞外基质的代谢，曲张静脉管壁中 MMPs 在含量和功能上的变化，可能导致细胞外基质的重塑，进而影响静脉管壁的功能。刘群亮观察了 MMP-2 与 TIMP-2 在下肢曲张静脉组织中的表达及其与发病机制的关系，MMP-2 的高表达使其与 TIMP-2 比例失调，在下肢静脉曲张的发生及发展中可能起重要作用。

2. 导致下肢静脉性溃疡的白细胞捕获学说

白细胞捕获学说是由 ColeridgeSmith 等在 1988 年提出。这一理论认为：静脉压增高的患者下肢血流速度变慢、血液淤积，作用于白细胞的流体剪切力下降。由于白细胞体积比红细胞大，变慢的血流使白细胞离开轴流，迂回的毛细血管襻可以"俘获"大量白细胞，使之阻塞在毛细血管内，并游走到周围组织微循环，白细胞释放大量蛋白水解酶和自由离子基，造成内皮细胞破坏，周围实质细胞死亡，进而组织被破坏，导致下肢静脉性溃疡形成。

第三节 特 色 治 疗

1. 四畔理论指导臁疮的治疗

"四畔"是描述疮疡四周的中医学名词，在中医对臁疮的局部治疗，除疮面用药外，多结合疮周（四畔）用药，既表现在疮面与疮周施用不同的药物和剂型，如疮面施用掺剂或药膏，四畔施用围敷药，也有同一种药物剂型同时施用于疮面与四畔，如膏药、熏洗和热熨疗法等，往往多种治疗手段有机结合，联合使用。各种四畔疗法的选方用药强调辨证论治，在继承传统疗法即围敷疗法、膏药疗法、熏洗疗法、针灸疗法的同时，结合现代科技的发展，将红外线、激光、音频等运用于局部治疗中。

2. 回阳生肌法治疗臁疮阴证疮疡

王玉章教授认为臁疮外用药和内服药同等重要，在选用外用药时注重辨识疮面阴阳。针对于阴证疮面，王玉章教授首选还阳熏药卷烟熏疮面。熏药疗法是中医皮外科中传统外治法，烟无所不至、无孔不穿的特性可以使其直达病所，进而疏通腠理，舒筋活络，畅通气血，温阳散寒。

3. 从三焦网膜系统论治筋瘤

从筋瘤之筋与三焦网膜之筋膜乃一物多形的理论出发,阐明筋膜隶属于三焦网膜系统的生理特点,基于三焦网膜输布五脏系膜功能,探索筋瘤上焦网膜气陷、中焦网膜湿困、下焦网膜郁阻精亏的病机,认为"三焦网膜"理论与筋瘤关系密切,临床中应根据症状判断病机病位,在上焦心肺系膜予以补气升提,在中焦脾胃系膜予以健脾利湿,在下焦肝肾系膜予以疏肝理气,兼以柔肝补精。

4. 火针治疗筋瘤

贺普仁用火针治疗筋瘤 42 例，经治疗后痊愈 16 例，其中治疗 10 次痊愈者 7 例，好转 26 例。

治疗时间最短者 4 次，最长者 52 次。在治疗上，以中粗之针"刺而泻之"，同时加用火力。中粗针刺破表面静脉血管，放出适量血液，可祛瘀生新，以调血气，再配以火针来增强其温通经络、活血通络的功用，进而达到通其经络、调其血气之目的，从而使疾病得到治疗。

5. 三因制宜

根据患者的年龄、病程、病情严重程度、生活习惯、工作环境等个体差异，制订相应的个体化治疗方案。高龄患者因活动量偏少，其他器官系统的合并症较多，可选用中医药为主的保守治疗方案或微创的手术治疗方案，以缓解病情、提高患者的生活质量为主要目的。对于身体状况较好，长期或重度筋瘤、臁疮的患者，争取制定中西医结合的彻底根治方案。本病与长期负重有关，故应在弹力绷带或弹力袜的压力治疗保护下，进行适当的体育锻炼或工作，对于预防本病的加重有积极的作用。

第四节　名医学验

1. 陈淑长

陈淑长教授在临床中基于病邪、病性、病位论治周围血管疾病，把筋瘤分为筋挛血瘀脉络证、筋挛湿瘀脉络证，把臁疮分为脉络血瘀阴疡证、脉络湿瘀阴疡证、脉络瘀热湿疡证、脉络气血俱虚阴疡证，进一步丰富了周围血管病辨证论治的思路。

2. 迟景勋

迟景勋教授将臁疮分为湿热下注证和气虚血瘀证两类。在治疗疾病时不忘固本清源，重视脾胃调养，迟教授认为：脾胃为后天之本，气血生化之源，气血病，则百病生，百病脾胃始，健脾和胃是治疗之根本，常用参苓白术散加减。

3. 吕培文

吕培文教授以中医外治溻渍荡洗及外敷中药纱条换药法治疗下肢静脉性溃疡（VLU）患者植皮创面，以促进其愈合。吕培文教授指出臁疮辨证应以护场辨证为主，整体辨证为辅，重视患者、创面床、皮片、体质差异对创面愈合的影响。植皮术全程均应判断顺逆、内外兼具、尤重于外、动静结合、因人制宜。

4. 蔡炳勤

对筋瘤、臁疮提出"因虚致瘀、湿瘀阻络"的观点，主张内外结合，内服药多以益气活血、祛湿通络为法，外用药组方重视三点：中医理法辨证、透皮吸收的效果、现代药理研究结果。筋瘤早期用蔡氏筋瘤洗方（大黄、乌梅等）熏洗，配合刺络放血以缓解症状，伴瘀积性皮炎用清热凉血解毒，或养血润燥止痒之品。臁疮外治法包含中药熏洗、局部清创、药物湿敷或膏药外敷、针刺等一系列治法，循中医局部辨治思路，分期使用。

筋瘤和臁疮在病因病机及治疗方面均有密切的关系，筋瘤的有效治疗对于臁疮具有预防或促进愈合的作用。二者在古文献中均有大量的记载，提示了筋瘤和臁疮在中医药治疗中有着很好的临床基础，但在目前的外科临床中，多种静脉活性的药物及手术已是治疗的主要手段，中医药的治疗效果缺少严格的临床试验的支持。在筋瘤与臁疮的研究中应该注意两方面：一是建立具有统一标准的辨证治疗体系；二是在临床及基础研究中不断深入挖掘，阐明中医药改善静脉功能的机制。

（李大勇）

第五章 象皮肿

课程思政提要：淋巴水肿是当代医学难治性疾病，随着乳腺和盆腔恶性肿瘤的发病率不断上升，肿瘤术后导致的四肢继发性淋巴水肿患者随之不断增加，给患者心理和精神上带来不同程度的负担，严重影响了患者的生活质量。因此，在临床工作中针对本病要注重早期防治，从中医学中传承精华，守正创新，努力发掘中医外科在本病中的独特理论和丰富手段，提升本病临床治疗效果，服务人民健康。

象皮肿是淋巴液回流障碍，在皮下组织持续异常积聚，甚至出现纤维组织增生的进展性疾病。本病多继发于"丝虫病""丹毒""乳岩"等病后，早期肢体呈现凹陷性水肿，休息及抬高患肢后减轻；后期皮肤及皮下组织纤维增生，汗腺、皮脂腺破坏，肢体水肿呈非凹陷性，伴反复皮肤感染、淋巴管炎等，因其皮肤粗糙，坚韧如象皮之状，故名"象皮肿"，亦称为淋巴水肿。

世界卫生组织对致残类疾病排位中"象皮肿"居第2位，全球近2亿人可能患有不同程度的淋巴水肿。本病继发多于原发，女性多于男性，下肢较上肢多发，通常与先天不足、外邪侵袭、金刃所伤、气血凝滞有关。伤于外邪者，多因络脉空虚、湿浊之邪郁积于内、毒厉之风侵袭其外，而致气血痹阻，多邪杂合而发为本病。伤于金刃者，肢体脉络受损，气血阻滞，水湿外溢，酿生痰浊，从而导致本病。中医药治疗肢体淋巴水肿有着悠久的历史。

第一节 历史积淀

一、病名源流

古籍中把象皮肿称为"大脚风""𤵋病""水肿""沙木腿"等。历代医家对其有不同描述，隋代巢元方在《诸病源候论》中记载："𤵋病者，自膝以下至踝及趾，俱肿是也，皆由气血虚弱，风邪伤之，经络痞涩而成也。"该书称丝虫病为"膈病"："膈病者，由劳役肢体。热盛自取风冷，而为凉湿所折。入于肌肉筋脉，结聚所成也。其状赤脉起如编绳，急痛壮热，其发于脚（一作骱）者，喜从鼠朴起至踝。赤如编绳，故谓膈病也。"清代王孟英在《潜斋医案》中说："水乡农人，多患脚肿，俗名'大脚风'，又名'沙木腿'，一肿不消，与寻常脚气发过肿消者迥殊，治之辄无效。"

二、病因病机

《潜斋医案》中记载本病乃凝寒伤络，血气痹阻，风寒湿三邪杂合留滞不能出而发。《医心方·脚气所由》言："此病多中闲乐人，亦因久立冷湿地。"亦言："凡脚气病者，盖由暑湿之气郁积于内，毒厉之风吹薄其外之所致也。"由此可见本病致病因素为内外两个方面。

（1）内因 本病内因责之于脾肾两脏，脾胃为后天生化之本，正如《黄帝内经》所言"诸湿肿满，皆属于脾，湿胜则濡泻，地之湿气，感则害人皮肉筋脉"。《外科正宗》载"湿肿者，皆脾气受伤之病"，脾气不足，水液输布失调，水湿泛溢于表趋于下而成下肢水肿。肾主水且为水之下源，《医心方·脚气所由》言"夫脚气为病，本因肾虚"，《素问·水热穴论》曰："肾者胃之关也，关门不利，故聚水而从其类也，上下溢于皮肤，故为胕肿。"因此，大多医家认为本病与脾肾有关。脾肾阳气不足，四末失于温煦，水湿不化，停留于腠理经脉，聚而为湿瘀之邪，留滞于肢体而发病。

（2）外因　《潜斋医案》言本病由于风寒伤络，气血阻滞，久而化热，风湿热三邪杂合不能出而发为本病。《备急千金要方·风毒脚气》言："地之寒暑风湿皆作蒸气，足常履之……微时不觉，痼滞乃知。"《诸病源候论》云："凡脚气病，皆由感风毒所致。"指出风毒是本病发病的重要因素，以上分别论述了寒湿、暑湿、风毒之气外袭肌表，损伤经络，经络阻滞，精微不通，湿瘀阻滞，气血痹阻运行不畅，血不利则为水，故渗出于脉外肌肤腠理之间，则肢体肿胀；湿瘀不化的同时又加重了经络阻滞，从而形成恶性循环。湿瘀之邪愈甚，肢体肿胀便更为严重。因此本病初期多为寒湿、湿热、风毒阻滞经络，病之后期三邪化为湿瘀之邪，留滞肌肤、腠理、经络。

三、论治原则

古代医家积累经验，从整体出发，辨证论治，充分发挥中医药的作用，发展出了很多行之有效的治疗方法。孙思邈所著《备急千金要方》集唐代以前诊治经验之大成，对后世医家影响极大。其中记载独活寄生汤，祛风湿，止痹痛，益肝肾，补气血，治"由肾气虚弱，卧冷湿地，当风所得"之脚气。孙思邈在汤剂内服的基础上针对此病开发了多种外治法，运用野葛制膏，并言之："凡初得病，便摩野葛膏，日再，顽痹脚弱者愈乃止。"文中还记载了用川椒煎汤熏蒸患肢治疗足肿，现在临床上的烘烤疗法也是借助热力驱湿邪外出，有异曲同工之妙。在《千金翼方》中记载："桑椹主水消渴叶，水煎取浓汁，除脚气水肿，利大小肠。"《脚气治法总要》以清热利湿为法，选用白皮赤豆汤"治风湿毒气攻两脚痛重"之下肢浮肿。《医心方·脚气肿痛》记载"鲤鱼生煮食之，治水肿脚满"，并使用榆桃柳槐桑五木枝叶煎汤外洗患肢，或者运用蓖麻热敷患处，均能得到一定的疗效。除内服外用，文中还记载用针灸治疗肢体淋巴水肿，"初灸风市，次伏兔，次犊鼻……次绝骨"。又："灸足十指奇端去奇一分，两足凡八穴，名曰八冲极下气。"文中详细记载了治疗脚气所用的穴位以及施灸时穴位选取的先后。

推拿和导引作为中医中比较特殊的治疗方法，具有操作简便、疗效显著、安全等特点，治疗本病亦多有记载，《诸病源候论》记载治疗脚气可通过导引等方法宣导气机。

第二节　现代发展

一、病名规范

古文献中的象皮肿对应西医意义上的肢体继发性淋巴水肿，随着中医学的不断规范化和现代化，中医学目前将肢体继发性淋巴水肿的中医病名统一表述为"象皮肿"。

二、病因病机

肢体淋巴水肿的主要病因病机为脾肾阳虚和（或）手术外伤等致使正气虚弱，气血津液失调以致湿、热、痰、瘀阻于脉络，脉络阻滞不通，致使水津外溢，发为肿胀。脾肾阳虚为内因，脾阳虚损，运化无力，水湿停留于脉中聚而为湿，流注于肢体；金刃所伤为外因，金刃伤及血脉神经，脉络受阻，血行不畅，而血不利则为水，加之阳气亏虚水湿不得运化，水液运行不畅而生痰，痰瘀蕴结于脉络，使水湿外溢于肌肤而致水肿。

三、证候表现

证候方面，对淋巴水肿相关文献进行统计分析发现，证候出现频次最多的是血瘀证，其余频率较高的依次为气虚、水湿、血虚、气滞、脾虚、损伤脉络、热毒。临床多以气滞血瘀为主要病因病机。癌症患者术中被金刃戕伤血脉神经，加之术后放、化疗耗气伤血，使正虚者更虚，邪实者更实，气虚无力推动血行，血行不畅，脉络瘀阻加重，血不利则为水，并且气虚致水液不能输布而停滞，溢于肌肤而生水肿。除气滞血瘀外，气虚、水湿、血虚、脾虚、损伤脉络也常作为论治病因。气虚则血行不利，脉络不畅，水液代谢失司，故而诱发水肿。水湿蕴结不化，水液代谢失常，故可诱发水肿。血虚血不利水；气滞则气机紊乱，血行不畅；脾主运化，脾虚运化水液失司；热毒损伤脉络，脉络损伤水液代谢失常，种种原因皆可造成水肿发生。因此象皮肿的发生与血瘀、气虚、水湿、血虚、气滞、脾虚、脉络损伤、热毒等证候皆有密切的相关性，多种证候交错，虚实夹杂，进一步加重淋巴水肿发生。临床治疗当兼顾基本病机与相关病机。

四、治则治法

根据近年文献报道，象皮肿的治法有温补脾肾、通阳利水，补气化瘀、通络利水，活血化瘀、清热散结、益气健脾、利水消肿，扶正消癥、化瘀利水，活血化瘀、疏肝理气等。其中化瘀利水法是象皮肿最基本、最主要的治则治法，临床应用时常常兼顾其他相关病机，具体包括温补脾肾、益气健脾、疏肝理气、清热散结等，临证往往在化瘀利水的基础上相辅为用。

五、临床论治

1. 内治

内服中药治疗淋巴水肿，临床上中医辨证论治大致分成气滞血瘀证、气虚血瘀证、气虚毒结证以及脾肾两虚证等几个证型。治疗根据辨证虚实不同，分别可予以通络利水消肿、益气活血化瘀、健脾利湿等治则治法。既往研究表明中药内服或中药内服结合其他疗法对淋巴水肿治疗对比单用其他疗法治疗淋巴水肿，在总有效率、KPS 评分、VAS 疼痛评分、QOL 评分、患-健手臂周径差等几项淋巴水肿治疗评价标准中，均有明确优势。

2. 外治

中药热敷后借助药物之力可迅速透过局部皮肤直达患处，可以起到活血化瘀、消炎止痛、软坚散结等功效，使局部水肿更加易于吸收与恢复。对于重度或者病程较长患者反复进行局部热刺激可以松解和软化刺激部位瘢痕，有利于病变部位淋巴管的再生，同时局部高热治疗可以提高患者巨噬细胞的活性，分解局部组织中的高蛋白，促进病变部位的血管扩张，加快血流速度，而使水肿消除；并且可以有效地控制病变部位感染，消除炎症等诸多不利因素。

3. 针灸

针灸是运用一定的操作手法通过经络与腧穴的作用来治疗调节全身性疾病，其主要作用机理为疏经通络、调和阴阳与扶正祛邪。中医认为，淋巴水肿的发生是因为上肢局部经脉受阻，气血运行不畅，正气不足，脏腑不调，气滞血瘀，水液停滞，其发生和发展主要是与手足三阴经、三阳经有着密切相关性。针刺治疗可以刺激患者经络系统，使患肢闭塞的淋巴管再通，刺激横纹肌收缩，使肌肉组织的淋巴管内滞留的淋巴液可以通过瓣膜的作用逐渐流动，从而达到治疗淋巴水肿的效果。艾灸的温热之效可扶助正气，得温则气行通畅，气畅则水液得行，气血调畅，则水肿不发。

六、基础研究

1. 病理生理研究

淋巴水肿的基本因素是淋巴液滞留于组织间隙，淋巴液滞留是因为淋巴回流的受阻，按照淋巴系统解剖，回流障碍可发生在从起始淋巴管至胸导管的各级淋巴通路上。皮肤组织的感染造成局部淋巴管及周围组织炎症，引起远端淋巴管闭塞；手术和创伤以及放射治疗主要损伤局部淋巴结和集合淋巴管，引起淋巴通路的损伤甚至中断。研究发现局部淋巴系统受损时会出现多种代偿机制，组织中的原有淋巴管扩张以及局部大量毛细淋巴管形成增强其回流能力，淋巴管与静脉之间的交通支开放，淤积的淋巴液通过交通支回流。通过各种回流代偿机制，急性期的淋巴水肿大多能很快消退。慢性期，淋巴回流障碍导致含蛋白的组织液难以回流入血，堆积在组织间隙内，最终表现为皮肤和皮下组织内结缔组织增生及脂质沉积。虽然其发生机制仍未阐明，但倾向于认为这些过程导致了进行性的皮下组织纤维变性。

2. 动物模型建立

造模干预方法主要在啮齿类、犬、兔、猪等常见的实验动物中实现，常采用手术与放射技术相结合的方法进行造模。大鼠后肢模型的构建成功率高，效果持久且并发症较少。小鼠常通过手术方法进行尾部切以建立疾病模型，但是小鼠尾部与人类肢体淋巴水肿的差异较大，使其应用受到了一定限制。兔类常采用耳部和四肢进行造模；但耳部与人类淋巴水肿部位在解剖学上存在差异，因此兔耳部造模也具有一定的缺陷。依据目前的造模方法分析，单纯的手术方法虽然可以成功制备急性淋巴水肿动物模型，但是需严谨分析手术部位及切除部分。而手术与放射技术相结合进行造模是目前常用的方法，通过手术破坏淋巴结和淋巴管，联合放射技术破坏残余淋巴管，并抑制手术后可能发生的自发性淋巴管再生。

第三节 特色治疗

1. 刺络引流

曹建春等采取深部刺络外引流疗法治疗四肢继发性淋巴水肿，沿患者患肢三阴、三阳经，循经斜刺，且与对照组均行淋巴引流手法治疗。结果示治疗后针刺组上肢周径缩小程度明显优于对照组，针刺组总有效率（96.67%）优于对照组（63.33%），且在疼痛评分与水肿症状评分方面均优于对照组。

2. 用药艾灸

裴晓华等将防己、桂枝、红花、莪术、丹参、鸡血藤、老鹳草等药物制备成灸条，局部选取臂臑、外关、肩髎、阿是穴等穴位，远端取穴选取关元、脾俞、肾俞等穴，进行艾灸，可以取得局部消肿利水、温阳通经的效果，达到健脾利水，扶正不留邪的目的。较清艾组而言，能起到改善患肢臂围周径值、患侧-健侧差值的作用，自觉肿胀感 VAS 评分，疲乏程度 RPFS 评分方面比较差异有统计学意义。

3. 三因制宜

根据患者的年龄、病变肢体、原发病因、病程长短及严重程度、合并疾病、体质等个体差异，制定不同的治疗方案。对于高龄的患者，治疗多以改善症状、提高生活质量为主。对于下肢淋巴水肿的患者，注意抬高下肢，经常活动，行走时穿戴弹力袜或弹力绷带，以利于淋巴液回流。对于继发性肢体淋巴水肿，应积极预防丹毒、丝虫感染，对于肿瘤患者手术时应尽可能减少淋巴结的破坏。及时治疗足癣、丹毒等疾病，防止淋巴水肿进一步加重。

第四节 名医学验

1. 崔公让

崔公让认为本病多因脾气亏虚，运化、输布津液乏力，水湿内生，复感风热外邪，二者相互搏结，瘀阻脉络，湿热蕴结而致肿胀。通过多年临床研究，总结出内服经验方加改良烘烤绑扎方法治疗本病。经验方中土茯苓、泽泻、薏苡仁健脾渗湿消肿，视病之轻重，准用药之多寡，则阴阳不伤，而湿病易去；当归、赤芍化瘀通络；陈皮理气燥湿；两头尖温阳散瘀助利水渗湿；甘草调和诸药。并联合运用烘烤绑扎疗法，有效地减缓和阻止了病情的进一步发展。

2. 唐汉钧

唐汉钧认为，脾主运化水湿，患者脾失健运，湿浊内生，络脉受阻，故见肢体肿胀，当先通络利湿消肿治其标，予萆薢、泽泻、薏苡仁、防己等，并佐以益气健脾之品。病久必瘀，故肿势渐消之时，伍以通经活络之品，如桃仁、红花、全当归、伸筋草、丝瓜络、忍冬藤、地龙等，并加大益气健脾之品用量，则脾气健运，湿浊自消。

肢体淋巴水肿的治疗难度较大，治疗周期较长。《理瀹骈文》谓："外治之理即内治之理，外治之药亦即内治之药，所异者，法耳。"中医外治疗法与内治疗法的治疗机制相同，均是在中医理论的指导下进行辨证施治，内治法强调整体辨证治疗，改善患者机体状态，而外治疗法则是直接作用于皮肤黏膜或病变部位，种类丰富且独具特色。中医药在缓解水肿、疼痛等临床症状与提高生活质量方面，均疗效显著。虽然疗法种类繁多，但当前尚无统一的临床应用标准，而且缺少诊疗规范指南的指导及现代的疗效评价标准，因此，仍需不断探索与发掘，从而使其获得更广泛的临床应用。

（曹建春）

第九篇　外科其他疾病

第一章 冻 疮

课程思政提要：冻疮多好发于冬季，随着人民生活条件的改善，防寒保暖措施的加强，本病的发病率有所下降。但仍对生活在高寒地带的人群，特别是长期在寒冷潮湿环境中巡逻的边防军战士、一线作业工人危害较大。因此，如何指导临床医生发挥中医特色，有效使用中医药方法防治冻疮尤为重要。还应加强对高危人群的管理，提高群众对冻伤防治知识的知晓率。

冻疮是指人体遭受寒邪侵袭所引起的局部或全身性损伤，临床上以暴露部位的局部性冻疮为常见。相当于西医的"冻疮"或"冻伤"。局部性冻疮的临床特点是局部症状较轻，以局部肿胀发凉、瘙痒、疼痛、皮肤紫斑、水疱，甚则破溃成疮为主要表现。发于全身者较重，表现为体温下降，四肢僵硬，甚则阳气亡绝而死亡。此病好发于体表暴露的部位，如手、足、耳、鼻、颜面等；好发于初冬、早春，寒冷潮湿环境；儿童、妇女多见。素体阳虚，加之寒邪外袭，寒凝肌肤，经脉阻隔，使气血瘀滞发为本病。冻疮的发病率各家报道不一，何勤国在 1649 例长期从事海上船舶作业的大样本中检出 318 例青年男性冻疮患者，占 19.3%，与日本的发病率相似。对于冻疮，治疗以温经散寒、补阳通脉为原则。轻者以外治为主，重者要内外合治。全身性冻伤要立即抢救复温，并给予对症支持治疗。平素生活中要注意保暖，避免暴露于湿冷环境中。坚持体育锻炼，促进血液循环，提高机体对寒冷的耐受性。

第一节 历 史 积 淀

一、病名源流

中医学对冻疮的认识已有二千多年的历史，古代因气候环境及防护设备限制，本病发病率较高，故医家积累了丰富的临床经验。

冻疮的记载最早见于《五十二病方》，称为"瘃"。至隋朝《诸病源候论》始称其为"冻疮""烂冻疮"，并具体介绍其病因病机和主要临床表现，其论述已经与现代认识基本一致。从唐代发展到明代，《新修本草》《千金翼方》《外科启玄》《本草纲目》《景岳全书》等均沿用了"冻疮"病名。《伤寒直格》《儒门事亲》则称之为"寒疡"。《太平圣惠方》《集验方》根据症状称为"手足皲裂"。另有部分书籍根据其发病部位命名，如《医心方》称之"手足烂冻疮"；有的则点出好发人群，如《圣济总录·卷第一百八十二·小儿门》下设"小儿冻烂疮"；亦有二者兼而有之者，如《太平圣惠方》称"小儿脚疔者"。

二、病因病机

从病因病机看，总体上古代医家认为冻疮之病因以寒邪侵袭、体质虚弱为主，其次也有医家认为感受风寒后处理不当、复温太过也是冻疮的原因。病机为寒性凝滞、收引，耗伤阳气。寒冷侵袭，直接损伤肌表及卫阳，血泣则不通，致局部营卫失和，营强卫弱，营阴外溢导致水肿、水疱、痛痒而为冻疮。重者直接导致局部血脉闭阻，肌肤筋骨坏死。多数医家倾向于寒凝气滞血瘀致肌表失温的病机特点，同时重视体质虚弱的内因，少数医家认为风寒之邪侵袭后处理不当，复温太过也是重要的病机特点。

（1）单因立论 许多医家论述冻疮乃寒邪外袭，客于肌表，气血凝滞，则肌表失于温养，而致肌表不温，甚至肌肤坏死。《圣济总录》曰："论曰经络气血，得热则淖泽，得寒则凝涩，冬时严寒，气血凝聚不流，则皮肉不温，瘃冻赤，肿痛而成疮。"可见，诸位医家都认识到寒凝气滞血瘀致肌表失温的病机特点。《外科大成》及《外科正宗》亦以寒冷侵袭，直接损伤肌表及卫阳论述冻疮。

（2）多因立论 《保婴撮要》明确指出："足指冻疮，因受禀虚怯，故寒邪易乘，气血凝滞，久而不愈则溃烂成疮。"元气虚弱，或小儿脏腑娇嫩，形气未充，寒邪趁虚入侵，损伤肌表及卫阳，导致水肿、水疱、痛痒而为冻疮，重者直接导致肌肤筋骨坏死。同时，《疡医大全》有言"此是冻风，切勿火烤。亦忌热手摸擦，越摸越甚，一经紫黑破损，即成冻疮"，可见风寒之邪侵袭后处理不当，复温太过，则火热燔灼血肉，肌肉腐烂坏死，甚则脱离。

三、论治原则

综观古代医家论治冻疮，内治法记载较少，主要的治疗原则有温经散寒、补阳通脉，内外合治、抢救复温，忌用直接火烘或暴热解冻之法。

（1）温经散寒、补阳通脉 根据冻疮的辨证论治分型，寒凝血瘀当温经散寒、养血通脉，寒凝化热当清热解毒、活血止痛；寒盛阳衰、气虚血瘀症状较重，当益气养血、回阳救脱、散寒通脉。

（2）抢救复温 隋代巢元方在《诸病源候论》中载："焮赤疼肿，便成冻疮，乃至皮肉烂溃，重者支节堕落。"全身性冻伤更是严重，初起寒战，体温逐渐降低，后疼痛性发冷、知觉减弱、嗜睡、意识模糊、瞳孔散大、呼吸变浅、脉搏细弱，陷入僵硬和假死状态，易导致死亡。

（3）忌用直接火烘或暴热解冻 如《外科大成》曰："切忌火烘汤泡，犯之则肉死。"因此，冻伤处理不当，复温太过，则火热燔灼血肉，肌肉腐烂坏死，甚则脱离。

四、用药规律

分析相关文献研究及专利的药物使用情况得出，目前临床中医治疗冻疮较多的药物可分为3类。第1类是促进血液循环、活血化瘀的药物，如红花、当归、芍药、川芎、丹参、三七和鸡血藤等；第2类是温通经脉、祛寒止痛的热性药物，如桂枝、细辛、干姜、樟脑、肉桂、附子、辣椒、花椒、吴茱萸、川乌、胡椒、荜茇、荜澄茄和茴香等；第3类为补益正气、补血行气的药物，如甘草、黄芪、党参、红枣和山药等。在临证时再配伍一些寒凉的清热解毒药物，如虎杖、地榆、黄连、仙鹤草、大黄、苦参、蒲公英和紫花地丁等，加强抗炎、止痒、化脓、促进创面愈合的作用，治疗冻疮效果显著。

五、针灸治疗

经文献检索查阅，古代医著多从阿是穴论治冻疮，阿是穴"以痛为腧"，首先在冻疮周围点刺，再用艾条灸20min，针后加灸能活血通络，散寒止痛。通过分析发现，古代医家以针灸论治冻疮主要从冻伤部位附近的穴位入手，确立了活血通络、温经散寒的治疗原则。若有冻伤而休克者，则取大椎、人中通阳活血、醒神益志，涌泉温补肾阳而苏厥。《百症赋》论述涌泉穴："厥寒厥热涌泉清。"此穴为回阳九针穴之一，功用回阳苏厥。

第二节 现 代 发 展

一、病名规范

局部性冻疮常根据受冻部位的不同，分别称为"水浸足""水浸手""战壕足""冻烂疮"等。

全身性冻伤称为"冻僵"，相当于西医的冻伤。

二、病因病机

1. 病因

冻疮形成原因分为内因和外因，内因主要指机体自身的功能状态，如皮肤血管对寒冷敏感度、自主神经功能、遗传因素；外因主要指环境温度、湿度、防护措施等。潮湿可加速体表散热，故冬季湿度大，特别是气温在 10℃以下的地区，冻疮发生率较高。此外，自主神经功能紊乱、肢端血液循环不良、手足多汗、缺乏运动、鞋袜过紧、营养不良、贫血及一些慢性消耗性疾病常为冻疮的发病诱因。

2. 病机

寒冷引起冻疮的机制未明，可能与皮肤血管对寒冷过敏有关，也可能与自主神经功能紊乱及遗传因素有关，冻疮属于非冻结性冷伤，发生在冬季或早春气温较低、潮湿的地区，长江流域常见，好发于手足耳轮及鼻尖等处。中度寒冷暴露时，正常人可引起皮肤血管收缩，继之血管出现扩张，以维持血流灌注。冻疮患者则出现较粗的皮肤小动脉持久性痉挛收缩，较细的表浅血管持久性扩张，产生血液淤滞、局部组织缺氧，导致组织细胞受到损害。如持续时间较长，细胞内外环境改变，可出现血管麻痹性扩张、静脉淤血、通透性增加，血浆渗入组织间隙而引起水肿。中医认为本病的发生是由于患者阳气不足，外感寒湿之邪，使气血运行不畅，瘀血阻滞而发病。

三、证候表现

1. 症状学方面

对 131 例冻疮患者进行症状分析提示，局部冻疮以局部肿胀发凉、疼痛、皮肤紫斑，或起水疱、溃烂为主要表现。全身性冻伤以体温下降，四肢僵硬，甚则阳气厥脱为主要表现，若不及时抢救，可危及生命。

2. 证候学方面

2022 年，中华中医药学会外科分会在《冻伤中医诊疗指南》中将冻疮分为寒凝血瘀、凝滞化热、气血两虚、寒盛阳衰等 4 种证型。相关资料分析 131 例冻疮患者按 4 型进行中医辨证，其中寒凝血瘀型 53 例占比 40%；寒盛阳衰型 20 例占比 15%；凝滞化热型共 27 例占比 21%；气血两虚型 31 例占比 24%。

四、治则治法

1. 治则思路

本病治疗以温经散寒、补阳通脉为原则。Ⅰ度、Ⅱ度冻疮以外治为主，Ⅲ度、Ⅳ度冻疮要内外合治。全身性冻伤要立即抢救复温，忌用直接火烘或暴热解冻之法，否则反失生机。

2. 治法探讨

分析近年文献资料，冻疮的治法有温经散寒、活血通络、软坚散结、清热消肿、行血化瘀、益气养血、清热解毒、活血止痛、散寒通脉等法。其中温经散寒法是最基本、最主要的治法，同时结合针灸推拿疗法，内服外治相结合。

五、临床论治

当代中医对冻疮的治疗在继承古人经验的基础上，又有了较大的发展，治疗思路主要表现在两个方面。

1. 辨证论治

根据冻疮的证候表现不同进行论治，归纳起来主要有寒凝血瘀、寒盛阳衰、寒凝化热、气血两虚等 4 种证型。但各地对分证又有不同的见地，如黄开泰认为部分患者因脾阳不足不能运化水谷精微，四肢经脉失于濡养，外感寒邪致经脉不通而致病。刘紫全等认为本病的发病机制是正气不足，寒冷之气侵袭肌表，阳气不能四达，阳郁血凝。

2. 专方加减

以专方为基础随证加减治疗冻疮，如扈晓成等用自拟桂枝红花汤加减（桂枝、红花、党参、黄芪、干姜、丹参、陈皮、桃仁、当归）以温阳散寒、益气活血，有效率为100%。饶永安等用黄芪当归四逆汤（黄芪、当归、白芍、桂枝、细辛、炙甘草、通草、大枣）以益气温阳养血，治疗本病204例，全部获愈。

六、基础研究

1. 冻伤发病机理

造成冻伤的机理主要有再灌注损伤，血管内皮细胞损伤，受损的内皮细胞又释放和产生的各种血管活性物质，对微循环造成严重影响，冰晶直接机械性损伤组织细胞，细胞蛋白质结构改变损伤，局部离子浓度改变损伤，组织病理结构改变，血液循环障碍，缺血性损伤等。

2. 组织病理检查

原发性冻疮的组织病理改变包括血管周围淋巴细胞浸润，真皮乳头水肿，真皮网状层和汗腺导管顶端淋巴细胞浸润，这些病理改变有利于鉴别原发性冻疮与红斑狼疮，其中真皮乳头毛细血管血栓形成、真皮网状层和汗腺导管顶端淋巴细胞浸润在原发性冻疮和继发性冻疮间有显著差异。

3. 可引发冻疮或冻疮样改变的病症

易引发冻疮的自身免疫性疾病以系统性红斑狼疮为主，神经性厌食症患者因外周血管对冷的反应性增高和体温调节的失衡，可引发或加重冻疮。

第三节 特色治疗

从古至今对于冻疮治疗方法多种多样，总体还是通过患者症状，身体状况，因地、因时、因人来制定诊疗计划。中医特色疗法可分为以下四大类，临床可根据三因制宜原则，单个使用或搭配使用。

1. 内服中药

上海中医药大学李晓芸等认为，冻疮乃皮肤肌肉受严寒侵袭、气血运行不畅致气血凝滞而成，故临床治疗以温经散寒、活血化瘀、消肿止痛为原则，选方以当归四逆汤为主方。当归四逆汤源于《伤寒论·厥阴篇》，其曰："手足厥寒，脉细欲绝者，当归四逆汤主之。"有温养经脉、通畅血行之功，为治疗冻疮的代表方。花椒散寒除湿，与当归四逆汤同用，可助其温经通脉之力而增强疗效。因此，在尊重仲景原方基础上，选用当归四逆汤加味花椒，分别采用水煎法和渗漉法提取，结合动物实验综合评价不同提取方法制备的中药提取物预防冻疮的效果。如患者出现时时寒战，四肢厥冷，感觉麻木，幻听幻视，意识模糊，倦卧嗜睡，呼吸微弱，甚者神志不清为寒盛阳衰证，用参附汤加减。冻伤后局部坏死，创面溃烂流脓，四周红肿色暗，疼痛加重，伴发热口干，属寒凝化热证，以四妙勇安汤加减。如神疲体倦，气短懒言，面色少华，创面不敛，创周暗红漫肿，麻木，属气虚血瘀证，可用人参养荣汤加减。

2. 针灸疗法

四川省中医药研究院针灸所唐赤蓉用七星针叩刺加艾条悬灸治疗冻疮，局部常规消毒后用七星针叩刺，若已起疱溃烂，可叩刺冻疮周围以微微出血为度。再用艾条悬灸叩刺部位，高度以微感疼痛为宜，时间约15min。何宜忠取合谷、外关、后溪及冻疮好发部位之阿是穴，用0.35mm×40mm毫针直刺上述穴位13～25mm，大幅度提插、捻转，得气后留针30min，其间每隔10min运针1次。同时取纯艾条（规格：直径18mm，长100mm）点燃后置于穴位上方5cm左右灸治，以感觉温热舒适、灸至皮肤潮红为度。

3. 外用中药制剂

张坚使用膏剂治疗冻疮，取中药川芎、红花、乳香、没药、肉桂、樟脑、独活按照重量配比，混合粉碎后用香油浸泡，3个月后涤去药渣，保留药液与凡士林搅拌制成膏剂。经10年对临床500例冻疮患者进行治疗观察，其中随访300例，总有效率为100%，治愈率为97%。

王振勤使用中药膏剂治疗冻疮，选取三七、桃仁、白胡椒、红花、延胡索。将上述药物按重量比混合，粉碎成细粉，再与凡士林混合均匀后制得，临床治疗冻疮患者508例，治疗周期为1~3天。结果显示95%患者可痊愈，99%患者有明显好转。

陆军用水洗剂治疗冻疮，选用西红花、益母草，用3倍的水量熬制出水剂，再将鲜红辣椒片和大蒜片与之同置于器皿中，最后均匀撒入一层菜籽油，7天后取出滤液，即为防治冻疮外用药水。该剂治疗100例非溃烂型冻疮及100例溃烂型冻疮患者，治疗组效果均优于对比组，疗效显著。

骆金根配制治疗手足冻疮的浸泡药物中选用滑石、石灰、代赭石各100g，苏木、川芎、芒硝各60g，薄荷、冰片各10g。将上述药物原料放入锅内，加水2000ml，煮沸20min，去药渣，取药水用。使用前加温至40~50℃，浸泡手足，每次30min，每日一剂，一剂用3次。

董新发明了一种治疗冻疮的熏药，该药物包括主料和配料，主料组成为：苍术、藿香、佩兰、贯众、艾叶、细辛、厚朴、皂荚、附子、火硝；配料为：榆白皮、炭黑。制法是将上述药物研磨粉碎后混合均匀，加水按常规方法制成熏香，临床治疗病例共560例，总有效率达98%。

何兴文在配制冻疮的护理液中选用中药肉桂、当归、桂枝、小茴香、大茴香、白芷、防风、川芎、丁香、独活、羌活、荆芥、红花、细辛、辣椒，将上述药物粉碎为末后浸于乙醇中，3天搅动一次，共3次后，沉淀半个月制成酊剂，外用涂喷，可起到温经活血、消肿止痒、祛瘀止痛的良好效果。

李绍敏选取中药虎杖、地榆、黄连、细辛、仙鹤草、侧柏叶、白芷、大黄、苦参，经粉碎、溶剂浸提，将浸提药物与高分子成膜剂混合。装入高压喷雾瓶中即成品。该剂可以防止溃烂创口感染，又可消炎、止痛、止痒，活血化瘀，排脓解毒，促进溃烂面愈合。

4. 三因制宜

冻疮虽为寒邪侵袭人体，但患者症状却不尽相同。

1）因时制宜，冻疮大多发生在冬季，随着气候变化，对于人体生理病理变化均产生一定影响。根据气候、气温的变化来考虑用药。隆冬之际，气候寒冷，阴盛阳衰，人体腠理致密，阳气内敛，此时当慎用寒凉之品，以防苦寒伤阳。

2）因地制宜根据不同地区地理环境特点，来考虑治疗用药的原则。不同地区，由于地势高低、气候条件及饮食习惯不同，人的生理活动和病变特点也不尽相同，所以治疗用药亦有所差异。

3）冻疮的发生，与个人体质关系很大，生理状况和气血盈亏不同，故其治疗用药亦应有所区别。

三因制宜充分体现了中医治病的整体观念，以及在实际应用时的灵活性。只有全面地看问题，具体情况具体分析，善于因时、因地、因人制宜地处方用药，方能取得较好疗效。

第四节 名 医 学 验

1. 管汾

管汾教授认为本病因阳虚之体，外受严寒所袭，导致局部肌肤气血运行不畅，经络阻隔，瘀血凝结而成。指出周围血液循环不良者易发病，手足多汗，缺乏运动，贫血及各种慢性恶病质，均可为其诱因。治疗上主张宜温经散寒，活血通络，常用当归四逆汤加减，常用药物有当归、桂枝、赤芍、白芍、川乌、草乌、细辛、红花、炙甘草、生姜、大枣等。局部漫肿溃烂者，可酌加茯苓、车前子、薏苡仁、泽泻等利湿之品。管汾指出，冻疮一症，虽属寒冷所致，但与个体素质极为有关，一般多生于肥胖及缺少劳动之人。故预防之计，当平素加强身体锻炼，尤其手足应多做运动。严冬季节，特别要注意手足、外耳的保暖，常以辣椒或生姜煎水浸泡；小儿可常服鱼肝油、钙剂等以增强体质。

2. 冯祯根

冯祯根教授认为治疗冻疮以防治结合为原则。病发时针刺疗法，二间、液门、前谷为主穴，迎香、丝竹空、听宫为配穴，调补手三阳经之经气，以利上肢阳气的循行，促使寒凝之气消散，使五指回暖，气血调畅。春夏之季阳气上升，结合"治未病"之理念，选取"冬病夏治"之法：将延胡索、肉桂等中药磨成药粉，与蒜末调和，外敷于冻疮好发的部位，以起消肿、散结、杀菌、拔毒之效。

治疗冻疮遵从中医理论，辨证施治，采取内服外治相结合，以温经散寒、活血通络、补益气血为治疗原则，疗效显著。基于现有的证据和经验治疗，还有很多重要的临床问题需要进一步解决。

一是现有制剂组方复杂，基础研究欠缺，且以传统剂型为主。传统剂型存在着一定缺陷，如汤剂使用不方便，酒剂、酊剂对皮肤有一定刺激性，膏剂有污染衣物和不易清洗之缺点。涂膜剂是近年来外用制剂的研究热点，但治疗冻疮的中药涂膜剂很少，因此，需要进一步开发研制组方合理、疗效确切、使用方便的治疗冻疮的中药新制剂。

二是现代人们对美感要求高，冻疮对手部美感破坏，温度回升后虽可自行好转，但可能遗留色素不均、皮肤松弛等问题，且易复发，为此须加大力度宣传冻疮预防知识或采取有效措施降低冻疮复发率至关重要。

（严张仁）

第二章 烧 伤

　　课程思政提要：人们对"美"的定义众说纷纭，大都包括外在美、心灵美几方面。评判一个人是否美丽难以给出统一的答案，但躯体健全无疑是重要标准。烧伤不仅使容貌损毁、躯体功能障碍甚至危及生命，还可能因烧伤后遗留的瘢痕、畸形等产生巨大的心理压力，从而引发各类社会问题。因此，如何发挥中西结合治疗特色，在挽救生命的同时，改善烧伤创面愈合质量，克服容貌毁损、功能及心理障碍，促进全面康复，让患者重新回归社会，才是治疗的终极目标。

　　烧伤，是由热力（火焰，灼热的气体、液体、固体）、电流、化学物质及放射线等作用于人体而引起的一种急性损伤性疾病，常伤于体表局部，可波及各个系统，引起全身性反应。根据病因大致分为热力烧伤、电（流）烧伤、化学烧伤和放射性烧伤。古称本病为"水火烫伤""汤火灼疮"等。烧伤是战时及平时的常见损伤之一，虽然烧伤患者死亡率逐年下降，但仍高居全球意外伤害死因前位。根据现有资料，我国烧伤年发生率逐年下降，以烫伤为主，多发生于夏季；烧伤的高危人群主要为儿童和老年人；伴有明显呼吸道烧伤患者死亡率较高。本病由外感热毒侵害人体，皮肉腐烂而成。轻者仅伤及皮肉，重者因火毒炽盛，伤津耗气，导致气阴两伤；或火毒侵入营血，内攻脏腑，导致脏腑失和，阴阳失调，甚至阴伤阳脱，变证丛生。治疗上尤为重视脾胃功能的固护，多采取内治外治并举、中西医结合，临床上常分为火热伤津、阴伤阳脱、火毒内陷、气血两虚、脾虚阴伤等证论治。

第一节 历 史 积 淀

　　在古代，一般以火烧伤和汤烫伤者居多，故又称为水火烫伤、汤泼火伤、火烧伤、汤火疮、火疮。在漫漫历史长河中，历代医家对烧伤的病名有着不同的记载，如将"烧伤"表述为火烧、火创伤、火烧疮、火灼烂疮、火烧燎损；汉代出土文献即有灸疮、烧烫伤方药的记载。

　　东汉之前，善运用生产劳作中的经验治疗方法来解决烧烫伤，如《五十二病方》有"陈黍"同"犬胆"混合和"芜荑"同"猪膏"混合后外敷治疗"胻膫"的记载。"胻"意为小腿部；"膫"通"燎"，意为"火烧"，"胻膫"代指下肢部烧烫伤。《黄帝内经》系统地归纳了很多疾病的病因病机，其中《素问·阴阳应象大论》有云"热胜则肿"，《灵枢·痈疽》云"热胜则腐肉，肉腐则为脓"，描述了火热病症的基本病因和特点。《黄帝内经》中对火热毒邪致病有着详尽的论述，作为火毒所致的烧伤也应当归纳在此。书中论述较为著名的火热之邪经脉、经络入脏腑的理论由此开展，《素问·皮部论》指出："皮者脉之部也，邪客于皮则腠理开，开则邪入客于络脉，络脉满则注于经脉，经脉满则入舍于府藏也。"

　　汉代张仲景在《金匮要略》中指出"极寒伤经，极热伤络"，从病邪的阴阳属性，从而正确诊断疾病和治疗疾病，同时也注意到外感热病烧伤后存在津血亏耗。

　　关于烧伤后期毛发病症的病机阐释也有名家进行了探讨，隋代巢元方在《诸病源候论》中阐述了毛发不生、毛发脱落等原因，总括了局部因"血气陷落"所致，烧伤处毛发，由其"疮痕致密，则气血下沉，不能荣宣腠理，故发不生"。

唐宋元时期，各家学术争鸣，对烧烫伤致病的理解也得到了很大的提升，将局部治疗和整体辨证施治相结合。唐代孙思邈在《备急千金要方》中首次提出外洗法治疗烧伤，后世多遵循《理伤续断方》，外用洗剂作为烧伤先行治疗：如《本草纲目》提出烧伤后先以蛋清和酒、酸醋或皂矾水淋洗。其中比较有代表的是《太平惠民和剂局方》中提到，"汤火伤初起瘭浆，热毒侵展则焮赤疼痛，毒气壅盛则腐化成脓"，其中认为"热毒侵展"是作为烧伤病势的重要概括，因此，主以敛疮口，生肌肉，拔热毒，止疼痛中药方剂用神效当归膏。《正体类要》以中医病案形式记载了烧烫伤后创面溃烂不愈、喘嗽、发热、渴欲饮水、大小便不利、脉洪数等临床表现，并指出"火毒锨作"侵犯不同病位如"乘于血分""行于下焦"等是烧伤后毒邪内攻脏腑的关键。

明清时期，对于烧烫伤疾病的理解和诊疗思维得到蓬勃的发展，更是将烧烫伤所带来的后遗影响具体阐明，并加以施治。明代张介宾在《景岳全书》中指出火邪具有"阳用躁动"，"盛则炽热为痛"，"炎烁焦枯"甚则"燔炳焚烧"而为灾变的特点。清代陈敬之在《外科秘录》中认为烧烫伤后火毒致病轻浅者损伤皮肤、肌肉，严重者"害在脏腑"而威胁生命。明代薛己在《正体类要》中以脉案方式记录了烧伤后火毒侵犯不同部位后出现的临床表现并提出了相应的治疗方药。《济阳纲目》中外治法仍沿用《正体类要》的治疗方法，以小儿脾胃虚弱为特点，进行内服药的辨证施治，常以四君子汤健脾益气基础上加用川芎、栀子等药物治疗。清代陈士铎在《外科秘录》中主张以救焚汤内服，配合外治法治疗烧烫伤，并在其著作《石室秘录》中创制了逐火丹作为烧伤常备药品。

在长期的临床实践中，历代中医名家对烧烫伤的病因、病机、治法不断探索、更新与完善，逐渐形成了完整的理论体系。从病因来看，火灼、汤沃（沸水、热油）、蒸汽、艾灸等是造成烧烫伤的主要原因。烧烫伤发生后，轻者为火气，伤在皮肤肌肉；重者为火毒，致病急暴，炎烁焦枯，伤筋烂骨，内攻脏腑。各代医家不仅对烧伤病因病机有着较为深刻的理解，也提出了不同形式的治疗方法，外服内用的方药都为后世医家带来了宝贵的经验。

第二节 现代发展

烧伤的认识和研究在新中国成立后得到了快速的发展，现代中医理论普遍认为烧伤的病因是火毒或热毒，外伤皮毛，重伤肌肉、筋骨，而内伤脏腑，多由火毒内攻，或热毒内陷而起，轻则犯上焦肺心，次犯脾胃，重犯肝肾，亦有三焦俱伤，按病情变化病位脏腑有所不同。早期实证较多，后期虚证较多，亦有虚实夹杂，但火毒伤津是自始至终的病理改变，轻重因病情病程而异，除火毒伤阴外，并有伤气伤阳的变化，病变亦有气分、血分之分，基于以上病因病机烧伤病情复杂，且早期中医学家多将烧伤分为"初期-烧伤早期""中期-阳亢期""晚期-阴虚期和阴虚及阳期""后期-恢复期"。西医认为烧伤一般指由热力（火焰、灼热的气体、液体、固体）、电流、化学物质及放射线等所引起的皮肤和/或黏膜组织损害，严重者也可伤及如肌肉、骨、关节甚至内脏等器官，中医称水火烫伤、火烧疮等。目前对于烧伤的发病机制研究非常明确，是由于外部各类理化因素对机体组织造成的直接损害，引起机体的局部或全身代谢、功能、结构发生异常。在烧伤发生后，其愈合过程涉及的病理生理机制是对烧伤机制研究的重点，目前主要研究的领域包括局部炎症反应情况、血管新生能力、局部生长因子水平、氧化应激损伤等，随着对烧伤研究的深入，局部线粒体功能、细胞自噬、micRNA 的基因水平调控等研究方面已然成为现代研究的热点。针对治疗烧伤的药物研究主要包括以生长因子、磺胺嘧啶银为代表的各类局部药物，并由此衍生出各类新型生物工程修复材料、纳米级药物敷料等，随着对烧伤的分期、分级和机制研究的认识不断成熟，中医药治疗烧伤也取得了显著的成效，目前以"解毒、生肌、祛腐"为主要治疗原则的局部外用中药制剂在临床取得良好疗效，在此基础上结合现代科学技术对其主要药效成分、作用机制与靶点进行研究，实现了初步的剂型、药物革新和转化，烧伤研究的未来发展方向也逐渐聚焦于中医药的作用，可见在烧伤研究中中医药有着举足轻重的地位。总体而言，目前对烧伤领域的研究呈现从宏观向微观深入、中西医并重、更加侧重整体情况、加快新型药物的研发这类理念。

第三节　特色治疗

烧伤创面的处理贯穿于整个治疗的全过程,烧伤后的病情变化复杂,多因烧伤创面所引起,随创面修复而告终。正确处理创面,是烧伤治疗成败的关键。烧伤创面的处理原则,是以保护和清洁创面、减少感染、尽早封闭创面,达到最大限度恢复功能与外形的目的。

1. 中药熏洗治疗

中药熏洗治疗可借助蒸腾之药气熏患处,并且将药汤乘热泡洗患处,达到将药力和热力直接作用于病灶的作用,达到疏通气血、经脉流畅的目的,对治疗创面有效。特别适用于对疼痛耐受力较差的患者,可有效缓解局部疼痛症状,促进创面愈合。在中医理论中,本病皆因火毒之邪,外伤皮肉,辨证分为火热伤津、阴伤阳脱、火毒内陷、气血两虚、脾虚阴伤等,鉴于此,将中药汤剂应用于此类疾病的治疗,可有效改善烧伤创面的恢复,促进创面愈合。

2. 针刺

若足三里、三阴交、照海等穴位皮肤完好,针刺它们可调控烧伤早期创面炎症反应,副作用小,缩短疗程,疗效较好。研究表明针刺能显著提高创面组织超氧化物歧化酶的活性,降低组织脂质过氧化物的含量和提高创面组织一氧化氮水平,改善创面组织的血液循环和氧供有关,进而减轻烧伤早期过氧化损伤,减轻组织水肿,避免烧伤早期创面加深。

3. 冷疗

冷疗是指置烧伤部位于相对低温的环境中,使烧伤局部因冷却而达到治疗目的。冷疗的作用有:①迅速降低局部温度,减轻疼痛;②减少创面余热对尚有活力组织的继续损伤,防止创面进一步加深;③降低创面的组织代谢,使局部血管收缩,渗出减少,从而减轻创面的水肿程度;④使创面组织的肥大细胞数目减少并趋于稳定,抑制组胺的释放以及前列腺素和凝栓质的产生,灭活激肽系统,维持血管的正常通透性,进而改善烧伤后的全身病理生理变化。冷疗以小面积Ⅱ度烧伤为主,以不超过20%烧伤总体表面积为度。

4. 高压氧治疗

高压氧对伤口愈合的影响主要通过组织的过度氧化实现,在此状态下,组织缺氧范围不会进一步扩大,且可减轻水肿,进而避免烧伤后继发性损伤发生。更高的氧气浓度可抑制中性粒细胞,以避免烧伤后的炎症反应及组织损伤,减少血管的黏附和缓解血管收缩,间接避免组织的再灌注损伤。临床主要用于烧伤创面皮瓣移植术后,尽早应用可大大提高皮瓣存活率。

5. 体外冲击波疗法

体外冲击波疗法利用冲击波作用于组织时,释放不同大小的能量而发挥治疗作用。体外冲击波疗法适用于深Ⅱ~Ⅲ度烧伤后,可通过细胞机械转导将振动传递到细胞膜、核膜及染色质,活化机械能敏感受体,改变基因和蛋白质表达,发挥调控修复进程的生化反应,改变细菌膜通透性发挥抑菌作用,调节炎症反应,促进血管生成,改善微循环,加速修复性细胞增殖及上皮化等作用,共同促进烧伤创面的愈合。具有治疗仪器便携、操作简单等优点,其无创的治疗优势使患者具有良好的接受度。

6. 负压封闭引流技术

负压封闭引流技术利用生物半透膜使开放创面封闭,使用专用负压机产生一定的负压,通过引流管和敷料作用于清创后的创面。其优势在于:①能够有效缓解肿胀感,避免加重创面损伤,创面在均匀负压作用下,能够确保坏死组织和渗出物有效引流及吸出,降低细菌生长的培养基数量,防止渗出液体在局部聚集,实现引流区域零聚集。②利用负压材料能够确保有效隔离创面和外界环境,避免创面受到污染和影响,构建缺氧和微酸环境,促进血管增生及成纤维细胞生长。③显著提升创面血流量，改善创面微循环，刺激生成更多肉芽组织生长因子，同时还可对相关因子以及酶类基因表达、增殖和释放进行良性刺激，加速创面上皮化进程，为创面恢复奠定良好基础。④此项技术的实施，不需要接受局部缝合，能够避免压力过高导致局部组织坏死，同时能够减少换药次数，应用价值显著。

7. 异体脱细胞真皮移植

异体脱细胞真皮是指对异体皮片进行脱细胞处理后，有效保留异体皮片的原有组织结构，并确保胶原纤维成分的完整性，是一种永久性的真皮替代品。真皮经脱细胞处理后，仅保留真皮的细胞外基质形态与结构，成为一个网状支架结构，通过脱细胞真皮+自体皮片复合移植，使创面基底毛细血管及纤维细胞透过其网状结构与自体皮片间建立血运，滋养皮片成活，其较传统自体中厚皮片移植组织相容性更好，更有利于术后皮片成活和组织功能修复。适用于Ⅲ度烧伤的切痂创面和瘢痕挛缩畸形矫正。

8. 富血小板血浆

富血小板血浆（PRP）是指通过离心静脉血获得的富集血小板的血浆，其主要通过释放大量生长因子促进创面愈合和组织修复，根据取材来源的不同分为自体 PRP 和同种异体 PRP 种。PRP 中包含血小板源性生长因子、成纤维细胞生长因子、转化生长因子-β、表皮生长因子和血管内皮细胞生长因子等多种生长因子，可通过促进细胞外基质增生及微血管再生、抗菌、再上皮化促进烧伤创面愈合。

9. 生物清创疗法

生物清创疗法即蛆虫疗法，是利用医用蛆虫帮助清理溃烂伤口，吃掉阻碍伤口复原的坏死组织和细菌的一种自然生物疗法。医用蛆是指一种特殊蝇种（丝光绿蝇）的幼虫，蛆虫不会吃伤口周围健康的组织，只攻击创面上的坏死组织部分，不影响周围正常组织，并能促进肉芽组织的形成，可以进入到外科手术都难以到达的深部创面。其在吞噬腐肉后的排泄物中含有杀菌的盐，体内还有抗生素和提高患者免疫力等有助于溃疡伤口愈合的物质。

10. 微动力负压护创敷料

微动力负压护创敷料是根据负压引流技术改良的新型生物材料，其是由特种聚乙烯醇材料和内侧医用生物半透膜构成。特种聚乙烯醇材料具有较强的吸水性和亲水性，可以通过吸收创面渗液使自身体积膨胀以贴合创面，对创面的密闭环境达到微小的负压作用；同时内侧医用生物半透膜阻止敷料内的多余渗出液回流至敷料外侧，避免为细菌繁殖提供有利条件，减少创面感染。适用于小面积烧伤创面。

11. 超脉冲点阵二氧化碳激光

超脉冲点阵二氧化碳激光的原理是点阵式光热作用,激光产生阵列样排列的微小光束作用于瘢痕皮肤，皮肤组织水吸收激光能量后形成多个柱状结构的微损伤区，激光照射的位置产生气化/热变性，并对周围瘢痕组织产生热损伤，导致过度增殖的成纤维细胞凋亡，并刺激微损伤区周围皮肤残存干细胞重新启动修复程序。适用于烧伤创面后减少色素沉着与瘢痕增生。

第四节　名　医　学　验

黎鳌

黎鳌院士认为烧伤的病因不同于一般温热病的"火热"毒邪，烧伤总是火炽热甚，主要侵犯中焦，多为阳明实热之症。"火""热"之邪既耗损整体阴气，同时造成局部瘀血凝滞，多伴有腐肉脓血。故其基本治则为：①清热解毒；②养阴生津；③益气理脾；④活血逐瘀；⑤托里排脓。

黎鳌院士将烧伤病程发展初步归纳为厥逆期、正盛邪实期、正虚邪实期、正虚邪退期四个阶段辨证施治。

（1）厥逆期　相当于体液渗出期，为伤后 48～72 小时，因汤烫、火烧，外伤形体，内损气血，引起气血不足，宜用银花甘草汤加减以清热养阴，重者瘀血凝滞宜加用凉血活血之凉血四物汤加减，气机阻滞重者加用行气利滞、降逆止呕之品，以促进胃肠功能恢复。

（2）正盛邪实期　伤后 3～4 天开始转入疾病中期，此期火毒炽盛，正盛邪亦实，正邪相争，轻者显胃热实证，重者燔灼脏腑、火漫三焦，治疗重在清热解毒以祛邪，宜用黄连解毒汤合白虎汤加减，重症火漫三焦者宜改用清瘟败毒饮。

（3）正虚邪实期　烧伤重症，正邪久争，耗气伤阴，正已虚而邪未退，则显阴虚主证，甚则阴损及阳，阴阳俱虚。一般为伤后 2～3 周未愈而转入本期，严重者数天甚至伤后不久即转入本期，此期为邪正交争日久，气血耗损，属本虚标实，不可单纯攻利，必须扶正以祛邪，滋养肾阴，透营转气，宜用清营汤合犀角地黄汤加减。兼神昏谵语者酌加安宫牛黄丸或紫雪丹；兼肝风内动者，加羚羊、钩藤、龙齿、石决明类；若阴损及阳、阳气衰微者急用参附汤回阳救逆；若病程迁延，尚需考虑夹湿夹痰之证，予以清利湿热、清肺化痰的药物。此期若治疗得宜，正虽虚，而邪亦退，犹可康复；若邪不退，则可阴阳离决、精气乃绝。

（4）正虚邪退期　创面已基本痊愈，此时邪虽退而正气未充，邪虚正亦虚，病期绵长，若失治误治，尤其是未能积极消灭创面，仍可发生变症，治疗重在养阴益气，兼以清利余热，宜用八珍汤合增液汤加减；若残余创面较大，为促进其生长，宜重用参芪类托里透脓。

在烧伤的治疗过程中，黎鳌院士十分重视调理脾胃，烧伤火热耗气损阳，多伴气虚脾败见症，妨碍营养摄入和药物吸收，严重地影响烧伤的治疗和预后。

近现代以来，西医抗生素的广泛使用及各类各级手术的发展成熟，大大降低了烧伤患者的死亡率，但如何发挥中医药在调整机体阴阳平衡、加速愈合、改善预后、减轻瘢痕等方面的优势，最大程度造福烧伤患者，值得每一位临床医生思考。目前临床上常用的药物制剂繁多，但仍有一定的局限性，还需要不断探索，以发现更有效的药物制剂。并且中草药种类繁多，其效用机制尚未完全明确，仍需要进行深入、广泛的实验研究，弄清各种中草药的确切作用，并在临床应用中总结经验，取其精华，配伍出能发挥治疗烧烫伤最大疗效的配方。在治疗烧伤的剂型上逐渐呈现多样化，如何利用新材料、新技术来提高治疗临床疗效，值得广大烧伤工作者进一步探索。中医药治疗烧伤缺乏足够的现代科学理论依据，应将实验室研究与中医药临床相结合，实现成果转化，更好地向世界推广中医药治疗烧伤的经验。

（周忠志）

第三章 毒蛇咬伤

课程思政提要：毒蛇咬伤是外科的常见急症之一，两湖、两广、江西是毒蛇咬伤的重灾区，严重威胁人民的生命安全和身体健康。作为医务工作者需积极宣传预防毒蛇咬伤的知识，尤其野外工作者、农民及毒蛇咬伤好发的地区，更应采取有效、积极的预防措施，努力减少毒蛇咬伤，减低蛇咬伤的致残率和死亡率。中医药是中华民族的瑰宝，是中华文明宝库的璀璨明珠，作为中医专业的医学生，我们要充分发挥中医药外治法防病治病的独特优势和作用，为建设健康中国、实现中华民族伟大复兴的中国梦贡献力量。

毒蛇咬伤是指人体被毒蛇咬伤，其毒液由伤口进入体内，而引起的一种急性全身中毒性疾病。本病发病急，演变快，若不及时救治，常可危及生命。古代也称蛇为"它""虺"。我国每年被毒蛇咬伤者为 10 万～20 万人次，死亡率为 5%～10%，我国南方地区其发病率较高。目前已知我国的蛇类有 200 余种，其中毒蛇有 50 余种，对人体构成较大威胁有 10 余种。在地理分布上，蝮蛇除青藏高原及北纬 25℃以南地区尚未见报道外，全国各地均有分布；蝰蛇多在闽、粤、台诸省；眼镜蛇类也多在南方；五步蛇、竹叶青等多在长江流域和浙、闽地区。

蛇毒是从毒腺中分泌出来的一种毒液，属于生物毒素，是一种复杂的蛋白质混合物，含有多种毒蛋白。只要被毒蛇咬伤，均可发病。而毒蛇咬伤的中毒程度，一般取决于毒蛇的种类、毒蛇的大小、季节气温对毒蛇排毒的影响、被咬次数、蛇咬人时的状态、患者的情况（是否是老人、小孩、孕妇及有内脏疾患的患者）、咬伤的部位等。中医认为蛇毒系风、火二毒。风者善行数变，易犯经络，轻则经气运行不利，气血运行不畅，重则经脉瘀滞，经气不至而麻痹，更重则风毒闭肺致呼吸困难，传肝引肝风内动而抽搐、昏迷；火者生风动血，耗伤阴津，侵袭气分或内结于六腑，表现为一派热象，内陷营血，引耗血、动血之变，迫血妄行溢脉外。风毒偏盛，每多化火；火毒炽盛，极易生风。风火毒邪壅滞经络，不通则肿痛；风火之邪化热，则腐肌溶肉。风火相煽，则邪毒鸱张，内陷厥阴，毒入心包，可发生毒邪蒙蔽心包的闭证，或邪热耗伤心阳的脱证，形成严重的全身性中毒症状。

毒蛇咬伤是一种起病急，变化快的外伤急症，必须迅速做出判断：蛇属哪种，毒属何类，否则贻误患者的救治时间，造成严重的后果。毒蛇咬伤的诊断需要详细地问诊，仔细观察局部情况及全身症状，参考必要的检查，进行综合分析，以求作出正确处理。

第一节 历史积淀

一、病名源流

在人类开始有文化记录的时候，就有很多有关蛇的记载。

毒蛇二字，最早见于商朝后期的甲骨文中。例如，《诗经·小雅·斯干》中有"维虺维蛇"。《小雅·正月》曰："哀今之人，胡为虺蜴？"虺亦为蛇。《孟子·滕文公下》上有大禹"驱蛇龙而放之菹"等记载。《说文解字》中所写的"上古草居患它，故相问曰无它乎""它"就是蛇。《孙真人海上方》首次提出了"蛇伤"一词，并将其解释为毒蛇咬伤。

《诸病源候论·蛇毒病诸候·蝮蛇螫候》中对蝮蛇的形态、生活环境及其毒性均记载的很详细："凡蝮中人不治一日死。若不早治之，纵不死者，多残断人手足。蝮蛇形不刃长。头褊口尖，颈斑，身亦艾斑，色青黑。人犯之，颈腹帖着地者是也。江东诸山甚多，其毒最烈，草行不可不慎。"《肘后备急方·卷七》中记载："蛇绿色，喜绿树及竹上，大者不过四五尺，皆呼为青条蛇，人中立死。"描述了象青竹蛇的形态及生活环境。

二、病因病机

从病因病机看，早在秦汉时期古人就已经发现蛇伤主要是蛇毒作祟。例如，《五十二病方》以"泽兰""桑汁""堇"等药物治疗蛇伤，《神农本草经》收录的"藋菌""肤青"等药分别能去"蛇螫毒""主蛊毒及蛇、菜、肉诸毒"。魏晋南北朝时期开始认识到蛇不同，毒性也不同，例如，《肘后备急方》总结了不同的蛇伤防治方法，有 16 首外治方及 4 首内服方，其中唾液、高温破坏蛇毒的方法极具启发性，该书还记载了"青条蛇"，并说明其毒性很强。在宋金元时期，首载"玉真散"一方，不仅可以治破伤风，还可以治蛇伤，此表明宋人已经认识到蛇毒也可致风证。该时期蛇伤成方增多，内治法的丰富表明医家们对蛇伤的病机病理已有一定认识，辨证论治得到了极大发展。明清时期认识到了蛇毒致病"火""热"与"毒"的病理因素。《普济方·卷三百七》记载："夫蛇，火虫也，热气炎极，为毒至甚。"认为蛇毒本身属于火热，所以才能引起火热证。明代的陈士铎在《洞天奥旨·卷十三》中探析道"蛇乃阴物""蛇毒乃阴毒也""必用阴分解毒之品"，譬如白芷"顺其性而解之"。

三、论治原则

在我国，蛇伤治疗的最早记载上溯至西汉的《淮南子》，其曰："蝮蛇螫人，傅以和堇则愈。"现存最早的中药学著作东汉《神农本草经》载"蚤休去蛇毒"。

（1）清热法　《疡医大全·蛇伤门》记载："必用阴分解毒之品，顺其性解也。"提出了清热解毒、热者寒之的正治法则。《诸病源候论》对蛇伤患者的饮食禁忌进行了阐述："凡蛇疮未愈，禁热食；热食便发。"历代医家从内治法、外治法等开展了诸多临床实践。《外科正宗·恶虫叮咬第一百二十七》节中，也有治疗毒蛇咬伤的经验："蛇毒伤人，用雄黄末、兰叶捣汁，调敷肿上；内用半枝莲捣烂取汁二两，热酒四两和汁服之，盖汗为效，仍用渣敷伤处亦妙。"首次用半枝莲治疗蛇伤。《证治准绳·疡医·诸虫兽蛰伤》记载："世治毒蛇所伤，细辛、香白芷各五钱，雄黄二钱，为末，加麝香少许，每服二钱，温酒调服，效。"这是指风毒蛇咬伤的治疗。

（2）止血法　《肘后备急方·卷七》中有医治毒蛇咬伤的记载："蛇螫人，九窍皆出血方：取虻虫，初食牛马血腹满者二七枚、烧服之。"类似血循毒类毒蛇咬伤引起广泛出血，以及用虻虫灰解毒止血的方法。并说："蛇入人口中不出方：艾灸蛇尾即出，若无火，以刀周匝割蛇尾，截令皮断，乃将皮倒脱即出。""一切蛇毒，急灸疮三五壮则众毒不能行。"

（3）解毒法　《外科证治全书》在继承前人治疗毒蛇咬伤的基础上，有一定的发展，书中记载"毒尽从大小便排出"，已认识到了治疗毒蛇咬伤通利二便，解毒排毒的重要性。并有对毒蛇咬伤后的局部症状及其严重性的记录，如："凡被蛇伤，即易针刺伤处出血，以绳扎伤处两头，庶不致毒气内攻，流布经络。用五灵脂、雄黄等分研末，酒服二钱，外亦以敷之，中留一孔令泻其毒。火取三七捣烂罨之，毒亦消散，神效。如毒气如腹肿昏溃者，急用白芷一两为末，麦冬煎汤调灌之，顷刻伤处出毒水，毒尽肿消。仍用白芷末敷之而愈。蛇伤，或在足上或在头面或在身腹之间，足肿如斗，面肿如盘，腹肿如箕，二日不救则毒气攻心而死。盖蛇乃阴物，藏于土中。初出洞时，其口尚未饮水，毒犹未解，故伤人最毒，治宜解毒为主。用祛毒散（白芷、生甘草、夏枯草、蒲公英、紫花地丁、白矾）。"

四、针灸治疗

（1）艾灸法 《肘后备急方·卷七》特别指出取中药外敷伤口后再配合艾灸疗效较好："蛇入人口中不出方。艾灸蛇尾即出。""一切蛇毒，急灸疮三五壮，则众毒不能行"。孙思邈发挥艾灸火性热而至速，能消阴翳的特性，在《千金方·备急方·蛇虫等毒第二》中记载："治蝮蛇毒方，灸梳汗出熨之。""治众蛇螫方，灸上三七壮，无艾以火头称疮孔大小蒸之"。孙真人治一切毒蛇咬法："急于新咬伤处灸十四炷，则毒不行。如无艾处，只用纸捻，热之极痛即止。"

（2）隔蒜灸法 《普济方》记载了隔蒜灸的具体操作："治蛇伤。即以溺溺之。拭干。以艾灸之效……记艾炷当毒蛇啮处。灸引出毒气。瘥。薄切独头蒜。贴咬处。灸热彻即止。灸蛇毒上三七壮"。《针灸大成·卷八·毒疮门》曰："蛇伤咬人，灸伤处三壮，仍以蒜片贴咬伤处，灸蒜上"。汪机进一步阐述了隔蒜灸治疗毒蛇咬伤的功效：宣通壅滞、调和营卫，拔毒消肿、止痛。《外科理例·蛇伤》记载："山居人被蛇伤……以艾灸之。大效。又方，独头大蒜切片置患处，以艾于蒜上灸之，每三壮换蒜效。"吴谦在《医宗金鉴》中记载："凡蛇、蝎、蜈蚣、蜘蛛咬伤，痛急势危者，急用艾火于伤处灸之，拔散毒气即安；或用独蒜片隔蒜灸之，二三壮换一片，毒甚者，灸五六十壮。"

（3）隔盐灸法 王肯堂认为，紧急之下艾灸配合盐外敷伤口，具解毒排毒消肿之效。《证治准绳·诸虫兽螫伤》曰："村居山僻及途中夜行，卒被蛇伤咬，难求白矾处，速作艾柱灸五壮，以唾调盐涂之，如黯肿尚未消释，当更灸更搽，毒涎自然流出，且不透里伤人。"

（4）刺络放血法 张景岳完善了毒蛇咬伤的外治疗法，强调针刺放血外敷之后，应该留一孔排毒。《景岳全书》曰："凡被蛇伤，即用针刺伤处出血，用雄黄等药敷之，仍须中留一孔，使毒瓦斯得泄，乃内服解毒等药。凡伤处两头俱用绳扎缚，庶不致毒瓦斯内攻，流布经络。"许克昌《外科证治全书》在继承前人治疗毒蛇咬伤经验基础上，又有一定的发展，并对毒蛇咬伤后的局部症状和其严重性描述较详："凡被蛇伤，即以针刺伤处出血，以绳扎伤处两头，庶不致毒瓦斯内攻，流布经络。"指出针刺放血可局部排出蛇毒，配合结扎可有效阻止蛇毒毒素吸收与扩散，减轻全身性中毒症状。

由此可见，中医学对蛇及毒蛇咬伤的认识与研究历史悠久，已总结出多种针灸疗法应用于毒蛇咬伤，颇有疗效，沿用至今。

第二节 现 代 发 展

一、病因病机

中医治疗毒蛇咬伤，最重视辨证论治，内外合治。现代发展多将毒蛇咬伤的病因病机分为风毒、火毒及风火毒，内治、外治均遵循解毒排毒、促毒外泄、防毒内入的治疗原则，使毒去而正安。与此同时，根据不同蛇毒的特性、卫气营血及三焦的传变规律，需灵活运用清气分热、凉血止血、凉营解毒、开窍止惊、醒神回厥、利尿通便、保肝益肾等方法进行治疗。

1. 风毒（神经毒）

将金环蛇、银环蛇、海蛇之毒归纳为风毒（神经毒）。风毒蛇咬伤人体后主要引起全身性横纹肌弛缓型麻痹，终致周围性呼吸衰竭，这与中医中风的风邪中络相似。蛇毒的风毒成分侵入人体，初期或中毒轻微者，先中经络；风毒之邪痹阻经络，则肌肉失去气血濡养，而产生系列病理变化，如痹阻颜面经络，则见眼睑下垂，张口困难等；痹阻头颈太阳经络则有项强不适；痹阻胸腹经络，则外周呼吸肌麻痹，胸廓运动障碍，导致外周性呼吸困难乃致呼吸衰竭；痹阻胃肠道经络则产生肠麻痹，腹胀；痹阻四肢经络，则表现为肢体沉重活动不利。

2. 火毒（血循毒）

将蝰蛇、尖吻蝮蛇、竹叶青蛇、烙铁头蛇之毒归纳为火毒（血循毒）。由于火毒蛇咬伤后人体出现溶血、出血、溃烂、坏死等病理特性，这与中医火邪病理相似，故将血循毒命名为火毒。心主火，心主血脉，火毒之邪最易归心，对心肌细胞产生强烈的毒害，终致心力衰竭。火毒之邪还具有溃烂血管壁的作用可导致血液广泛性外渗，而形成低血容量性休克。火毒可耗血动血，迫血妄行，使血细胞溶解，导致酸中毒、氮质血症、肾衰竭等危重证。叶天士《温热论·外感温热》认为火热毒邪入血就可以"耗血动血"，因此蛇毒之火毒成分与温病特点有相同之处，故借助温病学说加以研究。

3. 风火毒（混合毒）

将蝮蛇、眼镜蛇、眼镜王蛇之毒归纳为风火毒（混合毒）。风火毒具备了风毒和火毒二者的病理特点。因风可助火势，火热也可生风，故毒邪更为鸱张。它的病理更为复杂，症状更为严重。风火毒注入人体局部，毒邪壅滞，经络闭阻，气血凝滞。风者善行数变，痹阻经络深中脏腑，火者生风动血、耗伤阴津。风毒偏盛，每多化火，火毒炽盛极易生风。风火相煽，则邪毒鸱张，必客于营血或内陷厥阴。毒热炽盛可耗血动血，出现溶血出血症状。火毒炽盛最易伤阴，阴伤而热毒更甚；热极生风，则有谵语、抽搐等症状。若邪毒内陷厥阴，毒入心包，则发生心神蒙蔽之证，或邪热耗伤心阳的脱证。火热伤肾络则出现血尿或尿闭；火热之邪先伤肾阴后损肾阳，则出现阳虚厥脱之证。

二、传变

1. 风毒的传变

风毒之邪中经络未及时处理，势必导致风毒之邪深传而中脏腑；或因风毒之邪严重，在中经络的同时就兼中脏腑。从经络到脏腑为风毒深入，清代尤怡在《金匮要略心典》中将中经络与中脏腑区别点立为神志清与不清。明代李中梓将中脏腑分为闭脱二证。其病理机制是：蛇毒的风毒成分夹痰火深传脏腑，蒙蔽神窍气血逆乱、上冲于脑，故出现神志变化情况，首先出现烦躁、唇红、口干等症状，随后发生神昏，不省人事，尿少等危重证候。风毒中脏腑可因邪正虚实不同，而有闭脱之分及由闭转脱的演变。

蛇毒的风毒成分夹痰火之邪内闭神窍则昏迷，不省人事：诸阴皆连舌本，脏气厥不至舌下，故伸舌困难；脾气内闭故张口困难，口噤不开；肺气闭则呼吸气促，甚则张口抬肩；肾气闭则不司二便，故二便闭结；厥阴之气被风邪闭阻，还会出现复视、瞳孔缩小、视物模糊等病理变化。此谓闭证，属实证。

若风毒痰火炽盛，进一步耗灼阴精，阴损及阳，阴竭阳亡，则出现脱证。表现为精去而神脱，汗出肢冷，气息微弱，瞳散面苍，脉细欲绝等虚脱之危重证候。

2. 火毒的传变

蛇毒的火毒成分注入人体之后，轻症主要表现为局部症状为主。以肿胀、坏死、溃烂为主要特征。肌表为人体的卫外，热胜则肉腐，体表组织溃烂、坏死由热毒炽盛引起，所以局部症状从卫分和气分来辨证，与此同时参考全身的发热、口干、小便短少、大便闭结等加以综合辨证。若卫气分（局部）火毒未解，邪毒炽盛则可内陷营血。临床上当蛇毒的火毒成分注入人体以后，在中毒的初期即出现血尿，并从伤肢直至远端部位均有皮下大片瘀斑，继之有齿龈出血、鼻衄、眼结膜下出血、呕血、便血、咯血等火毒入营血，迫血妄行之症。还可以出现热扰心神的烦躁不安、惊厥，以及热毒蒙闭的昏迷等证候。

3. 治则治法

（1）疏风解毒、活血通络　《素问·至真要大论》病机十九条中有"诸暴强直，皆属于风""诸风掉眩，皆属于肝"的论述，风毒上扰清窍，则见头晕目眩、视物不清；风邪善行而数变，致气机不利、水湿停滞、呼吸困难。颈强、口噤、四肢拘挛强直、焦瘰皆由风毒引起。风毒蛇咬伤患者治疗应当疏风解毒、活血通络，在运用祛风药时应配伍活血养血之品，以达"治风先治血，血行风……

自灭"的效果。

（2）清热泻火、消肿止痛　张景岳认为："火失其正，是以邪热，此火不可有，尤不可甚，甚则真阴伤败也。"火毒进入营血，气血瘀滞、经络不通并使得肢体出现疼痛、肿胀等表现，火毒熏蒸肌肉导致局部出现疼痛、肿胀及坏死等异常表现，应以解毒清热之方克之，气分证可以普济消毒饮、黄连解毒汤等加减，以苦寒清热，泄其急骤热势；而邪陷入营分、血分时，则会出现耗血、动血，直须凉血散血，予以清营汤、犀角地黄汤、清瘟败毒饮等加减以清泄血热化瘀，并以导赤散使火邪从下焦而出。

（3）清热解毒、活血祛风：风火毒患者主要表现为头昏眼花、视物不清、恶寒发热、恶心呕吐、烦渴，甚至神志模糊，局部肿胀疼痛、出血、瘀斑等，是兼有风毒型、火毒型的症状。治疗核心为解毒和排毒，即清热解毒与活血息风药并用。

4. 基础研究

（1）毒蛇咬伤治疗局部组织坏死的机理　蛇毒中许多成分，如血液毒素、细胞毒素和酶类，可直接或间接损害组织细胞，导致肢体发生炎症反应、氧化应激损伤，出现细胞凋亡、铁死亡等；伤口不恰当的结扎方法加重了坏死程度；伤口继发感染加重了炎症反应导致机体出血、水肿、坏死、溃疡等症状。毒蛇种类不同，分泌的蛇毒液成分不同，也可导致机体出现不同程度的局部组织坏死。

（2）植物药抗蛇毒局部效应药理机制　蛇毒成分受毒蛇年龄、季节、环境及饮食结构等多种因素的影响，单一的化学成分很难作为毒蛇咬伤的防治用药。植物提取物或复方能多层次、多靶点进行特异性治疗，是目前抗蛇毒局部效应与并发症研究的主要方向。植物药抗蛇伤局部效应机制往往不是孤立的，是多种因素相互作用的结果。植物药通过抗炎症反应是其实现抗蛇毒的主要药理活性形式，除此之外还能通过抗氧化、调控免疫以及抗感染等药理作用，促进蛇伤局部损伤的修复。

第三节　特色治疗

1. 中药外敷法

黎格灵等采用临床经验方蛇伤解毒散治疗蛇毒引起的肢体肿胀疼痛，在排毒、解毒的同时进行消肿止痛，显著提高毒蛇咬伤后肿胀肢体疗效，缩短住院时间。其方药主要成分包括大黄、黄柏、杠板归、白芷、徐长卿、蒲公英。

高建等采用外敷方伸筋活血末，组成：鸡血藤30g、威灵仙15g、怀牛膝10g、红花15g、老鹳草20g、蒲公英15g、野菊花20g、黄柏10g、防风10g、肉桂10g通络利湿，清热解毒，能散局部之癥积，运化局部水邪，同时有预防外部湿邪内侵之功，对火毒蛇伤后肢体肿胀有明显促进肿胀消退的功效。

施婉玲对传统的三黄散（黄芩、黄柏、大黄）水蜜外敷法进行改良，采用冰片和紫草油（紫草、黄连、茶油）代替蜂蜜和水，涂敷于患肢，结果发现改良三黄散外敷治疗患肢肿胀较传统三黄散水蜜外敷功效更优，且过敏反应发生率更低。

2. 中药外洗法

罗威等应用中药飞龙汤外洗，组成：飞龙掌血50g、红背丝绸50g、东风菜50g、通城虎50g、半边莲50g、石柑子50g，治疗竹叶青咬伤所致肿胀，清热解毒、通络消肿止痛，对恢复伤肢功能、减少骨筋膜室综合征有重要意义。

蒋海燕等使用中药外洗一方，组成：收山虎200g、五味藤200g、红藤草100g、铁钻200g、活心豆100g，联合异叶合剂（组成：异叶天南星、通城虎根粉、苦木树叶粉、榆树皮粉）治疗毒蛇咬伤皮肤肿胀，二者联合应用易于皮肤对药物吸收及保湿，消肿效果强而持久，减少患肢溃烂的发生，降低致残和感染率。

施婉玲等使用中药蛇伤熏洗剂，组成：香薷60g、木香30g、防风15g、虎杖45g、红花15g、当归 30g、赤芍 30g、甘草 30g，以中医"汗法解毒"思想为指导，采用先熏蒸后浸泡肢体的方法，有效改善局部循环，缓解肢体肿胀。

3. 针刺、放血、拔罐法

针刺放血等方法被大量应用于治疗毒蛇咬伤，临床治疗提倡内服解毒排毒的中药，再结合针刺拔罐等方法，这些外治法可明显改善毒蛇咬伤所致的局部症状。

曾林生等认为，蛇伤局部周围皮肤易出现瘀斑瘀点是蛇毒与瘀血互结所致，可用针刺局部阿是穴放血，祛瘀排毒，使邪有出路，改善局部微循环，减少皮下出血，达到化瘀止血的目的，以促进凝血功能的恢复，并在临床研究中得到了证实。

刘林华等在八风、八邪穴位和局部阿是穴点刺放血，并联合双黄蛇伤散局部外敷，结果发现针药联合可使患者的 PT、APTT、TT、国际标准化比值下降，纤维蛋白原上升，减轻了凝血功能障碍程度，缓解了患肢肿胀、疼痛情况，减少了患者住院天数。

用隔蒜艾灸的方法治疗蝮蛇咬伤，取得了满意疗效。艾灸法具有温经散寒、通经活络的作用，大蒜辛温无毒，具升发宣散、调和营卫、通经活络之效。蒜灸结合，发挥了二者的协同作用，对治疗毒蛇咬伤具有宣通蕴滞、消肿散结、畅行营卫、截毒拔毒于外之功效。王万春等应用隔蒜艾灸局部破坏蛇毒治疗蝮蛇咬伤早期。方法：将 0.3mm 厚独头蒜片（用针刺数孔）平置于创口或咬伤处，上置圆锥形艾炷，点燃灸之，每次灸 3～5 次，每日 3 次，连用 3 天疗效确切。

刺血拔罐法，又称刺络拔罐法，即在局部皮肤消毒后，用三棱针点刺出血或用皮肤针扣刺出血后，再将火罐吸拔于点刺部位，增加出血量，以加强刺血治疗的作用。邱礼国运用刺血拔罐疗法联合九味消肿拔毒散治疗蝮蛇咬伤患者后期局部瘀肿疼痛症状，临床疗效明显。上肢肿痛常配合四缝、八邪等穴放血，下肢肿痛常配合八风等经外奇穴放血。使用刺血拔罐法，以每日 1 次为宜。

4. 三因制宜

毒蛇咬伤是临床常见的一种急症，具有发病急、演变快、并发症多、治疗复杂、致残率高等特点，救治的关键在于尽早进行排毒解毒，根据毒蛇咬伤的蛇种、患者的年龄、病程、病情严重程度、个体差异，制订相应的个体化治疗方案。

患者在野外被毒蛇咬伤时，应该及时正确结扎患肢、减少活动，等待救援。当患者被神经毒毒蛇咬伤时，不论早期病情轻重，均应按重症处理，密切观察病情变化，以免延误抢救时机。因小儿脏腑娇嫩，形气未充，同样量的蛇毒对小儿较成人的影响更严重，因此早期诊断和治疗尤为重要。对于妊娠期患者，一些研究表明，胎盘的屏障作用可以完全抵御蛇毒素及抗蛇毒血清制品对胎儿的影响，故妊娠期被毒蛇咬伤后，在皮试不过敏的前提下，血清仍是孕妇首选药品。

第四节 名 医 学 验

1. 喻文球

喻文球教授首次将温病卫气营血辨证和三焦辨证用于毒蛇咬伤的辨证论治之中，认为蛇毒注入人体肌肤后，风火二毒壅滞肌肤，与气血相搏，先形成局部毒瘀互结，进而肿胀、疼痛、溃烂。而后风火之毒客入营血，内攻脏腑，充斥三焦，在临床上常出现卫气营血与三焦传变混杂交错发生。创青木香解毒汤治疗银环蛇咬伤、九味消肿拔毒散外治蛇伤局部瘀肿、隔蒜艾灸破坏蛇毒治疗蛇伤早期等方法，已广泛应用于临床。

2. 余培南

余培南教授指出风为阳邪，与毒同犯机体，极易传里化热。在治疗上应以清热解毒为主导。辅以祛风通络、消肿止痛为立法。自创了小叶汤一方，其组成是：小叶三点金、红背丝绸（毛叶白粉藤）通城虎、半边莲、东风菜、石柑子。其中以小叶三点金为君药，其有解毒消肿、健脾利湿、止咳平喘的功能，主治毒蛇咬伤、痈疮、咳嗽、哮喘等，诸药合用，共起清热解毒、祛风通络化痰利咽、消肿止痛之功，适用于治疗各类毒蛇咬伤中毒。

3. 阙华发

阙华发教授认为蛇毒是发病关键，其治疗无论内治、外治均应以解毒排毒、促毒外泄、防毒内入为治疗的核心，可选用五味消毒饮、犀角地黄汤等方剂，以及半枝莲、七叶一枝花、白花蛇舌草、鸭跖草、野菊花、蒲公英等具有解蛇毒作用的中药；同时蛇毒极易传里化热，内蕴阳明之腑，故还应根据中医"治蛇不泄，蛇毒内结""二便不通，蛇毒内攻"之说，注意通腑利尿，使邪有出路，导毒下泄，如《外科证治全生集》云"毒尽从大、小便排出"，一般可选用大承气汤、猪苓汤等；此外，蛇毒内陷攻心最为危险，故必须时时护心解毒，一般选用黄连解毒汤等。可以蛇伤败毒汤作为基础方，分型辨证加减。

中医将毒蛇咬伤分为火毒证、风毒证、风火毒证三型，治疗上以辨证论治，内外兼治为特色。当前对毒蛇咬伤的处理多为中西医结合，毒蛇咬伤的救治主要通过药物和物理手段解毒、排毒，从而达到保护和恢复机体重要器官功能，挽救生命，降低致残率和死亡率的目的。毒蛇咬伤的治疗无论中药、西药或中西医结合方法，均显示出确切的治疗效果。抗蛇毒血清在临床运用使毒蛇咬伤死亡率大大降低，但并非十全十美，在应用中也暴露出许多缺点，如易发生过敏，不便于储存与推广到基层，专一性、时效性都阻碍了其临床使用。很多患者由于伤后到就诊时往往不可避免会耽搁一段时间，导致蛇毒已与体内靶组织结合引起器官损伤，此时运用血清治疗效果不佳。

因此，要重视中医药的作用。中医药对毒蛇咬伤的疗效不应和抗蛇毒血清做简单比较，我们研究的目的不是要寻找代替抗蛇毒血清的蛇药，而是要找到能弥补其缺点的途径。中医治疗毒蛇咬伤的方药及方法很多，在临床蛇伤治疗中取得了很好的效果，且中药药源广泛，取药及用药便利，在野外山林中或广大农村地区的院前急救方面有天然的优势。中医药治疗毒蛇咬伤既可以有效改善患者局部症状，又能够明显减轻全身中毒症状。此外，在毒蛇咬伤患者晚期出现多脏器损害时还能够发挥十分重要的干预治疗作用。总之，中医药具有明显提高毒蛇咬伤患者治愈率和缩短治愈时间，降低患者死亡率、肢体伤残率和危重症发生率的优势，值得我们深入研究与推广。

（王万春）

第四章 肠 痈

课程思政提要：肠痈不仅会危及患者生命，还会导致许多心理问题的产生，影响家庭的和睦和社会的稳定。明显且剧烈的疼痛往往使患者产生紧张、恐惧及焦虑等负面情绪，严重影响治疗进度及效果；部分患者病情的反复发作使其出现多疑、抑郁等心理问题，严重影响生活质量。因此医生在诊疗过程中不仅要注意身体的诊治，还要注意心理的干预。治疗前向患者耐心且详细地讲解疾病的基本情况，有效缓解患者不良情绪，解除其心中疑虑，树立战胜疾病的信心；治疗时向患者详细讲述治疗方案及相关注意事项，提高医患之间的信任度以及患者的配合度；康复阶段指导患者饮食及锻炼，嘱患者调畅情志，规律用药，以免病情反复。

肠痈是指发生于肠道的痈肿。中医将其归于"内痈"范畴，并将右下腹天枢穴附近疼痛者称为"大肠痈"，关元穴附近疼痛者称为"小肠痈"。本病发病率居外科急腹症之首，占外科住院患者的10%～15%，可发生于任何年龄，以青壮年发病率最高，男性为 8.6%，女性为 6.7%，死亡率为 0.1%～0.5%。发病原因主要在于饮食不节、情志内伤、劳伤过度及外邪侵袭四个方面，亦与虫积及跌仆损伤等有关。病位在肠，与肝脾关系密切，病机在于各种病因，如暴饮暴食、过食肥甘厚味、喜怒无度、寒温不调等致肠道传导失司，糟粕停滞，气滞血瘀，久而化热，热盛肉腐而为病。本病辨证繁多，临床常将其分为瘀滞型、湿热型及热毒型等进行辨证论治，治疗时多以清热解毒、消肿排脓为主，佐以理气通腑、活血化瘀等法，必要时宜采用手术治疗。

第一节 历史积淀

一、病名源流

肠痈之病名最早见于《素问·厥论》，其曰："少阳厥逆……发肠痈不可治，惊者死。"延至汉代，张仲景在《金匮要略》中提出肠痈乃"腹内有痈脓"，并详细记载其临床表现等，后世医家多承其言。宋代太医院所编《圣济总录》，将肠痈之名根据病位的不同，进一步分为大肠痈、小肠痈。清代林佩琴所著《类证治裁》于大、小肠痈基础上又提出盘肠痈。清代张璐所著《张氏医通》又以脓出部位之异，提出直肠痈之名。

二、病因病机

早在《黄帝内经》时期，对痈肿之病机已有初步认识，强调寒气化热，热盛肉腐而致痈。延至东汉，张仲景所著《金匮要略》对肠痈阴证阳证、脓成未成之病机辨证进行了详细论述，为后世认识本病提供了理论依据。后至明清，诸医家对本病之病机进行了全面系统的总结，如明代陈实功所著《外科正宗》既指出肠痈总因"湿热瘀血流入肠腑"而致，又总结提出本病病因有三，即"暴急奔走""产后体虚""饥饱劳伤"，后世医家多有宗其说者。梳理肠痈病因病机之发展脉络，将其概括为湿热血瘀、热毒火郁、久积阴冷、正虚邪衰四类，分述如下。

（1）湿热血瘀 血者，随气运行，若气不运，反与血结，气滞血凝，血为气蒸则可化为痈脓。

故若平素情志不节，饮食不制，损伤肠胃，致使水湿停聚，湿动痰生，又加之复感外邪，或食后暴急奔走，跌仆闪挫，损伤血络，气凝湿滞，郁而化热，热盛肉腐则可致生本病。

（2）热毒火郁　清代林佩琴所著《类证治裁》，认为肠痈"小腹痞坚，按之痛而烦热者"属结热也，其强调肠痈火毒热盛之病机。

（3）久积阴冷　张仲景所著《金匮要略》首载："肠痈之为病，其身甲错，腹皮急，按之濡，如肿状，腹无积聚，身无热，脉数，此为腹内有痈脓，薏苡附子败酱散主之。"其后，宋代陈无择所著《三因极一病证方论》言仲景载薏苡附子败酱散所主之肠痈乃"久积阴冷所成也，故《金匮》有用附子温之"。同时期，杨士瀛所著《仁斋直指方论》言："肠痈为病，此积阴冷之所致也，当以温药调之。"清代高秉钧所著《疡科心得集》亦宗杨士瀛之言，载"其因久积阴冷所成者，宜用温热之剂以温发之，《金匮》之用附子苡仁败酱散是也。"

（4）正虚邪衰　若肠痈脓成见腹濡痛，时下脓，并伴面白食少，腹胀不除等症，此为邪气已衰，正气亦耗，余邪未尽，正虚邪恋之期。

三、论治原则

六腑以通为用，痈脓法当排脓为重，故通腑排脓是治疗肠痈的主要法则。仲景治肠痈以脓成或未成而定当下不当下，后世医家又从脓成、脓溃而定其正邪盛衰。随着时代更替，诸医家对肠痈认识不断深入，其治法亦逐步丰富完善，故现理其脉络，对历代肠痈治法之相关古籍进行整理，执简驭繁，分述如下。

（1）利湿逐瘀　东汉张仲景所著《金匮要略》首载"肠痈者……其脉迟紧者，脓未成，可下之，当有血；脉洪数者，脓已成，不可下也，大黄牡丹汤主之"。其以脉代症而辨脓成未成，指出若脉迟紧，则脓未成，可下也，下之以大黄牡丹汤。

（2）清热泻火　肠痈之病，肠内痞塞，气机不畅，瘀结化热，热毒壅盛，渐入血分，常可见热毒炽盛证，治宜泻火解毒为主。

（3）温阳散寒　张仲景所著《金匮要略》首载薏苡附子败酱散治肠痈"其身甲错，腹皮急，按之濡，如肿状，腹无积聚，身无热"之阳虚、寒湿瘀血互结证。

（4）托补兼施　明代陈实功所著《外科正宗》载："肠痈治法……已溃时时下脓，腹痛不止，饮食无味者，宜托而补之。"其指出肠痈脓成，时时下脓者，宜托而补之。又言"时时下脓者，毒未解也"，宜用牡丹皮汤治之。

四、用药经验

经文献检索查阅，中国古代有 19 部医著记载了治疗肠痈的单味中药 27 味：八仙草、大黄、大血藤、山苦荬、山海螺、牛黄、牛舌头、节节花、白花蛇舌草、瓜蒌、冬瓜子、半枝莲、地耳草、苍耳根、赤小豆、连翘、牡丹皮、忍冬藤、苦地丁、败酱草、垂盆草、乳香、金银花、金边兔耳、金盏银盘、肿节风、鬼针草。这 27 味药中，除牛黄与乳香以外，均为植物药，可见古人治疗肠痈以植物药为主，且药性多为苦寒。除乳香功效用活血行气止痛外，其余中药皆用其清热解毒消痈等功效。

五、用方规律

经文献检索查阅，中国古代有 46 部医著记载有治疗肠痈的实际方剂 51 首，出现频次列于前五位的是大黄牡丹汤、薏苡汤、神效托里散、神仙蜡矾丸、薏苡附子败酱散。51 首方中，散剂 16 首、汤剂 9 首、丸剂 7 首、膏剂 5 首、其他方 14 首。排列前五位的中药为甘草、大黄、当归、牡丹皮、薏苡仁，功效上以补虚药、活血药、清热药、利水药为主。可见古人治疗肠痈时，立法以泻火解毒为主，所用剂型以散剂为主、汤剂次之。

六、针灸治疗

经文献检索查阅，中国古代有6部医著记载从经络论治肠痈，涉及5个穴位：肘尖、太白、陷谷、大肠俞、会阳。其中肘尖出现次数最多，出自《千金翼方》，其曰："治肠痈，屈两肘尖头骨，各灸百壮，则下脓血者愈。"通过查阅分析发现，古代医家以针灸论治肠痈方案较少，多承孙思邈之说。

第二节　现代发展

一、病名规范

肠痈病名最早见于《素问·厥论》。一直沿用至今。相当于西医之"阑尾炎"。

二、病因病机

在古人认识的基础上，现代中医学家对肠痈的病因病机有更为全面的了解，认为饮食不节、劳损过度、妇人胎前产后、异物梗阻、情志不舒、外感六淫等皆可导致肠道气滞血瘀。现代医家则将其病因归纳为饮食不节、情志所伤、外邪侵袭等三个方面：

（1）饮食不节　暴饮暴食，过食生冷、油腻食物，导致脾胃之气受损，肠道功能运化失调，糟粕积滞不行，导致湿热内生，蕴结于肠道而成肠痈。饮食后急剧奔走或者跌仆损伤，导致气滞血瘀，肠道运化功能失司，败血浊气阻遏而蕴结化热成痈。

（2）情志因素　郁怒伤肝，肝失疏泄，忧思伤脾，气机不畅，肠内痞结，食积肠内化热成痈。

（3）外邪侵袭　外邪入侵肠道，经络受阻，郁久化热成痈。

肠痈发病的诸多病因之间的关系密切，往往相互致病。例如，脾胃虚弱，或湿热积聚，则易受外邪侵犯，因劳伤而致脾胃之气受损者，则更易因饮食不节而发病；情志不遂，导致患者脾胃运化功能失调，加之感受外邪，易发为肠痈。另外亦可与虫积、妇女经行产后等因素有关。

三、证候表现

1. 症状学方面

多数肠痈患者有典型的腹痛症状，即转移性右下腹痛，并伴有麦氏点压痛或反跳痛以及血象升高等表现，临床上表现分为三期：梗阻初期症状、后期炎症表现、后期并发症表现。具体症状可划分为局部症状和全身症状，局部症状主要指转移性右下腹痛，具有特征性诊断意义，全身症状往往是非特异性的，可作为临床诊断辅助参考。

2. 证候学方面

对151例肠痈诊治文献资料分析发现，151例患者中，瘀滞证29例，湿热证92例，热毒证30例，以湿热证的比例为最高，占60.93%，瘀滞型、热毒型占比相当，分别为19.21%和19.87%。

四、治则治法

1. 治则思路

（1）分期选择治法　中医根据肠痈初起、成脓、溃后三个不同阶段，分别确立了消、托、补三法。

（2）根据症状加减用药　辨证论治，根据不同证型、不同表现，因人而异，选择不同方药。

（3）根据病情及时手术　肠痈在初期，有内科保守治疗的契机，属于内科范畴；随着病情发展与变化，有时需要及时的手术干预。

2. 治法探讨

根据近年文献报道，肠痈的治法主要有利湿逐瘀、清热泻火、温阳散寒、托补兼施，根据疾病不同阶段、不同证型来选择合适的治疗方法，做到三因制宜，从而可以达到良好的治疗效果。

五、临床论治

当代中医对肠痈的治疗在继承古人经验的基础上，又有了较大的发展，治疗思路主要表现在以下方面。

1. 经方新用

治疗肠痈的经典方剂大黄牡丹皮汤加减治疗阑尾周围脓肿临床效果较好，可明显缩短脓肿以及腹痛消退时间，明显降低复发率。薏苡附子败酱散出自《金匮要略》，其曰："肠痈之为病，腹皮急，其身甲错，如肿状，按之濡，腹无积聚，身无热，脉数，此为肠内有痈脓，薏苡附子败酱散主之。"本方由薏苡仁、附子、败酱草组成，最先记载于肠痈的治疗。张厚东教授认为气滞痰阻血瘀是肠痈的基本病机，并提出了理气化痰活血的基本治法，以自拟阑尾通冲剂（组成为当归、枳壳、瓜蒌子、郁金、桃仁、薤白、川楝子、延胡索、生蒲黄、绛香、五灵脂）为基础方加减化裁，临床取效良好。小儿脾常不足，因此脾胃虚弱是小儿肠痈发生的重要病机之一。四君子汤加味治疗小儿急性阑尾炎术后脾功能恢复不良，可使患儿排气时间、肠鸣音恢复时间、排便时间、住院时间明显缩短，消化不良症状得以有效改善。

2. 中西结合

中西结合疗法是目前多数中医院治疗肠痈的显著特色。一项研究以二代头孢类抗生素治疗为对照，发现在对照组的基础上加用中药（方药组成为败酱草、柴胡、大黄、附片等清热解毒凉血、活血破瘀通下之品）可使阑尾周围脓肿患者感染指标降至正常、住院时间及总费用明显降低。另一项研究将 116 例急性阑尾炎合并腹膜炎术后患者随机均分为对照组与观察组，两组均应用西医对症干预处理，而观察组在此基础上再辅以通腑解毒方治疗，结果显示观察组患者治疗后退热时间、胃肠功能恢复时间、住院时间、白细胞计数、IL-6 及 TNF-α 水平均显著低于对照组。因此，中西结合治疗肠痈可有效减轻患者不适症状，缩短临床病程，并对降低机体炎症相关指标水平具有积极的临床意义。

3. 中医外治

肠痈的中医外科治疗方法灵活多变，除口服给药这种常用方式外，还有中药灌肠、穴位贴敷等众多特色给药方式，例如，将大黄牡丹方中药颗粒，先以黄酒调和，再以薄荷油作为溶剂，以神阙穴作为贴敷位置，用该方法来治疗急性阑尾炎具有显著的疗效。

六、基础研究

1. 急性化脓性阑尾炎病理模型的建立

取健康家兔，耳缘静脉麻醉，取 4cm 长右下腹切口进腹，寻及阑尾，保护阑尾系膜动静脉，距阑尾根部 1/4 处以 4 号丝线紧贴阑尾壁穿过系膜结扎阑尾，使阑尾腔造成完全梗阻。勿使阑尾动静脉受损伤，以保证阑尾的血供。将阑尾纳回腹腔，逐层关腹。此模型的建立大大满足了对于急性化脓性阑尾炎的研究以及临床教学的需求。

2. 中药治疗急性阑尾炎效应机制探讨

现代研究发现大黄牡丹汤可抑制血清炎性因子的释放，并能改善肠管毛细血管微循环，从而减轻肠壁水肿渗出，并对改善术后早期炎性肠梗阻有一定疗效；进一步研究认为大黄牡丹汤具有槲皮素、山奈酚等有多种有效成分，可能参与对脂多糖的反应、细胞因子介导的信号通路等多种生物学过程，主要通过 TNF 信号通路、HIF-1 信号通路、NF-κB 信号通路等起到治疗阑尾炎的作用；黄建国等通过研究表明，大黄牡丹方配合常规抗感染治疗急性阑尾炎，其治愈率可达 78.2%，仅有 2.6% 的患者无效；高炳玉等的研究证明临床应用大黄牡丹方配合西医常规抗感染治疗急性阑尾炎总有效率可达 90% 以上。

3. 实验室检查指标对急性复杂性阑尾炎具有预测性

研究发现复杂性阑尾炎患者会出现中性粒细胞与淋巴细胞比值（NLR）、血清 TBIL（间接胆红素）、Na 水平异常，这三者是复杂性阑尾炎的独立危险因素，联合检测对复杂性阑尾炎具有较好的预测价值。

第三节　特色治疗

1. 外敷疗法

吴丕中以清热散瘀膏外敷右下腹麦氏点治疗急性阑尾炎，总有效率为 97%，药物制法：将生石膏 60g、芒硝 50g、生乳香 20g 及冰片 3g 研为细末，与适量黑桐油调为膏状而成。邱柏程等采用吊钟花联合红砂糖以 2∶1 混合捣烂成糊状后外敷阑尾区皮肤治疗急性阑尾炎，总有效率为 74.5%。张敏等以消肿生肌散药包压敷麦氏点治疗慢性阑尾炎，总有效率为 92.9%，药物由冰片、芒硝、煅石膏研为细末，按 1∶8∶8 比例混匀而成，每日更换药包 1 次，10 天为 1 个疗程。

2. 中药灌肠

"凡逐邪者，随其所在，就近而逐之"。中药灌肠能使药物直达病所，相较于中药内服显著提高了药物利用率，同时减轻了对于胃肠道的刺激作用。临床可用大黄牡丹皮汤或大承气汤加减浓缩为 100ml，保留灌肠 30min，每日 1～2 次。

3. 针刺疗法

张玉甫等以针刺膝四穴、大横穴治疗急性阑尾炎，总有效率为 98%，手法采用迎随泻法，留针 30min，10min 行针 1 次。刘厚生等以透天凉针法及远近部联合取穴治疗阑尾炎性包块，总有效率为 95%，远部组取合谷穴、阑尾穴，近部组取阿是穴及右侧天枢穴，每次留针 20min，每日 2 次，连续治疗 14 天。

4. 穴位注射疗法

周云方以经络痛点注射生理盐水的方式治疗急性单纯性阑尾炎，总有效率为 94.12%。具体方法：于小腿足三里穴处向下移行按压，在 3 寸范围内可及明显压痛点或压痛结节，即为注射点，注射频率为确诊后立即注射 1 次，4～6 小时后再注射 1 次，1 天注射 2～3 次，2 天后改为 1 天注射 1 次，直至腹部压痛消失。

5. 三因制宜

根据患者的性别、年龄、体质、病程等的不同而进行个体化治疗。对于女性患者，要明确排除卵巢囊肿扭转、黄体破裂及急性输卵管炎等可能，特别是妊娠期女性，要明确排除宫外孕、先兆流产及临产等可能，避免误诊，治疗时应根据女性生理特点辨证用药，妊娠期女性需兼顾保胎，慎用活血化瘀之药。对于老年患者，要重视补益元气、调理脾胃。体质强壮的人耐药性较强，药量宜大，体质虚弱者则反之。病有分期，治病有时，疾病是动态发展的，在疾病的不同阶段，应有不同的治疗方案，如热毒证病情较重之时，易生变证，宜手术治疗。

第四节　名医学验

1. 邓铁涛

邓铁涛教授认为邪气与营卫相搏于肠道，致使肠道失司，糟粕积滞，气血瘀阻而成肠痈，"六腑以通为用"，治疗"宜用下法"给邪以出路，并强调宜早用，用必达泻下之目的。方药多在大黄牡丹汤的基础上加减化裁，同时配合保留灌肠使药力直达病所，邪去正复。

2. 顾伯华

顾伯华教授亦认为急性阑尾炎的治疗应以通里攻下为基本原则,但对于疑似穿孔以及脓肿尚未局限的患者应慎用,对于通下药物,多选用芒硝以及大黄,并强调其用量不必过大,药后得利即止,选方亦多以大黄牡丹汤为基础,并创制锦红片以治疗急性阑尾炎。

3. 李可

李可教授认为肠痈的病机在于元气不足,少阳枢机不利,属于厥阴热化急证,治疗的关键在于"和解少阳枢机",常选用重剂量大柴胡汤加减化裁以治疗本病。

4. 张厚东

张厚东教授认为急性阑尾炎当应分阶段论治。疾病初起,肠胃气血运行失常,气滞血瘀痰阻为其始动病机,治疗时应以理气活血化痰为法;郁久化热,进一步发展到蕴热阶段时,应根据热结的轻重论治,热结轻者,仍治以理气活血化痰之法,气行血畅痰祛则热自除,热结重者,加以清热泻火之法;若进展至热毒炽盛阶段,应及时行手术治疗以防变证。

5. 陈树真

陈树真教授认为肠痈的病理基础在于瘀热互结,当分三期论治,清热解毒、活血化瘀之法应贯穿治疗始终。脓成初期以清热解毒、行气活血为主,脓毒盛期以清热解毒、祛瘀排脓之法为主,脓局限期以解毒散结、消肿排脓为主。

中医药治疗肠痈的疗效确切,但目前仍存在以下问题:

一是如何避免误诊以至于延误治疗时机甚至导致患者死亡问题。作为临床常见外科急腹症之一的急性阑尾炎,在我国误诊率高达 20%,究其原因,多因不重视病史采集、缺乏全面仔细的体格检查、凭主观印象及经验诊断所致,遇到转移性右下腹痛,思维则局限于阑尾炎,忽略其他疾病的存在或可能。因此详问病史,全面查体是减少误诊的基础,临床上要重视临床资料的收集及分析,杜绝主观臆断,注重鉴别诊断,诊断不明确时注意动态观察,这样才能在一定程度上降低误诊率。

二是放弃保守治疗,选择手术的时机。肠痈宜手术治疗时坚持保守治疗,不及时采用手术治疗可能会引起变证,导致慢性肠痈、腹部包块、湿热黄疸及内、外瘘等形成。有文献表明对于保守治疗的患者,应每 12～24 小时评估 1 次,密切观察患者的情况,若认为感染持续进展或怀疑穿孔时应认为保守治疗失败,宜转为手术治疗。

三是中医药治疗肠痈疗效确切但缺乏客观的理论依据。现在大部分文献仅证实中医药治疗的有效性及优势,但对于药物具体的作用机制以及作用靶点并未深入研究,之后应在该方面做进一步研究探讨,为中医药治疗的有效性提供客观的理论依据。

(王 红)

第五章 胆石症

课程思政提要：随着经济的发展及膳食结构的改变，国人的高蛋白、高脂肪类食物摄入量大幅度增加，使中国成为胆石症大国。胆石症容易反复发作，不仅损害了患者肉体健康，也对其精神上带来了重大打击，更进一步加重了国家的医疗卫生费用支出，严重影响了社会主义的现代化建设。对胆石症的预防和治疗不仅仅是国家的问题，还是个人和整个社会的问题。因此，作为医学从业者，要秉承治未病理念防治胆石病发生；胆石症形成后运用辨证施治防治胆石症发作和传变；胆石排出后依托从肝治胆策略防治胆石再生。为我国人民群众的健康和祖国的社会主义现代化建设做好保障。

胆石症是现代医学概念，根据结石部位和成分不同，通常分为胆囊结石和胆管结石（包括肝内和肝外胆管），在中医学中属于"胆胀""胁痛""结胸""黄疸""胆瘅"等范畴。胆囊结石的成分以胆固醇为主，发病率为10%～15%，男女比例约为1∶2.5，好发于40～60岁人群。胆管结石多为胆色素性结石，占胆石疾病的15%～30%。其发病原因多由于自身体质、外感邪气、虫积、饮食以及情志等因素，常易导致肝失疏泄，肝胆气机不利，胆汁浑浊或排泄不利，蕴于胆管，久酿成石。故胆石症病位在肝胆，基本病机是肝胆疏泄功能失常。临床常分为肝郁气滞、肝胆湿热、肝阴不足、瘀血阻滞、热毒内蕴等证候。

第一节 历史积淀

一、病名源流

传统中医并没有胆石症这一专业名词，根据其病因病机、症状，胆石症在中医学里可归属为"胆胀""胁痛""结胸""黄疸""胆瘅"等范畴。《脉诀》有云"胆之余气溢入于胆而成精"。此精即为胆汁，由肝之精气化生，依赖肝之疏泄，输注于胆囊，形象生动地描述了胆道系统的解剖，其输注之道即为胆管，其狭长迂回，以通降为顺。同时也明确提出了胆汁是由肝脏生成的中精物质，储存于胆中，通过胆管排入肠道协助脾胃运化。《灵枢·胀论》云"胆胀者，胁下痛胀，口中苦，善太息"，首先提出了胆胀病名。《素问·奇病论》云"有病口苦者……病名曰胆瘅"，首先提出了胆瘅病名。《景岳全书·杂证谟·胁痛》云"胁痛之病，本属肝胆二经，以二经之脉皆循胁肋故也"及《诸病源候论》云"胸胁痛者，由胆与肝及肾之支脉虚为寒气所乘故也"，都提出了胁痛的病名。张仲景在《伤寒论》中作为结胸、黄疸病，对胆石症的诊治也做了详细描述。

二、病因病机

从病因病机看，古代医家认为胆为"中清之腑"，输胆汁而不传化水谷与糟粕，其功能以通降下行为顺，凡情志不遂，饮食失节，或蛔虫上扰，导致肝胆气机不畅，肝失疏泄，郁久化热，湿热蕴蒸于肝胆，湿热浊毒与胆汁互结，日久成石；各种原因耗伤肝阴，水不养木，疏泄失常，累及胆腑，精汁通降不畅，久积也可成石。由于胆石系胆汁久瘀，经久煎熬而成，形成后又可阻塞胆道，从而由病理产物转为致病因素,致使胆石为病,缠绵反复,难以彻底治愈。若郁久化热,热毒炽盛而致热扰营血,可出现神昏谵语、肌肤发黄、寒战高热之变证。

三、论治原则

综观古代医家论治胆石症,主要的治疗原则为疏肝利胆,和降通腑。临床据虚实而施治,实证宜疏肝利胆通腑,根据病情的不同,分别合用理气、化瘀、清热、利湿、排石等法;虚证宜补中疏通,根据虚损的差异,合用滋阴或益气温阳等法,以扶正祛邪。

第二节 现 代 发 展

一、病名规范

古文献将胆石症称为"胆胀""胁痛""结胸""黄疸""胆瘅"等,新中国建立后,尤其是随着中医外科学科的建立,将胆道系统包括胆囊或胆管内发生结石的疾病,统一表述为"胆石症"。

二、病因病机

1. 病因

引起胆石症的病因主要有以下几个方面,一是感染因素,如细菌感染、病毒感染及寄生虫感染;二是代谢因素,如肥胖和减肥、脂代谢的异常和糖尿病、高血压等慢性疾病;三是饮食因素,高脂低蛋白低纤维饮食、进餐不规律、少喝水、营养过剩和缺乏运动等因素都可能与胆结石形成有关;四是遗传因素。

2. 病机

胆石症的发病与诸多因素相关,病变本质为肝胆失疏。病位在胆,累及肝脾胃,气滞、血瘀、痰湿、湿热为本病的基本病机,且诸因常交织而致病。肝胆湿热日久伤阴耗血,而致肝阴不足;肝胆湿热内聚,壅塞不通,肝胆疏泄不及,肝为血脏,故易致瘀血阻滞;肝胆湿热,煎灼津液,热久化火,热毒内盛。

三、证候表现

胆石症的证型分布规律错杂繁多,相对弥散,证型分布不一。2017 年,中国中西医结合学会消化系统专业委员会在《胆石症中西医结合诊疗共识意见》中将胆石症分为肝郁气滞、肝胆湿热、肝阴不足、瘀血阻滞、热毒内蕴等 5 个证型,虽基本概括了目前临床研究上胆石症证型,但临证时仍应守住病机,灵活辨证,随机加减。相关研究对 367 例胆石症患者文献资料分析发现,所占比例最高为湿热壅滞证,占比 47.1%;肝阴不足证占比最少,共占比 7.2%。瘀血阻滞证、肝郁气滞证、热毒内蕴证所占比例相差不大。因此胆石症中医证型主要以湿热证为主。

四、治则治法

1. 治则思路

随着现代化诊断设备与技术进步,以及中医药治疗胆石症的溶石、排石没有根本性突破,胆石症治疗的手段仍以手术为主。中医药治疗的总体原则和思路:①胆囊或胆管结石合并感染,发挥中药清热利胆、通里攻下之功控制感染和炎症;②参与手术期中西医结合治疗,实现快速康复疗效;③保胆取石术后根据体质辨证施治,防治胆囊内胆固醇结石再生;④肝内、肝外胆管结石术后辨证用药,防治色素性结石复发。基于足少阳胆经、足厥阴肝经互相络属和肝胆互为表里,以及生理上胆汁是肝之余气生成,且依赖肝脏的疏泄功能排泄到肠腑,近代医家提出了"从肝治胆"治疗胆石症的策略和思路，并通过临床实践形成了疏肝、养肝、清肝、软肝等多种治法。在治则思路上，也要考虑到胆腑的特殊性。一方面，胆为六腑，具有六腑以通为用之特性，因此，在胆石症的治疗过程中，重视通里攻下法的应用；另一方面，胆又为奇恒之腑，内藏中精或中清物质以助消化，因此只清不浊，一旦湿热煎熬，必成结石，治疗思路上必须清利胆经湿热。这也是为什么在胆石症的治疗体系中，常用通里攻下、清热利胆药物。

2. 辨证论治

胆石症病情发展变化复杂，不仅结石静止期和发作期证候特点不同；而且结石部位不同，证候特点也不同。因此，辨证论治始终是胆石症治疗的核心。凝练当代医家的智慧，胆石症主要证候有：

1）肝郁气滞型，右胁胀痛，牵扯至肩背，遇怒加重，舌淡红，苔薄白，脉弦涩。治法为疏肝解郁、理气止痛、利胆排石。方选大柴胡汤或小柴胡汤。

2）气滞血瘀型，右胁部刺痛，痛有定处拒按，入夜痛甚，舌质紫黯，或舌边有瘀斑、瘀点，脉弦涩或沉细。治法为疏肝利胆，活血化瘀。方选复元活血汤合复元承气汤。

3）肝郁脾虚型，剑突下或右胁部位存在轻度性疼痛，或痞满胀闷、间歇性隐痛，体倦乏力、食少纳呆，畏寒肢冷，神疲乏力，舌体胖、苔薄白，舌淡胖，脉弦细。治法为益气健脾，行气利胆。方选六君子汤。

4）肝阴不足型，右胁隐痛或略有灼热感，午后低热或五心烦热，口燥咽干，舌红或有裂纹或见光剥苔，脉弦细数或沉细数。治法为养阴柔肝，清热利胆。方选一贯煎加减。

5）肝胆湿热型，右胁或上腹部疼痛拒按，向右肩部放射，小便黄赤，便溏或便秘，恶寒发热，身目发黄，舌红苔黄腻，脉弦滑数。治法为疏肝利胆，清热利湿之法。方选龙胆泻肝汤。

6）热毒内蕴型，寒战高热，右胁及脘腹疼痛拒按，重度黄疸，尿短赤，大便秘结，舌质绛红或紫，舌质干燥，苔腻或灰黑无苔，脉洪数或弦数。治法为清热解毒，泻火通腑。方选大承气汤合茵陈蒿汤。

3. 中成药治疗

临床治疗胆石症的中成药种类繁多，临床常用的有胆宁片、升清胶囊、胆舒胶囊等。胆宁片在临床上广泛应用于慢性胆囊炎、胆石症和非酒精性脂肪性肝病等肝胆疾病的治疗。依据胆病从肝论治理论，胆宁片由大黄、虎杖、青皮、陈皮、郁金、山楂及白茅根组成，具有疏肝利胆、清热通下的作用，主要用于气郁、湿热证患者。升清胶囊是通过对胆宁片的主要成分优化组合而成的新一代中成药，方用生大黄、陈皮、虎杖，共奏疏肝解郁、利胆通腑之功效，主治肝胆气郁型胆石症。胆舒胶囊是依据疏肝解郁、利胆溶石的中医理论研制而成，临床上主要用于急慢性胆囊炎、胆石症和胆囊切除术后综合征的治疗。

4. 非药物治疗

胆石症的非药物疗法包括针刺、耳穴、艾灸、推拿、中药外敷等治疗方法，临床上以针刺和外治疗法常见。针刺临床上主要选用胆经、肝经及膀胱经上的穴位，如阳陵泉、日月、期门、胆俞、肝俞等。中药外敷疗法可选用芒硝30g、生大黄60g，均研细末，大蒜头1个，米醋适量，共捣成糊状，布包外敷于胆囊区。

五、基础研究

1. 胆石症动物模型研究

胆固醇结石造模采用高胆固醇、高糖、不含非饱和脂肪酸等致石饲料喂养动物；胆色素结石模型采用低蛋白、高纤维（淀粉、葡萄糖）等致石饲料喂养法喂养动物。两种方法的造模成功率都很高。两种结石造模动物使用频率比较高的有豚鼠（40.98%）、小鼠（27.87%）、兔（26.22%）。其中胆固醇结石的常用配方为全价饲料（90.00%）、胆固醇（1%）、猪油（2%）、蔗糖（5%）和酪蛋白（2%），成石率高达87.40%。胆色素结石的常用造模饲料为在正常饲料中加入酪蛋白2%、蔗糖3%、猪油2%、微晶纤维素2%、胆酸钠0.04%、胆固醇0.1%，造模成功率约为90%。

2. 中药防治胆道感染和炎症研究

细菌感染在胆色素结石形成中的重要作用得到国内外学者的普遍认同。现代研究表明小柴胡汤、茵陈蒿汤、大承气汤、清瘟败毒饮等中药方剂可增加胆汁引流量，促进胆汁分泌，从而减少细菌数量，抑制胆汁内细菌滋生，也可对胆总管术后胆汁内细菌感染起到防治作用；机制为中医药能较快降低血中促炎细胞因子水平，并促进机体免疫的恢复。中草药中柴胡、黄芩、金钱草、枳壳等疏肝利胆药物，药理研究证实具有收缩消化道平滑肌，促进胆囊排空等作用，从而减少细菌数量，抑制胆汁内细菌滋生。能够消除胆囊或胆道炎症的方剂还有柴胡疏肝散、茵陈蒿汤、大柴胡汤、复元活血汤等，通过中药多靶点作用，减少胆汁中黏蛋白含量、降低胆汁黏度从而改善了胆囊、胆道环境，进而减轻胆囊、胆道炎症。现代研究还表明中药大黄、黄芩、蒲公英等对消除 Oddi 括约肌水肿，促进炎症吸收有一定作用。

3. 中药调节胆道动力学研究

胆管动力学系统异常导致胆石病的机制主要包括 Oddi 括约肌功能障碍和胃肠激素分泌异常（CCK、胃动素、生长抑素等）。研究发现，调节胃肠激素分泌和 Oddi 括约肌功能异常的单味中药有大黄、金钱草、柴胡、栀子、木香、茵陈；复方制剂有肝胆通（茵陈、山栀、大黄、虎杖、郁金等）、金钱胆通（金钱草、茵陈、虎杖、柴胡等），从而达到防治胆石或胆管结石生成的作用。

4. 中药调节胆汁成分代谢研究

胆汁由肝细胞产生，主要成分为胆红素、胆汁酸、胆固醇、磷脂、脂肪和矿物质等。其中胆固醇、胆汁酸盐、胆色素和钙等在各种不同因素的作用下会导致胆结石的发生。能够调节胆固醇、胆汁酸盐、胆色素和钙等异常的单味中药有决明子、金钱草、陈皮、枳壳等；能够调节上述成石成分异常的中药复方制剂有清胆胶囊（大黄、陈皮、虎杖）、养肝利胆颗粒（白芍、何首乌、枸杞子、陈皮、甘草）、小柴胡加减汤（柴胡、黄芩、金钱草、郁金、鸡内金、茯苓、青陈皮、姜半夏、枳壳、山楂、赤白芍、当归、芒硝、大枣、生姜、炙甘草）等。

第三节　特色治疗

1. 耳针治疗

《灵枢·经脉》曰："胆足少阳之脉，起于目锐眦，上抵头角，下耳后……入缺盆其支者，从耳后入耳中，出走耳前，至目锐眦后……。"因此，中医学认为耳与机体脏腑经络存在密切的联系，故可用耳针疗法治疗慢性胆囊炎、胆石症。耳穴治疗胆囊炎、胆结石有关的 103 篇文献中，其选用频次较多的前 10 个耳穴分别是胰胆（其中胆穴 77 次、胰穴 31 次、胰胆穴 20 次）、肝（85 次）、神门（54 次）。治疗上多取用 4~5 个耳穴，主穴可取胆囊穴；配穴取十二指肠、脑干、肝、胃，4个配穴可以交替使用。具体治疗方法上多采用针刺或将磁珠、王不留行籽贴敷于耳穴上治疗。一般嘱患者每天自行按压 3~5 次，每次 5min 左右。每次用一侧耳穴，两耳交替使用，隔天 1 次。

2. 手术序贯中药治疗

尽管目前腹腔镜胆囊切除是胆囊结石治疗的主流，但保胆取石未来仍有前景。保胆取石面临的最大问题是术后复发率高、胆囊收缩异常等缺点，术后序贯中药改善肝脏、胆囊功能，防治结石再生是支撑保胆取石的关键。马明等通过术后给予通胆汤（柴胡、白芍、枳壳、生甘草、茵陈、金钱草、鸡内金、海金沙、赤芍、青皮、陈皮、黄芩）能有效减轻胆囊炎症，降低胆囊壁厚度，促进胆囊收缩功能恢复，防治结石再生。朱星屹等行保胆取石术给予胆宁片（大黄、虎杖、青皮、陈皮、郁金、山楂、白茅根）口服，证实有利于胆囊炎症消退，促进胆囊功能恢复，预防结石复发。肝胆管结石的主要治疗方法仍以手术为主，但无论传统的开放手术还是当今的腹腔镜手术，都不能杜绝或避免结石的残留和再生，患者不得不经历多次手术。胡雪群等采用手术序贯十二味疏肝利胆颗粒治疗肝胆管结石，术后结石累计复发率远低于常规手术治疗。巩阳等采用十二指肠镜下乳头切开、术后序贯口服化石利胆汤治疗胆总管结石，可以有效地防治结石再生。

3. 治未病预防胆石症

治未病思想是中医学术思想的特色和精华，《素问·四气调神大论》曰："是故圣人不治已病治未病，不治已乱治未乱，此之谓也。"治未病思想指导胆石症防治，主要体现在以下三个方面。

（1）未病者，防治胆囊或胆管结石的形成　常从以下两个方面入手：①调节情志。胆石症的形成与情志更为密切，肝郁气滞，胆失疏泄，是形成胆石的病机基础。因此，注重心理的疏导和中药的调理对预防胆石的形成至关重要。②饮食调节。食肥甘厚腻，引起湿热内生，久煎凝结成石。饮食上忌辛辣刺激、肥甘厚味，少饮酒，宜食西红柿、黄瓜、苦瓜、薏苡仁等对预防结石的形成有益。

（2）已病防变　胆石已经形成容易堵塞胆管，容易产生腹痛、发热、黄疸之变证；同时日久刺激胆囊或胆管容易发生恶性之变。或根据辨证施治，或从肝治胆，或按照胆腑的生理特点，给予中药"先安未受邪之地"阻止疾病的发展是这个阶段的关键。

（3）防治复发　胆囊结石的保胆取石、胆管结石的微创取石，都是未来胆石治疗的发展方向，但其术后问题都是结石再生。术后情绪调理、饮食调理、中药调理联合预防结石的再生，具有重要意义。

4. 三因制宜

在三因制宜中，尽管时令气候、地理环境与胆石症发生有一定关系，但最为重要的还是患者性别、年龄、体质、生活习惯等个体差异，因此因人制宜是胆石症防治的重点。流行病学研究发现，女性胆石症的发病率高于男性，其男女之比为 1∶3，因此平时采取调节情绪、饮食和中药调理是适宜的防治策略；在体质方面，肥胖与抑郁，以及肝脾不和、肝阴不足者，是胆石症形成或术后复发的关键，因此首先从情绪、饮食、运动制定综合调理的计划，其次在中药调理中，根据证候不同采取疏肝理气、健脾利湿，或养肝柔肝等治法视为上策。

第四节　名医学验

1. 吴咸中

吴咸中院士对急性重症胆管炎采用十二指肠镜鼻胆管引流，术后给予中药清解灵（蒲公英、败酱草、白头翁、玄参、大黄、甘草）治疗，200 例患者有 197 例治愈。对胆管结石采用十二指肠镜乳头括约肌切开配合术后中医中药，缓解期给予排石 1 号（柴胡、郁金、金钱草、木香、枳实、大黄），发作期给予排石 2 号（茵陈、金银花、连翘、郁金、金钱草、木香、枳实、大黄）口服，115 例患者排石率 114 例（99.1%），排净率 105 例（91.3%）。动物实验发现，茵陈水煎剂或茵陈合剂（茵陈、猪胆汁、川楝子和延胡索）能够降低高胆固醇膳食诱发的家兔胆汁中的胆固醇含量，增高胆汁酸和磷脂的水平，降低成石指数和防治胆固醇结石形成。并进一步研究发现，茵陈水煎剂或茵陈合剂对胆汁分泌成石成分的影响与调控肝细胞固醇携带蛋白 2 成石基因表达有关，验证了胆病从肝论治是祖国医学治疗胆石病的基本原则。

2. 朱培庭

朱培庭教授认为，肝失疏泄，胆汁化生失常、排泄不畅，瘀滞日久，聚而成石；肝和胆疏泄功能失常是胆结石的基本病机。根据肝胆解剖、生理和病理关系，倡导从肝治胆思想。在临床具体实践中，根据胆石病的发病特点，主张分期辨证施治，急性发作期的病机关键在于"热""郁""结"，分为蕴热、湿热、热毒三个阶段；慢性静止期的病机特点为"郁""虚"，主要分为肝胆气郁和肝阴不足两型。肝胆气郁型研制了胆宁汤（茵陈、虎杖、大黄、青皮、陈皮、郁金）；肝阴不足型研制了养肝宁胆汤（生地黄、何首乌、枸杞子、茵陈、虎杖、大黄、山楂、鸡内金、麦芽、玫瑰花、佛手、绿萼梅）。并通过实验研究证实，两种治法对防治胆固醇和色素性结石均有良好的作用。

3. 于庆生

于庆生教授秉承新安医学思想，从新安医家治疗胁痛、胆胀、黄疸等疾病中汲取经验，挖掘出新安医家从肝治胆治疗胆石症的精华，提出了疏肝、清肝、养肝、软肝等治疗胆石症的具体方法。并根据胆在六腑中为奇恒之腑的特性，特别重视"通下"和"清利"治法的应用，研制了治疗胆石症的方剂十二味疏肝利胆颗粒。从临床实际出发，重视辨证与辨病结合诊治胆石症的思想，体现在治疗胆囊结石和胆管结石思路不同，治疗静止期和活动期胆石症方法不同。围绕临床需求，倡导中医药干预胆石症的关键在于：如何防治保胆取石术后胆囊结石再生以及肝胆管结石术后胆管结石再生。

尽管在诊治胁痛、胆胀、黄疸、结胸、胆瘅等中医文献中积累了诸多经验，但由于中药自身抑石、溶石、排石的疗效尚未取得实质性突破，加之现代微创技术的进步，胆石症的手术治疗处于主导地位。中医药的定位主要在两个方面：一是不愿意接受或不能耐受手术治疗的患者；二是围绕手术前或手术后实施。展望未来，手术后的干预最有前景，切入点在胆囊结石的保胆取石后防治胆固醇结石再生，以及胆管结石手术后的胆色素结石复发。

（于庆生）

第六章　痛　风

课程思政提要：近年来，随着生活水平的提高，高尿酸血症已成为继糖尿病、高血压、高脂血症后的"第四高"。然而，相较于前三高，国人对高尿酸血症认识不足，对高尿酸血症和痛风可能导致的并发症及危害并不十分了解，这些认识误区和盲区导致我国高尿酸血症和痛风的治疗率、控制率不高。作为医务工作者，要充分认识并告知患者高尿酸血症是一种慢性、全身性疾病，可导致多个靶器官的损伤，与痛风、痛风石、慢性肾脏病、心脑血管疾病、糖尿病、高血压密切相关。要从慢病管理及维护全生命周期健康的高度，深入研究高尿酸血症及痛风的病变机理、防治措施，为提高人民健康水平做出贡献。

痛风是高尿酸血症导致的关节炎症反应和组织破坏，属嘌呤代谢紊乱引起的代谢异常综合征。无论男性还是女性，非同日 2 次血尿酸水平超过 420μmol/L 称为高尿酸血症，血尿酸超过其在血液或组织液中的饱和度，可在关节局部形成尿酸钠晶体并沉积，诱发局部炎症反应和组织破坏即痛风；在肾脏沉积可引发急性肾病、慢性间质性肾炎或肾结石，称为尿酸性肾病。高尿酸血症与痛风是一个连续、慢性的病理生理过程。

高尿酸血症在不同种族患病率为 2.6%～36%，痛风为 0.03%～15.3%，近年呈现明显上升和年轻化趋势。中国高尿酸血症的总体患病率为 13.3%，痛风为 1.1%，已成为继糖尿病之后又一常见的代谢性疾病。

痛风属中医"痹证""痛痹""历节""白虎历节"等疾病范围，其基本病机是脾肾两虚，浊毒入络。脾肾亏虚为本，湿热、浊毒、瘀血痹阻为标。脾失健运则湿浊内生，肾失气化则水湿内停，终致湿、痰、浊、瘀流窜筋脉骨节引起肿痛。

西医认为，高尿酸血症和痛风是一种慢性、全身性疾病，可导致多个靶器官的损伤，还可能影响预期寿命。强调要早期关注和干预血尿酸水平。降尿酸治疗的一线用药有别嘌醇、非布司他或苯溴马隆；痛风急性发作期则使用小剂量秋水仙碱、非甾体类抗炎药（NSAID）或糖皮质激素。

中医辨证论治对痛风防治有独特疗效，常见证型有湿热蕴结型、痰浊阻滞型、瘀热阻滞型和肝肾阴虚型等。临床根据发病具体情况分期、分型论治；可配合外敷药物、针刺等综合治疗，以提高疗效。

第一节　历 史 积 淀

一、病名源流

痛风属中医学"痹证"范畴。古代医著对其病名记载有"痹""历节""白虎历节""痛风"等。清代张璐在《张氏医通》中说："痛风一证，《灵枢》谓之贼风，《素问》谓之痹，《金匮》名曰历节，后世更名曰白虎历节。"

古代以"痛风"进行论述的代表性文献，最早见于《刘涓子鬼遗方·卷五》，其曰："治……痛风肿脚疼，……蛇衔膏方。"陶弘景在《名医别录》中记载："独活，微温，无毒。主治……百节痛风无久新者。"其中，描述最为具体，对后世影响较大的是元代朱丹溪在《格致余论》中所曰的"彼痛风者，大率因血受热已自沸腾，其后或涉冷水，或立湿地，或扇取凉，或卧当风。寒凉外抟，热血得寒，污浊凝涩，所以作痛"。

历节病始见于东汉张仲景《金匮要略》之"中风历节病脉证并治第五"。历乃遍历、遍布之意；节，即关节的意思。所以"历节"泛指疼痛遍历关节，《金匮要略》云："病历节，不可屈伸，疼痛，乌头汤主之。"元代朱丹溪认为痛风又称为白虎历节风，如《丹溪心法》云："痛风者，四肢百节走痛，方书谓之白虎历节风证是也。"后世《医学正传》《明医指掌》《医门法律》《张氏医通》《杂病源流犀烛》等均将痛风称为白虎历节风。

《黄帝内经》最早论述痹证。《素问·痹论》说："其风气胜者为行痹，寒气胜者为痛痹，湿气胜者为着痹也。"同时认为"风寒湿三气杂至，合而为痹也"。

后世医家宗《黄帝内经》理论，认为痛风属痹证。如明代戴思恭在《推求师意》中说："痛风，即《内经》风寒湿三气杂至，合而为痹也。"清代董西园在《医级》中说："痹，即痛风也。"唐宗海在《血证论》中曰："痹痛，身体不仁，四肢疼痛，今名痛风，古曰痹证。"明代虞抟在《医学正传》中认为痛风属"痛痹"："夫古之所谓痛痹者，即今之痛风也。"《医学纲目》《医门法律》《张氏医通》《证治汇补》《冯氏锦囊秘录》《疡医大全》等均称痛风为痛痹。明代张介宾在《景岳全书》中则认为痛风属"风痹"："风痹一证，即今人所谓痛风也。"也有医家认为属"行痹"，如清代吴谦在《医宗金鉴》中曰："近世曰痛风，……皆行痹之俗名也。"顾世澄《疡医大全》说："痛风者即痹门之行痹也。"

此外，古代医著出现过的病名还有"旋风""箭风"等。

二、病因病机

痛风的病因病机可概括为脏腑失调为内因，风寒湿热等外袭为外因。多由脏腑积热蕴毒，或湿热内蕴浊毒，加之外邪入侵所致。

《素问·痹论》强调了风寒湿等外邪致病。《金匮要略》则说："盛人脉涩小，短气，自汗出，历节痛，不可屈伸，此皆饮酒汗出当风所致。"最早提出了饮食（饮酒）与本病的关系。《丹溪手镜》说："痛风，血久得热，感寒冒湿，不得营运，所以作痛。"强调了"血热"是发病的内在因素。综合古代医著，对本病病因病机论述可归纳为如下两方面。

（1）内外合邪致病 《诸病源候论》说："历节风之状……由饮酒腠理开，汗出当风所致也。亦有血气虚，受风邪而得之者；风历关节，与血气相搏交攻，故疼痛。"明代张三锡在《医学六要》中认为本病："上古多外感……今人多内伤。"吴昆在《医方考》中认为："痛风有寒、有湿、有痰、有血。"龚廷贤在《万病回春》中说："一切痛风肢节痛者，痛属火，肿属湿……所以膏粱之人，多食煎炒、炙爆、酒肉，热物蒸脏腑，所以患痛风、恶毒、痈疽者最多。"清代林佩琴在《类证治裁》中说："痛风，……初因寒湿风郁痹阴分，久则化热攻痛，至夜更剧。""白虎历节，盖痛风之甚者也，或饮酒当风，汗出浴水，因醉犯房，皆能致之。"总之，古代认为本病属内外因素引起，既有饮食劳倦，房室不节，气血虚损等内因；又有外受风寒湿邪等诱因，内外合邪，气血凝滞，痹阻脉络，化热攻痛。

（2）脏腑失调致病 明代沈之问在《解围元薮》中认为："痛风……乃由房劳太过，忧思妄想，六欲七情日损气血；风湿邪毒伤恙肝液，邪传脾胃，荣卫枯涸，以致精髓败绝。"明代张三锡在《医学六要》中说："痛风……今人多内伤，气血亏损，湿痰阴火流滞经络，或在四肢，或在腰背。"陈歧在《医学传灯》中说："痛风者，……皆由肝经血少火盛，热极生风，非是外来风邪。"以上文献说明，古代医家重视脏腑失调在发病中的作用，脾胃运化障碍，气血亏虚、痰湿流滞经络，或肝经火热等是主要病机。

三、论治原则

古代医家论治痛风，以祛邪为主，兼调气血，重在除湿散寒、活血止痛。

（1）寒热论治　清代翁藻在《医抄类编》中认为："即痛风当分新久，新痛为寒，宜辛温药；久痛属热，宜清凉药。……宜顺气清痰，搜风散湿，养血去瘀为要。"《类证治裁》辨证论治痛风："因于寒，宜从温散，防风天麻汤；因于火，宜从清凉，犀角散加减。"

（2）活血除湿　朱丹溪在《格致余论》中治痛风主张："以辛热之剂，流散寒湿，开发腠理，其血得行，与气相和，其病自安。"龚廷贤在《万病回春》中说："治用活血疏风、消痰去湿，羌活汤加减。"明代涂绅在《百代医宗》中说："大法治以温中配以辛凉流散寒湿，开通郁结。"

（3）调和脏腑　清代陈歧在《医学传灯》中从"肝经血少火盛，热极生风"论，制经验方逍遥散舒肝养血治疗。清代陈修园在《时方妙用》中提出："痛风久不能愈，必大补气血，以为胜邪之本……宜十全大补汤诸药。"

（4）注重调摄　明代王肯堂在《证治准绳》中强调："忌羊肉、法酒、湿面、房劳。"《证治汇补》提出要少食热性上火之物。明代虞抟在《医学正传》中提出："更能慎口节欲，无有不安者也，……不可食肉，肉属阳，大能助火。"

四、用药经验

周洁等通过数据挖掘《格致余论·痛风论》、《金匮钩玄·卷二》及《丹溪心法·痛风（附肢节痛）》，分析朱丹溪治疗痛风用药经验，统计出三本医著治疗痛风处方共计 32 首，用药 265 次，涉及中药 90 味。出现频次在 3 次以上的中药共 32 味，频率 10 次以上者包括苍术、川芎、黄柏、当归等。分析后得出朱丹溪治疗痛风以当归、川芎、桃仁、牛膝为主的血分用药，起到活血化瘀、补血之功，加以黄芩、黄柏、苍术、羌活等药共奏燥湿宣痰之效。《万病回春》云："凡治痛风，用苍术、羌活、酒芩三味散风行湿之妙药耳。"

五、用方规律

综合古代文献，治疗痛风方多尊朱丹溪用方思路。对于风、湿、痰、血虚者，分别应用小续命汤、苍白术之类、二陈汤加味、芎归之类等。常用药物为苍术、川芎、白芷、南星、当归、酒黄芩等。《丹溪心法》载有"白浊阴火痛风"方，"治酒湿痰痛风"方；还用八珍丸、四妙散治"痛风走注"。《解围元薮》曰："治以大定丸，意通圣散，阳起圣灵丹，神酿丸等药服之。"《医学入门》说："……痰火风湿全者，古龙虎丹主之。"《百代医宗》记载的处方有：丹溪定痛丸，丹溪加味二陈汤，丹溪潜行散，八珍丸，丹溪神应散，丹溪神效痛风汤，天麻散，龙虎丹。

六、针灸治疗

晋代皇甫谧在《针灸甲乙经·阴受病发痹第一》中记载："……胫痛不能久立，湿痹不能行，三阴交主之……。"三阴交是足三阴经的交会穴（脾经、肝经、肾经），可同时调节足三阴经气血及肝肾脾三脏的功能。宋代王执中在《针灸资生经》中曰："中府……治'肩背痛风汗出'。"

第二节　现代发展

一、病名规范

古文献痛风病名多且杂乱，有"痛风""白虎历节风""痹（痹证、痹病）""箭风""旋风""贼风"等。现代国医大师朱良春将痛风称为"浊瘀痹"；国医大师路志正则提出了"痛风痹"的概念。

但到目前为止，对其中医病名仍未形成统一认识。

二、病因病机

中医认为，痛风的发生主要在于人体正气不足，或阴阳失调，湿热痰瘀等病理产物聚于体内，留滞经络；复因饮食劳倦，房室不节，感受外邪，内外合邪，气血凝滞不通，从而发病。

（1）饮食不节 过食肥甘，或因嗜酒，或多食辛辣，脾之运化功能失调，水湿不化，蕴久化热，湿热内生，流注肢体关节，而致关节肿痛；或过服辛热温燥之品，久则内生热毒，关节筋骨痹阻；或过食生冷肥甘，脾胃虚弱，纳运失常，痰浊内生等，终致聚湿化热生痰，痰浊流滞关节而发病。

（2）脏腑失调 素体脾弱，或久病不愈，或劳倦过度，致气血亏虚，经络失养，湿痰浊血，留滞经脉筋骨而成；或气血亏虚，肝肾不足，四肢关节筋骨失养；或肝经血少火盛，热极生风，均可致痛风；或房室过度，或醉以入房，欲竭其精，肾元亏虚，气化不利，清浊不分，浊毒稽留关节筋骨等，发为本病。

（3）外邪入侵 久居潮湿，或感受风寒湿邪，致局部气血凝滞，阻于四肢骨节；或寒湿暑热入侵，化热成毒，壅塞经脉；或饮酒当风、汗出入浴等调摄不慎，热血得寒，经脉阻滞，发为痛风。

总之，痛风病因有饮食失调、邪气壅滞、正气亏虚、痰浊瘀血等，但概括起来不外"虚邪瘀"三个方面。其病机为脾肾功能失调，脾的纳运和肾的升清降浊功能不足，邪浊痰瘀，壅滞于肢体骨节。病位主要在四肢关节，可累及筋骨、肌肉、皮肤，涉及脾、肾、肝等脏腑。发作期以邪实为主，缓解期以正虚为主。邪实以湿热、浊毒、痰瘀为主；正虚多以脾肾功能失调为主。本病多数患者起病急骤，反复发作，病程较长，部分患者甚则关节变形残疾。

三、证候表现

《丹溪心法》云："痛风而痛有常处，其痛处赤肿灼热，或浑身壮热，此欲成风毒。"《医学正传》记载："今之痛风……以其走痛于四肢骨节，如虎咬之状。"《解围元薮》则说："初起于身肌骨节间，游变抽掣疼痛，昼夜无所休息。手足不能屈伸，坐卧不能转侧，……病久则加浮肿，或哕不食，或疮烂不能收敛。"《寿世保元》记载"肢节疼痛，行步艰难""肢节之间，筋骨之会，空窍之所而作痛也"。可见，历代文献描述痛风的主要症状有：肢体关节肿胀，疼痛剧烈，反复发作，屈伸不利。

（1）症状学方面 痛风是由于血尿酸超过其在血液或组织液中的饱和度，从而在关节局部形成尿酸钠晶体并沉积，诱发局部炎症反应和组织破坏。急性发作时以突发关节疼痛、局部红肿、皮温升高、关节功能活动受限等为主要症状；痛风性关节炎可反复发作，最终可形成痛风石并累及肾脏。

（2）证候学方面 1994 年国家中医药管理局发布的中华人民共和国中医药行业标准——《中医病证诊断疗效标准》将痛风证型分为：湿热蕴结型、瘀热阻滞型、痰浊阻滞型和肝肾阴虚型。邱晓莲等对痛风证候分布规律进行文献研究，共纳入 81 篇文献，涉及病例数 3697 例，得出痛风性关节炎证型共 24 种，所有证型累计出现 124 次。其中，频次最高的前 6 类证型为湿热蕴结证（56 次，45%），湿热痹阻证（10 次，8%），肝肾阴虚证（7 次，5.6%），风湿热痹证（6 次，4.8%），寒湿痹阻证（6 次，4.8%），痰浊阻滞证（6 次，4.8%）。共得到 14 种证素，其中居于前 3 位的病位证素为肾、肝、脾，而湿、热、血瘀、痰为主要的病性证素。

四、治则治法

1. 治则思路

（1）急则治其标 痛风急性发作常因饮食不节，如饮酒、过食鱼腥发物等引起，以实证为主。患者突然发生关节红肿疼痛，活动受限，可伴有口干苦、便秘尿黄等。当急则治其标，以清热利湿，通络止痛为基本原则。

（2）缓则治其本 痛风间歇期和慢性期，多属脾虚湿盛，湿、浊、痰、瘀交结，痹阻关节经络；

日久损及肝肾，形成肝肾阴虚证。反复发作，还可导致肺、肝、脾、肾各脏虚损。当从虚论治，调理脏腑气血，防止复发。

2. 治法探讨

文献报道的痛风性关节炎常用治法有清热利湿、清热散瘀、化痰祛瘀、软坚散结、化湿通络、活血通络、散瘀止痛、化浊排毒、温阳泄浊、益气健脾、培补脾肾等。其中清热除（利）湿、活血通络、健脾化痰、温肾泄浊等是主要治法。

五、临床论治

当代中医对痛风的治疗在继承古人经验的基础上，结合西医病理生理认识及疾病特点进行论治。

1. 分期分型论治

痛风在临床上可分为无症状高尿酸血症期、急性痛风性关节炎期、发作间歇期、慢性痛风石病变期，可通过辨病与辨证相结合，进行分期分型论治。

冯兴华认为痛风急性期为湿热毒瘀为患，治宜清热利湿、化瘀解毒，方选当归拈痛汤合四妙丸加味；间歇期为脾虚湿困，治宜益气健脾，化湿通络，常用四君子汤加味；慢性期为痰瘀胶着、虚实兼夹，法当健脾益肾、化浊排毒，宜用四君子汤合肾气丸加味。郭宪章认为急性发作期应"急则治其标"，旨在缓解患者疼痛，以清热除湿、疏风通络为法，多以二妙散加减；间歇期为痛风治疗和预防的关键，法当散瘀化浊、通络除痹，以清痹汤加减；慢性期宜"缓则治其本"，治以温补脾肾、养血和营，以独活寄生汤加减。

2. 脏腑论治

张沛霖认为脾虚生湿，肾的气化作用减弱，湿痰阻滞经络，发为痛风。治宜健脾利湿、益气通络。许彦来等认为，痛风日久，邪气入脏，证属阴虚内热者，治以补肾益肝解毒，方用知柏地黄汤；亦有肝木失疏，外邪内毒相引者，当疏肝调脾解毒，方用柴胡疏肝散；脾胃受损，湿浊毒邪内积者，需健脾和中解毒，方选异功散合温胆汤加减。

3. 专方加减

陈秋认为急性发作之痛风，治疗当以清热解毒、化湿健脾为主，辅以活血通络、消肿止痛，自拟痛风方（四妙散、黄连解毒汤及三仁汤三方化裁而成），以黄芩、黄连、黄柏燥湿清三焦之热，用石膏清热泻火。党毓起认为痛风其本在脾肾，标在痰热浊瘀，治疗重在补益脾肾，用健脾益肾泄浊方（川牛膝 15g，黄芪 30g，白术、土茯苓各 20g，泽泻、苍术、丹参、薏苡仁、山茱萸、虎杖、威灵仙、穿山龙、赤芍各 10g，黄连 6g）为基本方进行加减：无症状期以泄浊化瘀为主，急性期以清热利湿为基础，兼以活血、行气、通络、解毒。

六、基础研究

1. 动物实验

急性痛风性关节炎的动物实验大多选取鼠类作为实验动物，将尿酸钠盐结晶配用蒸馏水制成尿酸钠盐溶液后注射到实验动物的踝关节腔内，建立急性痛风性关节炎的动物模型。刘璐等研究发现，加味四妙散可能通过降低关节液中 IL-1β、IL-6、TNF-α 等趋化因子及炎性细胞因子的表达，抑制炎症细胞的聚集，缓解痛风性关节炎大鼠的急性炎症反应。张剑勇等研究发现，中药痛风泰颗粒（土茯苓 45g，山茱萸 6g，秦艽 15g，赤芍、山慈菇、川牛膝各 10g，川萆薢 30g）可明显地降低急性痛风性关节炎大鼠 IL-1、IL-6、TNF-α 水平，改善大鼠关节状态，说明痛风泰颗粒抗痛风的作用机制可能与抑制炎性因子的表达有关。平凡等研究发现，萆薢除痹汤能降低高尿酸血症小鼠血清尿酸和黄嘌呤氧化酶水平、减少小鼠扭体次数、缩短初次扭体时间及降低 IL-1β、TNF-α 的表达，明显减轻小鼠耳肿胀及踝关节肿胀程度，认为萆薢除痹汤降低尿酸水平可能是通过抑制黄嘌呤氧化酶的水平来实现的，同时通过降低 IL-1β、TNF-α 的表达起到抗炎镇痛的作用。

2. 药物效应机制探讨

宋甜等探讨接受中药治疗的慢性痛风性关节炎患者用药规律，筛选核心药物、慢性痛风性关节炎共同作用靶基因，并分析共同靶基因的生物学作用及信号通路。得出结论：慢性痛风关节炎临床用药常寒温并用，补泻兼施，治疗以"泄浊利湿，化瘀通络，补益肝脾肾"为主；"黄柏-牛膝-苍术"的作用靶基因主要有 IL-6、TNF、IL1B、CXCL8（IL8）、PPARG、CCL2，基因本体功能有对脂多糖的反应等生物，主要参与脂质与动脉粥样硬化通路、AGE-RAGE 信号通路、IL-17 信号通路等。

第三节 特 色 治 疗

1. 中药外治

阮哲等从中国期刊全文数据库收集痛风性关节炎的中药外治处方，共筛选出 89 首，通过中医传承辅助平台软件进行用药规律分析，统计出频次最高的前 15 味药物依次为：黄柏、大黄、栀子、苍术、白芷、乳香、没药、冰片、姜黄、红花、牛膝、土茯苓、胆南星、天花粉、黄芩。陈健等基于数据挖掘研究，发现黄柏、威灵仙、红花、苍术、大黄在中药熏洗治疗中的使用频率最高。

2. 针灸治疗

刘维等对针灸治疗痛风性关节炎的临床研究文献进行统计分析，共纳入文献 135 篇，共计 120 个穴位。得出治疗痛风性关节炎选穴频次最高的穴位依次为太冲（91 次）、三阴交（87 次）、足三里（80 次）、阴陵泉（58 次）、曲池（52 次）、太溪（51 次）、阳陵泉（45 次）、血海（44 次）、太白（44 次）、合谷（44 次）；从归经角度分析，使用腧穴频数较高的经脉依次为足太阴脾经（323 次）、足阳明胃经（209 次）、手阳明大肠经（143 次）、足厥阴肝经（140 次）、足少阳胆经（134 次）、足少阴肾经（84 次）、足太阳膀胱经（80 次）；从分部取穴角度分析，腧穴分布最多的部位为下肢。

3. 刺络放血

局部放血可在短时间内将沉积在关节周围的尿酸盐等物质迅速排出，配合拔罐提供负压环境使新血充盈，改善了局部微循环，降低了局部压力，减少了炎症介质累积，起到了迅速镇痛的效果。洪斌等用局部刺络放血治疗，选取阿是穴、阴陵泉、阳陵泉、三阴交、太冲等穴，配合中药外敷收效显著。

4. 三因制宜

痛风是与生活方式密切相关的疾病，临床要根据患者的年龄、体重、病情严重程度、生活习惯等个体差异，制订相应的个体化调护方案。患有高尿酸血症与痛风的患者，要保持健康的生活方式：包括控制体重、规律运动，限制酒精及高嘌呤、高果糖饮食的摄入，鼓励奶制品和新鲜蔬菜的摄入及适量饮水。

体重增加是痛风发生的独立危险因素，体重减轻则有保护作用，体重下降可显著提高尿酸控制的达标率，降低痛风急性发作频率；富含果糖的饮料和水果可明显增加血尿酸水平，与痛风发病风险呈正相关。所有高尿酸血症与痛风患者应知晓并终生关注血尿酸水平的影响因素，始终将血尿酸水平控制在理想范围。血尿酸长期达标可明显减少痛风发作频率、预防痛风石形成、防止骨破坏、降低死亡风险及改善患者生活质量，是预防痛风及其相关合并症的关键。

第四节 名 医 学 验

1. 王琦

国医大师王琦教授认为，痛风之病机为患者自身体质偏颇，终致湿热痰瘀结聚，阻滞经络气血运行，浊毒停积于筋骨关节，而非风寒湿邪外袭。倡导运用"辨体-辨病-辨证"相结合的诊疗模式治疗痛风。注重体质与疾病、证候之间的内在联系。以"体病相关"和"体质可调"为理论依据，因人制宜改善患者的偏颇体质。以四妙勇安汤为主方，古方新用，另据病情灵活加减用药，祛风通络，清热除湿，祛痰化瘀以祛浊毒，临床效果显著。

2. 朱良春

国医大师朱良春认为，痛风主要病机为湿浊内生，瘀滞经脉。浊毒主生于内，系脾肾二脏功能失司，清浊代谢紊乱，酿生而成。浊毒滞留血中，终则瘀结为患。朱老依此提出"浊瘀痹"概念，创立"泄化浊瘀"的治法。常用大剂量土茯苓、粉萆薢、威灵仙、生薏苡仁等治疗本病；尤善使用虫类药，以泄浊活血。

3. 路志正

国医大师路志正教授认为，痛风痹虽属中医学痹证范畴，但与其他痹证不同，有明显的特征性。病因以内因为主，源于饮食作息失宜，痰湿瘀毒起于中焦脾胃；湿为阴邪，其性趋下，故多发于下肢关节。提出本病具有"源之中焦，流阻下焦，病于下肢""起于脾胃，终于肝肾"的病机特点。治疗以健脾祛湿为主，同时配合疏风泄浊、清热解毒、活血通络。常以三妙散加味：炒苍术、炒白术各12g，黄柏10g，生薏苡仁、炒薏苡仁各30g，炒杏仁9g，藿香12g，金雀根30g，萆薢15g，土茯苓15g，虎杖15g，蚕沙（包煎）15g，炒防风12g，炒防己15g，益母草30g，车前草15g，泽泻10g，鸡血藤15g，青风藤12g。

中医药防治痛风历史悠久，临床经验丰富，在缓解症状、控制病情、延缓病程进展等方面，疗效独特。但目前临床仍存在许多问题。

第一，痛风的中医病名。虽然古代文献很早就有"痛风"的记载，其临床表现也有关节肿痛等描述，但毕竟与现在西医论述的高尿酸血症引起的痛风内涵明显不同。所以，如何统一并规范使用中医相对应的病名，亟需达成一致。

第二，痛风的辨证分型、疗效评定尚缺乏统一标准。临床研究也多是小样本观察，存在研究设计不严谨，缺乏大样本、多中心的高质量随机对照试验；中医药治疗痛风作用机制研究也不够深入。

第三，中医药治疗及研究多侧重于痛风急性发作期，对高尿酸血症及缓解期的研究较少，系统性不够。

第四，针对痛风这种多基因、多因素引起的疾病，虽然中医药治疗可发挥整体调节、副作用少等优势。但目前多以传统经验方治疗为主，缺乏疗效确切且被广泛认可的上市新药。

（杨恩品）